— 全国高等职业教育医学影像技术专业新形态规划教材 —

医学影像设备学

（供医学影像技术、智能医疗装备技术、放射治疗技术等专业使用）

主　编　张丙星

U0823719

中国协和医科大学出版社

北　京

内容提要

本教材是“全国高等职业教育医学影像技术专业新形态规划教材”之一，系根据本套教材的编写指导思想和原则要求，结合专业培养目标和本课程要求的教学目标编写而成，内容涵盖了医学影像设备学的基本原理、各类医学影像设备（如X线成像设备、CT、MRI、超声、核医学等）的构造、成像原理、操作与维护、图像后处理技术及医学影像设备的发展趋势。此外，本教材还增加了丰富的数字资源，包括微课、课件、思维导图、岗位对标考试等知识点总结、能力测试等，丰富了教材内容，增强了线上和线下教学的联动性，以提升学生学习的主动性和积极性。

本教材主要供医学影像技术、智能医疗装备技术、放射治疗技术等相关专业使用，还可作为医学影像相关专业人员的参考书。

图书在版编目（CIP）数据

医学影像设备学 / 张丙星主编. -- 北京 : 中国协和医科大学出版社, 2025. 7. --（全国高等职业教育医学影像技术专业新形态规划教材）. -- ISBN 978-7-5679-2605-9

Ⅰ. R445

中国国家版本馆CIP数据核字第2025UF0195号

主　　编　张丙星
策划编辑　刘　婷
责任编辑　魏亚萌　王雅玮
封面设计　邱晓俐
责任校对　张　麓
责任印制　黄艳霞
出版发行　**中国协和医科大学出版社**
（北京市东城区东单三条9号　邮编100730　电话010-65260431）
网　　址　www. pumcp. com
印　　刷　北京中科印刷有限公司
开　　本　889mm×1194mm　1/16
印　　张　17. 75
字　　数　460千字
版　　次　2025年7月第1版
印　　次　2025年7月第1次印刷
定　　价　65. 00元

（版权所有，侵权必究，如有印装质量问题，由本社发行部调换）

全国高等职业教育医学影像技术专业
新形态规划教材建设指导委员会

主任委员 朱忠军（陕西能源职业技术学院）

副主任委员 （按姓氏笔画排序）

伊芃芃（山东医学高等专科学校）

李　蕊（陕西能源职业技术学院）

杨　路（齐鲁医药学院）

张　慧（江苏医药职业学院）

郭树榜（菏泽医学专科学校）

傅玉峰（江苏护理职业学院）

游晓功（泰山护理职业学院）

委　　员 （按姓氏笔画排序）

石庚生　巩贯忠　朱丽娜　刘　芳　李小东

李圣军　杨义耀　吴义满　邱建星　沈孝翠

宋玉娟　张　多　张丙星　张益兰　陈　涛

赵　星　姜金龙　袁宪顺　宿连政　韩晓磊

编者名单

主　　编　张丙星

副 主 编　蔡成兰　曹艳娟

编　　者　（按姓氏笔画排序）

李一巍（洛阳职业技术学院）

杨　帆（山东省莱阳卫生学校）

张丙星（齐鲁医药学院）

娄梦莹（齐鲁医药学院）

曹艳娟（内蒙古科技大学包头医学院）

蔡成兰（遵义医药高等专科学校）

数字教材编者名单

主　　编　张丙星

编　　者　(按姓氏笔画排序)

李志远（齐鲁医药学院）

张丙星（齐鲁医药学院）

陈　晓（洛阳职业技术学院）

出版说明

随着医学影像技术在现代医疗中的核心地位日益凸显，行业对高素质应用型人才的需求持续攀升。当前，我国医学影像技术领域呈现“设备智能化加速升级”与“复合型人才结构性短缺”并存的现状，人工智能、多模态影像融合、精准医疗等技术的广泛应用，使得传统教材已难以匹配快速迭代的行业需求。高等职业教育作为技术技能型人才培养的主阵地，其新型教材体系的建设，不仅是实现职业教育类型化发展的关键举措，更是推动医学影像技术国产化进程、助力“健康中国2030”目标达成的重要基石。

本套教材以实践科学发展观为指导思想，以服务教学、指导教学、规范教学、适应我国医学教育改革为宗旨，立足高等职业教育教学实际，以胜任能力培养为目标，使课程设置与理论实践紧密衔接，突出教材内容的实用性、先进性、科学性和通用性。本套教材为新形态教材，具体体现为：体现教育改革精神与职业教育特色；注重产教融合，突出实践教学；以实际操作技能为导向，融入新技术、新方法；融合思政，强化价值引领；以学生为中心，丰富模块设计；纸质教材与数字教材融合；教材编写在贯彻职业教育理念的同时，亦充分体现现代化的教育思想和方法，以全面提升学生的创新精神、人文素养、胜任能力等综合素质，培养适应医疗卫生体制改革的复合型和应用型人才。

同时，本套教材的编写遵循教材编写的基本规律，秉持“三基、五性、三特定”的原则，注重基础理论、基本知识和基本技能的培养，内容深度和广度适应全国高等职业教育的需求。教材编写以医学影像技术专业的培养目标为导向，着重培养学生的职业技能，满足职业岗位需求、学生学习需求和社会需求。教材内容涵盖了医学影像技术领域工作岗位所需的知识、技能和素质，帮助学生全面理解工作岗位，培养学生科学的临床思维和学习方法，以满足社会对学生知识和技能的要求，强调培养学生的创新能力、信息获取技能和终身学习能力，确保教材的启发性。在编写过程中，我们充分考虑到高等职业教育的多样性，确保教材既能适应不同院校的需求，又能满足学生毕业时的知识和技能要求。

本套教材涵盖医学影像解剖学、医学影像诊断学、X线摄影检查技术等12门课程，定位清晰、特色鲜明，具有以下特点。

一、构建高质量、互动性强的创新形态教材体系

本系列教材为创新形态教材，教材所有内容，均实现数字化呈现；同时，为纸质教材提供配套教学视频、微课、思维导图、教学课件、在线练习等丰富教学资源，学生可直接获取与教材内容相关联的课程资源；支持多媒体资源嵌入与实时更新；配套的数字教材平台，支持在线教学、资源共享、数据分析等功能，实现教学全流程数字化管理，满足多样化教学需求。这种创新的学习方式，不仅提高了教学效果，也丰富了学习体验，使学习更加便捷，提升了学生的学习积极性和主动性。

二、强化价值引领，助推专业教育与思政教育相融合

本套教材以专业知识为载体，以思政教育为引领，深度挖掘专业课程蕴含的思政资源，巧妙融入教材内容，全方位助推专业教育与思政教育深度交融，培育德技兼修人才。在教材编写中，我们注重以影像案例为切入点，将社会主义核心价值观、医者仁心的职业精神、中华优秀传统文化等思政元素自然融入专业知识点。引导学生树立正确的职业价值观，具备社会责任感，在实践教学环节强化人文关怀培养，使学生在掌握专业技能的同时，自觉践行“健康所系，性命相托”的医者担当。

三、体现教育改革精神与职业教育特色

本套教材深入贯彻国家职业教育改革精神，坚持以人为本、能力为重，强调实践操作和技能培训，注重培养学生的职业素养和实际工作能力。内容贴近职业实践，力求使学生能够顺利进入职业领域，成为胜任基层医疗机构或医学影像相关岗位的高级技术型专业人才。编写过程中，我们注重教材内容与实际工作岗位匹配，确保教材内容符合基层实际工作的需求。

四、注重产教融合，突出实践教学

高等职业教育强调产教深度融合，创新培养模式，这是职业教育的重要发展方向。本套教材的建设始终把提高人才培养质量放在首位，密切联系实际，突出实践教学，将专业内容设置与行业需求对接；推动教学与行业技术发展同步，使课程内容与职业标准对接；完善职业教育教学过程机制，使教学过程与实际工作过程对接。

五、贴合考试，对接行业需求

本教材严格遵循《国家职业教育改革实施方案》及职业教育规划教材建设要求，以医学影像技师职业标准为核心，将岗位技能、职业技能竞赛、职业资格考试内容有机融入教材，实现“岗课赛证”融通，助力学生无缝对接行业需求。

六、以学生为中心，丰富模块设计

考虑到职业教育学生的年龄和学习特点，本套教材的模块设置丰富多样，包括案例导入、思维导图、考试知识点总结、习题等模块。这种结构不仅有助于学生理解和记忆知识点，还能提高学生的学习兴趣和学习效果。每个模块设计精细，既有理论讲解，又有实践应用，旨在全面提升学生的综合素质。

希望本套教材的出版，能够推动高质量医学影像技术专业人才的培养，促进我国医学影像技术专业领域的教材建设与教育发展，为促进我国医学影像事业的发展和保障人民健康作出积极贡献。

前　言

《医学影像设备学》是“全国高等职业教育医学影像技术专业新形态规划教材”之一，根据我国高等职业教育医学影像技术专业培养目标和职业能力要求，结合现代医学影像技术的发展趋势与临床应用需求，精心编写而成。本教材旨在为医学生提供全面、系统的医学影像设备知识，使其能够掌握各类影像设备的原理、结构、性能和应用方法，为将来在医疗工作中正确选择和使用影像设备奠定坚实的基础。

“医学影像设备学”属于医学影像技术专业核心课程之一，是学习后续课程如医学影像诊断学和介入放射学等的重要基础。通过对本教材的学习，学生将了解各种医学影像设备的类型、工作原理及在临床诊断中的应用，同时掌握设备操作的基本技巧和维护保养常识。此外，本教材还涵盖了影像质量控制与安全防护方面的内容，培养学生的责任感和对患者安全重视的意识。

本教材具有以下主要特点：一是理论与实践相结合，不仅详细阐述理论知识点，更注重实际操作能力的培养；二是紧跟学科前沿动态，及时更新了最新设备和技术的相关资料；三是强调安全性教育，突出影像检查中的质量保证和患者保护措施；四是构建立体化教材体系，融入微课、课件、思维导图、习题等知识点总结、能力测试等数字资源，增强了线上、线下教学的联动性。在编写过程中，我们参考了大量国内外权威文献和专业书籍，力求内容的科学性、先进性和实用性。

在医学影像技术的快速发展过程中，我们应深刻认识到科技强国的重要性。我国在医学影像设备领域的不断突破，体现了自主创新能力的提升，这离不开国家对科技研发的大力支持和科研人员的不懈努力。作为新时代的医学人才，我们应强化为人民健康服务的意识，将个人职业发展与国家医疗卫生事业紧密结合，以高度的责任感和使命感，为提升我国医学影像技术水平、保障人民群众身体健康贡献自己的力量。

本教材共分九章，分别介绍了 X 射线机、CT 影像设备、超声成像设备、磁共振成像设备、核医学成像设备等常见医学影像设备的构造原理、功能特性及操作流程。每章后附有思考题和练习，以帮助学生巩固所学知识并提高动手能力。

本教材主要适用于全国高等职业院校医学影像技术、智能医疗装备技术、放射治疗技术等专业及相关专业师生，也可作为医务工作者在职培训的参考资料。对于即将步入工作岗位的新人来说，这是一部不可多得的入门指南。

最后，谨向参与本教材编写的全体教师、专家表示诚挚感谢！是他们的辛勤工作和无私奉献使得这部作品得以顺利完成。希望学生们能从这本教材中获得有益的知识，并在未来的职业生涯中取得优异成绩。尽管力臻完善，书中难免存在疏漏与不足之处，希望广大读者不吝赐教，以便再版时进一步修订与完善。

编　者

2025 年 4 月

目　录

第一章　绪　论

教学课件

微课：
绪论

学习目标

素质目标

（1）提升爱国情怀，增强民族自豪感。

（2）提高医学影像成像设备的创新及科研意识。

（3）增强射线防护意识，树立人身安全意识、责任意识。

知识目标

（1）掌握：医学影像成像设备的分类及应用特点。

（2）熟悉：医学影像成像设备的发展概况；医学影像成像设备的成像原理。

（3）了解：医学影像成像设备的新进展。

能力目标

（1）具备自主学习能力和文献查阅能力。

（2）能够将理论知识与实践相结合，提高临床思维能力及知识应用能力。

案例导入

【案例】

患者，男，55 岁。有长期吸烟史，近期出现咳嗽、咳痰，偶尔痰中带血，并且体重有所下降。胸部 CT 检查，清晰地看到肺部有一个直径约 3cm 的结节，结节边缘不规则，有分叶征和毛刺征。在结节周围还能看到一些细小的血管影向其聚集。根据 CT 影像表现，高度怀疑为肺癌。为了进一步明确诊断，医生在 CT 引导下进行了肺部结节穿刺活检，病理结果证实为肺腺癌。

【问题】

CT 是医学影像成像设备中常用的一种，对于疾病的早期诊断和治疗方案的制定起到了关键作用。CT 不但参与诊断，还能参与治疗引导，在实际临床应用中，医学影像成像设备还有哪些，医学影像成像设备的新发展状况如何？

· 核心知识拆解 ·

医学影像设备是指为实现诊断或治疗引导的目的，通过对人体施加包括可见光、X 射线、超声、强磁场等各种物理信号，记录人体反馈的信号强度分布，从而获取人体内部形态结构信息，为医生提供非侵入性、准确、可视化的信息，使得医生可以从中判读人体结构、病变信息的技术手段的设备。

医学影像设备主要有 X 射线成像设备、超声成像设备、磁共振成像设备、核医学成像设备。医生通过分析和解读这些影像，可以帮助诊断疾病、制订治疗方案和监测疗效。它改善了疾病诊断和治疗的能力，同时也为医学领域的进步和教育贡献了重要的资源，在临床医学中起到了重要的作用。

第一节　医学影像设备的发展历程

医学影像设备的发展历程可以追溯到 19 世纪末至 20 世纪初，经历了从 X 射线、计算机体层摄影（computed tomography，CT）、磁共振成像（magnetic resonance imaging，MRI）到现代数字化影像设备的演变。

一、 X 射线成像设备的发展历程

1895 年，德国物理学家伦琴发现 X 射线，这一发现为医学影像技术奠定了基础，是医学影像设备发展的开端。随后 X 射线机开始应用于医学领域，主要用于骨骼结构的成像。但早期的 X 射线机结构简单，用含气离子管产生 X 射线，没有防电击和防散射线措施，图像质量差，只能拍摄密度差较大的部位，且操作不安全、不方便。

1913 年，第一只高真空热阴极、固定阳极 X 射线管在美国研制成功，并应用于 X 射线发生器中，1915 年，高压变压器和高压整流管相继投入使用，使 X 射线发生器产生的 X 射线的量和质均有了很大改善和提高。1927 年，旋转阳极 X 射线管研制成功，其焦点小、输出功率高，改善了 X 射线图像质量。20 世纪 50 年代初，出现了影像增强器、X 射线电视成像系统，改变了 X 射线图像的显示方法，实现了 X 射线电视透视、电视摄影等新技术。此后，X 射线检查设备的电路、机械结构等不断改进，控制实现自动化或半自动化，高压发生器采用新型电子器件等，机械结构也更加精密灵活。

1980 年诞生的数字减影血管造影技术，具有微创、实时成像、分辨率高、安全简便等特点，使得心血管造影的应用范围快速扩大。20 世纪 80 年代初，计算机 X 射线摄影（computed radiography，CR）技术开始应用，90 年代末，数字 X 射线摄影（digital radiography，DR）技术及医学影像存储与传输系统（picture archiving and communication system，PACS）的引入，使 X 射线成像特别是普通 X 射线摄影数字化成为可能，平板探测器的问世，进一步改善和提高了普通 X 射线摄影的质量，降低了辐射剂量，同时也使 X 射线图像的存储与传输发生了质的变化。

1967 年，美国物理学家科马克完成了 CT 重建相关的数学问题，为 CT 的发明奠定了理论基础。1972 年，英国工程师亨斯菲尔德在英国 EMI 实验室发明了第一台 CT 扫描仪，它将 X 射线发生器的主机与扫描部件、转换组件、电子计算机、重建软件、存储和显示设备相结合，能准确地检测出一定厚度中的各种组织对 X 射线衰减的微小差异，较精确地分辨出各种组织间的密度差，使医学影像诊断发生了重大变革。1998 年，第一台 PET/CT 原型机问世，结合了正电子发射体层仪（position emission tomography，PET）和计算机体层摄影（CT）技术，提供了功能与解剖的融合图像。CT 机的发展经历了五代技术革新。第一代 CT 机只有一个探测器，主要用于头部扫描，图像质量差。第二代增加到 5~20 个探测器，扫描时间较长。第三代 CT 机探测器数目超过 100 个，扫描方式改为旋转/旋转型。第四代 CT 机探测器呈 360 度环状排列。第五代采用电子束方法产生旋转的 X 射线源。目前，CT 技术仍在不断进步，未来的发展方向包括光子计数成像等新技术。光子计数成像能够提供更高的图像质量和更低的辐射剂量，有望成为下一代 CT 技术的主流。

二、超声成像设备的发展历程

20 世纪 40 年代，超声成像技术开始出现，最初主要用于工业探伤等领域。50 年代，超声开始应用于医学诊断，主要用于测量胎儿双顶径等简单指标。随着电子技术、计算机技术和信号处理技术的不断发展，超声成像设备的性能得到了极大的提高。20 世纪 60 年代出现了 B 型超声诊断仪，能够实时显示人体内部器官的二维图像，为临床诊断提供了更加直观、准确的信息。20 世纪 70 年代，彩色多普勒超声成像技术问世，它可以显示血流的方向、速度和性质，为心血管疾病的诊断提供了重要的依据。20 世纪 80 年代以后，超声成像技术不断创新，如三维超声成像、超声造影等新技术的出现，进一步拓展了超声成像设备的应用范围。

三、磁共振成像设备的发展历程

磁共振现象的发现可以追溯到 20 世纪 40 年代，当时物理学家们开始研究原子核在磁场中的磁共振现象，但最初主要应用于化学和物理学领域。20 世纪 70 年代，科学家们开始探索将磁共振技术应用于医学成像。1973 年，美国科学家保罗·克里斯琴·劳特伯（Paul Christian Lauterbur）首次报道了利用磁共振成像技术对活体动物进行成像的实验结果，这一成果引起了医学界的广泛关注。20 世纪 80 年代，MRI 技术逐渐成熟并开始广泛应用于临床诊断，利用强大的磁场和无线电波探测身体中的氢原子核行为，构建出组织和器官的详细图像。随着技术的不断进步，MRI 设备的磁场强度不断提高，成像速度不断加快，图像质量也不断改善，能够提供更加清晰、准确的人体内部结构图像，对脑部、脊髓、关节等部位的诊断具有独特的优势。

四、核医学成像设备的发展历程

20 世纪 50 年代开始，放射性核素成像技术逐步发展，利用放射性核素标记的化合物注入人体后，通过探测其在体内的分布和代谢情况来成像，如甲状腺功能检查中使用放射性碘。60 年代出现了 γ 相机，它可以对放射性核素在体内的分布进行平面成像，提高了图像的分辨率和灵敏度。70 年代以后，单光子发射计算机体层显像仪（single photon emission computed tomography，SPECT）和 PET 技术相继问世，SPECT 能够提供人体内部器官的断层图像，PET 则可以反映人体组织的代谢功能，对于肿瘤、心血管疾病等的早期诊断和治疗具有重要意义。

随着计算机技术的发展，数字影像技术逐渐成为医学影像学的主流，提升了影像数据的存储、传输和处理的便捷性。近年来，人工智能技术在医学影像诊断中取得了显著成果，通过深度学习自动识别和分析病变特征，辅助医生进行疾病诊断。医学影像设备的发展历程体现了物理学、计算机科学、材料科学等多学科的融合，是一个不断创新、不断突破的过程，它对现代医学的诊断和治疗产生了深远的影响。未来，医学影像设备的发展还将朝着更高分辨率、更智能化、更小创伤等方向发展。

第二节　医学影像成像设备的主要类型

医学影像成像设备主要分为四大影像设备，分别是 X 射线成像设备、超声成像设备、磁共振成像设备及核医学成像设备。

一、 X 射线成像设备

X 射线设备是最常见的医学影像设备之一，用于获取骨骼系统和某些组织结构的二维影像。X 射线成像基本原理，一方面是基于 X 射线的穿透性、荧光效应、感光效应，另一方面是基于人体组织之间有密度、厚度的差别。当 X 射线穿过人体的不同组织结构时，X 射线会发生不同程度的衰减，使得信号接收器上接收的 X 射线强度不同，因此形成明暗或黑白对比不同的医学影像图像。

X 射线成像设备主要有模拟 X 射线机、计算机 X 射线摄影（CR）设备、数字 X 射线摄影（DR）设备、数字减影血管造影（digital subtraction angiography，DSA）设备、计算机体层摄影（CT）设备等。X 射线设备的图像分辨率较高，使用方便且价格较低，广泛应用于各级医疗机构，但对软组织病变的分辨能力较低。

（一）模拟 X 射线机

1. 普通 X 射线摄影设备　模拟 X 射线机的信号接收器是屏片系统，屏指的是增感屏，片指的是 X 射线胶片，透过人体的 X 射线作用在胶片上，由于各组织器官的密度、厚度不同，对 X 射线的衰减不同，对胶片的感光程度也就不同，于是形成 X 射线投影像，这就是普通 X 射线摄影。

2. X 射线透视设备　X 射线透视设备的信号接收器是荧光屏，当 X 射线照射人体时，穿过人体的透射线被荧光屏接收，在荧光屏上形成明暗不同的影像。当 X 射线穿过人体的厚度一定时，高密度组织器官能吸收更多的 X 射线，在荧光屏上呈现偏黑偏暗的影像；低密度组织器官对 X 射线的吸收较少，在荧光屏上呈现偏白偏亮的影像。医生可根据相关临床医学知识，分析其影像结构及特点，以此来判断该组织器官的形态、功能，这就是 X 射线透视。

3. 特点　模拟 X 射线成像设备结构简单，成本相对较低。通过将人体三维结构投影到一个平面上，获得人体的二维平面影像，会产生组织器官的重叠。其图像质量易受 X 射线、胶片质量、曝光条件等多种因素的影响。模拟 X 射线成像在医学领域应用历史悠久，有广泛的基础应用。在骨骼系统疾病诊断方面，如骨折、骨肿瘤、关节脱位等疾病的诊断中发挥着重要作用。同时，经常用于胸部、胃肠道等疾病的初步诊断中。

（二）计算机 X 射线摄影设备

1. 概述 CR 系统工作流程也就是影像信息的形成过程，主要包括影像信息的采集、影像信息的读取、影像信息的处理、影像信息的再现四部分。CR 设备信号接收器是成像板（imaging plate，IP），又称 IP，是其核心部件。IP 的基本结构包括保护层、成像层、支持层（又称基板）、背衬层（又称背面保护层）。其中成像层是 IP 的核心部分，主要由氟卤化钡晶体构成。当 X 射线照射到成像层时，晶体中的卤化银被激发，产生潜影。这种潜影可以存储 X 射线的能量信息，并且能够在一定时间内保持稳定，等待后续的读取。

CR 系统的成像原理复杂，可用直观的“四象限理论”进行解释。第一象限表示影像信息的采集，是 CR 系统获取影像数据的起始阶段。在这个阶段，X 射线穿过人体后，照射到 IP 上，在 IP 上形成潜影。第二象限表示影像信息的读取，IP 上的潜影需通过激光扫描装置来读取。当激光照射到 IP 上时，存储在荧光物质中的能量会被释放出来，形成可见光。可见光的强度与 CR 影像像素值之间的转化关系，即由模拟信号到数字信号的转化关系。第三象限表示影像信息的处理，用计算机软件对数字信号进行一系列的处理，使影像能够达到最佳的显示。第四象限表示影像信息的再现，曲线类似于屏片系统的 X 射线胶片特性曲线，是 CR 系统的一个总的特性曲线。

2. 特点 CR 最大的优势在于用 IP 取代了传统的屏片系统，取消暗室，实现了全明室化操作，改善了工作环境。CR 影像具有良好的对比度和密度分辨率，在骨科检查中，高分辨率的 CR 影像能够清晰地显示骨折的位置、骨折线的走向等细节，有助于医生做出准确的诊断。在胸部检查中，可清晰地显示肺组织、纵隔、肋骨等不同密度组织之间的边界。CR 操作灵活，其核心部件 IP 可重复使用。CR 系统曝光宽容度大，可减少因曝光剂量不准确而导致的重复检查次数。CR 系统具有多种后处理功能，可进行数字化储存。可实现图像信号的显示、存储、处理及传输。

（三）数字 X 射线摄影设备

1. 概述 DR 成像系统的信号接收器是平板探测器（flat plane detector，FPD），这是 DR 成像与传统 X 射线成像系统最大的区别。DR 将穿过人体的透射线直接转换为数字信号，并传输到图像采集与处理系统，经过处理后形成高质量的数字图像，并在显示器上显示出来，形成可供诊断的医学影像。其转换方式主要有两种，一种是间接转换，另一种是直接转换。DR 技术发展的焦点是 FPD 的动态显示能力，目前 DR 可直接进行透视和采集动态图像。在即将到来的全数字成像和医学信息网络化时代，有望将这种探测器普及应用于从普通 X 射线摄影到胃肠道、心脏和血管对比研究的各种检查，向临床提供更多有用的信息。

2. 特点 DR 系统具有高分辨率、高对比度和宽动态范围等特点，成像质量高。能够清晰地显示人体组织的细微结构，如肺部的微小结节、骨骼的细微骨折等。同时，通过医学图像处理技术可以灵活地调整图像的对比度和亮度，使不同密度的组织都能得到良好的显示。DR 的曝光时间短，成像速度快。一般在几毫秒到几十毫秒之间，而且图像的采集和处理速度也很快，几乎可以在曝光后立即在显示器上看到图像，可以提高检查效率。与 CR 相比，DR 设备检查过程中，患者受照射剂量更小，对比度覆盖范围更大，能使图像层次更加丰富，操作便捷，显著提升工作效率。数字化的工作流程，使其影像信息便于存储、传输、检索和共享，有利于医疗资源的整合和优化。

（四）数字减影血管造影设备

1. 概述 数字减影血管造影的成像原理是通过计算机把血管造影图像上的骨与软组织影像消除而突出显示血管的一种技术。首先，在血管内未注入对比剂时，利用 X 射线成像设备对检查部位进行拍摄，得到一幅未增强图像。然后，将对比剂注入人体，再次拍摄相同部位的图像，即增强图像。通过计算机处理，将对比剂注入血管前后拍摄的未增强图像与增强图像进行数字减影，突出显示血管的影像，从而清晰地观察血管的形态、病变等情况。

2. 特点 DSA 能够清晰地显示血管的形态、走行和分布。通过数字减影技术，将血管与周围的软组织、骨骼等结构分离开来，使血管图像的对比度大大提高。DSA 设备不仅可以进行多角度成像，从不同的方向观察血管结构，还可以显示血管的静态解剖结构，对血管的功能进行动态观察。实时观察到血管在血流灌注过程中的充盈情况，包括血液流动的速度、方向及血管的弹性等。通过观察对比剂在血管内的流动过程，能够评估血管的通畅性和血流动力学状态，对于诊断血管狭窄或闭塞后的侧支循环建立情况等也有重要价值。

DSA 具有实时成像的特点，在血管介入治疗过程中发挥着至关重要的作用。医生在进行血管内介入操作（如血管成形术、支架置入术）时，能够通过 DSA 实时观察手术器械（如导管、导丝）在血管内的位置和操作情况，为血管介入治疗提供了精准的引导。通过在 DSA 图像上的测量功能，医生可以精确计算病变血管的长度、直径等参数，从而选择合适尺寸的介入器械。

（五）计算机体层摄影设备

1. 概述 从 X 射线球管发出 X 射线，经过准直器形成很窄的射线束，X 射线束穿过人体的某一层面，探测器则在相对位置接收经过人体衰减后的 X 射线。在扫描过程中，探测器会不断采集 X 射线的强度数据，并将这些数据传输给计算机。计算机利用复杂的图像重建算法，根据探测器采集的数据来重建出人体的断面影像。这些算法基于数学原理，通过对大量数据的计算，将射线的衰减信息转换为图像中的像素值，从而形成可以直观观察的断层图像。

2. 特点 CT 具有较高的 X 射线利用率。在 CT 成像中，由于采用窄束 X 射线，绝大部分散射线被排除掉，并由检测器前的准直器进一步滤除窄束 X 射线的散射线，提高了 X 射线的检测能力和利用率。CT 成像消除了人体内器官或组织结构间的相互重叠影像，能够准确地反映体层平面上器官或组织的解剖结构，获得真正的断面图像。CT 图像的密度分辨率高，对不同密度组织的分辨能力强，能够区分密度差异较小的组织。通过测量图像中组织的 CT 值，可以准确地判断组织类型和病变性质。CT 具有强大的图像后处理功能，包括多平面重建、曲面重建、最大密度投影、最小密度投影等。可利用计算机软件对断层图像进行三维重建，以便从不同角度观察人体结构和病变。三维重建技术包括表面阴影显示、容积再现、仿真内镜等多种方法，能够直观地展示骨骼、血管等复杂结构的形态和空间关系，为手术规划、骨折复位等提供重要的可视化支持。

二、超声成像设备

（一）概述

超声成像设备是基于超声波在人体组织中的反射、折射、散射和衰减等特性，利用超声波的物理特性来生成人体内部结构图像的医疗器械。超声探头产生高频超声波（频率一般在2~18MHz），这些超声波进入人体组织后，遇到不同声阻抗的界面就会产生反射波。超声设备接收这些反射波，并将其转换为电信号，经过信号处理和计算机运算，最终形成超声图像。

探头是超声成像设备的关键部件，其功能是发射和接收超声。探头内部包含有压电晶体，当施加电压时，压电晶体能够产生超声；而当接收到反射回来的超声时，压电晶体又能将机械振动转换为电信号。不同类型的探头适用于不同的检查部位和目的。超声主机是整个设备的核心控制系统。它主要包括发射电路、接收电路、信号处理单元和图像显示单元等部分。发射电路负责产生驱动超声探头发射超声的电信号；接收电路接收探头返回的微弱电信号，并进行放大、滤波等初步处理；信号处理单元对信号进行更复杂的数字信号处理，如增益调节、时间增益补偿、数字扫描转换等，以优化图像质量；图像显示单元则将处理后的信号转换为可视的超声图像，显示在显示器上。

（二）特点

超声检查是一种非侵入性的检查方法，它不产生电离辐射，对人体基本没有损害，尤其适合孕妇、儿童等特殊人群的检查。超声能够实时显示器官的动态变化和血流情况，对于观察心脏的搏动、胎儿的活动等具有独特的优势。超声设备相对小巧，便于移动和操作。超声医生可以通过调整探头的位置和角度，灵活地对不同部位进行检查，并且检查过程中可以根据需要随时改变检查参数。与CT、MRI等大型影像学设备相比，超声成像设备的成本、检查费用都比较低，更容易在基层医疗机构普及。

三、磁共振成像设备

（一）概述

MRI是利用磁场与射频脉冲使人体组织内进动的氢原子核发生章动产生射频信号，经计算机处理成像。原子核在进动中，吸收进动频率相同的射频脉冲的能量，发生核磁共振现象。射频脉冲结束后，原子核进行弛豫，经过空间定位，最终得到的MR信号。既有强弱信息，又有空间位置信息。当然在磁共振的成像过程中，所选择的成像序列不同，得到的MR信号类型也不相同，经过图像重建后，所显示的图像效果也存在一定的差异。

（二）特点

MRI以射频脉冲作为成像能源，无电离辐射，对人体安全、无创。图像具有较高的组织对比度和分辨力，能清楚地显示脑灰质、脑白质、肌肉、韧带等软组织，对软骨结构的组织形态、解剖结构和病理改变的显示有较高的敏感性。可进行多方位成像，能对被检查部位进行轴、冠、矢状位及任何倾斜方位的层面直接采集成像，便于再现体内解剖结构和病变的空间位置与相互关系。可进行多参数、多序列成像，通过分别获取T_1加权像（T_1 weighted image，T_1WI）、T_2加权像（T_2 weighted image，T_2WI）、质子密度加权像（proton density weighted image，PDWI）及T_2^*WI、重T_1WI、重T_2WI，在影像上取得组织之间、组织与病变之间在T_1、T_2、T_2^*和PD上的信号对比，可以提高兴趣区组织结构的显示及病变显示的敏感性。除了能进行形态学研究外，还能进行功能、组织化学和生物化学方面的研究。

四、核医学成像设备

（一）概述

核医学成像的核心是放射性核素示踪技术。放射性核素是一种不稳定的原子核，会自发地衰变并释放出射线（如 α 射线、β 射线或 γ 射线）。在核医学中，主要利用能够发射 γ 射线的放射性核素，因为 γ 射线具有较强的穿透力，易于被探测器检测到。将放射性核素标记到特定的化合物（如葡萄糖、氨基酸、药物等）上，这些标记化合物能够参与人体的生理代谢过程。由于放射性核素的行为与被标记的化合物相同，所以可以通过追踪放射性核素在体内的分布和代谢情况。

核医学成像设备主要有 γ 相机、单光子发射计算机断层成像设备（SPECT）、正电子发射断层成像设备（PET）。

γ 相机主要由准直器、闪烁晶体、光电倍增管和位置计算电路等部分组成。当放射性核素在体内衰变释放出 γ 射线时，射线首先经过准直器，准直器只允许沿特定方向的 γ 射线通过，起到定位射线来源方向的作用。通过准直器后的 γ 射线作用于闪烁晶体，使其产生闪烁光。闪烁光被光电倍增管检测并放大，然后通过位置计算电路确定射线的位置信息，最终形成放射性核素在体内分布的二维图像。可以对全身各部位进行静态或动态成像。在甲状腺疾病诊断中应用广泛，在心血管系统方面，能用于观察心肌灌注情况，辅助诊断冠心病等疾病。

SPECT 是在 γ 相机的基础上发展而来的。它通过围绕患者身体旋转探测器，从多个角度采集放射性核素发射的 γ 射线信息。这些多角度的信息经过计算机重建算法处理，生成断层图像，也就是人体内部的三维信息。这样可以更清楚地显示放射性核素在体内不同层面的分布情况，避免了组织重叠对图像的影响，在神经系统疾病诊断中有重要作用。

PET 的成像原理基于正电子发射核素的衰变。正电子发射核素衰变时会产生正电子，正电子在组织中很快与周围的电子发生湮灭反应，产生两个方向相反、能量相同的 γ 光子。PET 探测器能够同时检测这对 γ 光子，通过符合探测技术确定射线的起源位置，进而重建出正电子发射核素在体内的分布图像。PET 在肿瘤学领域应用最为突出。它能够检测出代谢异常增高的肿瘤病灶，并且可以对肿瘤进行分期，即判断肿瘤的大小、位置、是否转移等情况。在神经系统疾病和心血管疾病的研究和诊断中也发挥着越来越重要的作用。

（二）特点

核医学成像设备主要提供功能成像信息，与传统的 X 射线、CT 等以解剖结构成像为主的设备不同，核医学成像能够反映组织和器官的生理功能状态，如细胞代谢、血流灌注、受体分布等，在疾病的早期诊断方面具有独特的优势。核医学成像能够在分子水平上观察生物过程，通过选择合适的放射性核素标记分子探针，可以针对特定的生物分子（如肿瘤标志物、神经递质受体等）进行成像。这有助于深入了解疾病的分子机制，为精准医疗提供重要的依据。多数核医学成像设备可以进行全身成像，有利于发现转移性肿瘤等全身性疾病。

第三节 医学影像成像设备的新进展

一、 X 射线成像设备的新进展

（一） 立位锥束容积成像

立位锥束容积成像是一种新型的数字化 X 射线机技术，将功能成像与三维技术相结合。它能够在 DR 上完成三维扫描重建，提供任意冠状面、矢状面和横断面的组织信息，诊断信息更加丰富，扫描数据也更加精准，大大提升了临床医生的诊断效率。此外，该技术还可以进行多种功能成像，如血流灌注成像、通气分析成像、运动功能成像分析和双能成像等，且辐射剂量远低于螺旋 CT，对孕妇、老人、小孩等特殊人群更加友好，还可避免 MRI 检查的一些禁忌情况。

（二） 光子计数 CT

光子计数 CT 是当前 CT 领域的一项重大突破，它采用了先进的直接转换探测器技术，结合高性能的图像重建算法，能够在极短时间内获取高质量图像。与传统的能量积分探测器不同，光子计数探测器可以惊人的精度检测和量化单个光子，提供卓越的能量分辨率和空间分辨率，可捕捉更精细的组织结构和微小病变，多能谱成像能为医生提供更丰富的物质成分信息和病变性质判断依据，增强的碘信号强度也让血管造影等检查更清晰可靠。此技术大幅降低了辐射剂量，前景广阔。

二、超声成像设备的新进展

超声成像设备在功能上不断探索发展，如三维超声、超声造影等技术的发展，能够提供更丰富的诊断信息。同时，在图像质量、分辨率等方面也有所提升，能够更好地满足临床诊断需求，如一些高端超声设备在心血管、妇产科等领域的诊断准确性不断提高。

便携式超声设备逐渐普及，方便医生在床边、急诊现场等不同场景下进行检查，为患者争取宝贵的诊断时间，尤其适用于紧急情况或资源有限的环境。

三、磁共振成像设备的新进展

超高场强磁共振成像仪的研发是当前 MRI 领域的重大突破，我国自主创新研发的 5.0T 磁共振成像仪，成为目前业内可用于临床全身扫描的最高场强磁共振成像仪，填补了超高场全身临床应用的国际空白，其在成像质量、分辨率等方面具有显著优势，能够为临床诊断提供更清晰、更准确的图像信息，有助于发现更早期、更微小的病变。

此外，在 MRI 中采用国内的高信噪比光纤传输技术，提升了信号传输速度，降低了信号传播损耗，确保了高质量的图像输出，且在患者移动的情况下依然保持稳定的扫描效果，即具有“运动免疫”特性，此外，其液氮零消耗设计降低了运营成本。

在2024年首次亮相的国产自主研发高温超导射频线圈，可在提高信噪比的同时，不改变磁共振的场强，并大幅降低磁共振设备的制造成本。

四、核医学成像设备的新进展

核医学成像设备发展中，新型探测器技术不断发展，提高了核医学成像设备的灵敏度、分辨率，可更加精准地检测放射性核素的分布，有助于更早地发现微小病变及功能异常。例如，在新型的PET探测器中，采用更先进的晶体材料及探测技术，能够提升图像质量。

多模态融合成像也是核医学成像设备的发展重点，将核医学成像与其他影像技术（如CT、MRI）进行融合，实现了解剖结构与功能代谢信息的同步获取，为疾病的精准诊断和治疗提供更全面的依据，如PET-CT、PET-MRI等多模态成像设备在肿瘤、神经系统疾病等的诊断中发挥着越来越重要的作用。

▶知识拓展

PET-CT

PET-CT将PET和CT两种技术有机结合在一台设备上。先进行CT扫描获取人体的解剖结构信息，再进行PET扫描获取代谢信息，通过特殊的图像融合技术，将两种图像叠加在一起，使医生能够同时观察到人体组织的代谢情况和解剖结构图像，实现了功能成像和形态成像的优势互补。

PET-CT在肿瘤的早期诊断、分期、疗效评估等方面具有重要作用。通过检测肿瘤组织对FDG等示踪剂的高摄取，能够发现早期无症状的肿瘤病灶，帮助医生确定肿瘤的范围和转移情况，为制定治疗方案提供依据。也可用于癫痫灶的定位、心肌的存活情况评估、心肌病的诊断和鉴别，能够观察大脑特定区域的代谢变化，辅助痴呆的早期诊断和病情评估。

—• 考试知识点总结 •—

—• 本章小结 •—

—• 协和云课堂…… 拓展练习及参考答案 •—

（娄梦莹）

第二章 X 射线机基础

教学课件

微课：X 射线机基础

学习目标

素质目标

（1）具备爱岗敬业精神和刻苦专研的学习态度，对 X 射线机结构、特点和作用等进行深入研究。

（2）培养良好的生活工作习惯，强化爱护工作设施设备的意识。

知识目标

（1）掌握：固定 X 射线管和旋转阳极 X 射线管结构和作用，X 射线管的特性参数；高压发生装置结构和各个部分结构特点、作用，控制装置的结构和作用；外围装置的结构和作用。

（2）熟悉：X 射线机基本组成及分类方法；特殊 X 射线管结构特点，影像增强器结构和工作原理。

（3）了解：X 射线管管套分类和特点，医用电视系统组成及工作原理。

能力目标

（1）具备分析问题和解决问题的能力。

（2）能分辨不同类型的 X 射线机，能正确使用 X 射线机。

（3）能根据 X 射线机的特点和参数，有效维护 X 射线机。

案例导入

【案例】

1952 年 9 月，上海精密医疗器械厂研制成功我国第一台医用 X 射线机“国庆号”，安装在中山医院进行试用。1959 年年底上海精密医疗器械厂试制成功 400mA 大型 X 射线机，从此，我国实现了 X 射线机的成批生产，推动了我国医疗事业发展。

【问题】

医用 X 射线机都有哪些基本装置？

·核心知识拆解·

X 射线机是各级医院普遍使用的基础影像设备，具有摄影、透视和造影等基本功能，对骨骼系统、呼吸系统、循环系统、肠道系统等病变的检查起着重要作用。目前，虽然不同医院使用的 X 射线机品牌型号不一，结构和使用方法有所差异；但是其基本结构都可以分为 X 射线的发生装置和外围装置两部分。X 射线发生装置由 X 射线管、高压发生装置和控制装置三部分组成；外围装置由影像装置和各种机械辅助装置组成。本章主要介绍医用诊断 X 射线机的分类，X 射线机发生装置结构、特性、规格参数、作用和各部分工作原理，机械支撑装置和影像装置的结构和功能，以及各部分的使用方法和使用注意事项。通过本章学习，能够帮助影像技师有效了解 X 射线机，提高职业能力。

第一节 概 述

一、基本组成

临床上使用的 X 射线机，因其用途和需求不同，结构上存在较大的差异。但无论是哪一种医用 X 射线机，都包含 X 射线发生装置和外围装置两大基本部分。X 射线发生装置是用于控制 X 射线的发生、停止，根据实际需求调节 X 射线的质、量与曝光时间。X 射线发生装置包括 X 射线管、高压发生装置（高压发生器）和控制装置（控制台）三部分。外围装置包括用于支撑、固定的各种机械辅助装置和用于影像处理、传输、显示的影像装置。

二、分类

X 射线机通常可以根据结构形式、高压初级电源频率、标称功率和功能用途等不同方式进行分类。

（一）按照结构形式不同分类

按照 X 射线机的结构形式不同，可以把 X 射线机分为固定式 X 射线机、移动式 X 射线机和便携式 X 射线机。

1. 固定式 X 射线机 如图 2-1 所示，固定式 X 射线机是指固定在机房内使用的 X 射线机。其特点是组件多而重，结构复杂，体积庞大；对安装环境的要求严格；是各级医院最常用的一种 X 射线机。

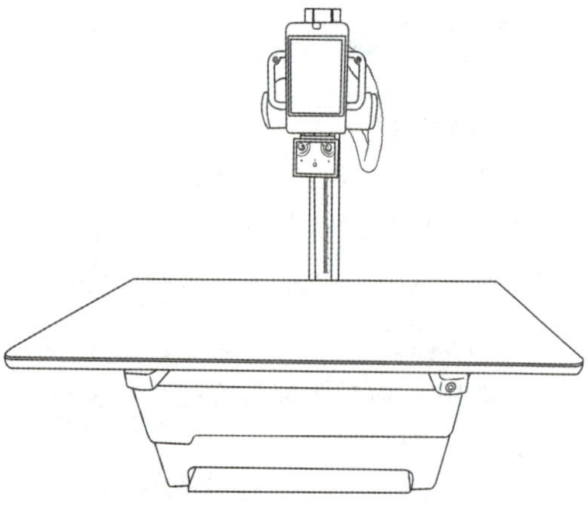

图 2-1 固定式 X 射线机

2. 移动式 X 射线机　也称为床旁 X 射线机，如图 2-2 所示，移动式 X 射线机是指机座装有滚轮或电瓶，可小范围内移动的 X 射线机。其 X 射线发生装置和外围装置都安装在机架上，体积小，结构紧凑。有的移动式 X 射线机是将高压发生装置和 X 射线管装置组合在一起合成组合式机头。目前，医院使用的移动式 X 射线机多采用直流逆变技术增大 X 射线输出功率，使其重量减轻，移动更加方便。

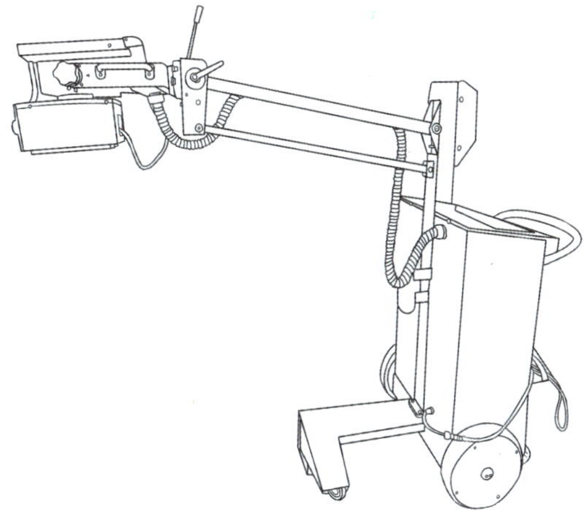

图 2-2　移动式 X 射线机

3. 便携式 X 射线机　是指将 X 射线管装置和高压发生装置安装成组合机头，安装在便于随身携带的背包或手提箱内。其对电源的要求不高，用蓄电瓶或一般家用电源均可供电。方便在医院外做流动性检查。但因其输出功率小，只适用于照射条件比较低的检查部位。

（二）按照高压初级电源频率分类

高压初级电源特指提供给高压变压器的初级电源。按照高压初级电源频率分类，可将 X 射线机分为工频 X 射线机、中频 X 射线机和高频 X 射线机。工频 X 射线机指高压初级电源频率等于 50Hz 或 60Hz 的 X 射线机；高压初级频率范围在 400Hz~20kHz 的 X 射线机称为中频 X 射线机；频率在 20kHz 以上的 X 射线机称为高频 X 射线机。

通常情况下，工频 X 射线机又分为常规 X 射线机和程控 X 射线机。中频 X 射线机和高频 X 射线机采用了直流逆变技术，统称为逆变式 X 射线机。另外，按照高压电源工作方式分类，可将 X 射线机分为直接升压式、逆变式和电容充放电式 X 射线机。

（三）按照 X 射线管的标称功率分类

X 射线管的标称功率即最大输出功率。如 20kW、50kW、125kW 等。我国以 X 射线管允许通过的最大管电流来进行分类。可分为小型 X 射线机、中型 X 射线机和大型 X 射线机（表 2-1）。

表 2-1　X 射线机按照标称功率分类

X 射线机类型	管电流/mA	管电压/kV
小型	<200	90~100
中型	200~500	100~125
大型	>500	125~150

（四）按照功能与用途分类

按照功能和用途不同，X 射线机可分为通用型 X 射线机和专用型 X 射线机。

1. 通用型 这种 X 射线机具有摄影、透视、特殊检查等多种功能，可用于患者多部位不同疾病的检查。

2. 专用型 这种 X 射线机是为了满足临床诊断中某些特殊需求或患者特殊部位而设计了不同的外围装置。如乳腺摄影 X 射线机、口腔全景 X 射线机、牙科 X 射线机、手术 C 型臂 X 射线机、床旁 X 射线机等。图 2-3 展示了几种专用型 X 射线机。

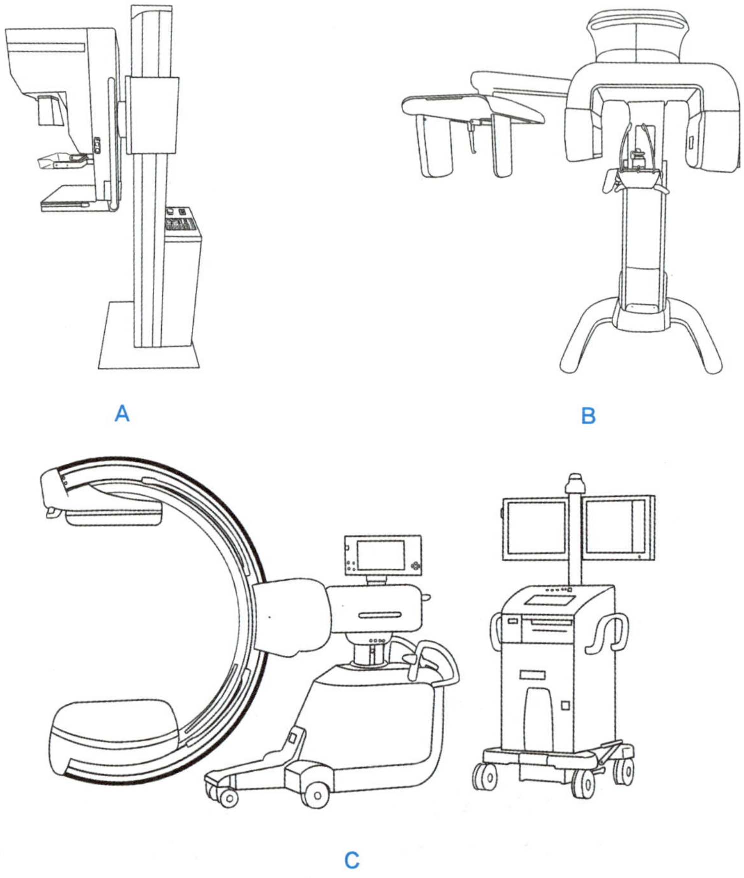

图 2-3 专用型 X 射线机

A. 乳腺摄影 X 射线机；B. 口腔全景 X 射线机；C. 手术 C 型臂 X 射线机。

第二节 X 射线管装置

X 射线管也称为球管，是 X 射线机中的核心部分，其主要作用是产生加速电子，阻碍高速电子产生 X 射线。根据 X 射线管结构不同，可将 X 射线管分为固定阳极 X 射线管、旋转阳极 X 射线管及特殊 X 射线管。

一、固定阳极 X 射线管

微课：固定阳极 X 射线管

固定阳极 X 射线管主要由阳极、阴极和管壳三部分组成。这种 X 射线管结构简单，管内真空度高。但由于其阳极固定不动，高速电子撞击靶面的位置固定，产生的 X 射线焦点大、功率小。主要用于功率要求小的 X 射线机中。

（一）阳极

如图 2-4 所示，固定阳极 X 射线管阳极主要由阳极头、阳极帽、阳极柄等组成。

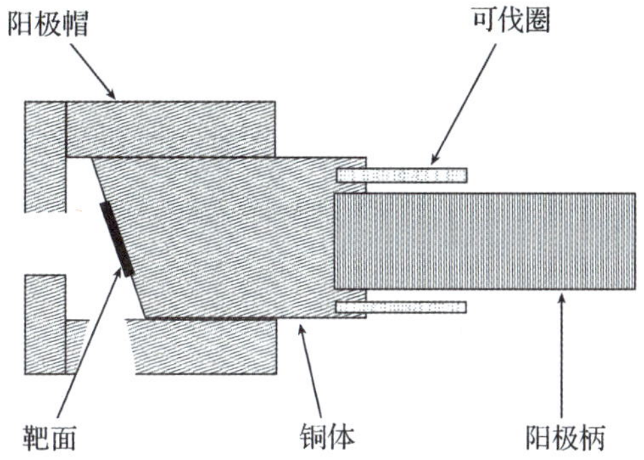

图 2-4　固定阳极 X 射线管阳极结构

1. 阳极头　由靶面和阳极体组成。靶面接受高速运行的电子束撞击而产生 X 射线。电子束撞击靶面时，不足 1%的能量转化为 X 射线能，其余的能量转化为热能。因此靶面一般选用原子序数大、熔点高、蒸发率低的金属钨制成，通常把靶面称为钨靶。但钨的散热率低，通常利用真空熔焊的方法把钨靶面焊接到导热率高的无氧铜铜体上构成阳极头，以提高 X 射线管阳极的散热能力。

2. 阳极帽　也称为阳极罩，用钨和无氧铜按照一定比例混合制成，套在阳极头上，罩在靶面四周。阳极帽有两个窗口，一个正对 X 射线管的阴极灯丝，用于电子入射到靶面上；另一个位于侧面，正对靶面中心，用于投射 X 射线。

高速电子和靶面相互作用而释放出来的电子称为二次电子。有的二次电子撞击在玻璃管壁上形成负电位，管壁电位分布不均匀产生纵向应力而使玻璃管壳损坏；有的二次电子附着在 X 射线管壳内壁上，使玻璃管壳升温产生气体，从而降低管内真空度，影响成像质量；还有的二次电子再次撞击靶面，产生散乱 X 射线而使图像清晰度降低。阳极帽可吸收 50%～60%的二次电子和部分散射线，提高成像质量，延长 X 射线管的使用寿命。

3. 阳极柄　主要用于将 X 射线管阳极产生的热导出到 X 射线管外的高压绝缘油中，一端与阳极体相连，另一端引出 X 射线管外，浸泡在高压绝缘油中。其材料主要用导热率高的紫铜制成。

（二）阴极

阴极由灯丝、聚焦槽、阴极套和玻璃芯柱组成。如图 2-5 所示，阴极的作用是发射并聚焦电子，使其在撞击靶面时有一定的形状和大小。

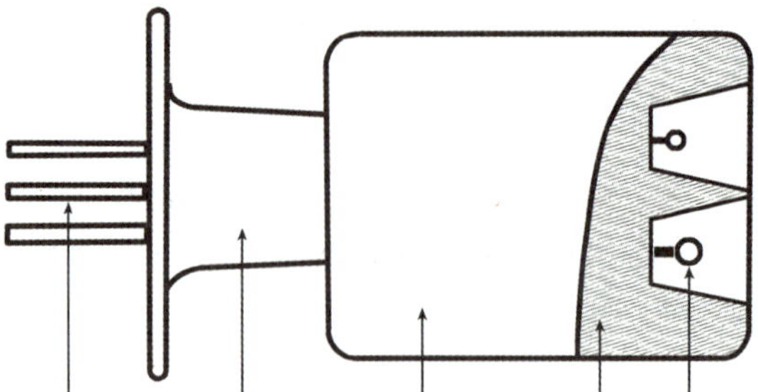

图 2-5　固定阳极 X 射线管阴极结构

1. 灯丝　用金属钨制成，钨在高温下具有较强的电子发射能力、熔点高、蒸发率低、延展性好、容易加工、在强电场下不易变形等。一般将灯丝绕成螺旋管状，其尺寸和形状决定了 X 射线管焦点的尺寸和形状。灯丝的作用是发射电子。给灯丝通电（电压一般为交流 5～10V，电流一般为 2～9A）加热后，灯丝温度上升，当温度达到一定值（约 2100K）时，灯丝周围溢出电子。溢出电子的数量决定于灯丝的温度高低。

随着加热灯丝的电压升高，灯丝的温度也随之增加，导致钨的升华速率加快，从而缩短了灯丝的使用寿命。当灯丝加热电压超过其额定值的 5%时，灯丝的使用寿命将大幅减少至原来的一半。为了延长灯丝的使用寿命，通常采用预热增温式的加热方法。这意味着在 X 射线管进行曝光之前，灯丝会先被置于低温预热状态，然后在曝光前的瞬间迅速升温至所需的工作温度。

2. 聚焦槽　聚焦槽也称为聚焦罩、集射罩、阴极头，用于集中灯丝发射的电子。当灯丝被加热时，其周围会释放出大量电子，由于电子间存在相互排斥力，这些电子在高速飞向阳极的过程中会呈现扩散状态。将灯丝安装在直聚焦槽或梯形聚焦槽中，一端与聚焦槽连接，聚焦槽与灯丝同负电位，对电子束聚焦。梯形聚焦槽对电子聚焦的轨迹如图 2-6 所示。实线代表灯丝前端电子的运动轨迹，这些电子被聚焦至靶面形成主焦点；而虚线则表示灯丝侧后方电子的运动轨迹，它们被聚焦至靶面形成副焦点。因此，聚焦槽聚焦电子后撞击在靶面上的形状并非标准的矩形。

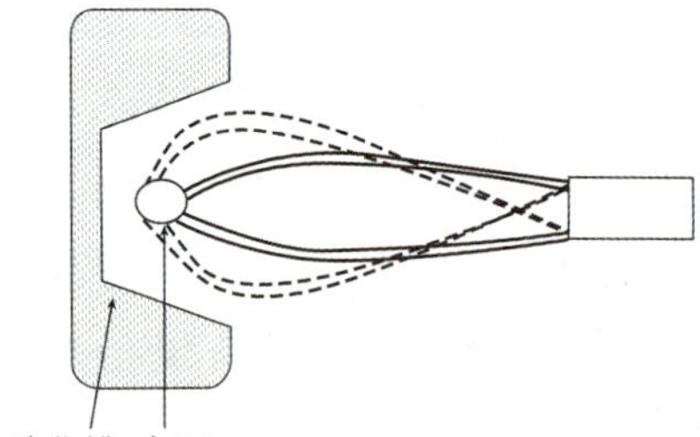

图 2-6　梯形聚焦槽聚焦电子轨迹

在实际生活中，通常根据不同功率与焦点的关系，设计双焦点阴极头。如图 2-7 所示，在阴极端设计两个聚焦槽，分别装长短、粗细不同的灯丝。长且粗的灯丝能够发射更多的电子，撞击靶面具有较大的实际面积，属于大焦点类型，因此需要较高的电压来加热，从而产生较大的管电流。相对地，细且短的灯丝发射的电子数量较少，撞击靶面的实际面积较小，属于小焦点类型，加热灯丝所需的电压较低，形成的管电流也较小。由于大小焦点灯丝加热电压不同，连接的灯丝加热变压器也不同，阴极端有三根引线，一根为大焦点灯丝引线，一根为小焦点灯丝引线，一根为公共端引线。

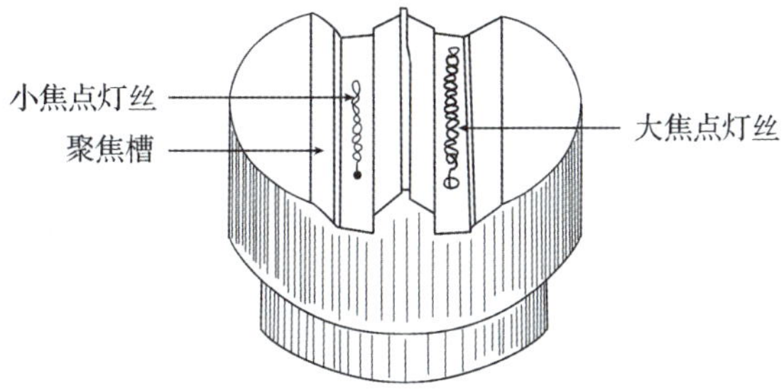

图 2-7　双焦点阴极头

（三）管壳

X 射线管壳又称玻璃壳，用于固定和支撑阴极和阳极，并保持管内真空度。X 射线管内温度高、电压高、真空度高。X 射线管壳材料应具有熔点高、绝缘强度高、膨胀系数小、受热不易变形、机械强度高、加工容易、吸收 X 射线少等特点。通常玻璃管壳用钼组玻璃制成，由于 X 射线管阴、阳两极金属膨胀系数与钼组玻璃膨胀系数不同，不宜焊接，因此焊接部分用含有铁、镍和钴的合金圈进行过渡，再将玻璃壳焊接在合金圈上。

二、旋转阳极 X 射线管

微课：旋转阳极 X 射线管

固定阳极 X 射线管因其结构简单、成本低廉，广泛应用于小型 X 射线机。但固定阳极 X 射线管无法同时提升功率并缩小焦点尺寸，导致成像质量不佳，且靶面集中受热易损坏，这些缺陷已无法满足临床需求。目前临床多用旋转阳极 X 射线管代替。

旋转阳极 X 射线管增大了高速电子撞击靶面的实际面积，使瞬时负载功率提高，有效焦点减小，成像质量提高。旋转阳极 X 射线管结构如图 2-8 所示，包括阴极、阳极和管壳。与固定阳极 X 射线管比较，结构不同之处主要在阳极部分。阳极部分由圆环形靶盘、转子、转轴、轴承等组成，如图 2-9 所示。

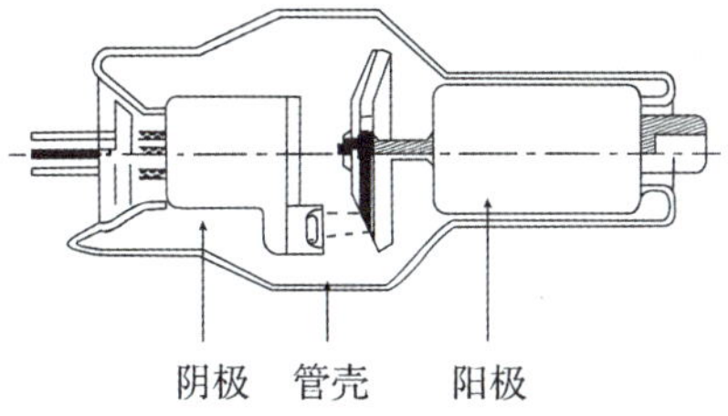

图 2-8　旋转阳极 X 射线管结构

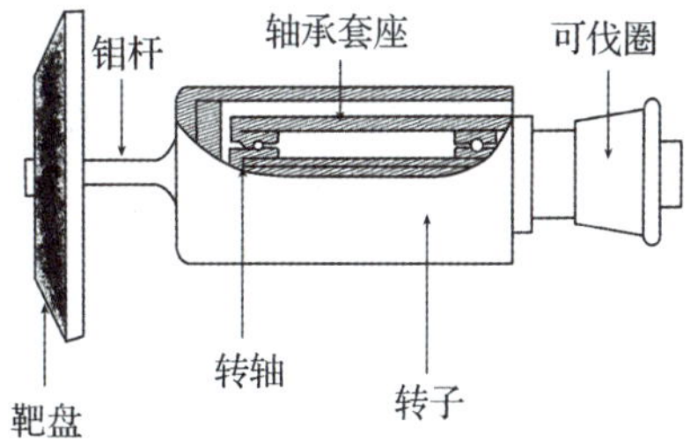

图 2-9　旋转阳极 X 射线管阳极结构

（一）靶盘

固定阳极 X 射线管阳极靶面常用钨制成，钨靶重量较重、散热率低、抗膨胀性差，使用寿命短。

旋转阳极X射线管靶盘为单凸状圆盘，靶面倾斜12°~19°，中心用钼杆与转子连接，靶盘在转子和钼杆的带动下旋转。如图2-10所示，靶盘由靶面和靶基构成，靶基用重量轻、热容量大、散热率好的钼或石墨制成。靶面为产生X射线效率高、晶体颗粒细、抗膨胀性强的钨铼合金制成，如图2-11所示，有的在靶面上开几条径向细缝，来增强靶面的抗膨胀性，消除机械应力对靶面的影响。

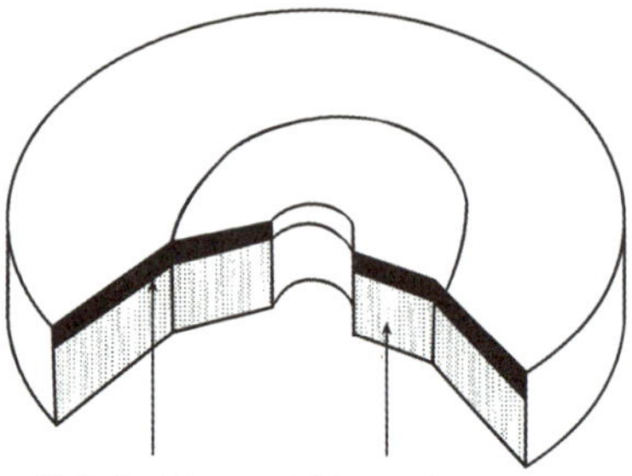

图2-10　钨铼合金靶盘结构

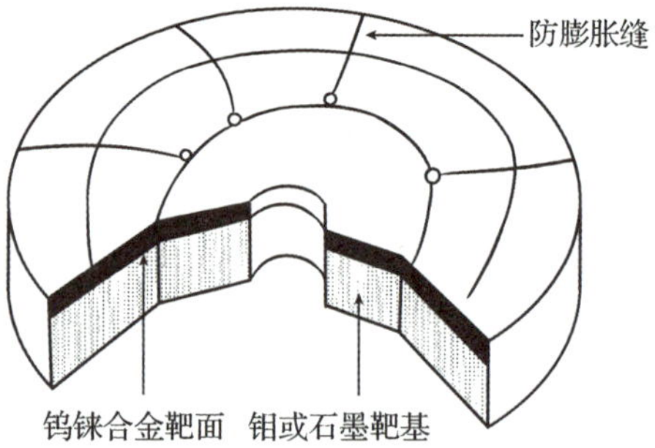

图2-11　消除机械应力的钨铼合金靶盘

旋转阳极X射线管阳极靶盘具有重量轻、热容量大、散热率高、抗膨胀好、不易龟裂、X射线输出剂量大等特点，大大提高了X射线管的瞬时负荷。

（二）转子

转子是通过钼杆驱动靶盘旋转的组件，采用无氧铜材料制成，并进行了黑化处理。这样的设计使得阳极靶盘产生的热量有一部分传导至转子，并通过转子表面辐射散发。

转子转动与单相异步电动机原理相似，转子安装在X射线管内，定子线圈安装在管外。阳极旋转越快，靶面单位时间内受电子撞击的面积越大，X射线管瞬时功率也越大（小功率旋转阳极X射线管额定转速约为3000r/min，大功率旋转阳极X射线管额定转速约为9000r/min）。阳极旋转越慢，靶面单位时间内受电子撞击的面积越小，靶面越容易受损。因此，在设计旋转阳极X射线管电路时，加入了旋转阳极启动延时保护电路。该电路确保在给定子线圈通电后，旋转阳极启动延时保护电路得以激活，从而只有在转子达到额定转速之后才开始进行曝光。曝光结束后切断定子线圈电源，转子因惯性继续旋转一段时间才停下来，这段时间称为静转时间。静转时间越长，轴承磨损速度越快，因此X射线机中一般设有制动装置，使阳极在曝光结束后迅速停止转动而减少轴承的磨损。另外，轴承磨损越严重，静转时间也越长，在X射线管日常维护中，可通过静转时间长短来判断X射线管的转动性能。

（三）转轴及轴承

转轴是连接靶盘与转子的细钼杆。转轴和转子之间用耐热合金钢制成的轴承连接。轴承装在由无氧铜制成的轴承套座内，能够承受的工作温度可达460℃。为保证转轴和轴承的转动性能，通常用二硫化钼、银、铅等固体材料作为润滑剂。

转子在高热状态下高速旋转，轴承可能会变形损坏，大多数旋转阳极X射线管因此而终结使用寿命。为减少靶盘上的热量向轴承内传递，钼杆做得很细，靶面因接受电子撞击产生的大量热通过靶盘的热辐射而散发出去。

三、特殊X射线管

（一）软X射线管

软X射线管专用于乳腺摄影X射线机中，对软组织进行X射线摄影检查时，用常规X射线管得到的图像对比度不佳。为了增强图像的对比度，必须采用高剂量的软X射线。软X射线管产生软X射线的效率高，其结构和特点与普通X射线管具有以下特点。

1. 铍窗 软X射线管窗口一般用原子序数为4的铍制成，铍窗对软X射线的吸收能力较差，滤过当量小，检查时可获得大剂量软X射线。

2. 钼靶 软X射线管靶面材料一般用原子序数为42、熔点为2622℃的钼制成。软X射线管也称为钼靶X射线管，当管电压高于20kV时，钼靶不仅能产生连续X射线，还能放射出特征X射线。临床摄影时主要应用钼靶的特征X射线。但实践证明，纯钼靶放射出X射线效率相对较低，所以临床上还常用钼-铑合金或钼-钨合金制成靶面。

3. 极间距短 软X射线管的管电压低，最高管电压不超过60kV，由于空间电荷效应存在，管电流小。为降低空间电荷效应对软X射线管的影响，缩短软X射线管阴极和阳极之间的距离，在相同灯丝加热电流下，可获得较大的管电流。普通X射线管的极间距为17mm，软X射线管的极间距为10~13mm。

（二）栅控X射线管

栅控X射线管，是指在普通X射线管的阴极与阳极之间加上一个栅控极，因此栅控X射线管又称为三级X射线管。其结构主要区别在于阴极，如图2-12所示，阴极头前端同时装有聚焦极和栅控极，灯丝与聚焦极之间绝缘，栅控极电位加载于聚焦极与灯丝之间。

栅控X射线管工作原理如图2-13所示，当栅控极加上相对于阴极一定值负电位或负电位脉冲时，电子被阻止而不能产生管电流，不能放射出X射线。当负电位消失时，电子向运动阳极而产生管电流，放射出X射线。用电压脉冲信号控制栅控极电位状态，控制灵敏度高，波形理想，可实现快速连续快速X射线摄影，常用于心血管X射线机中。

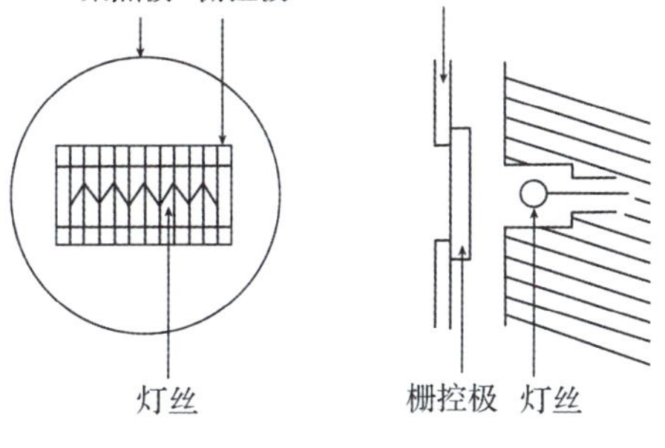

图2-12 栅控X射线管阴极结构

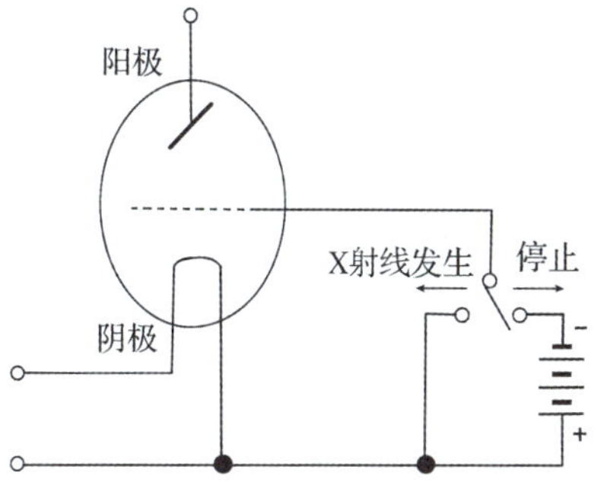

图2-13 栅控X射线管工作原理

（三）金属陶瓷X射线管

阴极灯丝和阳极靶面都有金属钨，钨受热后会升华，在玻璃管壳的内壁上沉积一层钨，形成第二阳极，导致大量二次电子轰击到玻璃管壁而使玻璃管壳击穿损坏，严重影响X射线管的使用寿命。金属陶瓷X射线管通过将传统X射线管的玻璃外壳替换为金属外壳，并使用陶瓷材料对高压接入部分进行绝缘处理，实现了金属与管壳之间的有效隔离。在金属与陶瓷之间，采用铌作为过渡材料，而铜则用于焊接。金属外壳构成了X射线管壳的主要部分，接地的金属部分能够吸收二次电子，确保管壁上的电场和电势梯度保持恒定，从而有效解决了X射线管在运行过程中因管壁击穿导致的损坏问题。

（四）CT用X射线管

CT用X射线管基本结构跟摄影用X射线机用X射线管结构基本相同，其要求的功率较高，曝光时间长，使阳极端产生的热量比X射线机用X射线管高，因此要求CT用X射线管具有较高的热容量和散热率。为满足散热需求，CT用X射线管阳极热容量大的大体积石墨靶基，冷却方式常采用油循环加风冷系统双重散热。目前，有些公司还结合使用“飞焦点”技术、“透心凉”技术等，制造出新型CT用X射线管。

四、技术参数和特性

（一）构造参数

构造参数指的是由X射线管的物理结构所决定的一系列非电性能指标。这些指标包括灯丝的尺寸、重量、外形尺寸、滤过当量、焦点尺寸、靶面的倾角、绝缘方法、冷却方式、最高耐受温度及旋转阳极X射线管的阳极旋转速度等。

（二）电参数

电参数指的是X射线管在电性能方面的各项指标。包括最高管电压、最大管电流、最长曝光时间及容量等。

1. 最高管电压 指允许加在X射线管两极之间的最高电压的峰值，单位kV。如果实际工作中施加的管电压超过此值，会使管壁放电而击穿损坏。

2. 最大管电流 指管电压和曝光时间一定时，允许通过X射线管的最大电流，单位mA。此值由灯丝加热电压和灯丝加热电流决定，在实际工作中调试的值不能超过此值。若超过此值，会导致灯丝损坏。

3. 最长曝光时间 指在管电压和管电流一定时，允许X射线管一次曝光的最长时间。在实际工作中，如果连续曝光时间超过此值，会使X射线管过热而损坏靶面。

4. 容量（P） X射线管的容量，也称为负荷，指的是在安全使用条件下，X射线管能够承受且不会造成任何损坏的单次或连续曝光的最大负荷量。即在曝光时间确定时能够使用的最大曝光条件。单位kW，用管电压有效值（U_E）与管电流有效值（I_E）的乘积来表示（式2-1）。

$$P = U_E I_E / 1000 \text{（kW）} \quad \text{（式 2-1）}$$

式中，管电压单位为 kV，管电流单位为 mA。

（1）标称功率：不同的 X 射线管整流方式会导致电流和电压的有效值与峰值之间的换算关系存在差异。在特定的曝光时间和整流方式下，X 射线管能够承受的最大负荷被称为标称功率或代表容量。固定阳极 X 射线管整流方式为单向全波整流，其标称功率为曝光 1 秒时，所能承受的最大功率；旋转阳极 X 射线管整流方式为三相全波整流，其标称功率为曝光 0.1 秒时所能承受的最大功率。

（2）瞬时负荷：曝光时间在数毫秒至数秒的单次曝光负荷。瞬时负荷与 X 射线管的规格型号、整流方式和焦点尺寸都有关系。图 2-14 给出了 XD_{51} 型 X 射线管大焦点瞬时负荷特性曲线。曲线表明不同管电压和不同管电流下 X 射线管允许曝光的最长时间。

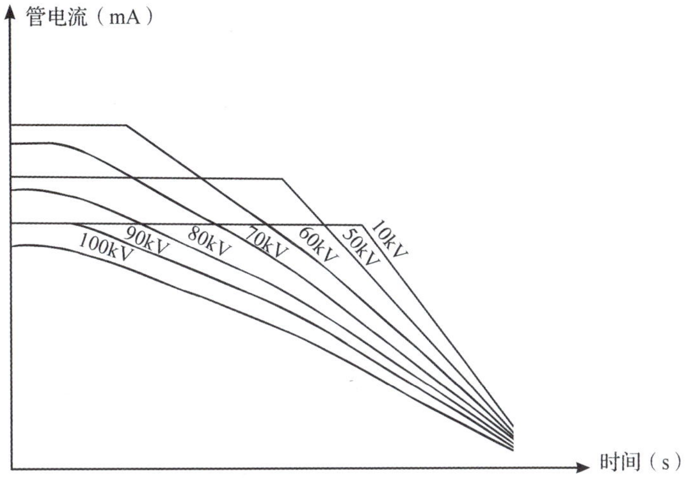

图 2-14　XD_{51} 型 X 射线管大焦点（工频全波整流）瞬时负荷特性曲线

（3）连续负荷：曝光时间持续 10 秒以上的连续负荷。

5. 生热和冷却特性

（1）热容量：X 射线管曝光时，电子能量大部分转化为热能，热容量说明了 X 射线管承受热的能力。即 X 射线管处于最大冷却率时允许承受的最大热量称为热容量。单位是焦耳（J）或者热单位（HU）。

$$1J = 1kV \text{（有效值）} \times 1mA \text{（有效值）} \times 1s \quad \text{（式 2-2）}$$

$$1HU = 1kV \text{（峰值）} \times 1mA \text{（平均值）} \times 1s \quad \text{（式 2-3）}$$

单相全波整流方式时，电压有效值是电压峰值的 0.707 倍，电流有效值是电流平均值的 1.1 倍。因此，焦耳与热单位的关系为：1HU = 0.77J。

（2）冷却速率：又称为散热速率，指 X 射线管单位时间向外传递的热量，单位 W 或 HU/s。

X 射线管热容量和冷却速率表征了 X 射线管容纳热的能力。其值受环境影响。

（3）生热和冷却特性曲线：是指在特定曝光条件下，X 射线管热量升高与曝光时间的关系曲线。这个曲线表明了 X 射线管允许曝光的最长时间。当曝光一段时间以后，X 射线管积累的热达到最大热容量，应停止曝光，否则靶面将因过热而损坏。

冷却特性曲线描述了 X 射线管在曝光终止后，阳极热量的散发与冷却时间之间的关系。该曲线展示了 X 射线管散热所需的最短时间。

通常将 X 射线管的生热特性曲线和冷却特性曲线画在一个坐标图中，简称生冷特性曲线，热量随时间增加的为生热特性曲线，热量随时间减少的为冷却特性曲线。图 2-15 为某 X 射线管的生冷特性曲线。

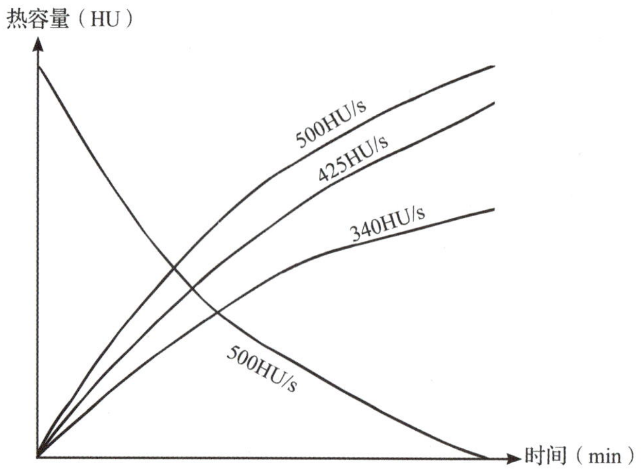

图 2-15　某 X 射线管的生冷特性曲线

根据生冷特性曲线可确定 X 射线管在不同曝光条件下，即不同热量增加速率下，X 射线管可继续工作的时间长短。图 2-15 表明，此 X 射线管的最大散热率是 500HU/s，热容量为 11 万 HU，使用 X 射线管时不得超过此值。在曝光条件为 500HU/s 时，X 射线管连续曝光 7. 5 分钟，热容量积累到最大值，但同时伴随着散热，散热率为 500HU/s，理论上 X 射线管在这个曝光条件下可一直持续工作，但在实际工作中，散热率随环境温度的升高而降低，需要随时关注 X 射线管的温度。当曝光条件低于 500HU/s 时，X 射线管长时间连续曝光，它容纳的热也不会达到热容量。

在使用 X 射线管时，将 X 射线管装在管套内，图 2-16 为 X 射线管装入管套后的生冷特性曲线，曲线表明，X 射线能容纳的最大热容量变为 130 万 HU，热容量增大到原来的十几倍，但散热率变为 320HU/s，散热率降低了。

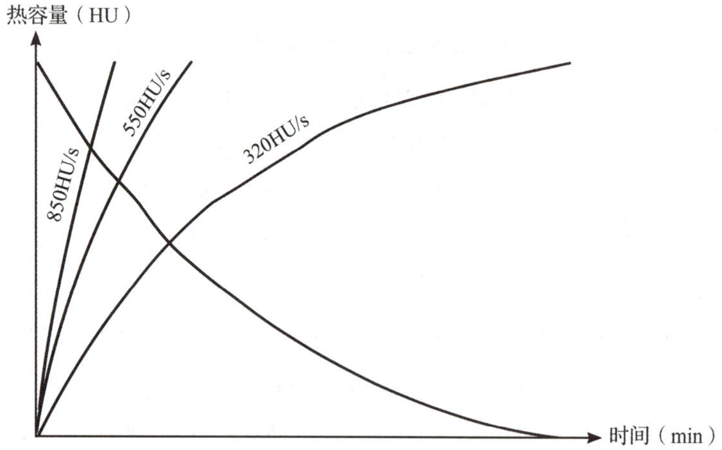

图 2-16　某 X 射线管装入管套后的生冷曲线

（三）焦点

焦点是影响 X 射线管成像质量至关重要的因素。它分为实际焦点和有效焦点。

1. 实际焦点　阴极发射的电子高速移动至阳极靶面，在撞击处形成的实际面积，被定义为实际焦点。螺旋管状灯丝电子经过聚焦以后打在阳极靶面上近似为细长方形，所以又称为线焦点。焦点尺寸越大，X 射线管功率越高。

2. 有效焦点　在 X 线检查技术中，实际焦点在 X 射线的不同投照方向上的投影面积被称为有效焦点。而当这个投影是垂直于 X 射线管的长轴方向时，我们称之为标称有效焦点，或有效焦点的标称值。实际焦点与有效焦点的关系如图 2-17 所示，θ 为 X 射线投照方向与靶面之间的夹角。在 X 射线管不同投照方向上，有效焦点宽度不变，长度改变。即有效焦点的长度为实际焦点长度×$\sin\theta$，因此有

$$有效焦点大小=实际焦点大小\times\sin\theta \qquad (式 2\text{-}4)$$

若 θ 变为阳极倾角，则有效焦点变成标称有效焦点。

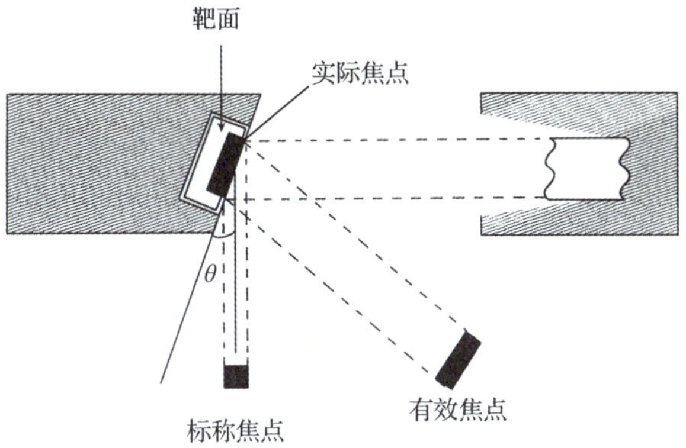

图 2-17　有效焦点与实际焦点之间的关系

3. 主副焦点　主焦点是指从灯丝正面发射的电子撞击靶面所形成的焦点；副焦点是指灯丝侧面发射的电子撞击靶面所形成的焦点。

4. 焦点的方位特性　如图 2-18 所示，X 射线束以锥形方式辐射，在不同的照射方向上，有效焦点的尺寸有所差异。当投照方向更接近阳极时，有效焦点尺寸较小；而当投照方向更接近阴极时，有效焦点尺寸较大。如果投照方向偏离电子入射方向与 X 射线管轴线组成的平面，有效焦点还会出现失真的现象。因此，在使用 X 射线管时，应注意实际焦点中心、X 射线出射窗口中心和投照中心（或摄影部位中心）三点在一条直线上。

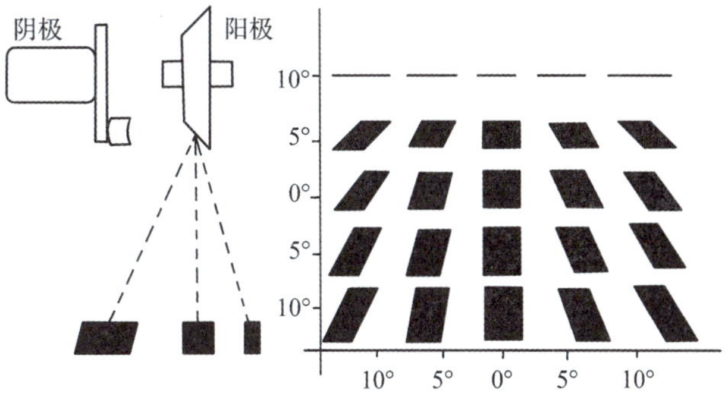

图 2-18　X 射线管的焦点方位特性

5. 焦点增涨现象　当管电流增加时，电子间的排斥力也随之增强，导致焦点尺寸扩大的现象被称为焦点增涨。如图 2-19 所示，是通过针孔照相技术捕捉到的焦点图像，由图可见，管电压对焦点尺

寸影响不大，管电流增大时，焦点尺寸增大。焦点尺寸主要决定于管电流。

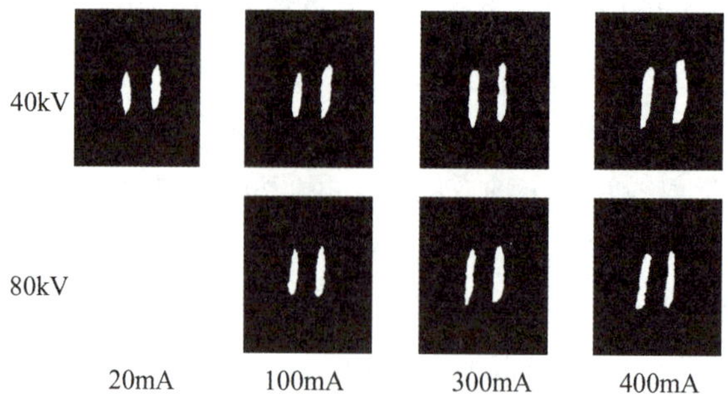

图 2-19　X 射线管焦点增涨现象

（四）特性

1. 阳极特性曲线　当 X 射线管灯丝加热电流 I_f 保持恒定时，管电压 U 与管电流 I 之间的关系曲线被称为阳极特性曲线。

加热 X 射线管灯丝发射的电子，聚集在灯丝周围形成电子云，电子和电子之间存在排斥力，在灯丝周围大致可分为三个区域：一是灯丝前端的电子，所受排斥力与电场力方向相同，这部分电子在高速飞向阳极时不受阻力作用；二是灯丝侧面发射的电子，排斥力与电场力方向有一定夹角，它们高速飞向阳极时受到一定的阻力；三是灯丝后端发射的电子，受排斥力方向与电场力方向相反，同时受到灯丝屏蔽作用，这部分电子飞向阳极过程中受到阻力相对很大。因此，管电压很低时，灯丝侧后方电子滞留在灯丝周围，形成空间电荷，只能随管电压增大而逐渐飞向阳极。

空间电荷的存在使 X 射线管的管电流 I 随管电压 U 变化而变化，如图 2-20 所示。当灯丝加热电流 I_f 为 I_{f1} 恒定不变时，阳极特性曲线分 OA_1 和 A_1B_1 为两段。①在 OA_1 段：灯丝周围存在大量空间电荷，随着管电压增加，逐渐飞向阳极的空间电荷增加，管电流也随之增加，这段曲线中空间电荷起主导作用。实验证明，管电流与管电压 3/2 次方呈比例，曲线近似为直线，此曲线区域称为比例区。②在 A_1B_1 段：管电压增大到了一定值，电场力大于灯丝侧后方电子所受排斥力，空间电荷不再滞留在灯丝周围，管电流不再随管电压的增加而明显增加，趋于饱和，此曲线区域称为饱和区，此区域管电流大小 I 主要决定于灯丝加热电流大小 I_f。当 I_f 从 I_{f1} 增大到 I_{f2} 时，曲线 OA_2B_2 表示单位时间内灯丝发射出的电子数增多，管电流达到饱和需要的管电压增大。

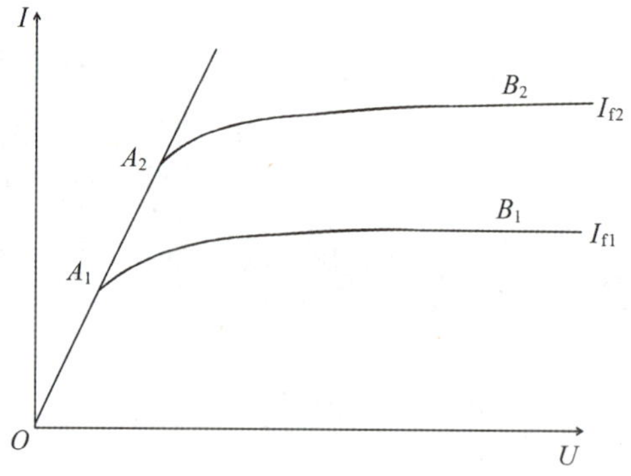

图 2-20　X 射线管阳极特性曲线

由 X 射线管阳极特性曲线可知：由于空间电荷的存在，当管电压升高时灯丝后端电子逐渐飞向阳极，致管电流增加的现象称为空间电荷效应。在实际应用中，常需要单独调节 X 射线的质，而不需要调节 X 射线的量，因此，X 射线管中设计有空间电荷补偿器。空间电荷补偿原则：随着管电压的升高，应适当降低灯丝加热电流，以防止管电流随着管电压的提升而增加。相反，当管电压降低时，应适当提高灯丝加热电流。

2. 灯丝发射特性曲线　当 X 射线管管电压 U 一定时，管电流 I 与灯丝加热电流 I_f 之间的关系曲线称为灯丝发射特性曲线。图 2-21 为某 X 射线管大焦点灯丝发射特性曲线。从图中可以看出，由于空间电荷效应，当灯丝加热电流保持不变时，管电压为 100kV 时产生的管电流大于管电压为 60kV 时的管电流。而要获得同一管电流，100kV 比 60kV 需要的灯丝加热电流小，即需要获得同一管电流，管电压增加时，需要降低灯丝加热电流。

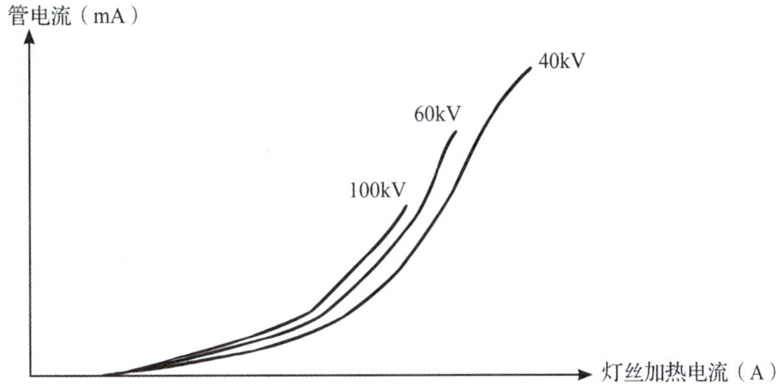

图 2-21　某 X 射线管大焦点（工频全波整流）灯丝发射特性曲线

五、管套

X 射线管管套是为了防电击、防辐射、增加热容量而封装 X 射线管的特殊容器。由于用途和型号不同，X 射线管的结构也会有所变化。X 射线管被封装在管套内使用，这种组合体通常被称为 X 射线管头或 X 射线管组件。

（一）固定阳极 X 射线管管套

固定阳极 X 射线管管套结构如图 2-22 所示。这种管套用铜或铝等金属制成，体积小，高压部件离外壳很近，变压器油填充于管套内部，以实现绝缘和冷却功能。管套的一端配备了橡胶或金属材质的膨胀器，以防止油压因受热而升高。管套内壁覆盖了一层薄铅，用以阻挡散射线。在管套的中央位置，设有一个辐射窗，该窗口采用有机玻璃或塑料材料封装，并设计成内凹形状，靠近 X 射线管，以减少油层厚度，从而提高 X 射线的输出量。焦点中心要对准窗口中心。一侧两边装有高压插座，高压插座和绝缘支架将 X 射线管固定在管套中，两个极性引线分别连接至两个高压插座。管套的两端各安装有一个端盖，其中阳极端盖覆盖了一层铅皮，以防止散射线的逸出。为减少软 X 射线射出，窗口前放置一层铝滤过片。

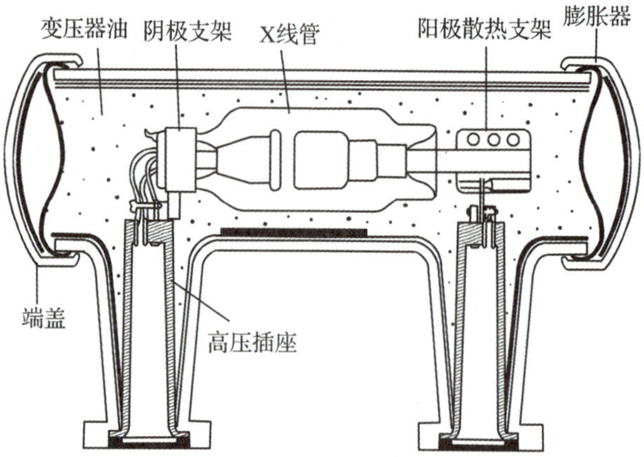

图 2-22　固定阳极 X 射线管管套

（二）旋转阳极 X 射线管管套

旋转阳极 X 射线管管套如图 2-23 所示，结构与固定阳极 X 射线管管套类似，不同之处在于管套内装有阳极启动定子线圈，其引线接线柱固定在阳极端内封盖上。管套内装有微动开关，当 X 射线管工作时间过长时，绝缘油温过热，油膨胀压缩金属波纹片或膜片而使微动开关工作，切断曝光，防止 X 射线管因过度负荷损坏；待油温下降时，微动开关压力消失，金属波纹管或膜片复位，方可继续曝光。部分大功率 X 射线管玻璃壳外壁或管套外壁还装有一个温度传感器，当油温过热时切断高压，防止曝光损坏 X 射线管。

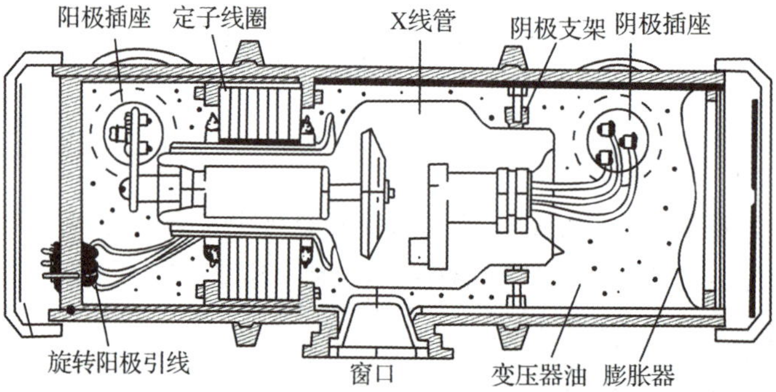

图 2-23　旋转阳极 X 射线管管套

（三）组合机头

如图 2-24 所示，某些移动式或者便携式 X 射线机中，为了确保 X 射线机的便携性，将 X 射线管、高压变压器、灯丝变压器等高压发生装置整合并封装在一个充满绝缘油的管套内，整体构成了所谓的组合机头。

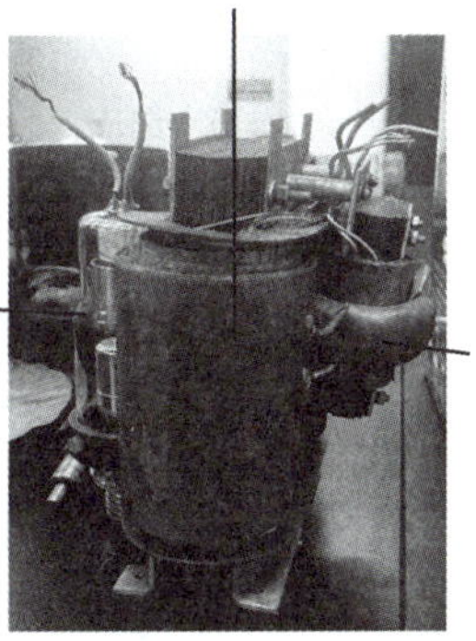

图 2-24　组合机头

第三节　高压发生装置及用油

高压发生装置是为 X 射线管提供和输送管电压、灯丝加热电压并完成多管之间切换的装置。如图 2-25 所示，高压发生装置由高压变压器、灯丝变压器、高压整流器、高压交换闸、高压电缆、高压插座与插头、高压变压器油等组成。外壳用钢板封装成高压箱，箱内充满绝缘油，使各高压部件之间相互绝缘。箱体接地便于防止高压点击，高压发生装置与 X 射线管组件之间通过高压线缆连接。

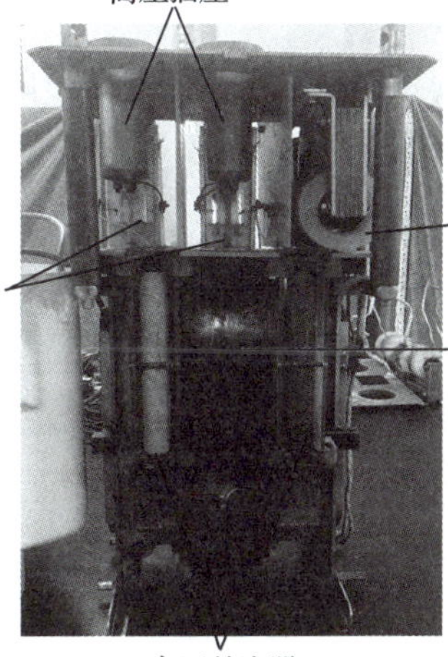

图 2-25　高压发生装置内部结构

微课：X 射线机的高压发生装置

一、高压变压器

高压变压器的任务是将电压提升到 X 射线管所需要的高电压。高压变压器是初、次级绕组匝数相差非常大的升压变压器。

（一）结构

如图 2-26 所示，高压变压器由初级绕组、次级绕组、铁芯和绝缘筒构成。

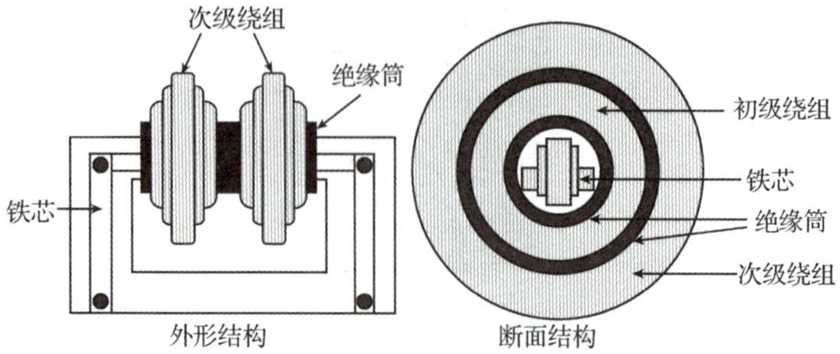

图 2-26　高压变压器的结构

1. 初级绕组　初级绕组匝数少，一般为数百匝，线径大，电压低，一般低于 500V，瞬时电流很大。一般用纱包或玻璃丝包扁铜线，分若干层绕在绝缘纸筒上（图 2-27）。

2. 次级绕组　次级绕组匝数多，总匝数有数万匝到数十万匝，线径小，电流小。次级绕组输出电压很高，诊断机为 30~150kV，治疗机为 200~300kV。绕组采用油性或高强度漆包线绕制而成，如图 2-27 所示，一般分两组绕制，两个绕组串联，每一组呈阶梯状绕几十层。为提高绝缘强度，每层间用绝缘纸隔开，且边缘留有 6~10mm 宽度形成阶梯状。

3. 铁芯　铁芯给磁通提供回路，用涂漆硅钢片叠制成闭合式导磁体，通常有梯形、“口”字形、“日”字形和“C”形等。

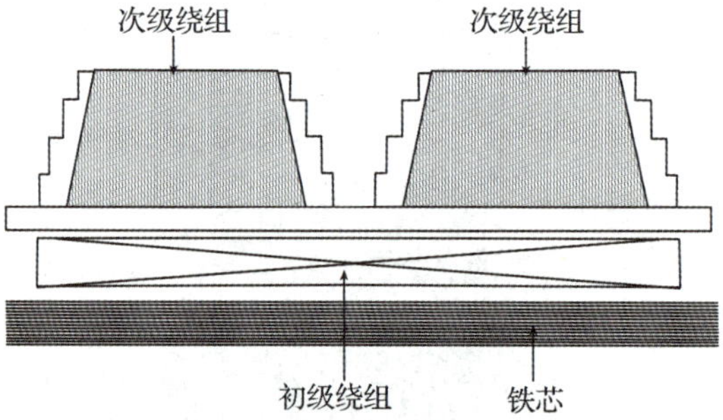

图 2-27　高压变压器初次级绕组断面

（二）工作原理

设初级输入电压、匝数分别为 U_1、N_1，次级输出电压、匝数分别为 U_2、N_2，则变压比 K 为

$$K=\frac{N_1}{N_2}=\frac{U_1}{U_2} \qquad \text{（式 2-5）}$$

根据能量守恒，变压器初级输入功率与次级输出功率相等，即

$$P_1=P_2 \qquad \text{（式 2-6）}$$

$$U_1I_1=U_2I_2 \qquad \text{（式 2-7）}$$

高压变压器变压比常达到 1 比几百，次级电压高，绝缘要求高，次级电流小，线径要求不高。

（三）次级中心点接地

在实际工作中，由于高压变压器次级绕组输出电压非常高，对高压发生装置材料绝缘性能要求非常高，生产难度高。为降低制造难度，一般采用两个次级绕组同相串联，次级中心接地，可使总绝缘要求降低一半。

高压变压器次级中心端接地原理如图 2-28 所示，假设变压器次级输出电压为 120kV，中心端接地前，两个次级端对地的绝缘要求都是 120kV；中心端接地后，两个次级端对地（中心端）的绝缘要求为 60kV，绝缘要求降为原来的一半。另外，由于次级中心端接地，电位为零，可以把毫安表串联在此处，并安装在控制台上，便于工作人员观察管电流而免受高压电击的威胁，可以保障工作人员的安全。

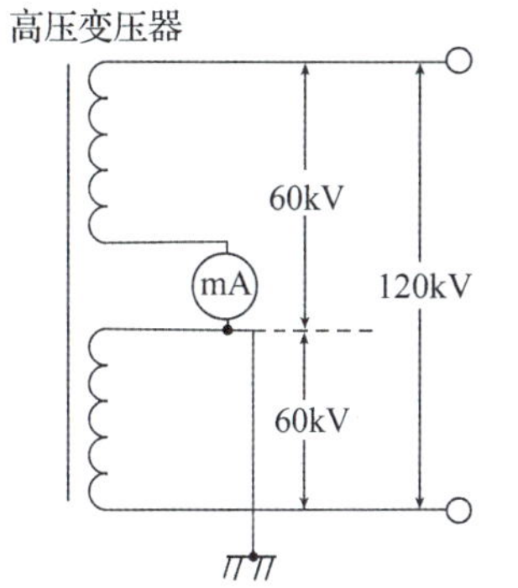

图 2-28　高压变压器次级中心接地原理

高压变压器工作接入电网瞬间，励磁电流不稳定，需要一个过渡过程才能达到稳定。过渡过程中会产生突波电压和电流，即次级中心非接地端电位会突然升高，导致工作人员在工作中受到安全威胁，通常需要在次级端设置防突波电路进行保护。如在中心端两个接线柱上并联一对放电针或介电容器，当非接地端电位升高时放电针放电或介电容器击穿而使次级中心端短路，起到保护作用。部分 X 射线机安装放电管，突波电压产生时放电管启辉导通，使中心端短路。

二、灯丝变压器

灯丝变压器是降压变压器，其任务是为 X 射线管阴极提供灯丝加热电压。灯丝变压器结构与高压变压器结构类似，如图 2-29 所示，由铁芯、初级绕组和次级绕组构成。

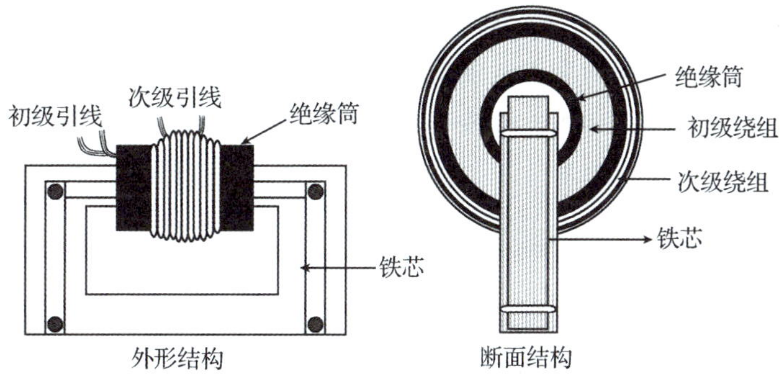

图 2-29　灯丝变压器结构

1. 铁芯 通常用涂漆硅钢片交错叠片制成“口”字形或者“C”形。初级绕组和次级绕组都绕在铁芯的一臂上，部分铁芯有绕组一臂叠成阶梯形。

2. 初级绕组 绕组匝数一般为1000匝左右，分数层绕在铁芯阶梯形臂上，每一层之间用绝缘纸绝缘。初级电流小，绕组线径细，多用线径为0.19~0.93mm的漆包线制成。输入电压在100~220V。

3. 次级绕组 次级绕组匝数一般为数十匝，输出电压小，一般在5~15V，电流大，一般为8~20A，导线粗，一般用线径为2mm左右的纱包或玻璃丝包圆铜线制成，分数层绕在铁芯的阶梯形臂上，层间用绝缘纸绝缘。初、次级之间用绝缘强度高的绝缘筒绝缘。

灯丝变压器次级绕组公共端与高压阴极端相连，灯丝曝光时具有负高压。因此灯丝变压器对绝缘要求高，等同于高压变压器输出电压最大值的一半。

三、高压整流器

若将高压变压器输出交流高压直接加在X射线管两端，X射线管处于自整流状态。那么只有X射线管处在阳极正半周时，阴极电子才能够到达阳极，产生X射线，X射线产生效率低。另外，X射线管处于负半周时，逆电压高，容易导致高压元件击穿。高压整流器的任务是将高压变压器输出的交流高压整流成直流高压，供给X射线管。

早期用高压真空整流管进行整流，如图2-30所示，这种整流器属于真空玻璃器件，容易损坏、体积大、寿命短，电路复杂，目前已经被淘汰。

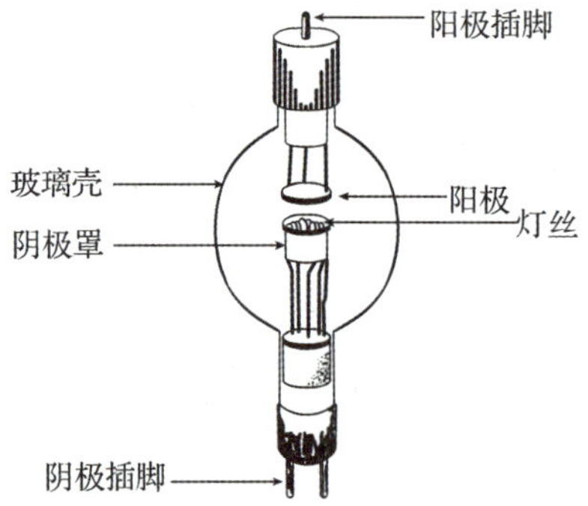

图2-30 高压真空整流管

现代X射线管用半导体整流器进行整流。半导体整流器种类众多，有体积小、内阻小、绝缘性能好、机械强度高、寿命长、不需要灯丝加热系统等优点。X射线机中应用最广泛的是高压硅整流器，称为高压硅堆或高压硅柱。高压硅堆的结构如图2-31所示，将单晶硅做成的多个二极管用银丝串联而成，引线从两端引出，接在两端的接线端口上，端口装有不同形式的插脚，便于实际需要。外壳用机械强度高的环氧树脂封装。高压硅堆装于高压机箱内，浸泡在绝缘油内使用。

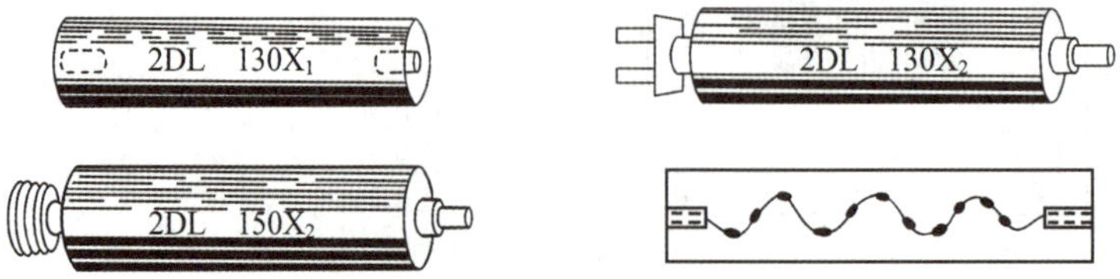

图2-31 高压硅堆整流器

四、高压交换闸

根据医院不同诊断工作需求，部分 X 射线机配置有两只 X 射线管，一只 X 射线管用于透视和点片摄影，一只 X 射线管用于其他摄影检查。两只 X 射线管分时共用一个高压发生装置和一台控制台，同一时间内只允许其中一只 X 射线管曝光。用高压交换闸来切换 X 射线管需要的高压和灯丝加热电压。

高压交换闸一般用电磁接触器式，要求触点接触良好，接触电阻小，触点面积大。由两组高压交换闸组成，一组用于阳极切换高压，一组用于阴极切换高压和灯丝加热电压。

五、高压电缆

高压电缆的任务是将高压发生器产生的直流高压输送到 X 射线管的阴极和阳极，将灯丝变压器产生的灯丝加热电压输送到 X 射线管的阴极。高压电缆有同轴高压电缆和非同轴高压电缆两种类型。同轴高压电缆和非同轴高压电缆结构如图 2-32 所示。目前，X 射线机多用非同轴高压电缆。

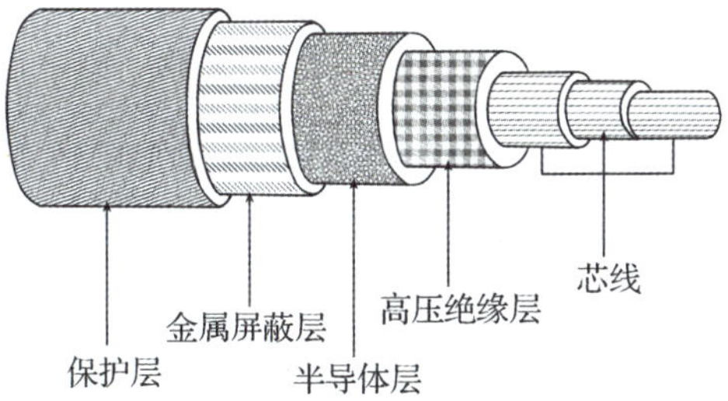

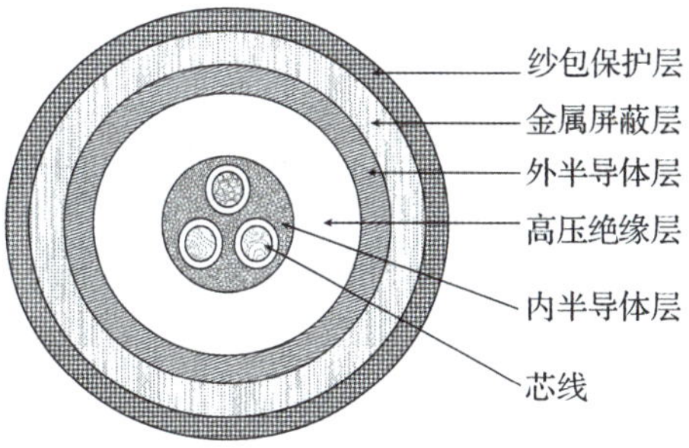

图 2-32　高压电缆结构

A. 同轴高压电缆；B. 非同轴高压电缆。

1. 芯线　位于高压电缆的最内层，每根芯线由多股铜丝构成，并被一层厚度大约为 1mm 的绝缘橡胶皮所包裹。这些电缆必须能够承受 50Hz、1kV 的交流电试验持续 5 分钟而不发生击穿现象。在不同类型的高压电缆中，芯线的数量有所不同，包括二芯、三芯、四芯等几种规格。二芯高压电缆适用于单焦点 X 射线管，三芯高压电缆适用于双焦点 X 射线管，而四芯高压电缆则用于三级 X 射线管。

2. 半导体层　用具有半导体性能的橡胶制成，厚度为 1.0~1.5mm。分为内半导体层和外半导体层。内半导体层位于芯线外侧，非同轴线缆内部分布有数根芯线，共同作用时电场分布不均匀。内半导体层作用是均匀芯线与高压绝缘层之间的电场，防止因静电场不均匀而引起高压电缆击穿的现象。同轴电缆内部只有一根芯线，静电场分布均匀，所以不需要内半导体层。外半导体层位于高压绝缘层和金属屏蔽层之间，其作用是消除绝缘层与金属屏蔽层之间的静电场。

3. 高压绝缘层　高压绝缘层用天然橡胶或高绝缘强度的塑料制成，厚度通常为 4.5~20.0mm，具有很好的机械强度和韧性，耐压要求一般为 50~200kV。高压绝缘层位于内半导体层和外半导体层之间（同轴高压电缆中位于芯线和半导体层之间），其作用是使芯线的高压与地之间绝缘。

4. 金属屏蔽层　通常采用直径小于 0.3mm 的镀锡铜丝编织，或使用镀锡铜丝网带包裹而成。外层的半导体层被包裹，并在高压电缆的两端与高压插头的金属喇叭口焊接，通过固定环接地。在使用过程中，若高压电缆发生击穿，导致芯线的高压与金属屏蔽层短路，通过固定环接地，形成与地等电位，确保操作者和患者的安全。

5. 保护层 大部分用塑料制成，有的用棉纱、涤纶线编织而成。保护层位于高压电缆的最外层。其作用是加强电缆的机械保护，减少外部损伤。

在使用高压电缆的过程中，应注意防止过度弯曲，过度弯曲会导致绝缘层损伤、芯线折断，弯曲半径应大于电缆直径的5~8倍。另外，还需要加强高压电缆的日常维护，保持电缆清洁、干燥，避免油污、有害气体和液体的侵蚀。

六、高压插座与插头

高压插座和插头工作在高电压环境下，对其耐压强度要求很高。一般用绝缘性能好、机械强度高的压塑性材料或橡胶制成。

高压插座与插头的结构如图2-33所示，在高压插座的底端，有三个铜制接线柱，每个接线柱上都设有约1mm深的圆孔，这些圆孔专为高压插头的插脚设计，以便插入使用。高压插头的前端则配备了三个铜制插脚，每个插脚的基部都设有小引线孔，导电芯线正是通过这些孔洞延伸出来，并焊接在插脚基部的槽沟中。为了增强绝缘效果，高压电缆与高压插头之间的空隙通常会填充90%的松香与10%变压器油的混合物。此外，高压插头的底端还设计有铜制的喇叭口，它与高压电缆的金属屏蔽层焊接在一起，并通过固定环与高压发生器或X射线管头外壳紧密相连。

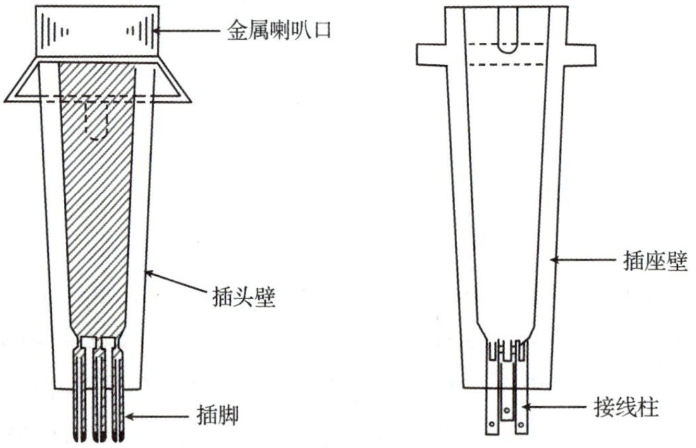

图2-33 高压插座与插头结构

使用高压插头和插座时，应注意插脚的方位。在连接时，插脚应与插座的接线柱紧密贴合，避免用力扭转，以防插脚受损。插头表面需均匀涂抹一层脱水凡士林或高压硅脂，插入时排除空气，以避免沿面高压放电。

七、高压变压器油

高压变压器油又称为高压绝缘油，充满在高压发生装置机箱和X射线管管套内，主要用于绝缘和散热。高压变压器油在使用过程中不能含水分和杂质，还需要满足以下性能指标。

1. 绝缘强度高　高压发生器机箱内绝缘油击穿电压达到 30kV，X 射线管管套内绝缘油达到 40kV。

2. 导热系数高　有良好的散热效果，能有效地把 X 射线管和高压变压器产生的热散发出去。

3. 燃烧点和闪燃点高　燃烧点要求达到 150～160℃，闪燃点达到 135～150℃。

4. 化学性能稳定　在正常工作条件下，不会发生碳化，不引发电解反应，也不会产生胶黏性沉淀物。

5. 黏度低　易于对流散热。

6. 凝固点低　凝固点一般要求在-45～15℃。

高压变压器油易吸收空气中的水蒸气，水分会严重影响变压器油的绝缘强度，使其绝缘强度降低，因此不能长期将变压器油暴露在空气中，尤其是潮湿的天气。若是使用一段时间，受到电场、温度、水分、杂质等影响老化后，需要进行过滤处理和耐压试验合格后才能重新使用。

第四节　控制装置

X 射线机控制装置又称为控制台或主机，最初 X 射线机控制台的主要任务是实现管电压、管电流和曝光时间三个参量的调节，选择检查方式和控制曝光过程。随着集成电路、计算机技术、X 射线探测技术的不断发展和进步，控制装置不断实现自动化，使 X 射线机的操作变得越来越简单方便。

一、控制和调节方式

随着 X 射线机自动化程度不断提高，控制台调节方式也变得越来越简单，先后出现以下四种方式。

1. 三钮制　最初的 X 射线机采用三个旋钮分别调节或选择管电流、管电压和曝光时间，这种调节方式被称为三钮制控制。

2. 二钮制　1950—1960 年出现的控制方式，通过将管电流与曝光时间的乘积作为一个参数来控制，X 射线机的控制系统实现了仅需调节管电压和曝光量（mAs）的二钮制控制方式。

3. 单钮制　1970 年以后出现的控制方式，操作人员仅需设定管电压值，便能在 X 射线管的最大功率限制内，利用 X 射线机的自动降落系统，在极短时间内最大限度地发挥 X 射线管的效能，完成曝光。

4. 零钮制　随着计算机在 X 射线机中的应用，出现了零钮制控制方式。根据人体部位的差异及厚度的不同，设置相应的部位按钮。仅需轻触相应的部位按钮，系统便会自动调整并确定该部位的适宜曝光参数。曝光的启动与终止过程，均采用单一按钮控制方式。

随着数字化的普及，控制台出现液晶触屏操作，操作人员只需要选择检查部位程序，X 射线机会自动检测被检体的检查部位后而自动匹配出曝光参数。

二、类型和结构

（一）常规 X 射线机控制装置

常规 X 射线机控制台包括台面结构和内部结构。

1. 台面结构 常规 X 射线机控制台台面结构如图 2-34 所示，常用琴键式控制台面，涵盖各类开关、选择器、调节旋钮及指示仪表。其作用在于实现开机与关机操作、选择与调整曝光参数、显示及预测曝光参数值，以及控制曝光的启动与终止。

2. 内部结构 常规 X 射线机内部结构如图 2-35 所示，为 X 射线机的低压部件和控制元件组成的 X 射线机电路。包括上下两层。上层一般安装体积小、重量轻的继电器、接触器、大功率电阻、电容及电子电路板；下层通常安装体积和重量大的自耦变压器、空间电荷补偿器和磁饱和稳压器等。

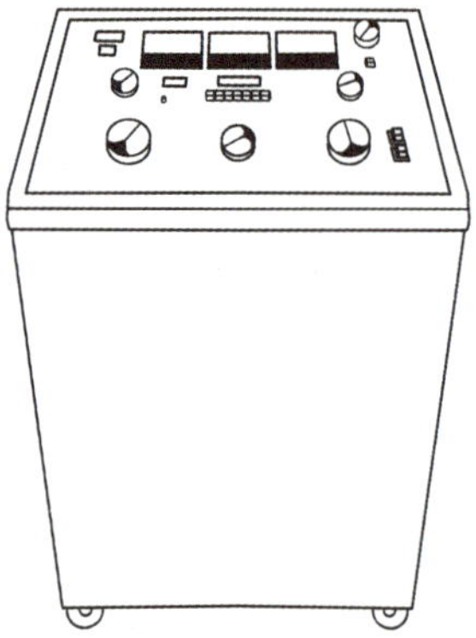

图 2-34 控制台台面结构

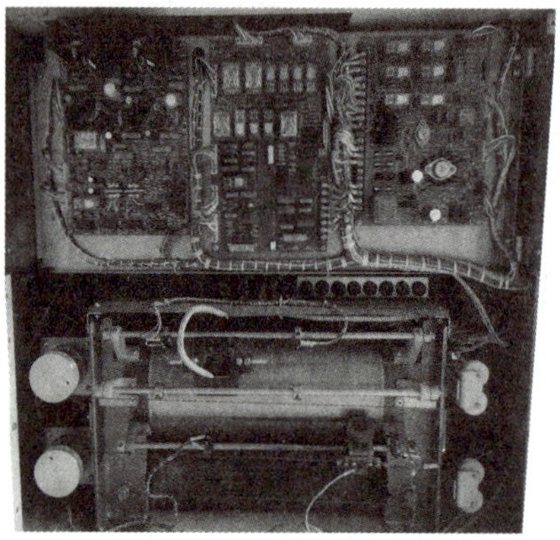

图 2-35 控制台内部结构

（二）程控 X 射线机控制装置

程控 X 射线机控制台外观如图 2-36 所示。由控制台操作板、显示器、电视操作板、诊视床遥控操作板、控制柜、手闸和脚闸组成。面板常用轻触式控制台面板结构。其控制台操作显示面板结构如图 2-37 所示，可实现开关机、不同检查程序选择与指示、基本参量调节与显示、体位选择等功能。显示器用于显示图像。电视操作板用于调节并暂存图像。诊视床遥控操作板用于远程调节诊视床、点片装置与遮线器。控制柜内部是各种低压部件和电子电路。

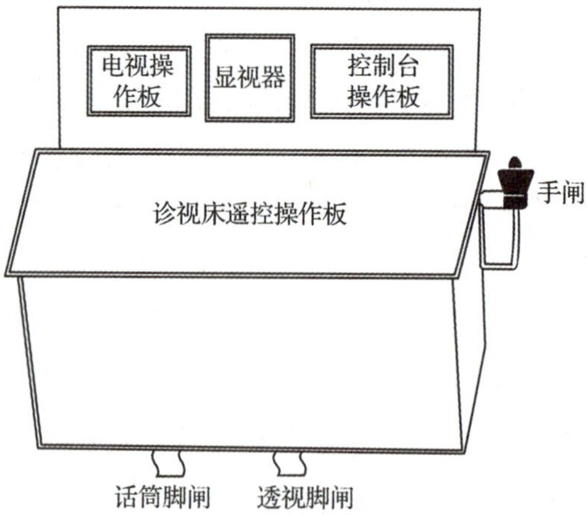

图 2-36 程控 X 射线机控制台外观

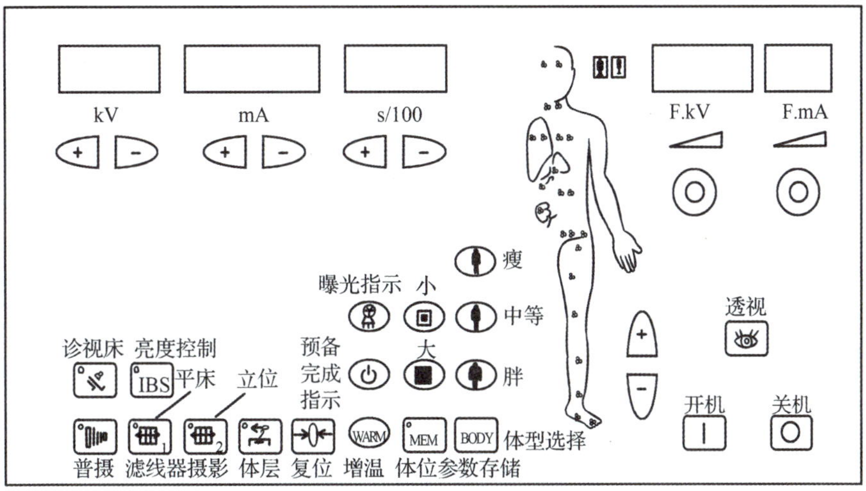

图 2-37　程控 X 射线机控制台显示面板结构

（三）高频 X 射线机控制装置

高频 X 射线机采用微机处理器进行控制，结构比程控 X 射线机简单、自动化程度高。不同型号的控制台结构不同，但都可实现开关机、检查和摄影方式选择、照射野选择、密度选择、屏速选择、复位、工作状态及曝光参数显示和调节、体型和体位选择、储存等基本功能。图 2-38 展示了某型号高频 X 射线机控制台结构。

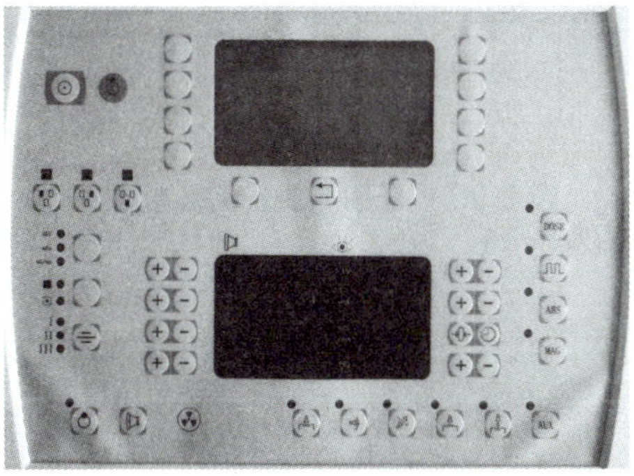

图 2-38　高频 X 射线机控制台结构

第五节　外围装置

一、影像处理与接收装置

（一）屏片系统

屏片系统是用于记录和显示早期模拟 X 射线机摄影信息的装置。主要利用胶片和增感屏组合，将穿过人体的不可见的 X 射线转化成可见影像呈现在胶片上。这种成像方式成像质量差，防护效果差，已经淘汰。

（二）荧光屏

荧光屏是早期用于观察透视的影像装置，其成像原理是透过人体的 X 射线照射到荧光屏上使荧光屏发出荧光。主要由背板、荧光纸和铅玻璃构成。荧光屏上发出的荧光亮度低，图像质量差，需要在暗室中操作；操作人员和患者受辐射剂量大，防护差。20 世纪 50 年代以后被医用 X 射线电视系统取代。

（三）医用 X 射线电视系统

医用 X 射线电视系统简称 X-TV。其基本结构如图 2-39 所示，主要由影像增强器和闭路电视系统组成。闭路电视系统包括摄像机、中心亮度控制器、自动亮度控制器和显示器；可实现信号摄取、传输、控制处理和显示等全过程。

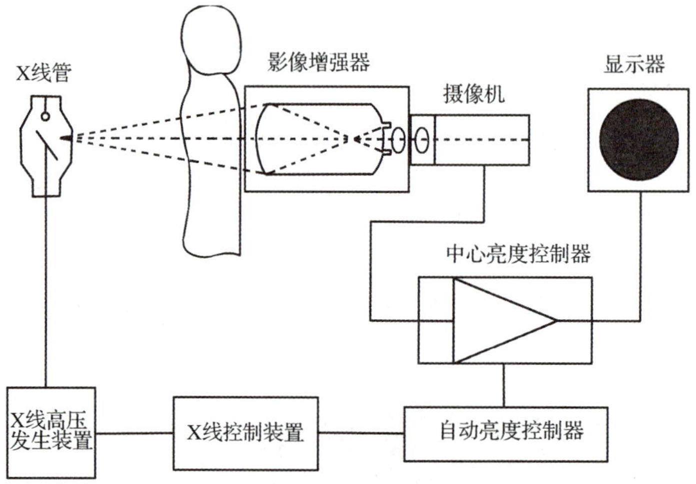

图 2-39　医用电视系统基本结构

（四）影像增强器

影像增强器是 X-TV 系统中最重要的组成结构之一，它将 X 射线转化成可见荧光影像，并将荧光亮度提高上千倍，让工作人员可以在明室条件下直接观察图像。其结构如图 2-40 所示，包括影像增强管、外壳和电源三部分。

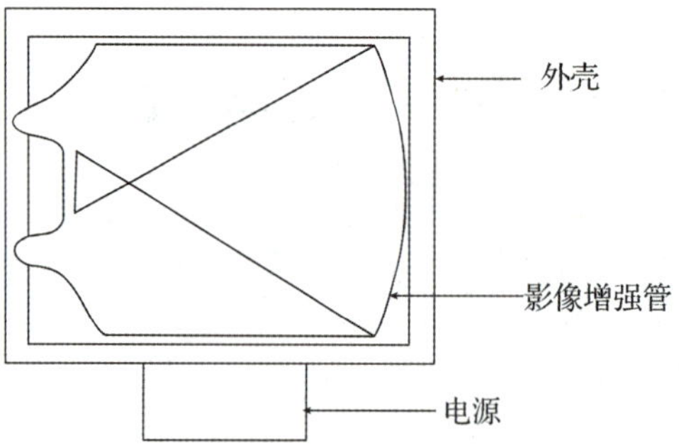

图 2-40　影像增强器的结构

1. 影像增强管　结构如图 2-41 所示，由管壳、输入窗、输入荧光屏、光电阴极、聚焦栅极、加速阳极、输出荧光屏和输出窗构成。

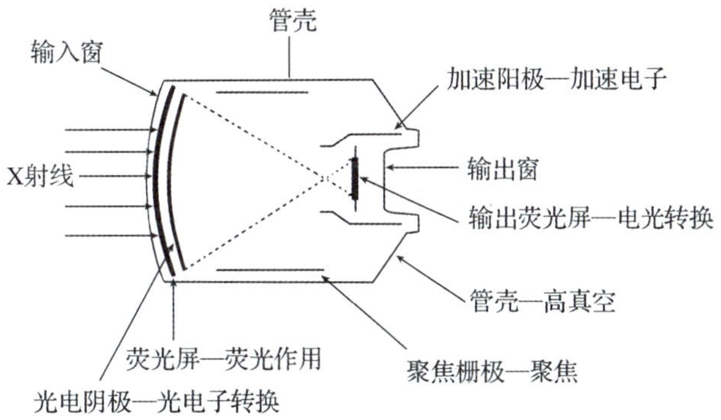

图 2-41　影像增强管的结构

（1）管壳：作用是使影像增强管内处于高真空状态。其结构由输入窗、壳身、输出窗构成。输入窗与壳身一般用玻璃或 X 射线衰减系数小的薄金属板制成，为 X 射线的输入窗口；输出窗一般用光纤或玻璃制成，为荧光影像的输出窗口，供摄像机摄取图像。

（2）输入荧光屏：紧挨输入窗的是输入荧光屏，其面积较大，荧光屏上涂敷一层由碘化铯（CsI）制成的荧光粉。荧光粉对 X 射线吸收效率高，将 X 射线转化成蓝色荧光，荧光强度与吸收的 X 射线强度成正比。

（3）光电阴极：紧贴输入荧光屏，光电阴极受荧光照射激发逸出光电子，而形成电子影像。电子多少与 X 射线照射强度成正比。

（4）加速阳极：在光电阴极和加速阳极之间加上直流高压，对电子进行加速，使光电阴极上的电子迅速飞向阳极。

（5）聚焦栅极：输入屏面积较大，输出屏面积较小，在聚焦栅极上加一定电位，对电子流进行聚焦。

（6）输出荧光屏：输出荧光屏正对输入屏，输出屏上涂有一层颗粒细、密度高的荧光粉，荧光粉上镀一层铝膜与阳极连接。高速电子撞击输出荧光屏，使荧光屏发出黄绿色可见荧光，通过输出窗传给摄像机。铝膜吸收电子撞击荧光屏时产生的反向二次电子，并防止输出屏的荧光反射向光电阴极。

2. 外壳　一般用铝或铁皮制成，壳内壁加有铅和铍膜合金构成屏蔽层。外壳作用是吸收 X 射线和电磁屏蔽。

3. 电源　给加速阳极和聚焦栅极提供电压，聚焦极电压一般为-550～-100V 可调，阳极电压一般为 20～30kV，称为小高压电源。

4. 工作原理　透过人体的 X 射线投射到输入屏的荧光层，X 射线的荧光作用使闪烁晶体发出可见荧光，光电阴极受荧光照射激发逸出电子，电子多少与 X 射线照射强度成正比因而形成电子影像，光电子在阳极和聚焦电极电位共同形成的电子透镜作用下加速、聚焦，然后轰击到输出屏，输出屏荧光粉将电子影像转换成亮度增强的可见光影像。一方面，增强器的输入屏面积较大，输出屏的面积较小，把较大面积上的光电子聚焦在较小面积上，使亮度得到提高；另一方面，输入屏发出光子激发产生的光电子在加速电压的作用下，获得较高能量，撞击到输出屏荧光层时可使输出屏上荧光亮度提高。输出屏上荧光亮度比输入屏荧光亮度提高成千上万倍。

（五）遮线器

遮线器又称线束器或缩光器，安装在 X 射线管管套的窗口上，用来控制 X 射线照射野，遮挡不必要的原发X射线，减小患者皮肤受照剂量，提高成像质量。摄影用线束器内安装有光源和反光镜，用于模拟指示X射线管焦点位置和照射野。遮线器可手动调节，也可电动调节。遮线器结构和种类不同，作用和遮线效果也不同。

1. 遮线板 安装在X射线管管套窗口外的一块附加铅板，铅板中心开一适当大小的圆形或方形孔，开孔中心正对X射线中心线，开孔大小决定了照射野的大小。

2. 遮线筒 采用内壁涂覆铅层的铁质材料，制作成圆形、圆锥形或方锥形的遮线筒。不同口径的遮线筒能够控制不同的照射野尺寸。

3. 多层遮线器 由两对以中心线对称、能开闭、垂直排列的铅板叶片构成动作遮线板。可以是一组或多组同一方向的两对或多对铅板叶片同时动作，以确定该方向的照射野宽度。上下两组铅板间隔一定距离，且两组板间的开闭程度不同，X射线呈锥形放射。上下两组遮线板构成的两个矩形同一顶点的连线延长线交汇处，即焦点所在位置。

图2-42所示为多层遮线器结构示意。

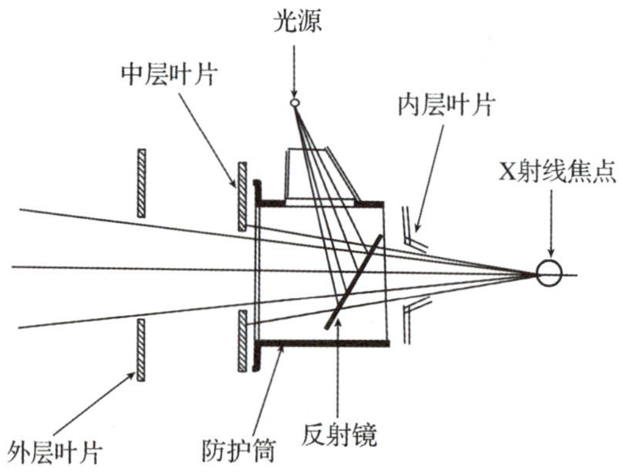

图2-42　多层遮线器结构示意

4. 圆形遮线器 为满足配备有影像增强器的设备需求，如心血管专用X射线机、数字胃肠机等。由于影像增强器输入屏是圆形，方形遮线器照射野呈矩形，与圆形输入屏不匹配，因此需要圆形遮线器与之匹配。圆形遮线器由类似于光圈叶片排列的铅板构成。

5. 手动遮线器 这种遮线器结构简单，铅板的动作由手动操作，多用于摄影X射线机中。如图2-43所示，旋钮周围设有指针，指针指示位置表示不同距离上的照射野尺寸，可准确预示照射野大小。

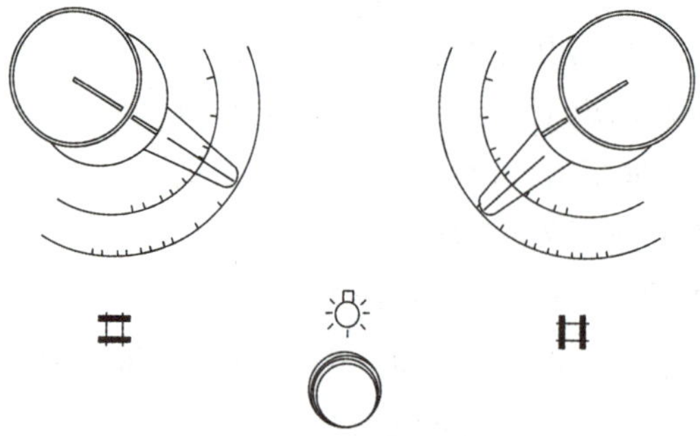

图2-43　手动遮线器

6. 电动遮线器 构造与手动型遮线器大致相同，区别在于遮线板的运动由微型直流电动机进行操控。通过控制电动机的运转方向与持续时间，能够实现对照射野尺寸的精确调整。在铅板张开最大位置和关闭时，用限位开关自动限位。这种遮线器多用于需要遥控操作的透视 X 射线机中。

7. 全自动遮线器 在电动遮线器的基础上增加了铅板开闭程度和遥控手柄的位置检测装置。

（六）滤线器

X 射线机辐射的 X 射线穿过人体时，撞击人体组织产生向四周散射的软 X 射线，也称二次射线，被检体越厚，产生的散射线越多。一方面，散射线使胶片产生灰雾，影响照片对比度，降低成像质量；另一方面，散射线在空间中造成二次辐射。滤线器能有效地吸收散射线，其主要结构是滤线栅板。

1. 滤线栅板 亦称为滤线栅，包括聚焦栅、平行栅及交叉栅，其中聚焦栅的应用最为普遍。聚焦栅结构如图 2-44 所示，内部用许多铅条向焦排列，相邻铅条之间用易透射 X 射线的木条、纸条或铝片等填充，周围用薄铝板封装，外观看起来就像一块 3~5mm 的薄板。

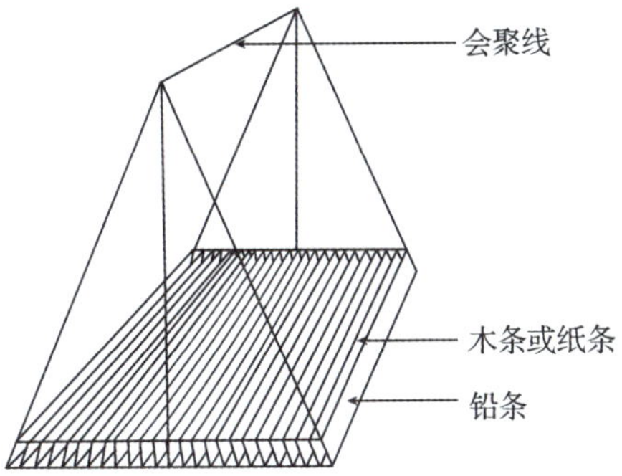

图 2-44 聚焦栅

2. 规格指标 主要有焦距 F、栅密度 N 和栅比 R，如图 2-45 所示。滤线栅中心两端的铅条以特定角度向中心倾斜，所有铅条的平面若沿此倾斜方向无限延伸，将会在一条线交汇，此交汇线即为会聚线。会聚线与滤线栅板中心的垂直线相交的点，被定义为焦点。

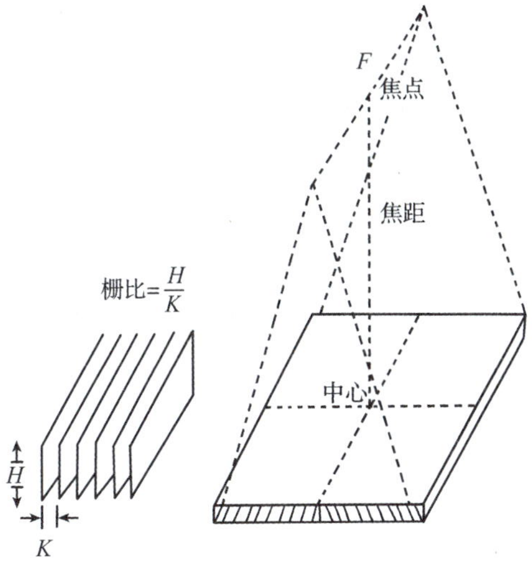

图 2-45 滤线栅的规格指标

（1）焦距（F）：滤线栅焦点至滤线栅中心的垂直距离称为滤线栅的焦距或半径。栅板的向焦面中央画有一条直线，指示铅条的方向。

（2）栅密度（N）：每厘米宽度范围中所含铅条数目称为滤线栅的密度，栅密度一般为 40~65 线/厘米。栅密度越大，滤线栅吸收散射线的能力越强。

（3）栅比（R）：滤线栅铅条高度 H 与铅条间距离 K 之比称为滤线栅的栅比。栅比越大，吸收散射线的能力越好。栅比一般为（5~8）∶1。高电压摄影时，栅比不小于 10∶1，摄影距离为 150~180cm。

3. 种类和工作原理 滤线器主要分为固定滤线器与活动滤线器两大类别。

（1）固定滤线器：可直接在 X 射线摄影中使用，固定于暗盒与被检者之间。这种滤线器使用方便，但栅密度小时易产生铅条伪影。

（2）活动滤线器：铅条伪影图像容易被探测器探测到，影响诊断观察。使用活动滤线器，在曝光前瞬间，使滤线栅沿铅条排列的垂直方向做往复运动。这样既能吸收散射线，又消除了铅条伪影图像。驱动滤线栅板活动的方式通常有电动机式和震荡式。电动机式指由小型电动机通过凸轮带动滤线栅做往复运动；震荡式是指滤线栅由四个弹簧片支撑呈悬浮状态，曝光前启动电磁铁线圈，使其得电吸引滤线栅向一侧偏离。曝光开始瞬间，线圈失电，滤线栅在弹簧的带动下做减幅振动，维持时间 10 秒左右。

二、机械支撑装置

（一）管头支撑装置

X 射线管管头支撑装置简称管头支撑装置或管头支架，作用是使 X 射线管管头做上下、前后、左右移动，或绕长轴和短轴旋转，并将其固定在需要的位置上。按照结构不同进行分类，可分为立柱式、悬吊式和 C 型臂式。

1. 立柱式管头支撑装置 由立柱、横臂、滑架、移动轨道、钢丝绳、平衡锤和管头夹环等组成。可分为天地轨式、双地轨式和附着轨道式。

（1）天地轨式：如图 2-46 所示，该装置有一条天轨和一条地轨，天地轨用于支撑立柱，整条立柱在天轨和地轨的轨道范围内来回移动，移动到需要位置后靠刹车装置固定；立柱上有调节杆，便于安装时在调节范围内调节立柱的高度。横臂通过抱筒与立柱连接，通过抱筒在立柱上上下滑动；横臂整体可绕立柱左右旋转 90°，横臂本身可小范围伸缩；横臂的一端装有管头夹环，X 射线管头固定在管头夹环中，随横臂一起运动，管头可绕横臂旋转±90°，以满足不同体位的摄影需求。

（2）双地轨式：如图 2-47 所示，这种装置有两条地轨，地轨上有底座，底座在轨道范围内带动立柱来回滑动；抱筒将横臂和立柱连接在一起，横臂靠抱筒在立柱上上下移动，可绕立柱旋转±90°，X 射线管头在管头夹带动下随横臂一起运动，X 射线管头还可绕横臂旋转。双地轨式管头支撑装置没有天轨，不受机房高度限制，安装简单方便。

（3）附着轨道式：如图 2-48 所示，这种管头支撑装置的立柱由滑车和轨道附着在摄影床体上，横臂靠抱筒在立柱上上下移动及绕立柱旋转，X 射线管管头靠管头夹环随横臂一起移动，同时可绕横臂旋转。附着轨道式管头支撑装置安装简洁方便，能完成绝大部分摄影工作。

2. 悬吊式管头支撑装置 如图所示 2-49 所示，整个装置靠天轨承重。轨道上安装了滑车和滑架，带动 X 射线管头和伸缩筒一起滑动，伸缩筒可纵向伸缩，满足不同高度摄影。横臂可绕伸缩筒 360° 旋转，管头也可绕横臂做 360°旋转。这种管头支撑装置结构复杂，安装要求高；但能充分利用机房的空间，减少地面设备，使机房宽敞整洁，方便工作人员操作；而且活动范围大，活动方式灵活多样，可满足不同体位的 X 射线摄影检查和手术。

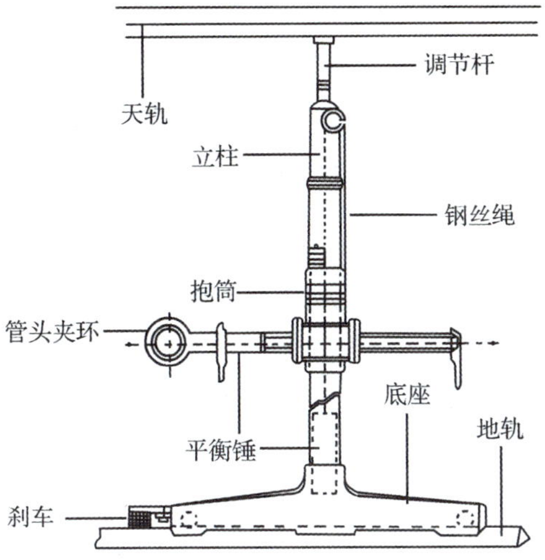

图 2-46　天地轨式管头支撑装置

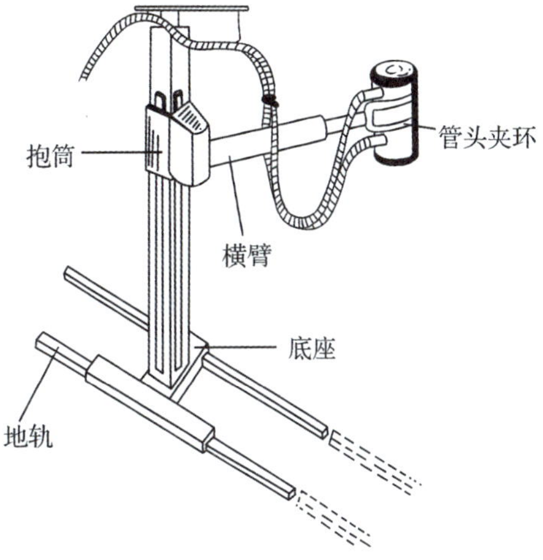

图 2-47　双地轨式管头支撑装置

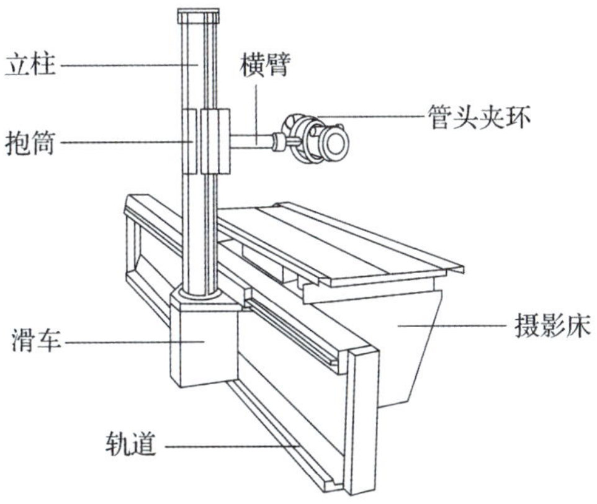

图 2-48　附着轨道式管头支撑装置

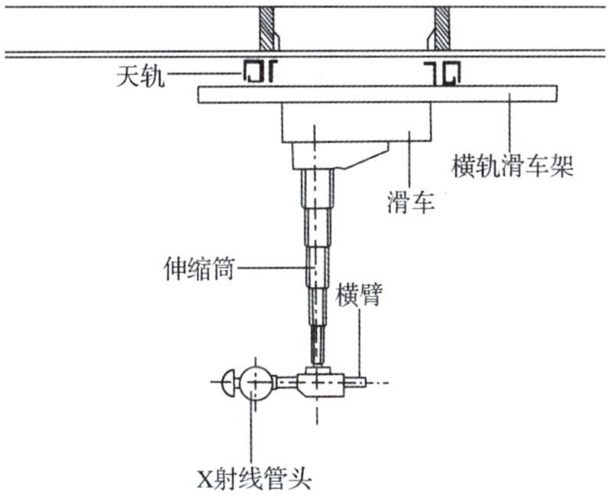

图 2-49　悬吊式管头支撑装置

3. C 型臂式管头支撑装置　常用于手术 X 射线机或心血管专用 X 射线机中。C 型臂的两端分别支撑 X 射线管组件和影像增强器（或平板探测器）。C 型臂支架有悬吊式和落地式两种，落地式 C 型臂结构如图 2-50 所示，支架带动 C 型臂沿水平轴转动，C 型臂可在滑槽中绕 C 型臂虚拟球心旋转。其结构紧凑、占据空间小、活动范围大且灵活，可实现在被检者不动的情况下做各方位透视。

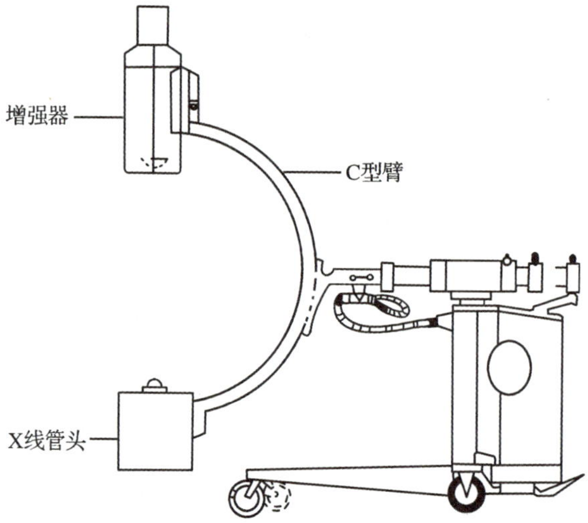

图 2-50　落地式 C 型臂式管头支撑装置

（二）检查床

1. 摄影床　用于摄影时支撑被检者。结构如图 2-51 所示，通常由床体、床面和脚踏板组成，床体和床面之间通常安装有影像探测装置和滤线器，床体下方安装有控制床面运动的脚踏板，床体上安装有急停按钮。

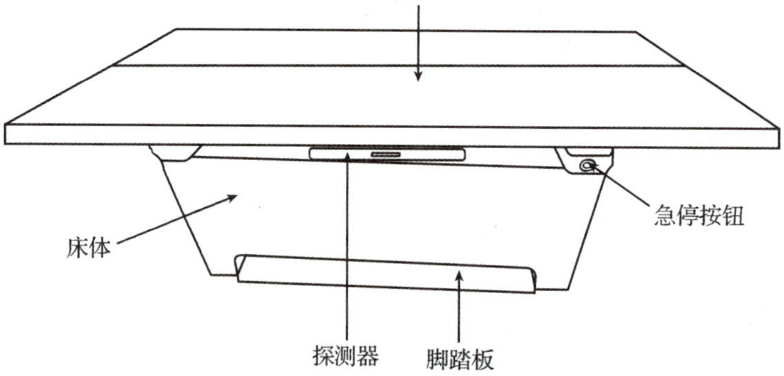

图 2-51　摄影床

2. 立体摄影架　立体摄影架也称胸片架，主要用于胸部摄影或站立位其他摄影部位。摄影架可在立柱上上下滑动，以满足不同高度的立位摄影。摄影架内通常装有探测器和滤线栅。

▶知识拓展

虚拟滤线栅

在使用 X 射线机的过程中，常用滤线栅吸收散射线，降低散射线辐射，减少照片灰雾，提高成像质量。但滤线栅存在切割效应，散射线被吸收的同时，有用的原发射线也被吸收掉一部分，需要增加 X 射线的剂量，会增大操作人员和受检者辐射伤害。在数字 X 射线成像过程中，采用虚拟滤线栅，不对散射线做吸收处理，采集全部原发射线和散射线数据，再对散射线数据分量进行分离和抑制，消除散射线分量对图像的影响。具体做法是：首先，对图像按照频率高低进行分层处理，图像的散射分量主要集中在低频段中；其次，图像进行去散射线处理，图像亮度越小的部分，散射成分越多，削弱程度越大；再次，对图像进行增强处理，由于散射线影响，图像细节比较模糊，对图像进行增强处理，增加对比度；最后，将处理后的各频段图像进行融合，得到新的图像。

考试知识点总结

本章小结

协和云课堂……　拓展练习及参考答案

（蔡成兰）

教学课件

第三章　普通 X 射线机

微课：普通 X 射线机概述

学习目标

素质目标

（1）具备较强的逻辑思维，对 X 射线机的电路系统形成系统的认识。

（2）具备严谨扎实的工作态度和不断探索的科学精神，规范指导设备维护与技术升级工作。

知识目标

（1）掌握：X 射线机各单元电路的基本结构和工作原理；常规 X 射线机各单元电路的逻辑控制关系和工作程序分析思路；X 射线机透视、摄影的整机工作程序。

（2）熟悉：X 射线的防护；X 射线机的使用原则、操作规程和维护保养。

能力目标

（1）能够与他人有效沟通、协作解决问题。

（2）具有实践动手能力，能够熟练操作与使用普通 X 射线设备。

（3）能够进行普通 X 射线设备的维护和简单故障排查。

案例导入

【案例】

患者，女，49 岁。近 1 个月来持续性胸痛，尤其在深呼吸和咳嗽时疼痛加剧。伴有轻微咳嗽，无痰或少痰，偶尔有低热感觉，体温波动在 37.2~37.8℃。夜间睡眠因胸痛而受到影响，导致精神状态欠佳，食欲有所下降，体重略有减轻。无其他明显不适，如呼吸困难、心悸或咯血等症状。X 射线正位片：右侧肺野中下部有一不规则的高密度阴影，边缘模糊，与周围肺组织界限不清，疑似为炎症浸润或占位性病变。侧位片：进一步确认该阴影位于右下肺叶，靠近胸膜，有轻微胸膜增厚迹象，且可见少量胸腔积液，提示可能存在胸膜炎。诊断结果：右下肺炎症（可能性大），伴胸腔积液。

【问题】

X 线检查可用于诊断多种肺部疾病，如肺炎、肺结核、肺部肿瘤等。这些疾病在 X 线片上会表现为不同的影像特征，如肺部阴影、密度增高区、钙化灶等。X 线检查可作为肺部疾病的初步筛查手段，以及在治疗过程中的随访观察工具，帮助医生评估治疗效果和病情变化。如何进行 X 射线正位片摄影？

· 核心知识拆解 ·

普通 X 射线机的基本电路是其正常运行和图像质量的基础，主要包括电源电路、高压发生电路、灯丝加热电路和控制电路等关键组成部分。电源电路负责将市电转换为设备所需的各类电压，确保系统稳定运行。高压发生电路则通过升压变压器提高电压，为 X 射线管提供高达数十千伏的电压，从而加速电子并产生 X 射线。灯丝加热电路专门用于加热阴极中的钨丝，使其在工作时能够发射热电子，形成必要的电子流。此外，控制电路负责调节 X 射线机的工作参数，包括管电流和曝光时间，确保生成的影像符合临床需求。

程控 X 射线机是现代技术的代表，其装备的数字化控制系统使得操作更加智能化。医务人员可以通过预设的程序快速选择成像模式和曝光条件，从而减少人为操作导致的误差。程控技术还集成了多种安全监测功能，能够实时检测设备状态并调整成像参数，以达到最佳成像效果，并降低患者的辐射剂量。这种自动化的控制方式提高了整个检查过程的效率，有助于提升临床诊断的准确性。高频 X 射线机采用高频电源技术，是近年来诊断设备的创新方向。相比传统 X 射线机，频率更高的电源能够提供更稳定的高压电流，确保 X 射线的输出质量一致。在高频技术的帮助下，X 射线机在成像效果上有显著提升，患者的辐射剂量大幅降低，安全性得到保障。此外，高频 X 射线机通常体积较小、操作便捷，适用于各种临床环境。

普通 X 射线机是专为医疗诊断设计的设备，它集成了多种功能以满足不同诊断需求。这些功能通常包括透视、点片摄影、普通摄影、滤线器摄影、立位摄影等。根据高压变压器的工作频率，普通 X 射线机可进一步分类为三种类型：工频 X 射线机，其工作频率与电力系统的标准频率相匹配，通常为 50Hz 或 60Hz；中频 X 射线机，其工作频率介于 400Hz 至 20kHz 之间；高频 X 射线机的工作频率超过 20kHz。其中工频 X 射线机可分为常规 X 射线机和程控 X 射线机。

第一节　常规 X 射线机

X 射线机的功能在于将电能转换为 X 射线能量，该装置由多个精心设计的元部件实物组装而成，这些元部件依据特定的电路逻辑相互连接，共同构成了一个功能完备的系统。为了清晰地表示这些元部件之间的连接关系，人们使用代表这些元部件的符号，并根据实际的电路结构，通过线条将它们连接起来，形成 X 射线机电路原理图。在 X 射线发生器的构造层面，其基本结构主要由 X 射线管、高压发生装置及控制装置三大核心部分组成。而对应到电路层面，则包含了电源电路、高压发生电路、灯丝加热电路及控制电路等多个至关重要的电路模块。这些基本电路模块之间的逻辑关系，如图 3-1

所示，共同支撑起了X射线机的高效运行。

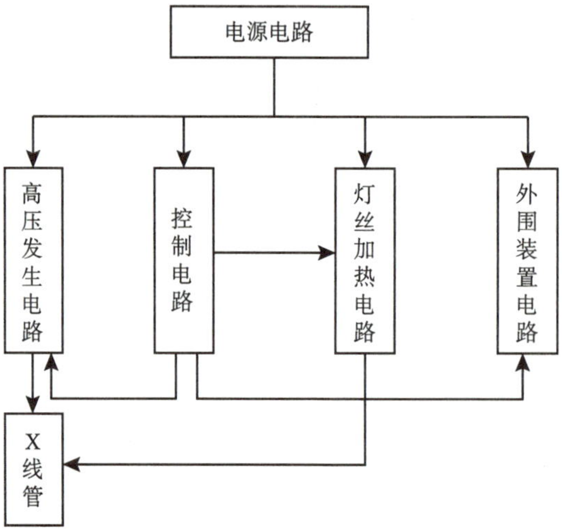

图3-1 X射线机各单元电路逻辑关系

一、电源电路

电源电路是X射线机的“心脏”，负责为整个设备提供稳定、可靠的电能。它接收外部电源（通常为220V或380V交流电），经过一系列转换和调节，输出多种不同电压和电流等级的电能，以满足X射线机各部分电路的需求。电源电路主要由以下几个关键部分组成。①电源进线：连接外部电源，是电能进入X射线机的入口。②熔断器：作为电路的保护装置，当电流过大时自动熔断，防止电路短路或过载。③电源开关：控制电源的通断，确保在需要时能够安全地启动或关闭X射线机。④自耦变压器：作为电源电路的核心组件，承担着将单一输入电压转换成多个可调节的、不同数值的输出电压的重要任务。这些经过转换的输出电压，用于满足X射线机内部各个电路及元器件特定的工作需求。⑤电源电压调节器：允许操作人员根据实际需要，对输出电压进行精确调节，以满足不同检查或治疗的需求。⑥电源指示灯和电压表：提供电源状态的视觉反馈，帮助操作人员监控电源电路的工作情况。

（一）电源电压选择

X射线机的制造商依据医院的实际电源配置情况，提供了两种供电电压选项：220V和380V，以满足不同规模与需求的设备。具体而言，小型X射线机由于功率消耗相对较低，通常采用220V供电方案；相反，大型X射线机鉴于其较高的功率需求，更常选用380V供电。至于中型X射线机，则在设计上能够兼容220V及380V两种供电模式。

在安装配置X射线机时，若医院的电源条件许可，380V供电往往成为首选。相较于220V供电，380V供电展现出线路电流较小、电压损耗更低的显著优势，这直接减少了对电源线路电阻的具体要求，进而有利于确保X射线机在更加稳定的环境下运行。一旦确定了具体的供电方式，就需要对X射线机内部的自耦变压器进行相应的电源输入线连接调整。这意味着，不同的供电方式需要匹配不同的电源输入线连接方式，以确保X射线机能够安全、高效地运行。

（二）电源电压的调节

在实际应用场景中，供电线路的负荷变化往往会导致电源电压产生相应的波动。为了有效应对这一挑战，自耦变压器在输入端集成了电源电压自动调节机制。该机制的核心在于利用变压器的基本原理，通过动态调整初级线圈的匝数，来精确控制次级线圈的输出电压，确保其始终维持在额定值范围内，从而保障 X 射线机能够持续稳定、可靠地运行。当外部电源电压因各种原因发生波动，导致控制台面板上的电源电压指示仪表显示值偏离预设的额定范围时，操作人员需采取手动操作。他们通过旋转控制台面板上的专用旋钮，带动自耦变压器上的碳轮进行位置调整，进而改变线圈的匝数配比。这一过程旨在将输出电压精确校正回额定值，以补偿电源电压的波动。在中、大型 X 射线发生器中，这种通过手动滑动碳轮在自耦变压器上连续调整线圈匝数的手动调节方式得到了广泛应用。尽管它能够有效应对电源电压波动，但在响应速度和即时性方面存在一定的局限性，难以实现对电源波动的即时自动调节。

为了克服这一局限性，目前在程控机及中、高频机中，已采用了电源电压自动调节系统。该系统的工作原理如下：当外部电源电压上升或下降时，自耦变压器的次级电压随之波动。此时，电源波动检测电路捕捉到这一变化，并将信号送至比较调整电路。在比较调整电路中，该信号与预设的调节校正信号进行对比。若电源波动检测电路输出的信号高于调节校正信号（外电源上升），比较调整电路将输出负电平信号，触发电机反转执行电路工作，电机反转带动碳轮在自耦变压器上向增加线圈匝数的方向移动，以降低次级输出电压，直至两者信号相等，电机停止工作，调节完成。相反，若电源波动检测电路输出的信号低于调节校正信号（外电源下降），比较调整电路同样输出负电平信号，但此时触发的是电机正转执行电路工作，电机正转带动碳轮向减少线圈匝数的方向移动，以提高次级输出电压，直至信号相等，电机停止，调节完成。

无论外部电源电压如何变化，该自动调节系统都会重复上述过程，确保自耦变压器的次级输出电压始终保持在 X 射线发生器所需的范围内。

（三）F_{30} 型 X 射线机电源电路分析

1. 电路结构　如图 3-2 所示，为 F_{30} 型 X 射线机电源电路，电源电压波动范围为 180～240V。Zu_2 为电源线插头 Zu_2、RD 代表熔断器 ZD、电压调节器 K_1、自耦变压器 B_1、电压表 V 等共同构成了电源电路。当外部电源电压在一定范围内波动时，可以通过调整电源电压调节器 K 的设定，有效地调控自耦变压器的输出电压，以确保其能够精准满足后续连接电路的具体需求。

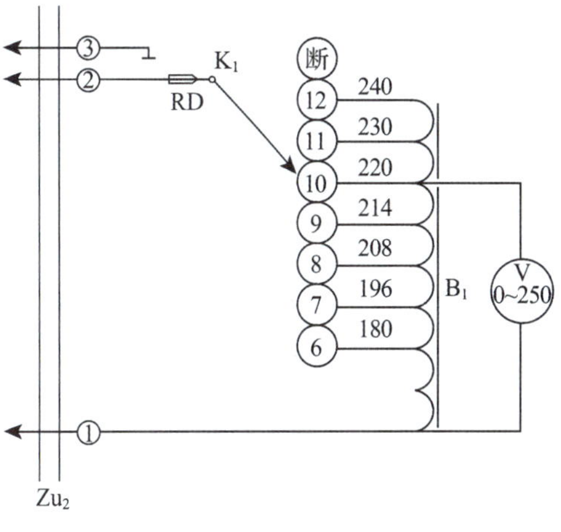

图 3-2　F_{30} 型 X 射线机电源电路

2. 电路分析

（1）自耦变压器电源输入电路：$Zu_2$①→0V→自耦变压器 B_1→6～12 的某一档→K_1→RD→$Zu_2$②。

（2）电源电压表电路：0V→电压表 V→220V。

二、灯丝加热电路

X 射线量的决定性因素之一是管电流，而管电流的大小则直接由 X 射线管灯丝加热并发射电子的过程所决定。这一过程具体包含以下步骤：向灯丝施加电压导致其内部产生电流，这一电流通过灯丝时使其加热，随后灯丝因加热而发射出电子，这些被发射的电子最终汇聚在一起，形成了管电流。实现上述过程的电路系统被称为 X 射线管灯丝加热电路，简称灯丝加热电路，负责为 X 射线管灯丝提供加热所需的电力。该电路的核心组件为一个降压式灯丝加热变压器。根据该变压器，电路被划分为两个主要部分：灯丝加热变压器初级电路（简称灯丝初级电路）和灯丝加热变压器次级电路（简称灯丝次级电路）。由于灯丝次级电路的结构相对简单，且在使用过程中无须进行额外调整，因此，本节将侧重更为复杂的灯丝初级电路部分。

（一）管电流的调节

摄影所需的管电流显著高于透视操作，其数值往往是透视管电流的数十倍乃至数百倍。鉴于在曝光过程中调整管电流是不被允许的，在电路设计中，采用了一种分档定值调节的技术手段，旨在实现对管电流进行精确无误的调节与选择，如图 3-3 所示。这种方法的具体步骤是在灯丝加热初级电路中，以串联方式接入一个或多个设计有多个抽头的可调电阻器，通过选择不同的抽头来改变电阻值，进而调控管电流。

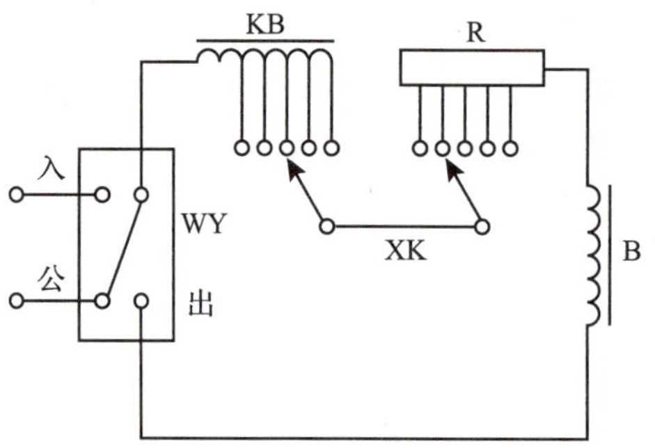

图 3-3　摄影管电流调节电路

工作原理：通过选择不同的电路抽头配置，可以调整接入电路的电阻 R 值，这一调整随即改变了电阻 R 在电路中的分压比例，进而引发灯丝加热变压器初级电压、次级电压及 X 射线管灯丝加热电压的一系列变化。随着加热电压的升降，灯丝的温度也相应提升或降低，这直接导致灯丝发射电子的数量发生变化，最终实现了对管电流大小的精确调控。

然而，在当代高端的大型 X 射线机及中、高频 X 射线机领域，技术革新显著，普遍采用了一种更为精巧的调节方法：通过调节供给灯丝加热变压器电压的频率和脉冲电压的占空比，来间接地控制次级加热电压的幅度。这种方法赋予了管电流调节更高的灵活性和精确性，使得操作人员能够根据实际需要，灵活地调整管电流大小，以满足不同诊疗场景下的影像质量要求。

（二）管电流的稳定

灯丝加热电压的高低及其稳定性对于管电流的大小和稳定性具有直接影响，然而，在 X 射线机中，灯丝加热电路的供电电源电压可能会受到外部电源波动及 X 射线管负荷变化的影响，同时，X 射线管灯丝的空间电荷效应也会干扰 X 射线管的输出管电流稳定性。为了应对这些问题，中型及以上 X 射线机常采取以下稳定措施。

1. 常用稳定方法　为消除电源电压波动和灯丝空间电荷效应对管电流稳定性的影响，X 射线机在灯丝加热电路中设置了稳压装置和空间电荷抵偿装置。空间电荷抵偿装置则常用电阻式和变压器式抵偿器。稳压装置通常包括谐振式磁饱和稳压器和空间电荷补偿装置两种类型。

（1）谐振式磁饱和稳压器：通常由主电感（饱和变压器）、副电感、电容器、铁芯及线圈等部件组成，图 3-4 为其基本结构。其中，铁芯通常采用硅钢片制成，以提高磁导率和减小磁滞损耗；线圈则用于产生电磁感应；电容器则与电感一起构成谐振回路，用于抵消输入电压的波动。当输入电压发生波动时，主电感和副电感会产生相应的电压变化。

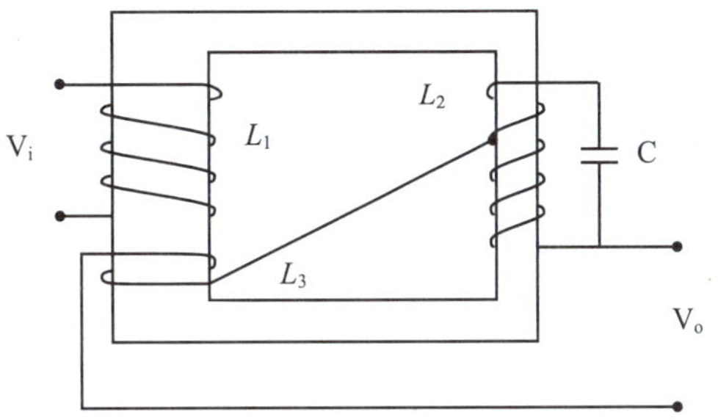

图 3-4　谐振式磁饱和稳压器基本结构

当电压上升时，主电感中的磁通量增加，当磁通量达到一定程度时，铁芯会发生磁饱和现象，导致磁导率降低，从而限制了输出电压的进一步升高。相反，当电压下降时，副电感中的磁通量减少，但此时由于磁饱和现象的存在，输出电压的降低会被抑制。电容器与电感一起构成谐振回路，当输入电压波动时，谐振回路会产生一个与输入电压波动相反的谐振电压，从而抵消输入电压的波动。通过调节电容器的参数，可以调整谐振回路的频率和相位，使其更好地抵消输入电压的波动。由于磁饱和现象和谐振回路的作用，谐振式磁饱和稳压器能够在一定范围内稳定输出电压。

当输入电压升高时，磁饱和现象限制输出电压的升高；当输入电压降低时，谐振回路产生的谐振电压抵消输入电压的降低，从而保持输出电压的稳定。

（2）空间电荷补偿装置：在 X 射线机中，由于空间电荷效应的存在，管电流不仅与灯丝加热电流有关，还与管电压的变化密切相关。当管电压升高时，由于空间电荷效应的影响，管电流会随之增大。这种变化使得管电流和管电压不能严格地分开调节，从而影响 X 射线机的稳定性和成像质量。

为解决这一问题，X 射线机中引入了空间电荷补偿原理。该原理的核心思想是：在升高管电压的同时，适当地降低灯丝加热电压，以抵消由空间电荷效应引起的管电流增大。通过这种方式，可以使管电流在管电压变化时保持相对稳定。

2. 管电流自动补偿措施　在先进的普通 X 射线机系统中，为确保 X 射线管管电流的稳定性和精确度，采用了精密的闭环自动补偿技术，以优化图像质量和减少患者受到的辐射剂量。在普通 X 射线机的运作中，首先，将电离室放置在患者与探测器（或胶片）之间，在 X 射线曝光时，电离室的离子流信号被捕获并转化，经过放大电路后输出，与一个预设的管电流值（通常以毫安为单位，根据临床需求和患者安全标准设定）进行实时对比。智能的电子开关系统能够根据对比结果快速而准确地调整灯丝加热变压器的初级电压，从而改变 X 射线管灯丝的加热程度，实现对管电流的精确控制。

这一过程是连续且动态的，确保了在整个曝光过程中，管电流都能维持在预设的稳定水平。这种闭环控制技术不仅显著提高了普通断 X 射线机的性能和稳定性，还极大地增强了图像质量的一致性，同时降低了患者和操作人员因辐射暴露而面临的风险。

（三）F_{30} 型 X 射线机灯丝加热电路分析

图 3-5 所示是 F_{30} 型 X 射线机灯丝加热初级电路。可调电阻 R_4、电位器 W、灯丝变压器 B_3 构成透视灯丝加热初级调节电路。R_4 起到了限制透视管电流的作用，确保其最大值不超过 5mA。通过旋转电位器 W，可以实现 5mA 范围内透视管电流的连续精确调节。摄影灯丝加热电路则由半可调电阻 R_3 与灯丝加热变压器 B_3 的初级绕组串联构成。通过调节 R_3 上的抽头位置，可以设定摄影时的最大管电流值，该值被限定为 30mA。透视与摄影两种工作模式之间的切换，是通过技术转换开关 K_{3-3} 来实现的。

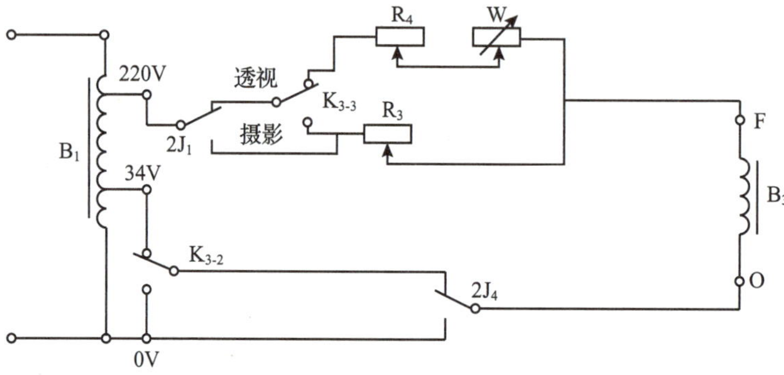

图 3-5　F_{30} 型 X 射线机灯丝加热初级电路

摄影灯丝加热工作电路（技术转换开关 K_{3-3} 置于摄影位）时：（B_1）0V→K_{3-2}→$2J_4$（断）→O→B_3→F→W→R_4→K_{3-3}→$2J_1$（断）→（B_1）220V。

开关 K_{3-3} 置于透视位，此时电路为透视灯丝加热工作电路：（B_1）34V→K_{3-2}→$2J_4$（断）→O→B_3→F→R_3→K_{3-3}→$2J_1$（断）→（B_1）220V。

继电器 $2J_1$ 和 $2J_4$ 工作，整个电路为点片摄影灯丝加热工作电路：（B_1）0V→$2J_4$（合）→O→B_3→F→R_3→$2J_1$（合）→（B_1）220V。

三、高压变压器初级电路

高压变压器电路，通常简称为高压电路，是一个核心组件为升压变压器的系统，其主要功能是产生 40~150kV 的高压电力，以满足 X 射线管的工作需求。此电路以高压变压器为界，被划分为高压变压器初级电路（简称高压初级电路）和高压变压器次级电路（简称高压次级电路）两大部分。高压初级电路是一个闭合回路，起始于自耦变压器的输出端，终止于高压变压器的初级线圈。它的主要作用是向高压变压器提供所需的输入电压。一旦高压初级电路接通电源，高压变压器的次级线圈就能产生高压电力，并将其施加到 X 射线管的两端。为了满足实际工作的多样化需求，高压初级电路不仅需要为高压变压器提供充足的输入功率，还必须具备电压的可调性、可控性和可指示性。为实现这些功能，高压初级电路通常配备以下多种组件。①管电压调节器：用于调整输入电压的大小。②管电压控制装置：负责控制电压的稳定性和精确度。③管电压补偿电路：用于补偿因负载变化或其他因素导致的电压波动。④管电压预示电路：提供电压的预先指示，以便操作人员了解当前电压状态。⑤自整流小型机的逆电压衰减装置：用于保护电路免受逆电压的损害。⑥大型机的主晶闸管短路保护电路：提供额外的短路保护功能。

高压初级电路的基本原理：从自耦变压器开始，经过管电压调节器进行调整，再通过管电压补偿及预示电路进行修正和指示，最后由管电压控制装置控制并输入到高压变压器的初级线圈中。这一流程确保了高压电路的稳定性和可靠性，从而满足了 X 射线管的工作需求。

（一）管电压的调节

诊断用 X 射线机的管电压调节范围通常设定在 40～150kV 之间，这一范围能够满足不同诊断需求下的电压要求。对于中、小型 X 射线机而言，其管电压的上限往往更低，普遍不超过 125kV。根据变压器的变压原理公式（电压之比等于线圈匝数之比）

$$\frac{U_{初}}{U_{次}}=\frac{N_{初}}{N_{次}} \quad （式 3-1）$$

调节高压变压器次级输出电压的过程可以通过三种主要途径来实现：调整高压变压器初级的输入电压、改变高压变压器初级绕组的匝数，以及调整高压变压器次级绕组的匝数。在工频机的实际应用中，最为常见且有效的方法是通过调节高压变压器初级的输入电压来调控管电压。调节高压变压器次级输出电压的方法，主要包括分档调节和连续调节两种形式。以下是对这两种调节形式的详细阐述。

1. 分档调节　分档调节是指将高压变压器的输出电压设定为几个固定的档位，通过选择不同的档位来调节输出电压。这种调节方式通常用于需要较为粗略调节电压的场合。分档调节一般通过改变高压变压器初级或次级绕组的匝数比来实现。不同的匝数比对应不同的输出电压档位。在实际操作中，可以通过更换高压变压器的分接开关或调整其内部的触点位置来选择不同的档位，如图 3-6 所示。

分档调节的精度相对较低，但操作简便，易于实现。但由于档位数量有限，因此不能实现输出电压的连续调节，无法满足实际应用过程中摄影管电压的微小变化，大多只用在小型 X 射线机中。

2. 连续调节　连续调节是指可以在一定范围内连续、平滑地调节高压变压器的输出电压。这种调节方式通常用于需要精确控制电压的场合。连续调节通常通过改变高压变压器初级的输入电压来实现。可以通过调节自耦变压器、电位器或其他电压调节装置来实现。随着输入电压的连续变化，高压变压器的输出电压也会相应地连续变化。图 3-7 所示为基于自耦变压器的管电压连续调节示意。

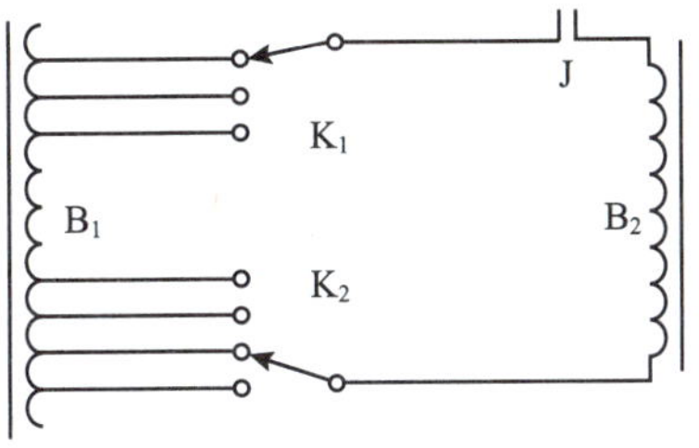

图 3-6　管电压分档调节式示意

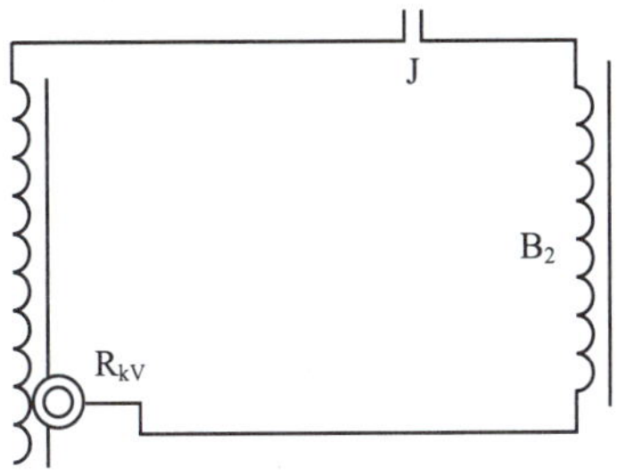

图 3-7　管电压连续调节示意

碳轮在自耦变压器的裸露绕组表面上移动，通过这一过程，能够从自耦变压器上抽取出不同电压值，并将这些电压提供给高压变压器 B_2 的初级绕组，进而在 B_2 的次级绕组上获得不同数值的管电压。连续调节具有较高的精度和灵活性，可以满足对电压精确控制的需求。相对于分档调节，连续调节的电路设计和控制策略更为复杂。为了确保管电压的精确性和稳定性，一些大型 X 射线机配备了管电压自动调节反馈控制装置。该装置能够实时监测管电压的变化，并根据预设的标准对其进行自动调节，从而保持管电压在稳定且准确的范围内。

（二）管电压的控制

X 射线管的工作流程遵循一个特定的顺序：首先，灯丝被加热至预设的温度；随后，施加高压。一旦高压被接通，X 射线立即产生。因此，高压初级电路的接通与断开，直接决定了 X 射线的产生与停止。为了控制 X 射线的发射，关键在于管理高压初级电路的通断状态，这实际上等同于控制高压次级电路中高压的产生与消失。控制手段包括以下几种。①电磁接触器控制：通过电磁接触器来管理高压初级电路的接通与断开。②晶闸管（可控硅）控制：利用晶闸管的导通与截止特性，实现对高压初级电路的控制。③初次级配合控制与三极 X 射线管控制：这是一种更为复杂的控制策略，涉及高压初级与次级电路的协同操作，以及三极 X 射线管的特殊控制机制。

在初级电路断开与闭合的瞬间，由于电磁感应现象，高压次级会产生一种暂态过电压，即突波。这种突波的电压值远高于正常高压的数倍，对高压元件构成了极大的威胁，可能导致其被击穿，进而造成相关部件绝缘层的损坏。同时，突波还会在接点间引发强烈的电弧，这种电弧不仅会导致接点受到熔蚀而损坏，严重时甚至会使触点熔焊黏结在一起，使得电路无法正常断开。这一系列问题都可能对 X 射线管造成损坏。因此，在控制高压初级电路的“通”与“断”时，必须采取有效的措施来防止突波的产生和其对设备造成的损害。

在 X 射线机中，管电压的控制是确保 X 射线安全、有效产生的关键。为了防止在管电压控制过程中产生的突波对设备造成损害，X 射线机通常采用两种控制方法，分别是接触器控制法和电子零相位控制法。

1. 接触器控制法 接触器控制法是一种电力控制手段，其核心在于将交流接触器的触点作为开关元素，直接串联于高压初级电路中。通过操作一个独立的控制电路，可以控制接触器线圈的通电与断电状态，进而促使接触器的触点实现闭合与断开的动作，从而精准地控制高压初级电路的通断状态。

为了应对在接触器触点动作时可能产生的电压突波问题，通常在高压初级回路中额外接入一个特殊设计的电阻，即防突波电阻。此电阻具有阻值较小但功率较大的特点，能够在接触器触点进行断开和闭合操作的瞬间，先通过自身产生一定的压降，从而有效地抑制过电压的产生。防突波电阻的这一功能不仅有助于保护高压次级电路免受过电压的损害，同时还能显著降低触点在动作时产生的电弧强度，起到了良好的熄弧作用。

然而，接触器控制法在实际应用中仍有一些局限性。首先，由于接触器本身的机械动作特性，其从接收控制信号到实际完成触点动作之间存在一定的固有延迟，这限制了接触器在短时间内进行多次“闭合-断开”循环操作的能力。其次，当接触器在负载状态下工作时，其触点间容易产生较大的电弧放电现象，这不仅可能损害触点本身，还可能影响电路的稳定性和安全性。此外，接触器控制法还缺乏精确的时序控制和状态判断能力，使得它在需要高精度时序控制或频繁调节的场合中，如快速摄影等应用中，可能无法完全满足要求。

2. 电子零相位控制法 为了克服接触器控制法的缺陷，中、大型 X 射线机广泛采用电子零相位控制法。这种方法利用晶闸管组成的零相位控制电子无触点开关，取代传统的接触器。

在电子零相位控制法中，当进入曝光准备状态时，控制电路首先被激活，驱动接触器线圈通电，导致其触点闭合，为随后高压初级电路的接通奠定基础。一旦曝光指令被触发，控制电路中的鉴相器立即投入工作，产生一个定相位角的移相信号，再经电子开关形成一个零相位控制脉冲信号，同时加到晶闸管的触发脚，使晶闸管在电源电压交变波形的过零点附近导通，从而避免了突波的产生。曝光过程完成后，控制电路会适时地停止生成零相位控制脉冲信号，晶闸管在两端交流波形过零点时自行关断，同样避免了突波的产生。

电子零相位控制法具有控制敏捷、无噪声、电路压降小等优点，并且能在每秒数百帧脉冲的范围内与其他控制电路协调工作。此外，由于采用了电子无触点开关，避免了传统接触器触点间电弧放电的问题，提高了设备的可靠性和使用寿命。

（三）管电压的预示

在 X 射线机的操作过程中，操作人员需要在曝光前根据患者的不同检查部位来确定所需的管电压值。为了确保管电压的精确设置，操作人员会进行相应的调节。这一调节过程中，所设定的管电压值必须准确无误，并且需要以清晰、明确的方式显示出来，这一显示过程被称为管电压预示。通过这样的操作，可以确保 X 射线机输出的电压符合诊断需求，从而提高诊断的准确性和安全性。

管电压预示的方法主要分为两种：刻度盘预示和电子预示。

1. 刻度盘预示　在一些 X 射线机上，配备了刻度盘来预示管电压。操作人员可以通过旋转刻度盘来设定所需的电压值。刻度盘上的刻度通常与管电压的实际值相对应。

2. 电子预示　随着技术的发展，现代 X 射线机多采用电子预示系统。电子预示系统通过电路和传感器实时监测管电压的值，并在显示屏上显示出来。操作人员可以根据显示屏上的数值来调整管电压。

（四）管电压的补偿

在 X 射线机的工作过程中，管电压是决定 X 射线能量和穿透能力的主要因素。然而，由于电源电阻、自耦变压器阻抗和高压变压器阻抗的存在，当高压变压器负荷时（即次级电压加于 X 射线管两端产生 X 射线时），电路中会产生电压降。这种电压降会导致实际加在 X 射线管两端的电压值低于预设值，从而影响 X 射线的穿透力和摄影效果。因此，为了补偿这种电压降，确保 X 射线管两端所加的实际电压与预设值相同或近似，实施管电压补偿变得至关重要。管电压补偿的核心原理在于，通过一种预先设定的策略，根据不同的管电流需求，对高压变压器的初级电压进行适当提升，以此来弥补因负载而产生的电压下降。这一补偿所调整的管电压值，精确匹配了负载条件下电压降低的具体数值，从而确保了补偿的精准性。

（五）F_{30} 型自整流式 X 射线机高压初级电路分析

F_{30} 型自整流式 X 射线机的高压初级电路设计如图 3-8 所示，该电路包含一个管电压调节器 K_2，K_2 用于调节 X 射线的高压输出值，其设定的 kV 值可通过控制台面板上的刻度盘进行预示。为了监测高压电路的状态，电路中配备了逆电压衰减装置，由电阻 R_2 和二极管 ZB 共同组成。高压接触器触点，$1J_1$ 和 $1J_2$，在高压接触器触点 $1J_1$ 和 $1J_2$ 工作时闭合，从而接通高压初级电路。电路中串联了防突波电阻 R_1。

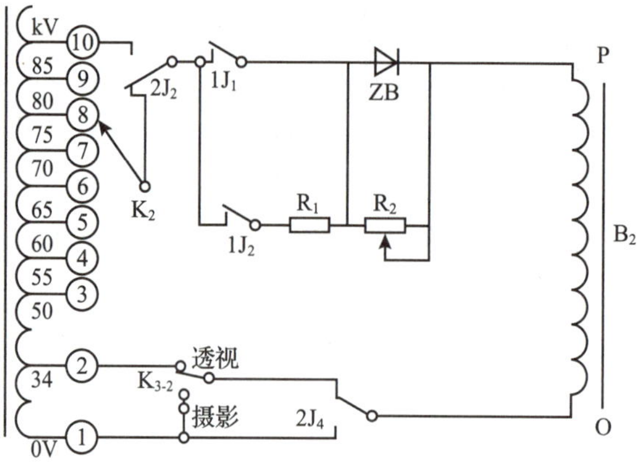

图 3-8　自整流式 X 射线机高压初级电路

K_{3-2} 置于摄影位时，其摄影工作电路是：0V→K_{3-2}→$2J_4$（断）→O→B_2→P→ZB（负半周经过 R_2）→$1J_1$（瞬间先过 R_1→$1J_2$）→$2J_2$（断）→K_2→B_1。

K_{3-2} 置于透视位时，电路为透视工作电路：34 V→K_{3-2}→$2J_4$（断）→O→B_2→P→ZB（负半周经过 R_2）→ $1J_1$（瞬间先过 R_1→$1J_2$）→$2J_2$（断）→K_2→B_1。

2J 工作，触点 $2J_2$、$2J_4$ 接通 85kV 摄影电路：0 V→$2J_4$（动合）→O→B_2→ZB（负半周经过 R_2）→ $1J_1$（瞬间先过 R_1→$1J_2$）→$2J_2$（动合）→B_1（85kV）。

四、高压变压器次级电路

高压变压器次级电路简称高压次级电路，是指由高压变压器次级绕组至 X 射线管两端所连接形成的闭合回路系统。该系统的主要功能是将高压变压器所产生的高压电能有效地传输至 X 射线管，以激发 X 射线的产生。高压次级电路主要由高压整流电路、管电流测量电路和滤波装置等构成。

（一）高压整流电路

X 射线机高压的整流方式有半波自整流、单相全波整流、三相全波整流及倍压整流等方式。

1. 半波自整流　在这种整流方式中，X 射线管直接与高压变压器的次级线圈相连。当电源处于正半周时，X 射线管导通并发出 X 射线；而在负半周时，X 射线管不导通，无 X 射线放出。这样，X 射线管本身起到了整流二极管的作用，因此被称为半波自整流电路。波形如图 3-9 所示。

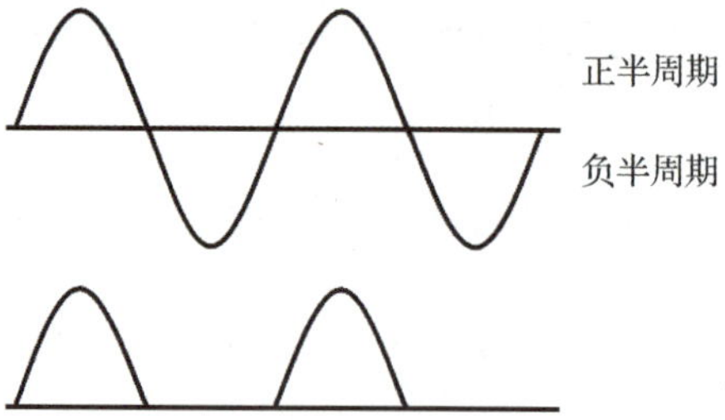

图 3-9　半波自整流电路

半波自整流电路结构简单、体积小、重量轻，但管电压较低，且 X 射线管在负半周时不产生 X 射线，效率较低。

2. 单相全波整流　单相全波整流电路使用四个二极管和一个变压器来实现整流，如图 3-10 所示。在电源的正半周和负半周，都有两个二极管导通，形成回路，使得 X 射线管在正、负半周都能工作。这种整流方式提高了 X 射线管的工作效率，但电路结构相对复杂，体积和重量也较大。波形如图 3-11 所示。

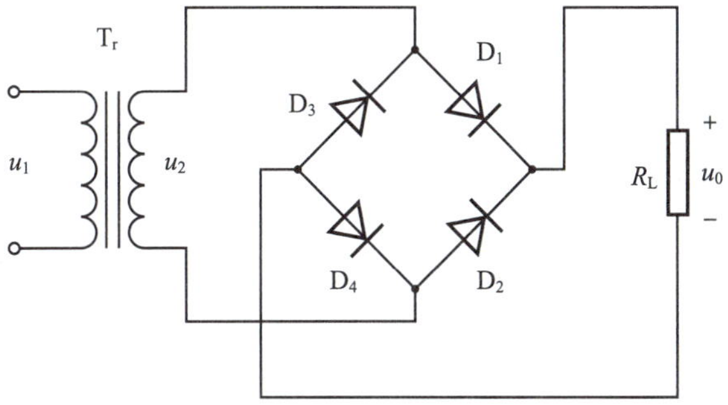

图 3-10　单相全波整流电路

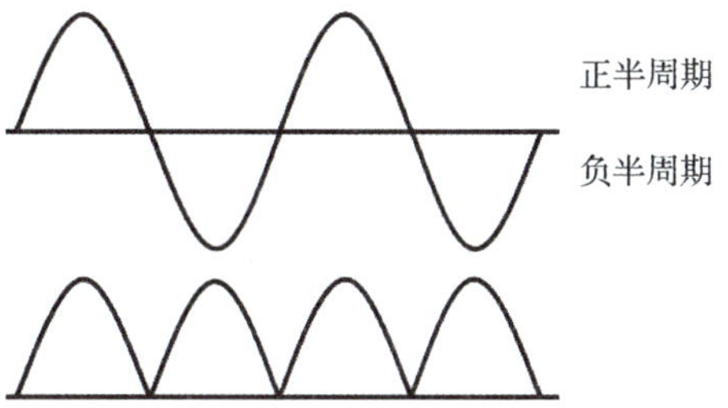

图 3-11　单相全波整流高压次级波形

3. 三相全波整流　X 射线机高压整流中并不常用三相全波整流方式。常见的是三相六波整流或三相十二波整流等方式，这些方式使用更多的整流器，通过特定的连接方式来实现更高的输出电压和更低的脉动量。三相六波整流和三相十二波整流等方式能够提供更好的输出电压稳定性和更低的脉动量，适用于需要高功率和高质量 X 射线成像的场合。

4. 倍压整流　倍压整流电路通过电容器的充放电过程来实现电压的倍增。在输入交流电压的正半周期和负半周期，分别有两个二极管导通，使得电容器充电并产生倍增的直流电压。它能够实现输出直流电压的最大值为高压变压器次级电压最大值的两倍，即二倍压效果。具体来说，当高压变压器次级电压达到其最大值的一半时，通过倍压整流电路的作用，就能产生与之对应的直流输出电压的最大值。这一特性使得高压变压器在提供相同输出功率的情况下，其绝缘要求得以降低，因为所需产生的次级电压相对较低。因此，倍压整流电路在深部治疗 X 射线机和中频普通 X 射线机中得到了广泛应用。这些设备通过采用倍压整流电路，不仅满足了高电压的需求，还优化了高压变压器的设计，提高了设备的整体性能和安全性。

（二）管电流测量电路

在图 3-10 所示单相全波整流电路中，单相全波整流及管电流测量电路主要包括一个整流桥和一个电流传感器。整流桥用于将交流信号转换成直流信号，而电流传感器则用于测量直流电流的大小。

整流桥通常由四个二极管构成，可以将交流信号的负半周翻转成正半周，从而得到完整的全波整流信号。当输入信号的正半周时，两个二极管导通，而另外两个二极管截止，此时通过负载电阻的电流方向为从导通的一个二极管到另一个导通的二极管；而当输入信号的负半周时，另外两个二极管导通，而原先导通的两个二极管截止，此时通过负载电阻的电流方向仍然保持为正方向（整流桥的输出端为正极），从而得到整流的直流信号。

（三）F_{30} 型自整流式 X 射线机高压次级电路分析

图 3-12 为该电路的具体结构，其中高压变压器 B_2、灯丝变压器 B_3 及 X 射线管均被整合封装在了一个组合机头内部。X 射线管直接与高压变压器 B_2 的次级输出两端相连，确保了高压电流能够直接

供给到X射线管，以产生所需的X射线。同时，灯丝变压器B_3的次级绕组则与高压变压器B_2次级的一端相连，这样的连接方式使得灯丝变压器能够为X射线管的灯丝提供必要的加热电流，从而确保灯丝能够正常工作并产生足够的电子来产生X射线，毫安表被串联在了高压变压器B_2次级的中心接地点上监测和控制电流的大小，从而帮助操作者更好地控制和调整X射线机的输出参数。

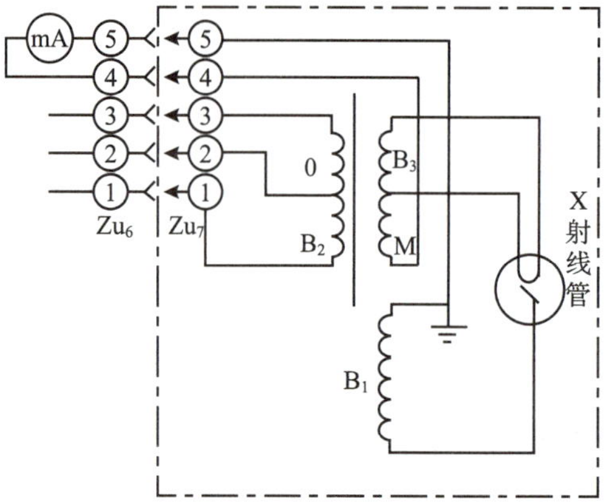

图3-12　F_{30}型X射线机高压次级电路及管电流测量电路

当X射线管的阳极被施加正电位，而阴极被施加负电位时，会形成一个电位差，导致X射线管内部有电流通过，X射线产生，原理如下：B_2次级下（+）→X射线管阳极→X射线管阴极→M→$Zu_7$④→$Zu_6$④→mA表→$Zu_6$⑤→$Zu_7$⑤→接地点→B_2次级下。

反之X射线管内无电流通过，无X射线产生。

五、控制电路

（一）旋转阳极启动电路

旋转阳极X射线管相较于固定阳极X射线管在焦点尺寸上更小且输出功率更大，这一突出的性能优势，使得当前中型及更大规模的X射线机普遍倾向于采用旋转阳极X射线管作为其核心组件。其工作原理如下：阳极部分装有一个与阳极靶同轴的转子，而在管子外壁靠近阳极端的位置则安装了一个由铁芯和绕组组成的定子，形成了一个单相异步电动机的结构。定子绕组分为启动绕组和工作绕组，两者在空间上呈90°的几何角度排列，以产生旋转磁场，从而带动阳极旋转。启动绕组中串联了一个电容器，用于移相，使得当两定子绕组通入单相交流电时，能够在定子空间内产生两相的旋转磁场，进而驱动阳极转动。在实际应用中，为了提高启动转矩，有时会在启动电路中加入一段高电压，待阳极成功启动并进入正常运转后，再将电压降低至正常水平。

1. 启动　为确保X射线管的正常运行并防止损坏，必须在启动工作中先使阳极旋转至额定转速后，才能开始产生X射线。原因在于，若阳极未能达到额定转速，当阴极发射的电子不均匀地撞击在阳极靶面上时，会导致焦点区域局部过热，甚至可能引发熔化现象，从而对X射线管造成损坏。为了避免这种情况的发生，必须配备一套专门的旋转阳极启动电路，以防止局部过热和损坏的发生。该电路的核心功能是提供足够的启动电压（通常在150～170V），以促使阳极迅速启动并加速至额定转速。

2. 制动　在X射线曝光结束后，阳极由于惯性会继续旋转一段时间。这种持续旋转不仅会产生噪声，还会增加阳极轴承的磨损，从而缩短 X 射线管的使用寿命。对于高速 X 射线管而言，问题更为严重，因为其转子的临界转速通常在 5000～7000r/min。当转速接近这个范围时，转子系统会发生共振，可能导致 X 射线管损坏。因此，配备高速 X 射线管的 X 射线机通常都安装有转子制动装置。该装置的工作原理是在曝光结束且定子的工作电流断开后，立即向工作绕组通入脉动直流电流，产生制动力矩，使阳极迅速停止旋转。一旦阳极停转，直流电流便会自动切断。

3. 延时保护 为了确保在曝光前旋转阳极已达到规定的转速，X 射线机采用了旋转阳极延时保护电路。虽然不同制造商的设计理念导致该电路的结构存在差异，但其基本功能是相同的。其目的是防止在阳极未启动或启动后未达到额定转速的情况下进行曝光，从而避免 X 射线管的损坏。为此，在启动电路中通常会串联一个电流继电器或电流互感器，并在剖相电容两端并联一个电压继电器或电压互感器，用以监测启动电流或电压。一旦监测到阳极已达到规定转速，延时器就会启动工作，经过 0.8～1.2 秒的延时后，旋转阳极达到规定的转速，延时电路自动接通曝光控制电路，允许曝光进行。如果阳极未达到规定转速，则电路会被切断，防止曝光操作。延时器可以采用延时继电器或半导体延时电路实现。

（二）安全保护电路

X 射线管安全保护电路的主要作用是防止 X 射线管在工作过程中因过载、过电压、过电流等因素而损坏，确保 X 射线管在安全的工作状态下运行。其目的在于延长 X 射线管的使用寿命，提高设备的可靠性和安全性。

X 射线管安全保护电路的工作原理基于多个参数的连锁保护，主要包括管电压（kV）、管电流（mA）和曝光时间（s）三个关键参数。这些参数共同决定了 X 射线管的瞬时负载大小，而瞬时负载特性曲线则是保护电路设计和调整的依据。X 射线管容量保护电路，亦称为容量限制电路、过载保护电路或瞬时负载保护电路，其核心功能在于从电路设计层面预防操作者在设定摄影条件时超出 X 射线管的额定负载限制。这是一种预设性的一次性保护措施，旨在防止单次曝光（一次负荷）过程中 X 射线管发生过载。值得注意的是，此保护电路对于额定值范围内的连续多次曝光所产生的累积性过载并无直接防护作用。

为防止累积性过载，必须根据 X 射线管及其管套的热容量特性，严格遵守规定的曝光间隔时间。这意味着在进行连续曝光时，相邻两次曝光之间必须确保 X 射线管有足够的时间进行冷却，以确保其温度能够降至安全水平。这一措施对于维护 X 射线管的安全运行至关重要，能够有效避免由于连续高负荷工作导致的设备损坏。X 射线管安全保护电路包括瞬时特性保护电路、负荷率式瞬时负载保护电路和降落负载式瞬时负载保护电路。

1. 瞬时特性保护电路 瞬时特性保护电路是 X 射线管安全保护电路中最为复杂的类型之一。它依据 X 射线管的瞬时负载特性曲线，对管电压、管电流和曝光时间进行综合控制和协调。一旦检测到这些参数中的任何一个超出其额定值，保护电路就会自动发出指令，阻止曝光系统的运行，从而有效防止 X 射线管发生过载。

2. 负荷率式瞬时负载保护电路 该电路将管电压（kV）、管电流（mA）和曝光时间（s）这三个参数的模拟信号进行连锁控制，并将这些信号传输到负荷率指示仪表上。当预设的单次曝光负载超过 X 射线管的额定值时，驱动电路会激活保护继电器，从而阻止曝光操作的进行。

负荷率表能够显示每次操作时 X 射线管的负荷百分比，帮助操作人员实时监控 X 射线管的负载状况，确保其在安全范围内工作。

3. 降落负载式瞬时负载保护电路 在一些先进的 X 射线机中，采用了自动降落负载曝光控制系统。该系统在曝光开始时以 X 射线管允许的最大功率进行，然后根据阳极靶面的最大热容量和瞬时负荷特性曲线，逐渐降低功率。

为了在确保 X 射线管安全工作的前提下，充分发挥其效能并获得最短的曝光时间，可以通过自动连续降低或逐步减少管电流来减少 X 射线管的功率输出。

（三）限时电路

限时电路的主要作用是控制 X 射线的曝光时间，从而准确控制 X 射线的照射量。通过精确控制曝光时间，可以确保 X 射线照片的质量，避免过曝或欠曝导致的诊断困难。

在早期技术中，为了控制 X 射线的曝光时间，限时电路的控制接点常被串联在高压接触器的线圈电路中，通过调控高压接触器的工作时长来间接控制曝光时间。然而，这种方法存在一个固有缺陷，交流接触器自身的固定释放延迟限制了最短曝光时间的实现。

为了克服这一局限，现今的大中型 X 射线机已普遍采用晶闸管无触点开关来替代传统的交流接触器。这种转变使得电路能够直接根据限时电路发出的信号，精准地控制高压的接入与关断。通过这种方式，不仅实现了零相位接入高压，有效避免了过电压的产生，还显著提升了曝光时间控制的精确性和效率。

（四）操作控制电路

X 射线机的控制电路是一个高度集成的系统，它负责监管并协调 X 射线机的各个组成部分及其工作流程，以实现 X 射线产生与停止的精确控制。这一控制电路具有连锁性，即各部分之间相互作用，确保 X 射线机的安全、高效运行。

具体而言，X 射线机的技术功能与控制电路之间存在直接的对应关系。每一项技术功能，如透视、普通摄影、滤线器摄影、胃肠（点片）摄影及体层摄影等，都对应着一条专门的控制电路。这些控制电路不仅确保了各项功能的独立实现，还通过相互协作，共同支撑起 X 射线机的多功能性。

从电路结构的角度来看，控制电路是 X 射线机中最复杂、元件最多且差异性最大的部分。随着 X 射线机机型的增大和功能的增多，控制电路的结构也变得更加复杂。这主要体现在电路设计的精细度、元件数量的增加及不同功能电路之间的交互逻辑上。

第二节　程控 X 射线机

微课：程控 X 射线机

程控 X 射线机是一种现代化的医学影像设备，广泛应用于医院和诊所中的 X 射线检测。与传统 X 射线机相比，程控 X 射线机采用了计算机控制和数字化技术，极大地提高了操作的智能性和成像的质量。程控 X 射线机的核心是其数字化控制系统。该系统能够根据不同的检查需求，自动调整成像参数，如管电流、曝光时间和电压等。这一自动化过程不仅提高了成像的精确度，还减少了人工操作带来的误差，保证了患者的安全和影像的清晰度。本章内容将以 FSK302-1A 型 X 射线机作为具体案例，系统性地解析程控 X 射线机的电路构造及其运行原理。

一、主要技术参数

FSK302-1A 型 X 射线机是一款国产程控 X 射线机，具备 500mA 的输出能力，并融合了防电击与防散射设计以确保操作安全。该机型通过微机控制技术实现了高度自动化，集透视、点片摄影、普通摄影、滤线器摄影及体层摄影等多种功能于一体，满足多样化的临床诊断需求。为了满足不同应用场景，FSK302-1A 型 X 射线机可灵活配置 X-TV 系统及立式滤线器摄影台，进一步拓宽了其适用范围。在操作便捷性方面，该机型实现了透视与摄影条件的全自动化设定，并通过液晶数字显示屏直观展示各项参数，极大提升了操作效率与准确性。

FSK302-1A 型 X 射线机是我国自行研制生产的一种程控 X 射线机，其主要技术参数如下。

1. 电源

（1）电源供电形式：三相四线制 380V±10%（线电压）、50Hz±1 的交流电源。

（2）开关及所配熔断器容量：不低于 60A。

（3）电源内阻：0.3Ω 以下，以确保电源的稳定性和可靠性。

（4）过电流释放器额定值：设定为 70A，当电流超过此值时，释放器会自动断开电路，保护设备安全。

（5）漏电流保护器（电磁式）对地漏电流额定值：设定为 20mA，当漏电流超过此值时，保护器会切断电源，防止电气事故。

2. 透视

（1）管电压：可在 45~110kV 范围内连续调节，以适应不同组织的透视需求。

（2）管电流：可在 0.5~5.0mA 范围内连续调节，确保图像清晰度的同时，减少患者辐射剂量。

3. 摄影

（1）管电压：分为 41 档，范围 44~125kV，满足不同摄影部位的电压需求。

（2）管电流：分为 20 档，范围 30~500mA，提供多种电流选择，以获得最佳影像质量。

（3）曝光时间：分为 23 档，范围 0.02~5.00s，可根据摄影需求灵活设置曝光时长。

4. 最大输出功率

（1）连续方式：为 0.41kW，适用于长时间连续曝光的场景。

（2）间歇方式：$P_{大}=29.6$kW（大焦点），适合需要高功率输出的大型部位摄影；$P_{小}=9.25$kW（小焦点），适用于中小部位摄影，保证图像清晰度和细节表现。

5. 标称功率 $P_{大}=29.6$kW（大焦点），反映设备在大焦点工作时的典型功率输出；$P_{小}=7.4$kW（小焦点），反映设备在小焦点工作时的典型功率输出。

二、主要特点

1. 高精度参数调控 程控 X 射线机允许用户通过控制台精确选择和调整管电压、管电流等关键参数，确保每次曝光都能根据诊断需求进行定制化设置。摄影床的摄影模式和点片摄影模式在管电压（kV）、管电流（mA）及曝光时间（s）的选择上互不干扰，各自独立设置，满足不同摄影需求。

2. 智能化监测与保护 设备内置智能化监测系统，实时监测旋转阳极、灯丝加热电路等关键部件的工作状态，并通过保护程序防止过载或故障导致的设备损坏。

3. 灯丝升温保障 在选择 mA 的同时，设备会自动确定焦点大小，依据 mA 的选择切换大、小焦点。程序设定灯丝至少需要 1.2s 的升温时间，以确保灯丝能够达到曝光所需的温度。

4. 容量保护与预警 设备设计了容量保护程序，当所选摄影条件超出 X 射线管容量时，会自动发出警报并阻止曝光，保护设备免受损害。

5. 摄影 kV 补偿 通过先进的算法，程控 X 射线机能够自动补偿摄影 kV 值，确保实际曝光与预设值一致，提高摄影质量。

6. 透视时间限制 为了保护患者免受长时间辐射伤害，设备设置了透视时间限制功能，确保连续透视时间不超过安全上限。

7. 多重安全隔离 设备在电气设计上采用了多重安全隔离措施，特别是低压电源部分，提高了设备运行的稳定性和安全性。

8. 曝光控制 程控 X 射线机提供双档手闸曝光控制方式，用户可以根据诊断需求选择合适的曝光模式，同时确保操作的便捷性和安全性。

9. 诊断床与摄影床切换 诊断床与摄影床的切换由面板上的五种工作模式决定。当某种模式被选定时，设备会自动完成相应的诊断床与摄影床切换。

10. 体层摄影功能 设备支持体层摄影，摄影床床边可安装体层摄影装置，能够拍摄床面以上 0~22cm 内任意纵向体腔层面的 X 射线照片。

11. 故障自检功能 设备内置故障自检系统，能够自动检测并报告设备故障信息，便于维修人员快速定位问题并进行修复。

12. 用户友好的操作界面 程控 X 射线机采用直观易用的操作界面，提供清晰的参数显示和状态指示，降低操作难度，提高工作效率。

三、电路结构

FSK302-1A 型 X 射线机由多个关键电路组成，包括电源伺服电路、灯丝加热电路、接口电路、取样电路、微机控制电路和操作显示电路等。图 3-13 展示了该设备的电路原理图，该图通过方框、连线和箭头的形式直观地展示了各电路部分及其相互之间的关联。

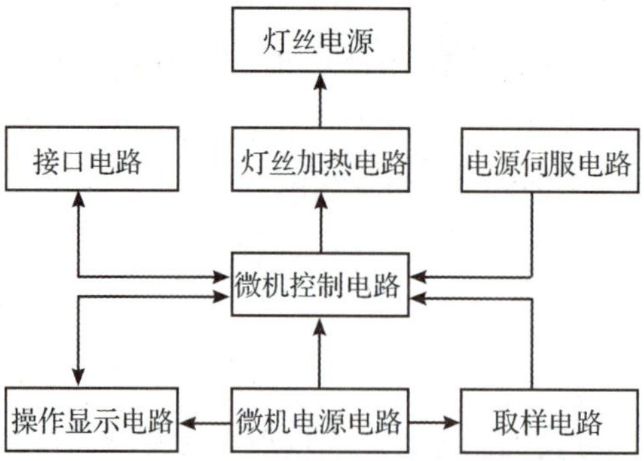

图 3-13 FSK302-1A 型 X 射线机电路

具体来说，电源伺服电路为整机提供稳定可靠的电力供应；灯丝加热电路则负责加热 X 射线管的灯丝，以产生所需的 X 射线；接口电路用于连接外部设备和信号，实现数据的输入和输出；取样电路则负责从电路中采集关键参数，以供后续处理；微机控制电路作为整个系统的核心，负责接收输入信号、处理数据并发出控制指令；操作显示电路则为用户提供操作界面和状态显示，便于用户进行设备控制和状态监控。

第三节 高频 X 射线机

微课：高频 X 射线机

工频 X 射线机有许多局限性，包括：其体积与重量显著，不利于设备的便携性和空间适应性；高压波形具有较高的脉动率，导致 X 射线剂量不稳定，且软射线成分偏多，影响了成像质量和辐射安全；曝光参量的准确性和重复性不足，难以满足高精度医疗诊断的需求。为应对这些难题，直流逆变技术被创新性地引入至 X 射线机领域，催生了高频 X 射线机的诞生。这一技术将高压电源的频率从传统的工频（50Hz 或 60Hz）显著提升至中频（400Hz 至 20kHz）乃至高频（20～100kHz）。本节着重介绍 HF-50R 高频 X 射线机。

一、主要技术参数

HF-50R 型高频机的主要参数如下。

1. 电源配置

（1）供电形式：采用三相四线制交流电源，电压为（380V±10%），频率为（50Hz±1），所需电源容量为 55kVA。

（2）电源安全要求：本机配备符合 IEC328 标准的分断开关，能同时切断三根相线，且具备防自动复位功能。开关及熔断器的容量不得低于 63A。

（3）电源接入限制：本机禁止连接至临时性小容量发电机设备，亦不可与其他瞬时大负载设备共用同一线路。

（4）电源内阻：小于 0.3Ω，以确保电力传输效率。

（5）保护接地：接地电阻需小于 4Ω，以保障设备及人员安全。

2. 摄影参数

（1）管电压调节：摄影管电压可在 40～150kV 调节，最小调节间隔不超过 1kV，提供精细的电压控制。

（2）管电流调节：小焦点电流范围为 25～100mA，大焦点电流范围为 125～500mA，满足不同摄影需求。

（3）曝光时间调节：曝光时间可在 5～5000ms 调节，实现灵活的曝光控制。

（4）mAs 调节：mAs 值可在 0.5～500mAs 范围内调节，确保精确的辐射剂量控制。

3. 焦点与功率

（1）焦点尺寸：小焦点为 0.6mm×0.6mm，大焦点为 1.2mm×1.2mm，提供清晰的成像效果。

（2）标称功率：大焦点标称功率为 50kW，小焦点标称功率为 15kW，以确保高效能输出。

二、主要特点

高频 X 射线机相较于工频 X 射线机，在多个方面展现出显著优势。

（一）低辐射剂量

高频 X 射线机的高压发生器能够输出接近恒定直流的高压波形，这种稳定的高压输出有效提高了 X 射线的单色性和能量。由于 X 射线的单色性更好，穿透人体时的散射减少，成像质量得以提升，同时减少了对患者皮肤的辐射。

（二）高成像质量

高频 X 射线机产生的 X 射线主要为单能窄束 X 射线，这种 X 射线在物质中的吸收遵守指数规律。当射线透过物质时，只有光子数量的减少，而没有光子能量的变化。这一特性使得高频 X 射线机在成像过程中能够减少光子能量的损失，从而提高成像的清晰度和对比度。相比之下，工频 X 射线机产生的连续线谱 X 射线在物质中的吸收不遵守指数规律，射线通过物质后不仅有光子数量的减少，还有光子能量的变化，这会导致成像质量的下降。

（三）大输出剂量

高频 X 射线机能够减少 50%以上的总出线量，从而提供更好的成像效果。这是因为高频 X 射线机在产生 X 射线时，能够更有效地利用能量，减少不必要的 X 射线产生。而工频 X 射线机在产生 X 射线时，会有较多的能量损失在产生不必要的 X 射线上，导致总出线量增加，成像质量下降。这一特点使得高频 X 射线机在降低患者受照剂量的同时，仍能保持足够的诊断效能。

（四）控制方式

高频 X 射线机在曝光过程中，可对管电压和管电流进行实时控制。这一特性使得医生或操作员能够在拍摄过程中根据实际需要，及时对 X 射线机的输出进行调整，以获得更优质的图像。具体来说，在管电压控制方面，高频 X 射线机的管电压通常由直流逆变器输出脉冲的脉宽来调节。逆变器输出脉宽不仅受管电压设定值控制，还受管电压检测信号控制。在曝光过程中，输出脉宽可根据检测信号与设定值比较的结果迅速地调整跟踪，以确保管电压实际值等于设定值。

在管电流控制方面，高频 X 射线机的管电流也通过直流逆变器输出脉冲的宽度来调节，逆变器输出脉宽不仅受管电流设定值控制，还受灯丝加热或管电流检测信号控制。在曝光过程中，输出脉宽同样可根据检测信号与设定值比较的结果进行迅速地跟踪调整，以确保管电流实际值等于设定值。

高频 X 射线机凭借其先进的实时控制机制，显著提升了曝光参量的重复性。得益于其设定电路与检测电路所具备的高精度特性，只要影响管电压和管电流的因素保持在允许的变化范围内，高频 X 射线机便能确保每次曝光的输出量保持高度的一致性。这一特性在医疗诊断中至关重要，因为它极大地提高了诊断的可靠性和准确性。相比之下，工频 X 射线机由于其控制方式的固有限制，难以实现如此高水平的曝光参量重复性。

（五）体积小、重量轻

高频 X 射线机在体积和重量上实现了显著缩减，这一特性对于生产便携式和移动式 X 射线机而言具有极大的优势。

（六）超短时曝光

X 射线机实现超短时曝光的能力与其高压波形的上升沿特性密切相关。具体而言，高频 X 射线机的高压波形上升沿非常陡峭，通常仅需十几微秒至几十微秒的时间即可达到峰值。这一特性使得高频 X 射线机能够实现极短的曝光时间，最短可达 1 毫秒，从而满足高精度和快速成像的需求。相比之下，工频 X 射线机的高压波形则按照正弦波的变化规律进行，其上升沿相对缓慢。因此，这类 X 射线机的最短曝光时间受到限制，通常需要大于 3 毫秒。这一差异使得工频 X 射线机在超短时曝光方面不如高频 X 射线机灵活和高效。

（七）智能化控制

高频 X 射线机还具备智能化控制的特点。通过使用计算机或单片机对整机进行控制和管理，高频 X 射线机能够实现多种智能化功能，如自动降落负载、曝光限时、故障报警、数据存储和自动处理等。这些功能不仅提高了 X 射线机的使用效率和安全性，还为 X 射线机的数字化和智能化创造了必要条件。

三、电路结构

HF-50R 型高频机主要由电源电路、高频逆变电路、高压发生电路、灯丝加热电路、控制电路、取样与反馈电路、操作与显示电路等构成，其电路如图 3-14 所示，其中控制电路主要包括计算机控制电路和其他控制电路，计算机控制电路包括上位计算机控制电路（控制台）和下位计算机控制电路（高压发生器）。上位计算机负责系统自检、键盘扫描、液晶显示等；下位计算机负责高频逆变、管电压采样与调整、旋转阳极启动与检测、故障检测等。HF-50R 型高频机的电路构成复杂而精细，各部分电路相互协作共同实现了高频 X 射线机的各项功能。

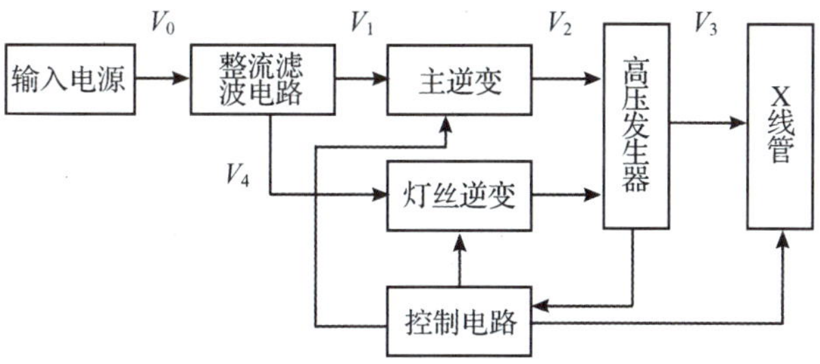

图 3-14 HF-50R 型高频机电路

HF-50R 型高频机接收外部交流电源输入（通常为 220V 或 380V 交流电），输入电压 V_0 通过整流电路和滤波器转化为平稳的直流电 V_1，将整流后的直流电通过高频逆变电路转换为高频方波交流电 V_2，高频交流电经过高频升压变压器提升为 X 射线管工作所需的高压 V_3（40～150kV），升压后的高频交流电通过倍压整流电路转化为直流高压，为 X 射线管提供管电压，驱动电子加速撞击靶面。管电压的控制采用脉宽调制方式，在曝光过程中，管电压的采样信号会与预先设定的目标值进行实时比较，比较产生的误差信号会被送入脉宽调制电路，经过调制后用于调节逆变桥的导通时间。通过这一闭环控制方式，确保管电压的实际输出值始终保持在设定值上，从而保证曝光参数的精确性和稳定性。从高频电源中分出一部分电能 V_4，通过脉宽调制控制灯丝电流，灯丝电路为 X 射线管灯丝加热，使其发射电子。

四、直流逆变电源

直流逆变电源，也称为中高频电源，是中、高频 X 射线机不可或缺的关键组件，同时也是高频机与工频机之间区别的显著标志电路。该电源系统主要由以下三个逻辑上紧密相连的部分构成：直流电源电路、直流逆变电路及逆变控制电路。这些部分相互配合，共同实现直流到高频交流的高效转换，为设备的高频工作提供支持。

（一）直流电源

直流电源是整个逆变过程的起点，负责提供稳定、平滑的直流电能，为后续的逆变操作奠定基础。对于功率较小的机型，它们可以直接采用蓄电池作为电源，或者通过 220V 单相交流电源进行供电。在这种供电方式下，交流电源经整流后，被转换为直流电源以满足机器的运行需求。对于 15kW 及以下的中、高频机，通常采用 220V 单相交流电源作为输入，然后利用桥式整流或倍压整流技术，高效地将交流电转换为所需的直流电源。而对于功率较大的机型，特别是 15kW 以上的中、高频机，则更倾向于使用 380V 三相交流电源进行供电。这种供电方式具有更高的功率输出能力和稳定性。在三相交流电源输入后，机器会采用三相桥式整流和滤波技术，将交流电转换为高质量的直流电源，以满足机器的高功率需求。

（二）桥式逆变

直流电转换为交流电的过程被称为直流逆变。这种转换可以通过不同的方式实现，其中桥式逆变、半桥式逆变和单端逆变是三种常见的方法，桥式逆变应用最为普遍。其工作原理如图 3-15 所示，K_1-K_4 为四个电子开关，Z 为负载阻抗。这个电路的核心功能是通过精确控制这四个电子开关，将直流电转换为交流电。

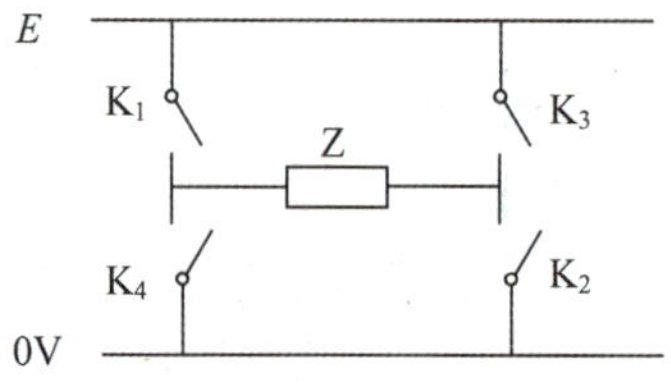

图 3-15　桥式逆变工作原理

K_1、K_2 闭合，K_3、K_4 断开，Z 两端电压为 E。

K_1、K_2 断开，K_3、K_4 断开，Z 两端电压为 0。

K_1、K_2 断开，K_3、K_4 闭合，Z 两端电压为 $-E$。

K_1、K_2 断开，K_3、K_4 断开，Z 两端电压为 0。

如此为一个周期 T，然后周而复始，适当控制四只电子开关的切换频率，就可获得不同频率的正负交替的矩形波交流电。

（三）逆变控制

逆变控制负责监控并调节逆变过程，确保输出的交流电能具有稳定的频率、电压和波形。通过精确的控制算法，逆变控制模块能够实现对逆变过程的动态调整，以适应各种负载变化和电源要求。

第四节　X 射线防护

微课：放射防护

一、X 射线对人体的辐射损伤

X 射线是一种频率极高、波长极短、能量很大的电磁波。在医疗诊断、工业检测和科学研究等领域中，X 射线被广泛应用。然而，X 射线对人体细胞具有一定的杀伤力，因此在使用时需要严格控制剂量和暴露时间。

X 射线对人体的辐射损伤主要分为确定性效应和随机性效应两类。①确定性效应：是指当辐射剂量超过一定阈值时，会出现特定的组织损伤或功能障碍。这些损伤通常是可预测的，并与辐射剂量成正比。例如，皮肤红斑、脱发、白内障等。②随机性效应：是指即使辐射剂量很小，也有可能引发某些疾病的风险增加。这些效应的发生概率与辐射剂量呈非线性关系，且通常无法预测。例如，辐射可能增加患癌症的风险，但这种风险的大小与个体差异、辐射剂量和暴露时间等因素有关。

具体来说，X 射线对人体的辐射损伤主要表现在以下几个方面。

1. 血液系统损伤　X 射线对人体白细胞具有一定杀伤力，可使人体血液中的白细胞数量减少，抑制血小板的生成，甚至引起血液系统的肿瘤。

2. 免疫功能下降　白细胞是人体内进行免疫反应的主要细胞，白细胞的减少可能会使人体的免疫功能下降，从而更容易发生感染性疾病。

3. 生育能力受损　X 射线还可能对人体的生殖细胞造成损伤，造成卵子和精子发生畸形、数量减少、染色体基因突变，引起患者生育能力下降，甚至不孕不育。

4. 影响胎儿发育　孕妇如果长期接受 X 射线的辐射，可能造成胎儿的染色体异常、发育畸形，胎儿可出现先天残疾、智力障碍等情况，或造成流产、死胎。

5. 增加患癌风险　X 射线长时间照射可能造成机体细胞的 DNA 产生突变，正常的分裂分化过程不受控制，导致癌细胞的出现。

然而，在正常医疗检查中接受 X 射线照射一般不会产生严重后果。上述危害通常是在长期大剂量接触 X 射线的情况下才可能出现的。

二、医用诊断 X 射线防护的目的与原则

医用诊断 X 射线防护的主要目的是防止有害的确定性效应发生，并限制随机性效应的发生，使所接受的辐射剂量降低到被认为可以接受的水平。同时，要消除各种不必要的照射，从而保障 X 射线工作者和受检者及其后代的健康和安全。在医用诊断 X 射线的应用中，确保检查的正当性、防护的最优化及个人受照剂量的限值控制是保障患者、医护人员及公众健康与安全的关键所在。

1. 检查正当性 使用 X 射线进行检查时，全面权衡其带来的诊断或治疗利益与潜在的辐射危害。只有当 X 线检查对患者的诊疗具有重要价值，且这种价值明显超过可能引发的辐射风险时，才应被视为正当使用。例如，对于疑似骨折的患者，X 线检查能清晰揭示骨折情况，对后续治疗方案的制定至关重要，此时使用 X 线检查是合理的。然而，对于轻微外伤且临床症状显示骨折可能性极低的情况，应避免不必要的 X 线检查，以减少患者的辐射暴露。

2. 防护最优化 应采取一切合理的措施，在保证诊断质量的前提下，将辐射剂量降至尽可能低的水平。这包括选择合适的 X 射线设备参数，如根据患者的体型调整管电压和管电流，以减少辐射输出。同时，优化检查流程也至关重要，如合理规划 CT 扫描范围，避免扫描不必要的区域。此外，医院应定期对 X 射线设备进行质量控制检测，确保设备输出的辐射剂量准确且尽可能低，并配备先进的剂量调制技术等功能，以实现防护的最优化。

3. 个人受照剂量限值 关于个人受照剂量的限值控制，国家规定了个人（包括患者、医护人员和公众）所接受的辐射剂量不得超过相应的限值。对于从事放射工作的医护人员，国家设定了严格的职业剂量限值，如连续 5 年的年平均有效剂量不应超过 20mSv，且任何一年中的有效剂量不应超过 50mSv。医院需为医护人员配备个人剂量计，定期监测他们的辐射剂量，以确保符合剂量限值要求。对于患者，虽然没有像医护人员那样严格的职业剂量限值，但应根据检查类型和患者的具体情况（如年龄、性别、身体状况等）合理控制辐射剂量。对于公众，年有效剂量限值一般为 1mSv，以确保其健康与安全不受影响。

三、防护措施

为了减少 X 射线对人体的辐射损伤，需要采取以下防护措施。

1. 时间防护 尽量缩短接触 X 射线的时间，减少受照剂量。

2. 距离防护 利用延长距离来减少辐射剂量。

3. 屏蔽防护 在放射源和人员之间放置能有效吸收射线的屏蔽材料。

4. 正规操作 只有经过专业培训的人员才能使用 X 射线设备。

5. 佩戴护具 在必要时佩戴铅防护服、防护手套等防护用品。

X 射线对人体的辐射损伤是一个需要高度重视的问题。在使用 X 射线设备时，必须严格遵守安全操作规程，采取有效的防护措施，以确保人员安全。

▶知识拓展

X 射线的应用

X 射线作为一种波长极短、能量很大的电磁波，除了能够用于疾病诊断，在多个领域有着广泛的应用。

在工业上，X 射线检测技术是无损检测的一种重要方式，能够检测出肉眼无法识别的缺陷，如裂纹、气孔、异物等。在电子制造领域，X 射线检测可以识别焊接缺陷和元件错位，提高电子产品的可靠性；在汽车工业中，X 射线检测用于发动机缸体、变速器等关键零部件的内部缺陷检测，确保汽车的安全性能。随着新能源汽车的普及，对电池的安全性和可靠性的要求日益提高。X 射线检测技术被广泛应用于电池包的内部缺陷检测，确保电池的质量和安全。

在安全检查领域，机场、海关等场所使用 X 射线扫描设备检查行李和货物中的违禁物品、危险品和非法物品，确保公共安全。在监狱、边境检查站等场所，X 射线技术也被用于检查藏匿在人体内的违禁物品。

其他领域中，X 射线也被用于检测艺术品的内部结构和状态，鉴定真伪和修复损坏。分析地质样品的成分和结构，研究矿藏和地质构造。

考试知识点总结

本章小结

协和云课堂…… 拓展练习及参考答案

（陈　晓）

教学课件

第四章　数字化 X 射线设备

学习目标

素质目标

（1）树立终身学习的精神，持续关注数字化 X 射线设备新动态、新技术，不断更新自己的知识体系。

（2）具备严谨的职业态度，对数字化 X 射线设备的原理、构造等内容进行深入研究，确保知识掌握的准确性。

知识目标

（1）掌握：数字 X 射线设备成像的基本原理、数字 X 射线设备的基本结构及成像原理。

（2）熟悉：数字 X 射线设备探测器的结构及工作原理。

（3）了解：数字 X 射线设备摄影技术的最新发展动态及未来趋势。

能力目标

（1）能够熟练进行数字 X 射线设备的操作，包括设备调试、参数设置、图像采集等。

（2）能够根据临床需求选择合适的摄影体位和参数，优化图像质量。

（3）能够识别并解决数字 X 射线设备摄影过程中遇到的常见故障和问题。

案例导入

【案例】

患者，男，60 岁。因劝架被误伤，右腋下疼痛就诊。检查过程：静态 DR 拍片未发现异常，采用动态 DR 拍片，在多角度透视下显示右侧第 8、9 肋骨腋中线处折断端稍分离。结合呼吸运动，通过透视下局部放大清晰显示骨折裂纹随呼吸运动扩大、呼气末对合良好，然后点片抓拍到肋骨骨折征象。诊断结果：右侧第 8、9 肋骨隐匿性骨折。DR 检查意义：对于肋骨隐匿性骨折，传统静态 DR 易漏诊，而动态 DR 能够多角度观察患处，准确显示骨折情况，避免漏诊误诊。

【问题】

DR 检查以其高分辨率图像、快速成像能力和较低的辐射剂量优势，在骨折、肺部疾病、气道异物及心血管疾病等多种疾病的诊断中发挥着重要作用。通过结合动态 DR 的透视下点片功能及其他影像学检查手段，可以进一步提高诊断的准确性和效率。DR 完成这样的检查需要什么样的结构和特点？

· 核心知识拆解 ·

数字 X 射线设备广泛应用于医学诊断领域，特别是在放射科、放疗科等科室及口腔医院等。它可用于胸片检查、脊椎和四肢骨关节的投照等多种检查项目，帮助医生诊断炎症、肿瘤、骨折等多种疾病。数字 X 射线设备的原理是通过 X 射线的吸收来成像。X 射线是一种高能电磁波，能够穿透人体的软组织，但骨组织的对其吸收较强。当 X 射线通过人体时，不同组织对 X 射线的吸收程度不同，从而形成了不同的影像。数字 X 射线设备通过数字化的方式将 X 射线成像，即通过探测器将 X 射线转化为电信号，再由计算机对电信号进行处理和分析，最终得到高清晰度的成像结果。数字 X 射线设备以其成像质量高、操作简便、后处理功能丰富等优点在医学诊断领域发挥着重要的作用。随着医疗技术的不断进步和市场需求的不断增长，数字 X 射线设备将继续得到广泛的应用和发展。

第一节 计算机 X 射线摄影设备

1974 年，出现了最早的计算机 X 射线摄影（CR）系统（图 4-1），使得约占医学影像检查 65% 的 X 射线摄影进入数字化时代。

微课：CR 简介

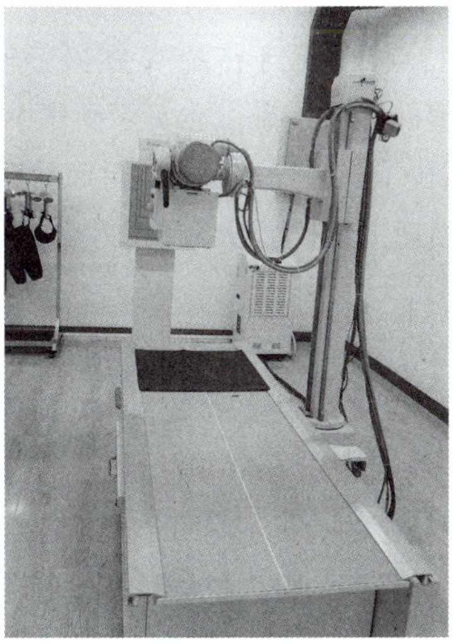

图 4-1 CR

一、基本特点

CR是以成像板（IP）作为信息接收器，经X射线曝光及信息读取装置处理形成数字影像的成像技术。CR系统已将模拟X射线摄影的模拟信息转化为数字信息，不仅实现了各种图像后处理功能，还可将获得的数字信息通过图像存储与传输系统（PACS）实现远程医学（图4-2）。CR主要具有以下特点。

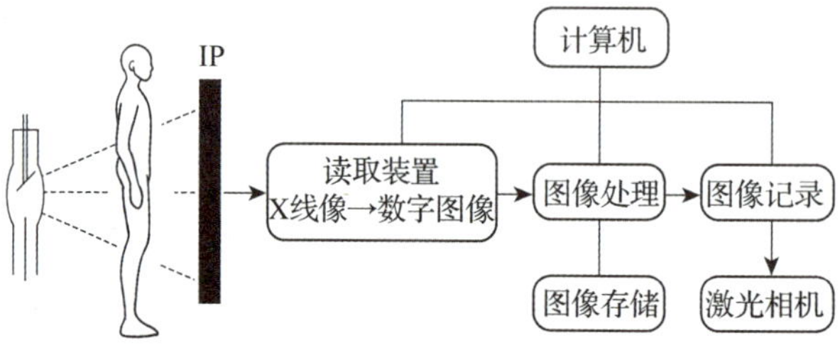

图4-2　CR系统的组成

（一）数字化成像

CR设备实现了X射线影像的数字化。传统X射线摄影依赖胶片记录影像，而CR则借助成像板（IP）吸收X射线并存储能量形成潜影，之后通过激光扫描IP，将潜影转换为数字信号。这种数字化成像带来诸多优势，如方便影像的存储、传输与处理。存储方面，数字影像可大量存储于硬盘、光盘等介质，节省空间且易于长期保存与检索；传输方面，能通过网络快速传递至不同科室或远程医疗站点，实现资源共享与远程诊断；处理图像方面，计算机可运用多种算法对影像进行对比度增强、边缘锐化、噪声抑制等操作，提高影像质量以辅助诊断。

（二）宽动态范围

CR设备具有宽动态范围的显著特点。相较于传统X线摄影较窄的曝光宽容度，CR能够在较大的X线曝光量范围内获取有诊断价值的影像信息。在实际操作中，即使曝光条件设置略有偏差，仍可以得到清晰可辨的影像，这有效减少了因曝光过度或不足而导致的重拍次数，降低了患者接受的辐射剂量，同时也减轻了X线球管的损耗，延长了设备使用寿命，提高了检查效率。

（三）高灵敏度与高分辨率

1. 高灵敏度　CR系统中的IP对X线具有较高的吸收和转换效率。即使在较低的X线剂量下，IP也能有效收集X线信息并形成潜影，这对于对X线敏感的患者（如儿童、孕妇等）及需要进行多次复查的患者意义重大，能在保证影像质量的前提下尽可能降低辐射危害。

2. 高分辨率　能够清晰地显示人体组织的细微结构。其空间分辨率一般可达到2~5lp/mm（线对每毫米），足以满足大多数常规X线诊断需求，可清晰分辨骨骼纹理、肺部细小血管与结节等结构，为临床诊断提供丰富细节信息。

（四）可重复性与后处理功能

1. 可重复性　CR 设备的 IP 可以重复使用。在完成一次 X 线曝光和影像读取后，IP 可通过特定的消影处理，消除残留潜影，恢复到初始状态，以便用于下一次检查，降低了检查成本。

2. 强大的后处理功能　计算机软件为 CR 影像提供了丰富多样的后处理工具。医生可根据不同的诊断目的和患者个体差异，对影像的亮度、对比度、灰度曲线等进行灵活调整。例如，在胸部 X 线检查中，可增强肺组织与纵隔结构之间的对比度；在骨骼检查时，突出骨小梁的细节等，有助于提高病变的检出率和诊断准确性。

（五）与医院信息系统集成

CR 设备能够方便地与医院信息系统（HIS）和图像存储与传输系统（PACS）集成。检查完成后，患者的基本信息、检查部位、检查时间及 X 线影像数据可自动传输并整合到医院信息平台中。这不仅方便了影像科室内部的工作流程管理，也使得临床科室医生能够及时、便捷地获取患者影像资料以进行诊断和治疗决策，实现了医疗信息的数字化流通与共享，提高了医院整体的诊疗效率和服务质量。

（六）时间分辨力较差，不能满足动态器官和结构的显示

CR 系统通过影像板（IP）记录 X 线潜影，再经激光扫描读取并转换为数字图像，这一流程导致图像采集和处理速度较慢。此外，激光扫描过程中产生的光散射效应会降低图像清晰度，从而影响动态结构的捕捉能力。

二、基本构成

CR 系统主要由 X 射线机、成像板、影像阅读器、后处理工作站和存储装置等组成。

1. X 射线机　是产生 X 射线的核心部件。CR 系统使用的 X 射线机与传统的 X 射线机兼容，不需要单独配置。但无暗盒型影像阅读装置是将 IP 与阅读装置组合为一体，则需要单独配置 X 射线机。

2. 成像板　是 CR 成像系统的关键部件，是 CR 系统信息采集的设备，是记录人体影像信息、实现模拟信息转化为数字信息的介质，只具有记录功能，不具备影像显示功能。

3. 影像阅读器　其作用是读取 IP 的潜影信息，将 X 射线模拟信息转换成数字影像，并且在读取结束对成像板残余信息进行擦除处理，以便重复使用。

4. 后处理工作站　用于对数字化影像做各种后处理及打印图像，如调整影像的灰阶、对比度、亮度等参数。

5. 存储装置　负责影像数据的存储，存储介质可以是硬盘、光盘等，或直接发送到 PACS 系统。

微课：成像板

三、成像板

CR 图像不是直接记录在胶片上，而是先记录在 IP 上；IP 可以重复使用，但不能直接显示图像。

（一）基本结构

IP 是由表面保护层、荧光层、支持层和背衬层组合而成的一块薄板（图 4-3）。

图 4-3　暗盒式 IP

1. 表面保护层　其作用主要是防止荧光层在使用过程中受到损伤。它主要由坚韧的聚酯材料制成，这种材料具有高透明度的特点，能够保证 X 射线顺利穿透，不会干扰成像。同时，它能有效防止 IP 在日常使用过程中受到物理损伤，如刮擦、碰撞和摩擦。它还可以抵抗医院环境中常见的消毒剂、清洁剂等化学物质的侵蚀。

2. 荧光层　是 IP 的核心组成部分。它主要包含 PSL 荧光物质（含有微量二价铕离子的氟卤化钡晶体），它是一种感光聚合物。混于多聚体溶液中，涂在支持层上制成，通常厚约 300μm。PSL 内的化合物经过 X 射线照射后，可产生辉尽性荧光，将 X 射线以潜影形式存储在晶体内，当再次受激光照射时，可释放出与初次激发所接收的信息相对应的荧光，这种现象即为光激励发光（photon stimulation light，PSL）。PSL 荧光物质中的感光聚合物具有非常宽的动态范围，在选择曝光条件时，将有更大的自由度，一般情况下只需要一次曝光就可得到全部可视的判断信息。

3. 支持层　也称为基板，位于荧光层下方，是荧光层的载体，通常由聚酯纤维或聚碳酸酯等材料构成。它的主要作用是为荧光层提供物理支撑，确保荧光层在 X 射线照射过程中能够保持均匀的结构，用于保护荧光层免受外力损伤。基板通常为黑色，防止激光在荧光层和支持层之间发生界面反射。背面常加一层吸光层，防止光透过支持层影响下一张 IP。

4. 背衬层　也称为背面保护层，其作用是在 IP 的使用过程中防止 IP 的背面受到物理损伤。其材料与表面保护层相同。IP 结构如图 4-4 所示。

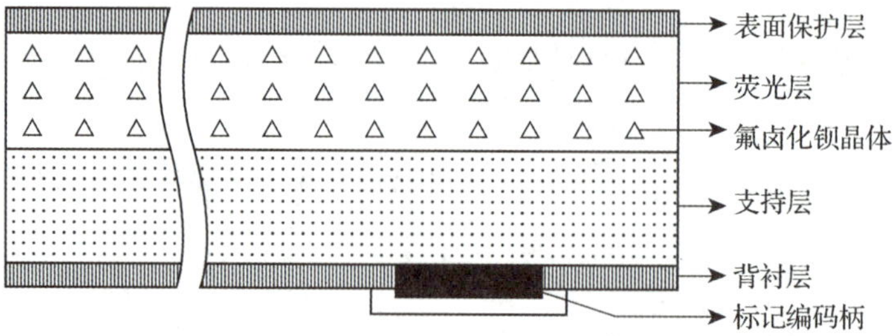

图 4-4　IP 结构

（二）成像原理

CR 采用 IP 作为载体进行数字 X 射线摄影，经人体后的 X 射线，直接投入 IP，IP 的光激励（被称为第 1 次激励或激发）荧光体中记录 X 射线的摄影部位影像，形成了潜影。再将 IP 放入影像阅读器中，通过激光扫描使存储在 IP 内荧光体中的信号转换成光信号（被称为第 2 次激励），用光电倍增管或 CCD 将光信号转换成电信号，再经过模/数（analog-to-digital，A/D）转换后，输入计算机处理，最后获取到高质量的数字 X 射线图像。

（三）IP 的规格与类型

IP 常用的规格有 35cm×43cm（14in×17in）、35cm×35cm（14in×14in）、25cm×30cm（10in×12in）和 20cm×25cm（8in×10in）四种规格。IP 的类型根据不同的摄影技术分为有标准型（standard，ST）和高分辨力型（high resolution，HR）两种。ST 多用于常规摄影，而 HR 则用于乳腺摄影。

（四）特性

1. IP 具有“光激励发光现象”。
2. IP 可重复使用，在正常条件下的使用寿命可有 10 000 余次。
3. IP 的激励光谱与发射光谱不同。
4. IP 的光发射寿命期短。
5. IP 存储信息易消退，因此，曝光后的 IP，需要在 8 小时内读出信息。
6. IP 易受天然辐射的影响，因此，长期存放未使用的 IP，使用前应先采用强光（来自激光阅读器）消除天然辐射产生的伪影。

（五）使用的注意事项

1. 避免损伤 IP 因在相同装置中反复使用，即使极微小的损伤也会积累而形成明显伪影。在装卸 IP 操作中应戴医用手套，轻拿轻放，避免磕碰、划伤和污染。定期对 IP 进行养护，及时清除板上的污渍，可采用脱脂棉蘸肥皂液从 IP 中心环形方向依次向边缘擦拭，注意切勿划伤 IP。总之，必须避免使 IP 损伤的任何因素。

2. 注意屏蔽 IP 上的荧光物质对放射线的敏感度高于 X 射线胶片，所以在进行摄影前后及未读取前都要求有很好的屏蔽。避光不良或漏光时，形成的图像会变得发白，呈现曝光不足的现象。

3. 消除潜影 IP 对 X 射线和其他形式的电磁波很敏感，都会形成潜影。因此，IP 再次使用时，须重作一次激光照射，以消除可能存在的任何潜影。

4. 及时读取 摄影后的 IP 在读取前的存储期间，潜影信息会产生消退，虽然消退速度很慢，但若曝光不足和存储过久，受消退和天然辐射等因素的影响，致使噪声加大。因此，在摄影后的 8 小时内要读出 IP 的潜影信息。

四、影像阅读器

影像阅读器（image reading device，IRD）也称阅读仪或读出器，用于读出 IP 上的潜影信息，形成数字影像。CR 的影像阅读器分为暗盒型影像阅读器和无暗盒型影像阅读器。

（一）暗盒型影像阅读器

暗盒型影像阅读器（图 4-5）是将 IP 置入与常规 X 射线摄影暗盒类似的盒内，它可以代替常规摄影暗盒在任何 X 射线机上使用。目前常用带暗盒的 IP 尺寸有四种：36cm×43cm（14in×17in）、36cm×36cm（14in×14in）、25cm×31cm（10in×12in）和 20cm×25cm（8in×10in）。暗盒型影像阅读器，需要采用暗盒装载 IP，经过 X 射线曝光后，随同暗盒一起插入影像阅读装置特定的通道中，IP 被自动取出，经过扫描之后送回暗盒中，整个过程自动连续（图 4-6）。该种类型的 CR 系统所用的 X 射线机与传统的 X 射线机兼容，不需要单独配置。

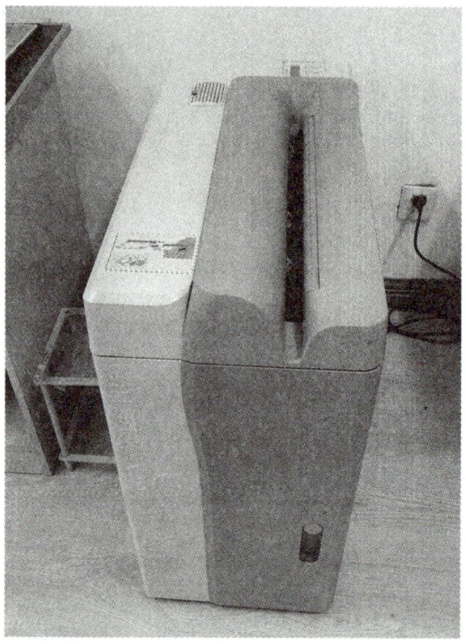

图 4-5　CR 暗盒型影像阅读器

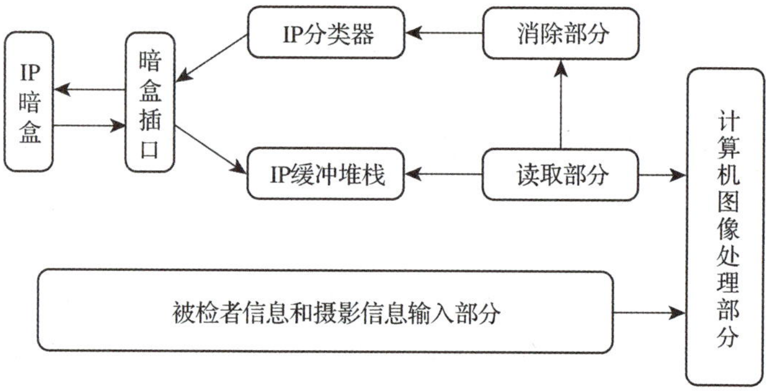

图 4-6　CR 暗盒型影像阅读器结构

（二）无暗盒型影像阅读器

无暗盒型影像阅读器是将 IP 与影像阅读器组合成一体，无须暗盒，直接放置在 X 射线摄影滤线器的后面，经曝光后自动进入影像阅读装置，读出影像后自动复位到初始位置，整个过程都是自动完成。

影像阅读器主要是通过激光扫描读取成像板中的记录信息，并可通过曝光数据识别进行影像的初步处理，之后将影像数据输出到影像后处理工作站。此外，还负责对成像板的潜影进行擦除处理。

（三）影像阅读器的原理

存储在 PSL 荧光物质中的潜影信息是连续模拟信号，要将其读出并转换为数字图像数据，需采用激光扫描。随着高精度电机带动 IP 匀速移动，激光束由摆动式反光镜或旋转多面体反光镜进行反射，对 IP 整体进行精确而均匀地逐点、逐行扫描。荧光体受激光激发产生的荧光被高效导光器采集和导向，传输到光电倍增管的光电阴极，经光电倍增管进行光电转换和增幅放大后，再经 A/D 转换器转换为数字信号（图 4-7）。这一过程反复进行，扫描完一张 IP 后，得到一组完整的数字图像数据。

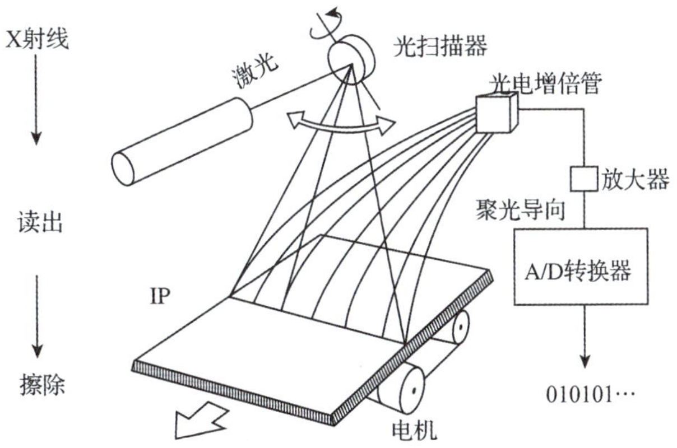

图 4-7　IP 读出方式示意

五、图像处理

（一）环节

1. 与系统检测功能有关的处理　这涉及影像阅读器输入信号和输出信号之间的关系，利用适当的读取技术，可以保证整个系统在很宽的动态范围内自动地获得具有最佳密度和对比度的影像。

2. 与影像显示功能有关的处理　这涉及影像处理过程，通过各种特殊处理，如灰阶处理、频率处理、减影处理等，可以为医师提供满足不同诊断目的、具有较高诊断价值的影像，我们常称之为影像后处理。

3. 与影像信息的存储和记录有关的处理　这涉及影像记录装置，要求能得到高质量的可视影像，并且在不降低影像质量的前提下压缩影像数据，以节省存储空间和高效率地传输影像。

（二）后处理方式

与显示有关的后处理技术主要包括灰阶处理、空间频率处理、减影处理、叠加处理、动态范围压缩。

1. 灰阶处理　CR 系统在读取影像时，将影像信号在需要的范围内转换成数字信号，可以调整某一数字信号以黑白密度再现，这一过程即为灰阶处理，与 CT 的窗宽类似。可以根据摄影部位及所观察内容的不同，在一定范围内进行选择而达到最佳视觉效果，如胸部平片通过这种处理后，既可以显示乳房等软组织的影像，也可得到纵隔的影像。灰阶处理影响的是对比度。

2. 空间频率处理　是通过频率响应的调节来影响影像的锐利度，使兴趣结构的边缘部分得到增强或平滑，从而使特定组织结构得到最佳显示。

灰阶处理（影响对比度）和空间频率处理（影响锐利度）结合使用，低对比度处理和强的空间频率处理结合应用，能提供较大的层次范围和实现边缘增强。

3. 减影处理　将 0.4~1.2mm 厚的铜板置于两张 IP 之间，一次曝光得到不同能量的两张 IP，分别读取 IP 后得到两幅影像，然后由专用软件进行影像处理，便可分别获得常规、骨组织、软组织三幅影像。

4. 叠加处理　为了在一张影像上表现出更多的信息量，可以把多张（2~3 张）IP 重叠起来摄影，将其信息量叠加平均处理，从而提高信噪比，改善影像质量。

5. 动态范围压缩　动态范围处理在灰阶处理与空间频率处理之前进行，可以分为以低密度区域为中心和以高密度区域为中心压缩，前者使原始影像低密度区域的密度值增高，后者使高密度区的密度值降低，两者都使影像的动态范围变窄。

六、影像存储装置

1. 磁带　存储量为10~100MB，读取速度为8MB/s左右，不宜永久保存。

2. 硬盘　用于暂存数据，访问时间小于10毫秒，传输速率30MB/s。

3. 光盘　目前常用的有只读光盘、可刻录光盘、一次性写入光盘，以及DVD光盘。130mm直径CD+R和CD-R的容量为700MB/片，同样直径的DVD盘的容量一般为4.7GB/片，是目前长期存储影像的理想存储方式。

4. PACS服务器　CR影像是数字影像，符合数字影像的医学标准，因此可以进入PACS服务器进行存储。由于PACS服务器存储量大，为了保证CR影像的质量，存储时可以不采用压缩的形式来进行存储。

第二节　数字X射线摄影设备

一、发展历程

微课：DR介绍

1. DR技术的诞生

（1）1997年：直接数字X射线摄影设备出现，这一技术将传统的X线检查与数字化技术相结合，大大提高了图像质量和检查效率。

（2）21世纪初：非晶硅平板探测器的发明对DR行业产生了重大影响，推动了DR技术的数字化水平大幅提升。

2. 动态DR与三维DR的兴起

（1）2009年：某公司推出首台动态DR设备，标志着DR技术进入了一个新的发展阶段。动态DR不仅具备静态DR的功能，还能进行实时动态观察，提高了诊断的准确性。

（2）2013年：中国自主研发的首台动态DR问世，开启了国产设备在动态DR领域的探索。

（3）近年来：随着技术的不断进步，DR设备逐渐向三维化、多功能化方向发展。例如，某公司推出的双悬吊机器人和立位容积成像f-DR等设备，能够在立位下进行全脊柱、全下肢的三维扫描与重建，为医生提供更全面、更准确的诊断信息。

3. DR技术的未来趋势

（1）三维化：随着三维重建技术的不断发展，DR将逐渐实现二维到三维的跨越，为医生提供更加直观、量化的测量数据。

（2）多功能化：未来的DR设备将具备更多的临床应用场景和功能，如数字化摄影、数字化造影、数字化透视等，实现一机多用。

（3）低剂量化：在保证图像质量的前提下，降低患者接受的辐射剂量将是 DR 技术发展的重要方向之一。

综上所述，DR 技术经历了从模拟化到数字化、从静态到动态、从二维到三维的发展历程，并在不断的技术创新中推动着医学影像技术的进步。

二、基本特点

DR 利用 X 射线探测器采集 X 射线信息，将透过人体的 X 射线转换为相应的数字信号，计算机系统对数字 X 射线摄影设备图像信息进行各种处理，最终形成数字 X 射线图像并由显示器显示出来。DR 主要具有以下特点。

（一）细腻图像与高分辨率

1. 图像清晰细腻 DR 系统采用先进的数字化技术，能够获取高分辨率的 X 射线图像，使得图像细节更加清晰，有助于医生准确判断病变情况。

2. 密度分辨率高 DR 系统能够覆盖更大的对比度范围，显示出更多的影像细节，这是其优于普通放射影像的重要特点。

（二）高效成像与低辐射

1. 成像速度快 DR 系统投照速度快，能够迅速获取图像，减少了运动伪影的影响，尤其适用于哭闹易动的儿童和不易屏气的老年患者。

2. 辐射剂量小 由于 DR 系统的平板探测器灵敏度高，因此只需要较小的能量就能获得满意的图像。相比传统 X 射线摄影，DR 系统的辐射剂量可降低 30%～70%，更好地保护患者和医护人员的健康安全。

3. DR 系统的量子检测效率（detective quantum efficiency，DQE） DQE 是衡量其性能的关键指标之一。其 DQE 高达 60%以上，意味着该系统在将 X 射线转换为数字图像信号的过程中，具有较高的有效量子利用率，从而能够在较低的 X 射线剂量下获得质量相对较好的图像。

（三）动态范围大与多功能性

DR 系统具有更高的动态范围和量子检出效能，能够覆盖更广泛的影像信息，提高诊断的准确性。

1. 探测器信号采集的动态范围 高质量的探测器材料和设计、广泛的信号处理能力、数字化技术的应用及优化的成像算法。这些因素共同作用，使得 DR 探测器能够在广泛的射线强度范围内提供精确的信号采集和高质量的图像。DR 探测器的动态范围之所以较大，主要是因为其设计和工作原理使其能够在较宽的射线强度范围内精确测量并转换信号。以下是几个关键原因。

（1）高质量的探测器材料和设计：DR 探测器通常采用高质量的半导体材料，如非晶硒（a-Se）或碘化铯（CsI）闪烁体，这些材料具有较高的量子效率和良好的线性响应特性。这意味着它们能够有效地将入射的 X 射线转换为电信号，并且在整个动态范围内保持一致的转换效率。

（2）广泛的信号处理能力：DR 探测器通常配备有高性能的信号处理电路，能够处理从非常弱的信号到非常强的信号。这种广泛的信号处理能力使得探测器能够在不同的射线强度下都能提供准确的信号输出。

2. 数字化技术的应用 DR 探测器利用数字化技术将模拟信号转换为数字信号，这不仅提高了信号的稳定性，还扩大了动态范围。数字化技术能够提供更高的位深度，从而允许探测器捕捉到更多的灰度级别，进一步增强了动态范围。

3. 优化的成像算法 现代 DR 系统通常配备有先进的成像算法，这些算法能够优化信号的采集和处理过程，进一步提高动态范围。例如，一些算法能够自动调整增益和曝光时间，以适应不同的射线强度，从而确保在整个动态范围内都能获得高质量的图像。

4. 多功能应用 DR 系统不仅可以用于常规的 X 射线摄影，还可以进行血管造影、尿路造影等特殊检查，满足不同科室的临床需求。同时，它还可以与其他医疗设备和系统进行集成，实现更多的功能。

5. 数字化处理与便捷性 DR 系统能够将获取的 X 射线图像进行数字化处理，方便医生对图像进行增强、调整和放大等操作，以便更好地观察和分析患者的病情。

6. 影像存储和传输 数字化处理后的图像可以方便地存储和传输，医生可以随时查看和比对历史影像，也可以通过网络实现远程会诊和教学。

（四）图像后处理

1. 基础调整

（1）对比度调整：通过调整图像的对比度，使图像中不同组织和结构之间的差异更加明显，有助于医生更好地观察。这是因为在原始图像中，部分组织的对比度可能较低，难以清晰区分，经过调整后可提高诊断的准确性。

（2）亮度调整：改变图像的整体亮度，确保图像既不过亮（可能导致部分细节丢失，如过曝区域）也不过暗（可能隐藏某些结构，如欠曝区域），使图像整体显示效果更佳，便于观察图像中的各种细节，如骨骼、软组织等的形态和结构。

2. 噪声处理 降噪：DR 图像可能存在量子噪声等，降低噪声可以使图像更加平滑，提高图像的清晰度。例如，通过一些算法减少量子噪声的影响，因为量子噪声会影响细小物体和低对比度物体的可见度，降噪后这些结构能更清晰地显示，有助于准确诊断。

3. 图像增强 细节增强：强化图像中的微小结构和细节部分，让医生能够更清晰地看到如骨骼的细微骨折线、软组织中的微小病变等。这有助于提高疾病的早期发现率，为患者的及时治疗提供依据。

4. 尺寸和分辨率相关处理

（1）图像缩放：根据实际需求对图像进行放大或缩小，方便医生查看整体结构或聚焦于局部细节。但在缩放过程中要注意避免过度插值导致图像模糊等问题，需依据图像的像素等特性进行合理操作。

（2）分辨率调整：在一定程度上提高或优化图像的分辨率，使图像的像素分布更加合理，从而提高图像的质量，更清晰地显示组织和病变情况。

5. DR 影像存储 存储原理：DR 影像在检查过程中，探测器将接收到的 X 射线信息转化为数字信号，这些数字信号经过计算机处理后重建图像。然后这些图像数据可以被存储在医院的影像存储系统中，如 PACS 系统。在这个系统中，影像数据以数字化的形式被安全地保存，方便后续的调用、查看和管理等操作。

6. DR 影像传输　传输模式：DR 拍摄完患者的图像需要通过网络发送出去，在医疗中采用的是医学数字成像和通信（digital imaging and communication in medicine，DICOM）网络传输协议。其中 DX 是 DICOM 传送图像模式的一种模式，对应的是 DR 的图像，DX 模式的图像不仅包含图像的灰度等信息及患者的姓名、年龄等信息，还包括体位信息（如患者拍照时是正向站着，还是左侧站着）。DR 图像可传输至诊断平台以便医生进行诊断，也可传输至打印胶片的设备等地方。

（五）PACS 能力

DR 图像属于数字化信息，从计算机信息管理的角度，可以进行图像压缩，图像格式变换，各种网络通信方式传输、发布，多种存储介质存储等。DR 图像通过 PACS 系统可以实现信息共享。因为医学图像的专业特殊性，DR 图像必须符合相关国际通用标准和我国关于医学信息管理的相关标准。目前我国采用的是 DICOM3.0 标准。

三、基本构成

数字 X 射线摄影的基本构成主要包括以下几个部分。

1. X 射线发生装置　这是 DR 系统的关键组件之一，用于产生 X 射线。通常包括一个高压发生器和一个 X 射线管。高压发生器为 X 射线管提供所需的高压，使其能够产生 X 射线。

2. 平板探测器　平板探测器是 DR 系统的另一个核心部件，用于捕捉 X 射线并将其转换为数字信号。它通常由闪烁体层、光电二极管阵列和读出电路组成。X 射线首先被闪烁体层转换为可见光，然后光电二极管阵列将光信号转换为电信号，最后通过读出电路进行数字化处理。

3. 数据采集系统　数据采集系统负责从平板探测器中读取数字化信号，并将其转换为计算机可以处理的数字图像。通常包括一个模/数转换器，用于将模拟信号转换为数字信号。

4. 图像处理系统　图像处理系统用于对采集到的数字图像进行增强、滤波、校正等处理，以提高图像的质量和可读性。通常包括一系列图像处理算法和软件工具。

5. 图像显示和存储系统　图像显示系统（如医用显示器）用于将处理后的数字图像展示给医生进行诊断。存储系统（如硬盘、光盘或云存储）则用于保存图像数据，以便将来检索和分析。

6. 控制系统　控制系统负责整个 DR 系统的运行和控制，包括 X 射线源的开关、探测器的校准、图像的采集和处理等。通常包括一个中央处理器和相关的控制软件。

7. 机械支撑结构　机械支撑结构用于支撑和固定 DR 系统的各个部件，确保它们能够正确地定位和移动。包括 X 射线源和平板探测器的支撑架、患者定位装置等。

这些基本构成单元共同协作，使 DR 系统能够高效地捕获、处理和显示 X 射线图像，为医生提供准确的诊断信息。

四、分类

DR，即数字 X 射线摄影，其分类主要基于探测器的类型及机架结构。以下是对 DR 设备的详细分类。

（一）按探测器类型分类

1. 非晶硅平板 DR 属于间接数字 X 射线摄影（indirece digital radiography，IDR），其成像原理是先将 X 射线信号转变为可见光，然后通过光电二极管组成的薄膜半导体阵列进行转换收集，并由专门的读出电路直接读出送至计算机系统进行处理。

非晶硅平板 DR 因其技术成熟、图像质量稳定且对常规临床诊断要求能够满足而广受欢迎。此外，其采购及维修成本相对较低，性价比高。

2. 非晶硒平板 DR 属于直接数字 X 射线摄影（direct digital radiography，DDR），它采用直接探测技术，即 X 射线光子在硒涂料层直接变成电信号并被探测而转化为数字信号。

非晶硒平板 DR 的成像速度较快，且具有较高的图像分辨率和信噪比。然而，由于硒层对温度敏感，使其使用条件受限，环境适应性相对较差，且后期维护成本较高。

3. 电荷耦合器件 DR 采用电荷耦合器件（charge coupled detector，CCD）作为探测器，多用于 DSA 和胃肠 X 射线机中。

由于物理局限性，大面积平板采像 CCD 可能不胜任。但相对于非晶硅/硒平板设备，CCD 设备在价格上具有一定优势。

4. 多丝正比室探测器 多丝正比室探测器由大量平行细丝组成，这些细丝位于两块相距几厘米的阴极平面之间的一个平面内。当高能带电粒子穿过多丝正比室时，会引起气体电离，产生电信号。由于其复杂性和成本，它在现代 DR 系统中的应用相对较少。

（二）按机架结构分类

1. 悬吊 DR 具有智能化程度高、图像质量高、可实现全方位拍摄的特点。悬吊 DR 的球管可以上下升降，并且可以沿着天轨做横向及纵向运动，使其拍摄范围相较其他 DR 更大，同时运动更灵活，可满足临床不同体位的拍摄需求。即使对于轮椅位、移动床患者摄片，悬吊 DR 设备也能够自如应对。悬吊 DR 通常配备先进的智能化系统，如自动感应、自动跟踪、自动对中等功能，可以根据不同动物或人体部位设定参数，实现自动化拍摄和图像处理。悬吊 DR 采用高品质的平板探测器，能够捕捉到更加清晰、低剂量的图像，为医生提供准确的诊断依据。然而，由于悬吊 DR 的组件配置复杂且技术含量高，因此其后期维护成本也相对较高。需要定期进行检查、校准和维修等工作，以确保设备的正常运行和图像质量。

2. 立柱 DR 具有占地面积小、装机条件要求低、价格相对便宜、定位方便、投照部位广泛和操作简便等优点。然而，它也存在球管不能打角度、胸/床位转换时间较长及部分体位拍摄角度受限等缺点。

综上所述，DR 设备的分类主要基于探测器的类型和机架结构。不同设备的成像过程如图 4-8 所示。在选择 DR 设备时，医院应根据自身的实际需求、预算及安装环境等因素进行综合考虑。同时，也应注意选择具有良好售后服务和维修保障的厂家和产品。

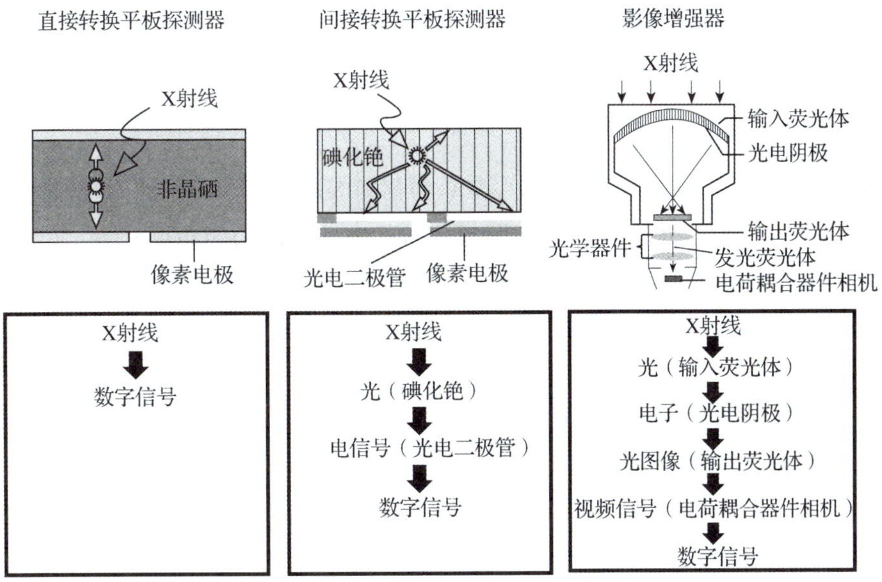

图 4-8 固体探测器成像过程

五、电荷耦合装置探测器

CCD 的发展不仅推动了摄影和成像技术的进步，而且深刻影响了现代社会的信息记录方式。CCD 技术的发明可以追溯到 20 世纪 60 年代末至 70 年代初。1969 年，美国的贝尔电话研究所发明了能够将光信息转换成电信息的装置，这是 CCD 的雏形。1973 年，仙童公司把 CCD 技术应用于商业领域，制造出第一只商用 CCD 成像器件，标志着 CCD 技术正式进入了工业领域。随着半导体工艺的不断进步，CCD 技术在 20 世纪 80 年代至 90 年代逐渐成熟，性能不断提升，应用领域也不断扩展。进入 21 世纪后，CCD 技术在性能、尺寸、功耗等方面取得了重大突破。新材料、新工艺和新技术的不断涌现，使得 CCD 的应用领域得到了进一步拓展。这一时期，CCD 技术在高分辨率、高灵敏度、低噪声等方面的优异表现，使其在数码相机、摄像机、扫描仪、复印机、医疗影像设备、天文观测设备等领域成为不可或缺的核心器件。

（一）基本单元

1. 基本单元结构

（1）金属-氧化物-半导体（metal-oxide-semiconductor，MOS）电容器：CCD 是由若干个电荷耦合单元组成的，其基本单元是 MOS（金属-氧化物-半导体）电容器。MOS 电容器由 P 型（或 N 型）半导体为衬底，上面覆盖一层厚度约 120nm 的 SiO_2，再在 SiO_2 表面依次沉积一层金属电极而构成 MOS 电容转移器件。这样一个 MOS 结构称为一个光敏元或一个像素。

（2）构造层次：如果将 CCD 进行更细致的分解，其结构可以分为三层。①微型镜头：这一层在感光层前面加上一层透镜，用于扩展 CCD 的采光率，同时不牺牲画质。感光面积不再由传感器的开口面积决定，而是由微型镜片的表面积决定。②分色滤色片：负责将光线按照颜色进行分离。目前有两种分色方式，即原色分色法和补色分色法。原色分色法通过红、绿、蓝三个通道的颜色调节来组成几乎所有人类眼睛可以识别的颜色，其优势在于画质锐利、色彩真实，但噪声问题可能相对较大。而补色分色法则多了黄色滤色器，在色彩的分辨上比较仔细，但可能牺牲部分影像的分辨率。③感光层：是 CCD 的最关键一层，负责将穿过滤色层的光源转换成电子信号，并将信号传送到影像处理芯片，从而将影像还原。

2. 功能组成部分 CCD 的基本结构是一个复杂而精细的系统，通过其各组成部分的协同工作，实现了将光信号转换为电荷信号并输出为数字图像信号的功能。从功能角度来看，CCD 主要由信号输入、电荷转移、信号输出三部分组成。

（1）信号输入：也称为电荷注入，是将信号电荷引入 CCD 的第一个转移栅极下的势阱中。在 CCD 栅极上施加按一定规律变化、大小超过阈值的电压，则在半导体表面形成不同深浅的势阱。势阱用于存储信号电荷，其深度同步于信号电压变化，使阱内信号电荷沿半导体表面传输。

（2）电荷转移：为了实现电荷的定向转移，在 CCD 的 MOS 阵列上划分成以几个相邻 MOS 电荷为一单元的循环结构。随着控制脉冲的变化，信号电荷从 CCD 的一端转移到终端，实现了电荷的耦合与转移。

（3）信号输出：最后从输出二极管送出视频信号。

（二）工作原理

1. 光电转换原理 在 DR 中为经过转换的可见光照射到 CCD 的光敏面上时，产生电荷的过程主要涉及光子与半导体材料的相互作用，特别是光电效应这一基本物理原理。以下是该过程的详细解释。

（1）光子与半导体材料的相互作用：当光线照射到半导体材料上时，光子的能量可以被半导体材料吸收。这个过程中，光子与半导体中的电子发生相互作用，导致电子状态改变。

（2）在 CCD 中，光电效应是产生电荷的主要机制。光电效应是指在光的照射下，某些物质内部的电子会被光子激发出来而形成电流，即光生电的现象。这种现象由德国物理学家赫兹于 1887 年发现，爱因斯坦于 1905 年提出光子假设成功解释了光电效应，这一解释也推动了量子理论的发展，爱因斯坦因此获得 1921 年诺贝尔物理学奖。按照爱因斯坦的光量子理论，频率为 v 的光子具有能量 hv（h 为普朗克常数）。当光照射到金属表面时，金属中的电子吸收光子的能量。如果光子的能量（hv）大于电子摆脱金属表面的束缚所需要的逸出功 W，电子就会从金属中逸出，逸出后的电子具有一定的动能$\frac{1}{2}mv_m^2$（m 和 v_m 是光电子的质量和最大速度），这一过程满足光电效应方程 $hv=\frac{1}{2}mv_m^2$；当光子能量 hv 小于 W 时，电子不能逸出金属表面，也就没有光电效应产生。当光子能量足够大时，它可以将半导体材料中的电子从价带激发到导带，从而产生自由电子和相应的空穴对。这一过程主要发生在 CCD 的光敏区域，该区域通常由 P 型或 N 型硅构成，并且表面覆盖有透明的栅极结构。

2. 电荷的产生与存储

（1）电子-空穴对的生成：在光电效应的作用下，半导体材料中的电子被光子激发，形成电子-空穴对。

（2）电子的存储：在 P 型硅的 CCD 中，光激发产生的电子由于其较高的迁移率，更容易被存储在势阱中。势阱的形成依赖于在 MOS 电容上施加的电场。当栅极上的电压超过某一阈值时，在半导体表面形成一个局部的电场，这个电场在硅表面形成一个能量较低的区域，即势阱。电子在受到光照激发后，会被引导进入这个势阱并存储起来。

3. 电荷量与光强度的关系 存储的电子数量与照射到 CCD 像素上的光强度成正比。这意味着每个像素点接收到的光强度不同，存储的电荷量也不同。因此，CCD 能够记录下每个像素点对应的光强度信息。

4. 电荷的转移与输出 通过施加周期性的时钟脉冲，CCD 控制电路将这些信号电荷按照像素顺序转移到输出放大器。在这个放大器中，电荷量被转换成电压信号。通过测量这些电压信号，可以得到代表原始图像强度分布的电信号。

综上所述，当光照射到 CCD 的光敏面上时，通过光子与半导体材料的相互作用及光电效应等物理原理，产生并存储了与光强度成正比的电荷。这些电荷随后被转移并输出为电信号，用于图像的显示和处理。

（三）结构组成

CCD 探测器结合了电荷耦合器件（CCD）的技术优势，实现了快速、高质量的图像采集。主要包括荧光屏、光路传导系统和图像数据采集系统三个主要部分。

1. 荧光屏 主要功能是将 X 射线转换为可见光。常用的荧光屏类型包括碘化铯（CsI）和硫氧化钆（Gd_2O_2S）等。碘化铯荧光屏因其高效率和良好的光谱匹配性而被广泛使用。这种荧光屏能够将 X 射线光子有效地转换为可见光，从而为后续的图像采集提供了必要的光信号。

2. 光路传导系统 由反光镜、透镜组等光学部件组成，其主要目的是将荧光屏产生的可见光传输和聚焦到 CCD 光敏面上。在这个过程中，光信号可能会经历一定程度的衰减，因此系统设计需要考虑到光的传导距离和器件特性的影响。反光镜和透镜组的设计对于确保光信号的有效传输至关重要。

3. 图像数据采集系统 将光信号转换成电信号，并传输给信号采集、处理系统，以形成最终图像。这个系统包括 CCD 传感器、采集电路、ADC 转换器和接口电路等组成部分。CCD 传感器是核心部件，它能够将光信号转换为电荷信号，随后通过采集电路和 ADC 转换器将模拟信号转换为数字信号，最后通过接口电路将数字信号传输到计算机或其他设备进行进一步处理。

（四）类型

目前 CCD 探测器主要有多块 CCD 和单块 CCD 探测器。

1. 多块 CCD 探测器 于 1995 年在北美放射年会上推出，是世界上第一台间接数字化 X 射线探测器，是最早应用于临床 X 射线摄影的 DR 系统。

该数字探测器系统使用 4 个 $2cm^2$ 的 CCD 芯片作为探测器元件。基本成像过程为：①X 射线曝光时，透过人体的 X 射线投射到大面积 CsI 平板上，立即转换为可见荧光；②4 个位于不同位置上的高质量反射镜将荧光图像分割为 4 个等分的区域，按反射镜方向所确定的光路，分别形成 4 幅独立的局部图像；③4 个 125 万像素的 CCD 镜头分别将采集的光信号传送到镜头后部的 CCD 芯片；④由 CCD 产生光生电子，并通过电子学处理转化为数字信号；⑤计算机重建图像，对定焦式光学镜头产生的几何光学畸变进行矫正并完成 4 幅图像拼接整合，还原为一幅完整的 X 射线图像。

4 个 CCD 芯片组合成像的难点是由于透镜缺陷引起图像变形问题和 4 个 CCD 图像的拼合问题。为了校正透镜光耦合系统产生的几何变形失真和保证计算机图像拼接位置的可靠性，4 个 CCD 分别采集的原始图像面积都比实际拼合的图像增大 10%。

2. 单块 CCD 探测器 于 2003 年推出，并形成系列化产品。

（1）主要结构：由 X 射线转换平板、CCD 探测器和镜头组成。平板采用大面积 CsI 平板；CCD 探测器采用了单片 CCD 芯片技术。镜头由大口径组合镜头组成。

（2）成像原理：基本成像过程如图 4-9 所示：①透过人体的 X 射线射到大面积 CsI 平板上被转换为可见荧光；②整块反射镜面以 45°折射角将可见光导入 CCD 镜头；③大口径光学组合镜头采集光信号，传送到镜头后部的 1700 万像素的 CCD 芯片；④由 CCD 产生光生电子，通过电子学处理转化为数字信号；⑤计算机重建图像并矫正定焦式光学镜头产生的几何光学畸变，形成 X 射线图像。

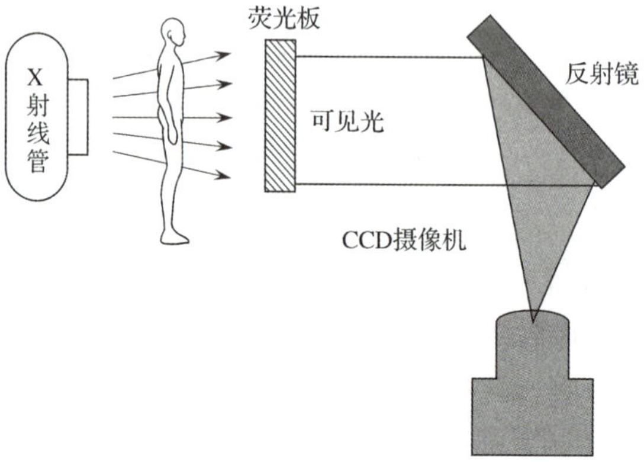

图 4-9　单块 CCD 探测器成像过程

（五）CCD 探测器的成像过程

CCD 芯片将可见光信号转换成电信号，经 A/D 转换器转换为数字信号，送入计算机进行处理。CCD 探测器数字 X 射线摄影设备成像大致分为下面 4 个基本过程。①采用碘化铯或硫氧化钛等发光晶体物质做 X 射线能量转换层，入射 X 射线光子被晶体物质吸收后转换为可见荧光；②采用反射镜/透镜或光纤进行缩微和光传导，将光信号按确定的方向导入 CCD；③光生电子产生，光生电子的数目与每个 CCD 吸收的光子数成正比，光生电子被检出形成电信号，迅速存入存储装置，存储装置积累的电荷量代表光感单元接受的光照射强度；④存储的电荷按像素矩阵的排列方式被移位于寄存器转移、放大，接着进行 A/D 转换，将模拟电信号转化为数字信号。

CCD 型 X 射线成像属间接 X 射线摄影，它与数字平板 X 射线摄影装置的主要区别是在 X 射线能量转化过程中增加了光学信号传输系统。

（六）图像质量相关因素

影响 CCD-DR 图像质量的因素众多，这些因素在图像的采集、处理及输出等各个环节中均可能发挥作用。

1. 设备因素

（1）球管：是产生 X 射线的部分，其性能直接影响 X 射线的能量大小、能谱范围分布及曝光时间等，从而影响 DR 图像的对比度、清晰度等质量指标。

（2）滤线栅：滤线栅用于吸收散射线，减少因康普顿效应产生的散射线对图像的影响，从而提高图像的对比度。如果滤线栅性能不佳，会导致图像上的灰雾增加，降低图像质量。

（3）图像采集系统：图像采集系统是 CCD-DR 的核心部分，包括 CCD 传感器、光学镜头等组件。

采集系统的性能决定了图像的采集矩阵、像素大小和采集灰阶等关键参数，这些参数直接影响图像的质量。例如，CCD传感器的分辨率不足或存在缺陷，会导致图像模糊或失真；光学镜头的质量不佳，则可能引入光学畸变或像差，进一步影响图像质量。

2. 技术因素

（1）信号传导与衰减：CCD-DR需要通过光学系统来传导信号，这一过程中信号会发生一定的衰减。如果光学系统设计不当或存在缺陷，会导致信号衰减加剧，从而影响图像质量。

（2）图像后处理：后处理软件中的参数设置对最终图像效果有直接影响。例如，傅立叶滤波、对比度均衡、锐化、平滑、降噪滤波等算法中的参数调整不当，可能导致图像出现失真、伪影或噪声等问题。

3. 环境因素

（1）机房环境条件：DR机房的环境条件如温度、湿度、电磁干扰等都可能对图像质量产生影响。例如，机房温度过高可能导致CCD传感器性能下降，引入额外的噪声；电磁干扰则可能干扰信号的传输和处理，导致图像失真或模糊。

（2）曝光条件：曝光条件是影响DR图像质量的重要因素之一。曝光不足会导致图像过暗、细节丢失；曝光过度则可能导致图像过亮、对比度降低。因此，在实际操作中需要根据被摄物体的特性和拍摄需求来选择合适的曝光条件。

（3）操作技术：操作技师的熟练程度和技术水平也会影响图像质量。例如，技师在拍摄过程中需要准确控制曝光条件、对焦和构图等要素，以确保图像质量达到最佳状态。

4. 探测器自身因素

（1）像素大小（像元大小）：是衡量图像传感器分辨率的重要指标。较小的尺寸意味着更高的图像分辨率，能够捕捉更多的细节。例如，像元大小为6.5μm的相机在40×物镜放大下，其图像分辨率为6.15pixel/μm，这意味着每个像素点表示的实际距离为162nm。

（2）填充因子：其描述了传统CCD或CMOS感光区域与整个感光元件面积的比值。CCD传感器通常具有更高的填充因子，可达100%，而CMOS传感器的填充因子一般在70%左右。较高的填充因子意味着在相同像素尺寸下，CCD传感器能够捕获更多的光线，从而提高低光环境下的图像质量。

（3）光学系统的分辨率：决定了图像细节的可分辨能力。光学系统的极限分辨率与波长和数值孔径有关。例如，采用NAI=0.4的63倍油镜，其光学分辨率为0.61λ/NA，能够分辨的最小距离为206nm。

（4）相机采样与光学分辨率的匹配关系：为了使整个系统达到光学上的极限分辨率，相机的图像分辨率应与光学系统的分辨率相匹配。如果相机的图像分辨率过低，会导致光学系统的极限分辨率无法充分发挥。

5. 噪声特性因素

（1）CCD的噪声特性对其输出信号的质量有着显著的影响，特别是对图像的信噪比（single to noise ratio，SNR）。信噪比是指信号强度与噪声强度的比例，是衡量图像质量的一个重要指标。CCD中的主要噪声类型包括热噪声、散粒噪声和读出噪声，它们都会对图像的信噪比产生负面影响。

1）热噪声：也称为暗电流噪声，是在没有光照条件下，CCD像素中仍会产生的电子流，形成的噪声。这种噪声水平与像素大小、温度和曝光时间相关。热噪声会随着温度的升高而增加，因此在低温环境下工作可以有效地降低热噪声。此外，优化像素设计和读取电路也是降低热噪声的有效方法。

2）散粒噪声：也称为光子散粒噪声，是指由于光子到达像素的随机性，导致像素输出信号的随机涨落。这种噪声与光线强度和像素大小有关。所以降低散粒噪声，可以通过增加像素大小和提高光线收集效率来实现。

3）读出噪声：是在像素信号读取过程中引入的噪声，主要来源于读取电路中的热噪声和 $1/f$ 噪声。通过优化读取电路设计和降温可以降低读出噪声。

（2）在探测器设计和信号处理中降低噪声的方法：为了在探测器设计和信号处理中降低噪声，研究人员和工程师采用了多种技术和方法。以下是一些有效的策略。

1）探测器设计：①优化像素设计。通过改进像素结构和材料，可以降低暗电流噪声和散粒噪声。②降低工作温度。使用制冷技术可以显著降低热噪声，从而提高信噪比。③改进读取电路。优化读取电路设计，减少热噪声和 $1/f$ 噪声的产生。

2）信号处理：①相关双取样法。这是一种有效降低 CCD 噪声的方法，通过正确设计电路，合理选择器件可以获得优于 55dB 的输出信噪比。②空间域滤波。使用平滑滤波器或中值滤波器对图像进行空间滤波，可以减少高频噪声和椒盐噪声。③频率域滤波。通过傅立叶变换将图像从空间域转换到频率域，然后使用低通滤波器抑制高频噪声。④小波变换降噪。小波变换可以将图像分解成不同尺度的噪声信息，通过对小波系数进行阈值处理，可以去除噪声小波系数，重构去噪后的图像。⑤深度学习降噪。利用大量带噪声和干净图像的数据集，训练深度去噪模型，通过优化深度神经网络的参数，实现端到端的噪声抑制效果优化。

6. X 射线因素

（1）X 射线的剂量、能量等因素对图像对比度和噪声的影响。

1）X 射线剂量对图像噪声的影响：X 射线剂量与图像噪声之间存在显著关系。具体来说，增加 X 射线剂量可以减小图像噪声。这一现象的原因在于，X 射线成像过程中，噪声部分来源于光子计数的随机性。当 X 射线剂量（管电流和曝光时间）增加时，光子数量增多，图像的信噪比（SNR）提高，从而降低了噪声水平。

2）X 射线能量对图像对比度的影响：X 射线能量（通常由管电压表示）对图像对比度有重要影响。较高的管电压可以增强 X 射线穿透物体的能力，从而提高图像对比度。然而，这也会导致图像噪声增加。因此，在实际应用中，需要在对比度和噪声之间找到平衡。例如，对于较厚或密度较大的物体，可能需要使用更高的管电压来获得足够的对比度，但这也意味着需要更高的 X 射线剂量来维持图像质量。

（2）在实际应用中，为了优化图像质量和减少患者辐射剂量，需要综合考虑 X 射线能量和剂量。例如，可以通过以下几种方法来提高图像质量。

1）提高管电流和增加曝光时间：这可以直接提高图像的信噪比，从而降低噪声。

2）选择合适的管电压：根据被照体的厚度和密度选择适当的管电压，以获得最佳的对比度。

3）图像处理技术：例如，对多幅图像进行图像融合，可以进一步提高图像质量。

7. 光学元件因素

（1）反光镜的反射率：在光路传导系统中，反光镜扮演着至关重要的角色，它通过反射定律工作，用于改变光路的反射和折射。反光镜的反射率是评估其性能的关键指标之一，它指的是反射光强度与入射光强度的比例。高反射率意味着更多的光能够被反射，从而提升了光的利用效率和成像的亮度。然而，反射率并非唯一的考量因素，反光镜的表面平整度、涂层质量等同样会对反射率产生影响，进而影响图像的质量。

（2）透镜组的像差：透镜组作为光学系统的核心组件，负责将入射光聚焦成图像。透镜组的像差是指在成像过程中出现的图像失真现象，常见的类型包括球差、彗差、像散、场曲和畸变等。这些像差会导致图像清晰度下降，特别是边缘和角落的图像质量可能不如中心区域，甚至可能出现颜色分离等问题。为了减少像差，设计师会采用多种透镜组合和特殊材料来优化透镜组的光学性能。同时，透镜的表面质量和加工精度也是影响像差的重要因素。

六、非晶硒平板探测器

微课：非晶硒平板探测器和非晶硅平板探测器

非晶硒平板探测器是一种先进的成像技术，它利用非晶硒材料的光电导性质，将 X 射线直接转换为电信号，从而生成高质量的数字图像。这种探测器因其高分辨率、高敏感度和低剂量的特点，在医疗影像、安全检测和工业应用等领域得到了广泛应用。

非晶硒平板探测器的结构主要是由非晶硒层加 TFT 阵列构成，其原理是 X 射线经非晶硒层，曝光后直接产生电信号，通过 TFT 检测阵列，再经 A/D 转换最终获得数字化图像。

（一）结构组成

非晶硒探测器广泛应用于医学成像和其他领域。以下是其主要结构（图 4-10）。

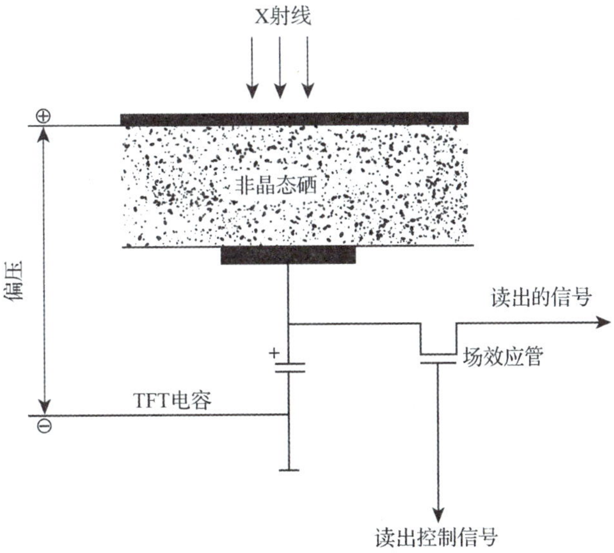

图 4-10　非晶硒探测器主要结构

1. X 射线传播介质　是 X 射线进入探测器的第一个接触点，负责引导 X 射线到达非晶硒层。

2. 探测器单元阵列　由多个探测单元组成，每个单元包含一个薄膜晶体管（TFT）和一个非晶硒薄膜。当 X 射线穿过患者并到达探测器时，它们被硒层吸收，形成电子-空穴对。这些带电载流子向位于探测器顶部和底部的电极漂移，产生与 X 射线强度成比例的电信号。

3. 高速信号处理单元　负责处理从探测器单元阵列中获取的电信号，将其转换为可处理的数字信号。

4. 信号传输单元　将处理后的数字信号传输到计算机或其他显示设备，以便进一步分析和显示。

（二）特性及应用

非晶硒层的合成一般牵涉到半导体合金膜的人工合成，且运用涂料技术使其黏附于TFT（薄膜晶体管）阵列之上。这种材料由于其卓越的光电导性能而广受瞩目，其对X射线不但具有高敏感度，还有良好的空间分辨率。非晶硒物理性能稳固，介电常数较低、电阻率高、暗电流小且光电吸收系数高，这些特性使其能够被制成大面积且均匀的薄膜或者厚膜。非晶硒的导电特性颇为特殊，在暗环境或者普通日光照射的情形下，其表现为绝缘体，然而在X射线或者与其波长相近的射线照射时，则会产生导电现象，并且导电率会随着X射线强度的增强而增大。这一特性让其成为X射线探测器的理想材料。

非晶硒X射线探测器属于一种实时成像的固体探测器，它融合了光导半导体材料的能量转换原理与大面积TFT阵列的信号采集原理，构建了直接成像的数字X射线摄影设备探测器。这种探测器对X射线极为敏感，能够在特定能量范围内大量吸收X射线，并将所捕获的X射线光子直接转换为电荷。这使得非晶硒在医疗成像领域具有广泛的应用前景。

（三）工作原理与优势

1. 工作原理

（1）X射线吸收：整个非晶硒平板探测器的工作流程中，X射线吸收是起始的关键步骤。X射线作为一种具有较高能量的电磁辐射，它以光子的形式传播。当这些光子到达非晶硒层时，就如同无数微小的能量子弹射入一片特殊的能量吸收场。

从微观角度来看，X射线光子的能量与非晶硒原子内部的电子结构之间存在着微妙的相互作用。根据能量守恒定律和量子理论，当X射线光子的能量恰好满足非晶硒原子内电子跃迁的能量差时，就会引发电子的跃迁现象。原本处于低能级的电子吸收了X射线光子的能量后，跃迁至更高的能级，从而在原本的位置留下了一个空穴，这样就激发出了电子-空穴对。这种激发过程并不是均匀发生在整个非晶硒层的，它取决于X射线的入射角度、强度及非晶硒层的微观结构、均匀性等多种因素。例如，在医学成像中，如果X射线源的位置或者患者的体位发生微小变化，可能会导致X射线光子在非晶硒层不同位置的入射角度有所差异，进而影响电子-空穴对的激发数量和分布情况。

（2）电荷分离：一旦电子-空穴对被激发出来，就进入电荷分离的关键阶段。电子和空穴在外加电场的指挥下开始各自的行动。在外加电场的作用下，电子和空穴形成不同的运动方向。电子带有负电荷，在电场的作用下朝着探测器的一个电极方向移动；而空穴则可以看作带正电荷的“虚拟粒子”，朝着与电子相反的方向，也就是另一个电极移动。这种反向运动共同构成了电流。

这个电流的大小与入射的X射线光子数量成正比。这是因为每一个入射的X射线光子都有一定的概率激发电子-空穴对，更多的X射线光子意味着更多的电子-空穴对被激发，从而在电荷分离过程中形成更大的电流。在实际的医学成像应用中，这一特性非常重要。例如，当对人体内部不同组织进行成像时，由于不同组织对X射线的吸收程度不同，导致到达探测器的X射线光子数量有差异，进而在电荷分离过程中形成不同大小的电流。通过检测这些电流的大小，就可以获取关于人体内部组织密度等信息，从而构建出准确的医学图像。

（3）信号存储：经过电荷分离后产生的电流信号并不会消失，而是需要被妥善存储起来，这就涉及信号存储这一重要步骤。

在非晶硒平板探测器中，薄膜晶体管（TFT）起着至关重要的作用。每一个 TFT 和与之相连的电容就像一个小仓库，专门用于存储电流信号。当电荷分离产生的电流流入这些 TFT-电容单元时，电容就像是一个能量储存容器，将电流携带的能量以电荷的形式储存起来。

从微观电路的角度来看，TFT 就像是一个可控的开关和信号调节装置。它能够根据外部的控制信号，精确地控制电流信号进入电容的时机和流量，确保信号的准确存储。每一个这样的 TFT-电容单元就形成了一个像素单元，众多的像素单元共同构成了探测器的成像矩阵。在医学成像中，这个成像矩阵就像是一个由无数个微小信息点组成的大拼图，每个像素单元存储的信号都代表着图像中的一小部分的信息。当所有像素单元的信号都被准确存储并经过后续的处理后，就能够拼接出完整的医学图像或者其他检测对象的图像。

成像步骤如图 4-11 所示。

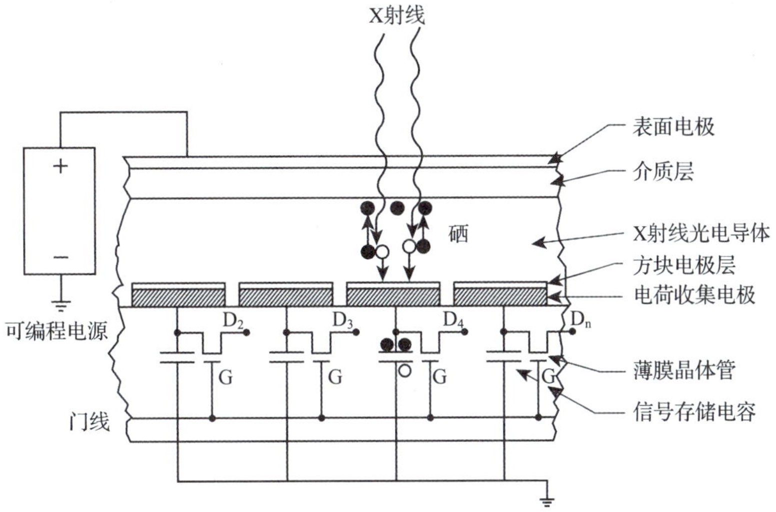

图 4-11　非晶硒平板探测器成像步骤

2. 优势

（1）直接转换：在探测设备的发展进程中，直接转换技术一直是追求成像高精度的一个重要方向。非晶硒平板探测器的直接转换特性使其在众多同类设备中脱颖而出。

传统的一些探测设备往往需要闪烁体或者其他中间材料来实现 X 射线到电信号的转换。然而，这些中间材料在转换过程中可能会引入一些额外的干扰因素，如散射现象。而非晶硒平板探测器将 X 射线直接转换为电信号，避免了这些中间环节。

这种直接转换的方式为获得更高的空间分辨率和更优的图像质量奠定了坚实的基础。从空间分辨率的角度来看，由于没有中间材料的干扰，电信号能够更精准地反映 X 射线的原始信息，使得探测器能够分辨出更小的物体结构或者细节。在医学成像中，这意味着可以更清晰地观察到人体内部微小的病变组织或者血管结构等。在改进图像质量方面，直接转换减少了图像的模糊和噪声，使得图像更加清晰、锐利，为医生的诊断或者其他检测分析提供了更可靠的依据。

（2）高原子序数和密度：非晶硒的高原子序数和密度是其作为 X 射线有效吸收剂的关键因素，这一特性赋予了非晶硒平板探测器在灵敏度方面的显著优势。

原子序数反映了原子内部的质子数，高原子序数意味着原子核对电子的束缚能力更强。当 X 射线与非晶硒原子相互作用时，X 射线光子更容易与硒原子内部的电子发生相互作用，从而增加了被吸收的概率。同时，非晶硒的高密度特性使得单位体积内的硒原子数量更多，吸收更多的 X 射线光子。

在医学成像中，对于一些对比度较低的组织或者病变，高灵敏度的非晶硒平板探测器能够更有效地捕捉到 X 射线的细微差异，从而将这些差异转化为图像上可识别的特征。

（3）偏置电压：偏置电压在非晶硒平板探测器的工作过程中扮演着一个默默守护信号完整性的重要角色。在没有偏置电压的情况下，电子和空穴在产生后有一定的概率会重新结合在一起。这种重组会导致原本产生的信号衰减，因为重组后的电子-空穴对不再参与电流的形成过程。

而非晶硒探测器配备的偏置电压，通常在 5~10kV，阻止了电子-空穴对的重组。这个偏置电压产生的电场始终存在，确保电子和空穴能够按照预定的方向漂移，从而保持信号的完整性。在实际的工作环境中，探测器可能会受到各种因素的影响，如温度变化、外部电磁干扰等。偏置电压的存在使探测器在这些不稳定因素的干扰下，依然能够正常工作，稳定地输出准确的电信号。

非晶硒平板探测器凭借其上述的工作原理和优势特点，在医学成像方面表现出色。在 X 射线成像中，它能够清晰地显示人体骨骼结构。由于其高空间分辨率，医生可以更精确地观察到骨骼的细微裂缝、骨质疏松等病变情况。对于软组织成像，非晶硒平板探测器的高灵敏度能够更好地捕捉到不同软组织之间的密度差异，如在乳腺成像中，可以清晰地分辨出乳腺组织中的良性和恶性肿块，为早期乳腺癌的诊断提供了有力的工具。在心血管成像方面，它能够准确地显示血管的形态、管径大小及是否存在堵塞等情况，为心血管疾病的诊断和治疗方案的制定提供了重要的依据。

（四）性能指标

1. 光电转换效能 非晶硒材料的能带结构优异，令非晶硒平板探测器具备较高的光电转换效能。非晶硒的光电转换原理涉及非晶硒材料在受到光照时，能够将光子转换为电子-空穴对，从而改变其电阻率。这种材料在黑暗中具有高电阻率，类似于绝缘体，但在受到光照时，电阻率会急剧下降，表现出半导体的特性。

此特性让探测器在把 X 射线或 γ 射线等高能辐射转换为电信号之际，能更高效地运用入射光子能量，削减能量损耗，进而提升探测器对辐射的探测能力与信号转换的精准性。

2. 相对灵敏程度 于 X 射线和 γ 射线等高能辐射下，非晶硒平板探测器的响应更为迅速，相对灵敏程度较高。这代表它能够更快速地探测到高能辐射的存在，并精准地把辐射信号转换为可测量的电信号，适用于需对高能辐射开展快速、精准探测的场景，如医学影像中的某些特殊检查或者空间科学中的高能粒子探测等领域。

3. 稳定性 非晶硒平板探测器具有良好的稳定性，使用寿命较长。在长时间的运用过程中，其性能可维持相对稳定，不会如部分其他类型的探测器（如非晶硅平板探测器）那般，因电学性能逐步衰减而致使响应速度降低或者稳定性变差。这种稳定性对需要长期、持续进行探测工作的应用场景十分关键，如在医疗设备中，能够确保长期稳定地为医生提供精确的影像信息，减少设备维护及更换探测器的频率。

4. 空间分辨能力 因为非晶硒不产生可见光，不存在散射线的影响，所以能够获取较高的空间分辨能力。在非晶硒平板探测器中，空间分辨能力取决于单位面积内薄膜晶体管矩阵的大小。矩阵越大，薄膜晶体管的数量越多，空间分辨能力就越高，并且随着工艺的提升能够达成很高的空间分辨能力。这一特性使非晶硒平板探测器在对组织细微结构分辨要求较高的成像应用中表现出众，如在乳腺、四肢、关节等部位的成像检查中，能够清晰地呈现微小的组织结构和病变状况。

5. 量子探测效能（DQE） 在直接转换平板探测器（非晶硒平板探测器属于直接转换类型）中，X 射线转换为电信号取决于非晶硒层产生的电子-空穴对，DQE 的高低取决于非晶硒层产生电荷的能力。尽管非晶硒平板探测器的极限 DQE 不及间接转换平板探测器（如非晶硅平板探测器）的极限 DQE 高，然而随着空间分辨能力的提高，其 DQE 下降较为平缓，在高空间分辨能力时，DQE 反而可能超越间接转换平板探测器。这一特性显示非晶硒平板探测器在高空间分辨能力下对不同组织密度差异的分辨能力具备一定优势，能够在确保图像细节清晰的同时，较好地区分不同组织的密度差异，为精确的医学诊断等应用提供支撑。

（五）类型

非晶硒平板探测器分为静态与动态两种。

1. 静态非晶硒平板探测器

（1）成像特点：静态非晶硒平板探测器的成像是静态图像，主要用于捕捉某一瞬间患者某部位的 X 射线图像。由于采用了直接转换技术，这种探测器能够提供极高的成像分辨率和清晰度。

（2）应用场景：静态非晶硒平板探测器在医学影像领域的应用非常广泛，如数字乳腺断层成像、静态数字乳腺断层成像等。这些技术都需要高分辨率的探测器来捕捉细微的图像细节。

（3）技术优势：静态非晶硒平板探测器具有图像质量高、分辨率高、噪声低等优点，能够满足医学影像领域对高质量图像的需求。

2. 动态非晶硒平板探测器

（1）成像特点：动态非晶硒平板探测器的成像主要是动态视频模式，也可以通过点片来实现拍片。这种探测器能够实时捕捉 X 射线图像，并将图像转换为动态视频流，从而方便医生在手术或诊断过程中实时观察患者的病情变化。

（2）应用场景：动态非晶硒平板探测器在骨科手术、介入治疗等领域具有广泛应用。医生可以通过观察实时视频流来评估手术效果或诊断病情，从而做出更加准确的决策。

（3）技术优势：动态非晶硒平板探测器具有实时成像、高分辨率、低噪声等优点，能够满足手术或诊断过程中对高质量动态图像的需求。

七、非晶硅平板探测器

非晶硅平板探测器利用非晶硅半导体材料作为核心元件，通过光电转换过程将入射的 X 射线或其他形式的辐射能量转化为电信号，进而生成数字图像。这种探测器通常由一个大面积的非晶硅光电二极管阵列组成，每个像素都能够独立地捕获和转换光线，从而实现高分辨率和高灵敏度的成像效果。

传统的成像技术，如胶片摄影和早期的数字化成像技术，存在成像速度慢、图像质量不稳定、辐射剂量高等缺点。非晶硅平板探测器则克服了这些不足，提供了更快的成像速度、更高的图像质量和更低的辐射剂量。此外，它还支持多种成像模式，如动态成像和三维重建，为医疗和工业检测带来了全新的可能性。

（一）工作原理

1. 物理基础 非晶硅（a-Si）是一种无定形的硅材料，它不像晶体硅那样具有规则的晶格结构。非晶硅的原子排列是无序的，这导致了其独特的物理和电学性质。这种无序结构使得非晶硅在半导体应用中具有一定的优势，特别是在制造薄膜晶体管（TFT）时，因为它可以在较低的温度下加工，适合于大面积的沉积。非晶硅的无定形结构和半导体性质使其成为平板探测器的理想材料。它能够有效地将入射的辐射转换为电信号，适用于多种成像应用。然而，其在低剂量下的性能和高速成像方面的限制也需要考虑。随着技术的进步，研究人员正在不断改进非晶硅平板探测器的设计，以提高其性能，扩大其适用范围。

2. 电学性质

（1）半导体性质：非晶硅表现出半导体的性质，这意味着它可以控制电流的流动。在非晶硅平板探测器中，这种半导体性质被用来将入射的光子转换为电信号。当射线或光子进入探测器时，它们与非晶硅材料相互作用，产生载流子（电子-空穴对）。这些载流子在电场的作用下被分离，从而形成电流信号，表征射线或光子的能量大小。

（2）光电效应：虽然非晶硅本身并不直接利用光电效应，但它的半导体性质允许它在光电二极管中发挥作用。在非晶硅平板探测器中，位于探测器表面的闪烁体将透过人体后衰减的 X 射线转换为可见光，随后非晶硅光电二极管阵列将可见光转换为电信号。

3. 与平板探测器功能的关联

（1）探测原理：非晶硅平板探测器利用其半导体性质来进行能量的探测。当 X 射线或其他形式的辐射照射到探测器上时，非晶硅材料中的电子会被激发，形成载流子。这些载流子在电场的作用下被分离，产生电流信号，从而实现了对入射辐射的检测和量化。

（2）探测范围和灵敏度：非晶硅平板探测器的探测范围相对较广，可以涵盖射线探测和光子探测两个领域。它的探测灵敏度也较高，适用于低能射线的探测。这是因为非晶硅的半导体性质使其能够在较低的辐射剂量下有效地转换和传递信号。

（3）图像质量和剂量效率：非晶硅平板探测器在图像质量和剂量效率方面有一定的局限性。由于其信号传输后再放大的特性，当剂量较低时，信号可能会被噪声淹没，导致图像质量下降。此外，非晶硅平板探测器的帧率和分辨率在某些情况下可能无法同时达到理想状态，影响了其在高速成像应用中的表现。

（4）工作原理：非晶硅平板探测器的能量转换过程是一个多步骤的过程，涉及了 X 射线与闪烁体材料的相互作用、可见光与非晶硅光电二极管的相互作用，以及电信号到数字信号的转换。这一系列的物理和化学过程共同确保了高质量的数字 X 射线图像的生成。

1）曝光前：硅表面存储阳离子产生均一电荷，形成电子场。

2）曝光期间：在硅内产生电子-空穴对，自由电子游离到表面形成潜在电荷影像。

3）曝光后：X 射线图像在像素中的存储及半导体转换器读出像素完成模数转换。

4）能量转换过程：X 射线到可见光再到电信号，最后转换为数字信号的能量转换过程。

（5）转换过程：非晶硅平板探测器是一种先进的成像技术，广泛应用于数字 X 射线摄影设备中。它的能量转换过程涉及了 X 射线到可见光，再到电信号，最后转换为数字信号的复杂过程。以下是对此过程的详细解释，包括其中涉及的物理和化学过程。

1）X 射线到可见光的转换：非晶硅平板探测器的能量转换过程始于 X 射线的照射。X 射线穿透人体后，首先遇到的是探测器表面的一层闪烁体材料，通常是碘化铯（CsI）或硫氧化钆（Gd_2O_2S）。这些闪烁体材料具有将 X 射线能量转换成可见光的能力。这个过程是一个物理过程，其中 X 射线光子与闪烁体材料中的原子相互作用，导致电子跃迁到更高能级，随后迅速回至低能级，并把吸收的能量以光子的形式释放出来，形成可见光。

2）可见光到电信号的转换：接下来，产生的可见光被下面的非晶硅光电二极管阵列接收。非晶硅是一种半导体材料，它能够将接收到的可见光转换成电信号。在这个过程中，可见光子撞击非晶硅表面，激发电子-空穴对。这些电子-空穴对在外部电场的作用下分离，形成电流，进而产生电信号。每个像素的存储电荷量与入射 X 射线强度成正比，这样就实现了从光信号到电信号的转换。

3）电信号到数字信号的转换：通过控制电路，扫描读出各个像素的存储电荷，经 A/D 转换后输出数字信号，传送给计算机进行图像处理从而形成 X 射线数字影像。这个过程涉及将模拟的电信号转换成数字信号，以便于计算机处理和存储。A/D 转换器负责将连续的电信号转换成离散的数字信号，这一步骤是数字化成像的关键。

（二）结构与组件

DR 用非晶硅平板探测器的外观结构具有特定的设计和组成。DR 用非晶硅平板探测器的尺寸通常根据应用需求而定，常见的尺寸包括 16cm×13cm、14cm×17cm、17cm×17cm、17cm×19cm、25cm×29cm，以及 34cm×43cm 等。这些尺寸能够满足不同部位和不同诊断需求的 X 射线成像。探测器通常呈矩形，这种形状设计便于安装和使用，同时也有利于图像数据的处理和显示。

1. 外壳材料与设计

（1）外壳材料：外壳通常由碳纤维板、合金或高强度塑料制成，这些材料具有优异的强度和耐久性，能够保护探测器内部的敏感元件免受损坏。

（2）设计特点：外壳设计通常考虑到便携性和易用性，例如，采用轻量化设计、防滑手柄及易于连接的接口等。此外，外壳还通常具有防水、防尘等防护功能，以提高探测器的耐用性和可靠性。

2. 内部结构 包括闪烁层、非晶硅层、电极层和读出电路（图 4-12）。

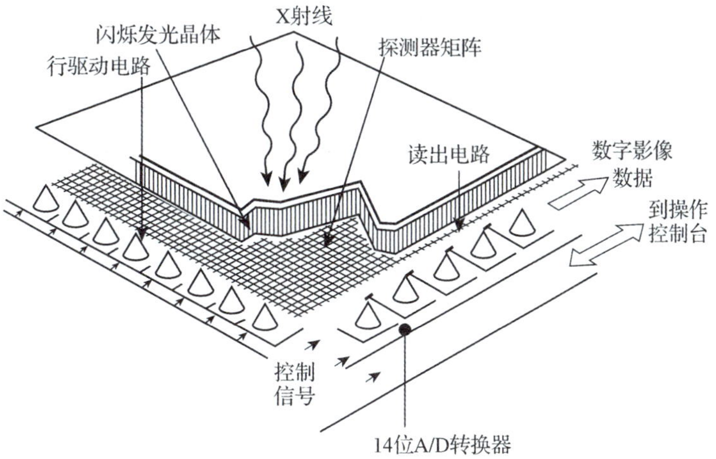

图 4-12 非晶硅平板探测器内部结构

（1）闪烁层：DR 非晶硅探测器中的闪烁层是探测器的重要组成部分，它负责将入射的 X 射线转换为可见光，为后续的光电转换提供基础。

1）闪烁层的作用：闪烁层位于探测器的最上层，当 X 射线穿过人体后投射到闪烁层时，会激发出可见光。这些光线被下方的光电转换层捕捉并转换为电信号，进而形成数字图像。因此，闪烁层在 DR 成像过程中起到了将 X 射线能量转换为可见光能量的关键作用。

2）碘化铯闪烁层：①碘化铯（CsI）是一种常用的闪烁体材料，具有优异的 X 射线转换能力。它能够将 X 射线高效地转换为可见光，并且具有较高的光输出和较快的响应速度。②碘化铯闪烁层通常被加工成薄膜或柱状结构，以提高对 X 射线的利用并减少散射光。柱状结构的碘化铯闪烁层能够进一步改善图像的清晰度，提高空间分辨率。③碘化铯闪烁层具有较高的探测效率和灵敏度，能够捕捉到更多的细节信息。同时，它还具有较好的稳定性和耐用性，能够满足长时间、高强度的 X 射线成像需求。

3）其他闪烁体材料：除碘化铯外，还有其他一些闪烁体材料也被用于 DR 非晶硅探测器中，如硫氧化钆（Gd_2O_2S）等。这些材料具有不同的特性和优势，可以根据具体的应用需求进行选择。例如，硫氧化钆闪烁层具有较快的成像速度和稳定的性能，但转换效率可能略低于碘化铯。

4）闪烁层的选择与优化：①在选择闪烁层材料时，需要综合考虑其 X 射线转换能力、光输出、响应速度、稳定性及成本等因素。碘化铯因其优异的性能而得到广泛应用，但具体选择还需根据实际需求进行权衡。②通过优化闪烁层的结构，如采用柱状结构等，可以进一步提高其对 X 射线的利用效率和图像的清晰度。③闪烁层的涂层技术也对其性能产生重要影响。良好的涂层技术可以确保闪烁层与光电转换层之间的紧密贴合，减少光的损失和散射，从而提高成像质量。

5）闪烁层的作用机制：闪烁层通常是由一种特殊的晶体材料（如碘化铯 CsI）构成，这种材料具有独特的发光性质。当 X 射线穿过人体后投射到闪烁层时，X 射线的能量会被闪烁层吸收。在吸收能量的过程中，闪烁层中的原子或分子会被激发到高能态。当这些被激发的原子或分子返回到低能态时，会释放出光子，即可见光。转换过程如下。①X 射线入射：首先，X 射线从外部源（如 X 射线机）发出，穿过待检测的人体部位，然后投射到闪烁层上。②能量吸收：闪烁层中的晶体材料吸收 X 射线的能量，并将其转化为晶体内原子或分子的激发能。③发光过程：被激发的原子或分子在返回到低能态时，释放出光子。这些光子在闪烁层内部传播，并最终以可见光的形式从闪烁层表面发出。④光电转换：发出的可见光随后被位于闪烁层下方的光电转换层（如非晶硅光电二极管电路）捕捉。光电转换层将可见光转换为电信号，这些电信号与入射 X 射线的强度成正比。⑤信号读出与处理：经过信号读出电路读出和处理这些电信号，并通过模/数转换器将其转换为数字信号，输入计算机进行图像处理，形成最终的 X 射线数字影像。

6）闪烁层的优势：①能够将 X 射线高效地转换为可见光，从而提高成像质量。②对 X 射线敏感，能够捕捉到更多的细节信息。③具有良好的稳定性和耐用性，能够满足长时间、高强度的 X 射线成像需求。

（2）非晶硅层：非晶硅层的制备工艺和质量控制要求在半导体材料和光伏技术领域中至关重要。

1）非晶硅层的制备工艺：化学气相沉积、物理气相沉积、溅射、辉光放电及溶液处理等方法。其中，化学气相沉积和辉光放电法是较为常用的制备技术。

化学气相沉积的基本原理是利用化学反应在基底表面生成薄膜。反应气体（如硅烷）在高温条件下分解，硅原子在基底表面形成薄膜。其工艺步骤包括气体输送（选择适合的前驱体气体，通过流量控制系统送入反应室）、温度控制（将基底加热到适当温度以促进化学反应）、薄膜生长（在基底表面进行化学反应，生成非晶硅薄膜）、气体排出（反应后的气体通过排气系统排出）。优点是能够控制薄膜的成分和厚度，适用于复杂的多层结构和高纯度薄膜的制备。但设备成本高，生产效率受限于高温条件和化学反应速率。

辉光放电法的基本原理是利用反应气体在等离子体中发生分解而在衬底上淀积成薄膜，实际上是在等离子体帮助下进行的化学气相淀积。在真空室内施加电场产生等离子体，使反应气体（如硅烷）在等离子体中分解，并在衬底上淀积形成非晶硅薄膜。优点是设备相对简单，制备的非晶硅膜质量较好。

溅射适用于制备大面积均匀薄膜，广泛应用于商业大规模生产。

溶液处理是利用溶液中的化学物质在基底上通过旋涂、喷涂或沉浸等方式形成薄膜，随后进行热处理或光固化形成非晶态硅薄膜。

2）非晶硅层的质量控制要求：①精确控制反应气体的种类、浓度和流量，以确保非晶硅层的化学成分符合设计要求。对于掺杂型非晶硅层（如掺硼或掺磷），需要严格控制掺杂元素的含量和分布。②通过调整沉积时间、反应温度和气体流量等参数，精确控制非晶硅层的厚度。使用先进的测量技术（如椭偏仪）对薄膜厚度进行实时监测和校准。③确保非晶硅层在基底上的均匀分布，避免出现厚度不均或成分偏析的现象。通过优化沉积工艺参数和使用高精度的沉积设备来提高薄膜的均匀性。④控制沉积过程中的缺陷密度，如空洞、裂纹和杂质等。采用适当的后处理工艺（如退火处理）来减少缺陷并提高薄膜的质量。⑤对制备好的非晶硅层进行性能测试，包括电阻率、透光性、光电转换效率等指标的检测。使用专业的测试设备（如四探针电阻测试仪）对薄膜进行无损检测，确保其性能符合设计要求。

3）非晶硅层的基本结构与功能：非晶硅层通常位于闪烁层的下方，是由非晶硅材料制成的光电二极管电路层。这一层的主要功能是将闪烁层发出的可见光转换为电信号。非晶硅层具有优异的光电转换性能，能够在接收到可见光后迅速产生相应的电信号（图 4-13）。

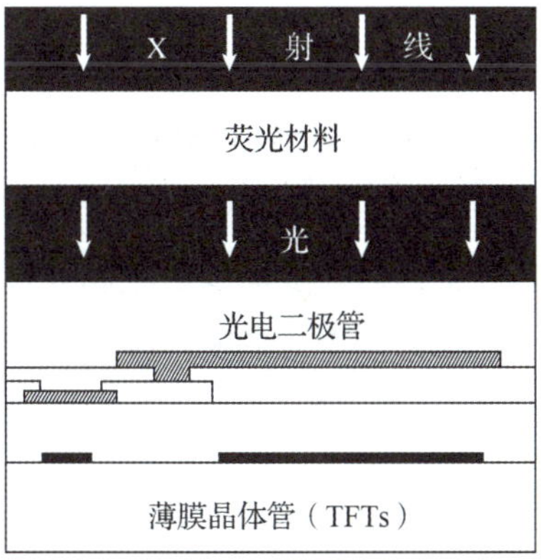

图 4-13　间接型平板探测器结构

光电转换过程具体如下。a. 可见光入射：当闪烁层将 X 射线转换为可见光后，这些光线会穿透非晶硅层的表面并投射到光电二极管上。b. 光子吸收与激发：非晶硅层中的光电二极管能够吸收可见光的光子，并使其内部的电子受到激发，从价带跃迁到导带，从而产生电子-空穴对。c. 电荷分离与积累：在电场的作用下，电子和空穴会分别向不同的方向移动，并在光电二极管的电极处积累形成电荷。d. 电信号输出：随着电荷的积累，光电二极管会产生相应的电信号。这些电信号与入射的可见光强度成正比，因此能够反映原始 X 射线的强度分布。

非晶硅层的关键作用：具体如下。a. 提高成像质量：非晶硅层具有优异的光电转换效率和灵敏度，能够捕捉到更多的细节信息。这有助于提高 DR 图像的分辨率和对比度，使图像更加清晰、准确。b. 降低噪声：非晶硅层中的光电二极管具有良好的噪声抑制能力，能够减少暗电流和散粒噪声等干扰因素。这有助于提高 DR 图像的信噪比和清晰度。c. 增强动态范围：非晶硅层能够处理不同强度的可见光信号，并将其转换为相应电信号。这使得 DR 系统能够捕获更广泛范围的灰度，从而增强图像的动态表现能力。

（3）电极层和读出电路：在非晶硅平板探测器中，读出电路的工作原理是将每个像素的电信号准确读出，并转换为数字信号进行传输。

1）读出电路的基本结构：读出电路通常位于非晶硅光电二极管电路的下方，由一系列复杂的电子元件组成。这些元件包括薄膜晶体管（TFT）、电荷放大器、模/数转换器等。读出电路的主要功能是将光电二极管阵列中每个像素存储的电荷转换为电信号，并进行放大、处理和数字化。

2）读出电路的工作流程如下。①电荷收集：当 X 射线穿过物体并投射到非晶硅平板探测器上时，闪烁体层将 X 射线转换为可见光，然后非晶硅光电二极管阵列将可见光转换为电信号。这些电信号以电荷的形式存储在光电二极管的电容上。②电荷读出：在读出电路的控制下，薄膜晶体管（TFT）被激活，使存储在每个像素光电二极管电容上的电荷通过 TFT 读出。每个 TFT 都与其对应的像素相连，因此可以逐个像素地读出电荷。③电荷放大：读出的电荷经过电荷放大器进行放大。电荷放大器将微弱的电荷信号转换为较强的电压或电流信号，以便后续处理。④模/数转换：经过放大的模拟信号被送入模/数转换器。ADC 将模拟信号转换为数字信号，以便计算机进行图像处理。数字信号的分辨率取决于 ADC 的位数，位数越高，分辨率越高，能够表示的信息越丰富。⑤信号传输：数字信号被传输到计算机或其他处理设备进行进一步的处理和分析。计算机根据接收到的数字信号重建 X 射线图像，供医生进行诊断。

3）读出电路的关键技术如下。①薄膜晶体管（TFT）技术：TFT 是实现电荷读出的关键元件。它具有良好的开关性能和稳定性，能够准确地读出每个像素的电荷。②电荷放大器技术：电荷放大器需要具有高灵敏度、低噪声和低失真等特性，以确保读出的电荷信号能够准确反映原始 X 射线的强度分布。③模/数转换器技术：ADC 的分辨率和转换速度对成像质量有很大影响。高分辨率的 ADC 能够捕获更多的细节信息，而高转换速度则能够减少图像采集和处理的时间。④噪声抑制技术：读出电路中的噪声会影响成像质量。因此，需要采用有效的噪声抑制技术，如低噪声放大器、滤波器等，以减少噪声对图像的影响。

八、多丝正比室探测器

多丝正比室探测器是一种先进的 X 射线成像设备，其结构相对复杂但设计精密。以下是对多丝正比室探测器结构的详细解析。

（一）整体结构

多丝正比室探测器主要由主机局部、探测系统、扫描机构、计算机系统和其他辅助系统组成。其核心部件是一个多丝正比电离室，该电离室内部充满了惰性气体（如氩气和甲烷或二氧化碳的混合气体），并设有漂移电极、阴极和阳极（图 4-14）。

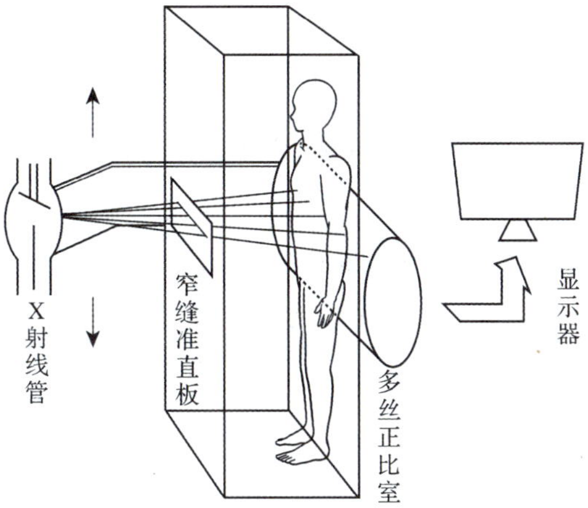

图 4-14　多丝正比电离室 X 射线成像原理

（二）多丝正比电离室结构

1. 阳极丝　是多丝正比电离室中的关键部件，它们水平排列并指向 X 射线管的焦点。阳极丝的数量众多，通常达到数百条，每条阳极丝都作为一个独立的采集通道。阳极丝的直径约为十分之一毫米，间距约为一毫米或几毫米。

2. 阴极　位于阳极丝的上下方，并垂直于阳极丝排列。阴极通常是一个网状结构，用于提供电场并收集电离产生的负离子。

3. 漂移电极　位于阴极网的上方，它用于形成一个漂移电场，使电离产生的负离子能够向阴极漂移。

4. 密封腔体　多丝正比电离室是一个矩形密封腔体，用于容纳阳极丝、阴极、漂移电极及惰性气体。腔体的上下两端用高强度的薄膜密封，成为探测器的窗口。

（三）工作原理

当 X 射线穿过多丝正比电离室时，会与腔体内的惰性气体原子碰撞并使其电离。电离产生的电子在电场的作用下向附近的阳极丝漂移，并在漂移过程中与气体分子碰撞产生更多的离子和电子，形成雪崩反应。这些离子和电子在阳极丝附近形成放电脉冲，脉冲的幅度与初始电离的电荷量成正比。通过计数这些脉冲并确定它们的位置，就可以得到一幅数字图像。

（四）特点与优势

1. 高精度　多丝正比室探测器的空间精度可以达 1mm 或更小，能够精确地记录 X 射线的径迹。

2. 高灵敏度　由于采用了大量的阳极丝作为采集通道，多丝正比室探测器能够高效地捕捉 X 射线并产生放电脉冲。

3. 大面积覆盖　多丝正比室探测器的结构易于做成大面积，能够覆盖较大的成像区域。

4. 低剂量　与传统的 X 射线成像技术相比，多丝正比室探测器能够在较低的 X 射线剂量下获得高质量的图像。

综上所述，多丝正比室探测器具有高精度、高灵敏度、大面积覆盖和低剂量等优点，在医学成像领域具有广泛的应用前景。

第三节　数字减影血管造影成像设备

微课：DSA简介

数字减影血管造影 DSA 是一种利用计算机处理数字化的影像信息，以消除骨骼和软组织影的减影技术。它是影像医学、临床医学和计算机技术结合发展的科学技术。在现代医学的影像学领域中，数字减影血管造影占据着极为重要的地位。

一、概述

（一）定义

DSA 设备（图 4-15）是一种结合电子计算机技术和 X 射线血管造影技术的医学影像设备。它利用计算机程序对血管进行数字图像处理，从而清晰地显示出血管的形态、分布和病变情况。

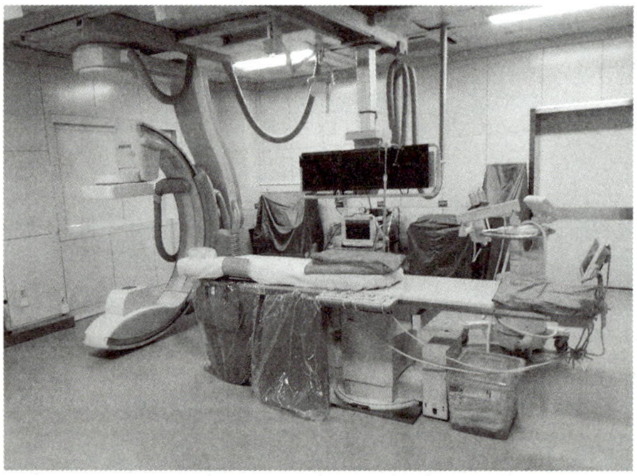

图 4-15　DSA 设备外观图

（二）原理

DSA 设备的原理主要是基于数字图像处理技术。如图 4-16 所示，在 DSA 检查中，首先通过 X 射线发生系统产生 X 射线，并照射到患者身上。然后，数字成像系统捕捉这些 X 射线并转换成数字信号，形成图像。在注入对比剂之前，拍摄一帧图像作为背景图像（mask 像）。接着，通过血管注入对比剂，使血管显影，再次拍摄一帧图像（造影像）。最后，计算机将这两帧图像进行数字相减，消除相同的背景信号，从而得到只含有对比剂的血管图像。这个过程称为减影。

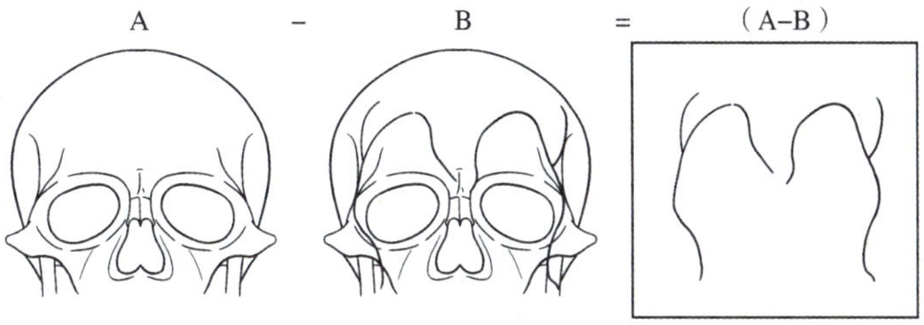

图 4-16　减影过程

（三）优点

1. 高分辨率　DSA 设备能够提供高分辨率的血管图像，使医生能够清晰地观察到血管的形态、结构和病变情况。

2. 实时成像　DSA 设备能够实现实时成像，使医生能够在手术过程中实时监控血管的变化，确保手术的准确性和安全性。

3. 低辐射剂量　与传统的 X 线检查相比，DSA 设备的辐射剂量更低，对患者和医护人员的辐射暴露风险更小。

4. 对比剂用量少　DSA 设备能够减少对比剂的用量，降低患者的过敏风险和肾脏负担。

5. 三维成像　随着技术的发展，DSA 设备已经能够实现三维成像，使医生能够更直观地了解血管的三维结构和病变情况。

（四）应用领域

DSA 设备是一种先进的医学影像设备，具有高分辨率、实时成像、低辐射剂量和对比剂用量少等优点，广泛应用于心血管疾病、脑血管疾病、外周血管疾病和肿瘤的检查与治疗领域。

1. 心血管疾病　DSA 设备广泛应用于心血管疾病的诊断和治疗。通过 DSA 检查，医生可以清晰地观察到冠状动脉、主动脉等心血管的形态和结构，从而判断是否存在狭窄、动脉瘤等病变，并制定相应的治疗方案。

2. 脑血管疾病　DSA 设备也常用于脑血管疾病的诊断和治疗。通过 DSA 检查，医生可以了解脑血管的形态和结构，判断是否存在脑血管畸形、颅内动脉瘤等病变，并为手术治疗提供精确的引导。

3. 外周血管疾病　DSA 设备还可用于外周血管疾病的诊断和治疗。例如，通过 DSA 检查可以观察到四肢动脉、腹主动脉等外周血管的病变情况，为手术治疗提供有力的支持。

4. 肿瘤检查与治疗　DSA 设备还可以用于肿瘤的检查和治疗。通过 DSA 检查，医生可以了解肿瘤周围的血管供应情况，判断肿瘤的性质和预后，并为肿瘤的介入治疗提供精确的引导。

二、发展历程

DSA 技术的起源可以追溯到 20 世纪 80 年代，这是继 CT 之后医学影像技术领域的又一项重大创新。这一技术的诞生得益于电视技术、影像增强技术、数字电子技术、光电子技术、电子学、计算机技术及图像处理技术等多个领域的快速发展。1931 年，福斯曼首次报道了心脏的 X 射线造影，这为后续的血管造影技术奠定了基础。

1. 早期探索 20 世纪 50 年代初期，塞丁格对动脉插管的方法进行了改进，改进后的方法至今仍被广泛沿用。20 世纪 70 年代开始，经静脉注射对比剂，通过对胶片后期处理而得到减影血管图像的成功病例被不断报道，引起了学界的极大兴趣。

2. 技术突破 1980 年 3 月，在威斯康星大学和克利夫兰医院安装了数字减影血管造影的商用机。DSA 技术由美国威斯康星大学的米斯特雷塔组和亚利桑那大学的纳德尔曼小组首先研制成功，并于 1980 年 11 月在芝加哥召开的北美放射学会上公布。1981 年，飞利浦、通用电器、西门子和东芝等四家公司相继推出商用 DSA 设备，标志着 DSA 技术开始进入临床应用阶段。

3. 技术成熟与普及 DSA 技术逐渐成为心脑血管疾病介入诊疗中最有效的检测手段，被认为是血管疾病诊断的金标准。越来越多的医疗机构开始配备 DSA 设备，并将其应用于各种血管性疾病的介入治疗工作中。

三、基本构成

DSA 设备系统构成复杂，主要包括以下几个关键部分：X 射线发生系统、数字成像系统、机械及附属设备系统、其他辅助系统。DSA 设备是一个高度集成、功能强大的医疗影像系统，其各个部分相互协作，共同实现了对血管的高精度成像和诊断。

（一）X 射线发生系统

DSA 设备的 X 射线发生系统是其核心组成部分之一，负责产生高质量的 X 射线，以供后续的成像和处理过程使用。

DSA 设备的 X 射线发生系统主要包括的几个关键部分如表 4-1 所示。

表 4-1 DSA 设备的 X 射线发生系统组成

组件	功能
X 射线控制与高压发生器	控制 X 射线的发生和调节
图像获取探测器	获取 X 射线图像数据
图像处理系统	对获取的图像数据进行处理
显示系统	显示处理后的图像
X 射线管组件	产生 X 射线

DSA 设备的 X 射线发生系统具有高频逆变功能，能够将 50Hz 的交流电逆变为几十 kHz 的超高频交流电，这样可以提高 X 射线管的工作效率和稳定性。此外，DSA 设备通常采用液态金属球管，这种球管能够在高温下稳定工作，延长了设备的使用寿命。

DSA 设备的 X 射线发生系统是一个复杂的系统，它包含了多个关键组件，每个组件都有其特定的功能。这个系统的设计和性能对于整个 DSA 设备的成像质量和临床应用效果有着至关重要的影响。

1. X 射线管 可以是常规玻璃 X 射线管或金属陶瓷 X 射线管，具有较大的热容量和高管电流。这是产生 X 射线的关键部件，其性能对成像质量有着根本性的影响。球管内部的灯丝发射电子，在高压作用下撞击阳极靶面产生 X 射线。球管的焦点大小、阳极热容量等参数是衡量其性能的重要指标。例如，小焦点球管能够提供更清晰的图像，但可能在功率和散热方面存在一定限制；而大焦点球管虽然功率较大，但成像清晰度相对较低。现代 DSA 设备中的球管阳极热容量不断提高，如达到 5 兆以上，以满足更多手术和三维采集等复杂操作的需求，确保在连续成像过程中球管不会因为过热而损坏，从而保证成像的稳定性和持续性。

2. 高压发生系统　提供高频、大功率的脉冲控制。为球管提供产生 X 射线所需的高电压。高频逆变高压发生器在 DSA 设备中被广泛应用，它能够根据成像需求精确地调整电压和电流，以产生合适能量和强度的 X 射线。不同类型的高压发生器，如连续式高频逆变高压发生器和计算机控制的脉冲式高频逆变高压发生器，具有不同的特点。连续式高频逆变高压发生器结构相对简单、造价较低，但在一些性能方面可能不如计算机控制的脉冲式高频逆变高压发生器。后者能够直接产生脉冲采集时的脉冲波，避免了球管内栅极开关带来的一些问题，如射线垂直度和均整度受影响及 X 射线能量下降等，因此在图像质量和稳定性方面具有优势。

3. 灯丝加热部分　用于加热 X 射线管的灯丝，产生 X 射线。

4. 旋转阳极启动电路　启动 X 射线管的旋转阳极，以提高散热效率。

5. X 射线束光器　采用多叶遮光器，限制 X 射线照射视野，避免患者受到不必要的辐射。

6. 探测器

（1）平板探测器：是现代 DSA 数字成像系统中常见的探测器类型。它直接将 X 射线转换为数字信号，减少了信号转换过程中的噪声和畸变。非晶硅平板探测器目前应用较为广泛，不过晶体硅平板探测器由于其在原子排列结构上的优势，具有更低的本底电子噪声，能够在较低的 X 射线剂量下实现成像，是未来发展的趋势。平板探测器的分辨率、灵敏度等性能指标决定了其对 X 射线信号的检测能力和成像质量。高分辨率的平板探测器能够清晰地显示血管的细微结构，而高灵敏度则有助于降低患者接受的辐射剂量。

（2）影像增强器-摄影管系统：在传统的 DSA 成像中发挥了重要作用。影像增强器首先将穿透人体后的微弱 X 射线信号进行增强，然后由摄影管将增强后的光学信号转换为电信号，进而进行数字化处理。虽然在现代 DSA 设备中逐渐被平板探测器所取代，但在一些特定的设备或者对成本较为敏感的应用场景下，仍然有一定的使用价值。

7. 图像采集设备　图像采集卡主要负责将探测器输出的模拟信号转换为计算机能够处理的数字信号。其性能参数如采样频率和量化精度对数字图像的质量有着直接影响。高采样频率能够捕捉到更多的图像细节，而高量化精度可以更精确地表示图像的灰度值，从而提高图像的层次感和清晰度。在 DSA 设备中，图像采集卡需要具备高速、高精度的采集能力，以满足实时成像的要求，确保在快速的造影过程中能够准确地采集到每一帧图像。

8. 图像处理部分

（1）减影处理模块：这是 DSA 数字成像系统的核心处理模块之一。它基于数字减影技术，将人体同一部位注射对比剂前后的两帧影像相减，从而消除骨骼和软组织等背景结构，仅留下被对比剂充盈的血管影像，增强了血管图像的对比度，便于医生观察血管的形态、病变等情况。早期的减影处理可能存在一些误差和局限性，但随着计算机技术的不断发展，现代减影处理算法能够更加准确、快速地完成减影操作，并且能够适应不同的成像条件和患者个体差异。例如，一些先进的算法可以根据对比剂的浓度、流动速度等因素自动调整减影参数，提高减影效果的稳定性和可靠性。

（2）图像增强与优化模块：对减影后的图像进行进一步的处理，以提高图像的质量和可辨识度。包括调整图像的对比度、亮度、色彩平衡等参数，使血管图像更加清晰地显示出来。同时，也会进行降噪处理，去除图像中的噪声点，提高图像的信噪比。此外，还可以进行图像的几何变换，如放大、缩小、旋转等操作，方便医生从不同的角度和尺度观察血管结构。这些处理操作可以通过软件算法来实现，并且一些设备允许医生根据自己的观察需求对处理参数进行手动调整，以获得最佳的图像显示效果。

（3）三维重建模块：在一些高端的 DSA 设备中，具备三维重建功能。这个模块通过对不同角度采集到的二维图像数据进行处理，利用计算机算法重建出血管的三维结构。三维重建可以为医生提供更加直观、全面的血管解剖信息，有助于在复杂的介入手术中进行准确的导航和操作。例如，在脑血管介入手术中，三维重建的血管模型可以帮助医生更好地了解血管的走行、分支情况及病变的位置和形态，从而制定更加精确的手术方案。

9. 数据存储与管理部分

（1）数据存储设备：用于存储 DSA 成像过程中产生的各种数据，包括原始图像数据、处理后的图像数据、患者的基本信息、检查参数等。大容量的硬盘是最常见的数据存储设备，它能够满足大量图像数据的存储需求。为了保证数据的安全性和可靠性，一些设备采用了冗余存储技术。如 RAID（独立磁盘冗余阵列），通过将数据分散存储在多个磁盘上，并采用校验和恢复机制，防止数据丢失。此外，部分设备还支持外部存储设备，如移动硬盘、光盘等，方便数据的备份和转移。

（2）数据管理系统：负责对存储的数据进行组织、管理和检索。它可以根据患者的姓名、检查时间、检查部位等信息对图像数据进行分类存储，方便医生快速查找和调用。同时，数据管理系统还可以对数据的访问权限进行设置，确保患者数据的隐私性和安全性。在一些 HIS 和 PACS 集成的环境下，DSA 设备的数据管理系统可以与整个医院的信息系统进行交互，实现数据的共享和远程诊断等功能。

10. 计算机控制系统部分

（1）控制硬件设备运行：计算机控制系统对 DSA 数字成像系统中的各个硬件设备进行协调和控制。它可以控制 X 射线球管的发射参数，如电压、电流、曝光时间等，以确保产生合适的 X 射线用于成像。同时，也能够控制探测器的工作模式、图像采集卡的采集参数等。例如，根据不同的检查类型和患者的身体状况，计算机控制系统可以自动调整球管的 kV 和 mA 值，在保证图像质量的前提下，尽量降低患者接受的辐射剂量。并且在进行介入手术时，能够精确地控制 C 型臂的运动，使其按照医生的操作要求准确地调整角度和位置，为手术提供最佳的成像。

（2）图像数据处理：负责对采集到的数字图像数据进行处理，如进行降噪处理。因为在图像采集过程中可能会受到各种因素干扰产生噪声，计算机处理系统可以通过算法去除这些噪声，使图像更加清晰。例如，在低剂量对比剂使用时，图像可能会有较多噪声，计算机处理系统可优化图像质量。

（3）图像增强与优化：通过调整对比度、亮度等参数来增强图像的显示效果，使血管与周围组织的区分更加明显。如在显示微小血管时，可以增强对比度以便更好地观察血管形态和血流情况。

（4）数字减影算法执行：这是 DSA 的核心功能之一。计算机系统按照特定的数字减影算法，将含有对比剂的图像与未含有对比剂的图像（或者不同时相的图像）进行相减处理，去除骨骼和软组织等背景结构的干扰，只留下对比剂充盈的血管图像。在全身血管造影检查中，这种算法能够清晰地呈现血管的分布和病变情况，是诊断血管疾病的重要依据。

11. 图像存储与传输系统

（1）存储设备：用于存储采集和处理后的图像数据，以便后续的查看、分析和对比。可以是本地的硬盘存储，也能够与医院的 PACS 相连，实现图像数据的长期保存和共享。如在多科室会诊时，其他科室医生可以通过 PACS 系统调阅 DSA 图像进行分析。

（2）传输网络：负责将图像数据在设备内部不同组件之间传输，以及与外部设备（如医生工作站、PACS 系统等）进行数据交互。高速稳定的传输网络能够确保图像的实时传输，满足临床诊断和介入治疗过程中的及时性需求。例如，在介入手术过程中，实时的图像传输可以让医生及时了解手术操作的效果并做出决策。

（二）数字成像系统

数字成像系统包括影像增强器和摄像系统，DSA 设备中的影像增强器是一个至关重要的组件。

1. 影像增强器　影像增强器是一种能将探测到的 X 射线转换成光学图像的装置，其作用是将 X 射线信息影像转换成可见影像，并将其影像亮度增强数千倍。

（1）影像增强器主要由输入屏、光电面、电子透镜、输出屏和管套组成。

1）输入屏：将接收到的 X 射线转换为光学影像。

2）光电面：将输入屏荧光面发出的荧光转换成光电子。

3）电子透镜：对光电子进行加速和聚焦。

4）输出屏：将光电子能量转换为可见光，形成缩小并被增强了的光学影像。

（2）影像增强器的工作原理可以分为影像转换和图像增强两个过程。

1）影像转换：输入屏把接收到的 X 射线影像转换为荧光影像，继而由光电面将荧光影像转换为光电子像。

2）图像增强：光电子在电子透镜加速、聚焦后在输出屏形成缩小并被增强了的光学影像。图像增强包括缩小增益和能量增益。缩小增益是把输入屏上大面积增强的亮度聚焦在输出屏上的小面积上，使亮度得到提高；能量增益是通过增加光量子动能，使光量子撞击输出屏时能激发出更多光子。

（3）影像增强器具有影像转换功能和图像增强功能，其总增益一般达 $10^3 \sim 10^4$。总增益是缩小增益和能量增益的乘积，这使得 X 射线荧光屏上的亮度得到极大提升，便于后续的电视摄像机进行图像摄取和处理。

（4）在 DSA 设备中，影像增强器与 X 射线管、高压发生器、摄像机等组件协同工作，共同完成血管造影的成像过程。具体来说，DSA 设备通过 X 射线管产生 X 射线，X 射线穿透人体后被影像增强器接收并转换成可见光影像。然后，摄像机将光学图像转换成电子信号进行记录、处理和显示。最终，经过计算机减影处理后的图像可以清晰地显示血管结构，为医生提供准确的诊断信息。

2. 摄像机　摄像管式摄像机或高分辨率 CCD 摄像机将可见光图像转换为数字信号。在 DSA 技术中，摄像管式摄像机和高分辨率 CCD 摄像机都扮演过重要的角色，但随着时间的推移和技术的发展，高分辨率 CCD 摄像机逐渐取代了摄像管式摄像机，成为 DSA 设备中的主流图像传感器。

（1）摄像管式摄像机曾被广泛应用于 DSA 设备中。摄像管式摄像机通过摄像管将接收到的 X 射线图像转换为可见光图像，然后进一步转换为电信号进行记录和处理。然而，随着技术的不断进步，摄像管式摄像机在分辨率、灵敏度和稳定性等方面逐渐暴露出不足，无法满足现代 DSA 技术对高质量图像的需求。

（2）高分辨率 CCD 摄像机凭借其高分辨率、高灵敏度、宽动态范围等优点，在现代 DSA 技术中得到了广泛应用。以下是高分辨率 CCD 摄像机在 DSA 中的具体应用。

1）高分辨率成像：高分辨率 CCD 摄像机能够捕捉到更多的细节信息，使得 DSA 图像更加清晰、细腻。这有助于医生更准确地识别血管结构、病变部位和血流状态，为诊断和治疗提供有力支持。

2）高灵敏度检测：高分辨率 CCD 摄像机对光线的敏感度较高，能够在较低光照条件下捕捉到清晰的图像。这使得 DSA 技术能够在不同的光照条件下进行血管造影，提高了检查的灵活性和准确性。

3）宽动态范围成像：高分辨率 CCD 摄像机具有宽动态范围，能够同时捕捉亮部和暗部的细节信息。这使得 DSA 图像更加自然、真实，有助于医生更准确地判断血管病变情况。

（3）高分辨率 CCD 摄像机将捕捉到的图像转换为数字信号进行记录和处理。这使得 DSA 技术能够实现图像的数字化存储、传输和分析，提高了检查的效率和准确性。

（4）高分辨率 CCD 摄像机可以与 DSA 系统无缝集成，实现图像的实时采集、处理和显示。这有助于医生在手术过程中实时观察血管结构和病变情况，为手术治疗提供有力支持。

（三）A/D 转换器

A/D 转换器的作用是将时间连续、幅值连续的模拟信号转换为时间离散、幅值离散的数字信号。这种转换器可以分为多种类型，如直接、间接、高速高精度、超高速等。在实际应用中，A/D 转换器通常需要经历四个过程，即取样、保持、量化和编码。其中，取样和保持通常是同时进行的。在转换过程中，模拟信号会被采样，然后与一系列标准的数字信号进行比较，直至两种信号相等。最后，模拟信号会被转换成二进制数，以便进行数字信号处理。A/D 转换器在现代电子技术中起着至关重要的作用，应用广泛。例如，在数字音频、通信系统、图像处理和控制系统等领域，A/D 转换器都是必不可少的。通过将模拟信号转换成数字信号，A/D 转换器可以提高信号处理的效率和精度。

（四）机械系统

机械系统包括 C 型臂、导管床。

1. C 型臂 提供多角度的旋转和移动，便于定位。DSA 中的 C 型臂是一种重要的医疗影像设备，它因其外形类似英文字母 C 而得名（图 4-17）。

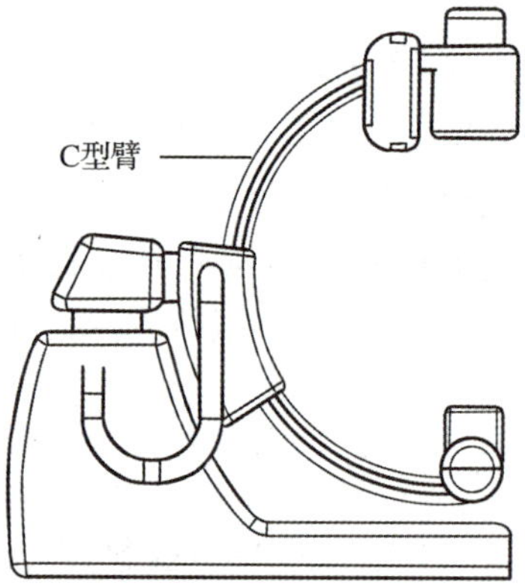

图 4-17 C 型臂结构

（1）C 型臂在 DSA 中发挥的作用

1）提供多角度、精确的 X 射线影像：C 型臂能够进行多角度、大幅度的精确运动，这使得医生可以从不同的角度观察血管结构，从而更准确地诊断血管病变。通过 C 型臂的精确运动，医生可以捕捉到血管的细微结构和病变部位，为后续的介入治疗提供有力的影像支持。

2）辅助血管造影：在 DSA 过程中，C 型臂产生的 X 射线与对比剂相结合，可以清晰地显示出血管的形态、走行和病变情况。医生可以通过观察 C 型臂上的影像，判断血管的狭窄、闭塞、动脉瘤等病变，并制定相应的治疗方案。

3）引导介入治疗：C 型臂不仅可以提供实时的血管影像，还可以作为介入治疗的引导工具。医生可以在 C 型臂的引导下，将导管、球囊、支架等介入器械准确地送达病变部位，进行经皮腔内成形术、经导管药物灌注治疗、经导管栓塞治疗等介入手术。

4）提高手术的精准性和安全性：C 型臂提供的实时影像可以使医生在手术过程中更加直观地观察病变部位和手术效果，从而提高手术的精准性。同时，C 型臂还可以帮助医生及时发现并处理手术中的并发症，确保手术的安全性。

5）支持术后评估和随访：在术后，医生可以通过 C 型臂对手术部位进行复查，评估手术效果，及时发现并处理可能的并发症。此外，C 型臂还可以用于患者的随访观察，监测病变部位的恢复情况，为后续的治疗方案提供有力的影像支持。

综上所述，C 型臂在 DSA 中发挥着至关重要的作用，它不仅可以提供多角度、精确的 X 射线影像，还可以辅助血管造影、引导介入治疗、提高手术的精准性和安全性，并支持术后评估和随访。因此，C 型臂是 DSA 技术中不可或缺的重要设备。

（2）C 型臂分型：根据其功能和用途的不同，可以分为大 C、中 C 和小 C 三种类型。

1）大 C（DSA）：大 C 是固定式的，通常安装在手术室的天花板或地面上。它具有成像清晰、诊断准确等优点，但体积较大，操作相对复杂。大 C 主要应用于全身血管疾病的诊断和治疗，如头颈部、胸部、腹部和四肢血管系统的检查。

2）中 C（周边介入型 C 型臂）：中 C 具有小巧、轻便、操作简单等优点。它可以在手术室内灵活移动，插电即用，方便快捷。中 C 在临床上可以完成大 C 80%以上的手术需求，广泛应用于神经外科血管造影、消化道介入手术、四肢血管造影及减影术等。

3）小 C（骨科 C 型臂）：小 C 主要用于骨科手术中的整骨、复位、打钉等操作。它还可以配合臭氧机治疗疼痛、小针刀治疗等。小 C 在医院中的普及率较高，二级医院基本上都已经装备。

（3）C 型臂的使用注意事项

1）辐射防护：C 型臂在使用过程中会产生电离辐射，因此医护人员和患者都需要采取适当的防护措施，以减少辐射的危害。

2）操作规范：医护人员需要熟悉 C 型臂的操作规范，确保在使用过程中能够准确捕捉图像并避免不必要的辐射暴露。

3）设备维护：C 型臂需要定期进行维护和保养，以确保其正常运行和延长使用寿命。

综上所述，DSA 中的 C 型臂是一种重要的医疗影像设备，在血管造影、介入治疗和手术导航等方面发挥着重要作用。不同类型的 C 型臂具有不同的特点和用途，医护人员需要根据实际情况选择合适的设备进行操作。同时，在使用过程中需要注意辐射防护、操作规范和设备维护等方面的问题。

2. 导管床 支持患者的定位和移动。DSA 导管床（图 4-18），也被称为介入手术床、血管造影手术床或 DSA 影像手术床，是 DSA 技术中不可或缺的重要设备。

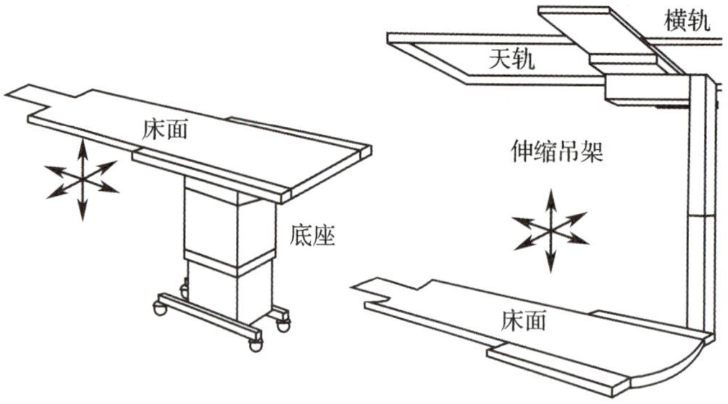

图 4-18 DSA 导管床结构

（1）主要功能

1）满足透视需求：DSA 导管床需要满足透视的要求，并且透视时图像应清晰、无阴影。为了实现这一目标，导管床的床板通常采用全碳纤维材质，这种材质具有可透性强、能够获得人体各部位清晰图像的特点。

2）支持多角度采集影像：DSA 导管床能够满足 360°采集影像的需求，床面无金属部分的长度足够长，可以满足各种照射长度的需求。同时，它也支持 3D 及骨科导航系统 360°X 射线拍照。

3）配合影像设备使用：DSA 导管床需要与血管造影机等影像设备配合使用，通过小切口进行微创治疗。因此，导管床的设计需要考虑到与这些设备的兼容性和配合性。

（2）设计特点

1）床面材质：导管床的床面通常采用高密度海绵床垫，以确保患者在长时间躺卧时不会感到疲劳。

2）电动升降与平移功能：DSA 导管床具备床面电动升降功能，并带有纵向平移和横向平移功能。这些功能可以更好地满足介入手术的需求，使医生能够更方便地操作和调整患者的体位。

3）可移动控制台：部分 DSA 导管床还配备有可移动控制台，控制台为挂边轨式设计，可以左右两侧固定。可移动控制台上带有可调节导管床动作的按键，方便医生在手术过程中进行操作。

4）一键水平复位与电动刹车：DSA 导管床通常还配备有一键水平复位和电动刹车功能。一键水平复位能够节省手术时间，操作简单，提高手术效率；而电动刹车则能够确保导管床在手术过程中的稳定性。

（3）应用场景：DSA 导管床主要用于心、脑和外周血管疾病的诊断和治疗。在介入手术中，医生可以通过 DSA 导管床提供的清晰影像，准确地找到病变部位，并进行相应的治疗操作。

（4）注意事项

1）安全性：在使用 DSA 导管床时，需要确保设备的安全性，避免患者在手术过程中受到意外伤害。

2）维护与保养：DSA 导管床需要定期进行维护和保养，以确保其正常运行和延长使用寿命。同时，在使用过程中需要注意设备的清洁和消毒工作，以防止交叉感染的发生。

（五）高压注射器

DSA 高压注射器的工作原理是通过施加较高压力将对比剂快速注入患者体内。在数字减影血管造影（DSA）检查中，需要清晰地观察血管系统的病变和异常情况，快速注入对比剂能够使血管在短时间内达到足够的对比剂浓度，从而提高影像的对比度和清晰度，便于医生进行诊断。

1. 优势

（1）提高成像质量　快速注入对比剂可以使血管迅速充盈，避免对比剂在注入过程中被血液过度稀释。这样在成像时能够更清晰地显示血管的形态、结构及可能存在的病变，如血管狭窄、堵塞、畸形等。如在对心血管系统进行 DSA 检查时，快速注入对比剂有助于准确判断冠状动脉的状况。

（2）满足检查时效性要求　DSA 检查往往需要在短时间内获取清晰的血管影像。尤其是对于一些血流速度较快的血管或者需要观察动态血流情况的检查，快速注入对比剂能够在合适的时间窗口内完成造影过程，使医生能够捕捉到关键的影像信息，有助于及时做出准确的诊断结论。

2. 相关参数设置及安全性考虑

（1）参数设置

1）注射速度：根据不同的检查部位和患者个体情况，注射速度会有所调整。例如，在检查一些较大的血管时，可能需要较高的注射速度，以确保对比剂能够快速到达并充盈目标血管。

2）注射剂量：要严格控制对比剂的注射剂量，通常会依据患者的体重、年龄、肾功能等因素来确定合适的剂量。因为对比剂的使用量过多可能会对患者的身体造成不良影响，如对比剂肾病等。

（2）安全性考虑

1）设备本身的安全性：DSA 高压注射器通常配备有压力传感器和流量控制器等安全装置。压力传感器可以监测注射过程中的压力，如果压力过高可能提示存在注射阻力过大或者血管异常等情况，此时设备会发出警报或者自动停止注射，以避免血管破裂等严重并发症。流量控制器则可以确保对比剂按照预设的速度和剂量准确注入，防止注射过快或过慢影响检查结果或对患者造成伤害。

2）患者的适应性：尽管 DSA 高压注射器能够快速注入对比剂，但也要考虑患者的血管弹性等身体状况。如果患者血管弹性较差，过高的注射速度可能会增加血管损伤的风险。在进行检查前，医生会对患者进行全面评估，以确保注射过程的安全性。

（六）平板探测器

平板探测器是一种精密和贵重的设备，它将 X 射线转换为数字信号，避免了光学散射造成的影像失真，使得数字 X 射线设备影像系统具有量子效率高、图像质量好、成像速度快等优点。

1. 分类　根据能量转换方式的不同，平板探测器可以分为间接转换平板探测器和直接转换平板探测器两种。

（1）间接转换平板探测器

1）基本结构：表面是一层闪烁体材料（如碘化铯或硫氧化钆），再下一层是以非晶体硅为材料的光电二极管电路，最底层为电荷读出电路。

2）工作原理：闪烁体将透过人体后衰减的 X 射线转换为可见光，非晶硅光电二极管阵列再将可见光转换为电信号，形成存储电荷。每个像素的存储电荷量与入射 X 射线强度成正比。在控制电路的作用下，扫描读出各个像素的存储电荷，经 A/D 转换后输出数字信号，传送给计算机进行图像处理。

（2）直接转换平板探测器

1）基本结构：主要由非晶硒层（a-Se）和薄膜晶体管（TFT）构成。

2）工作原理：入射的 X 射线使硒层产生电子-空穴对，在外加偏压电场作用下，电子-空穴对向相反的方向移动形成电流。电流在薄膜晶体管中形成储存电荷，每一个晶体管的储存电荷量对应于入射 X 射线的剂量。通过读出电路可以知道每一点的电荷量，进而知道每点的 X 射线剂量。

2. 性能指标 评价平板探测器成像质量的性能指标主要有两个：量子探测效率（DQE）和空间分辨率。

（1）量子探测效率（DQE） 决定了平板探测器对不同组织密度差异的分辨能力。DQE 的高低取决于探测器的材料、结构及制造工艺等因素。

（2）空间分辨率 决定了对组织细微结构的分辨能力。空间分辨率的高低取决于单位面积内薄膜晶体管矩阵的大小及探测器的制造工艺等因素。

3. 应用 在 DSA 设备中，平板探测器能够实时捕捉透过人体后的 X 射线信号，并将其转换为高质量的数字图像。这些图像可以用于诊断各种血管疾病，如动脉瘤、血管狭窄、血管畸形等。同时，平板探测器的高分辨率和高灵敏度还可以帮助医生更准确地定位病变部位，为手术提供可靠的客观依据。

（1）X 射线转换：平板探测器能够接收 X 射线，并将其转换为电信号。这些电信号被转换为数字图像，以便在计算机屏幕上显示。这种转换过程确保了 DSA 设备能够捕捉到高质量的图像，从而帮助医生进行准确的诊断。

（2）提高图像质量：与传统的胶片成像技术相比，平板探测器具有更高的分辨率和灵敏度，能够捕捉到更多的细节。这意味着医生可以更容易地看到血管和其他组织的细微结构，从而更准确地评估患者的健康状况。

（3）实时成像：平板探测器允许 DSA 设备进行实时成像，这意味着医生可以在患者接受 X 射线照射的同时观察图像。这种实时成像功能对于监测血管内的动态变化（如血流速度、血管狭窄等）非常重要，有助于医生做出更及时的诊断和治疗决策。

（4）数字图像处理：由于平板探测器产生的是数字图像，因此可以使用各种数字图像处理技术来增强图像的清晰度、对比度和分辨率。这些技术可以帮助医生更好地识别和分析图像中的信息，从而提高诊断的准确性。

（5）减少辐射剂量：与传统的胶片成像技术相比，使用平板探测器的 DSA 设备可以更有效地利用 X 射线，从而减少患者接受的辐射剂量。这对于需要频繁进行 X 线检查的患者来说尤为重要，因为减少辐射剂量可以降低潜在的健康风险。

四、成像原理

DSA 设备成像原理如图 4-19 所示。

（一）减影原理

DSA 设备采用的主要减影技术有时间减影、能量减影和混合减影。

1. 时间减影

（1）原理：时间减影是在注入的对比剂进入兴趣区之前，将一帧或多帧图像作为 mask 像（掩模像或蒙片）储存起来，并与含有对比剂的造影像一一相减。这样两帧间相同的影像部分被消除，对比剂通过血管引起的高密度部分被突出地显示出来。

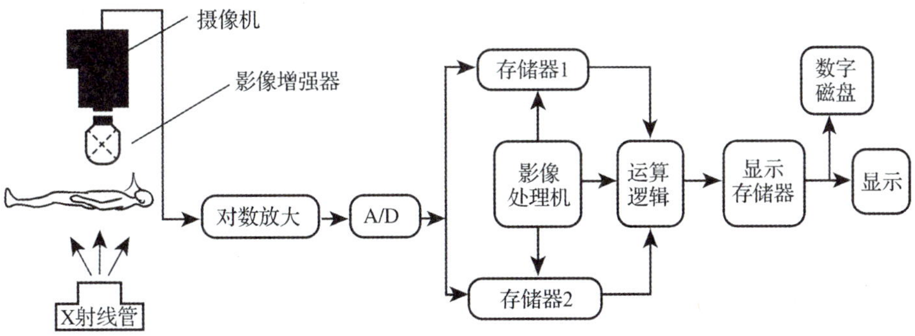

图 4-19　DSA 设备成像原理

（2）实现方法：在对比剂未流入感兴趣血管时摄取掩模像。在对比剂逐渐扩散的过程中对 X 射线影像进行采集和减影，得到一系列连续而有间隔的减影像系列。

减影方法可采用脉冲影像（PI）方式、超脉冲影像（SPI）方式、连续影像（CI）方式或时间间隔差（TID）方式等，这些方式主要区别在于掩模像和造影像的帧数、采集时间不同。还可使用心电图（ECG）触发脉冲方式，使掩模像和造影像的相位尽可能接近，以减少减影像的运动伪影。

2. 能量减影

（1）原理：能量减影也称双能量减影或 K-缘减影，是利用碘在 33keV 附近对 X 射线衰减系数有明显的差异这一特点而进行的。在感兴趣区血管造影时，几乎同时用两个不同的管电压取得两帧图像对其减影，由于两帧图像是由两种不同的能量摄制的，故称为参量减影。

1）高灵敏度：能量减影技术能够显著增强血管与周围组织的对比度，使得血管结构更加清晰可辨。

2）低辐射剂量：与传统的 DSA 技术相比，能量减影技术可以在保证图像质量的同时，降低患者的辐射剂量。

3）减少伪影：由于采用了双能量曝光和减影处理，能量减影技术能够有效地减少运动伪影和其他干扰因素，提高图像的准确性和可靠性。

（2）临床应用

1）血管造影：能量减影技术广泛应用于血管造影领域，特别是在诊断血管狭窄、动脉瘤、血管畸形等疾病时具有重要价值。

2）肿瘤诊断：在肿瘤诊断中，能量减影技术可以帮助医生更好地观察肿瘤周围的血管情况，为制定治疗方案提供依据。

3）其他应用：能量减影技术还可以应用于骨骼、软组织等其他组织的成像和诊断中，但相对而言，其在血管成像方面的优势更加明显。

3. 混合减影

（1）原理：混合减影是基于时间与能量两种减影相结合的减影方法。注入对比剂前后各使用一次能量减影，获得注入对比剂前后能量减影像各一帧，对这两帧能量减影图像再减影一次，即得到混合减影图像。

（2）实现方法：在注入对比剂前后，分别进行一次能量减影，获得两帧能量减影图像。对这两帧能量减影图像再进行一次时间减影处理，从而消除残存的骨组织信息，得到仅含对比剂血管的清晰图像。

综上所述，DSA 设备的时间减影、能量减影和混合减影技术各有其独特的原理和实现方法，这些技术共同构成了 DSA 在血管疾患临床诊断中的重要基础。

（二）图像采集与处理

DSA 的图像采集与处理是一个复杂且精细的过程。

1. 图像数据采集转换

（1）患者准备：在图像采集前，患者需要接受特定的准备措施，如禁食、注射对比剂等。对比剂的注射是为了在血管中引入对比剂，从而在后续的图像处理中能够清晰地显示出血管结构。

（2）设备设置：调整 DSA 设备的参数，如曝光时间、帧率、视野等，以获得最佳的图像质量。这些参数的设定对于后续的图像处理至关重要。

（3）图像采集：使用 DSA 设备连续采集一系列图像。这些图像是在对比剂注入血管后，通过 X 射线透视并经过探测器接收后形成的。所得到的图像信号会经过模/数转换器进行数字化处理，转换成数字信号并储存起来。

2. 图像处理

（1）去噪：去除图像中的噪声，提高图像质量。噪声可能来源于设备本身、患者移动或外部环境等因素。

（2）增强：增强图像的对比度和清晰度，以便更好地观察血管结构。这通常通过调整图像的亮度、对比度等参数来实现。

（3）校正：对图像进行几何校正，以消除由于设备或患者移动引起的图像变形。这包括图像的平移、旋转、缩放等操作，以确保图像的真实性和准确性。

（4）血管分割：使用图像处理算法将血管从背景中分割出来。这可以通过阈值分割、边缘检测、区域生长等方法实现。血管分割的准确性对于后续的分析和诊断非常重要。

（5）测量与分析：测量血管的直径、长度、狭窄程度等参数，并进行分析。这些测量结果可以用于评估血管疾病的严重程度，为医生的诊断和治疗决策提供依据。

（6）三维重建：根据采集到的多角度图像，重建出三维血管模型。这可以帮助医生更直观地了解血管的形态和结构，从而更好地进行诊断和治疗。

（7）再优选蒙片与再减影：当患者在造影中出现一些自主或不自主运动时，可能会在减影像中产生移动伪影而致图像模糊。此时，可以重新确定或优选蒙片进行再次减影处理，以消除移动伪影并提高图像质量。

（8）时间间隔差成像：这是时间减影的一种方式，可用于消除移动伪影。通过从一系列原始减影图像中寻找出现移动伪影的帧数或时间，然后确定其间隔时间与其方式，进行时间间隔差成像方式再次减影，从而获得更清晰的新减影图像。

在整个 DSA 图像采集与处理过程中，需要确保图像的质量和准确性。图像采集时应注意患者的体位和设备的参数设置，以获得清晰的血管图像。同时，在图像处理过程中，需要选择合适的算法和参数，以确保处理的准确性和效率。医生和技术人员需要根据具体情况进行调整和优化，以满足临床需求。

五、安装、维护及故障分析

（一）安装空间与要求

数字减影血管造影（DSA）设备的安装需要考虑到医院的具体情况，尤其是导管室的建设和设备的性能。由于价格和性能的双重考虑，中型 DSA 设备在中小型医院得到广泛应用。导管室是开展介入诊疗项目的先决条件，因此在建设导管室时，需要考虑设备的放置、操作空间，以及辅助设施的配置。设备布局如图 4-20 所示。

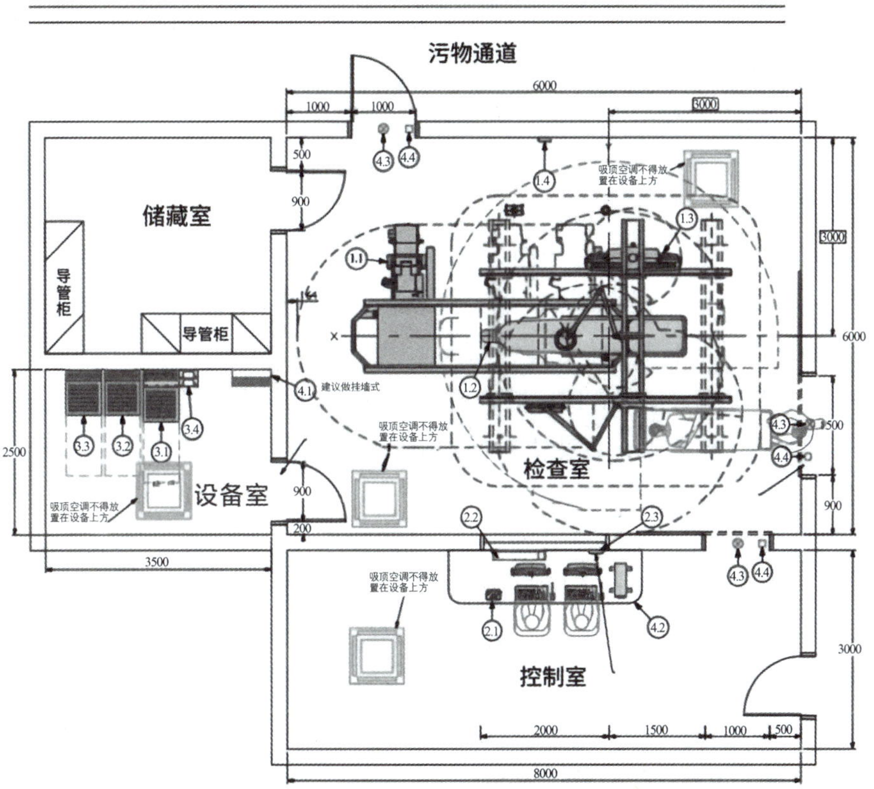

单位：mm

图 4-20　DSA 设备布局

注：各部分具体布局如下。

1. 检查室：1.1 悬吊 C 型臂、1.2 患者床、1.3 悬吊监视器、1.4 工作状态指示器。
2. 控制室：2.1 控制台部件、2.2 控制台接线箱、2.3 壁挂式接线盒发射器。
3. 设备室：3.1 主控制柜、3.2 辅助控制柜、3.3 高压发生器柜、3.4 电缆柜。
4. 其他：4.1 现场配电箱、4.2 操作桌、4.3X 线警示灯、4.4 门机联锁开关。

1. 房间尺寸　DSA 房间的设计和建设需要满足特定的技术和安全要求。DSA 各房间的尺寸大小要求见表 4-2。

表 4-2　DSA 各房间的尺寸大小参考表

	推荐尺寸（长×宽×高）	最小尺寸（长×宽×高）
检查室	7600mm×5500mm×2910mm（吊顶净高度）（建筑结构高度 3400mm）	6000mm×4100mm×2710mm（吊顶净高度）（建筑结构高度 3200mm）
设备室	5500mm×2000mm×3000mm	3000mm×1600mm×2500mm
控制室	5500mm×3500mm×3000mm	3000mm×2000mm×2500mm
观察窗	宽 1500mm×高 900mm	—

上述尺寸均指装修后的净尺寸。除满足设备所需空间外，还应遵守放射防护所规定的最小房间要求，并考虑其他辅助设备和临床使用所需空间。最小尺寸仅表示能够满足机器的运动，但不表示能够满足临床使用的便利性。

2. 地面基础　DSA 在地面上固定安装的只有检查床和手术床。床的固定铁板应安装在混凝土基础上。床下方的基础应采用标号不低于 C25 的细石混凝土现场一次浇筑成形，养护期约 4 周。基础深度以建筑设计为准，若不是在楼板上安装，建议基础深度不小于 150mm，客户应考虑结构荷载能力而加大基础深度。

床铁板下方基础表面的水平度要求区域内最高点与最低点高度差不超过 3mm。

悬吊 C 型臂行程范围内的地面整体水平度（特别要注意地面的高点）要求与悬吊钢结构吊架下表面最低点之间的距离不得小于 2900mm，以保证 C 型臂的安全运行。

如在原有楼板上浇筑基础，必须去除原装饰层和找平层，露出混凝土楼板，打毛洗净，确保新浇筑的混凝土基础与原楼板紧密结合，必要时可布设钢筋加固，钢筋必须避让图 4-21 所示的各固定孔。

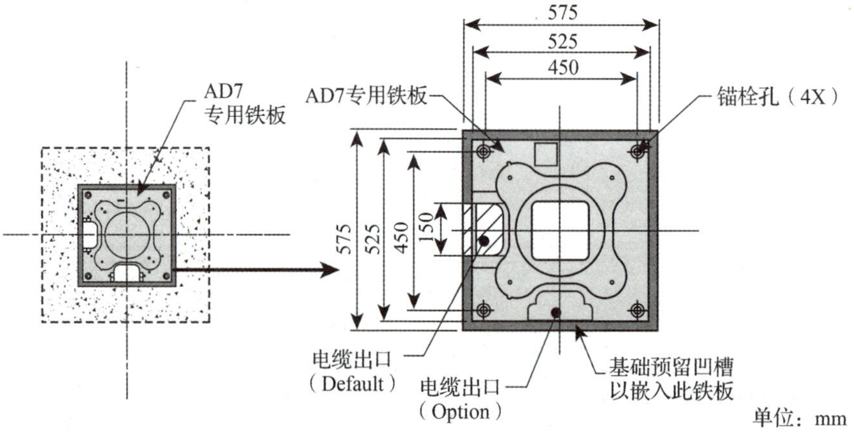

图 4-21　悬吊 C 型臂床铁板固定示意

常用的 DSA 检查床固定铁板（常规 AD7 铁板）：525mm×525mm×30mm。基础需预留凹槽，深度为 30mm，建议边长 575mm×575mm，以方便嵌入此铁板。凹槽内水平度要求最高点与最低点高度差不超过 3mm。铁板固定后，基础凹槽边缘及铁板下方空隙，须采用水泥砂浆或环氧树脂填实。铁板上表面与地面装饰完成面平齐；若装饰面为 PVC 材质，可将铁板上表面一起铺贴。铁板的每个固定螺栓所承受的最大拉拔力为 8125N。

3. 电气要求

（1）电源要求供给设备的电源必须满足表 4-3 的要求：如配备独立专用的变压器，隔离变压器，稳压电源等装置时，建议容量不小于 100kVA，并应考虑瞬间峰值电流。

表 4-3 DSA 电参数表

项目	要求
额定电压与频率	380/400Vac±10%，（50±1）Hz
额定容量	100kVA
电源内阻	≤74mΩ*
断路器规格	125A
瞬时最大电流和持续时间	330A&8.33ms
短时最大电流和持续时间	125A&5s

注：以上所述设备动力电源仅提供给血管机本身使用，空调、照明及插座的电源需另行提供。

供电电缆必须采用高质量多股铜芯电缆从一级配电房专线接至设备配电箱。为保证电源内阻符合要求，各级配电装置应接触良好，电缆线径应足够粗（表 4-4）。

表 4-4 DSA 的布线要求表

实际布线距离（m）	<30	30~60	60~100	>100
电缆线径（mm^2）	50	70	95	洽谈项目经理

（2）接地：DSA 设备应采用 TN-S 或 TT 制接地系统，机房范围内的所有电气设备和金属装置均应连接在同一个等电位连接网络中。

无论采用何种接地制式和参数指标，均应严格遵照国家相关法律法规和相关领域标准规范进行设计和施工。作为电气安全防护的重要指标之一，保护接地装置应至少每年检查一次。

建议采用联合/共用接地，保护地线线径与相线相同。接地电阻需符合相关规范。一般而言，接地电阻值不宜大于 4Ω；当与防雷接地系统共用时接地电阻不应大于 1Ω。

根据医疗场所供配电的国家相关规范，在 1 类和 2 类医疗场所的患者区域内，DSA 设备的保护接地线，其他用电设备的保护接地线及可导电的非电气设施之间应做等电位联结，确保电位差不超过 10mV。

（二）维护

1. 常规维护

（1）日常维护

1）设备启动顺序检查：在医疗设备领域，DSA（数字减影血管造影）设备是一种高度精密且复杂的仪器，其正常运行对于医疗诊断和治疗工作至关重要。设备启动顺序的正确与否直接关系到设备的使用寿命和性能稳定。

DSA 设备内部包含众多相互关联的子系统，如成像系统、控制系统、电源系统等。这些子系统在启动时需要按照特定的顺序进行上电。如果启动顺序错误，可能会导致某些子系统在其他系统尚未准备好的情况下提前运行，很容易造成设备内部的电路过载、信号冲突或者其他硬件损坏。因此，在日常维护中，技术人员必须严格确保设备按照正确的顺序开机，每次开机前都要仔细核对操作手册中的启动流程，避免因启动顺序错误导致设备损坏，从而保障设备能够稳定地为医疗工作提供服务。

2）设备运行状态检查：DSA 设备在运行过程中的状态检查是确保其正常工作的关键环节。DSA 设备运行时，各个部分都需要协同工作。在检查设备运行过程中是否有异常声音时，需要技术人员具备敏锐的听觉。例如，正常情况下，设备的散热风扇转动时会发出平稳、低沉的嗡嗡声，而如果听到尖锐的摩擦声或者不规则的震动声，这可能意味着风扇叶片出现了磨损或者电机出现了故障。再看指示灯，它们就像是设备的信号灯，每个指示灯都代表着设备的某个特定状态。如果某个指示灯异常亮起或者闪烁频率不正常，这可能是设备某个子系统在向外界发出求救信号。对于设备的各项参数设置，这是设备正常运行的重要依据。这些参数涵盖了成像参数、电源参数、信号传输参数等多个方面。比如成像参数中的分辨率、对比度等需要符合特定的医疗诊断要求，如果这些参数设置错误，可能会导致成像结果不准确，影响医生对患者病情的判断。所以，技术人员需要定期检查设备的各项参数设置，确保符合使用要求，任何一点偏差都可能导致严重的后果。

3）设备清洁：具体如下。①设备表面清洁：DSA 设备的表面清洁不仅是为了保持其外观整洁，更重要的是它对设备的正常运行有着潜在的影响。在医院环境中，设备周围存在着各种各样的污染物，灰尘是最为常见的一种。设备表面如果布满灰尘，首先从外观上看，会给人一种不专业、不卫生的感觉。而从功能角度来看，灰尘可能会堵塞设备表面的散热孔。DSA 设备在运行过程中会产生热量，散热对于设备的稳定性和寿命至关重要。如果散热孔被灰尘堵塞，热量无法及时散发，就会在设备内部积聚，导致设备温度升高。过高的温度会影响设备内部电子元件的性能，降低其工作效率，甚至可能引发元件的损坏。因此，保持设备表面干净整洁，避免灰尘等污染物影响设备外观和可能的散热等功能，是日常维护中不可或缺的一部分。②设备内部清洁：DSA 设备内部的清洁工作更是重中之重。设备内部包含许多精密的光学元件和电路板，这些部件就如同设备的心脏和大脑一样重要。光学元件，如镜头等，对于成像质量有着决定性的影响。如果灰尘附着在光学元件上，就像是在相机镜头上蒙了一层雾，会使成像变得模糊不清。对于电路板来说，灰尘是一种导电物质，一旦电路板上积累了过多的灰尘，可能会导致电路短路或者信号干扰。例如，在电路板上的微小线路之间，灰尘可能会形成导电路径，使得原本应该独立的电路之间产生不必要的连接，从而引发设备故障。所以，定期对设备内部进行清洁，特别是光学元件和电路板，避免灰尘影响设备性能，是保障 DSA 设备长期稳定运行的关键措施之一。这需要技术人员具备专业的知识和技能，使用专门的清洁工具和材料，如防静电的清洁刷和无腐蚀性的清洁液等，以确保清洁过程不会对设备内部部件造成损坏。

4）设备润滑保养：DSA 设备中的运动部件在设备的正常工作中承担着各种功能，如机械臂的移动、探测器的旋转等。随着设备的频繁使用，运动部件之间的摩擦会逐渐增大。如果不进行定期的润滑保养，会导致部件磨损加剧。例如，机械臂的关节部位如果没有足够的润滑，在长时间的移动过程中，金属部件之间的摩擦会产生磨损，使关节的灵活性下降，甚至可能出现卡死的现象。这不仅会影响设备的正常操作，还可能导致设备出现故障。因此，定期对设备的运动部件进行润滑保养，选择合适的润滑剂，并按照规定的方法和周期进行操作，保证设备运行顺畅，是日常维护工作中的重要内容。

5）设备性能监测与故障预警：在现代医疗环境中，DSA 设备的持续稳定运行对于医疗工作的顺利开展至关重要。定期检查设备性能并建立故障预警系统是保障设备可靠性的重要手段。DSA 设备的性能涉及多个方面，如成像质量、信号传输稳定性、设备响应速度等。技术人员需要使用专业的检测设备和方法来对这些性能指标进行定期检查。例如，对于成像质量的检测，可以通过拍摄标准测试模板，然后分析成像结果中的分辨率、对比度、噪声等参数是否符合标准。在信号传输稳定性方面，需要检测设备各个部分之间的信号传输是否存在丢包、延迟等现象。建立故障预警系统就像是为设备配备了一个预警雷达。这个系统可以通过对设备运行数据的实时监测，如设备的温度、电压、电流等参数，来判断设备是否存在异常。一旦发现异常，系统会及时发出警报，提醒技术人员采取相应措施进行维修保养。同时，制订定期维护保养计划也是必不可少的。按照计划对设备进行全面检查和保养，包括对设备的硬件、软件及各个子系统进行检查、清洁、校准等工作，从而保证设备长期稳定运行，为医疗工作提供可靠的支持。

（2）定期保养

1）季度保养：DSA 设备作为一种高度精密的医疗设备，每季度的保养工作对于维持其性能和延长使用寿命有着重要意义。在季度保养中，对 DSA 设备的外观、电源、电缆、控制面板等部件进行检查是一个全面的维护过程。外观检查不仅要查看设备表面是否有划痕或者损坏，更重要的是检查设备的外壳是否有变形或者腐蚀的迹象。因为外壳的完整性对于保护设备内部的精密部件起着至关重要的作用。电源部分是设备的能量来源，就像汽车的发动机一样重要。检查电源时，需要查看电源的电压、电流输出是否稳定，电源线是否有破损或者老化的现象。电缆是设备内部各个子系统之间连接的桥梁，如果电缆出现问题，可能会导致信号传输中断或者出现干扰。所以要仔细检查电缆的连接是否牢固，电缆的外皮是否有破损。控制面板是操作人员与设备交互的界面，上面的按键、旋钮等部件需要检查是否灵敏、准确。清洁设备表面和内部也是季度保养的重要内容。设备在一个季度的运行过程中，内部和表面都会积累一定的灰尘和污垢，这些杂质可能会影响设备的散热、信号传输等功能。同时，检查设备运行状况和功能是否正常，这需要对设备进行全面的功能测试。例如，测试设备的成像功能是否正常，包括成像的清晰度、准确性等；测试设备的操作功能，如各个操作按钮是否能正常响应等。另外，对设备的软件进行更新或升级也是季度保养的一部分。随着医疗技术的不断发展，设备软件的更新可以为设备带来新的功能或者优化现有的功能，提高设备的性能，使设备能够更好地适应新的医疗需求，保持设备的最新状态和性能。

2）年度保养：年度保养是对 DSA 设备进行更为全面和深入的维护工作。除包含季度保养的内容外，年度保养还涉及对设备的电气系统和控制系统进行测试和检查。电气系统是 DSA 设备的动力核心，它为设备的各个部件提供电能。在年度保养中，需要对电气系统的各个组件，如变压器、电容器、继电器等进行详细的检测。例如，检测变压器的变压比是否在正常范围内，电容器的电容值是否发生变化，继电器的触点是否良好等。这些组件的性能直接影响到设备的供电稳定性和安全性。控制系统则是设备的大脑，它指挥着设备各个部件的协同工作。对控制系统的检查包括对控制程序的检查和对控制硬件的测试。控制程序需要检查是否存在漏洞或者错误，是否能够正确地响应操作人员的指令。控制硬件方面，要测试控制器、传感器等部件的工作状态是否正常，以确保设备的正常运行和控制精度。通过年度保养，可以对设备进行全面的健康检查，及时发现潜在的问题并进行修复，保证设备在新的一年里能够稳定可靠地运行，为医疗工作提供准确的诊断和治疗支持。

3）大修保养：DSA 设备的大修保养是一种深度维护措施，旨在对设备进行全面维修和更换部件，确保设备的性能和精度。在设备长时间运行后，各个部件都会出现不同程度的磨损、老化或者损坏。大修保养时，对设备的各个部件进行详细的检查、测试和修复是一个非常复杂而细致的过程。首先，技术人员会对设备进行全面的拆解，将设备分解成各个独立的部件。对于每个部件，都会进行详细的检查，如对于机械部件，会检查其尺寸精度是否符合要求，是否存在磨损或者变形；对于电子部件，会使用专业的测试仪器检测其电气性能，如电阻、电容、电感等参数是否在正常范围内。对于损坏或磨损严重的部件，必须进行更换或修复。比如，球管是 DSA 设备中非常关键的部件，如果球管出现老化或者损坏，会严重影响成像质量，此时就需要更换新的球管。在修复部件时，技术人员需要遵循严格的工艺标准，确保修复后的部件能够恢复到原始的性能状态。通过大修保养，可以让 DSA 设备重新焕发生机，延长其使用寿命，提高设备的性能和精度，为医疗工作提供更加优质的服务。

2. 特殊环境维护

（1）温湿度维护

1）温湿度对设备的影响：DSA 设备对于环境的温湿度要求非常严格，温湿度的变化会对设备产生多方面的深远影响。环境湿度过高是一个严重的问题，在这种环境下，电气设备的绝缘性能会大大降低。电气设备中的绝缘材料在高湿度环境下也会受到侵蚀。这种绝缘性能的下降容易滋生霉菌，霉菌会在设备表面或者内部的缝隙中生长繁殖，它们不仅会破坏设备的外观，还可能进一步侵蚀设备的内部结构。同时，金属部件在高湿度环境下容易发生锈蚀，这种锈蚀会导致金属部件的强度降低，连接部位松动，进而引发电气故障。湿度过低同样会带来麻烦，低湿度环境容易产生静电。它可能引发电子设备的故障或误动作，如导致设备的控制系统出现错误指令，或者使显示屏幕出现乱码。静电还会造成电磁干扰，影响设备内部信号的正常传输。在极端情况下，静电产生的高电压可能击穿集成电路和精密的电子元件，这些元件一旦被击穿，设备就无法正常工作。而且，低湿度环境还可能加速电子部件的老化，缩短设备的使用寿命。环境温度过高对 DSA 设备也有着诸多不利影响。设备在运行过程中会产生热量，需要通过散热系统将热量散发出去。如果环境温度过高，就会影响散热效果。电子元件长期在高温下运行，其稳定性和电气性能会下降。例如，晶体管的放大倍数可能会发生变化，电容的漏电电流可能会增大等。这些性能的变化会导致设备的成像质量下降，信号传输出现错误等问题。而且，高温还会使电子元件的寿命缩短，增加设备的故障率。在严重的情况下，高温可能触发设备的过热保护机制，导致设备停机，这在医疗诊断过程中是非常危险的，可能会影响患者的治疗进程。如果温度过低，对于探测器来说是一个挑战。探测器需要工作在特定的温度范围之内，温度过低会导致探测器启动缓慢，增加开机等待时间。这是因为探测器内部的一些电子元件在低温下的性能会受到抑制，为了保护探测器不被低温损坏，系统出于保护探测器的目的，将禁止曝光，从而影响设备的正常使用。

2）应对措施：为了确保 DSA 设备在合适的温湿度环境下运行，必须严格遵循 DSA 厂家提供的《场地温湿度要求》。设备间建议配置独立空调，能够更精准地控制设备间的温度和湿度。如果使用中央空调，则建议保障各房间能独立控温。中央空调的出风口需避开扫描架和设备柜正上方，因为中央空调出风口的温度较低，如果冷凝水滴落到机器上，可能会导致设备短路或者腐蚀。设备间、扫描间建议配备管路排水式的除湿机，这种除湿机能够有效地降低环境湿度，保证设备不会受到高湿度环境的影响。通过这些应对措施，可以为 DSA 设备创造一个稳定的温湿度环境，减少因温湿度变化而导致的设备故障，延长设备的使用寿命。

（2）水冷机维护

1）水冷机的组成与作用：DSA 设备的水循环冷却系统是保障设备正常运行的重要组成部分，它主要包括球管水循环冷却系统和探测器水循环冷却系统。球管水循环冷却系统由球管水冷机、球管水冷液和水循环管路组成。球管在工作时会产生大量的热量，如果不及时散热，球管的性能会受到严重影响，甚至可能损坏。球管水冷机通过水循环和制冷回路将球管工作时产生的热量传递到周围空气中。探测器水循环冷却系统由探测器水冷机、探测器水冷液和水循环管路组成，其作用是探测器水冷机通过水循环来保持探测器在特定的温度范围内工作。探测器对于温度非常敏感，如果温度过高或过低，都会影响其探测性能，从而影响设备的成像质量。所以，水冷机的正常运行对于 DSA 设备的整体性能有着至关重要的作用。

2）定期保养内容：对于水冷机的定期保养是确保其正常运行的关键。首先，检查面板上的温度显示是否正确（正常值为 20℃）。这一温度是水冷机正常运行的一个重要指标，如果温度显示异常，可能意味着水冷机内部的温度传感器或者控制系统出现了问题。例如，如果温度显示过高，可能是制冷回路出现故障，导致无法有效制冷；如果温度显示过低，可能是温度控制系统出现偏差，这都需要进一步检查和修复。其次，检查水冷机底部和后方接头处是否漏液，如果漏液，请及时报修。水冷液是水冷机传递热量的重要介质，如果出现漏液现象，不仅会影响水冷机的散热效果，还可能对设备周围的环境造成损害。再次，检查水冷液的液面，液面过低需要及时补液（补液时必须关机，防止补液过量）。水冷液的液面高度直接关系到水冷机的散热能力，如果液面过低，水冷机可能无法有效地将热量传递出去，导致设备温度升高。最后，定期清洁热交换器表面，热交换器表面阻塞会导致水冷机致冷效率下降。热交换器就像水冷机的心脏，它负责热量的交换，如果表面被灰尘或者污垢阻塞，热量交换就会受到阻碍。

（3）高压注射器维护

1）高压注射器的组成：包括控制面板系统（如线性加速、流速、注射总量、注射持续时间、多次注射、多次注射设置等）和针筒注射系统（如加热器、压力套筒、活塞按钮、手动活塞按钮等）。

2）定期保养内容：①清洁控制面板机注射套筒上残留的血渍和对比剂（使用酒精）。②控制面板数值归零（reset 复位键）。③检查注射头及支架是否转动在正常范围内。④定期检查针筒套接口是否有对比剂聚集并及时清洁。

（三）DSA 设备的典型故障分析

1. 故障诊断方法

（1）观察法：通过观察 DSA 设备的外观、显示屏、指示灯等，判断是否存在异常情况。

（2）听诊法：通过听 DSA 设备的运行声音，判断是否存在异常响动或噪声。

（3）触摸法：通过触摸 DSA 设备的表面，感受温度、振动等参数，判断是否存在异常。

（4）测试法：通过测试 DSA 设备的各项功能和性能参数，判断是否存在故障。

2. 常见故障处理流程 ①对于一些简单的故障，可以尝试断电重启设备，看是否能解决问题。②如果断电重启无效，可能需要更换故障部件，如灯泡、马达等。③如果部件更换无效，可能需要更新或重装 DSA 设备的软件。④如果以上方法均无效，建议将设备送到专业维修中心进行检修。

3. 故障处理注意事项 安全第一，如果不是专业人员，不要随意拆卸 DSA 设备，以免造成进一步损坏。在处理故障时，一定要记录故障现象和处理方法，以便日后参考和总结。为了预防故障的发生，应定期对 DSA 设备进行保养和维护。

▶知识拓展

未来数字化 X 射线设备的发展

1. CR 由于其成像速度慢、图像质量相对较低等局限性，在未来临床中的应用可能会逐渐减少。但在一些基层医疗机构或设备资源有限的地区，可能仍会作为一种基本的 X 射线成像手段，用于常见疾病的初步筛查和诊断，如骨折、肺部炎症等的常规 X 线检查。

2. DR

（1）功能多样化：动态 DR 可实现数字 X 射线设备摄影、造影、透视等多种功能，可用于消化道造影、泌尿系统造影等检查，能更清晰地观察器官的形态、结构和功能。

（2）三维成像普及：三维 DR 技术将进一步发展和普及，通过特殊的扫描和重建技术，能够提供更全面、直观的三维影像信息，辅助临床进行更精准的诊断和治疗，如在骨科领域用于复杂骨折的诊断和手术规划。

（3）与其他技术融合：与人工智能、大数据等技术深度融合，实现图像自动识别、诊断辅助等功能，提高诊断效率和准确性，还可与 PACS 系统无缝对接，方便图像的存储、传输和共享。

（4）便携化发展：便携式移动 DR 更加小巧轻便、操作灵活，可在床边、急诊室、手术室等多种场所使用，为危重症患者、行动不便患者提供及时的 X 线检查服务。

3. DSA

（1）智能化诊断：结合人工智能技术，实现图像自动识别、病变自动检测和诊断分析等功能，提高诊断的准确性和效率，减少人为因素的影响。还可以通过深度学习算法对大量的 DSA 图像进行分析和学习，为医生提供诊断建议和参考。

（2）多模态融合：与超声、CT、MRI 等其他医学影像技术相结合，实现多模态成像，为血管疾病的诊断和治疗提供更全面、准确的信息。例如，在进行 DSA 检查的同时，结合超声实时监测血流动力学变化，或与 CT、MRI 图像融合，更直观地显示血管与周围组织的关系。

（3）介入治疗精准化：在介入治疗方面，DSA 将提供更精确的引导和监测。通过高分辨力的实时成像和三维重建技术，医生可以更清晰地看到血管病变的位置、大小和形态，以及介入器械的操作情况，从而提高介入治疗的成功率和安全性。同时，结合血管介入手术机器人技术，实现高精度、高稳定性的导管定位和操作，进一步降低手术风险。

（4）远程医疗应用：借助 5G 等通信技术，实现远程操控 DSA 设备进行诊断和治疗，打破地域限制，使偏远地区的患者也能享受到高质量的 DSA 检查和治疗服务。专家可以远程对 DSA 图像进行实时分析和指导，提高医疗资源的可及性和利用效率。

—• 考试知识点总结 •—

—• 本章小结 •—

—• 协和云课堂…… 拓展练习及参考答案 •—

（张丙星　杨　帆）

第五章　计算机体层摄影设备

教学课件

学习目标

素质目标

（1）具备严谨求实的工作态度与科学精神，以发展的眼光认识 CT 设备在现代医学影像诊断中的重要价值与技术演进趋势。

（2）树立质量控制和辐射防护的安全意识，理解精确影像获取对临床诊断与治疗决策的关键意义。

知识目标

（1）掌握：CT 设备的基本结构，单层螺旋 CT 和多层螺旋 CT 的区别。

（2）熟悉：各代 CT 的主要特性，螺旋 CT 的优势、工作原理及参数，CT 设备影响图像质量的因素。

（3）了解：CT 的发展历程，CT 设备的质量保证参数，CT 设备的附属设备，CT 设备的伪影。

能力目标

能操作与使用 CT 设备，进行普通 CT 设备的维护和简单故障排查。

案例导入

【案例】

患者，男，55 岁。持续胸痛伴呼吸困难 1 周。

现病史：患者 1 周前开始出现持续性胸痛，疼痛位于胸骨后，呈压榨性，向左肩背部放射，休息或舌下含服硝酸甘油后可缓解。同时，伴有呼吸困难，尤其在活动或情绪激动时加重。无发热、咳嗽、咳痰等症状。

既往史：高血压病史 10 年，规律服用降压药，血压控制尚可。有吸烟史 30 年，每日约 20 支，已戒烟 5 年。否认糖尿病、冠心病等慢性疾病史。

体格检查：血压 140/90mmHg，心率 88 次/分，律齐，各瓣膜区未闻及杂音。肺部听诊双肺呼吸音清晰，未闻及干湿啰音。初步诊断：疑似冠状动脉粥样硬化性心脏病（心绞痛型）。

【问题】

1. 考虑到该患者的症状和初步诊断，哪种影像学检查最适合用于评估冠状动脉的狭窄程度及斑块性质？

2. 如果需要进一步评估该患者的心脏功能和心肌血流灌注情况，应选择哪种检查？

· 核心知识拆解 ·

CT 设备是一种基于 X 射线断层成像原理的先进医学影像设备，通过探测人体不同组织对 X 射线的吸收差异，再经计算机重建生成高分辨率的断层图像。CT 设备的核心由成像系统、计算机及图像重建系统和图像显示与存储系统组成。X 射线管发射高能 X 射线穿透人体，探测器捕获经过人体组织后的衰减信息，这些数据通过扫描机架的精确旋转采集，再经计算机复杂的重建算法转化为清晰的图像。患者在扫描过程中平稳躺在可调节的床上，以确保成像的准确性。

CT 成像以其卓越的清晰度和细节分辨能力，成为显示解剖结构和病变形态的关键工具。它被广泛应用于神经系统、循环系统、呼吸系统和骨骼系统等领域，能够快速生成影像，为临床诊断提供重要依据。通过测量 CT 值，还能进一步区分不同组织的性质，如判断囊性病灶与实性肿瘤。近年来，CT 设备借助双源 CT、能谱 CT 等新技术的革新，不仅在图像质量和扫描速度上有了飞跃，还在控制辐射剂量方面取得突破，保障了患者的安全。同时，功能性成像与 AI 辅助的引入使其从单纯的形态学影像发展为兼具功能分析的综合性工具。CT 设备在推动医学影像技术进步的道路上，展现出无限潜力，成为临床诊疗中的重要支柱。

第一节　概　述

CT 作为现代医学影像的重要工具，自 20 世纪 70 年代问世以来，经历了从单层扫描到多层螺旋 CT 的发展历程，其空间分辨率、时间分辨率及扫描速度均取得了显著提升。本节将概述 CT 技术的发展简史，从第一台 CT 设备的诞生到多排探测器（multi-detector computed tomography，MDCT）的普及，再到当前双源 CT 和光子计数 CT（photon-counting CT）的前沿进展，同时展望 CT 未来在人工智能辅助诊断（AI-assisted diagnosis）和功能成像中的发展趋势。

一、发展历程

微课：发展历程

20 世纪 60 年代，大量科学家深入研究高能辐射与人体组织之间的相互作用，并尝试探索线积分的获取方法。1961 年，威廉·奥顿道夫使用集中成束的 ^{131}I 放射源进行了著名的旋转位移实验，首次揭示了投影数据获取的基本原理与方法，并获得了一项名为“Radiant energy apparatus for investigating selected areas of interior objects obscured by dense material”的美国专利。

到 1963 年，美国科学家阿兰·柯玛克将 X 射线的线性吸收系数作为人体组织的物理参数，通过

X射线投影完成了线积分的研究，并提出了重建图像的数学方法。随后，在1967—1970年，英国学者戈弗雷·豪斯菲尔德博士提出了计算机体层成像（computed tomography，CT）的具体方案。他将单一平面的成像范围定义为视野（field of view，FOV），通过获取X射线投影数据，将每条X射线路径视为联立方程组中的一个方程，利用计算机计算出平面的图像。基于该方法，豪斯菲尔德进行了实验，以同位素作为射线源，用9天时间获取数据，并在2.5小时内重建出一幅能够区分线性吸收系数相差4%的图像。

1971年，在豪斯菲尔德及其团队的共同努力下，全球首台CT设备诞生。他们与阿特金逊-莫利医院的詹米·阿姆布劳斯合作，完成了首次临床试验，验证了X射线影像与人体解剖结构之间的对应关系。1972年，研究成果在英国放射学年会上首次公开，并于同年11月在北美放射学会（RSNA）年会上正式向全球发布，标志着CT技术的诞生。

1974年，美国乔治城大学医学中心的工程师罗伯特·莱德利设计了第一台全身CT设备。此后，CT技术飞速发展，从最初的头颅CT逐步演变为超高速CT及目前广泛应用的多层螺旋CT。

1. 第一代CT 采用了平移与旋转相结合的扫描方式（T/R扫描方式），由一只X射线管和一个闪烁晶体探测器组成。X射线束经过准直后，形成类似铅笔芯粗细的线束，因此称为笔形束扫描装置。受检者的头部置于视野中心，X射线管和探测器构成一个整体，围绕视野中心同步进行多步旋转，同时在每个旋转位置进行多步直线平移扫描，获取投影数据。

第一代CT设备仅适用于头颅检查。扫描时，受检者需佩戴一个充满水的圆形橡胶水袋。从现代视角来看，这个水袋起到了滤波器的作用，能够减少影像干扰，从而提高受检头部的成像质量。成像矩阵为160像素×160像素。

然而，第一代CT效率较低，扫描时间较长。完成一次扫描通常需要3~5分钟，而重建一幅图像的时间约为5分钟。如果需要扫描6个层面，总耗时约为35分钟。由于扫描速度慢、数据采集量少，重建的图像质量较差，因此第一代CT已被淘汰。

2. 第二代CT 采用与第一代相同的T/R扫描方式，但在技术上进行了改进，将单一的笔形X射线束升级为5°~20°的窄扇形线束。这种设备因探测器数量的增加（从3个扩展到30个）而得名窄扇形束CT。设备通过多个呈扇形排列的探测器替代了单一探测器，每次平移扫描后的旋转角度从1°提高到3°~30°。因此，旋转180°的扫描时间缩短为20~90秒。但对于腹部器官扫描，这一时间仍不足以完全避免运动伪影的出现。

尽管窄扇形线束能够覆盖更大的视野范围，但其应用也带来了更多的散射线问题。此外，由于探测器的几何尺寸较大且排列间隔较宽，部分X射线束未能有效利用而照射在探测器之间的间隙中。第二代CT还对探测器性能提出了较高要求：所有探测器的性能和灵敏度必须一致，否则可能因灵敏度差异导致投影数据误差，从而影响图像质量。

3. 第三代CT 采用旋转加旋转扫描方式（R/R扫描方式），即X射线管和探测器作为一个整体，围绕视野中心进行同步旋转以完成数据采集。由于其采用30°~45°的扇形X射线束，因此也被称为广角扇束CT设备。该设备于1975年问世，实现了显著的技术突破，将单层面的扫描时间缩短为3~5秒。

第三代CT拥有较大的扇形角，能够覆盖整个被扫描体的横断面，且探测器数量显著增加，可达到数百个。X射线管可以进行360°的顺时针和逆时针旋转扫描，并在扫描过程中发射X射线脉冲。由于X射线管和探测器需要通过电缆实现供电和检测信号的传输，为避免电缆因连续旋转而缠绕，设备采用往复运动的扫描方式，在交替的层面上进行扫描。这种设计有效提高了扫描效率，同时减少了设备运行中的物理限制。

4. 第四代 CT 采用静止加旋转扫描方式（S/R 扫描方式），即探测器保持固定不动，X 射线管围绕受检者旋转。这种设计使用了 600 个探测器紧密排列成环形，形成一个固定的探测器阵列，同时采用较大的扇形线束角度，使得单幅图像的数据采集时间缩短至约 2 秒。

然而，第四代 CT 也存在显著缺点。由于对散射线高度敏感，每个探测器旁需要添加小型翼片作为准直器，以减少散射线的干扰。但这种设计占用了额外的空间，降低了探测器的几何效率，进而增加了受检者的辐射剂量。

相比第三代 CT，第四代 CT 的探测器数量进一步增加，可达 600~2000 个。它采用了反扇束采集技术，通过以探测器为基点来适应覆盖整个扫描范围的 X 射线束，从而有效减少了环形伪影的产生。然而，除这一点改进之外，第四代 CT 并未展现显著的性能优势。由于成本和需求限制，生产第四代 CT 的厂家较少，装机数量也相对较低。

5. 第五代 CT 采用静止+静止扫描方式（S/S 扫描方式），突出特点是 X 线管和 X 线探测器都是静止的。有超高速 CT 和动态空间重建机两类。

（1）超高速 CT（ultra-fast CT）：又称电子束 CT（electronic beam tomography，EBT），其结构与前四代 CT 设备有显著不同。EBT 采用特制的大型扫描电子束 X 射线管，通过高速旋转产生扇形 X 射线束，由一组包含 1732 个固定探测器的阵列接收数据。扫描速度显著加快，可达到毫秒级，动态分辨率大幅提升，特别适用于心血管系统疾病的检查和诊断。

EBT 的结构，电子枪发射的电子束经过加速和聚焦，并通过电磁线圈偏转，射向半径为 90cm、210°的圆弧形钨靶。钨靶紧密排列成四个相邻的位置。当电子束轰击钨靶时，产生 X 射线。通过准直器，将 X 射线束限制为厚度 2mm、角度 30°的扇形束，视野范围为 30~50mm。

在钨靶对面有两排固定探测器阵列，分别安装在半径为 67.5mm、210°的圆弧上。第一排圆弧包含 864 个探测器，第二排圆弧包含 432 个探测器。当电子束轰击一个钨靶时，可同时扫描两个层面；如果电子束同时轰击四个钨靶，则可以同时扫描八个层面。这种设计使 EBT 对心脏、冠状动脉及其他心血管研究具有特殊优势。

由于时间分辨率极高，EBT 不仅能够减少运动伪影，还能提高对比剂的利用效率，并适用于动态研究，使其成为心血管系统成像的理想工具。

（2）动态空间重建机（dynamic spatial reconstructor，DSR）：工作原理与常规 CT 的物理和数学基础相似。整机分为扫描、重建和数据分析三部分。

扫描部分采用多只 X 射线管组成的半圆弧阵列设计。与这些 X 射线管对应的是由影像增强器和电视摄像机组成的 X 射线电视系统探测器阵列。扫描过程中，通过电子时序控制系统，依次激活 X 射线管产生 X 射线，与之对应的 X 射线电视系统按顺序接收 X 射线投影数据，从而完成数据采集。

这种 CT 设备由于采用了多只 X 射线管和配套的 X 射线电视系统，设备成本极为高昂，因此实际应用较少，装机数量非常有限。

6. 螺旋 CT（spiral CT） 是近年来发展迅速的一种 CT 设备，其技术进步得益于滑环技术（slip-ring technique）和高频高压发生装置的应用。从最初的单层螺旋 CT 逐步发展为 2 层、4 层、8 层、16 层、32 层、64 层、128 层，宽体探测器进一步扩展至 256 排、320 排，甚至出现了平板探测器 CT。

从本质上讲，螺旋 CT 是第三代 CT 的一种改进形式。通过滑环技术，传统的往复扫描方式被改为单向连续扫描方式，同时结合扫描床的同步移动，形成螺旋状的扫描轨迹。再利用专门的重建算法，可以生成高质量的断面图像和三维图像。

与传统第三代 CT 相比，螺旋 CT 在扫描速度上有了显著提升。当前技术已经实现了单周亚秒扫描，最快的单周扫描速度可低于 0.27 秒，大大提高了时间分辨率。此外，采用新型多排探测器的多层螺旋 CT（multi-slice spiral CT，MSCT），在纵向上扩展为二维探测器阵列，使得数据采集速度和空间分辨率显著增强。

各代 CT 的主要特点见表 5-1。

表 5-1　各代 CT 的主要特点

参数	第一代	第二代	第三代	第四代	第五代	螺旋
扫描方式	T/R	T/R	R/R	S/R	S/S	R/R
探测器数	1	3~30	256~720	600~2000	1500 以上	512 以上
X 射线束	笔形	窄扇形	扇形	广角扇形	锥形	扇形或锥形
扇角/°	—	5~20	30~45	48~120	30~45	30~45
扫描时间/s	180~300	90~210	3~5	1~5	0.03~0.10	0.35~1.00
每次扫描层数	1	1	1	1	2~8	1~1320

二、发展趋势

（一）硬件发展趋势

微课：发展趋势

1. X 射线管的发展　随着扫描速度不断提高、更宽体探测器的发展及亚毫米层厚的需求，X 射线管的输出能力也在快速提升，以满足每次扫描中 X 射线脉冲具有足够的管电流，从而确保优质图像的获取。输出能力的提升伴随着热量的增加，因此需要更高的热容量或散热率。

（1）发展趋势：大功率高管电流输出 X 射线管，峰值管电流可达 800mA，热容量提升至 7.5MHU 或 8MHU。高散热率 X 射线管：散热率高达 4.7MHU/min，支持长时间扫描而无须冷却等待。

（2）焦点尺寸与形状：焦点的设计对影像质量至关重要。亚毫米探测器单元及 0.3mm 的各向同性分辨率要求 X 射线管焦点更加精确。电子束滤过技术被引入以过滤低能量电子束，延长 X 射线管寿命，减少辐射剂量，同时提高影像质量。

2. 探测器的发展　当前探测器多采用稀土陶瓷闪烁体，通过光学耦合与光电二极管结合。

（1）多排探测器技术：探测器单排采集宽度达到亚毫米，覆盖宽度在 4~64 层 CT 中从 20mm 扩展至 40mm 以上。物理层厚达到 0.5mm 或 0.625mm，图像分辨率提升至亚毫米级，扫描速度加快，64 层 CT 在 10 秒内即可完成全身扫描。优化 X 射线管焦点和探测器设计，实现 x、y、z 轴分辨率一致，支持高质量图像重建和病变观察。探测器宽度扩展至 160mm，支持器官灌注及容积成像分析。

（2）新型探测器技术

1）宝石探测器：采用掺杂稀土元素的宝石闪烁体，提升低对比度分辨率与空间分辨率。

2）纳米板探测器：覆盖范围达 160mm，具备 256 排探测单元，支持全器官容积扫描。320 排探测器：覆盖范围 160mm，适用于心脏与脑部高分辨率成像。

3. 高压发生器的发展 随着 MSCT 扫描速度提升至 0.27 秒，传统油浸式高压发生器易因漏油受损。固态高频高压发生器替代传统设计，安装于机架内，功率可达 100kW。

4. 驱动系统的发展 传统皮带机械传动被淘汰，取而代之的是新型电磁驱动或直接驱动技术。这种技术显著提升了旋转速度并降低机械噪声。一些螺旋 CT 还引入悬浮技术，包括气动悬浮和磁悬浮形式，以进一步减少阻力并提高扫描速度。

5. 双源 CT 是一种基于双射线源与双探测器系统设计的先进计算机断层扫描技术。它通过在同一设备中集成两套独立的 X 射线管和探测器，使得扫描过程中能够同时采集两组数据，这一原理大幅提升了成像速度和质量。尤其在动态和高分辨率成像需求场景下，双源 CT 展现了显著的技术优势。

与传统单源 CT 相比，双源 CT 在扫描速度和时间分辨率上表现尤为突出。其单圈旋转时间可快至 0.28 秒，时间分辨率高达 66 毫秒，使其能够在短时间内完成复杂的心脏成像任务。这种性能尤其适用于高心率患者的冠状动脉扫描，即便在 1/4 心动周期内也能生成高质量的清晰影像。此外，双源 CT 的双能量成像能力通过设置两个 X 射线管以不同电压工作（如 80kV 和 140kV），实现了能谱成像功能，从而可以对组织成分进行更深入的分析，如区分钙化和软组织病变，甚至对尿酸结石等病灶进行物质定量分析。

双源 CT 的探测器设计进一步保证了高分辨率成像，其空间分辨率可达 0.33mm，能够清晰展示病变组织的细微结构。而在覆盖范围上，双源 CT 的扫描宽度通常超过 50mm，这种大范围快速扫描能力使得它适用于全身影像检查，同时结合优化的重建算法和智能辐射剂量控制，显著降低了患者接受的辐射剂量，达到了低剂量与高质量的平衡。

双源 CT 的应用涵盖了多个临床领域。在心血管成像方面，它能够实现冠状动脉 CT 造影和心肌灌注评估，为冠心病等疾病的早期诊断和治疗方案提供关键依据。在肿瘤学领域，双源 CT 不仅可以精确定位肿瘤，还能通过能谱分析提供病灶的功能性信息，有助于制定更加精准的治疗策略。骨科检查中，其超高分辨率对微小骨折和复杂骨结构的诊断提供了重要支持，而在急诊中，双源 CT 的快速扫描能力对于脑卒中、主动脉夹层等危急重症的快速诊断具有重要意义。

6. 能谱 CT 是一种利用 X 射线不同能量对物质衰减特性的敏感性，实现多能量成像的高级计算机断层扫描技术。其原理基于不同能量水平的 X 射线穿透人体组织时产生的能量依赖性衰减差异，这些差异由探测器记录下来，经过复杂的算法处理，生成多能量影像数据，从而提供组织和病变更精确的物质组成信息。能谱 CT 通常通过双能量成像实现，这可通过双源 CT、快速电压切换或探测器分层技术完成。

在性能和特点上，能谱 CT 以其强大的材料分辨能力为核心优势。与传统 CT 只生成单一密度图像不同，能谱 CT 通过多种能量水平下的成像数据可以区分和量化不同组织成分，如脂肪、水、钙和碘等。这一技术对于鉴别病灶性质、分析病理变化及评估器官功能具有独特优势。其能量分辨率通常达到 keV 级别（如 40~140keV），能够生成能量曲线、虚拟单能量图像和物质分布图等多样化的影像结果。此外，能谱 CT 通过减少射线硬化伪影和优化图像对比度，显著提升了影像质量，同时降低了因传统增强 CT 扫描可能导致的对比剂用量及辐射剂量。

在临床应用中，能谱 CT 广泛服务于多种疾病的诊断与治疗评估。在肿瘤诊断中，能谱 CT 能够通过分析病灶的碘含量、血液灌注情况等参数，准确评估肿瘤的性质、血供及疗效。在心血管领域，它可以区分动脉粥样硬化斑块的脂质核心与纤维盖，同时提供冠状动脉显影的高质量成像。对于急诊患者，能谱CT特别适合于卒中溶栓前的脑灌注评估，能够快速分辨出缺血与出血病灶。在其他领域，如痛风患者结石类型的鉴别、肺动脉栓塞血栓的特性分析及复杂解剖结构的精准重建，能谱CT均展现了显著的诊断价值。

7. 光子计数CT　是一种基于新型探测器技术的革命性计算机断层扫描方法，通过直接记录每个X射线光子的能量信息，克服了传统CT使用积分探测器所存在的性能局限。其核心原理是利用半导体材料（如碲化镉CdTe）作为探测器，直接将X射线光子的能量直接转换为电信号，并按照光子能量的大小进行分类。这种技术不仅能够生成高分辨率图像，还能提供能量分辨信息，从而实现更精准的组织成分分析和病灶检测。

光子计数CT在性能参数上展现出显著优势。首先，其空间分辨率显著提升，可达到0.2mm或更高，这对于小病灶、细微结构的检测具有重要意义。其次，光子计数CT具有卓越的能量分辨能力，能够对每个X射线光子进行能量分类，消除传统CT中由光子堆积效应导致的图像伪影问题。此外，光子计数探测器的高灵敏度允许显著降低X射线剂量，同时保持甚至提高图像质量。在多光谱成像方面，光子计数CT可以同时捕获多个能量通道的数据，生成虚拟单能量图像、物质分布图及能谱曲线，为精准医学提供丰富的诊断信息。

在临床应用场景中，光子计数CT具有广阔的潜力。它在心血管影像学中能够更清晰地显示冠状动脉结构，显著减少金属伪影对支架或人工瓣膜的干扰，同时量化分析动脉斑块的组成。在肿瘤学中，光子计数CT通过精准的能谱分析，帮助区分良恶性病变，并提供肿瘤微环境的相关信息。在骨科影像中，其高分辨率能力对微小骨折和骨质变化的检测具有独特优势。对于急诊和复杂病例（如脑卒中、复杂肾结石），光子计数CT以低剂量和高精度成像为特色，为患者提供更安全、更高效的检查方式。

光子计数CT代表了医学影像领域的一次技术飞跃。通过其先进的光子能量计数和分辨能力，它为高质量低剂量成像和多维诊断信息的融合提供了可能，正在推动医学影像技术进入一个更高效、更精准的新时代。

（二）软件发展趋势

1. CT血管成像（CT angiography, CTA）　是一种结合CT扫描设备和静脉注射对比剂的先进影像技术，通过对比剂在血管内的增强效应获取高分辨率图像，并借助计算机算法重建出三维血管模型。这种方法能够清晰地显示血管的解剖结构、管腔形态及病变特征，广泛用于血管疾病的诊断和评估，是一种无创、快速的检查手段。

CT血管成像具有卓越的技术性能，空间分辨率通常可达0.5mm甚至更高，可精确描绘微小血管和复杂解剖结构。现代设备通过高速旋转扫描，在数秒内完成大范围扫描，减少运动伪影，提高影像质量。与动态对比剂注射技术结合，通过精准控制对比剂注入和扫描时序，生成丰富的影像信息。后处理技术如最大密度投影（MIP）、多平面重建（MPR）和容积渲染（VR），使血管结构以三维方式直观呈现。部分设备引入能谱CT或光子计数CT技术，进一步实现血管病变成分的精确分析和功能性评价。

CT血管成像在临床中具有广泛的应用价值。在心血管领域，可用于冠状动脉狭窄、主动脉夹层及动脉瘤的诊断，辅助术前评估和术后随访。在神经系统中，CTA 常用于评估脑动脉瘤、动静脉畸形及脑卒中大血管闭塞。在肺部应用中，它是诊断肺动脉栓塞的首选方法，能够准确确定栓塞位置和范围。在腹部及四肢血管成像中，CTA 对主动脉瘤、肾动脉狭窄及外周动脉疾病的筛查和评估同样表现出重要作用。

相比传统的血管造影技术，CT 血管成像以其非侵入性、扫描速度快、图像分辨率高及提供多维信息的能力，显著提高了血管疾病的诊断效率和准确性。作为现代医学影像技术的重要组成部分，CTA 为血管相关疾病的诊断和治疗规划提供了坚实支持，并持续推动精准医疗的发展。

2. 三维图像重建 采用薄层连续或重叠扫描并借助计算机处理可获得三维图像，这比二维图像有更高的价值，对复杂解剖部位如头颅、脊柱、骨盆及膝关节等的肿瘤、骨折、关节脱位提供精确定位，有利于手术和放射治疗计划进行。MSCT 越来越广泛的应用，使得三维图像重建更加方便快捷，同时 z 轴分辨率也得到了大幅度提高。

3. CT 引导下的介入治疗 由于 CT 成像快、图像清晰，可即时清楚地显示病灶与周围组织结构的关系，因而可作为导向工具，在 CT 引导下进行介入诊断与治疗。如在 CT 引导下胸部穿刺活检，对确定病变性质具有重要意义。

4. 仿真内镜（virtual endoscopy,VE） 是利用计算机软件功能将螺旋 CT 容积扫描获得的图像数据进行后处理，重建空腔内表面的立体图像，再用电影功能依次回放，从而获得内镜效果。螺旋 CT 成像能获得喉、气管、支气管、结肠、鼻腔甚至主动脉腔内膜的仿真内镜图像，能显示腔内病变的形态，还能从梗阻远端观察情况。CT 仿真内镜提供了一种无创伤性的诊断方法，可作为纤维内镜的补充诊断手段。

5. 人工智能辅助诊断 是一种结合计算机断层成像技术与人工智能算法的医学影像分析系统。其原理是通过深度学习算法训练大量医学影像数据，提取影像中的特征模式，用于辅助医生快速、准确地识别疾病病灶。人工智能技术能够对 CT 影像进行自动分割、病灶标注及病理分类，极大提升了诊断效率和准确性。

该技术的主要特点包括高效性、精确性和智能化。AI 系统能够以毫秒级速度处理和分析影像，显著缩短诊断时间；通过与高质量训练数据集匹配，它的诊断精度可达到甚至超越一般放射科医生的水平；此外，系统具备自学习能力，可随着数据量的增加和模型优化不断提升性能。在参数方面，AI 辅助 CT 诊断通常基于高分辨率影像数据（如 512 像素×512 像素矩阵），并依赖强大的算力支持以运行深度学习模型。

这种技术已广泛应用于肺癌筛查、肝脏病变诊断、冠状动脉疾病检测等领域。例如，在肺癌早期筛查中，人工智能能够通过识别微小的结节和其形态特征，协助医生制定个性化诊疗方案；在急诊环境中，AI 技术还能快速识别脑卒中的 CT 影像特征，为抢救争取宝贵时间。这种技术不仅提升了诊断效率，还减少了人为误判的风险，为患者提供了更优质的医疗服务保障。

第二节　CT 的结构

CT 的结构主要包括以下三部分。①投影数据获取系统：X 线发生装置（含 X 线管、高压发生器、准直器和滤过器）、探测器与数据采集装置（含前置放大器、A/D 转换器与接口电路）、扫描机架与扫描床等；②计算机和图像重建系统：操作台、计算机、图像重建单元、数据存储装置等；③图像显示与存储系统：图像显示器、多幅相机/激光相机、图像存储装置（硬盘、光盘）等。如图 5-1 所示。

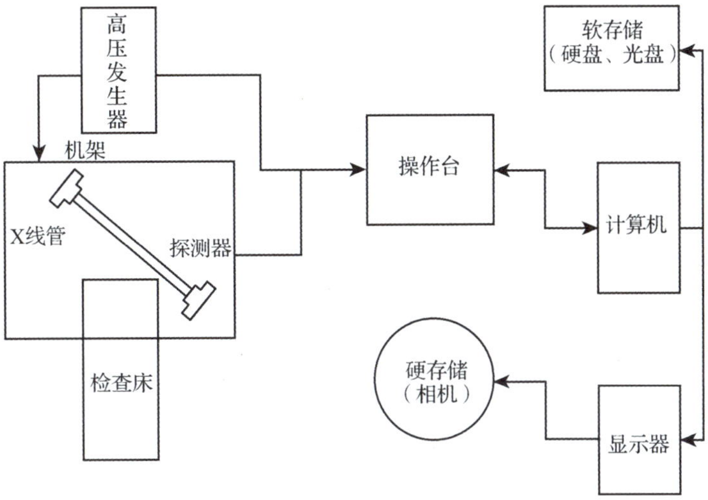

图 5-1　CT 设备结构示意

一、投影数据获取系统

微课：投影数据获取系统

（一）X 射线发生装置

X 射线发生装置是 CT 设备中获取投影数据的核心组成部分，其性能直接影响成像质量与效率。在早期的常规 CT 中，高压发生器通常位于扫描机架的外部，通过高压电缆向 X 射线管供电。这种设计不受体积和重量的限制，但在螺旋 CT 中，由于引入了滑环结构，高压传递方式有所改进。如果采用高压滑环结构，高压发生器仍置于机架外部，通过滑环传输高压；而低压滑环结构则要求高压发生器直接安装在旋转部分上。为了适应旋转部件的体积和重量限制，低压滑环的设计普遍采用高频或超高频高压技术，并利用倍压整流将直流高压输送至 X 射线管。随着 CT 扫描速度的不断提升，离心力的影响日益显著，非油浸式（固体）高频高压发生器应运而生，进一步增强了设备的可靠性和效率。

CT 对高压稳定性的要求极为严格。X 射线能量与人体组织吸收系数的依赖关系使得高压发生装置必须采用高精度闭环控制，以确保输出的高压始终稳定，从而支持高质量成像。

X 射线管作为产生 X 射线的核心部件，其设计决定了 CT 设备的成像性能。CT 使用的 X 射线管主要分为固定阳极和旋转阳极两种，尽管结构与普通 X 射线机类似，但 CT 的应用环境对其性能提出了更高要求。固定阳极 X 射线管通常与探测器平行安装，采用循环油冷却或油冷配合水冷的方式进行强制散热，以确保长时间稳定运行。相比之下，旋转阳极 X 射线管的设计更加复杂，其阳极通常垂直于探测器安装，采用脉冲发射模式以提升性能。脉冲发射的优点包括匹配投影数量与被测需求，优化测量路径，提升信噪比，并在双能谱成像中通过切换脉冲管电压获取不同能量的图像。这种设计不仅减少了 X 射线管的产热量，还有效降低了受检者的辐射剂量。

随着 CT 扫描速度的提升和成像需求的增加，X 射线管的热管理能力也得到显著改进。现代 CT

用X射线管通常采用循环油冷却与风冷结合的双重冷却方式，以应对长时间运行中的热积累问题。当前设备的X射线管热容量可高达8MHU，而电子束控金属X射线管的散热率更是突破4.7MHU/min。这些特性确保了CT设备能够在高负荷条件下稳定运行，同时能够满足更高分辨率和更快速的成像需求。

（二）准直器与滤过器

1. X射线准直器 在X射线CT设备中，准直器是关键部件，其主要作用包括降低受检者的辐射剂量、减少进入探测器的散射线，以及限定成像的空间范围（控制体层层厚）。准直器的设计和功能对CT成像质量和辐射安全性至关重要。

准直器分为两种类型。第一种是X射线管侧准直器，也被称为前准直器，主要用于控制X射线束在人体长轴方向上的宽度，以实现扫描层厚度的精确控制。第二种是探测器侧准直器，又称后准直器，其狭缝对准每一个探测器，使探测器仅接收垂直入射的X射线，从而最大限度减少来自成像平面以外方向的散射线干扰（图5-2）。

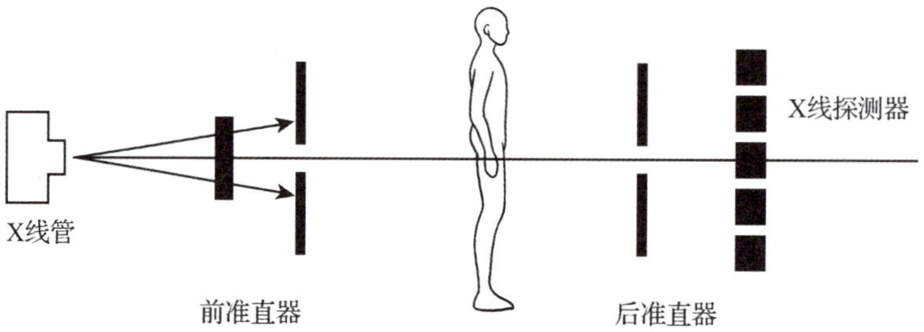

图5-2 CT准直器

为提高X射线利用效率并在不增加辐射剂量的情况下优化成像效果，探测器孔径的宽度设计略大于后准直器的宽度。一些CT设备则省略了后准直器的安装，直接利用探测器本身的厚度作为后准直器，这种设计在多层螺旋CT（MSCT）设备中尤为常见。

需要注意的是，前后两组准直器的对准精度非常重要。如果准直器未能准确对齐，可能导致成像中的条形伪影，影响图像质量。因此，准直器的安装与校准是CT设备维护中的重要环节，直接关系到成像的可靠性和准确性。

2. CT滤过器 作用包括三个方面：第一，吸收低能X射线（软射线），这些低能射线对CT图像的形成无益；第二，通过使X射线束经过滤过器和均匀圆形水模后，转换为强度分布均匀的射线束；第三，减少受检者所受到的辐射剂量。

由于CT视野通常选择为圆形，扇形X射线束在照射过程中会出现中心射线穿透厚度大、边缘射线穿透厚度小的情况，这导致中心与边缘的信号强度存在较大差异。为了减少这种强度差异并优化图像质量，滤过器被设计成楔形。

滤过器的引入不仅改善了射线束的均匀性，同时有效控制了辐射剂量，从而在保障图像质量的同时提升了患者的安全性。

（三）探测器

CT中的探测器是将X射线能量转换为电信号的核心装置，由多个性能一致的探测器单元组成。

这些探测器单元排布紧密，每个探测器单元对应一束 X 射线。如果探测器单元的数量为 N，则一次扫描可以同时获取 N 个投影数据。目前，探测器单元的数量一般不少于 512。

CT 中常用的探测器分为两种类型：一种是气体探测器，通常使用高压氙气作为工作介质，因此被称为氙气探测器；另一种是固体探测器，由闪烁体和光电接收器组合而成，因使用闪烁体材料，也称为闪烁探测器。两种探测器各有特点，广泛应用于 CT 设备中，为高质量成像提供了重要支持。

1. 性能

（1）检测效率：是指探测器从 X 射线束吸收能量的百分数。理想情况下探测器检测效率应该尽可能接近 100%，几乎全部 X 射线束将被截获并转化为重建图像的数据。影响探测器检测效率的因素包括几何效率和吸收效率。

（2）稳定性：是指探测器随时间或环境条件的不同而发生变化的程度及变化后的恢复能力，主要包括时间特性和温度特性。探测器需经常校准以保证其稳定性。在第一、第二代 CT 中，每次平移运行结束后都要校准探测器。第三代 CT 每天仅校准一次，当第三代 CT 探测器的响应偏离正常情况时，环状的伪影将在该体层扫描图像中产生。第四代 CT 在每次旋转期间对探测器校正两次，第一次校准是沿着运动扇形射束的前缘，第二次是沿着后缘。

（3）响应时间：是指探测器接收、记录和输出一个信号、最后恢复到初始状态所需的时间。一个探测器应能瞬时地响应一个信号，然后迅速地输出该信号并为响应下一个信号做好准备。对于闪烁探测器，信号通过以后，闪烁物质的余辉将使前一个读数的剩余存储影响后一个读数，为了避免余辉造成的畸变和伪像，需要仔细选择闪烁物质并进行相应的校正。

（4）准确性与线性：由于人体软组织及病理变化所致线性吸收系数的变化是很小的，因此，穿过人体的线束强度也只引起很小的变化。如果探测器对线性吸收系数的测量不够准确，测量中的小误差可能被误认为信号的变化，造成图像上的伪影。

（5）一致性：即对于相同的 X 线输入，两探测器的输出应相同。探测器的不一致所获得的检测数据不能够正确地表示出 X 线与成像物体之间的对应关系，造成重建图像中的伪影。除第一代 CT 外，CT 均采用多探测器，为了得到可以对比的检测数据，要求每两个探测器之间要具有一致性。

（6）动态范围：即指探测器能够测量到的、线性范围内的最大信号与能够识别的最小信号之比，通常可达 $10^6:1$。信号超过动态范围，则称为饱和现象：超过最大信号表现为全暗，低于最小信号表现为全亮。闪烁探测器的动态范围远远超出 CT 要求，但是氙气探测器在 CT 要求的信号范围内就有可能出现饱和现象。

（7）噪声：即探测过程中随机产生的、幅度不能预知的信号起伏。氙气探测器中有噪声和干扰源，这些是闪烁探测器中所没有的，其原因在于电离室电压波动或者电离室内绝缘体上产生漏电流。另外，隔板极薄又容易出现颤动噪声，也就是说 CT 装置在运行时哪怕是极小的颤动都可能在氙气探测器中产生噪声。

2. 种类　在探测器中，将 X 射线转换为电信号有两种基本方式，所以探测器分为两类，闪烁探测器和气体电离探测器，如图 5-3 所示。

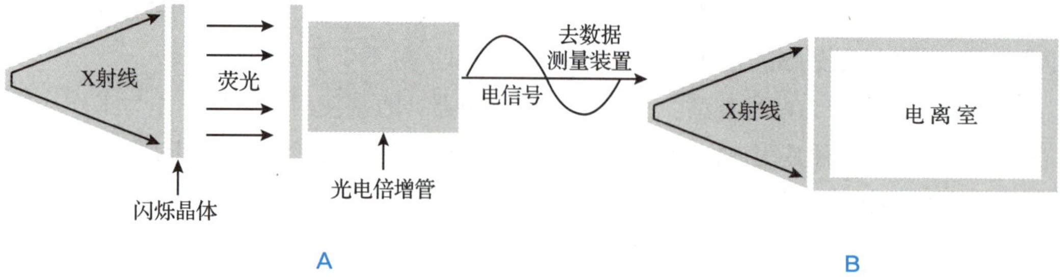

图 5-3 CT 探测器分类

A. 闪烁探测器；B. 气体电离探测器。

（1）闪烁探测器：它将 X 射线光子能量转换为可见光，然后将光转变为电能。闪烁探测器是由闪烁晶体与其耦合的光电倍增管组成。当 X 射线照射到闪烁晶体上时，晶体会产生荧光，荧光直接射入光电倍增管。光电倍增管是一种电真空器件。直径 25～30mm，截面为圆形或六角形。光电倍增管广泛应用于检测紫外光可见光和近红外光能量。它具有灵敏度高、噪声小、线性好、工作频率范围宽、放大倍数高、光谱响应范围宽、稳定性好和工作电压范围宽等优点。光电倍增管的内部有一个光电阴极 R、一个聚焦极 D、多个倍增极和一个阳极 A。光电阴极是光电转换的关键部件，它具有产生光电效应的性能，接收光子而释放出光电子。常用的光电阴极材料有银氧铯（Ag-O-Cs）、碲铷铯（Sb-Rb-Cs）和镓砷（铯）［Ga-As（Cs）］等碱性材料，做成光敏面。倍增极由能够发射二次电子的固体材料组成，它对光电阴极射来的光电子数目大约可增加 100 万倍。阳极是最后收集电子并输出电信号的电极。光电倍增管使用时，阳极通高电阻接地，光电阴极接 -2000～-700V 的负高压。各倍增极由高压直流电源通过分压电阻给出一级比一级高的电压。

（2）气体电离探测器：气体探测器是利用气体（一般采用化学性能稳定的惰性气体）电离的原理，入射的 X 射线使气体产生电离，通过测量电流的大小可测得入射 X 射线的强度。电离室的上下夹面由陶瓷拼成，每个电离室两侧用薄钨片构成，而 X 射线入射面由薄铝板构成，所有隔板相互连通，上加 500V 直流加速电压，各个中心收集电极引线连至相应的前置放大器，电离室内充满氙气。当入射 X 射线进入电离室后使气体电离，正离子由中心收集电极接收，电流通过前置放大器放大后送入数据采集系统。电离电流产生高温，因而隔板和收集电极场采用钨片。隔板与 X 射线入射方向一致，起到后准直器的作用，它可防止由被测人体产生的散射线进入电离室。气体探测器的光子转换效率比固定探测器要低，采用高压氙气可提高一些，可是由于钨片机械强度限制，不能采用太高的压力，这就限制了转换效率的提高，但由于其几何利用率高于固体探测器，因而实际上两者总检测效率大致是相近的。气体探测器中各个探测器的电离室是相互连通的一个整体，处于同一气压、密度、纯度、温度条件下，从而有较好的一致性。

（四）数据测量装置

数据测量装置又称数据采集系统，位于探测器阵列和计算机之间。它的作用是将来自探测器的微弱信号经前置放大器放大，模数转换后形成数字信号送往计算机，供计算机进行图像重建用，前置放大器将探测器输出的信号进行预先放大。

对数放大器对入射 X 射线强度和透射 X 射线强度进行对数换算。模/数转换器（ADC）将模拟信号转换为二进制的数字信号。数字数据传输现代 CT 扫描机多采用光导纤维进行数据传输。所谓光纤传输是指使用一个由透镜和发光二极管组成的系统，将数据传输给计算机。这样可以消除外界的干扰。

（五）扫描机架

CT 设备扫描机架内部由固定和转动两大部分组成：前者主要包括旋转控制和驱动，滑环系统的电刷、冷却系统，机架倾斜和层面指示，以及机架、扫描床控制电路等；后者主要包括 X 线管及其散热器、准直器和滤过器、探测器、前置放大器、采样控制部件、高频高压发生装置、低压滑环、转动角度标尺或旋转变压器等。扫描机架面板左右两侧均设有控制开关和紧急开关，以方便操作。扫描机架可根据诊断需要进行±20°~±30°的倾斜，以满足受检者进行不同部位检查的需要。

（六）扫描床

扫描床由床面和底座构成，其运动通常由两个电机控制：床身升降电机和床面水平移动电机。为了确保扫描过程中定位的精确性，无论是床身的垂直升降还是床面的水平移动，都必须保持平稳顺畅。

扫描床的升降采用“马架”结构或斜体蜗杆结构设计，床面与结构的上端相连，底座则连接于结构的下端。床面最低可以降至 450mm，以方便受检者上下。扫描床的最低高度、进头高度、进体高度及最高高度的控制通过底座上的行程开关实现。此外，绕线轮与升降电机同步运转，绕线轮上的尼龙线带动编码器测量床面的高度，并将数据显示在操作面板上。

水平移动由单相交流伺服电机（水平电机）驱动，通过同步齿形皮带传递动力，使床面实现水平移动。水平电机旁安装有光电编码器，用于测量床面水平移动的相对位置。床面水平移动可通过计算机控制、操作面板控制或手动拖动三种方式实现。手动和自动模式的切换通过扫描床尾部的一体化手动离合器完成。

二、计算机和图像重建系统

微课：计算机和图像重建系统

计算机系统和图像重建随着计算机技术的发展而快速发展，从早期的小型计算机如 PDP-11/44、Micro VAX-Ⅱ等计算机系统，发展到了现在的快速微型计算机系统，其发展的根本原因是计算机的数据处理能力和运行速度的大幅度提高。

（一）功能和特点

1. 功能

（1）控制 CT 系统运行：计算机系统负责协调和控制整个 CT 设备的运行。当操作者选择并设置扫描参数后，CT 设备将在计算机的统一控制下启动并运行。计算机调度扫描过程中的各项操作，包括 X 射线管和探测器的开关、数据传输及系统操作监控等。同时，计算机接收初始参数并指挥扫描床和扫描机架的动作，实时监控这些操作以确保所有数据的完整性和一致性。

（2）图像重建：CT 图像的重建需要进行数百万次数学运算，这些运算由计算机完成。用于执行重建功能的专用模块称为快速重建单元（fast reconstruction unit，FRU）。该单元能够在短时间内完成大量复杂计算，生成高质量的 CT 图像。

（3）图像处理：每幅 CT 图像由多个像素组成，每个像素具有一个对应的数值，这些数值通过灰度编码转换为可视信息。计算机系统负责操纵、分析和修改这些数据，以生成更具实用价值的图像内容。常见的图像处理功能包括调整放大倍数、测量区域或距离、标识轮廓、比较两幅图像，以及从CT图像中生成直方图或剖面图等，增强图像的可读性和分析价值。

（4）故障诊断与分析：现代CT设备通常具备自动故障诊断功能，能够检测设备运行中的简单问题并生成诊断结果。部分设备还支持远程网络故障诊断，维修中心通过网络对设备进行实时分析，并可在一定条件下远程修复设备问题。这种功能显著提高了CT设备的维护效率和可靠性。

2. 特点

（1）具有足够大的内存空间，能够满足大量原始数据处理、操作与管理程序运行的存储空间需求。

（2）具有大容量运算能力，能够完成大数据量的卷积运算和反投影运算，以及图像的后处理运算。

（3）运算精度要高，对采集到的投影数据的处理应有较高的精度，保证重建图像的质量。

（4）运算速度快，能够快速重建图像，满足图像的实时性要求。

（5）控制效率高，能够高效地完成对成像过程的各个环节的控制。

（6）具有一定的通用性，能够较好地与外围设备如激光相机、RIS系统、PACS系统等进行通信。

（7）具有较高的性价比。

（二）图像重建单元

图像重建单元又称快速重建单元（fast reconstruction unit，FRU），采用专用计算机，称为阵列处理机，可用于执行图像重建和处理的任务。阵列处理机与主计算机相连，其本身不能独立工作，在主计算机的控制下，进行图像重建和处理。

图像重建阵列处理机由多个微处理器组成，并按一定顺序并行工作，互不干扰，每一个微处理器都有自己的运算器、指令存储器和数据存储器等，并按照同样的工作原则，完成一部分图像的重建工作，再通过重建控制器将各部分总和在一起构成完整的重建结果，并将结果统一存入图像存储器中。

（三）计算机控制单元

计算机控制主要是针对扫描进行控制，由计算机分别进行高压发生器和数据采集系统、图像重建、扫描机架、扫描床等的控制。

现代CT中的计算机体系结构采用多通道处理技术，有串行处理方式、并行处理方式和分布式处理方式。

1. 串行处理方式 把每条指令分为若干个顺序的操作，每个操作分别由不同的处理器实施。这样可以同时执行若干条指令，对每个处理器来说，每条指令中的同类操作像流水线一样被连续加工处理。这样可以提高计算机的工作速度和提高各个处理器的使用效率。

2. 并行处理方式 采用此种方式多由三台多任务计算机通过系统总线耦合成一个系统，分别形成扫描处理器、显示处理器和文件处理器。

3. 分布式处理方式 分布式处理系统在结构上由若干台独立的处理器构成，各台处理器可分别处理同一程序的各个子程序，也可以按功能分别处理一道程序的各个阶段。每台处理器都有自己的局部存储器，因而能独立承担分配给它的任务，这些处理器在逻辑上和物理上是连在一起的，可在统一操作系统控制下工作，相互间可以通信。系统具有动态分配任务的能力，能自动进行任务调度和资源分配。其优点是：①可靠性高，其中一台处理器失效，对总系统影响不大。②灵活性高，由于系统模块化，便于扩充和更换部件。③经济性好，可以用价格便宜的微处理器，便于推广。

第三节　螺旋计算机体层成像

一、基本特点

螺旋 CT 是 20 世纪 80 年代后期 CT 技术的一项重大革新，显著提升了 CT 成像的效率与应用价值。其核心技术在于扫描床的匀速移动与 X 射线管的连续旋转相结合，形成圆柱螺旋路径，从而实现了连续容积数据的采集。这一特点使得螺旋 CT 与传统 CT 相比，不仅能够在单次屏气内完成整个扫描区域的检查，还具备了更高的扫描效率和更灵活的数据重建能力，为临床诊断提供了更多的可能性。

从原理上看，螺旋 CT 的扫描过程依赖 X 射线管的连续旋转和扫描床的同步运动。这一运动模式使每次扫描产生的路径呈螺旋状，采集到的数据称为螺旋数据。由于数据并非来自单一平面，因此在图像重建时需要通过内插法对相邻层数据进行校正，以消除运动伪影和层面错位，从而生成高质量的图像。螺旋 CT 的显著特点是能够任意选择重建图像的位置和角度，灵活性极高。

螺旋 CT 的技术参数是影响图像质量和扫描效率的重要因素。其中，螺距因子是关键参数之一，指床位移增量与扫描层厚的比值，通常选择 1 作为标准值，但实际应用中也可在 0.1~2 调整。小螺距因子能够提高图像的分辨率，但会增加扫描时间；大螺距因子则相反，能够缩短扫描时间，但图像质量有所下降。因此，螺旋 CT 的参数调整需要综合考虑分辨率、扫描范围和患者的屏气能力，以实现最佳效果。

单层螺旋 CT（SSCT）与多层螺旋 CT（MSCT）的发展是螺旋 CT 技术进步的重要体现。单层螺旋 CT 仅配备一排探测器，每次旋转只能采集单一层面数据，扫描效率相对较低。而多层螺旋 CT 则配备多排探测器和多组采集通道，一次旋转即可完成多个层面的数据采集，不仅显著提高了扫描速度，还扩展了扫描范围，并且降低了 X 射线管的损耗。在实际应用中，多层螺旋 CT 的灵活性和性能远优于单层螺旋 CT。

多层螺旋 CT 具备许多突出的临床优势。其高速扫描能力使得一次屏气即可完成较大范围的成像检查，同时还能够进行多时相动态增强扫描，用于脏器功能研究和病灶定位。薄层扫描技术的引入进一步提高了 z 轴分辨率，提升了病灶的检出率，并且支持高质量的三维重建。多层数据还可以灵活融合成不同层厚，以减轻部分容积效应的影响，特别是在颅脑扫描中有助于消除伪影。此外，多层螺旋 CT 还能够优化对比剂用量和辐射剂量，减轻患者负担，同时实现增强成像的最佳效果。在冠状动脉成像、CT 灌注成像等特殊检查中，多层螺旋 CT 也表现出卓越的适应性和可靠性。

微课：螺旋CT扫描装置

二、螺旋扫描装置及参数

（一）滑环技术

螺旋扫描的实现关键在于滑环（slip ring）技术的应用。传统CT设备在进行轴向扫描时，X射线管系统的供电及探测器信号传输依赖于电缆连接。扫描时，X射线管和探测器与机架一同进行圆周往复运动，每次扫描需要经历启动、加速、稳定匀速采集、减速和停止等过程，同时扫描床保持静止。一次旋转完成后，为获取另一层面的数据，需要移动扫描床，并使X射线管和探测器反向旋转再进行一次扫描。这种设计不仅限制了扫描速度的提升，还因电缆的往复拉伸和绞合运动容易导致故障。

滑环技术的引入有效解决了传统电缆连接的不足。该技术通过封闭导电环与固定电刷的组合，取代了扫描机架运动部分的供电和数据电缆，实现了持续单方向多周次旋转的数据采集。

滑环本质上是一种由封闭环形导电环与电刷构成的导电结构。X射线管、探测器与导电环电路连接，并共同安装于扫描机架的旋转部分；电刷与供电电路连接，固定安装于扫描机架的静止部分。导电环和电刷采用优质导电材料制造，二者紧密接触，保证了旋转部分与固定部分间的电路连接。这种设计使得扫描系统能够实现连续旋转，避免了传统电缆因拉伸和绞合可能引发的故障问题。

滑环技术的应用不仅提升了CT扫描速度，还增强了设备运行的稳定性和可靠性，为螺旋扫描提供了核心技术支持。

1. 低压滑环 采用滑环技术为扫描机架提供低电压馈电的方式被称为“低压滑环”。低压滑环通过滑环将数百伏的直流电输入到扫描机架内部，由于电压较低，绝缘性能更易保障。然而，滑环工作时的电流较大，这带来了电弧和发热的问题，因此要求电刷与滑环之间的接触电阻非常小。为此，滑环通常采用电阻率极低的优质导电材料制成。

低压滑环具备绝缘要求低、安全性高、稳定可靠、工艺简单和制造成本低等特点，因此被多数CT厂家广泛采用。与低压滑环配套使用的高压发生器被内置于旋转机架，与X射线管和探测器一起旋转。这种设计要求高压发生器的体积尽可能小、重量轻，以减少对旋转部分负载的影响。然而，高压发生器的内置也带来了一些限制。由于旋转部分质量增加，转动负载变大，扫描速度相对降低。同时，高压发生器的功率受到限制，因此通常采用高频高压发生器以满足CT设备对高效供电的需求。

低压滑环技术通过优化设计，在保障性能的同时降低了成本，成为CT设备中重要的技术选择，为现代CT的普及提供了支持。

2. 高压滑环 高压滑环是利用滑环技术将高压电馈入机架内以供给X线管产生X线。高压滑环的高压由扫描机架外的高压发生器产生后，经高压滑环进入X线管。旋转的高压滑环装在充满绝缘液体或惰性气体的密闭室内，高压发生器产生上万伏电压，经滑环进入旋转架上的X线管组件。

高压发生器外置使其不受体积、质量的限制，可使发生器功率做得很大，并且不增加旋转机架的质量。由于电压高、电流小，因此也不必担心滑环因触点电流而引起的电弧和温度升高问题，扫描速度更快。但高压滑环容易引起旋转部件和静止部件及接触臂、电刷之间的高压放电，会引发高压噪声，影响数据采集。

（二）结构

螺旋CT是滑环技术与高频高压发生技术结合的成果，其扫描方式属于R/R方式，但随着技术的发展，尤其是高频高压发生装置的进步与系统集成度的提升，其结构相比同为 R/R 方式的第三代 CT 设备更为简洁。螺旋 CT 通常被称为“三件套系统”，包括扫描机架、扫描床和控制台。

1. 扫描机架 由固定部分和旋转部分组成，其基本结构与常规 CT 相同，但供电和信号传输方式采用了滑环技术取代传统的电缆连接。此外，对于采用无线数据传输的 X 射线 CT 系统，旋转部分还增加了无线数据传输的接收与发射装置，进一步简化了设备结构。

螺旋 CT 的扫描机架实际上是一个无刷直流伺服电动机的结构设计。其中，固定机架相当于电机的定子部分，而旋转机架则充当电机的转子部分。直流电动机因其调速性能优异、启动迅速及具有较大的旋转扭矩，广泛应用于各种驱动设备和伺服系统中。无刷设计进一步结合了交流电动机的结构简单、运行可靠、维护便利等优势。

无刷直流电动机通过位置传感器（通常为旋转变压器）和电子控制电路来取代传统的电刷和滑环换向器，从而提升了设备的可靠性与性能。机架的旋转方向和速度由伺服放大器及伺服电源共同调节与控制，以实现精确的扫描操作。

无刷直流电动机由电动机本体、转子位置传感器和电子控制线路组成。在该系统中，直流电源通过电子控制线路向电动机定子绕组供电，同时转子的位置由位置传感器检测。检测到的位置信号用于触发电子线路中的功率元件的通断操作，从而控制电动机的旋转。

位置传感器的功能通常由旋转变压器实现。旋转变压器的原边线圈固定在机架的旋转部分，而两个副边绕组以 90°电工角度固定在机架的固定部分。当转子角位移发生变化时，旋转变压器的原边和副边绕组之间的位置关系也随之改变，从而引起副边输出电压幅值的变化。副边的输出电压大小与转子角位移呈函数关系。

对于常见的正弦和余弦函数形式，如果旋转变压器原边线圈具有 n 个极对，则两个副边绕组会分别输出 n 个正弦和余弦周期的电压信号，每个周期电压信号对应 $360°/n$ 的空间角度变化。这种设计使得系统能够精确地确定转子的几何位置，满足高精度的控制需求。

2. 扫描床 不仅用于支撑受检者，还需与 X 射线管和探测器的旋转运动相配合。在扫描过程中，扫描床以持续单方向运动的方式，配合螺旋扫描的进行，实现数据的连续采集。

3. 控制台 负责整个系统的操作与管理，包括计算机的运行、系统控制与通信、数据接收与存储、图像重建与显示、图像处理与输出，以及人机交互功能。其设计与常规 CT 的控制台类似，但功能更加集成化和高效化，为螺旋 CT 的高性能提供了重要支撑。

4. X 射线管与高压发生装置 滑环技术的应用使得扫描机架能够连续单方向高速旋转，为螺旋 CT 的高效运行提供了可能。然而，由于成像质量与所使用的 X 射线剂量密切相关，提升扫描速度的同时，X 射线管的管电流输出（曝光量）也必须相应提高。此外，连续螺旋扫描需要较长的 X 射线发生时间，这对 X 射线管阳极的热容量和散热性能提出了更高要求。大管电流和高热量的负荷对 X 射线管的稳定性与使用寿命构成了挑战，因此，多种技术改进被引入 X 射线管的设计中。

例如，金属陶瓷 X 射线管通过将阳极旋转轴设计成螺旋槽形式，并在螺旋槽与管壳之间填充液态金属，利用液态金属的循环流动有效带走阳极旋转轴上的热量，从而改善了旋转阳极的散热问题。另一种创新设计是电子束偏转 X 射线管，它将散热率提升至 4.7MHU/min，通过快速散热大幅提高了设备性能。与此同时，动态飞焦点与多扇面技术的应用使阳极靶面受热更加均匀，同时成倍增加了数据采集量，不仅提高了影像质量，还延长了 X 射线管的使用寿命。

高压发生器则采用高频逆变技术与倍压整流方法，以生成所需的管电压。高频技术使高压发生器体积更小、重量更轻，便于集成于扫描机架的旋转部分，而不会显著增加旋转电机的负载。为确保 X 射线输出的稳定性，高压发生器通过闭环负反馈控制精确调节管电压与管电流。这些技术进步共同支持了螺旋 CT 在成像质量、扫描速度和设备稳定性上的全面提升。

（三）扫描参数

1. 一般参数

（1）周数（revolutions，N）：指一次数据采集中，X 射线管旋转的周次。

（2）层厚（slice thickness，a）：由准直器设定的 X 射线束厚度，单位为毫米（mm）。

（3）床位移增量（table increment，P）：X 射线管旋转一周时，扫描床移动的距离（mm）。

（4）螺距因子（pitch factor，P_f）：表示床位移增量与层厚的比值，或床位移增量与探测器准直厚度的比值。

（5）成像范围（image extent，D）：一次采集中，从成像的第一层面中点到最后一层面中点之间的距离，单位为毫米（mm）。

（6）成像间隔（image interval，d）：指连续两张重建图像的层面中心点之间的距离，可通过螺距与每周成像数（n）的比值计算。

（7）总成像数（total images，Nm）：一次采集中所有重建图像的总数。

螺旋 CT 图像的生成数量取决于所选的成像间隔和扫描床的移动范围。与轴向扫描 CT 不同，螺旋 CT 生成的图像数量是重建运算的函数，成像参数可以在数据采集前或采集后设定。通过调整成像间隔，螺旋 CT 数据能够在一次扫描的一周内重建出一张或多张图像。螺旋扫描参数的选择，包括层厚与床位移增量，是确保高效采集与成像质量的关键。

2. 回顾性重建 螺旋 CT 的一个显著特性是回顾性重建。该技术利用螺旋扫描过程中收集的原始容积数据，可以突破螺距的限制，在任意位置进行多种层厚图像的重建。回顾性重建充分发挥了螺旋扫描数据的容积特性，使得数据的使用具备一定程度的重叠性。

在回顾性重建中，不仅可以重新选择图像的层厚，还可以灵活调整成像间隔。这种灵活性为满足不同诊断需求提供了可能，同时提高了数据利用效率和图像的实用价值。

3. 螺距 螺距在螺旋 CT 中具有关键意义，但其定义与通常机械系统中的螺距概念有所不同。在螺旋 CT 中，螺距的相关概念包括螺距因子和螺旋度。

（1）螺距因子：螺距因子是一种无量纲参数，用于描述螺距与层厚之间的关系。它类似于机械系统中的螺旋参数，常用于表征 CT 扫描中床位移增量与层厚的比例。常用的螺距因子值包括 1、1.25、1.5 和 2。在多层螺旋 CT（MSCT）中，有时也使用小于 1 的螺距因子，如 0.5 和 0.75，这些较小的螺距因子能够提高图像重建的覆盖密度与细节质量。

（2）螺旋度（helix）：螺旋度是螺距因子的另一种表达形式，其定义为螺距因子乘以 100%，用百分比表示。例如，螺距因子为 1 时，螺旋度为 100%；螺距因子为 1.5 时，螺旋度为 150%。

（3）螺距（pitch）：由于层厚在 CT 成像中的特殊意义，螺距必须与层厚相结合才能体现其实用价值。在实际应用中，“螺距”这一术语通常用来表示“螺距因子”的概念。螺旋 CT 中的螺距定义为扫描床在 X 射线管旋转一周内的位移距离与层厚的比值，这一比值直接影响扫描速度、图像重叠程度和成像质量。

$$P=P_f=\frac{\text{床位移增量}}{\text{X 线准直宽度（层厚）}} \qquad \text{（式 5-1）}$$

（四）螺旋插值

当受检者在扫描床上移动穿过扫描视野时，CT 设备会收集覆盖 360°的螺旋数据。然而，由于受检者的移动和影像数据不在同一平面内，直接使用常规方法进行图像重建会导致运动伪影的出现。为了消除这些伪影，并支持在扫描容积中的任意位置生成清晰的图像，需要对螺旋扫描数据进行运动校正，然后将螺旋数据转化为平面（轴向）数据。

采用数学逼近方法合成平面数据是一种简单且易于实现的技术。具体方法是首先选择所需的螺旋数据，然后根据这些数据对 z 轴方向某一平面的位置进行加权，构建一个“滑动”滤波器。随后，通过卷积运算将“滑动”滤波器应用于螺旋数据，生成平面投影数据。这种通过 z 轴加权的方式对螺旋数据进行处理的技术被称为螺旋内插法（helical/spiral interpolation），用于实现该加权功能的设备被称为螺旋内插器。

螺旋内插器通常分为三种类型：标准型、清晰型和超清晰型。

1. 标准型　采用线性内插法，包括 360°线性内插法和 180°线性内插法两种方式。

360°线性内插法可降低噪声 17%~18%，但会使层面灵敏度曲线（slice sensitive profile，SSP）增宽，从而降低 z 轴分辨率。180°线性内插法的 z 轴分辨率高于 360°线性内插法，但其噪声相较常规 CT 增加 12%~29%。由于其分辨率优势，通常更倾向于使用 180°线性内插法。

2. 清晰型　对一周的数据使用高阶、单边凸函数进行加权，从而提升分辨率，同时对相邻一周的数据进行负向加权。数据通过对两周内的投影数据加权后形成一周的数据，用于重建图像，增加了内插数据的使用量，进一步改善了重建效果。

3. 超清晰型　使用高阶双边凸函数对三周内的螺旋数据进行加权，生成重建所需的平面数据。此方法不会牺牲 z 轴分辨率，但显著增加了计算量，导致图像重建时间延长。

（五）z 轴分辨率

在 CT 成像中，层厚可以分为准直层厚和有效层厚。当层厚与探测器组合的尺寸一致时，多为准直层厚；而当层厚与探测器组合的尺寸不一致时，通常显示的是有效层厚。例如，在某些螺旋 CT 中，X 射线束准直厚度分别为 1mm、2.5mm 和 5.0mm 时，显示的层厚可能为 1.2mm、3.2mm 或 6.5mm 等，这些即为有效层厚。

CT 扫描的平面分辨率（x，y 方向）通常优于 z 轴分辨率，这是因为扫描平面内的采样率远高于层面之间的采样率，而 z 轴分辨率直接与层厚相关。在螺旋扫描中，选定的层厚、螺距和螺旋内插器是确定螺旋层面灵敏度的关键因素。图像的 z 轴分辨率通常通过该图像的层面灵敏度曲线（slice sensitive profile，SSP）的半高宽（full width at half maximum，FWHM）来度量。

在常规体层扫描中，扫描时受检者静止不动，实际层厚通常与 X 射线束的准直厚度一致。然而，在螺旋扫描中，由于 X 射线管旋转的同时受检者也在移动，X 射线束通过受检部位时超出了扫描设定的层面厚度，导致实际采集数据的层厚通常大于 X 射线束的准直厚度，这种层厚被称为有效层厚。有效层厚的大小与以下两个因素密切相关。

1. 螺距　螺距越大，有效层厚越厚。较大的螺距会增加数据采集的跨度，从而扩展层厚范围。

2. 螺旋内插算法　内插算法的选择也直接影响有效层厚的计算方式。不同的内插方法会对 z 轴数据的加权处理产生不同的影响，从而改变最终的层厚。

微课：多层螺旋 CT

三、多层螺旋计算机体层成像

多层螺旋 CT（MSCT）是在 X 射线管旋转一周时可以同时获得多个层面的图像，与之相对应的是单层螺旋 CT 或单层 CT（single-slice CT，SSCT）的概念。由于 MSCT 采用了多排探测器，早期也被称为多排 CT（multi-row detector CT）。

从广义上看，MSCT 的扇形 X 射线束在 z 轴方向的厚度从最初约 1cm 扩展到几厘米甚至十几厘米。未来，随着技术的进步，X 射线束厚度可能进一步增加，发展为锥形 X 射线束 CT（cone beam CT）的范畴。目前，MSCT 的层数已达到 64 层、128 层，而更宽体的 256 排 CT 和 320 排 CT 也已经在临床中投入应用，提供了更快的扫描速度和更高的成像质量。

（一）探测器阵列

单层螺旋 CT（SSCT）在 z 轴方向仅配置一排探测器，而多层螺旋 CT（MSCT）由于层数的不同，采用多排探测器阵列，具备多组数据采集通道。不同厂商设计的探测器排数和结构有所差异，但总体上可以分为两种类型：等宽型和非等宽型。

需要注意的是，MSCT 的探测器排数并不等同于其图像层数。图像层数由探测器数据采集通道的组数决定。在大多数情况下，探测器的排数大于或等于其层数。例如，采用飞焦点技术时，32 排探测器可以生成 64 层图像，而 64 排探测器可以生成 128 层图像。

一般而言，32 层及以下的 MSCT 通常使用非等宽型探测器，这种设计可灵活调整采集参数；而 64 层及以上的 MSCT 则多采用等宽型探测器，以实现更高的图像分辨率和一致性。这些技术进步使 MSCT 能够提供更加细致和准确的诊断影像。

（二）数据采集通道

单层螺旋 CT（SSCT）仅配备一组数据采集通道，而多层螺旋 CT（MSCT）则配置了与一次扫描生成的图像层数一致的多组数据采集通道。通常，这些通道组数等于 MSCT 的图像层数。

根据所选层厚的不同，MSCT 可以通过重新组合探测器的排数，将探测器划分为不同的多组，从而构成多种层厚配置。在扫描过程中，这些数据采集通道与各自对应的探测器排组合协同工作，同时接收 X 射线产生的电信号，完成数据的采集和输出。这种灵活的通道组合方式使 MSCT 能够适应不同的临床需求，同时提供高效的数据处理能力和多样化的成像结果。

（三）X 射线束

在单层螺旋 CT 中，通过准直器的 X 射线束呈薄扇形，由于 z 轴方向只有一排探测器接收信号，因此 X 射线束的扇形厚度与层厚相等。而在多层螺旋 CT（MSCT）中，z 轴方向配置了多排探测器接收信号，因此 X 射线束的锥角相应增大，总体的扇形厚度也随之增加。

当锥角较小时，X 射线束可以近似看作平行的扇形 X 射线束；但随着层数的增加，X 射线束的厚度进一步加大，逐渐发展为覆盖 z 轴探测器总宽度的锥形 X 射线束。这种设计显著提高了 X 射线的利用率。然而，随着锥形 X 射线束的应用，其特有的锥形效应也开始显现，对数据采集和图像重建带来一定的挑战，需要更高精度的校正和算法支持。

（四）层厚选择方法

在单层螺旋CT（SSCT）中，层厚的选择与非螺旋CT相同，是通过改变X射线束的准直厚度来实现的，X射线束的厚度等于所选择的层厚。而在多层螺旋CT（MSCT）中，层厚的选择随探测器排的组合方式而改变。一些MSCT设备没有标记有效层厚，仅标记X射线束的准直厚度。

在MSCT中，滤过厚度（filtering width，FW）会影响重建层面的厚度，而螺距的大小则对有效层厚有显著影响。螺距越大，有效层厚越宽。这两者均会影响层面灵敏度曲线（slice sensitive profile，SSP），导致半高宽度（full width at half maximum，FWHM）的变化。MSCT的SSP的FWHM通常介于SSCT中180°线性插值和360°线性插值的中间位置。例如，四层MSCT和SSCT预设相同层厚（5mm）时，前者在床移速度达22.5mm时的FWHM为5.0，低于SSCT的5.4，同时保持相当的图像质量，但容积扫描的覆盖速度是SSCT的三倍。

以四层CT和一种非等宽探测器排为例。

（1）探测器排数与多层螺旋CT的层数不一定相等。

（2）层厚的选择与探测器每排的厚度密切相关。

（3）不是所有层厚都能匹配螺旋CT的层数。

（3）通常探测器的排数大于或等于螺旋CT的层数。

等宽探测器常用于层数较多的螺旋CT（如64层或以上），在这种情况下，层数通常等于探测器排数。这意味着只有当探测器排厚度最小时才能实现最大层数，而其他情况下，层数会少于探测器排数。但存在例外情况，如在z轴方向采用飞焦点扫描技术时，可以使用较少的探测器排数生成两倍的层数。例如，使用32排探测器可以生成64层图像。

（五）螺距

1. MSCT螺距的定义 在单层螺旋CT（SSCT）中，螺距的定义为X射线管旋转一周时扫描床的位移增量除以X射线束的准直厚度（即层厚），如式5-2所示。而在多层螺旋CT（MSCT）中，螺距的概念被扩展为X射线管旋转一周时扫描床的位移增量除以成像层数与单层探测器准直宽度之积。

$$P=P_f=\frac{\text{旋转一周床位移增量}}{\text{成像层数}\times\text{单层探测器准直宽度}} \quad \text{（式5-2）}$$

在这种定义下，单一层面对应的螺距与SSCT中的螺距概念并不一致。例如，假设4排探测器的准直宽度均为1.25mm，X射线管旋转一周可以获得4层图像，而床位移增量为3.75mm。

（1）按SSCT的定义（式5-1），单排探测器的准直宽度为1.25mm，则螺距如下

$$\text{螺距}=3.75/1.25=3$$

（2）按MSCT的定义（式5-2），则螺距为

$$\text{螺距}=3.75/(4\times1.25)=0.75$$

这种差异表明，在MSCT中，螺距的定义不再与SSCT完全一致。MSCT中的螺距改变了以往在SSCT中“螺距为1.0时图像质量最佳，随着螺距增加图像质量下降”的规律。因为在MSCT中，重建图像对应的数据来自多个探测器排，每层面的成像数据并非完全由同一排探测器提供。

MSCT的螺距定义反映了多层探测器结构的特点，使得重建图像质量的影响因素更加复杂。螺距在MSCT中不仅与扫描速度和覆盖范围相关，还涉及数据采集的分布方式和重建算法的优化。这种变

化为 MSCT 提供了更大的灵活性，但也对参数选择提出了更高要求，以平衡扫描效率与图像质量之间的关系。

2. 螺距的选择 在多层螺旋 CT（MSCT）中，为确保多排探测器的工作效率一致，所选择的螺距值需形成一个符合要求的 z 轴采样模式。这一选择会受到诸多因素的影响，包括容积覆盖速度、层面灵敏度曲线（SSP）及图像伪影率等。

螺距的选择通常分为两种模式：高图像质量（high quality，HQ）模式和高速（high speed，HS）模式。

（1）HQ 模式：通过优化采样扫描，提高 z 轴空间分辨率，从而获得更高的图像质量。这种模式通常是临床扫描的首选，特别适用于需要精细观察解剖结构的检查。

（2）HS 模式：通过提高扫描床的移动速度，显著缩短扫描时间。此模式主要用于需要长时间屏气的检查，如腹部和盆腔的联合扫描、大范围 CT 血管造影及创伤检查。这种方式能够降低受检者屏气时间的需求，从而减少运动伪影的产生概率，提升图像的有效性。

螺距选择不仅决定了扫描的容积覆盖速度和时间效率，还直接影响 z 轴分辨率和图像质量。根据临床需求，HQ 模式和 HS 模式各有侧重，前者强调高分辨率影像，后者注重扫描速度和患者舒适度，以实现更灵活的应用。

（六）重建算法

1. 优化采样扫描 通过调整数据采集轨迹，螺旋 CT 可以实现信息的补偿，通过优化螺距来缩短采样间隔，从而在 z 轴方向上增加采样密度，以提升图像质量。螺旋 CT 的特点在于扫描过程中扫描床持续移动，因此每一周扫描的起点和终点并不位于同一平面。如果直接使用扫描数据进行图像重建，容易出现运动伪影和层面错位。

在单层螺旋 CT（SSCT）中，为消除这些问题，通常对原始数据的相邻点采用内插法逐点修正后，再进行图像重建。然而，当多层螺旋 CT（MSCT）使用 SSCT 的重建方法时，由于 MSCT 数据的复杂性，这种方式会导致严重的伪影问题。

为解决这一挑战，MSCT 通过优化采样扫描技术，调整数据的采集和处理方式，以获得更高的 z 轴采样密度，从而有效改善图像质量，实现单层面成像的清晰度和准确性。优化后的采样方式不仅提升了重建效果，还适应了多排探测器和螺旋数据的复杂需求。

2. 滤过内插法 指在 z 轴方向设置一个确定的滤过厚度，优化采样扫描的数据，通过改变滤过波形和厚度来调整层面灵敏度曲线外形、有效层厚及图像噪声，取代 SSCT 的线性内插法来实现 z 轴方向的多层图像重建。

四、新技术的发展

1. 双源 CT 技术 配备了两套 X 射线源和探测器系统，使其具备独特的成像优势。早期的双源 CT 中，这两套系统在机架内呈 90°排列。由于机架内空间有限，两套探测器系统的大小不相等：较大的探测器覆盖 50cm 的扫描视野（FOV），而较小的探测器仅覆盖机架中心 26cm 的 FOV。两套探测器均由 40 排组成，其中中间部分的尺寸为 32mm×0.6mm，外围部分为 2mm×4mm×1.2mm。在 z 轴方向，两套探测器的覆盖宽度均为 28.8mm。借助飞焦点技术，32 排探测器可以生成 64 层投影，最终获取64层图像。

(1) 心脏扫描优势：双源CT在心脏扫描中的最大优点是其显著提升的时间分辨率。与单源CT在快速扫描时需要180°投影采集相比，双源CT只需旋转90°即可获得同样的信息。这使得时间分辨率达到75毫秒，可在单个心动周期内完成扫描，不受受检者心率影响。通过两扇区重建技术，时间分辨率可随心率变化而调整。在机架旋转速度为0.33秒时，平均时间分辨率为60毫秒，最小可达43毫秒。

(2) 双能量成像能力：双源CT允许两套X射线源以不同的管电压和管电流工作。例如，一只X射线管可设置为80kV，另一只为140kV，从而实现双能量数据采集。由于成功的双能量后处理算法，这两套系统获取的投影数据集在噪声水平上几乎一致，克服了低管电压扫描时射线源功率不足的局限性，使亚秒级扫描能够同时获得双能量数据。

(3) 技术进展与应用：目前，双源CT已经发展到配备两套相同探测器系统的阶段，双128排探测器系统已投入临床应用。随着技术的进步，其机架旋转时间已缩短至每周0.28秒，为更快、更高分辨率的成像提供了支持。

双源CT通过双探测器和双X射线源的协同工作，提升了扫描速度、时间分辨率和双能量成像能力，为心脏、血管及多种复杂病例的影像诊断提供了强大的技术支持。

2. 能谱CT 能谱技术通过采集不同X射线能量的投影数据，实现影像的获取，从而显著增强了对组织特征的区分能力。目前，双能量技术已成为能谱技术的主要应用形式，广泛用于DSA及X射线CT中。

在CT中，双能量技术主要通过以下两种方式实现：双源CT（DSCT）和双能量探测器技术。

(1) DSCT技术：DSCT利用两只X射线管分别产生不同能量的X射线来获取双能量数据。这种方式结构简单、实现容易，是目前应用最广泛的双能量实现技术之一。通过独立控制两只X射线管的能量设置，DSCT能够快速获得双能量投影数据，用于组织分析和增强影像对比度。

(2) 双能量探测器技术：该技术采用两层多排探测器，结合滤线层设计，能够同时探测全谱线X射线数据和高能X射线数据，而无须两次X射线照射。滤线层的作用是优化X射线谱的分布，从而实现高效的数据采集。这种方法充分利用了X射线的谱线宽度，提高了采集效率，同时还具备向多能量探测器方向扩展的潜力，因此被认为具有较大的发展前景。

虽然双能量探测器因增加滤线层而导致单次采集所需的X射线剂量有所增加，但相比于需要两次不同能量X射线照射的传统方法，其总剂量仍然更低，具有更好的安全性和适应性。

能谱技术通过双能量CT的应用，在改善影像质量、增强组织区分能力方面展现了巨大优势。无论是通过DSCT直接获取双能量数据，还是借助双能量探测器实现高效采集，这两种技术都为影像诊断提供了多样化的解决方案，同时为未来的多能量CT发展奠定了基础。

3. 螺旋CT的飞焦点技术 图像质量与投影数据采样数量直接相关，为提高图像质量，多层螺旋CT（MSCT）采用飞焦点技术以获得更多采样数据，这是一种高效的优化方法。飞焦点技术通过改变电子束在X射线管阳极靶面上的轰击位置，实现焦点的快速偏移，从而增加采样密度和数据质量。

(1) 飞焦点技术的原理：飞焦点是指在X射线产生过程中，电子束在电磁偏转线圈的作用下，轰击阳极靶面的不同位置，使焦点快速在靶面上移动。这种技术不仅可以使阳极靶面受热更均匀，还能提高采样效率。根据偏移方向的不同，飞焦点技术分为以下两种。

1) 横向飞焦点：焦点在扫描平面（x，y）内偏转，称为横向飞焦点。由于X射线从两个不同角度投射，探测器的采样间距在不增加 X 射线剂量的情况下缩小 1/2，从而显著提高平面内的空间分辨率。

2）纵向飞焦点：焦点沿扫描轴（z 轴）方向偏转，称为纵向飞焦点或 z 轴飞焦点。此技术可以使探测器在 z 轴方向的采样间距缩小 1/2，相当于将同时采集的探测器排数加倍。例如，利用 z 轴飞焦点技术，探测器以 32mm×0.6mm 准直扫描，CT 系统每旋转一周通过 64 组数据采集通道，获得双倍于探测器排数的数据，即 64 排 0.6mm 层厚的 CT 原始数据。

（2）应用优势：采样间距优化，在 z 轴方向，飞焦点技术使扫描中心轴向的采样间距缩小至 0.3mm，采样数据相互交叠，从而大幅提升了 z 轴方向的分辨率。

1）降低锥形束影响：飞焦点技术通过减小锥形角度，有效降低了锥形束效应对成像质量的影响。

2）数据采集效率提高：在相同 X 射线剂量下，飞焦点技术增加了数据采样点，提高了图像质量，同时优化了阳极靶面的热分布，延长了 X 射线管的使用寿命。

飞焦点技术通过在扫描平面和轴向的焦点偏移，提升了空间分辨率和数据采样密度。这种技术不仅增强了图像的细节表现力，还改善了数据采集效率和设备性能，是 MSCT 成像中的关键技术之一。

4. CT 透视 是一种通过快速连续扫描和高速图像重建实现动态体层图像显示的技术。其核心原理是以一系列横断面图像组成动态影像，常用于穿刺过程中的实时观察。其工作原理如下。

（1）初始扫描与后续图像更新：在首次扫描时，扫描机架旋转 360°采集完整数据，计算机随即重建出一幅横断面图像。在后续的连续扫描中，每旋转 60°，采集的新图像数据会替代同一位置 60°内的原扫描数据，与保留的 300°旧数据结合，重建出一幅新图像。此过程不断循环，实现动态影像的更新。因此，CT 透视中仅第一幅图像采用完整的 360°扫描数据，而后续图像则使用部分新数据与旧数据相结合。

（2）高速图像重建：为实现快速更新，CT 透视采用了特定的图像重建算法，不使用内插法重建图像。虽然运动伪影可能出现，但在 CT 透视之前通常已经明确诊断，因此少量伪影对动态影像观察影响较小。图像显示通常采用电影模式，以更直观地呈现动态变化。为加快显示速度，图像重建通常采用 256×256 矩阵，而显示分辨率可以为 512×512 或 1024×1024。

第四节　计算机体层成像设备的质量保证

一、质量保证参数

微课：质量保证参数

CT 质量保证的核心目标是确保 CT 设备处于最佳性能状态，以获取高质量图像用于诊断，同时最大限度地降低受检者的辐射剂量。这一目标通过对 CT 设备的性能指标进行检测与评估，并通过定期实施检测以保证性能参数的长期稳定性得以实现。

自 CT 技术应用于临床以来，质量保证的重要性逐渐显现。为规范 CT 设备的质量保证，不同国家和相关组织制定了相应的标准。在我国，相关国家标准包括《X 射线计算机体层摄影设备的基本安全和基本性能专用要求》（GB 9706.244—2020）和《X 射线计算机体层摄影设备成像性能验收试验与稳定性试验》（GB/T 19042.5—2022）这些标准对 CT 设备性能和辐射防护提出了明确要求，为设备的质量管理提供了指导。

CT 质量保证的参数覆盖了设备的各个方面，其中 CT 剂量指数、CT 值、分辨率和噪声是最重要的核心参数。这些参数直接影响成像质量和辐射安全，是 CT 质量保证工作的重点。以下将具体介绍这些主要参数的意义和检测方法，以进一步说明其在质量保证中的作用。

（一）CT 剂量指数

CT 扫描的辐射剂量通常高于普通放射拍片，这增加了医疗照射所致群体辐射的累积效应，从而提高了诱发癌症等随机效应的发生概率。一般而言，辐射剂量越高，图像质量通常越好，但这也伴随着受检者辐射剂量的增加，同时加重了 X 射线管等硬件设备的负担。因此，剂量控制在 CT 成像中尤为重要。

在保证图像质量的前提下，通过精确测定和优化辐射剂量，可以实现更少的剂量生成符合诊断要求的图像。这不仅降低了受检者的健康风险，也延长了设备的使用寿命。如何在低剂量条件下获得高质量图像，是 CT 技术发展的重要方向之一。

CT 剂量指数（CT dose index，CTDI）是衡量 CT 成像辐射影响的重要指标，用于评估 CT 对受检者、陪护人员、操作人员的辐射风险及对环境的辐射影响。测量结果可以为临床应用中的剂量优化提供依据，帮助实现辐射剂量与图像质量之间的平衡。

控制 CT 辐射剂量是现代 CT 技术的核心目标之一。通过精确测量和科学优化剂量，既能确保影像诊断的准确性，又能有效降低辐射对受检者和操作人员的健康风险，体现了 CT 技术的人性化与可持续发展趋势。

1. 定义　CT 剂量指数是沿着标准横断面中心轴线从−50mm 到+50mm 对剂量剖面曲线的积分，除以标称层厚与单次扫描产生体层数 N 的乘积

$$CTDI_{100}=\int_{-50}^{+50}\frac{D(z)}{NT}\mathrm{d}z \qquad \text{（式 5-3）}$$

式中，T 为标称层厚；N 为单次扫描所产生的体层数；D（z）为沿着标准横断面中心轴线的剂量剖面曲线。

2. 加权 CT 剂量指数 $CTDIw$　将模体中心点采集的 $CTDI_{100}$ 的平均值与外围各点采集的 $CTDI_{100}$ 的平均值进行加权求和。

$$CDTI_{w}=\frac{1}{3}CTDI_{100,\ c}+\frac{2}{3}CDTI_{100,\ p} \qquad \text{（式 5-4）}$$

式中，$CTDI_{100,c}$ 为模体中心点采集的 $CTDI_{100}$；$CTDI_{100,p}$ 为模体外围点采集的 $CTDI_{100}$ 的平均值。

3. 容积 CT 剂量指数（volume computed tomography dose index, $CTDI_{vol}$）　代表多层螺旋 CT 扫描整个成像容积中的平均剂量。

$$CTDI_{vol}=CTDI_{w}/P \qquad \text{（式 5-5）}$$

式中，P 为螺距。

4. 剂量长度积（dose length product, DLP）　是容积剂量指数与沿 z 轴扫描长度 L 的乘积。

$$DLP=CTDI_{vol}/L \qquad \text{（式 5-6）}$$

式中，L 为沿 z 轴的扫描长度。

DLP 反映了一次特定扫描采集中的总体吸收能量。一个腹部 CT 检查可能与腹部和盆腔 CT 联合检查具有相同的 *CTDL* 值，但后者具有较大的 *DLP* 值，它正比于所扫描的较大解剖范围。*CTDI* 和 *DLP* 剂量表述，可以用于临床扫描方案（如一组受检者的平均值）与典型 CT 检查的参考剂量设定值的比较，但不能用于受检者个体剂量的直接测量。表 5-2 所示为成人受检者做 CT 检查时辐射剂量指导水平。

表 5-2　成人受检者 CT 检查辐射剂量指导水平

检查部位	CTDI/mGy	剂量指导水平 DLP/（mGy·cm^{-1}）
头部常规	60	1050
面部与鼻窦	35	360
脊柱外伤	70	460
胸部常规	30	650
肺部高分辨率 CT（HRCT）	35	280
腹部常规	35	780
肝脏、脾脏	35	900
骨盆常规	35	570
骨性骨盆	25	520

（二）分辨率

分辨率是评估 CT 性能和图像质量的重要指标，主要包括空间分辨率和低对比度分辨率。这两者在成像过程中密切相关，但又相互制约。提高空间分辨率通常需要增加图像矩阵的大小，从而使像素数量增多。然而，在 X 射线剂量不变的情况下，像素数量的增加会导致每个像素单元接收到的光子数量减少，噪声随之增大，进而降低低对比度分辨率，使密度差别较小的组织结构或病灶难以显示。

如果希望在提升空间分辨率的同时保持低对比度分辨率不变，就需要适当增加 X 射线光子的数量，以确保每个像素单元接收到的光子数量稳定。然而，这种方法会直接增加受检者的辐射剂量，从而对辐射安全性产生影响。

在实际应用中，如何在尽量控制辐射剂量的前提下，实现高空间分辨率与低对比度分辨率的平衡，是 CT 技术优化的重要目标。这需要通过改进硬件设计（如提高探测器效率和 X 射线管性能）及优化成像算法（如抑制噪声和改进数据重建技术）来实现。通过合理的技术改进，可以在提升图像细节表现力的同时控制辐射剂量，为安全性强且高质量的影像诊断提供支持。

1. 密度分辨率　又称低对比度分辨率，是影响 CT 图像质量的一个重要参数，定义为当细节与背景之间具有低对比度（一般取其 CT 值相差 3~5HU）时，将一定大小的细节从背景中鉴别出来的能力。低对比度分辨率与 X 线剂量有很大的关系，在评价低对比度分辨率时一定要规定使用的剂量，并且要和测量 *CTDI* 时的值一致。这一参数的单位应为 mm、%、mGy（也有用 mAs 来表示）。一般厂商在提供这一指标时也会说明在什么剂量条件下测定的。例如，某一台 CT 设备的低对比度分辨率标称为 2mm、0. 35%、35mGy，即表示使用 35mGy 的 X 线剂量获取图像，在图像上对比度为 0. 35%时能够分辨直径 2mm 的圆孔。影响低对比度分辨率的因素有如下。

（1）噪声的限制：常用 CT 值的标准偏差表示噪声，并且固有噪声只有在没有伪影的图像中才有可能测量。噪声越大，图像中的颗粒度就越大，低对比度分辨率下降。

（2）X 射线剂量的大小：X 射线剂量加大，探测器吸收的光子量增加，信噪比提高，噪声相对降低，低对比度分辨率上升。

（3）被照物体的大小：被照物几何尺寸越大，低对比度分辨率越佳。

2. 空间分辨率　又称高对比度分辨率，是衡量 CT 图像质量的重要参数之一，也是评估图像优劣的量化指标。它指在高对比度条件下，CT 图像分辨出两个距离非常近的微小组织或病灶的能力。空间分辨率通常通过条带测试模体来检测，其条纹部分和间隙部分对 X 射线的吸收存在显著差异。随着条纹宽度减小，单位长度（以厘米计）内的条纹数目增多，CT 设备能够分辨的最小条带宽度（单位通常为毫米）即为该设备的空间分辨率。

除了条带测试模体外，调制传递函数（modulation transfer function，MTF）是另一种常用的空间分辨率评估方法。通过条带测试模体获取 CT 图像后，可测量条纹部分和间隙部分的 CT 值，分别记为 a 和 b，并计算其相对对比度。单位长度内的条纹数称为空间频率，MTF 描述了相对对比度随空间频率变化的函数关系。

绘制的 MTF 曲线反映了图像的分辨能力。随着空间频率增加，MTF 逐渐降低。当 MTF 下降至 5%时的对应空间频率称为截止频率，它决定了空间分辨率的极限。通常采用 MTF 为 5%或 10%时的空间频率来评估 CT 设备的空间分辨率。当前 CT 设备的典型空间分辨率在 12～16lP/cm，而某些公司通过专用软件测量的结果可达 30lP/cm（单位为线对每厘米，lP/cm）。

通过 MTF 曲线及其他测量技术，空间分辨率可被精确量化，为 CT 设备性能评估提供了科学依据，同时也为图像质量的优化指明了方向。

代表空间分辨率常用可分辨最小物体尺寸，单位为毫米（mm）；或用 MTF，单位为每厘米的线对数（lP/cm）来表示。

影响空间分辨率的因素有多种，其中以下几个是最典型的。

（1）探测器的孔径尺寸：在相同的扇形 X 射线束张角下，探测器的数量越多，其孔径尺寸越小，空间分辨率越高。此外，相邻探测器之间的间距决定了采样间隔，间距越小，采样密度越高，空间分辨率也随之提高。

（2）焦点尺寸：X 射线管的焦点尺寸对图像的清晰度具有显著影响。较小的焦点可以减少 X 射线的半影效应，从而生成更清晰的图像细节。

（3）图像重建算法：图像重建过程中所选用的卷积滤波器会影响空间分辨率。采用标准算法的 CT 图像空间分辨率通常较低，而使用高分辨率算法则可以显著提升图像的分辨率，但可能会增加噪声。

（4）成像矩阵和层厚大小：成像矩阵越大，每个体素的尺寸越小，空间分辨率越高。此外，层厚越薄，空间分辨率越好。然而，较薄的层厚通常需要较慢的扫描床速度，这可能导致噪声增大，低对比度分辨率下降。

这些因素在实际应用中需要综合考虑，以在图像分辨率与扫描效率、噪声控制之间取得平衡，从而满足临床诊断的不同需求。

3. 纵向分辨率　过去，与 CT 图像质量相关的参数主要由空间分辨率和低对比度分辨率来描述。空间分辨率主要衡量 CT 在成像平面（x，y 平面）上的分辨能力，也称为平面内分辨率或横向分辨率。然而，随着螺旋 CT 扫描技术的发展，多平面和三维成像的质量得到显著提升，一个新的图像质量概念应运而生，即纵向分辨率，也称为 z 轴分辨率。

纵向分辨率是指扫描床移动方向或人体长轴方向的图像分辨能力，反映了 CT 设备在多平面和三维成像中的分辨性能。纵向分辨率的优劣直接影响与人体长轴方向相关的图像质量，如矢状位或冠状位的多平面图像重组效果。

纵向分辨率受多种因素的影响，包括所选择的螺距大小、多层螺旋 CT 中每排探测器的厚度及螺旋插值重建算法等。通过优化这些参数，目前 CT 技术已经能够实现与横向分辨率接近或一致的纵向分辨率，这种状态被称为“各向同性成像”。各向同性成像能够提供在任意方向上均具有一致分辨率的影像，为精确的三维诊断提供了重要支持。

（三）CT 值

CT 值作为 CT 的基本概念，是对图像信息的基本度量，要求其值准确，同时还需考虑 到完整图像上 CT 值的均匀性和线性。

像素的 CT 值是重建图像中以水为参考，体素对 X 射线吸收系数 μ 的换算值，是反映 CT 图像中人体组织相对密度大小的指标。当 X 射线穿过人体不同组织后，由于组织的密度不同，组织的吸收系数不同，对应的 CT 值也不同。

1. 定义 CT 图像中每个像素对应体素的 CT 值，国际上统一用 Hounsfield Unit 作为单位，简称 HU，CT 值大小为

$$\text{CT 值}_{\text{物质}} = \frac{\mu_{\text{物质}} - \mu_{\text{水}}}{\mu_{\text{谁}}} \times 100\% \qquad \text{（式 5-7）}$$

式中，$\mu_{\text{物质}}$为体素物质对 X 射线的线性吸收系数；$\mu_{\text{水}}$ 为水对 X 射线的线性吸收系数。水的 CT 值等于 0HU；空气的 CT 值等于-1000HU。常用在特定感兴趣区中所有像素的平均 CT 值来对 CT 值进行描述。按国家标准要求，水模的 CT 值，验收检测（新装机后或大修后）要求为±4HU；状态检测（每年一次）要求为±6HU；稳定性检测（每月一次）要求为与基线值（验收检测合格的参数数值）偏差±4HU 以内。

2. 均匀性 是评估 CT 图像质量的重要参数之一，反映了扫描视野中均匀物质（如水或等效水模体）图像上 CT 值的一致性。根据国家标准，均匀性是指匀质体在扫描野中各局部 CT 值的一致性。虽然这一参数容易被忽略，但实际上对图像质量评估非常重要，因此国家标准要求每月对 CT 值的均匀性进行稳定性检测。检测方法包括以下步骤。

（1）使用水或等效水的匀质圆形测试模体（仲裁时需使用水模），使模体圆柱轴线与扫描层面垂直，并置于扫描野中心。

（2）分别采用头部和体部扫描条件进行扫描，获取模体的 CT 图像。

（3）在图像中心选取一个大于 100 像素点、但小于图像面积 10%的区域，测量该区域内的 CT 值和噪声。

（4）在钟表时针位置的 3 时、6 时、9 时、12 时方向，距离模体边缘 1cm 处选取面积相同的四个区域，分别测量 CT 值。

（5）计算这四个区域中与中心区域 CT 值差异最大的值，以表示图像的均匀性。

理想的均匀性值为 0HU。在检测均匀性的同时，也会得到 CT 值的平均值和噪声值。国家标准对均匀性的要求如下。①验收检测：±5HU。②状态检测：±6HU。③稳定性检测：相对基线值的偏差为

±2HU。

均匀性不仅受图像噪声影响，还受到X射线束硬化效应的影响。如果硬化效应在图像上的分布不均匀，则CT值的均匀性会下降。通过校正硬化效应可以改善均匀性，但如果校正不充分或校正过度，也可能导致均匀性变差。例如，使用滤过器校正硬化效应时，如果物体与滤过器的匹配不充分或无法匹配，均匀性可能会受到影响。

CT图像的均匀性检测是保证影像质量和诊断准确性的重要环节，定期检测和合理校正硬化效应有助于维持图像的均匀性，为临床应用提供更高质量的影像支持。

3. 线性 是指不同吸收系数物质图像CT值的线性关系。CT值是否准确不能单独观察水的CT值，还要观察其他材质的CT值。一般在模体内有空气、聚苯乙烯、有机玻璃、聚四氟乙烯等不同材料的模块，可以用来分别测定这些材料的CT值以确定该机器CT值的线性是否好。

（四）噪声

1. 概念 在CT成像系统中，扫描均匀材料的物体，在特定ROI中观察其CT值，就会发现ROI内的CT值并不是一个固定值，而是围绕着某一平均值上下随机分布的，这种随机分布就是由噪声所致。可以用ROI中CT值的标准偏差σ来描述噪声的大小。

$$\sigma=\sqrt{\frac{\sum(\text{CT 值}-\overline{\text{CT}}\text{ 值})^2}{n}} \quad \text{（式 5-8）}$$

式中，n为ROI内像素数目；CT值为ROI内的实际CT值；CT值为ROI内平均CT值：CT值=($\sum$CT值)/n。

利用上述标准偏差可以衡量成像系统总体的噪声水平。在多种图像噪声中，X射线的量子噪声占的比例最大。X射线的量子噪声是通过X射线剂量大小、采用过滤方法、体层厚度、物体对X射线的衰减及探测器的检测能力等方面反映出来的。当图像噪声主要是X射线的量子噪声影响时，并考虑到体层厚度、体素尺寸大小和X射线剂量，以及物体线性吸收系数，用布鲁克斯（Brooks）公式来描述噪声的标准偏差σ。

$$\sigma=C\sqrt{\frac{B}{W^2hD_0}} \quad \text{（式 5-9）}$$

式中，B为物体的衰减因子，$B=e$；μ为平均线性吸收系数；d为物体厚度；C为描述剂量效率的一个常数（小的C值相当于高的剂量效率）；W为体素宽度；h为体层厚度；D_0为体层的最大皮肤剂量。

式5-9显示出各个参量相互关系。例如，要使噪声减少一半，剂量需要增加到原来的4倍；噪声大小保持不变时，要使体素宽度减小一半，则剂量需要增加到原来的4倍；保持同样的噪声水平，要使体层厚度减小一半，则剂量需要增加到原来的2倍。在给予受检者的X射线剂量合理的范围内，提高X射线剂量将有利于降低噪声水平，同时增大体素宽度和体层厚度也能降低噪声。但体素宽度的增大，相当于减小了成像矩阵，会影响图像分辨率，体层厚度增大也将使图像对比度降低。在给定受检者所能接受的剂量水平的条件下，必须根据应用和病理学的类型，选择改善图像质量中的各种参量。

2. 图像噪声与分辨率 在CT图像重建过程中，选择不同类型的卷积滤波器和重建算法会产生不同的图像质量，这直接影响成像效果和适用性。例如，当使用平滑滤波器时，图像中的噪声会显著降低，但空间分辨率也会随之下降。然而，这种滤波器能够改善图像的对比度分辨率，非常适合用于软组织中大面积低对比度区域的处理。

另一方面，如果选择边缘增强滤波器，则可以清晰显示兴趣区域的细节，显著提高空间分辨率。然而，由于这种滤波器对信号具有微分作用，噪声信号也会被增强，从而降低对比度分辨率。边缘增强滤波器通常用于需要显示骨质结构细节的场景。

此外，测得一组原始数据后，可以根据应用需求分别采用标准算法或高分辨算法进行重建。标准算法的分辨率较低，但图像噪声的标准偏差也较低，适用于对噪声敏感的成像需求；而高分辨算法则具有较高的分辨率，但伴随着较高的图像噪声标准偏差，适用于需要精细结构观察的应用。

由此可见，在实际应用中，需要根据不同的成像目标选择合适的卷积滤波函数和重建算法，以平衡图像的分辨率和噪声之间的关系。这种针对性的选择不仅能够优化成像效果，还能提高诊断的准确性和可靠性。

3. 图像噪声与 X 射线剂量 CT 的噪声，主要来源于 X 射线光子密度在时间和空间的随机变化，称这种噪声为量子噪声。这些噪声随机不均匀分布在图像上的表现，统称为图像噪声。噪声的存在使得匀质物体的 CT 图像上各像素点的 CT 值不相同，由 CT 值的统计涨落表现出来。增大 X 线的剂量可以降低 X 射线量子噪声干扰，减少噪声的影响。

二、影响图像质量的因素

（一）成像系统误差

成像系统测量误差是指在 CT 设备的成像系统中，由于个别检测元件性能下降或损坏，或者测量过程中出现失误而导致的误差。这些误差通常表现为噪声或者其他图像质量问题，并能在 CT 图像中直观地观察到。

例如，在超过 20 万个测量值中如果丢失一个测量值，图像中可能会出现某些部位的不连续显像；而丢失某个方向投影的测量值，则可能导致图像中出现一道明显的痕迹。这两种现象都会引起图像质量下降，进而影响诊断的准确性。

值得注意的是，从经验来看，丢失一个测量值对图像质量和诊断的影响往往比丢失一个方向投影测量值更严重。这表明检测元件的损坏可能对图像形成更大的破坏性影响。因此，定期检测和维护 CT 成像系统，确保检测元件性能的稳定性，对于保证图像质量和诊断可靠性至关重要。

（二）成像参数的选择

CT 成像参数对图像噪声、空间分辨率和低对比度分辨率有直接影响。这些参数分为扫描参数和重建参数两类。扫描参数包括管电压、管电流、扫描层厚和螺距等；重建参数包括重建层厚、重建增量、重建算法、重建视野（FOV）和重建矩阵等。

管电压和管电流是 CT 扫描曝光剂量的体现，也是决定图像质量的关键因素之一。增加 X 射线剂量可以降低图像噪声，提升空间分辨率和低对比度分辨率，但同时会增加受检者的辐射剂量。为了平衡图像质量和辐射安全，应在满足诊断需求的前提下选择适当的扫描剂量，接受适度噪声的图像以降低辐射剂量，避免为追求高质量图像而盲目使用大剂量扫描。

扫描层厚对图像分辨率的影响显著。层厚越薄，z 轴方向的空间分辨率越高，但探测器接收到的光子数减少，导致低对比度分辨率降低。层厚越大，低对比度分辨率提高，但空间分辨率下降。因此，扫描层厚需根据目标结构或病变的大小进行合理设定。

螺距的选择也影响纵向空间分辨率和辐射剂量。当螺距大于 1 时，扫描为不连续方式，纵向空间分辨率下降；当螺距小于 1 时，扫描为重叠方式，纵向空间分辨率提高，但辐射剂量增加。常规 CT 检查通常采用螺距等于 1，以兼顾纵向空间分辨率和辐射剂量，减少漏检的可能性。

重建参数同样至关重要。不同的重建算法适用于不同的需求，例如，软组织算法可以提高低对比度分辨率，而锐利算法则有助于提升空间分辨率。此外，薄的重建层厚、小的重建增量、小 FOV 和大的重建矩阵有助于提高图像的空间分辨率，对检出小病灶尤为有利。

综上所述，CT 成像参数的选择应根据具体的诊断需求和成像目标进行优化，以在图像质量和辐射剂量之间取得最佳平衡。合理的参数设置不仅能提升图像诊断价值，还能降低患者的辐射风险，体现了 CT 成像技术的精准性和安全性。

三、伪影

微课：伪影

伪影是在受检者中不存在，而出现在 CT 图像中的所有图像干扰和其他非随机干扰的总称。它与图像噪声不同，图像噪声是一种随机干扰。伪影在某种程度上可以被识别，并通过一定的方法加以克服。伪影在图像上多表现为不同的条纹或干扰痕迹。伪影产生原因大体可归结为以下几个方面。

（一）物理原因

包括量子噪声、散射线和 X 射线硬化效应等。其中，X 射线硬化效应是较为常见的因素之一。尽管大多数 CT 成像系统都配备有 X 射线硬化校正功能，并通过限制 X 射线谱线宽度来减轻这一问题，但当被扫描物体不同成分之间的 X 射线衰减能力差异过大时，校正能力可能不足，从而会导致图像质量下降。

在临床应用中，为克服这一问题，可以采用双能量法（能谱 CT），通过获取不同能量的 X 射线投影数据来改善图像质量。这种方法能够更有效地应对 X 射线硬化效应，提高成像的均匀性和准确性，尤其适用于存在复杂组织衰减特性的病例。双能量法的应用不仅提升了 CT 影像诊断的可靠性，还扩展了 CT 技术在复杂成像场景中的适用范围。

（二）受检者原因

CT 图像中的伪影可能由受检者体位的移动、体内器官的蠕动或人体内外的金属异物引起，主要表现为以下两种情况。

1. 移动条纹伪影 在扫描过程中，由于受检者的有意或无意运动，导致连续检测间数据不一致，从而产生粗细不等、黑白相间的条状伪影。这种伪影常见于以下情况：受检者的点头、侧向移动、无法屏气、吞咽动作、心脏跳动及肠道蠕动等。

克服移动条纹伪影的最有效方法是缩短扫描时间，从而减少因运动引起的误差。此外，通过争取受检者配合、固定受检部位或使用镇静剂等方式，也能显著降低伪影的发生概率。

2. 条状或辐射状伪影 在扫描层面内遇到高密度物质时容易出现条状或辐射状伪影。例如，胃肠道内的钡剂残留、术后金属银夹、义齿或牙内填充物、引流管，以及颅骨内的岩骨嵴、枕骨粗隆、鸡冠等高密度结构，都会引发伪影。此外，体外的金属饰物、发夹、高密度膏药，以及体内组织间存在的气体（造成较大的密度差）也可能导致类似伪影。

解决此类伪影的方法包括移除扫描部位内外的高密度异物和选择合适的钡剂排空时间。如果高密度结构无法避免，可以尝试调整受检者体位或适当增加扫描剂量，以减轻伪影的影响。

（三）CT 性能原因

CT 图像中伪影的种类繁多，其形成原因复杂，与 CT 设备的各组成部分和成像环节的性能密切相关。

1. 环状伪影 表现为扫描层面上高密度（白色）或低密度（黑色）的环状图像，可能为单环或同心多环。其主要原因是探测器灵敏度不一致或数据采集系统（DAS）故障。此类伪影在第三代 CT 设备中较为常见。

2. 条状伪影 扫描图像中出现直条状的高密度或低密度影，可表现为单条、多条、平行、放射状或无规则排列。该伪影通常由数据采集系统、数据传输或处理器状态不稳定引起，有时高压瞬间放电也会导致此现象。

3. 指纹状伪影 图像中出现类似指纹的伪影，多由 X 射线管的极度老化造成。

4. 交叠混淆伪影 成像时假定物体内的空间频率不高于采样频率，但如果采样不足或出现超出采样频率的空间频率，则会产生交叠混淆伪影。

5. 杯状伪影 当射线穿过物体时，假定有效线束的能量保持不变，但实际能量分布发生改变时，就会产生杯状伪影。

6. 角度伪影 在投影曲线分布呈等角分布时可能产生角度伪影。

7. 模糊伪影 如果重建图像的中心与扫描旋转的中心不完全重合，就会产生模糊伪影。

（四）成像系统原因

CT 成像系统中，数据扫描及处理参数选择不当、图像重建算法不完善、扫描系统运行不稳定、数据采集重复性较差、高压发生系统管电压波动、测量电子电路温度漂移，以及 CT 图像显示和照相过程中的非线性成像等问题，都可能对图像质量产生不利影响，从而导致各种伪影的出现。

CT 设备作为一个复杂的成像系统，其性能受多个环节的影响。例如，由于设备调试不当、未按常规进行保养、未按时利用标准模型校准等，均可能引发伪影。这些伪影通常可以通过专业判断识别，但在某些情况下，轻微的伪影可能被忽视，甚至被误认为是正常的解剖或病理结构，从而导致误诊。例如，当环形伪影出现在脊髓中央时，可能被误判为脊髓空洞症。

因此，定期对 CT 设备进行校准和维护、优化扫描和处理参数的选择，并保持设备稳定性，是减少伪影发生的重要措施。此外，在临床诊断中，充分了解伪影的表现形式并与实际病理结构区分开，能够有效避免因伪影引发的诊断错误，确保诊断的准确性和可靠性。

（五）部分容积效应与周围间隙现象

1. 部分容积效应 是 CT 成像中常见的现象，主要包括两种表现形式：部分容积均化和部分容积伪影。

部分容积均化是指当一个体素内包含多种具有接近线性吸收系数的组织结构时，CT 值会表现为这些组织结构 CT 值的加权平均值。例如，若一个体素内包含血液（CT 值 40HU）、灰质（CT 值 43HU）和白质（CT 值 46HU），最终测量的 CT 值会被均化为 43HU。这种均化效应可能导致细微结构的 CT 值差异被掩盖。

部分容积伪影则发生在一个体素内同时存在两种或多种具有较大线性吸收系数差异的组织结构时。例如，当骨骼和软组织共同存在于一个体素内时，CT 值会取这些物质的平均值，由于其衰减系数差异过大，重建图像时会产生计算误差，表现为条形、环形或大片干扰的伪影。部分容积伪影的典型例子是在头颅横断面扫描中，颞部常见的条纹状伪影，又称为“Hounsfield 伪影”，这种现象还与射线硬化效应有关。

2. 周围间隙现象 是指在扫描过程中，X 射线束在两种相邻且密度不同的结构交界处产生的效应。这种现象表现为 CT 图像中交界处边缘的 CT 值不准确，其中高密度组织的边缘 CT 值低于其实际值，而低密度组织的边缘 CT 值则高于其实际值。由于这种现象常出现在垂直于扫描层面的边界处，导致边缘模糊不清。

周围间隙现象被认为是部分容积效应的一种特殊表现。减少这种现象的方法与减少部分容积效应的方法一致，主要是采用薄层扫描，以更高的空间分辨率捕捉细节。

部分容积效应和周围间隙现象均会对 CT 图像质量造成影响，可能导致结构的模糊、CT 值的不准确及伪影的产生。通过优化扫描参数，如采用薄层扫描，可以有效减轻这些效应，提升成像的精确性和诊断价值。

▶知识拓展

豪斯菲尔德与披头士乐队

20 世纪 60 年代，英国电子与音乐工业有限公司因签约披头士乐队而获得了巨额利润。这笔财富使得公司能够支持内部工程师的独立研究。其中一位工程师戈弗雷·豪斯菲尔德（Godfrey Hounsfield）利用这次机会，致力于开发一种新的医学成像技术。他设想通过从不同角度使用 X 射线扫描人体，并利用计算机处理数据，生成清晰的断层图像。在公司的支持下，豪斯菲尔德成功研制出世界上第一台计算机断层扫描仪（CT 扫描仪）。1971 年，第一位患者接受了 CT 扫描，医学界为之震惊。1979 年，豪斯菲尔德因这一突破性发明，与艾伦·科马克（Allan Cormack）共同获得诺贝尔生理学或医学奖。

—• 考试知识点总结 •—

—• 本章小结 •—

—• 协和云课堂……　拓展练习及参考答案 •—

（李一巍）

第六章　超声成像设备

教学课件

微课：超声成像设备

学习目标

素质目标

（1）培养精益求精的工匠精神，思考解决问题的全面性。深刻认识超声设备参数的调节对诊断的重要性。

（2）树立创新精神和科学报国情怀，不断学习超声成像设备的新动态、新技术。

知识目标

（1）掌握：超声成像的分类；超声设备的重要参数；探头的结构及工作原理。

（2）熟悉：B 型超声的工作原理；组合扫描；超声多普勒技术的工作原理。

（3）了解：超声成像设备的发展简史；了解超声多普勒技术的分类及特点。

能力目标

（1）学生具备自主学习能力、文献查阅能力、分析问题和解决问题的能力。

（2）培养学生精益求精的工匠精神，提升认真细致和持之以恒的处事风格，培养科研探究精神、创新精神，也为将来在相关行业从事工作打下一个良好的基础。

案例导入

【案例】

孕妇，30 岁，妊娠 30 周，进行胎儿监测。孕妇主诉一切正常，早期经历的一些孕期反应如恶心、呕吐等已经基本消除或显著减轻，现在感觉身体状况良好，日常生活没有受到明显影响。最近食欲有所增加，睡眠质量也有所改善，偶尔会感觉到轻微的腹部紧绷感，但这种不适在休息后能够自行缓解。医生进行了超声检测。

【问题】

1. 孕妇进行超声检测的项目可以有哪些？
2. 筛查胎儿先天心脏疾病可以采用哪种超声检测方法？

· 核心知识拆解 ·

医学超声（ultrasound，US）成像是利用超声波在人体内传播、反射或透射的原理，通过接收这些信号来获取人体内部结构信息的成像技术。在1880年，皮埃尔·居里（Pierre Curie）与雅克·居里（Jacques Curie）两位兄弟发现了压电效应，为利用电子技术产生超声波提供了有效的解决途径。进入20世纪，物理学家保罗·朗之万（Paul Langevin）首次成功地将石英晶体应用于超声发生器的核心组件，此举不仅开启了现代超声技术的新篇章，而且促进了其在众多领域，特别是医疗诊断领域的广泛应用。

超声波在生物医学中的应用主要分为三个部分，超声诊断、超声治疗和生物医学超声工程。生物医学超声工程又分为医学超声物理和医学超声工程，为医学超声设备研制提供理论基础，超声设备的不断发展也为超声诊断和超声治疗提供新技术。

第一节　概　　述

在超声成像领域，回波幅度信号的呈现形式主要包括A型、B型及M型等多种方式。其中，B型成像技术，因其广泛的应用范围与卓越的代表性，成为当前最普及和典型的成像手段之一。值得注意的是，大多数现代B型成像设备不仅支持自身独特的成像模式，同时也兼容了A型与M型这两种成像方式。

一、分类

（一）A型超声诊断仪

医学诊断领域中，最早采用超声技术的成像设备是A型超声诊断仪，也称作A超。该设备通过分析超声波在人体组织中传播时的反射特性，来获取组织内部信息，辅助医生进行疾病诊断。超声波在人体内传播，遇到不同声阻抗的介质界面时，会产生反射回声。每当遇到这样的界面，就会产生一个回声信号，这些信号以波形的形式在示波器屏幕上直观显示，为医生提供诊断的依据。

A超技术依据回波的强度和数量等信息，为精确判断组织状态提供了关键依据。此技术不仅广泛应用于测量组织界面的距离、脏器的径线，更在探测肝脏、胆囊、脾脏、肾脏、子宫等关键脏器的大小与病变范围上发挥着作用。同时，其在眼科疾病与颅脑疾病的检测中也展现出了独特的价值。

尽管B型超声技术在众多诊断领域已经取代了A超技术，但A超技术凭借其简便、易行、价廉的显著优势，在脑中线的精确探测、眼轴的细致测量、浆膜腔积液的敏锐识别、肝脓肿的准确诊断及穿刺引流的精准定位等方面，仍保持着不可忽视的实用价值。图6-1所示为A超的工作原理，清晰地揭示了这一技术精密构造的细节，包括主振器、发射放大器、探头、接收放大器、时间增益补偿（time gain compensation，TGC）、显示器、时基发生器、时标发生器及电源等多个部分。

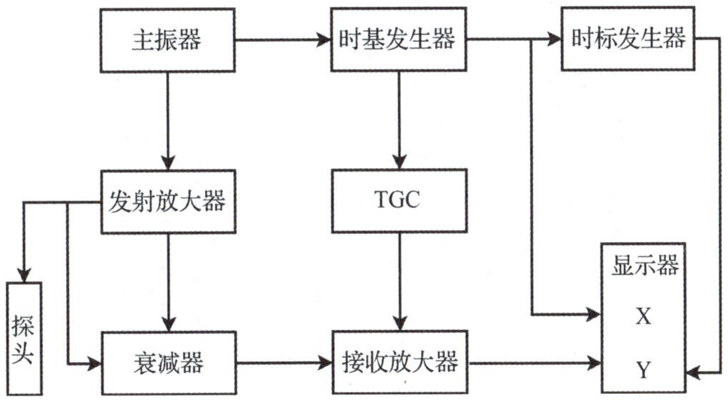

图 6-1　A 超的工作原理

1. 主振器　产生同步脉冲，作为整机工作的指令信号。它控制着发射放大器、时基发生器等关键组件。

2. 发射放大器　产生指数衰减的激励脉冲电压，其峰值可达到数百伏特，作用于换能器上，使之产生超声波。脉冲电压的幅度和持续时间直接决定了诊断仪的灵敏度和分辨率。脉冲宽度越窄，轴向分辨率越高；而峰值电压越大，检测灵敏度也相应提高。通过精确控制这些参数，不仅能够提升图像清晰度，还能加深对目标对象内部结构的理解，进而实现更加精准可靠的医学成像效果。

3. 接收放大器　将人体超声回波转换成的电信号（通常介于十几微伏至数百毫伏）进行放大和波形处理，随后将处理后的信号传送至显示器的垂直偏转板。

4. 时基发生器　产生一个随时间线性变化的电压信号，并将其应用于显示器的水平偏转板以产生时间基线（扫描线）。随后，将信号施加于垂直偏转板，通过时间基线的展开，实现 A 型显示。

5. 时标发生器　用于测量时间，它通过时间标志信号发生器产生一个时标电压，该电压被施加到垂直偏转板上，或者用于进行亮度调制。根据人体中超声波的传播速度，将时间刻度转换为距离刻度，并在屏幕上显示。

6. 时间增益补偿（TGC）　主要用于补偿超声波在传播过程中的衰减。

7. 衰减器　位于探头与接收放大器之间，通过衰减器实现对两个反射波幅度的比较，如对脏器的进波与出波进行定量分析等。

8. 显示器　用于显示人体界面反射回波信号，早期的显示器主要使用静电偏转式示波管，其幅度显示的动态范围必须达到 30dB 以上。

（二）B 型超声诊断仪

B 型超声诊断仪，通常简称为 B 超，其工作原理是利用换能器进行动态扫描，捕捉多组回声信号。这些信号经过灰阶转换处理后，能够形成如图 6-2 所示的 B 型成像。在临床应用方面，B 超之所以成为超声影像诊断中的主要成像，是因为它能够清晰地显示各脏器及周围器官的断面像，由于图像富于实体感，接近解剖的真实结构。

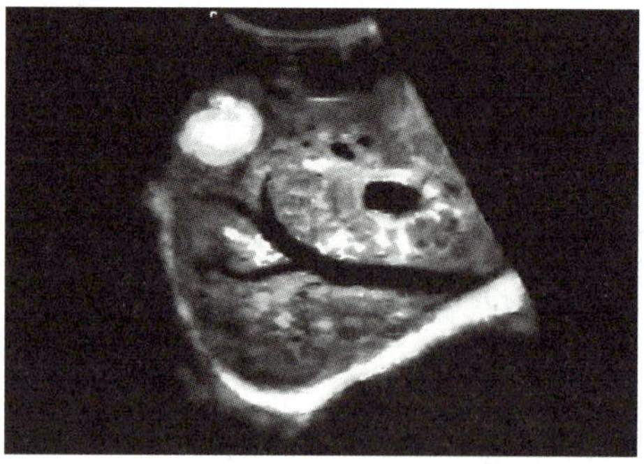

图 6-2 B 型成像

（三）M 型超声诊断仪

M 型超声成像是一种运动型成像技术，也称为时间-运动型或时间-位置型超声心动描记术。它通过单轴测量距离随时间变化的曲线来显示心脏各层的运动回波曲线。在 M 型超声诊断仪中，回波信号被施加至示波管的 z 轴以进行亮度调制，同时将代表探查深度的时间扫描电压施加至示波器的垂直偏转板上。y 轴代表脏器的深度，水平偏转板加上一个慢速扫描的时间电压。图像的垂直方向代表人体深度，水平方向代表时间。由于探头位置固定不变，心脏规律地收缩和舒张，导致心脏各层组织与探头间的距离发生周期性的变化，因此返回的超声信号也随之变化。随着水平方向的慢速扫描，心脏各层组织的回声呈现出运动的曲线形态，即 M 型超声心动图，如图 6-3 所示 。

M 型超声诊断仪主要用于心脏的检查，通过显示心脏各层组织的运动情况来评估心脏功能。例如，它可以用于测量心室腔大小及室壁厚度，并应用于主动脉瓣狭窄或关闭不全、二尖瓣狭窄或关闭不全等疾病的诊断。此外，M 型超声心动图还可以与心电图、心音图及心内压曲线同步显示，有助于研究心音的产生机制和心律失常的诊断。

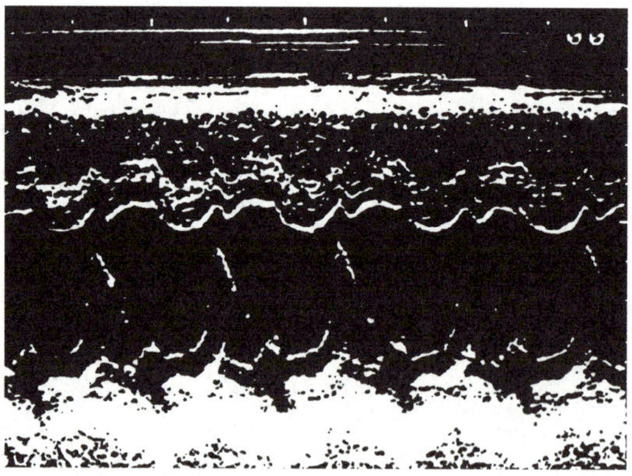

图 6-3 M 型成像

二、医用超声成像技术

随着临床医学的发展和科学技术的进步，超声成像技术在成像方法、探头设计、信号检测与处理技术及临床应用软件等多个方面都实现了显著的提升，进而提高了图像质量和分辨率。计算机硬件和软件技术的不断进步，尤其是数字扫描变化器（digital scan converter，DSC）和数字波束形成技术的应用，标志着超声诊断设备已经从模拟时代跨入了全数字化时代。计算机技术的持续进步极大地扩展了超声诊断的范围和信息量，目前超声成像技术已经从单一器官的成像扩展到全身成像，医学影像设备学也实现了从静态到动态，从定性到定量，以及从二维到四维成像技术的跨越。此外，彩色多普勒成像技术的引入提升了血流分析的灵敏度，使得超声诊断在心血管、妇产科等众多领域得到了广泛的应用。

（一）换能器技术的发展

高频超声成像技术的应用提升了图像的分辨率。传统的 B 超成像技术通常在 2~10MHz 的频率范围内工作，而目前正处于研究阶段并开始在临床中应用的血管内超声成像技术，其工作频率可为 20~40MHz。当频率处于 40~100MHz 时，我们称之为高频超声，这种技术适用于皮肤成像及眼部、软骨、冠状动脉等部位的成像。由于人体内脏器官的病变往往在浅表皮层有所体现，这进一步增强了超声皮肤成像的应用价值。

高频超声波能识别更微小的病变区域，从而提升图像的轴向分辨率。高端换能器是确保超声诊断图像分辨率和清晰度的关键技术。用于制作振子的压电材料包括单晶、多晶、压电聚合物复合材料、压电高分子材料（如聚乙烯共聚物）等。20 世纪 90 年代，使用聚乙烯共聚物制作的线阵超声换能器表现出色。90 年代以后，一些公司研发出包含 512 个振元或更多振元的高级换能器。阵面超高密度振元探头使得二维聚焦成为可能，并能改善侧向和横向分辨率。宽频探头结合数字声束形成和射频数字化技术，能够实现宽频技术，从而避免了使用模拟式仪器时损失超过 50% 频带信息的问题。这项技术不仅解决了分辨率和穿透力之间的矛盾，而且信息丰富，能够获取完整的组织结构反射的宽频信号。微电子工艺使得换能器的振子（振元）数量高度密集，声束扫描线密度高，使图像更加细腻。探头制造技术的提升，使我们能够获得振元尺寸更小、工作频率更宽的换能器。各种腔内探头（如直肠、膀胱、阴道、食管、管腔内、血管内及内镜探头）的成功制造，为开展介入超声提供了条件。

超声探头正向着高密度、小曲率、高频率和二维等方向发展，其中微电子工艺是关键。高密度的探头振元数量可达 256 个。高频率的探头包括 50MHz 的多普勒探头、45MHz 的血管内成像探头和 100~200MHz 的皮肤成像探头等。目前，二维探头的振元数量为 128×8。

（二）计算机平台技术的发展

目前，计算机平台技术正引领着国际上最新的技术潮流。基于标准计算机平台的超声诊断系统，通常被称为电脑化超声诊断仪。与传统超声诊断仪采用的简单微处理器作为中央控制中心不同，现代技术趋势是利用计算机作为中央控制系统，两者之间存在显著的技术差异。计算机的软硬件环境更为优越，具备大容量的信息存储能力和众多标准接口。电脑化超声诊断仪使得电影回放、图像处理、档案管理及远程传输，例如通过 DICOM 3.0 接口，变得轻而易举；同时，它还能在屏幕上展示更多的内容，并支持大量应用软件模块，从而增强仪器的功能性，提升医务人员的工作效率和质量。

（三）宽频带成像技术的发展

宽频带成像技术的应用能够全面捕捉超声回波中隐藏的信息。这不仅要求探头具备宽带特性，还要求整个系统的接收通道同样具备宽带特性。例如，目前广泛使用的二次谐波成像技术就是宽频带应用的一个实例。

从成像的角度来看，回波信号中频率成分的利用越充分，图像的质量就越好。传统的超声仪仅接收基波信息进行成像。然而，近年来，二次谐波成像技术逐渐成熟，并开始应用于心脏外脏器和组织的检查。在二次谐波成像过程中，仪器通过带通滤波器，仅提取二次谐波信号进行成像。在没有对比剂的情况下，二次谐波信号来源于组织，这被称为自然组织谐波成像；而在有对比剂存在的情况下，二次谐波信号主要来源于对比剂微泡，这被称为对比剂谐波成像（contrast harmonic imaging，CHI）。其他相关技术还包括能量造影谐波成像（power contrast agent harmonic imaging，PCAHI）和脉冲反向谐波成像（pulse inversion harmonic imaging，PIHI）等。目前，大多数中高档超声诊断仪都具备了谐波成像功能。

（四）超声造影成像技术发展

当超声波照射含有对比剂的组织时，对比剂内的气泡会在其谐振频率附近进行剧烈振动，产生显著的超声非线性效应。这种效应导致微泡产生强烈的谐波声发射，进而提升成像的清晰度。随着对比剂技术的进步，谐波超声成像和谐波多普勒等先进技术逐渐被应用于临床诊断领域。这些技术利用微泡的非线性特性，通过突出显示第二谐波成分，实现对微泡信号的清晰可视化，这些信号相较于组织信号更为显著。

超声影像诊断设备的发展经历了从模拟成像到混合成像，再到数字成像的重要阶段。随着DSC技术的推出，超声诊断仪的数字化进程不断推进，直至今日实现了从超声发射、接收到成像的全数字化。数字技术已经成为高性能超声影像诊断设备的核心，并且成为该领域的发展趋势。同时，数字技术的持续发展和应用，不仅推动了超声影像诊断设备性能的提升，也推动了设备向高性能和微型化方向的发展。

超声医学设备的发展趋势正朝向专业化、智能化及灵活组合的方向迈进。人们期待未来能够在单一超声设备中实现模拟与数字聚焦技术的结合、单维与多维显示的融合、幅度与频移转换的集成、静态与动态成像技术的并存、全息与全身诊断功能的整合，以及多功能和多类型探头的配备。此外，人们还希望这种设备能够融合 Windows 操作系统、数字化信息检测、网络化远程通信、多图像多功能存储系统及多系统并行工作的超级超声仪概念设计。

三、超声设备主要参数

超声设备的各类参数共同决定了设备的成像品质和临床应用效果。在实际应用中，应根据特定的检查需求和设备型号调整这些参数，以实现最佳的诊断效果。在众多参数中，本节将重点讨论其中几个主要参数。

（一）分辨率

分辨率指成像系统能分辨空间尺寸的能力，即能把两点区分开来的最短距离。在超声显像仪中，分辨率是评估其性能优劣的关键指标，分辨率越高，越能清晰展现脏器的微小结构。超声成像的分辨率分为横向分辨率和纵向分辨率。横向分辨率指的是垂直于超声脉冲束方向上的清晰度，而纵向分辨率则是沿波束轴方向上的清晰度。这两种分辨率之间存在显著差异，通常纵向分辨率优于横向分辨率。影响横向和纵向分辨率的因素各不相同，具体如下。

1. 横向分辨率 又称侧向分辨率，它表示区分处于声束轴垂直的平面上的两个物体的能力。超声波束的直径尺寸直接关系到横向分辨率的高低，波束直径越小，可分辨的细节越精细，从而横向分辨率越高。仪器的图像品质在很大程度上依赖于横向分辨率，若横向分辨率优良，图像将更为细腻，小的结构细节也能清晰展现。横向分辨率主要受换能器的尺寸、形状、发射频率及聚焦等因素的影响。

2. 纵向分辨率 又称轴向分辨率或距离分辨率，表示在声束轴线方向上区分相邻两个回声点的能力。该分辨率与发射的超声频率紧密相关，因为声波的纵向分辨率理论上限为半个波长，频率越高，波长越短，从而分辨率越高。此外，纵向分辨率还受到超声脉冲持续时间的影响，脉冲持续时间越短，即脉冲宽度越窄，纵向分辨率就越高，而超声脉冲的持续时间则与发射电脉冲的宽度及换能器的阻尼特性有关。

（二）工作频率

在选择超声诊断仪的工作频率时，需要从分辨和穿透深度两个角度综合考虑。首先，从分辨率的角度分析，提高工作频率有助于增强图像的分辨率。频率越高，波长越短，波束的指向性越好，从而使得横向和纵向分辨率均得到提升。其次，从穿透深度的角度分析，提高工作频率导致信号衰减成正比增加，进而减少探测深度。若需要较大的穿透深度，则应选择较低的工作频率。

在实际设计中，必须在探测深度与工作频率之间找到一个合理的平衡点。例如，在眼科应用中，由于所需探测深度较小，通常采用高频率以提高分辨率，一般使用 10MHz 的频率。而在需要穿透较深组织（如腹腔）的情况下，则必须选择较低的工作频率。通用 B 型超声诊断仪的工作频率通常设定在 3.5MHz，部分诊断仪还配备了多种不同频率的探头，以适应不同检查深度的需求。

（三）穿透深度

穿透深度指的是仪器发射的超声波束能够穿透并清晰显示回声图像的介质深度。超声医学成像系统的穿透深度，通常需要满足位于一定深度的多种器官的成像需求，例如，腹部成像要求至少 20mm 的穿透深度，而眼球成像则需要 10mm 的穿透深度。

穿透深度受多种因素影响，其中脉冲信号在传播过程中的衰减尤为关键，这主要由组织的吸收、反射、折射和散射等因素引起。为了提高仪器的探测深度，可以采取以下三种方法：其一，降低工作频率，但这样做会降低分辨率，因此存在一定的限制。其二，提升接收机的灵敏度并扩大动态范围，以便捕捉到更远距离的微弱反射信号。然而，换能器的噪声水平会成为限制因素，信噪比的极限限制了诊断超声的最大穿透深度在 300 个波长左右。其三，增加发射功率，使得即使在远距离，微小的声阻抗差异也能产生较强的反射信号，从而探测到更远的病灶。但在此过程中，必须考虑安全剂量的限制。因此，为了兼顾各项性能指标，合理选择穿透深度至关重要。

（四）帧频

帧频指成像系统每秒钟内可成像的帧数。当每秒成像在 25 帧以上，能够展示出脏器的活动状态，且视觉上已经无法感知图像的闪烁，这样的成像系统被称为实时成像系统。实时成像系统适用于监测心脏和胎儿等动态脏器的运动情况。

设平均声速为 c，穿透深度为 P，每幅图像扫描线数为 N，帧频为 F。基于这些参数，我们可以得出

$$F \cdot N \cdot P = \frac{c}{2} = 7.7 \times 10^2 (\mathrm{m/s}) \quad （式 6\text{-}1）$$

式中，帧频、线数和穿透深度三者的乘积是一个恒定的值，单位为 m/s。通常情况下，扫描线数越多，图像的连续性越好，清晰度也越高；帧频越高，图像的稳定性越好。然而，若要提升其中一个参数，必须降低另外两个参数。

在超声成像领域，线数受到穿透深度与帧频的限制。例如，当需要达到 10cm 的穿透深度和 30Hz 的帧频时，线数不应超过 250 条。若要将线数提升至 500 条，同时保持 20cm 的穿透深度，帧频将受限于 8 帧以下，这将无法实现实时成像。换言之，为了提高帧频以满足实时成像的需求，必须减少线数，这将不可避免地降低图像的清晰度。在这种情况下，可以采用特定技术在显示屏上插入一些扫描线，以优化视觉效果，但这并不会增加图像的信息。

（五）脉冲重复频率

脉冲重复频率是指在脉冲工作模式下，超声仪器每秒重复发射超声脉冲的次数，即探头激励脉冲的频率。脉冲重复频率 f_r 决定了仪器的最大探测深度。脉冲重复频率被设定，相应的脉冲发射周期 T 也随之确定，这代表着声波往返可利用的最大时间。在考虑显示器逆程时间的情况下，最大探测深度 D_{max}：

$$D_{max} < \frac{1}{2}cT \qquad \text{（式 6-2）}$$

最大探测深度并不等同于仪器的实际探测深度，探测深度受到发射功率、接收机灵敏度等多种因素的影响。而最大探测深度，实际上是在设计中设定的探测深度的最大允许值。

（六）动态范围

动态范围指的是在确保回声信号既不被噪声湮没也不出现饱和的情况下，仪器能够接收的回声信号幅度变化的范围。通常，仪器的动态范围在 40~60dB，部分仪器的动态范围是可调节的。较大的动态范围意味着显示的图像层次更加丰富，图像更加清晰。然而，由于显示器特性的限制，动态范围通常无法设置得过大。

在评估超声诊断仪的质量时，上述几个参数至关重要。但是，考虑到实际使用场景和需求的多样性，评估整机质量时还需考虑其他多种因素，同时，操作人员的主观判断也不容忽视。

第二节　B 型超声诊断仪

B 型超声扫描是基于 A 型和 M 型显示技术发展而来的。B 型超声通过辉度调制显示，即亮度随回声信号大小变化。这种辉度调制方式使得 B 型超声扫描能够生成二维的切面图像，从而提供更为直观和真实的解剖结构信息。目前最常用的为多振元线阵扫描 B 超系统。

一、医用超声探头

医用超声探头是将电能与机械能互为转换的媒介，在超声检测过程中，探头通过压电效应实现电能和声能的转换，从而完成超声波的发射和接收。

（一）换能原理

某些电介质在沿一定方向上受到的外力作用而变形时，其内部会产生极化现象，并在它的两个相对表面上形成正负相反的电荷。当外力被去掉后，它又会恢复到不带电的状态，这种现象称为正压电效应。若作用力方向发生改变，电荷的极性也随之改变。相反，当在电介质的极化方向上施加电场，这些电介质也会发生变形，电场去掉后，电介质的变形随之消失，这种现象称为逆压电效应，或称为电致伸缩现象，能够产生压电效应的电介质我们称为压电换能器。

在医学应用中，超声波的发射利用了换能器的逆压电效应，而超声波的接收则利用了正压电效应的原理，即将超声波对换能器表面施加的压力转换成电信号。因此，压电效应是超声换能器工作的基础，它使得超声波探头完成发射和接收的功能。

（二）医用压电材料

医用超声探头的核心部件是压电换能器，也称为压电振子，其由具备压电效应的特殊材料构成。压电材料是决定超声探头性能的根本因素，它直接影响电声转换的效率。目前应用于医用超声换能器的压电材料，根据其物理结构可分为压电单晶体、压电多晶体及压电高分子聚合物等。

（三）基本结构及分类

探头作为超声成像设备的核心部件，其发展历程涵盖了多个阶段，并衍生出多种类型的探头。这些探头根据探测部位、应用方式、波束控制及几何形状的差异，可分为多种不同类型的探头。

1. 柱形单振元探头　是各类超声诊断仪所用探头的结构基础，其基本结构主要由五部分组成，如图 6-4 所示。

（1）压电振子：用于接收电脉冲产生机械超声振动，其几何形状和尺寸根据诊断要求确定，上下电极各焊接一根引线，用于收发电信号。

（2）垫衬吸声材料：用于衰减并吸收压电振子背向辐射的超声能量，避免其在探头内多次反射，进而防止振子的振铃时间增加，要求垫衬吸声材料具有显著的衰减性能。

（3）声学绝缘层：有效抑制超声能量传入探头外壳，防止反射引起的信号干扰。

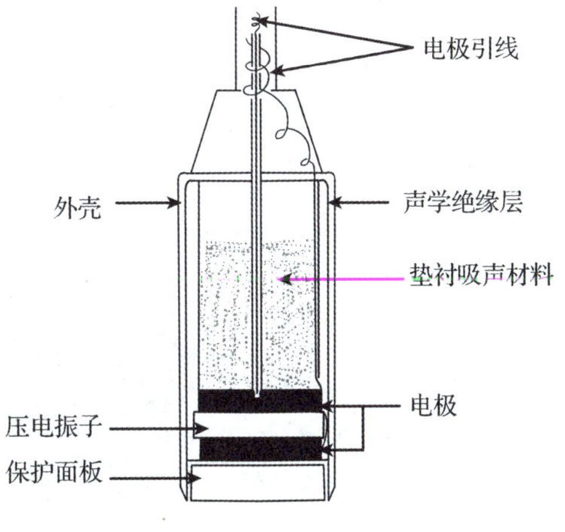

图 6-4　柱形单振元探头

（4）外壳：作为探头内部材料的支撑结构，并固定电缆引线，其壳体上通常标注探头的型号及标称频率。

（5）保护面板：用于防止振子因摩擦而受损。保护层应选择衰减系数低且耐磨的材料。由于保护层需同时接触压电振子和人体组织，其声阻抗应尽量与人体组织的声阻抗相匹配。同时，保护层还应充当声阻抗渐变层，且其厚度应为 $\lambda/4$ 或 $\lambda/4$ 的奇数倍。

2. 机械扇扫超声探头　利用机械扇扫技术实现超声图像的实时动态显示。机械扇扫技术在超声成像领域的应用起源于 20 世纪 70 年代后期，当时技术水平较低，扫描线数较少，扫描角度有限，且扫描线间隔角度的均匀性较差。此外，探头体积和重量较大，操作不便。80 年代中期，随着科学技术的不断进步，机械扇扫超声换能器产品的性能逐渐改善。然而，目前临床上几乎已不再使用该技术。机械摆动式扇扫探头的结构如图 6-5 所示，该探头的基本构造包括压电振子、直流马达、旋转变压器及曲柄连杆机构。探头采用圆形压电振子，置于一装满水的小容器内，其前端由橡皮膜封闭，此部分被称作透声窗。直流马达通过曲柄连杆机构驱动压电振子进行 80°摆动，实现了声束在 80°范围内的扇形扫描。机械扇形扫描探头的工作原理是通过机械传动方式使传感器进行往复摇摆或连续旋转，从而完成扇形扫描。

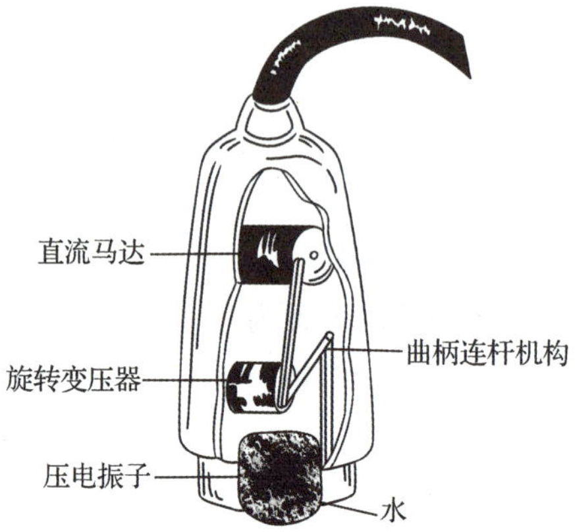

图 6-5　机械摆动式扇扫探头

3. 电子线阵探头　换能器采用多个相互独立的压电振子线性排列，其主要结构由多元换能器、声透镜、匹配层、阻尼垫衬、二极管开关控制器及外壳六部分构成（图 6-6）。

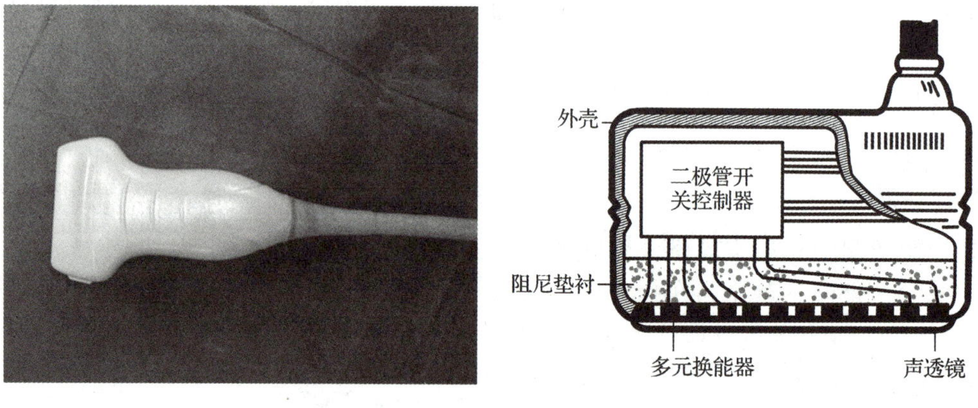

图 6-6　电子线振探头

A. 外观；B. 结构示意。

（1）多元换能器：换能器的振元一般通过切割法工艺制作，所使用的晶片厚度由探头的工作频率决定。与半波长厚度相对应的频率，称为压电振子的基础共振频率。

（2）声透镜：其功能类似于光学透镜，能够对换能器发射的超声波进行有效汇聚，从而显著提升探测的灵敏度和横向分辨率。

（3）匹配层：当换能器内的压电振子产生的超声波通过声透镜向人体传播时，因压电振子与人体之间的声特性阻抗存在显著不同，会导致超声波反射，从而增加能量损耗并影响成像分辨率。为改善这一状况，在压电振子与声透镜之间加入一层声特性阻抗匹配的薄层，以实现声学匹配；同时，在声透镜与人体之间涂抹耦合剂，以进一步优化匹配效果。

（4）阻尼垫衬：其功能类似于柱形单振元探头中的垫衬作用，用于产生阻尼，抑制振铃并消除反射干扰。对于阻尼垫衬的材料要求，与柱形单振元探头的材料要求相类似。

（5）二极管开关控制器：用于控制探头内的各个振元，确保其按照预设的组合方式高效运作。

（6）外壳：其主要功能是提供保护，通常选用质轻且硬度高的聚丙烯材料制成。

4. 凸形探头　结构设计与线阵探头相似，区别在于其振元排列呈凸形，图 6-7 为凸阵探头。然而，相同振元结构的凸形探头在视野范围上要比线阵探头更广。由于其探查视场呈扇形，因此在探查某些声窗较小的脏器时，相较于线阵探头，凸形探头展现出更为优越的性能。然而，凸形探头波束在远程扫描时会发生扩散，必须进行线插补处理，否则由于线密度不足，将导致图像清晰度下降。

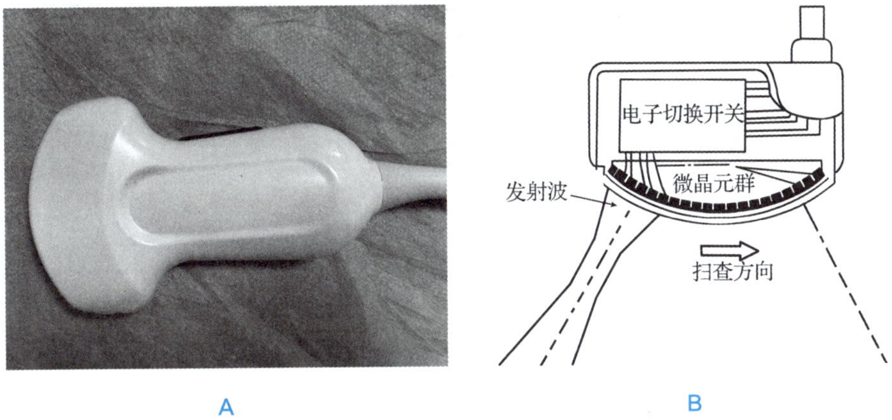

图 6-7　凸形探头

A. 外观；B. 结构示意。

5. 相控阵探头　将多个独立的压电晶片按照一定的组合方式排列成一个阵列，通过控制压电振子的激励顺序和信号延时，实现对声束方向、焦点位置及其大小等声场特性的精准调控。相控阵探头能够实现波束的电子相控扇形扫描，因此也被称为电子扇扫探头，广泛应用于相控阵扫描超声诊断设备中。

相控阵探头的结构与线阵探头在多个方面相似：首先，两者均采用多元换能器；其次，它们在探头结构、材质和制造工艺上也颇为接近。图 6-8 是相控阵探头的构造，主要组成部分包括换能器、阻尼垫衬、声透镜及匹配层等关键部件。

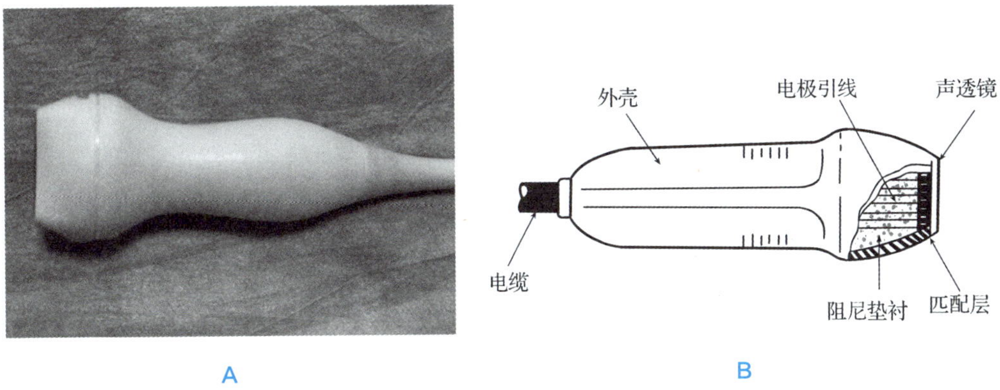

图 6-8　相控阵探头

A. 外观；B. 结构示意。

相控阵探头与线阵探头的区别主要表现在两个方面：首先，相控阵探头内部不配备开关控制器，这是因为其各振元并非像线阵探头那样按组、分时段工作，而是同时受到激励，因此不需要控制器来选择工作的振元；其次，相控阵探头的体积和声窗面积都相对较小，这是由于它通过控制超声波束的方向，以扇形扫描方式运行，其近场波束尺寸较小。因此，它具备了机械扇形扫描探头的优点，能够通过一个较小的“窗口”，对较大的扇形视野进行有效探测。

6. 矩阵探头 是近年来问世的多平面超声探头，主要用于实时三维超声成像。图 6-9 为矩阵探头的结构。其换能器由一块矩形压电晶体构成，该晶体经过激光切割，形成了数千个小型振元的排列组合。

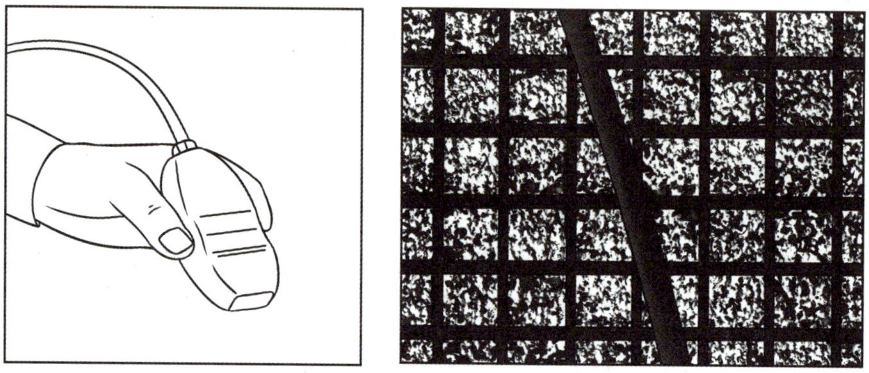

A B

图 6-9 矩阵探头

A. 外观；B. 结构示意

矩阵探头发射的扫描线以矩阵形式排列，振元同时进行声束的发射和接收，能够在三维立体空间中，准确呈现靶目标任意细微结构的三维实况。通过单次采集即可获得容积体的完整成像，主机接收的回波信号覆盖任意三维空间，确保无盲区存在。此外，该技术能够实时追踪并更新覆盖范围内的形态变化，实现高效的三维实时成像。

为实现实时三维成像，探头配备了尖端的微电子处理技术，其处理能力相当于 150 块计算机芯片，能够同时解析数千个晶片接收的声束信息，构建三维实时图像。通过这一技术，可以清晰地观察到心脏的三维动态解剖结构，从而更准确地评估瓣膜、室壁和血管之间的复杂关系。

（四）组合扫描

现代超声探头的换能器一般由多个振元构成，这些振元能够独立地发射和接收超声波信号。线阵探头是常见的一种配置，其振元按一维线性阵列排列。为提升系统的分辨率和灵敏度，通常采用组合扫描法，即同时激发若干相邻振元，形成组合发射束。此方法相当于增加了单个振元的等效宽度，并便于对波束进行电子聚焦和多点动态聚焦，从而有效提升整个探测深度范围内的分辨率和图像清晰度。

1. 组合顺序扫描 是超声成像中广泛使用的一种扫描方式，如图 6-10 所示。在这种扫描技术中，超声探头由多个振元构成，这些振元通过电子开关进行有序切换，从而实现超声波束的发射与接收。假设总振元数为 n，每次激励的子振元数为 m（如 $m=4$），则激励顺序为：1~4，2~5，3~6，4~7，…。这种顺序扫描方法最为简便，它会增大等效孔径，使波束变窄，在一定程度上提高分辨率。然而由表 6-1 可知，此种扫描方式下声束的线距等同于振元间距，导致图像质量并不理想。

表 6-1 组合顺序扫描工作过程

第几次发射、接收	发射、接收振元	声束中心位置	波束位移
第 1 次发射	1~4	振元 2、3 中间	
第 2 次发射	2~5	振元 3、4 中间	d
第 3 次发射	3~6	振元 4、5 中间	d
…	…	…	…
第 $n-m+1$ 次发射	$n-m+1 \sim n$	振元 $n-2$、$n-1$ 中间	d

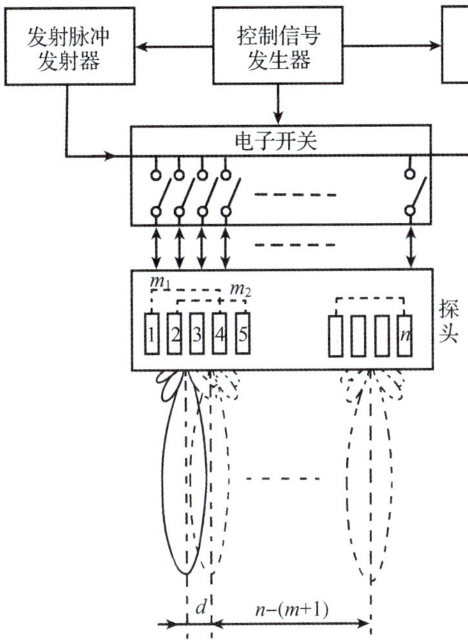

图 6-10 组合顺序扫描

2. 组合间隔扫描 是一种用于改善超声图像质量的技术，其核心原理是通过调整振元的组合方式来减小声束间的线距。这种方法能够显著提升图像的分辨率和清晰度。间隔扫描主要分为 $d/2$ 间隔扫描和 $d/4$ 间隔扫描两种类型。

（1）$d/2$ 间隔扫描：在超声成像领域，$d/2$ 间隔扫描技术被广泛用于提升图像质量。假设系统中的总振元数为 n，这些振元可以划分为两组子振元组合：一组包含 m 个振元，另一组则包含 $m+1$ 个振元。例如，当 $m=5$ 时，$m+1$ 即为 6。在这种配置下，分组激励的次序依次为 1~5，1~6，2~6，2~7，…，如此排列能够实现声束间距为 $d/2$。相较于传统的组合顺序扫描方式，这种技术能够使扫描线数增加近一倍，进而显著提升图像的清晰度。d/2 间隔扫描工作过程见表 6-2。

表 6-2 $d/2$ 间隔扫描工作过程

第几次发射、接收	发射、接收振元	声束中心位置	波束位移
第 1 次发射	1~5	振元 3 中心	
第 2 次发射	1~6	振元 3、4 中间	$d/2$
第 3 次发射	2~6	振元 4 中心	$d/2$
第 4 次发射	2~7	振元 4、5 中间	$d/2$

续表

第几次发射、接收	发射、接收振元	声束中心位置	波束位移
第 5 次发射	3 ~ 7	振元 5 中心	$d/2$
第 6 次发射	3 ~ 8	振元 5、6 中间	$d/2$
…	…	…	…

（2）$d/4$ 间隔扫描：$d/4$ 间隔扫描是一种用于提升超声图像清晰度的先进技术。在 $d/4$ 间隔扫描过程中，每次扫描波束的位移仅为 $d/4$，这使得线密度相较于组合顺序扫描提高了四倍，从而显著改善了图像质量。然而，该扫描方式也存在一定的局限性，即每次发射和接收振元的分组并不固定，导致收发控制电路相对复杂。

$d/4$ 间隔扫描的工作流程具体如下：在第一次扫描中，振元 1 ~ 3 负责发射和接收，波束位移为 $d/4$；第二次扫描时，波束位移依旧为 $d/4$，但接收波束位于振元 2 ~ 3 的 $d/2$ 位置；第三次扫描中，波束位移再次保持为 $d/4$；第四次扫描时，波束位移仍为 $d/4$，由振元 2 ~ 4 进行发射和接收。这种扫描方式通过灵活改变振元组合，有效减小了声束间的线距，从而大幅提升了图像的分辨率。$d/4$ 间隔扫描工作过程见表 6-3。

表 6-3　d/4 间隔扫描工作过程

第几次发射、接收	发射振元	接收振元	声束中心位置	波束位移
第 1 次发射	1 ~ 3	1 ~ 3	振元 2 中心	
第 2 次发射	1 ~ 3	1 ~ 4	振元 2 ~ 3 间 $d/4$ 处	$d/4$
第 3 次发射	1 ~ 3	2 ~ 4	振元 2 ~ 3 间 $d/2$ 处	$d/4$
第 4 次发射	1 ~ 4	2 ~ 4	振元 2 ~ 3 间 $d3/4$ 处	$d/4$
第 5 次发射	2 ~ 4	2 ~ 4	振元 3 中心	$d/4$
第 6 次发射	2 ~ 4	2 ~ 5	振元 3 ~ 4 间 $d/4$ 处	$d/4$
…	…	…	…	…

二、 B 型超声诊断仪的基本组成

B 型超声通过超声波的反射特性生成二维图像。其操作原理是将反射回来的超声波信号强度转化为屏幕上的光点亮度，形成灰阶图像。在 B 型超声系统中，发射单元产生高频电脉冲信号，以驱动换能器发出相应的超声波。当声波束穿透人体组织，遇到不同声阻抗的界面时，会产生反射回声。这些回声被换能器接收，并通过高频放大器、检波器及视频放大器进行处理，最终影响显示器的 z 轴以实现亮度的调节。显示器的 y 轴由与声束同步的时标电路进行控制，而 x 轴的信息则通过声束在水平方向上的扫描来获取，从而生成二维切面图像。

B 型超声波系统主要由发射单元、接收单元、信号处理与图像构建单元、系统控制单元等构成，如图 6-11 所示。

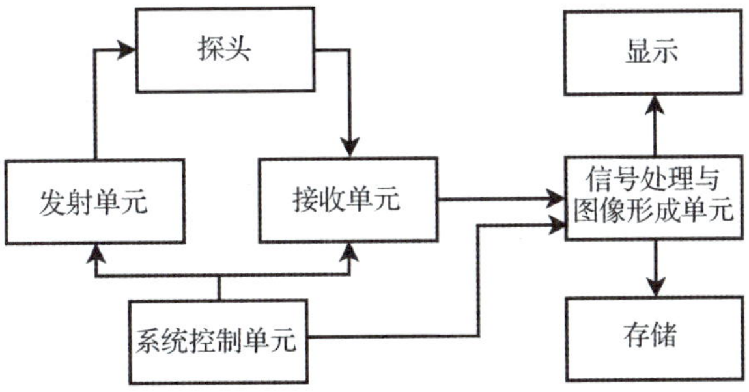

图 6-11 B 超基本组成

（一）发射单元

发射单元指的是将控制单元提供的触发逻辑信号（DP）转换为探头振元所需的激励脉冲信号的电路模块。EUB-240 型 B 超发射单元的电路如图 6-12 所示。这是一种典型的电路设计，主要由发射聚焦电路、发射多路转换电路、发射脉冲生成电路、二极管开关电路及二极管开关控制电路等部分构成。

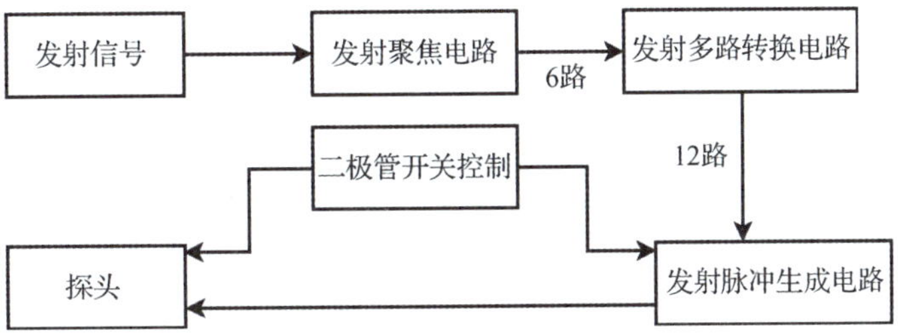

图 6-12 EUB-240 型 B 超发射单元电路

1. 发射聚焦电路 通常由多个延迟线构成，用于生成对发射波束长轴方向进行电子聚焦所需的延时脉冲信号。输出的各路触发脉冲的延时量必须依据当前发射的焦距进行精确设定。发射聚焦电路的核心要求包括：①根据波束扫描模式的需求，提供具有不同延时量的脉冲信号；②每次输出的脉冲信号都应满足发射聚焦的标准；③考虑到探头的工作频率及多点动态聚焦的需求，脉冲延时应能通过数控技术实现快速调整；④确保具备足够的延时精度。

2. 发射多路转换电路 对聚焦电路产生的多路延时脉冲，根据扫描和多点动态聚焦的需求，进行分组重新分配的过程。

3. 脉冲产生电路 发射多路转换电路输出的延时脉冲属于逻辑信号，无法直接用于激发探头的振元以产生超声波。相反，必须将这些逻辑脉冲“转换”为具有适当幅度、宽度和功率的脉冲，以满足振元产生超声波的需求。这种“转换”是通过发射脉冲产生电路来实现的，其中脉冲的幅度和宽度是两个关键的性能指标。

通常情况下，脉冲的幅度越大，超声波的功率就越强，接收的灵敏度也越高；而脉冲的宽度越窄，则意味着分辨率更高，盲区更小。为了适应高电压输出的需求，应尽可能减少发射激励脉冲后沿的振铃现象。发射脉冲产生电路的核心在于对激励脉冲后沿的处理，即最大限度地减小阻尼振荡的幅度和振荡次数。

4. 二极管开关电路和二极管开关控制电路 该电路的功能在于减少主机与探头间的连线数目。为了控制二极管开关电路，需要构建一个二极管开关控制电路，它用来产生探头内二极管开关所必需的控制信号。当控制信号为高电平时，探头内的对应二极管开关将开启；反之，当控制信号为低电平时，相应的二极管开关则会闭合。

（二）接收单元

接收单元指的是从探头接收到反射的超声波并将其转换为电信号，直至回波信号合成完成的整个电路系统。EUB-240 型 B 超接收单元的电路如图 6-13 所示，它由前置放大和信号合成两个主要部分构成。信号合成部分进一步细分为接收多路转换、可变孔径、相位调整等不同的电路环节。

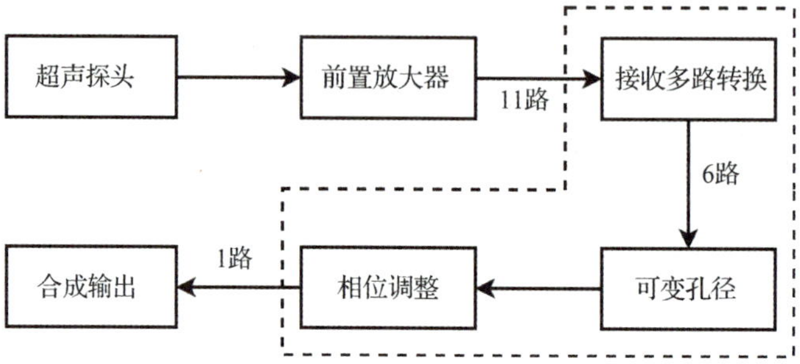

图 6-13 EUB-240 型 B 超接收单元电路

1. 前置放大器 由于探头接收到的回波信号极为微弱，其幅度在 10~30，加之传输过程中的衰减，信噪比进一步降低。因此，必须预先对信号进行一定程度的放大，以便后续的合成处理。对于前置放大器而言，其设计要求是在保持低噪声和减少外部干扰的同时，尽可能提升放大器的增益。此外，由于回波信号覆盖特定的频率范围，放大器必须具备足够的带宽，以避免波形失真，这可能会导致纵向分辨率的降低。

前置放大器的通道数量与一次操作中激活的振元数量及开关二极管阵列的控制方式有关。例如，EUB-240 型 B 超机就配备了 16 路前置放大器。

2. 信号合成 指的是针对同一目标反射信号到达不同振元的信号合成过程。

（1）接收多路转换开关：在 EUB-240 型 B 超机中，接收多路转换开关的作用是从前置放大器的 16 路输出中，筛选出当前含有回波信号的 11 路，并将这些信号合并成 6 路输出。

（2）可变孔径电路：通过多振元组合发射技术，实现了动态电子聚焦。然而，这种技术在接收时会导致换能器有效孔径增大，进而引起近场分辨率的降低。采用可变孔径接收技术，近场使用小孔径，而中、远场则采用较大孔径，从而既确保了近场分辨率的保持，又兼顾了中、远场的性能指标。在信号接收过程中，对于近距离目标，我们采用较少的振元进行工作，即减小孔径；对于中距离目标，使用略多于近距离目标的振元，适度增大孔径；而对于远距离目标，则使用更多的振元，进一步扩大孔径。随着探测深度的逐步增加，我们分阶段增加接收振元的数量，以此实现从浅层到深层逐步增大孔径的效果。

（3）相位调整：接收相位调整是信号合成过程中的最后一步，本质上是发射聚焦的解焦电路。调相电路负责调整可变孔径电路输出的各路信号之间的延时量，以实现同相合成。

（三）信号处理与图像形成单元

信号处理与图像形成单元指的是将回波信号合成后，通过一系列处理步骤最终生成全电视信号的电路模块。以 EUB-240 型 B 超为例，它由模拟信号处理和图像形成两个主要部分构成，具体包括预处理电路和数字扫描变换电路。

1. 预处理电路

（1）TGC 电路：超声波在人体软组织中传播时，会因介质的散射和吸收特性而随着深度增加逐渐衰减。若不针对远处的回波进行增益补偿，那么在显示屏上，具有相同声阻抗但位于不同深度的界面将展示出不同的亮度。TGC 电路的核心原理在于动态地调整增益，它生成一个随时间变化的控制电压，以追踪预期的回波信号，并据此调节放大器的增益水平。

（2）动态滤波（dynamic filtering，DF）电路：这是一种频率可调的选频网络。从医学角度来看，它通过动态滤波技术，能够滤除近场的过强低频成分及深部的高频干扰，从而提取出具有诊断价值的回波信号。

（3）对数放大器：对射频回声信号执行对数压缩是实现灰阶显示的关键，它是模拟图像处理领域的一项核心内容。对数放大器正是用于对信号进行对数压缩的非线性放大器，它能够使显示的图像层次更加丰富。

（4）检波电路：将对数放大器输出的高频（如 3.5MHz、5MHz 等）回波信号转换为视频脉冲信号输出，以便于执行 DSC 和屏幕显示。在现代超声诊断设备中，通常采用成熟的集成电路，如包络检波器，这显著提升了电路的稳定性和可靠性。

（5）勾边电路：在图像处理技术领域，边缘检测是至关重要的一个步骤。为了使图像的轮廓更加鲜明，便于识别和精确测量，通常会使用边缘检测电路。边缘检测的方法多种多样，包括微分相加、积分相减等技术。

2. 数字扫描变换电路 DSC 技术代表了计算机技术和数字图像处理技术在 B 超领域的融合。利用 DSC 技术的 B 超，除了能够以传统电视技术呈现清晰的动态图像外，还赋予了设备卓越的图像处理功能。

DSC 技术为现代实时 B 型超声诊断仪带来了以下特点：①具备即时帧冻结功能；②通过帧相关处理技术，显著降低了图像闪烁；③采用插行处理，提升了图像清晰度；④对回波数据进行预处理和后处理，实现了灰度级别的转换；⑤对回波数据执行精确的测量和计算；⑥支持标准电视显示，便于视频磁带的记录；⑦便于与计算机中央控制系统进行集成。

DSC 本质上是一个配备了图像存储器的数字计算机系统，它负责接收视频图像信息，执行数字化存储和处理，随后输出并在标准电视上显示。由于它采用一种扫描模式（B 型逐行扫描）来接收信息，却以另一种扫描模式（TV 光栅扫描）将处理后的信息输出到电视显示器，因此被称为扫描变换器。

（1）A/D 转换：超声视频模拟信号到数字信号的转换过程。在选择 A/D 转换器时，应考虑其采样率和转换精度等关键特性，通常会使用 4 位、8 位或更高位数的转换器。

（2）前处理：A/D 转换之后与图像存储器之前进行的信号处理环节，被称为图像的前处理阶段，此阶段的处理不会影响通过 A/D 转换得到的像素间沿波束矢量方向的时间关系。

（3）图像存储器：又称主存储器或帧存储器，是 DSC 的核心组件。

(4) 后处理：在图像存储器之后至 D/A 转换之前，这一阶段的信号处理被称为图像的后处理。后处理的主要目的是提升图像的清晰度，并突出那些具有更高诊断价值的图像特征。通常，后处理包括以下内容：灰度修正、灰阶的扩展与压缩、伽马校正、直方图均衡化、电子放大、插行处理、灰阶标志的生成及正负像的翻转等。

(5) 全电视信号合成和 D/A 转换：为了适配电视显示，DSC 产生的数字信号需要转换为模拟信号，这一过程称为数字到模拟 D/A 转换。一个完整的超声波电视信号不仅包括携带人体组织信息的回声信号，还包括灰阶标记信号、字符信号及同步信号等。在执行 D/A 转换之前，必须先完成全电视信号的合成。

(四) 系统控制单元

超声成像系统是一个复杂的电子仪器设备，要使各部分电路有条不紊地工作，必须对整机进行有序、协调的控制。系统控制单元电路主要由中央处理器、程序存储器、工作存储器、读写控制电路、取样时钟发生器、DP 脉冲发生器、数据输出接口电路、收发控制产生电路、电视同步信号产生电路、字符、标志形成电路、键盘电路等组成。中央处理器在 ROM 程序和相应硬件的支持下，以及在系统时钟和屏幕显示时钟的控制下，发出各种控制信号，并接受键盘命令，从而完成超声的发射、接收及 DSC 处理的各种任务。

第三节　超声多普勒成像

超声多普勒技术是一种研究和应用超声波多普勒效应的技术，该效应源于运动物体对声波的反射或散射。结合声学和电子技术，这种技术被应用于制造能够无损检测运动器官和组织状态的超声成像系统，即多普勒超声诊断仪（通常称为 D 型超声诊断仪），它被广泛用于检测血管、心脏、血流及胎儿心率等。

一、超声多普勒技术

(一) 多普勒效应

当声源、接收器、介质之间存在相对运动时，接收器收到超声频率和声源频率之间产生的差异，这种现象称为多普勒效应，其变化的频差称多普勒频移。具体来说，当声源和接收器相互接近时，接收器接收到的频率会增加；相反，当它们相互远离时，接收器接收到的频率会减少。

多普勒频移与血液红细胞的流动速度密切相关，只要测得多普勒频移就可以求得相应的血液流动速度，通过测量接收信号的多普勒频移，就可以估算出人体内运动组织或血流的速度，从而达到了非侵入性检测体内生理状况的目的，这一技术在医学诊断中具有重要应用。

(二) 医学应用

多普勒效应在医学超声领域的应用，主要体现在利用测量血流速度来评估血管的功能状态。在医学超声多普勒设备中，超声波的发射器和接收器通常是固定不动的，由两块并排的压电晶体构成，一块作为发射器，另一块作为接收器。这种配置使得在医学超声诊断过程中，换能器（包括发射和接收部分）通常保持静止，而主要关注的是介质（如血液）的运动情况。

当超声波穿透血管内的流动血液颗粒时，由于血液颗粒的运动状态，首次引发了多普勒效应，导致频率发生偏移。接着，这些被血液颗粒散射的超声波返回至接收器的过程中，由于散射体血液颗粒本身作为声源也在移动，从而产生了第二次多普勒频移。如图 6-14 所示。

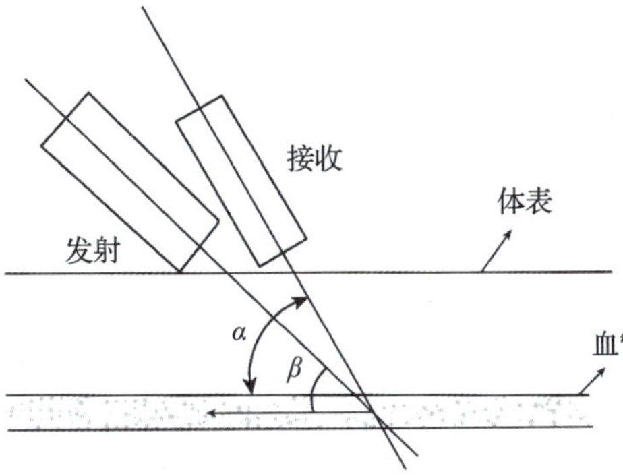

图 6-14　B 超接收单元电路

为简化计算，我们设定两个假设条件：①血液颗粒是朝向发射器和接收器移动的，速度为 v。②超声的入射线和散射线相对于血液流动方向的倾角相同，均为 θ。f_s 为声源振动频率，C 为声波在介质中的传播速度，那么，接收器的频率 f_R 为

$$f_R = \frac{c + v\cos\theta}{c - v\cos\theta} f_s \qquad \text{（式 6-3）}$$

多普勒频移 f_D 为

$$f_D = f_R - f_s = \frac{2v\cos\theta}{c - v\cos\theta} f_s \approx \frac{2v\cos\theta}{c} f_s \qquad \text{（式 6-4）}$$

表明多普勒频移与血液颗粒的流动速度 v 有关，只要测得多普勒频移就能够计算出相应的血液流动速度。

二、超声多普勒成像系统

多普勒成像在其发展过程中，出现了多种多样的成像系统，现就主要的几种加以简单介绍。

（一）连续波多普勒成像系统

连续波多普勒成像系统基本结构如图 6-15 所示。主振器是一个连续波正弦振荡电路，它产生与发射换能器的谐振频率相同的信号，用于激发发射换能器产生超声波束。活动目标反射和散射回来的回波信号（包括那些位于两个换能器波束叠合区中运动目标产生的多普勒频移信号）被低噪声回波接收放大器放大，随后在解调器中进行检测，以提取多普勒频移信号。接着，信号通过低通滤波器过滤，以获得纯净的多普勒频移信号，经过放大和进一步处理后，显示最终结果。

连续波多普勒成像仪缺乏纵向分辨能力（距离分辨能力）。如果存在两条深度不同但平行的血

管，并且它们都位于超声波束的覆盖范围内，那么二维图像将无法区分它们的深度差异，而脉冲波多普勒成像仪则能够解决这一问题。

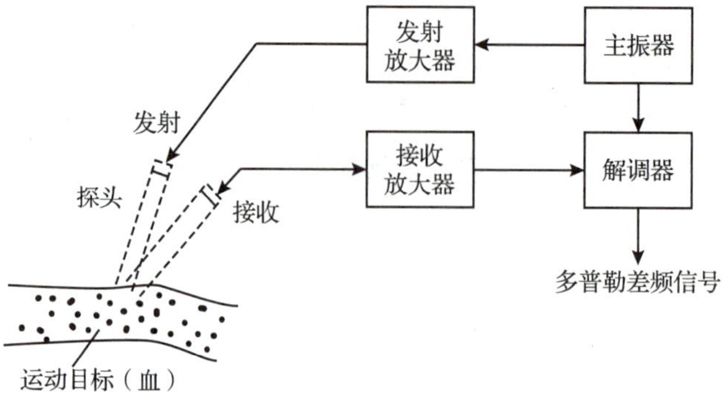

图 6-15　连续波多普勒系统的基本结构

（二）脉冲波多普勒成像系统

脉冲波多普勒成像系统其基本结构如图 6-16 所示。它融合了脉冲回波系统的距离鉴别优势和连续波速度鉴别技术的优点，因此应用范围更为广泛。脉冲波多普勒成像系统不仅能获取多普勒信号，还能测量回波的时间和波束方向，从而精确确定运动目标的位置。这些信息对于成像至关重要，它提供的距离信息能够用来测定血管中特定点的流速。然而，由于脉冲波多普勒系统的最大显示频率受限于脉冲重复频率，因此在检测高速血流时容易产生混叠现象。

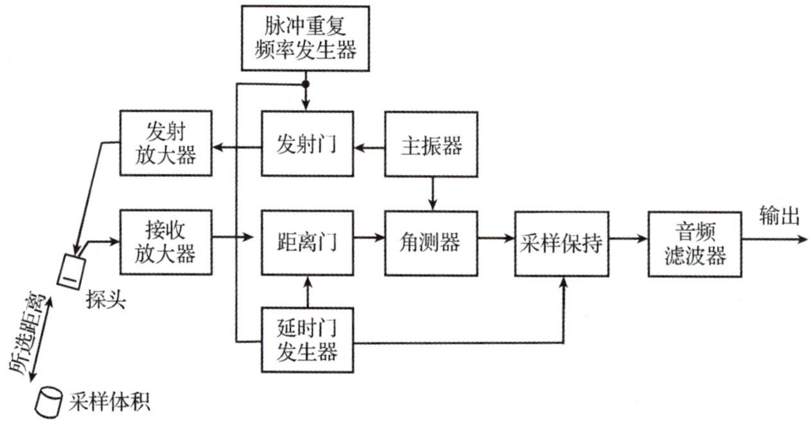

图 6-16　脉冲波多普勒成像系统技术结构

（三）彩色多普勒血流成像系统

彩色多普勒血流成像系统是一种先进的技术，它运用超声多普勒原理对心脏和血管进行精确探测。该技术基于多普勒效应和频移规律，结合超声显像和超声心动图，通过运动目标指示器（moving target indication，MTI）原理，精确计算血液中血细胞的运动状态。系统根据血细胞的移动方向、速度和分散情况，运用红、绿、蓝三原色及其亮度的调配，将血流信息重叠显示在传统的 B 超图像之上。彩色多普勒血流成像系统能够直观展示血流方向和相对速度，提供心脏及大、小血管内血流的时间和空间信息，从而定性地分析血流特征，如层流、湍流和涡流。此外，它还能揭示心脏特定断面的异常血流分布，并测量血流束的面积、轮廓、长度和宽度，将这些血流信息清晰地呈现在 B 型或 M 型图像上。

1. MTI 法多普勒测量基本原理　如图 6-17 所示，探头发射一次超声波，它会从心脏的壁层和血细胞处反射回波。当探头接收到这两个回波后，它会再次发射下一个超声波。由于血细胞的运动速度极快，因此第二次回波的位置与第一次有所不同。通过将第一次和第二次接收到的回波进行相减，我们可以得到第三种波形。由于心脏壁层几乎不发生移动，第一次和第二次从心脏壁层反射的回波几乎相同，因此相减后它们的波形会相互抵消；而血细胞的快速运动导致其回波位置不断变化，相减后便产生了反映运动信息的波形。

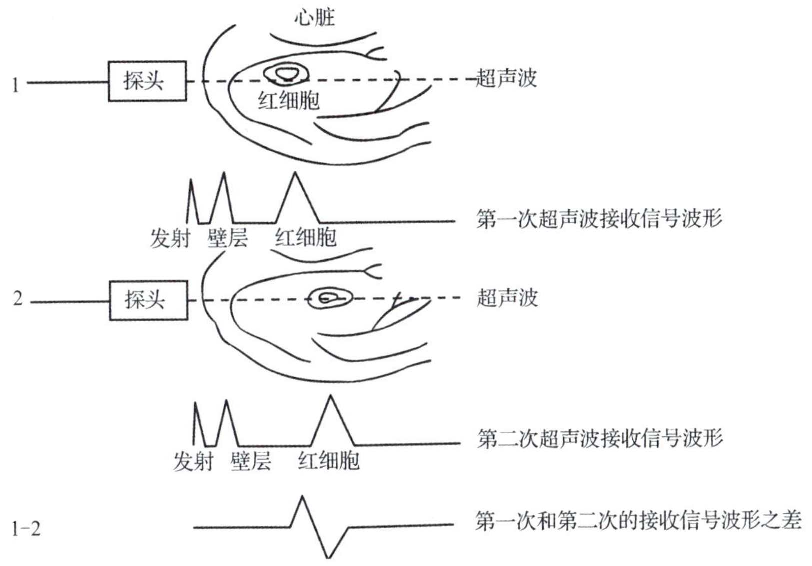

图 6-17　多普勒信号测量原理

2. 彩色多普勒血流成像的工作原理　基于脉冲超声成像原理，在超声波的发射和接收过程中，系统首先生成两个相位差为 90°的正交信号，这些信号分别与多普勒血流信号相乘。乘积通过 A/D 转换器转换为数字信号，然后通过梳形滤波器进行滤波处理，以去除由血管壁、瓣膜等产生的低频分量。处理后的信号最终送入自相关器进行自相关分析。由于每次取样包含了许多血细胞所产生的多普勒血流信息，因此经自相关检验后得到的是多个血流速度的混合信号。将自相关检测结果送入速度计算器和方差计算器求得平均速度，连同经傅立叶变换处理后的血流频谱信息及二维图像信息一起存放到数字扫描转换器（DSC）中。最后，根据血流的方向和速度的大小，由彩色处理器对血流信息做伪彩色编码，送彩色显示器显示，从而完成彩色多普勒血流成像。

第四节　超声成像新技术

科技的持续发展使得超声成像技术取得了显著的突破。目前，众多创新的成像技术，包括三维成像、谐波成像、介入性超声及弹性成像等，它们为医学研究提供了高质量的影像资料。

一、三维超声成像技术

自20世纪70年代中期起，人们便开始探索三维超声成像技术的发展。进入80年代后期，随着计算机技术的发展，三维超声成像技术得以成为现实。最初，三维成像技术主要用于胎儿检查，但如今它已被广泛应用于腹部肿瘤、动脉硬化及心脏、脑、肾、前列腺、眼部等器官疾病的诊断。从二维成像到三维成像的演进，标志着超声诊断设备技术的一次重大飞跃。

（一）发展

三维超声的发展可分为如下三个阶段。

1. 自由臂三维成像技术阶段 该技术通过二维探头对目标进行逐层扫描，采集多个二维图像数据，随后通过重建算法将这些二维图像数据转换成三维立体影像。

2. 容积三维成像技术阶段 采用特制的容积探头，显著提升了成像效率，实现了几乎实时的三维重建，亦称为准实时三维成像。探头内置微型马达，驱动晶片摆动，逐层扫描目标区域，计算机处理后生成三维图像。尽管如此，该技术在某些应用领域，如心脏检查，仍面临技术挑战，因为心脏是一个动态器官，要获取其运动状态下的精确三维图像，还需克服一些技术难题。

3. 实时三维成像技术（四维）阶段 其成像原理是通过探头发出呈矩阵排列的扫描线，一次性采集得到容积体的成像信息，构建出三维影像。主机接收的回波信号能够覆盖三维空间的任意立体区域，确保在覆盖范围内无盲区。实时更新覆盖区域内形态的变化，这就是实时三维成像技术。

（二）成像原理

三维超声成像过程包含数据采集、三维重建、三维影像可视化和三维影像操作等步骤。

1. 数据采集 三维数据采集构成了实现三维成像的基础步骤，并且是确保成像质量至关重要的环节。根据三维成像技术的演进，可以将其分为间接三维数据采集和直接三维数据采集两种方法。

（1）间接三维数据采集：基于二维超声技术，三维数据的采集是通过现有的二维超声成像系统实现的。换言之，在获取二维图像数据的同时，也会收集与这些图像相关的空间位置信息。随后，将图像数据与位置信息同步存储于计算机中，以重建出三维图像。

（2）直接三维数据采集：在保持超声探头完全静止的情况下，直接获取三维体积的数据。矩阵探头的问世使得三维数据的直接采集成为可能，通过电子学手段控制超声波束在三维空间中的方向，构建出三维空间的扫描束，从而捕获三维空间内的回波信息，并通过计算机处理转换成三维影像。

2. 三维重建 在数据采集过程完成后，进行三维重建。三维成像技术包括立体几何构成法、表面轮廓提取法、体元模型法等多种方法。

（1）立体几何构成法：将人体器官视为由多种几何形状组合而成的模型，这种方法需要众多几何原型的支持。然而，由于它在描述人体复杂三维结构方面的局限性，目前这种技术已较少使用。

（2）表面轮廓提取法：通过将三维超声空间中的一系列坐标点相互连接，形成若干简单直线来描绘脏器的轮廓，这种方法曾被用于心脏表面的三维重建。该技术的优势在于计算机内存需求较低，且处理速度较快。然而，它也存在一些局限性，例如，需要人工对脏器的组织结构进行边缘勾画，无法实现对心脏瓣膜和腱索等微小结构的三维重建，缺乏灰阶特征等。

（3）体元模型法：目前被视为最理想的动态三维超声成像技术，能够重建结构中的所有组织信息。在体元模型法的框架下，三维物体被细分为一系列依次排列的小立方体，每个小立方体代表一个体元。通过将一定数量的体元按照其相应的空间位置排列，即可构建出三维立体图像。

3. 三维影像可视化　三维可视化指的是将三维重建的影像信息投影至二维平面的过程，不同的可视化模式直接影响三维超声图像的呈现效果。它主要分为灰度渲染和彩色渲染两大类别。

（1）灰度渲染：这种可视化技术仅利用灰度数据。依据不同的算法，灰度渲染展现出多种显示模式，涵盖表面模式、多平面模式、透明模式及倒置模式。

（2）彩色渲染：对三维结构进行彩色渲染，存在两种模式，分别是单色渲染模式和玻璃体渲染模式。单色渲染模式仅利用彩色多普勒信号（速度或功率）的色彩信息，实现对血流方向、范围的三维成像。而玻璃体渲染模式，则是将透明灰度渲染与单色渲染模式相结合，以展示三维灰度结构和彩色多普勒信息。这种模式有助于医师观察血管，判断血管走行及其与周围组织的相互关系，并对感兴趣区域的血流灌注进行评估。

4. 三维影像操作　临床医生对三维超声的接受度会受到系统用户界面的影响。一个高效的人机交互界面能够迅速地对用户的指令做出反应，确保用户能够便捷地操控图像的旋转、缩放及视角的改变，以便从最佳视角审视人体解剖结构，并且能够快速地获取受检者诊断所需的关键参数。

（三）优势

与二维超声影像相比，三维超声影像具有以下优势。

1. 通过直观的图像采集，医师能够获取人体结构的三维数据。借助人-机交互技术，医师可以轻松地放大、旋转和剖切图像，从而从多个角度观察器官的局部或整体。这种技术显著提升了医师对病情的全面理解，并有助于提高对疾病诊断的精确度。

2. 精确测量结构参数，如心室容积、心内膜面积等，是心血管疾病诊断的关键依据。在获取了脏器的三维结构信息后，这些参数的精确测量便有了重要依据。

3. 精确的三维超声成像技术能够帮助医生准确定位病变组织，特别是腹部肝、肾等器官的肿瘤，揭示其在体内的空间位置和三维形态。这为体外超声治疗和超声引导下的介入性治疗手术提供了重要依据，从而有助于避免在治疗过程中对正常组织造成损伤。

4. 缩短数据采集时间的三维超声成像系统能够在极短的时间内采集到充足的数据，并将其存储于计算机中。通过计算机存储的图像，医师能够进行诊断，无须在受检者身上反复使用二维探头进行扫描。

二、超声谐波成像技术

传统的超声成像技术依赖接收和发射相同频率的回波信号，这一过程被称为基波成像（fundamental imaging，FI）。基波成像基于线性声学原理，假设人体是一个线性传播介质，当发射特定频率的声波时，从人体内部反射或散射并被探头接收的回声信号也应该是该频率附近的窄带信号。尽管这项技术不断进步，引入了多种新技术，但它仍然存在一些固有的局限性。

实际上，超声波在人体内的传播过程中，会显著地表现出非线性特性。当回波信号经过人体组织的非线性调制后，会产生基波的二次、三次等高次谐波。在这些谐波中，二次谐波的幅值最为强烈。

利用回波信号中的这些二次及更高次谐波进行成像的技术，被称为谐波成像（harmonic imaging，HI）。谐波成像正是非线性声学在超声诊断领域应用的实例。

在谐波成像技术领域，根据是否采用超声对比剂，可以区分出两种不同的成像方式。不借助对比剂的谐波成像被称为组织谐波成像或自然谐波成像，而采用对比剂的谐波成像则被称作对比剂谐波成像或对比谐波成像。

（一）组织谐波成像（tissue harmonic imaging，THI）

在临床实践中，有20%~30%的受检者因肥胖、肋间隙狭窄、胃肠气体干扰或腹壁较厚等因素，被超声诊断为显像困难，然而，THI技术能够有效应对这些挑战。

THI技术通过使用宽频探头，捕捉组织对发射波进行非线性调制所产生的高频基波信号及谐波信号。通过滤波技术，它能够去除基波信号，仅利用谐波进行成像。在信号处理阶段，通常采用实时平均处理方法，以增强较深组织的回声信号，提升图像质量并提高信噪比。

1. 工程技术的角度 THI技术相较于传统超声成像系统展现出更高的先进性和复杂性，其实施难度也相对较大。由于组织产生的谐波能量显著低于基波能量，因此，成像技术的实现需攻克以下四个主要难题。

（1）超宽的动态范围：谐波成像时，会损失10~20dB的信号强度，为保持信噪比，必须设定非常宽的动态范围来接收这种相当弱的信号来成像。

（2）发射的脉冲超声波宽度足够窄，以确保发射源在谐波频率上发射的能量保持在较低水平，增强接收谐波信号的真实性和可靠性。

（3）精确的滤波技术：对于THI而言，谐波信号构成了至关重要的成像信息。有效过滤掉非谐波信号，专注于提取这些谐波信号，是实现高质量组织谐波成像的核心技术之一。

（4）单纯组织谐波信号提取：用超声探头所接收回来的回波信号中的谐波信号并不都是组织谐波信号，系统本身也可能产生谐波信号，实际上，在探头一定距离之后所探测到的谐波信号是由两种不同来源的谐波信号混合而成：一种是超声波传播前由超声源产生的溢漏谐波信号，另一种则是超声波在传播过程中由于组织非线性效应产生的组织谐波信号。

2. THI 特点

（1）具有较好的对比解析度：在超声影像技术中，低旁瓣水平是高对比度解析度的标志。利用谐波信号进行成像时，能够实现较低的旁瓣强度，这是因为无论声波传播经过的是均匀介质还是非均匀介质，低旁瓣现象均能被观察到。因此，组织谐波成像相较于基波成像，能够提供更优越的对比解析度，进而为医生在诊断过程中提供更清晰和明确的诊断信息。

（2）有效抑制了伪像，提升了影像质量：在超声影像中，大多数伪像源自腹壁或邻近腹壁的反射和散射信号。由于超声波在传播初期的谐波能量较低，导致这些信号中含有的谐波能量极少。利用谐波成像技术，可以消除大部分近场伪像。此外，微弱的基波几乎不产生谐振能量，这也有助于消除伪像。

（二）对比剂谐波成像（contrast harmonic imaging，CHI）

1. 超声对比剂 是一类能够显著提升超声背向散射强度的化学制剂，其主要成分是微气泡。目前，临床中常用的是由各种表面活性剂等材料包裹的微泡，这些微泡内含有氟碳或氟硫气体。由于氟碳或氟硫气体具有高分子量、低溶解度和低弥散度的特性，使得对比剂的性质更加稳定，因此它们已被广泛应用于临床实践。

对超声对比剂的要求有以下四个方面：①安全；②可以通过肺循环；③稳定性好；④可以改变组织的声学特性。

2. 超声造影成像 利用超声对比剂的各种声学特性，已经研究出了一系列基于超声对比剂的血流灌注成像方法。包括对比剂基波成像、对比剂谐波成像（对比谐波成像）、谐波功率多普勒成像等。超声造影成像是当前医学超声成像中的热门研究课题，超声对比剂与造影技术发展迅速，为超声造影成像的发展打下了良好基础。

（1）超声造影成像临床应用：超声造影成像能提高心脏、血管显示的清晰度；能提高病变组织与正常组织灌注的差异（包括肝脏、心肌等），在临床中得到了广泛应用，具体应用特点包括：①超声造影成像对细小血管和低速血流的显示更加敏感，可动态观察肝、肾及其肿瘤的血流灌注，显著地提高了肝、肾肿瘤的检出率和诊断的准确率；②超声造影成像提高了外周血管及一些位置较深血管的显示率，如肾血管、颅内血管的显示率，这样可以有效地诊断血管狭窄、闭塞等疾病；③在心脏病变中，心肌造影超声心动图可用于诊断急性心肌梗死和评价危险区及梗死区心肌面积等；④在肿瘤介入治疗中，超声造影成像有助于准确地指导治疗的部位及范围，及时评价疗效。在治疗不完全的病例中，还可以观察残存的肿瘤血管及这些血管灌注的区域，为进一步超声定位及引导介入治疗提供可靠依据。

（2）超声造影成像操作：超声造影成像虽然属于有创检查，但操作比较简单，基层超声医师经过培训均可以胜任造影检查工作，以下是超声造影的步骤。①医师先向受检者解释超声造影过程，签署知情同意书；②检查前，先行常规超声、彩色多普勒超声检查；③将 5～10ml 生理盐水溶入对比剂瓶中，配成对比剂溶液（此溶液 6 小时内是稳定的）；④将对比剂溶液注入肘正中静脉，可以重复给药（两次给药间隔至少为 15 分钟）；⑤将超声诊断仪设置在造影专用的模式下，调整相关参数。在整个操作过程中，需对造影过程全程录像，了解病变血流灌注情况。

（3）超声造影成像设备：较早推出的超声诊断仪的造影功能比较简单，一般主要是灰阶对比剂成像，没有对比剂的彩色能量显示和定量数据分析功能，主要通过超声造影前后图像的变化对病灶进行定性判断。根据应用部位分为常规对比剂成像与心脏对比剂成像。2000 年之后，各大主要超声厂家推出的支持超声造影的彩超，都可以进行对比剂的定量数据分析，通过分析时间强度曲线，为临床和科研提供定量指标。

3. 对比谐波成像 是超声造影成像技术中最成熟、应用最广泛的成像技术，是通过提取对比剂的非线性谐波信号来进行成像的技术。

超声对比剂注入血管可改变组织的超声特性，其最基本性质就是增强组织的回波能力，可在 B 型超声成像中提高图像的清晰度和对比度。直径<10μm 的气泡能明显增强散射信号（具有丰富的二次谐波），有效抑制不含对比剂的组织（背景噪声）回声。利用谐波成像技术可测量体内微小血管血流，能抑制不含超声对比剂的组织运动在基波上产生的杂波信号，大大提高了信噪比。在应用超声对比剂成像技术中，人为抑制回波信号中的基波信号，提取二次谐波信号进行成像，是对比谐波成像常用的技术。微气泡可产生比组织更强的二次谐波能量，可提高含对比剂组织的信噪比，有效地改善图像质量，常用的实现方法有脉冲反相法和交替移相法。

三、介入性超声成像技术

介入性超声（interventional ultrasound）是 1983 年在哥本哈根国际介入性超声学术会议上提出的。介入性超声成像是在超声显像基础上，通过侵入性方法达到诊断和治疗的目的。可在实时超声引导下完成穿刺活检、抽吸、插管、局部注射药物等各种操作。随着各种导管、穿刺针、活检针及活检技术的不断改进和发展，介入性超声学被推向了“影像和病理相结合，诊断与治疗相结合”的新阶段，在促进现代临床医学的发展中，发挥了不可替代的重要作用。

现主要应用的领域有超声引导下的穿刺活检、经皮穿刺造影、经皮穿刺引流、手术中超声、腔内超声（直肠、阴道、食管、血管内超声）等。目前临床应用开展的有膀胱镜、直肠镜、阴道镜、十二指肠镜、腹腔镜等超声内镜检查。

（一）发展

1853 年已经有乳腺癌针吸细胞学形态的报道，并且在 1880 年首次出现了经皮肝穿刺活检技术。随着超声成像技术的不断成熟，人们就自然想到使用超声定位进行活检。1861 年出现使用 A 型超声探伤仪和普通单声束探头导向对尸体肾脏进行定位穿刺。20 世纪 70 年代 B 型超声导向技术迅速发展。1972 年成功研制出穿刺探头，成功地在声像图上同时显示病灶和针尖，实现了预先选择安全的穿刺途径并监视和引导穿刺针准确到达“靶目标”的夙愿，从根本上解决了传统方法穿刺盲目性问题，提高了穿刺的安全性和准确性。80 年代以后，实时超声导向等穿刺技术被广泛用于医疗实践，并对临床医学产生了重要影响。

早期的介入性超声通常是在超声引导下的各种穿刺诊断和引流等技术。随着技术的不断发展和进步，介入性超声的应用迅速扩展，如术中超声、腔内超声、肿瘤的热消融和化学消融，以及高强度聚焦超声治疗等。近年来，各种微创诊断与治疗技术的不断创新和进展对介入性超声技术的迅速发展起到了巨大的推动作用。目前，以超声定位、监控和治疗为一体的高强度聚焦超声技术在肿瘤治疗的临床应用研究中已经获得一定进展。在非肿瘤治疗方面，如前列腺增生和输卵管妊娠等疾病的治疗中，均有深入研究的价值。

（二）超声引导穿刺技术

穿刺技术是指将穿刺针刺入体腔抽取分泌物做化验，向体腔注入气体或对比剂做造影检查，或向体腔内注入药物等诊疗技术的总称。由于其具有直观、简捷、微创等优点，在现代的医学诊断和治疗中得到了广泛应用。特别是随着超声成像技术的发展，超声引导下穿刺技术得到了更加广泛的应用。

1. 超声引导超声仪器作为穿刺定位的影像设备，早在 20 世纪 60 年代就有应用实例。但当时由于超声成像技术的落后，其定位作用有限。70 年代实时 B 超的出现，使得超声引导下的穿刺技术得到迅速发展并广泛应用于临床。

2. 穿刺针是一种特殊的针具，其结构一般可分为针尖、针干和针座。根据不同的形状和临床用途可分为很多种，如根据形状可分为普通穿刺针、多孔穿刺针等；根据临床用途可分为骨髓穿刺针、肝穿刺针、甲状腺穿刺针等。

（三）血管内超声

当前，血管内超声（intravascular ultrasound，IVUS）在冠心病诊断与治疗中发挥着非常重要的作用。近年来，出现了许多新技术，极大丰富了 IVUS 的临床应用。

1. 血管内超声三维重建 IVUS 三维重建是近年来 IVUS 成像技术的研究热点，它利用 IVUS 实时地呈现血管横断面图像的特点，使超声探头在血管腔内轴向移动，扫描出一串连续的血管断面图像，从而重建出一段血管的三维形态，这样获得的血管腔及管壁的立体信息能更好地反映血管的真实形态，为冠心病的诊治提供更可靠的依据。

2. 血管内超声的前视功能 目前的 IVUS 仅能显示探头处横断面的图像，对于严重狭窄和闭塞的病变，若超声探头无法通过，则检查无法完成。采用直径为 4mm 的实时三维前视 IVUS 导管，根据需要能沿血管轴向远端“看到”数厘米深度的影像，以显示不稳定斑块，故 IVUS 前视是可能的，并且能更方便全面地显示血管壁的结构。二维前视的 IVUS 导管可以“看到”迂曲的病变血管或完全闭塞的血管远段，且能应用多普勒原理对其进行测量。

3. 血管内超声弹性图 近年来，在 IVUS 基础上发展起来的血管内超声弹性图（IVUS elastography）可用于斑块力学特性的评价，它是通过检测冠脉内斑块的机械学特性来评估其性质的一种技术。组织对机械性刺激的反应取决于其机械学特性，不同组织对机械刺激的反应不同，坚硬的组织（如钙化和纤维组织）受压和被牵拉的程度小于柔软的组织（如脂质），由此判断斑块的组成成分。张力增高的区域表明组织产生压缩，组织脆性增加，如存在脂质核或巨噬细胞浸润时。相比而言，张力很小的组织表明组织稳定，如纤维帽。斑块内巨噬细胞浸润与张力成正比，而平滑肌细胞和纤维帽厚度成反比。

四、超声弹性成像技术

超声弹性成像（ultrasonic elastography）最早由奥菲尔（Ophir）等在 1991 年提出。组织的弹性模量分布与病灶的生物学特性密切相关，且传统的 CT、MRI 及常规超声扫查无法直观地展示组织弹性模量这一基本力学属性的特征，而利用弹性成像可定量估计弹性模量的分布并将之转化为超声影像，目前此技术已得到迅速发展。

（一）概念

对组织施加一个内部（包括自身）或外部的动态或静态或准静态的激励，在弹性力学、生物力学等物理规律作用下，组织将产生响应，如位移、应变等。利用超声设备压缩组织，收集单位时间段内的各个受压迫组织释放产生的反射回波信号片段，然后利用对压迫前后发射的回波信号进行分析，提取位移场信息，计算变形程度等参量信息，以彩色编码成像，称为超声弹性成像。传统声像图是通过组织回波信息表达组织相应的解剖结构情况，弹性图则是与组织的局部应变，与杨氏模量（Young modulus）及泊松比（Poisson's ratio）有关，其通过组织的弹性特征反映出组织的质地变化。

（二）成像方法

弹性成像反映的是弹性特征信息，已应用的成像方法主要有以下两种。

1. 施以动态应力 对受检组织从外部给予低频振动（20~1000Hz）来激发组织内部的振动，被周围软组织包绕的硬而不均质的组织在正常的振动特征的模式里产生干扰，应用多普勒探测计算程序形成实时振动图像。

2. 施以静态应力 给受检组织施加一定的静态或半静态压力，对加压前后的回波信号利用一定的方法进行分析，从而得出沿换能器轴向组织内的应变剖面图。

（三）相关技术

1. 压迫性弹性成像 首次提出的弹性成像方法便是压迫性弹性成像的技术方法。该方法是通过操作者手法加压，然后对组织受压前后的变化进行比较，得到相关的压力图。

2. 间歇性弹性成像 其原理是利用一个低频的间歇振动，使组织发生位移，利用该方法获得感兴趣区域中不同弹性系数的组织的相对硬度图。超声瞬时弹性成像就是利用该项技术，主要用于肝纤维化诊断，监测肝脏疾病的发展并评价治疗效果。

3. 振动性弹性成像 又称为超声激发振动声谱成像，于 1998 年由法特米（Fatemi）等提出，其利用低频振动作用于组织并在组织内部传播，把振动图像用实时多普勒声像图表现出来。

（四）技术应用

不同的组织有不同的弹性，同一个组织中不同的病变时期也可能有不同的弹性。这种差异，对癌症的早期诊断、病变的良恶性判断、癌变扩散区域的确定、肿瘤放疗、化疗、治疗效果的确认有着临床意义。

1. 乳腺病变的超声弹性成像 临床上最常用的方法是应变弹性成像（SE）和剪切波弹性成像（SWE）技术。有研究报道，弹性成像预测乳腺癌治疗疗效的评估能力明显高于灰度超声、对比增强超声和 MRI。弹性成像测量肿瘤硬度可以用于诊断，检测的肿瘤组织平均硬度越高，提示恶性程度越大。

2. 肝脏病变的超声弹性成像 SE 由于无法准确测量施加的应力，特别是组织内部的应力，只能获得组织相对弹性应变信息，无法得到弹性模量绝对值，因此不能做出定量诊断。SWE 利用聚焦超声束产生的声辐射力作用于组织产生剪切波，可得到组织弹性参数的绝对值，利用超声成像技术观察超声波在侧向上到达时的不同速度，就可以推断出内部组织的硬度。

3. 前列腺病变的超声弹性成像 由于各单位应用的超声设备不同，仪器性能有一定差异，且超声成像图的评分判定受一定主观性影响，故结果存在异质性。有文献报道弹性成像评分以 3 分作为分界值时，诊断前列腺癌的灵敏度及特异度最佳。

4. 甲状腺病变的超声弹性成像 超声弹性成像对甲状腺良恶性结节进行硬度分级的评分标准不一，但大多采用 5 分评价标准。

第五节　超声诊断仪的使用与维护

一、使用注意事项

（一）工作环境要求

1. 机房须具备优良的防尘、通风、采光与照明条件，确保显示器屏幕不受强光直射。在干燥季节，操作人员应着纯棉工作服，以减少人体静电对设备的损害。

2. 机器的供电电源及接地设施需严格遵循说明书要求。若电源环境不佳，应配置功率冗余充足、采用工频输出模式的稳压电源，并妥善接地。

3. 选择超声图像工作站时，应优先考虑设备厂商推荐的产品，以避免因频率干扰导致的图像质量下降。

（二）探头的使用

超声诊断仪的核心组件为超声探头，故在使用时需重点保护探头。

1. 首先详细阅读探头使用说明，并严格依照操作指南执行。
2. 使用期间应轻柔处理探头。
3. 装拆探头时需先关闭主机电源。
4. 开机检查患者时，若需暂停，应及时按下冻结键，使仪器进入冻结状态。
5. 注意，某些探头禁止接触特定有机溶剂。
6. 应选用非油性、无腐蚀性的耦合剂。
7. 非水密封探头不宜浸入水中，以防内部电路受损。
8. 避免使用高温消毒方法。
9. 使用前应仔细检查探头外壳及电缆是否完好，如有破损应立即更换。
10. 小心呵护探头表面，防止刮伤。使用后及时用湿纱布或软卫生纸清洁干净。

二、日常维护保养

为了减少和避免超声诊断仪发生故障，应做好日常保养和性能参数的定期校正。

（一）日常维护

在日常使用中，应注重保持诊断仪表面的清洁。每日使用结束后，应用洁净的湿纯棉布擦拭灰尘和汗渍等污渍。利用干净的毛刷清扫按键和开关缝隙内的尘埃。对于超声探头的声透镜表面，应使用洁净的湿纯棉布轻轻擦去附着的耦合剂。确保探头与主机之间的连接线处于自然松弛的状态。

应经常检查电源电压是否处于正常范围，特别是对于配备不间断电源的设备，务必在不间断电源正常运行后再开启超声仪器。若电源出现异常，应立即停止工作。由于操作者和受检者均需直接接触超声仪器，为防止漏电伤人，必须定期检查各部分接地线是否连接正常，且接地电阻不应大于 40Ω。

根据使用环境的卫生状况，应定期清除机内灰尘和污物，尤其是机内各通风口的滤网。机内除尘等清洁工作通常应由专业技师完成。在保养过程中，严禁随意扳动电路元件，不得擅自改变可调元件或接线的位置。进行保养时，应严禁通电，以确保仪器和人身安全。保养完成后，应检查是否有遗忘的工具在仪器内，确认无误后方可通电。

超声探头应始终保持清洁，有污物时应及时轻轻擦拭，切勿使用坚硬物品擦拭。同时，应避免超声探头跌落或受到剧烈震动。还应检查并旋紧各固定螺丝，特别是主机脚轮，以防止在移动过程中发生意外。

（二）参数的定期校正

超声诊断仪的成像质量受多种参数影响，包括显示器及探头等的设置。为确保设备性能最优，需定期校正各参数。显示器对比度、亮度和饱和度等可根据工作需求随时调节。然而，探头及电路的主要参数则应由专业技术人员或维修工程师进行调整，非专业人员请勿随意调整或校准，以免引发故障，导致成像质量下降。

▶知识拓展

新型超声纳米粒子的应用

微米级超声纳米粒子（UCAs）作为新型癌症特异性超声纳米粒子和治疗剂，展示了显著的潜力。这些粒子在实验室研究中取得了显著进展，有望加速癌症治疗的发展。基于脂质的治疗诊断剂，如乳化脂质体，能封装药物或基因，并对低强度超声敏感，可在超声应用时释放载荷。此外，聚合物微胶束与脂质壳泡结合，以及金纳米粒子和金壳纳米囊用于肿瘤基因治疗中的 siRNA 载体，以及用于癌症图像引导光热治疗的超声敏感治疗诊断纳米载体。

—• 考试知识点总结 •—

—• 本章小结 •—

—• 协和云课堂…… 拓展练习及参考答案 •—

（曹艳娟）

第七章　磁共振成像设备

教学课件

学习目标

素质目标

（1）养成终身学习和自主学习的良好习惯，适应行业的发展和临床工作的需求。

（2）树立安全意识与职业责任感，深刻理解强磁场环境下患者安全管理的要求。

知识目标

（1）掌握：磁共振成像设备的基本构成。

（2）熟悉：主磁体的分类、性能技术指标及主磁体的匀场措施；梯度线圈的作用和性能指标；射频系统的工作流程及射频线圈的分类和功能。

（3）了解：磁共振成像设备的发展历史；磁屏蔽及射频屏蔽措施；磁共振计算机系统；磁共振设备的维护。

能力目标

能胜任临床磁共振技师岗位，具备完成磁共振成像设备的开关机及日常操作维护能力，包括检查设备各部件状态及对一些简单的故障进行排查，确保设备的正常运行。

案例导入

【案例】

患者，男，47 岁。近 1 个月来频繁出现头痛、头晕的症状，且伴有短暂的视物模糊和肢体麻木，遂到某大型综合医院的神经外科门诊就诊。神经外科医生在进行了详细的检查后，高度怀疑脑部存在病变，但仅通过临床症状难以确定病变的具体性质、位置和范围。为了进一步明确诊断，医生为患者开具了磁共振成像检查申请单，患者带着疑惑来到了放射科。在放射科，磁共振成像设备即将成为揭开他脑部病变“神秘面纱”的关键工具。

【问题】

1. 磁共振成像技术的原理是什么？
2. 磁共振成像设备的系统构成有哪些？
3. 该患者在进行磁共振检查前需要注意哪些事项？

·核心知识拆解·

磁共振成像（magnetic resonance imaging，MRI）设备作为一种先进的医学影像设备，其利用原子核在磁场中的磁共振现象来生成人体内部结构的详细图像。由于该技术对软组织差异具有较高对比度，并且使用非电离辐射，对患者而言具有内在的安全性，这是 MRI 取代许多计算机断层扫描和普通放射成像检查的关键原因。MRI 技术在设备设计、图像质量、采集方法等方面的不断改进，以及其在临床应用领域的不断拓展，对 MRI 设备的使用人员提出了更高的要求。本章主要介绍 MRI 设备的系统构成、基本结构、性能指标、日常使用与维护等内容。

第一节　概　述

一、基本原理

（一）原子核的磁化及核磁共振

MRI 技术主要基于原子核的磁性。人体中含有大量的氢原子核（质子），质子带有正电荷并且有自旋运动，这种自旋运动使质子产生磁矩，就像一个个小磁针。在没有外部磁场作用时，这些质子的磁矩方向是随机分布的，所以宏观上没有磁性。

外加磁场下的状态变化：当把人体置于一个强大的外部磁场（如超导磁体产生的磁场）中时，质子的磁矩会趋向于与外部磁场方向平行或反平行排列。其中，平行排列的质子略多于反平行排列的质子，从而产生一个与外部磁场方向相同的净磁矩，这是 MRI 的基本条件。

MRI 中，当原子核（如氢原子核）的磁矩处于外部磁场中时，磁矩会绕着外部磁场方向进行一种旋转运动，称为“进动”。可以把它想象成一个陀螺在重力场中的运动，陀螺在自身旋转的同时，其旋转轴还会绕着重力方向缓慢转动，这就是进动。在 MRI 里，磁矩的这种旋转运动对于产生磁共振信号及后续的成像过程至关重要。

进动的频率（ω）被称为拉莫尔频率，它与外部磁场强度（B_0）成正比，其关系可以用拉莫尔方程（$\omega=\gamma\times B_0$）来表示，其中 γ 是旋磁比，是一个与原子核种类有关的常数。例如，对于氢原子核，其旋磁比约 42.58MHz/T，这意味着在 1T 的磁场强度下，氢质子的进动频率约为 42.58MHz。

在质子处于外加磁场的平衡状态后，通过射频（RF）线圈发射特定频率的射频脉冲。当射频脉冲的频率与质子的进动频率相匹配时，质子会吸收射频脉冲的能量，从低能级跃迁到高能级，产生共振现象。

（二）磁共振弛豫

磁共振弛豫是指在磁共振成像过程中，被射频脉冲激励后的原子核系统，从激发状态恢复到平衡状态的过程。

纵向弛豫也称为 T_1 弛豫，是指 MRI 射频脉冲停止后，纵向磁化矢量恢复到平衡状态的过程。当射频脉冲作用于处于主磁场中的氢质子时，质子吸收能量，纵向磁化矢量减小，部分质子从低能态跃迁到高能态。射频脉冲停止后，质子要将吸收的能量释放到周围晶格（分子结构框架）中，恢复到原来的平衡状态。

横向弛豫即 T_2 弛豫，是指射频脉冲停止后，横向磁化矢量逐渐衰减的过程。在射频脉冲激发时，质子同步进动，产生了横向磁化矢量。在射频脉冲停止后，由于质子之间的相互作用（自旋核之间的影响），质子的进动逐渐失去同步性，导致横向磁化矢量的幅度减小。

在 MRI 中，调整射频脉冲的重复时间和采集时间等参数，可以使图像的对比度主要反映组织间 T_1 或 T_2 弛豫的差异，这就是 T_1 或 T_2 加权成像。在 T_1 加权像上，短 T_1 的组织表现为高信号，即图像上较亮；长 T_1 的组织表现为低信号，即图像上较暗。在 T_2 加权像上，长 T_2 的组织表现为高信号，呈明亮状；短 T_2 的组织表现为低信号，较暗。

（三）磁共振空间编码

为了确定磁共振信号在人体中的空间位置，需要对其产生的信号进行空间编码。频率编码是其中一种方式，它是在一个方向（通常是 x 轴方向）上通过施加线性变化的梯度磁场来实现的。这个梯度磁场会使不同位置的质子具有不同的进动频率，这样在接收磁共振信号时，根据信号的频率就可以确定质子在这个方向上的位置。例如，在一个简单的横断面成像中，通过频率编码可以区分人体左右方向上不同位置的组织。

相位编码是在垂直于频率编码的方向（通常是 y 轴方向）进行的。在施加相位编码梯度磁场时，不同行（沿 y 轴方向）的质子会获得不同的相位变化。通过多次改变相位编码梯度磁场的强度，采集多组带有不同相位信息的数据，在图像重建过程中就可以利用这些相位信息确定质子在另一个方向上的位置。

（四）信号采集与图像重建

在射频脉冲激发质子后，质子会释放所吸收的能量，产生磁共振信号。这些信号通常非常微弱，通过射频线圈接收并放大，因此射频线圈的性能（如灵敏度、均匀性等）对信号采集的质量有很大影响。例如，相控阵线圈可以提高信号采集的效率和质量，它由多个小线圈组成，能够更好地聚焦并接收来自特定区域的信号。

图像重建：采集到的磁共振信号是包含了空间位置和组织特性信息的复杂信号，并存储在 K 空间当中。通过傅立叶变换等数学算法，将信号从时域转换到频域，然后根据频率和相位信息来确定每个像素对应的空间位置和信号强度，最终重建出人体内部结构的图像。这个过程就像是把一堆打乱的拼图碎片（采集到的信号）按照一定的规则（图像重建算法）拼接成一幅完整的图像。

二、技术特点

（一）无电离辐射

与 DR、CT 等基于 X 射线（电离辐射）穿透作用的成像设备不同，MRI 设备是利用射频脉冲

（radio frequency，RF）激发人体内的氢原子核产生磁共振信号来成像的，整个过程不涉及电离辐射损伤。这使得 MRI 设备对于人体尤其是对辐射敏感的组织（如生殖腺、甲状腺等）更为安全。因此，它可以用于对儿童、孕妇（在符合临床指征的情况下）等特殊人群的影像学检查，并且可以在一定时间内进行多次重复检查，不会像 X 线检查那样因累积辐射剂量而增加患癌风险，提高了检查的安全性。

（二）软组织分辨能力高

MRI 设备对软组织的分辨力极佳，能够清晰地显示肌肉、肌腱、韧带、神经、脑灰质和白质等软组织的细微结构。例如，在脊柱检查中，可以清楚地看到椎间盘的纤维环、髓核，以及脊髓的形态和周围的神经根，因此在腰椎间盘突出症的诊断中，MRI 能够准确地显示椎间盘突出的位置、程度，以及对脊髓和神经根的压迫情况，这对于手术方案的制定和治疗效果的评估具有重要意义。

与 CT 相比：CT 主要基于 X 射线的衰减系数来成像，对于密度差异较大的组织（如骨骼和软组织）有较好的分辨能力，但对于软组织之间的细微差异分辨能力相对较弱。例如，在脑部 CT 成像中，虽然能够显示脑实质的大致结构，但对于脑灰质和脑白质的区分不清晰，对于早期脑梗死等病变的敏感性也较低。而 MRI 能够清晰地显示大脑灰质和白质的分布，以及神经纤维束的走向和连接。这也使得 MRI 成为诊断脑肿瘤、脑损伤、脑血管病变、神经退行性疾病等神经系统疾病的重要工具。

（三）多参数成像

MRI 设备能够通过调整成像参数，获得多种加权成像，如 T_1 加权像（T_1-weighted image，T_1WI）、T_2 加权像（T_2-weighted image，T_2WI）和质子密度加权像（proton density weighted image，PDWI）。不同组织在这些加权像上呈现不同的信号强度，这种多参数成像为疾病诊断提供了丰富的信息，以脑部成像为例，医生可以根据 T_1WI 和 T_2WI 上脑灰质、白质、脑脊液，以及病变组织的信号变化来判断病变的位置、范围和性质，如脑肿瘤在 T_1WI 上可能表现为低信号或等信号，而在 T_2WI 上多为高信号，这有助于与正常脑组织进行区分。

（四）提供功能信息

除多参数成像外，MRI 还具备丰富的功能性成像技术，这些技术使我们能够更深入地了解组织的生理功能和代谢状态。

1. 弥散加权成像（diffusion weighted imaging，DWI） 用于观察组织结构结合水的情况，常用来辅助诊断肿瘤性病变或感染性病变。DWI 通过测量水分子在组织中的弥散速度来评估组织的微观结构，有助于早期发现病变。

2. 功能性磁共振成像（functional magnetic resonance imaging，fMRI） 是基于血氧水平依赖效应（blood oxygenation level dependent effect，BOLD effect）的成像技术，用于研究人及动物的脑或脊髓功能。fMRI 在神经科学领域应用广泛。在大脑功能研究中，它可以实时监测大脑在执行不同认知任务（如视觉、听觉、语言、运动等）时特定脑区的激活情况。在神经外科手术规划中，fMRI 可以帮助医生确定大脑重要功能区与病变（如肿瘤）的位置关系，从而在手术中尽可能避免损伤功能区，提高手术的安全性和有效性。

3. 灌注加权成像（perfusion weighted imaging，PWI） 用于评估组织的血液灌注情况，常用于诊断脑血管病变和肿瘤等。PWI 通过测量组织内血液流量的变化来评估组织的灌注状态，有助于判断病变的严重程度和预后。

磁共振波谱分析是一种无创性检测活体组织内化合物水平和代谢情况的技术，能够检测组织内的代谢产物和化学成分，有助于了解组织的代谢状态和病理变化。

（五）空间定位灵活

MRI 设备能够通过改变梯度磁场的方向，实现对人体任意方位的断层成像，包括横轴位、冠状位、矢状位及各种斜位成像。这种灵活性使得医生可以从不同角度观察病灶的形态、位置及其与周围结构的关系。借助计算机图像处理技术，MRI 设备可以对采集到的数据进行三维成像和多平面重建，三维成像可以直观地展示人体器官的立体形态，如颅骨、脊柱等骨骼结构及脑部、肝等脏器的三维模型。多平面重建则允许医生在一幅图像上同时观察多个平面的信息，有助于更全面地了解病变情况，为手术规划等提供更准确的依据。

（六）无须使用对比剂进行血管造影成像

MR 血管成像（magnetic resonance angiography，MRA）作为一种先进的医学影像技术，已成为磁共振成像检查中的重要组成部分。与传统的数字减影血管造影相比，MRA 具备无创、低成本、易于操作及通常无须使用对比剂等优势。目前，MRA 的主要成像方法包括时间飞跃（time of flight，TOF）技术、相位对比技术和对比增强技术。其中，时间飞跃和相位对比技术均依赖血流动态特征来提供影像对比，而不依赖外部对比剂。

时间飞跃法是基于血液流动的流入增强效应。静止组织在多次射频脉冲激发后会达到饱和状态，信号强度不再增加。而流动的血液，如动脉血，不断有未饱和的质子流入成像层面，这些新流入的质子可以产生比周围静止组织更高的信号。

相位对比法利用了血流质子的相位变化来成像。血液流动时，质子会产生相位移动，而静止组织的质子相位相对固定。通过对相位信息的编码和处理，可以获得血流的信号。

（七）相关禁忌证

尽管 MRI 技术具备众多显著优势，然而其应用亦存在特定限制情形。例如，体内存在金属植入物（像心脏起搏器、金属假肢等）的患者通常不适宜接受 MRI 检查，这是由于强大磁场会与金属物体相互作用，进而可能引发危险状况。同时，鉴于 MRI 检查要求受检者在检查期间内保持静止状态，对于难以配合的患者群体（诸如幼儿、患有严重精神疾病难以自控者等），往往需要借助镇静药物辅助检查，否则可能因运动伪影而致使图像质量严重受损，影响诊断结果。

对于幽闭恐惧症非常严重的患者，MRI 检查可能是禁忌的。由于 MRI 检查设备是一个相对封闭的空间，在检查过程中，患者会被置于狭小的磁体内。当扫描仪运行时，还会产生较大的噪声，这可能会使幽闭恐惧症患者出现极度的焦虑、恐慌，甚至无法配合完成检查，有些患者可能会在检查过程中自行爬出检查设备，这不仅会影响检查结果，还可能导致患者受伤。

三、基本构成

MRI 设备的分类方式有很多，按照成像范围可分为实验用 MRI、局部（头颅、乳腺）MRI 和全身 MRI 三种；按用途可分为通用型和介入专用型 MRI；按主磁体构成可分为永磁型、常导型、超导型。无论哪一种 MRI 设备均由多个彼此协同运作的系统所构建，其包括主磁体系统、梯度磁场系统、射频系统、计算机与图像系统及辅助系统，这些系统共同协作实现其功能，如图 7-1 所示。

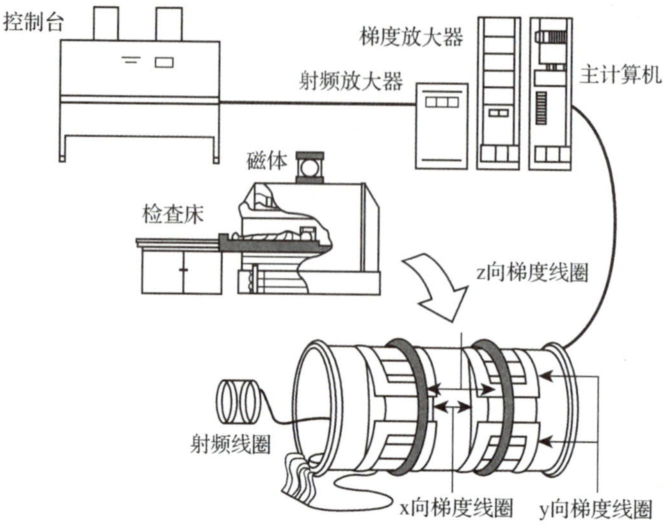

图 7-1　MRI 设备的基本结构

主磁体是 MRI 设备产生强大且稳定磁场的核心部件，其作用是使人体组织内的氢原子核产生磁化，形成宏观磁化矢量，为磁共振现象提供必要条件，主要包括超导磁体、常导磁体和永磁体。超导磁体利用超导材料在低温下的超导特性，通过通入电流产生磁场，其磁场强度高（可达 3T 及以上）、均匀性好，但需要复杂的冷却系统（如液氦冷却），且成本较高；常导磁体通过普通导体（如铜）线圈通入直流电产生磁场，磁场强度相对较低，均匀性稍差；永磁体是由永磁材料制成，磁场强度较低，不需要额外的电源和冷却系统，成本较低、维护简单。

梯度磁场系统主要用于空间定位编码，通过在主磁场基础上叠加线性变化的梯度磁场，使不同位置的氢原子核产生不同的共振频率（频率编码）和相位（相位编码），从而确定磁共振信号的空间位置。例如，在 x、y、z 三个方向上施加不同的梯度磁场，可以精确地定位人体组织内信号的来源位置。

梯度磁场系统包括梯度线圈、梯度放大器和梯度控制器。梯度线圈是产生梯度磁场的关键部件，通常由多个线圈绕组组成，安装在主磁体内部；梯度放大器用于为梯度线圈提供足够的电流，以产生所需强度的梯度磁场；梯度控制器则根据扫描序列和成像要求，精确控制梯度磁场的强度、方向和切换时间。

射频发射器的主要任务是产生射频脉冲，其频率与氢原子核的进动频率（拉莫尔频率）相匹配，用于激发处于主磁场中的氢原子核，使其从低能态跃迁到高能态，产生磁共振现象。例如，在 1.5T 的磁场中，氢原子核的拉莫尔频率约为 63.87MHz，射频发射器就需要产生这个频率附近的射频脉冲来激发质子。射频发射器包括射频振荡器、调制器和功率放大器。射频振荡器产生稳定的射频信号，调制器可以根据扫描序列的要求对射频信号进行调制（如调整脉冲宽度、幅度等），功率放大器则将调制后的射频信号放大到足够的功率，以有效地激发人体组织内的氢原子核。

射频接收器用于接收氢原子核在射频脉冲停止后释放能量所产生的微弱磁共振信号。这些信号经过放大、混频、滤波等处理后，转化为数字信号，供后续的图像重建使用。例如，在接收脑部磁共振信号时，射频接收器需要能够灵敏地捕捉到来自脑组织不同区域的微弱信号，并且在复杂的电磁环境中有效地分离和提取有用信号。

射频线圈是接收信号的关键部件，它既可以是发射和接收共用的线圈（如体线圈），也可以是专门的接收线圈（如表面线圈）。前置放大器用于对微弱的射频信号进行初步放大，以提高信号的信噪比；混频器将射频信号转换为较低频率的信号，方便后续的处理；滤波器则用于去除信号中的噪声和干扰成分。

射频线圈的功能和类型：射频线圈具有发射和接收射频脉冲的功能。根据其形状和用途，可分为多种类型。体线圈是一种较大的线圈，环绕在磁体孔径内部，能够覆盖较大的成像区域，用于发射射频脉冲和接收来自全身的磁共振信号，但对于局部区域的信号灵敏度相对较低；表面线圈是一种紧贴人体表面的小型线圈，其特点是对靠近线圈的组织信号灵敏度高，能够提供高分辨率的局部图像，常用于四肢、脊柱、乳腺等部位的成像；相控阵线圈则是由多个小线圈单元组成，通过特殊的组合和信号处理方式，可以同时提高成像区域的范围和信号灵敏度，常用于腹部、心脏等较大器官的成像。

计算机数据采集系统是负责采集射频接收器输出的数字信号，并将其传输到计算机内存中进行存储。在采集过程中，需要根据扫描序列和参数设置，精确控制信号采集的时间、频率和幅度等参数。例如，在进行快速成像序列（如快速自旋回波序列）采集时，数据采集系统要能够在短时间内快速、准确地采集大量的信号数据。工作过程：它与射频接收器紧密配合，在射频脉冲激发和信号接收的过程中，按照预先设定的采样频率和采样点数，对模拟信号进行数字化采样。数字化后的信号数据以二进制形式存储在计算机内存中，等待后续的图像重建和处理。

图像重建系统的核心任务是利用采集到的磁共振信号数据重建出人体内部结构的图像。通过复杂的数学算法（如傅立叶变换），将含有空间位置和组织特性信息的信号数据转换为可以直观显示的图像。例如，在二维或三维图像重建过程中，根据频率编码和相位编码所获得的信号数据，计算出每个像素对应的信号强度和空间位置，从而生成高质量的解剖图像或功能图像。

图像显示系统将重建后的图像显示在显示器上，供医生观察和诊断。图像存储系统则负责将图像数据和相关的患者信息、扫描参数等存储在硬盘、光盘或其他存储介质中，以便后续的查阅和对比分析。

存储格式和管理图像数据通常以（digital imaging and communications in medicine，DICOM）格式存储，这种格式符合医学图像存储和传输的国际标准，方便不同设备之间的图像共享和交流。图像存储系统还包括数据管理软件，用于对存储的图像数据进行分类、检索和备份，确保数据的安全性和可用性。

第二节　主磁体系统

微课：主磁体系统

主磁体是MRI设备的核心部件之一，也是成本最高的部件，用于产生一个稳定的、均匀的空间磁场环境。这个磁场会磁化人体内的氢原子核，形成磁化强度矢量，从而为MRI提供了基础条件。不同组织中的氢原子核在静磁场中的磁化程度有所差异，这为后续利用射频脉冲激发并获取不同组织的磁共振信号奠定了基础。常见的MRI设备主磁体类型包括永磁体、常导磁体和超导磁体。目前，超导磁体因其优良的磁场性能和稳定性而被广泛应用，磁场强度通常在0.5~7.0T范围内。

一、性能指标

（一）磁场强度

磁场强度是主磁体最重要的性能指标之一，它指的是主磁体产生的静磁场（B_0）的大小，单位是特斯拉（T）。低场强设备（一般小于0.5T）如0.3T、0.35T的永磁体MRI设备，通常用于一些对分辨率要求不高的检查场景，如四肢关节简单病变的筛查、基层医疗机构的常规检查等。目前，为满足高分辨率、快速成像及更多复杂成像技术的应用，现阶段临床MRI多使用高场强磁共振设备，其主磁场强度一般为1.5T和3.0T。

磁场强度直接影响MRI结果的多个关键方面。较高的磁场强度能够增加氢原子核的磁化程度，从而提高图像的信噪比（signal-to-noise ratio，SNR）。例如，在3.0T的磁场强度下，图像的SNR相比1.5T会有显著提高，使得图像更加清晰，对于微小病变（如脑部微小肿瘤、早期关节软骨损伤等）的检测能力更强。同时，磁场强度也会影响成像速度，在一定程度上，较高的磁场强度可以缩短成像时间，这对于难以长时间保持静止的患者（如儿童、重症患者等）来说非常重要。

随着磁场强度的增加，不同组织间的磁敏感差异和化学位移效应变得更加显著，这为众多高级临床应用和科研成像序列的实现提供了前提条件。例如，脑功能成像、扩散加权成像、灌注成像及波谱成像等序列，均高度依赖于更高的主磁场强度来发挥其效能。

更高场强的MRI设备也伴随着一系列的问题与限制因素。例如，随着场强的提升，质子的进动频率也随之加快，这就要求使用更高频率的射频脉冲来激发质子，从而产生共振信号。电磁波频率的升高导致电磁波能量升高，进而使得受检者所承受的射频脉冲特异性吸收率（specific absorption rate，SAR）显著增加。鉴于这些限制因素，目前临床上允许使用的最高场强被限定在3.0T。尽管众多制造商正在积极研发更高场强的磁共振设备，如5.0T及7.0T的设备，但这些设备在临床上的应用仍主要局限于科学研究领域，尚未广泛普及至常规临床影像学检查。

（二）磁场均匀度

磁场均匀度是指主磁体所产生的磁场在一定空间范围内（通常是成像区域）的均匀程度，对MRI的质量至关重要。良好的磁场均匀度可以确保图像的清晰度和准确性，减少图像伪影。提高磁场均匀度是增加MRI信号信噪比的有效手段。如果磁场不均匀，会导致氢原子核进动频率在不同位置出现差异，进而在图像上产生伪影，影响医生对病变的观察和判断。例如，在进行脑部MRI时，不均匀的磁场可能会使脑组织结构的图像出现扭曲，干扰对脑肿瘤、脑血管病变等疾病的诊断。

衡量磁场的均匀度，通常依靠磁场非均匀度这一指标来间接评价，该指标通过计算在成像区域内任意两点间磁感应强度的最大差异ΔB与标准磁场强度B_0的比值来定义，其衡量单位为ppm（百万分之一），用以表示ΔB相对于B_0的偏离程度。ppm数值越小，意味着磁场均匀度越高。目前，主流的超导MRI设备普遍能达到几个ppm以内的磁场均匀度标准。磁场均匀度由磁体本身的设计和具体的外部环境决定。磁场均匀度受磁体类型的影响，通常情况下，成像区域越大，磁体能够实现的磁场均匀度就越低。

（三）磁场的稳定度

主磁体磁场稳定度是指主磁体产生的磁场在一定时间内及在各种外界条件影响下，保持其强度和均匀度等特性不变的能力。在磁共振成像过程中，磁场稳定度直接关系到图像的质量。如果磁场不稳定，质子的共振频率会发生变化，导致图像出现伪影、信号强度不均匀等问题。

磁体的稳定度受温度及磁体材料特性的影响，温度变化会导致磁体材料的物理特性发生改变，进而影响磁场的强度和均匀度。一般来说，超导磁体对温度变化更为敏感，需要精确的温度控制系统来维持其稳定运行。不同类型的磁体材料具有不同的磁场稳定度特性。例如，永磁体的磁场稳定性相对较差，其磁性会随着时间、温度等因素的变化而发生改变。超导磁体在超导状态下具有较好的稳定性，但如果超导材料的性能发生变化或超导态被破坏，磁场稳定度也会受到影响。

磁场稳定度一般通过高精度的磁场测量仪，如高斯计等，在主磁体的不同位置和不同时间点进行磁场强度的测量，然后分析测量数据的波动情况来评估。

（四）有效磁体孔径

有效磁体孔径是指 MRI 设备中安装匀场线圈、梯度线圈、射频线圈等组件后，加盖机壳后供患者进行检查的腔道的直径。这个参数直接影响到 MRI 设备的适用范围和检查能力。例如，较大的孔径能够容纳体型较大的患者或者允许对人体较大范围的部位（如整个胸部和腹部同时）进行成像。如果孔径过小，可能无法完整地对一些特殊部位或者体型较大的患者进行扫描，比如对于一些肥胖患者，较小的孔径可能无法将其腹部完整放入进行全腹扫描。同时，患者在进行 MRI 检查时需要长时间在磁体内部保持静止状态，而幽闭恐惧症在 MRI 检查中是一个比较常见的问题，较大的孔径能让患者感觉空间相对开阔，从而在一定程度上缓解紧张情绪，有利于检查的顺利进行。

在常见的临床 MRI 设备中，有效磁体孔径一般在 60～70mm。不过，一些专为特殊用途（如介入 MRI 设备）或者用于体型较大患者群体的设备，其孔径可能会更大，达到 70mm 以上。而一些小型的、用于特殊部位成像（如四肢成像等）的 MRI 设备，孔径可以相对较小，可能在 40～50cm。

虽然孔径大小本身并不直接决定成像质量，但它会对磁场的边缘效应等产生影响。例如，在较大的孔径下，要保持磁场的高度均匀性相对更困难，需要更复杂的匀场技术。一般来说，随着孔径的增大，为了达到相同的磁场均匀性标准，对磁体设计和匀场技术的要求会更高。

二、分类与特点

依据磁场生成机制，磁体可被划分为永磁体、常导磁体及超导磁体三大类别。鉴于稀土资源的日益稀缺，永磁体的成本持续攀升，并且其磁场强度普遍偏低，因此永磁体主要应用于低场强的开放式 MRI 设备中。至于常导磁体（亦称电阻磁体），目前基本已被淘汰，原因在于其电能消耗巨大，且磁场强度易受供电电流稳定性制约。相比之下，超导磁体的构造原理与常导磁体类似，但其核心在于采用超导材料（如铌钛合金）作为线圈导线。在接近绝对零度（约 4K）的临界温度下，这些材料可达到电阻为零的超导态，意味着一旦完成励磁过程，便无须持续供电。正因如此，超导磁体在稳定性方面表现更为卓越，成为高场强磁共振技术的首选方案。

（一）永磁体

永磁体是利用永磁材料自身所具有的持久磁性来产生磁场。这些永磁材料被制成特定的形状和结构，在经过磁化处理后，能够在周围空间产生稳定的磁场，从而为 MRI 提供所需的主磁场。与超导磁体通过电流产生磁场、常导磁体依靠通电线圈产生磁场的方式不同，永磁体一旦被磁化，不需要额外的电源输入来维持磁场。目前常用的永磁材料主要有铁、钴、镍及由这些材料制成的合金。

永磁体设备的优点是结构相对简单，它没有像超导磁体那样复杂的低温冷却系统和大量的超导线圈，也没有像常导磁体那样需要考虑散热问题的复杂通电线圈。这种简单的结构使得设备在安装和维护方面较为方便。

由于不需要昂贵的超导材料、复杂的冷却系统和高功率的电源供应，永磁体设备的制造成本和维护成本相对较低。这对于一些预算有限的基层医疗机构或者对成像分辨率要求不是特别高的场所来说，是一个比较经济实惠的选择。其购置价格可能只有超导磁体设备的几分之一，并且在后续的使用过程中，不需要像超导磁体那样定期补充液氦等昂贵的冷却介质，也减少了维护成本。

永磁体常由多个永磁材料部件组合而成，其构造主要包括环形和轭形两种设计（图 7-2）。环形永磁体通常由多块磁体单元拼接，于内部空腔中生成水平向的磁场。相比之下，轭形永磁体构造则结合了铁磁性材料框架与磁体单元，构成类似“H”形的架构。环形设计显著降低了磁体周边的杂散磁场强度，而轭形结构尽管体积较大、不如环形偶极结构轻便，但其边缘磁场的扩散范围较小，这一特点使其在安装与磁场均匀化处理方面更具优势。

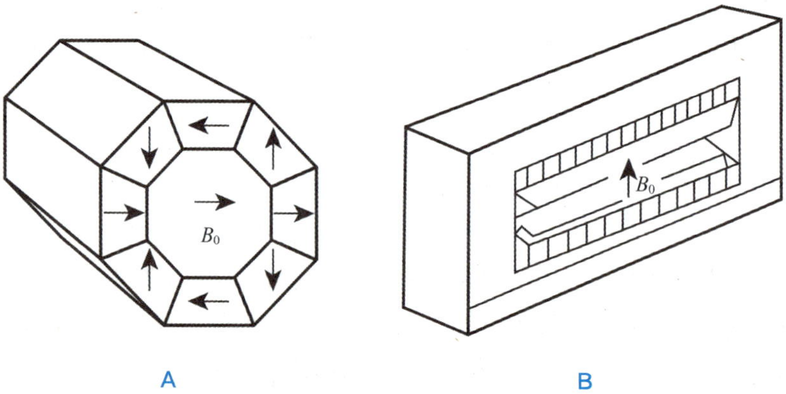

图 7-2　永磁体设计结构

A. 环形永磁体；B. 轭形永磁体。

永磁体设备的缺点是其能够产生的磁场强度相对较低，一般在 0.3~0.5T。这是由于永磁材料本身的特性限制。较低的磁场强度使得其在 MRI 成像中的信号强度和分辨率不如高场强的超导磁体。例如，在对脑部等精细结构进行成像时，由于磁场强度的限制，可能无法像 3.0T 的超导磁体那样清晰地显示微小的血管和神经结构。

此外，永磁体设备的磁场稳定性相对超导磁体和部分优化后的常导磁体稍差。永磁材料的磁性会随着时间、温度等因素发生变化。例如，随着时间的推移，永磁材料可能会出现磁性减弱的现象，这种磁性衰减可能会导致磁场强度和均匀性的改变。另外，温度变化对永磁体的磁场稳定性影响较大。当温度升高时，永磁材料的磁性可能会降低，从而影响磁场的质量。在一些环境温度波动较大的场所使用永磁体 MRI 设备时，需要对温度进行适当的控制，以保证磁场的相对稳定。

（二）常导磁体

常导磁体是基于电磁感应定律来产生磁场的。当电流通过导线时，会在导线周围产生磁场。常导磁体通常由多个线圈绕组组成，通过向这些线圈中通入直流电，就可以在磁体的中心区域产生一个相对稳定的磁场。例如，根据毕奥-萨伐尔定律，磁场强度与电流大小和线圈匝数成正比，因此可以通过调整电流和线圈匝数来控制磁场强度。常导磁体相比于永磁磁体，重量和体积大大减少，易于安装，且磁场可以关闭。此类磁体无须特殊的制冷剂，但为了保持磁场均匀和稳定，通常使用冷却水将电流通过导线由于阻抗所产生的热量带走。

常导磁体的结构相对较为简单，主要由线圈绕组、铁芯（部分设备有）和磁体外壳等部分组成。线圈绕组是产生磁场的核心部件，通常采用铜导线绕制而成。铁芯的作用是增强磁场强度和提高磁场的集中程度，不过有些常导磁体为了避免铁芯带来的一些不利影响（如涡流问题），会采用无铁芯的设计。磁体外壳则起到保护内部线圈和屏蔽磁场的作用，一般采用金属材料制作，以防止磁场对外界环境的干扰。

常导磁体在所有 MRI 系统中重量最轻，一般小于 5t。由于制造工艺简单，所以造价便宜。然而，常导型 MRI 设备存在较多局限性，这种磁体的磁场均匀性和稳定性相对较差，容易受到环境温度的影响。启动后，其功耗较高（通常为 80kW），并会产生大量热量，因此需要依赖循环水冷却系统来维持正常运行，导致运行成本较高。此外，这种磁体的磁场强度较低，且线圈电源的波动会直接影响磁场的稳定性，因此高质量的大功率恒流电源成为常导型 MRI 设备的核心组件。目前，仅有少数制造商仍在生产常导型 MRI 设备。

（三）超导磁体

超导磁体的磁场线圈在设计原理上和常导磁体大体一致，但其独特之处在于，线圈采用超导体导线进行绕制。超导体的超导电性需在接近绝对零度的极端低温环境下才能得以展现，这就使得超导线圈周边必须依靠液氦来营造低温条件，以确保超导体导线能够发挥超导特性，进而维持超导磁体的稳定运行，实现其强大而特殊的磁场性能（图 7-3）。

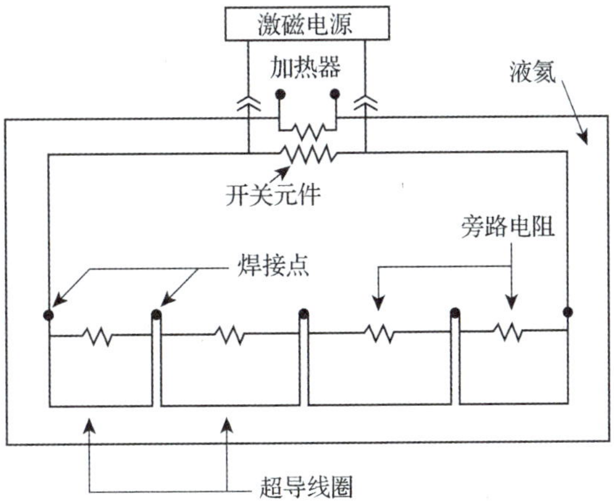

图 7-3 超导磁体的电路图

1. 超导特性及超导材料 超导磁体是基于超导材料的特殊物理性质来工作的。超导材料在低温环境下（通常是液氦冷却，温度接近绝对零度，约4.2K）会进入超导状态，此时材料的电阻几乎为零。当电流通过超导线圈时，由于没有电阻，电流可以持续流动而不会产生热量损耗，从而能够产生强大而稳定的磁场。这种利用超导电流产生磁场的方式是超导磁体的核心原理，通过精确设计和制造超导线圈的匝数、形状和电流大小等参数，可以控制产生磁场的强度和均匀性。

（1）超导磁体的基本结构：超导磁体是一个高度复杂且精密的系统，其构成包括超导线圈、低温容器与冷却系统、支撑系统、励磁电源与控制系统及其他辅助系统等多个部分，组成结构如图7-4所示。

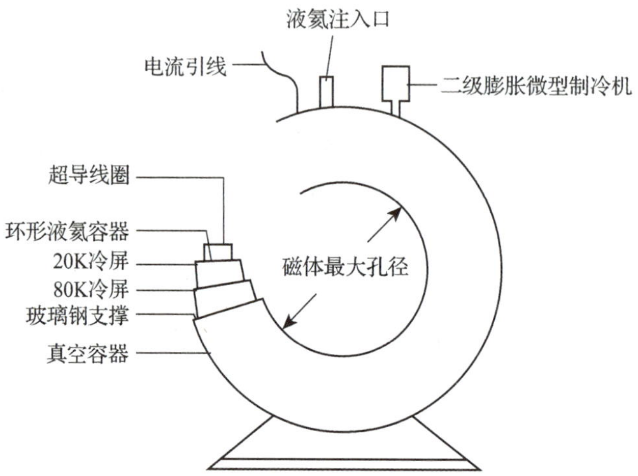

图7-4　超导磁体的结构

（2）超导线圈及超导材料：超导线圈是超导磁体的核心部件，通常由超导材料制成。常见的超导材料有铌钛（Nb-Ti）合金和铌三锡（Nb_3Sn）等，这些材料在超低温下呈现超导特性。铌钛合金是目前应用最广泛的低温超导材料之一，临界温度约为9K，在液氦温度（约4.2K）下能保持良好的超导性能。具有较高的临界磁场和临界电流密度，适用于强磁场和高电流的应用。

超导线圈一般采用多匝绕制的方式，其形状根据磁体设计要求而定，例如常见的超导螺线管（图7-5），它可以在其内部空间产生均匀的轴向磁场。

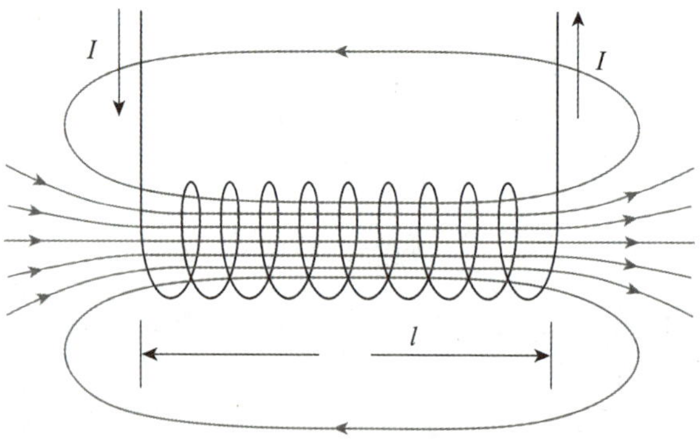

图7-5　超导螺线管

超导线圈被设计成多芯复合结构，并埋在铜基内。铜基不仅起到支撑作用，还在超导线圈失超时（温度上升导致超导状态丧失）作为备用导电通道，保护超导线圈并减小磁场变化率。

超导线圈的主要功能是在通入电流后产生磁场。通过精确控制电流大小和线圈匝数，可以调节磁场强度。例如，在临床使用的3.0T超导MRI设备中，超导线圈通过特定的电流，产生足够强的磁场，使氢原子核产生共振，这是磁共振成像的基础。而且，超导线圈的质量和性能直接影响磁场的均匀度和稳定性，良好的超导线圈设计能够减少磁场的边缘效应等不均匀现象。

2. 冷却系统及超导环境的建立　由于超导线圈需要在低温环境下才能保持超导状态，所以必须配备低温冷却系统。目前，最常用的冷却方式是液氦冷却。液氦的沸点非常低，约为4.2K，能够为超导材料提供合适的低温环境。整个冷却系统包括液氦储存容器、冷却管道和制冷设备等部分。除了液氦，有些研究也在探索其他冷却介质或混合冷却方式，以提高冷却效率或降低成本。

微课：附属设备冷却系统

超导MRI设备的超低温环境通常由低温真空容器维持，其一般采用多层结构来实现高效的绝热。最内层是与低温液体（如液氦）直接接触的内胆，通常由不锈钢等材料制成，这种材料在低温下有良好的机械性能和化学稳定性。内胆外层包裹着多层高反射率的绝热材料，如铝箔或镀铝聚酯薄膜，这些材料可以有效地反射热辐射，减少热量传入。例如，有些容器的绝热层可达几十层，每层之间间隔一定距离，并且采用不同的材料组合，以达到最佳的绝热效果。

在绝热材料层之外，是真空夹层。真空环境可以极大地减少热量的传导和对流，因为热量传递需要介质，而真空中几乎没有介质。真空夹层的真空度需要严格控制，一般要求达到较高的真空水平，例如，通常维持在10^{-6}～10^{-3}Pa。为了保持真空度，容器还配备有真空泵接口，用于定期抽气以维持真空状态。

为了减少容器内部液氦的蒸发，超导磁体在其顶部装备了一个具备二级膨胀功能的制冷机（即冷头），这是磁体冷却系统中不可或缺的一部分。在液氦吸收超导磁体产生的热量而汽化后，冷头能够将汽化的氦气重新液化，使液氦能够循环使用。冷头的制冷能力直接影响到液氦的再生速度和整个冷却系统的效率。在一个高效的冷却系统中，冷头能够快速地将汽化的氦气液化，维持液氦的液位稳定，保证超导磁体始终处于合适的低温环境。而如果冷头一直工作，氦气不断地变成液氦落下，最终蒸发量明显小于制冷量，磁体的压力越来越小。一旦低于大气压，外部的空气会通过失超管进入磁体，空气进入低温磁体将会瞬间结冰。

为此，冷头配有精确的热控制系统，可以根据冷却需求调整其制冷功率，实现节能和高效的运行。当超导磁体的热负荷较低时，控制系统可以降低冷头的制冷功率，避免过度制冷。此外，冷头还配备了氦气压缩机和冷水机组，这三者协同工作，共同构成了超导磁体的完整冷却系统（图7-6）。

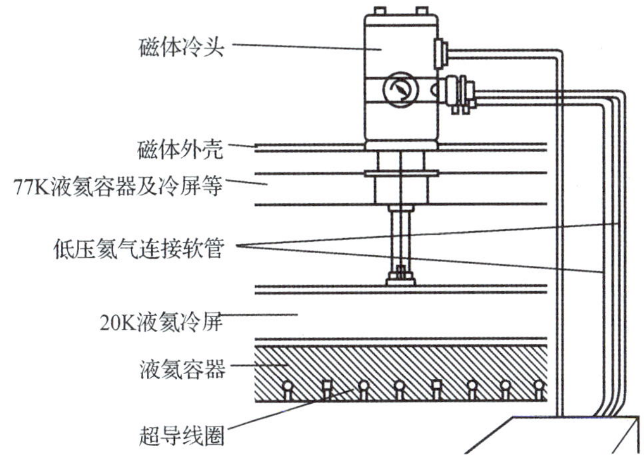

图7-6　超导磁体冷却系统

3. 失超和限制失超的措施 低温冷却系统的主要作用是维持超导材料的超导状态。如果超导材料温度升高，超过其临界温度，就会失去超导特性，这一现象称为“失超”。失超会导致磁场消失，同时可能会对超导磁体造成损坏。例如，当冷却系统出现故障，液氦泄漏或者制冷设备失效时，超导材料温度上升，超导线圈的电阻急剧增加，电流无法正常通过，会使磁场强度迅速下降。

失超过程中，超导线圈会从超导状态转变为正常导电状态，电阻急剧增加。根据焦耳定律（$Q=I^2Rt$），电流通过时会产生大量的热量，这些热量可能会进一步损坏超导线圈、绝缘材料和其他相关部件，甚至可能引发火灾等安全事故。

为避免失超现象的发生，设计专门的失超保护电路，通过监测超导线圈的电压、电流或磁场等参数的变化来判断是否发生失超。一旦检测到失超迹象，立即触发保护电路。例如，当超导线圈的电压突然升高或电流出现异常波动时，失超检测电路能够快速响应。失超保护电路的一个重要功能是将超导线圈中储存的能量安全地泄放出去。在失超发生时，超导线圈中的电流会迅速增大，保护电路通过在超导线圈两端并联电阻或其他耗能元件，将电流引导到这些元件中，使能量以热的形式散发出去，避免超导线圈因过热而损坏。

4. 励磁 励磁是指给超导磁体的超导线圈通入电流，使其产生磁场的过程，励磁的主要目的是建立起稳定、均匀的主磁场。一次成功的励磁并且维持稳定的磁场状态，能够保证在后续的长期使用中，MRI 设备都能提供高质量的成像服务。

在励磁之前，必须确保超导磁体处于超导状态。这就需要通过低温冷却系统将超导线圈冷却到其临界温度以下，通常是使用液氦冷却到 4.2K 左右。同时，要检查冷却系统的各个部件，如液氦储存容器、冷头、冷却管道等，确保其正常工作，以维持超导状态。

开始励磁时，通过电源向超导线圈缓慢地通入电流。这个过程通常需要非常小心，因为过快地增加电流可能会导致超导线圈产生的磁场不均匀，甚至引发失超。一般会根据超导磁体的设计和性能，按照预设的电流增加速率来操作，例如，可能以每分钟几安培的速度增加电流。

在通入电流的过程中，使用磁场测量仪实时监测磁场强度和均匀度，同时，密切关注超导线圈的电压、温度等参数。如果发现磁场不均匀性超出允许范围或者超导线圈的参数出现异常变化，如电压突然升高、温度上升等，要立即停止励磁，检查原因并进行调整。

5. 超导磁体的主要技术特点 超导磁体的主要技术优点如下。①具有高主磁场强度，临床使用的超导 MRI 设备磁场强度可达 1.5T、3.0T 甚至更高，用于科研的超高场强超导磁体可达 7.0T 以上；②较高的稳定性，在超导状态下只要保持低温环境（如通过液氦冷却）和电流稳定，超导磁体的磁场稳定性就很好，主要技术缺点如下。①需要复杂的冷却系统，超导线圈通常需要浸泡在密封的液氦容器中方能工作。液氦价格昂贵，且在使用过程中会因为蒸发等原因不断损耗，需要定期补充。②整个冷却系统的正常运行需要专业的技术人员进行维护，包括对液氦液位、温度和压力等参数的监测，以及对制冷设备、管道等部件的检查和维修。

三、匀场技术

在 MRI 设备中，磁场的均匀度对成像质量起着至关重要的作用。如果磁场不均匀，质子的共振频率会在不同位置出现差异，这会导致图像发生变形、信号丢失或出现伪影。随着 MRI 技术的发展，一些特殊的成像方法对磁场均匀度的要求越来越高。如化学位移成像、磁共振波谱分析（MRS）等，这些技术需要在高度均匀的磁场环境下才能准确地检测出微小的化学位移或代谢物信号。匀场技术能够满足这些特殊成像需求，拓展 MRI 设备的应用范围。

目前常用的磁共振匀场方法主要有无源匀场（在示磁体内部放置小铁片）和有源匀场（调整匀场线圈中的电流）两种。

（一）无源匀场

无源匀场是通过在示磁体内放置磁性材料来调整磁场均匀度的方法。这些磁性材料通常是铁磁片或小磁块，它们在磁场中会产生自身的磁场，通过合理地选择磁性材料的位置、数量和形状，可以补偿磁体本身的磁场不均匀度。技术人员会根据磁场测量的结果，通过测试设定点位的磁场强度，利用有限元或者差分的方式计算出要求匀场区域内部的磁场均匀度分布，从而计算出铁片添加的位置和数量。然后将计算得到的铁片贴入匀场条的固定位置内，最终将匀场条插入磁体相应位置。

被动匀场的特点是匀场方式非常直接有效，可以在均匀度很差的情况下将磁感线拉回，但是缺点是程序非常复杂，一般需要 1 天到 1 周的时间进行匀场，同时如果日后周围环境发生了变化导致磁场均匀度变差，必须重新进行被动匀场操作。

（二）有源匀场

有源匀场是利用电磁线圈来产生补偿磁场以调整磁场均匀度的技术。这些电磁线圈安装在磁体内部或周围，通过调节线圈中的电流大小和方向，可以产生不同强度和方向的磁场。在 MRI 设备运行过程中，根据磁场的实时测量结果，控制系统可以动态地调整有源匀场线圈中的电流，精确地补偿磁场的不均匀性。例如，在一些高精度的 MRI 设备中，有源匀场系统可以通过复杂的算法和反馈机制，实时地对磁场进行微调，以适应不同患者体型、成像部位等因素引起的磁场变化。

有源匀场的最大优点是调整的灵活性高，可以根据实际需要实时地、精确地调整磁场均匀度。这对于应对复杂多变的磁场不均匀情况非常有效，特别是在进行高分辨率成像和特殊成像时发挥重要作用。大多数 MRI 设备同时采用无源匀场和有源匀场技术，其中无源匀场为有源匀场提供了基础，而有源匀场则可以通过系统软件进行调控。

近年来，匀场技术的主要进展体现在以下几个方面：①有源匀场的线圈数目更多，布局更合理，除常规的一阶匀场外，还有高阶匀场（二阶匀场甚至三阶匀场），显著改善匀场效果。②在有些新型 MRI 设备的部分接收线圈中，内置小型有源匀场线圈，对于如颈部等容易导致磁场不均匀的复杂部位成像质量的提高颇有益处。③采用软件控制方式，结合有源匀场技术，对指定区域进行匀场。

第三节　梯度磁场系统

微课：梯度磁场系统

在 MRI 中，梯度磁场系统能够对成像人体进行空间定位。人体不同位置的氢原子核在主磁场和射频脉冲作用下产生共振信号，但如果没有梯度磁场，这些信号就无法区分其空间来源。梯度磁场通过在主磁场基础上叠加线性变化的磁场，使得不同空间位置的氢原子核具有不同的共振频率或相位，这样就可以对每个像素对应的空间位置进行编码。

一、梯度磁场的产生

梯度磁场的产生主要依赖梯度线圈，其原理基于电磁感应定律。根据电磁感应定律，当电流通过导线时，会在导线周围产生磁场。在磁共振设备中，梯度线圈是由特定形状和匝数的导线绕组构成的，通过精确控制通入这些线圈的电流大小和方向，就可以产生具有特定方向和强度的磁场。

整个梯度磁场的产生过程是在 MRI 设备的控制系统协调下完成的。控制系统根据成像序列（如自旋回波序列、梯度回波序列等）的要求，计算出每个时刻需要的梯度磁场强度和方向。然后，它向梯度放大器发送控制信号，包括电流大小、方向和变化时间等参数。

梯度磁场的产生还需要与 MRI 设备的其他系统密切配合。例如，在层面选择时，梯度磁场要与射频系统发射的射频脉冲同步。射频脉冲的频率和带宽与梯度磁场在空间上的分布相匹配，只有这样才能准确地选择激发出需要成像的人体组织层面。

二、梯度系统的组成

磁共振梯度系统一般由以下几部分组成：①用于产生梯度磁场的梯度线圈。②为梯度线圈提供驱动电流的梯度放大器。③为各部件提供稳定电力供应的梯度电源。④负责对整个梯度系统进行控制与协调的梯度控制器。⑤实现数字信号到模拟信号转换的数模转换器。⑥确保系统在运行过程中有效散热的梯度冷却系统。

（一）梯度线圈

梯度线圈是梯度系统的核心部分，主要功能是产生梯度磁场（图 7-7）。其原理基于电磁感应定律，当电流通过线圈时，会在其周围产生磁场。为了在成像区域产生线性变化的磁场，梯度线圈一般采用特殊的设计，即采用特殊的几何形状和绕组分布。例如，为产生沿 z 轴方向（人体长轴方向）的线性梯度磁场，常采用麦克斯韦对（Maxwell pair）线圈结构。这种结构由两个匝数相同、电流方向相反的线圈组成，它们沿 z 轴分布。当电流通过时，在两个线圈之间的区域就会产生一个沿 z 轴方向线性变化的磁场 ΔB，磁场强度从一个线圈到另一个线圈逐渐增强或减弱。

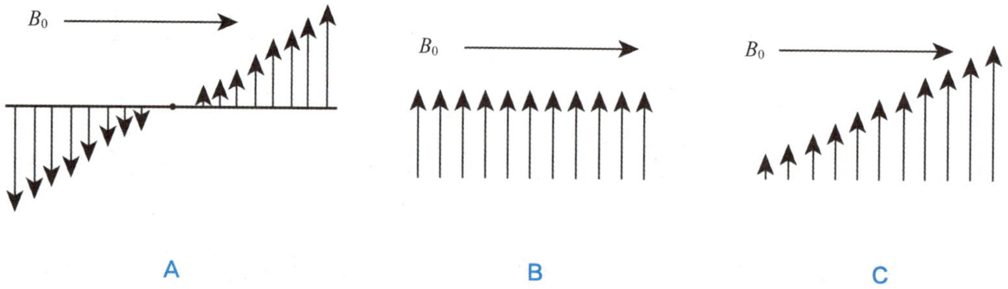

图 7-7 梯度磁场

A. 线形梯度场 ΔB；B. 静磁场 B_0；C. ΔB 和 B_0 的叠加结果。

由于 MRI 设备通常需要在三个相互垂直的方向（x、y、z）上产生梯度磁场，以实现三维空间的成像，因此，有 x 轴、y 轴和 z 轴方向的梯度线圈（Gx、Gy、Gz）（图 7-8）。

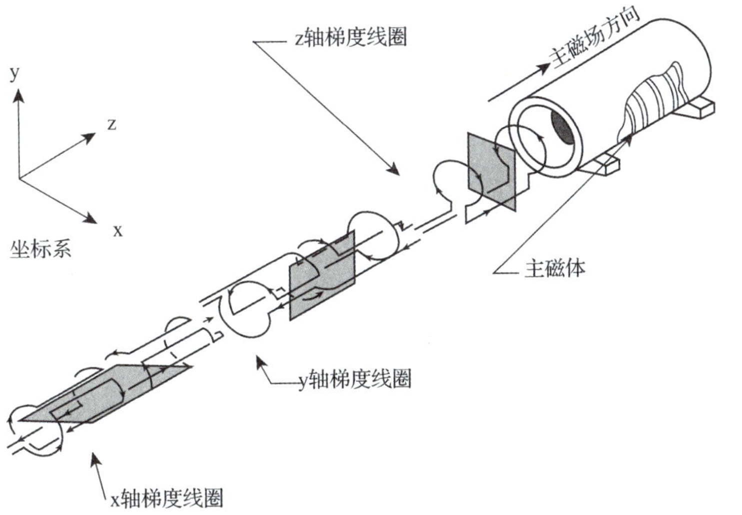

图 7-8　梯度线圈示意

x 轴和 y 轴方向的梯度线圈设计相对复杂，因为它们需要在圆柱对称的磁体结构中产生横向的线性梯度磁场。例如，y 轴梯度线圈可采用鞍形梯度线圈（图 7-9）或其他复杂的多层线圈，通过合理的电流分布和几何形状，在径向上产生线性变化的磁场。

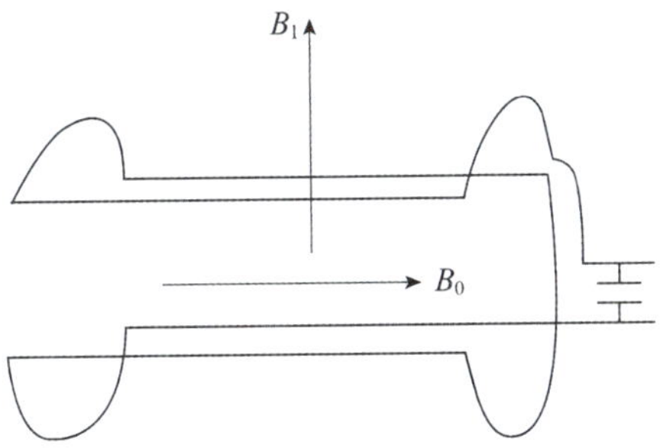

图 7-9　鞍形线圈

梯度线圈的材料一般选择具有良好导电性和机械性能的材料，如铜。铜导线的高导电性可以减少电流通过时的能量损耗和发热。在制造工艺上，需要精确控制线圈的匝数、形状和间距，以确保产生的梯度磁场具有高精度的线性度和均匀性。同时，为了保证梯度线圈在强大磁场和电流作用下的稳定性，还需要采用一些特殊的加固和绝缘措施。

此外，当有强大电流通过梯度线圈产生磁场时，必将引起剧烈的机械振动，为了保证梯度线圈在强大磁场和电流作用下的稳定性，还会采用加固和绝缘措施，如使用绝缘漆包裹线圈，并将其固定在坚固的支架上。

（二）梯度放大器

梯度放大器的主要作用是为梯度线圈提供快速变化的电流，从而产生线性变化的梯度磁场。它会根据脉冲序列的梯度波形和所需要的梯度场强等对相应电流进行放大调制，最后把电流供给到梯度线圈。

例如，当需要在 x 方向产生一个特定强度和持续时间的梯度磁场时，控制系统会发送相应的指令信号给梯度放大器。梯度放大器根据这个信号，调整输出电流的大小和持续时间，以驱动 x 方向的梯度线圈产生所需的磁场。

此外，由于磁共振成像需要在短时间内快速切换梯度磁场的方向和强度，因此，梯度放大器要能够快速地响应控制系统的指令，实现电流的快速变化。在一些快速成像序列中，梯度磁场可能需要在几毫秒内完成从正向到反向的切换，这就要求梯度放大器具有很高的切换速度。

（三）梯度电源

梯度电源作为梯度系统的供电单元，在梯度系统中起着关键作用。梯度系统包含三个相互独立的梯度电源，它们各自为对应的梯度放大器提供电力支持。不过，在部分成像设备中，也存在将梯度电源整合为一体的设计形式。对于高场强的磁共振设备而言，鉴于其往往需要配备更为强劲的梯度性能，采用三个独立的梯度电源供电方式有助于保障发挥高水平的梯度性能。从功能本质上讲，梯度电源可被视作一种能够实现交流电到直流电转换的装置，其向梯度放大器所供给的电流属于直流电类型。

（四）梯度控制器及数模转化器

梯度控制器（gradient control unit，GCU）的核心任务是根据系统主控单元下达的指令，输出全数字化控制信号。这个信号包含了代表梯度电流大小的代码。数模转换器（digital to analog converter，DAC）负责接收并解析该信号，将其迅速转换为相应的模拟电压控制信号。基于这一模拟信号，梯度放大器便会产生所需的梯度电流（图 7-10）。DAC 是一种将数字量转换为模拟量输出的关键器件。其精度，即分辨率，取决于输入端二进制数的位数。当前，梯度系统广泛采用 16 位的 DAC，这使得对梯度电流强度的控制精度能够达到极高的水准。

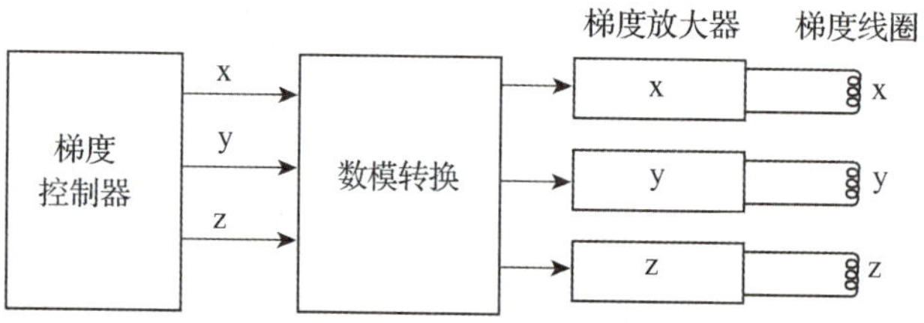

图 7-10 梯度磁场系统结构

在 MRI 设备中，梯度磁场不仅要能迅速启动和停止，其大小与方向也须具备可变性，这就要求硬件具备优良的脉冲特性。在梯度系统里，梯度放大器的数字化精确控制是由 GCU 和 DAC 协同完成的。

（五）梯度冷却系统

梯度冷却系统主要用于冷却梯度线圈，在磁共振成像过程中，由于梯度线圈在工作时需要快速切换电流，根据焦耳定律，电流的快速变化会导致线圈发热。如果这些热量不能及时被带走，会影响梯度线圈的性能，进而影响图像质量，甚至可能损坏设备。

梯度冷却系统通过热传导的方式将梯度线圈产生的热量传递出去。通常在梯度线圈附近安装冷却管道或者冷却板，这些冷却部件与梯度线圈紧密接触，热量从梯度线圈传导至冷却部件。冷却系统中有冷却介质，如冷却水或者冷却油。冷却介质在管道或冷却板中循环流动，带走热量。以水冷系统为例，冷水在泵的作用下循环，经过梯度线圈的冷却管道，吸收热量后，再将热量传递到外部的热交换器。

在热交换器中，带有热量的冷却介质将热量传递给外部环境。对于水冷系统，热交换器通常采用风冷或者水冷的方式将热量散发出去。如果是风冷，会有风扇将热交换器的热量吹到周围空气中；如果是水冷，会有另外的冷却水循环系统将热量带走。

（六）涡流对梯度磁场的影响

变化的磁场会产生感应电动势，进而形成涡流。因此，当梯度磁场快速切换时，会产生较大的涡流。涡流会产生自身的磁场，由根据楞次定律可知，增反减同，这个产生的磁场会阻碍梯度磁场的变化。该磁场与梯度磁场相互叠加，使原本设计的均匀梯度磁场变得不均匀。

在成像区域内，当磁场强度的变化不再是理想的线性关系，使得图像出现几何畸变时，如直线变弯曲、矩形变梯形等，在快速成像序列如回波平面成像中，会严重影响图像的采集速度和质量。

为了克服涡流对梯度磁场的干扰，通常采取以下措施：①在梯度电流输出单元中加入 RC 涡流补偿电路，预先对梯度电流进行补偿，以阻断涡流通路，从而使涡流减小。②采用一对绕线方向相反的主线圈和屏蔽线圈来构成梯度线圈。主线圈产生所需的梯度磁场，屏蔽线圈则用于抵消在其外部产生的磁场，减少外部金属中涡流的产生。例如，在一些高场强 MRI 设备中，精心设计自屏蔽梯度线圈，使得成像区域外的磁场泄漏显著降低，从而有效抑制了涡流的产生。③选择导电性更好的材料制作梯度线圈及相关部件，如采用铜合金等，以降低电阻，减少涡流损耗。同时，优化线圈的结构和布线方式，使电流分布更加均匀，减小磁场的不均匀性，进而降低涡流的影响（图 7-11）。

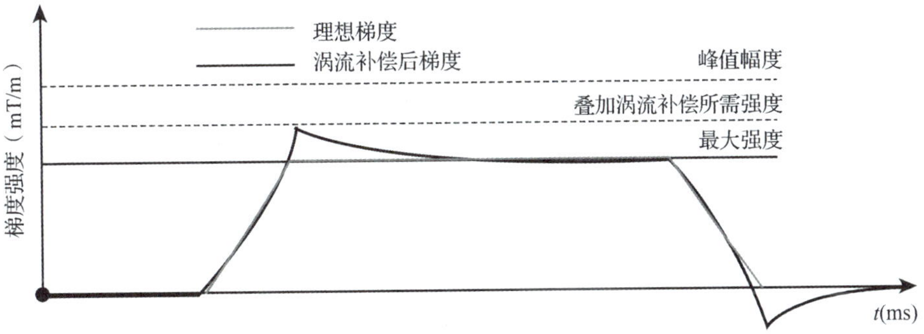

图 7-11 涡流对梯度磁场的影响及涡流补偿

三、梯度磁场的性能指标

衡量梯度磁场系统的主要技术指标有梯度强度、梯度切换率及爬升时间、梯度线性度、均匀容积等，其中最重要的技术参数为梯度强度及梯度切换率。

（一）梯度强度

梯度强度是指梯度磁场能够达到的最大磁场强度变化率，通常用单位长度内磁场强度的改变量来衡量（图 7-12），单位是毫特斯拉/米（mT/m）。对应公式为：梯度场强（mT/m）= 梯度场两端的磁场强度差值（mT）/梯度场有效长度（m）。

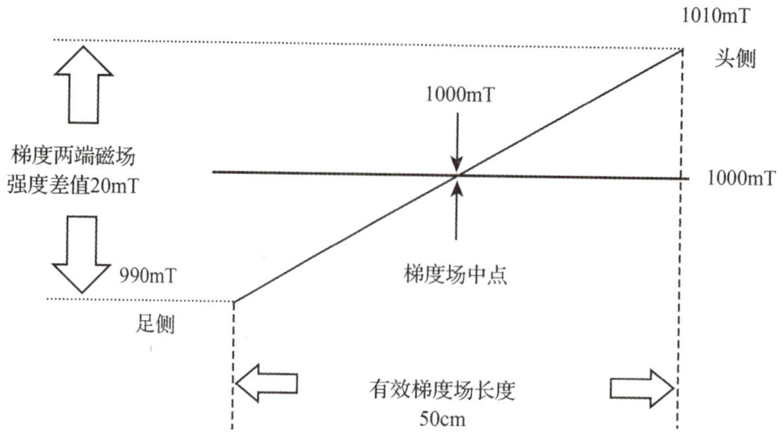

图 7-12　梯度强度

在图 7-12 中，主磁场场强为 1.0T（1000mT），沿 z 轴方向施加梯度场，梯度场的有效长度为 50cm（0.5m），这时头侧的磁场强度上升到 1010mT，足侧磁场强度下降到 990mT，梯度线圈中心的位置磁场强度保持 1000mT，梯度场有效长度两端磁场强度差别为 20mT。梯度场强 = 20mT÷0.5m = 40（mT/m）。

较高的梯度强度可以实现更薄的成像层面选择。例如，在对脑部微小血管进行成像时，需要较高的梯度强度来精确选择血管所在的薄层面，以获取清晰的血管图像。同时，它还能加快扫描速度，这是因为在频率编码和相位编码过程中，较强的梯度磁场可以使质子的频率和相位变化更快，从而缩短编码时间。

（二）梯度切换率及爬升时间

梯度切换率用于衡量在单位时间与单位长度范围内，梯度磁场强度的变化情况。其度量单位一般为每毫秒每米长度内磁场强度变化的毫特斯拉量［mT/（m · ms）］，也可以用每秒每米长度内磁场强度变化的特斯拉量［T/（m · s）］来表示。

图 7-13 为梯度线圈通电后，梯度场强度从零逐渐升高，经过一定的时间后（爬升时间）到达了最大值并持续一段时间，在关闭电源后梯度场强逐渐减少至零。其中，梯度切换率 = 梯度场强/爬升时间，切换率越高表明梯度磁场变化越快，爬升时间越短。

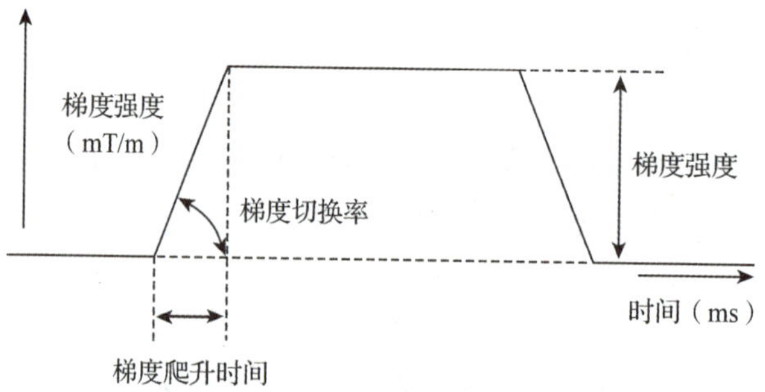

图 7-13　梯度切换率及爬升时间

快速的梯度切换率对于快速成像序列至关重要。在心脏磁共振成像中，心脏的搏动是一个快速动态的过程，需要高的梯度切换率来在短时间内采集足够多的图像数据，从而捕捉心脏搏动过程中的详细信息。例如，为了获取清晰的心脏电影图像，梯度切换率可能需要达到 200T/（m·s）左右。此外，高梯度切换率还能减少运动伪影，因为它可以在物体运动的短时间内完成成像，降低由运动导致的图像模糊。

需要明确的是，梯度磁场发生急剧变动时，会在一定程度上影响人体，尤其容易引发周围神经刺激。所以，并非梯度磁场场强和切换率越高就越好，为保障人体安全，必须将其控制在一定的范围之内。

（三）梯度线性度

梯度线性度是衡量梯度场平稳性的指标，反映了梯度磁场在其作用范围内的线性变化程度，通常用磁场强度的实际变化偏离理想线性变化的程度来衡量。良好的梯度线性度可以确保准确的空间定位。在磁共振成像中，质子的空间位置是通过梯度磁场的线性变化来编码的。如果梯度线性度不好，会导致空间定位不准确，图像就会出现几何畸变。例如，在对脊柱进行成像时，若梯度线性度差，可能会使脊柱的形状在图像中出现扭曲，影响对脊柱结构的观察和病变的诊断。

（四）均匀容积

均匀容积又称为梯度系统的有效容积（图 7-14），是指梯度线圈所包含的能够满足一定线性要求的空间区域，也就是说，梯度系统是有一定大小范围的，受到梯度线圈形状和几何尺寸的限制，其有效梯度的范围一般只限于磁体中心的附近区域，与主磁场的有效容积同中心，该区域外梯度的均匀性变差，这就是扫描技师平常摆位时一定要把定位线定位在扫描部位中心的原因。

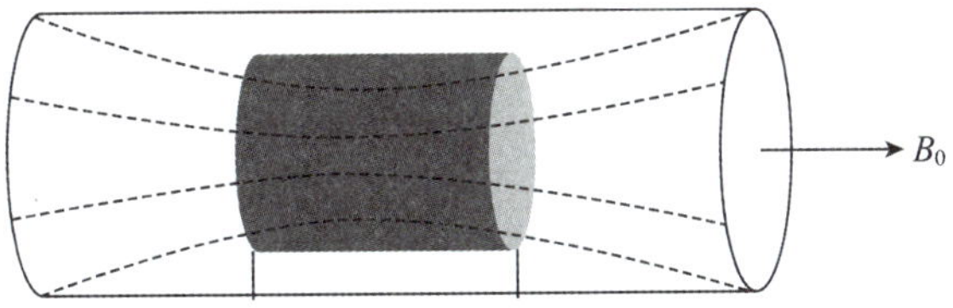

图 7-14 有效容积

磁体中心区域，主磁场相对均匀，并且梯度场也有一定的范围，二者叠加在中心区域，有利于获得较好的均匀磁场。

四、双梯度系统

磁共振双梯度系统是在传统单梯度系统的基础上发展而来的一种先进技术。它主要包含两套梯度线圈和相关的梯度放大器、控制器等组件。这两套梯度系统可以协同工作，也可以根据不同的需求单独运行。例如，在一些高场强的磁共振设备中，双梯度系统能够更好地应对复杂的成像任务。

两套梯度线圈分别负责不同的功能。一般来说，其中一套梯度线圈主要用于常规的成像任务，如产生在三个轴向（x、y、z）上的线性梯度磁场，以实现层面选择、频率编码和相位编码等基本成像操作。而另一套梯度线圈可能具有特殊的设计目的，比如用于产生更高强度或者更快速切换的梯度磁场。

微课：射频系统

第四节　射频系统

MRI 技术的机制涉及能量的交换，其中外源性能量与人体相互作用，对人体组织施加特定影响。MRI 技术通过记录这一能量交换过程，来揭示人体组织的某种信息。在这一过程中，射频发射系统负责提供所需的外源性能量。同时，为了监测这一能量交换，需要一个专门的装置——信号接收系统，它由线圈接收装置构成。射频发射系统与信号接收系统共同构成了磁共振成像中的射频系统（图 7-15）。

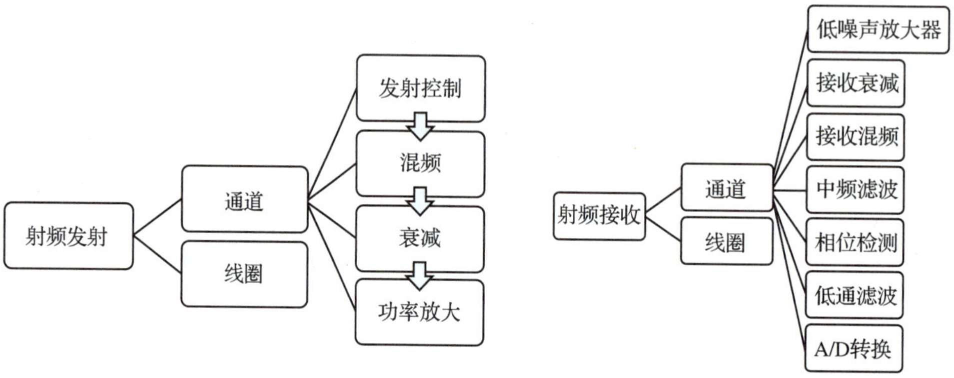

图 7-15　射频系统结构

一、射频线圈概述

在 MRI 技术里，发射/接收线圈的功能与广播和电视所使用的发射、接收天线有相似之处，却又存在明显差异。广播、电视的发射地与接收地常常相距甚远，距离可达数千公里。在这种情况下，接收天线处于发射电磁波的远场范围。发射天线与接收天线之间通过行波耦合来实现信号传输。此时，行波的波长与发射地和接收地之间的距离相比，显得非常小。同时，行波的电场特性和磁场特性同等重要，二者在信号传输过程中都发挥着关键作用。

在 MRI 领域，情况却不相同。射频线圈与人体组织间的距离，相较于电磁波的波长而言极小，接收线圈处于被接收的 MRI 信号的近场区域内。这一特殊情况使得发射与接收过程并非广播、电视那样通过行波耦合，而是依靠驻波耦合。值得注意的是，驻波的电磁能量几乎全部以磁场能量的形式呈现。

鉴于上述特性，MRI 信号的接收及射频激励无法照搬广播、电视所采用的电耦合线状天线。其必须使用磁耦合的环状天线，也就是平常所说的射频线圈，以此满足 MRI 系统在信号处理方面的特殊需求。

从传统意义上讲，线圈是由一系列连接起来的同心圆环或螺旋形导线所构成。MRI 的射频线圈虽有多种不同的形式，但它们的核心功能始终围绕着两个方面：一是建立射频场，从而激发自旋系统产生磁共振现象；二是接收自旋系统在弛豫过程中所产生的 MRI 信号，这两大功能对于整个 MRI 成像过程的顺利开展起着不可或缺的关键作用。

二、射频线圈的分类

（一）按功能分类

射频线圈按不同功能分为发射线圈、接收线圈及接收一体化线圈。

发射线圈的主要作用是发射射频脉冲，使人体组织中的氢质子发生共振。它能够产生均匀的射频磁场，确保组织被均匀激发。

接收线圈的核心功能是高灵敏度地检测人体组织在射频脉冲激发后释放出的极其微弱的核磁共振（NMR）信号。其性能直接决定了最终图像的信噪比（SNR）和空间分辨率。通常紧贴目标成像部位（如头部、关节、脊柱或体表）。

发射接收一体化线圈（Transmit/Receive Coils，T/R Coils）又称为T/R线圈，是将射频脉冲发射与磁共振信号接收功能高度集成于单一线圈结构或紧密耦合的线圈单元中的类线圈。相较于分离的发射线圈（如体线圈）和接收线圈，因其独特的设计和应用方式，T/R线圈在局部成像和高场强应用更具优势。

（二）按作用范围分类

按射频线圈作用范围可将其分为容积线圈、表面线圈、相控阵线圈、体腔内线圈等。

1. 容积线圈　分为全容积及部分容积线圈。全容积线圈能够覆盖较大的人体区域，是一种环绕整个或大部分成像部位的线圈。它的形状一般是圆柱形或类似形状，如体线圈通常是围绕人体躯干部位的大型线圈。适用于对全身或较大身体区域的成像，如胸部、腹部和盆腔联合扫描，能够在一次扫描中获取多个器官的大致信息，但对于局部细节的显示可能不如一些小范围线圈。部分容积线圈是由全容积线圈及表面线圈相结合形成的线圈，这类线圈一般会有两个或者两个以上的成像平面。

容积线圈常见的形状主要有螺旋线形、鞍形和鸟笼形三种（图7-16）。由于质子只有在射频场的方向与静磁场方向相互垂直时，才能够被成功激励，所以在实际应用中，不同形状的容积线圈适配不同类型的磁体。

例如，鞍形线圈常常被应用于超导磁体，因为超导磁体需要让静磁场与线圈检查孔径方向保持一致，这样才能满足质子激励的条件。而螺旋线形线圈，则适用于静磁场方向与人体轴线方向垂直的磁体，永磁体便是这类磁体的典型代表，通过使用螺旋线形线圈，能够有效实现对质子的激励。

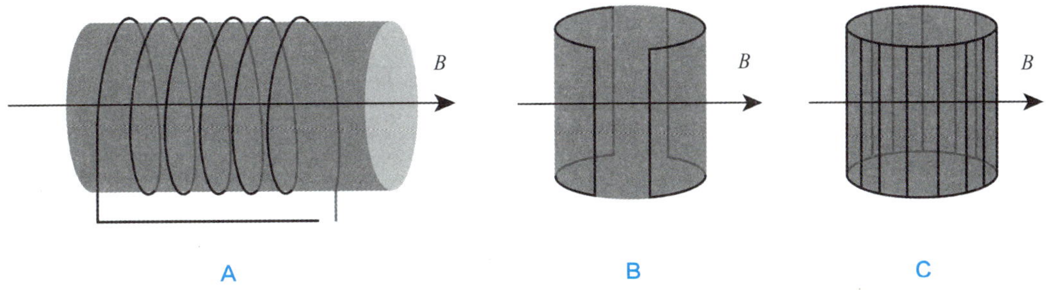

图7-16　三种容积线圈结构示意图

A. 螺旋线形线圈；B. 鞍形线圈；C. 鸟笼形线圈

2. 表面线圈 表面线圈通常是扁平状的，放置在人体表面靠近成像部位。它可以是柔性的，以便更好地贴合人体曲线，如一些用于脊柱成像的表面线圈可以沿着脊柱的生理弯曲进行放置。

表面线圈是射频线圈设计的基本形式，通常由单个导电回路组成。表面线圈提供靠近线圈的强信号，在那里与身体的耦合更强，信号随距离线圈的远近而减小。较小的表面线圈具有较强的近端信号，其衰减速度比较大的线圈快。

在工作过程中，表面线圈主要接收来自靠近其放置表面的组织信号，对浅表组织成像效果较好。其发射的射频磁场主要集中在贴近其表面的区域，使该区域组织产生共振。对于身体浅表结构的成像非常有效，如皮肤、皮下组织、肌肉浅层部分等。

此外，表面线圈比容积线圈具有更高的信噪比，表面线圈通常只用作接收线圈而不用作发射线圈，因为它会产生不均匀的射频场，这会引起射频翻转角的空间变化，从而导致图像信号和对比度的变化（图 7-17）。

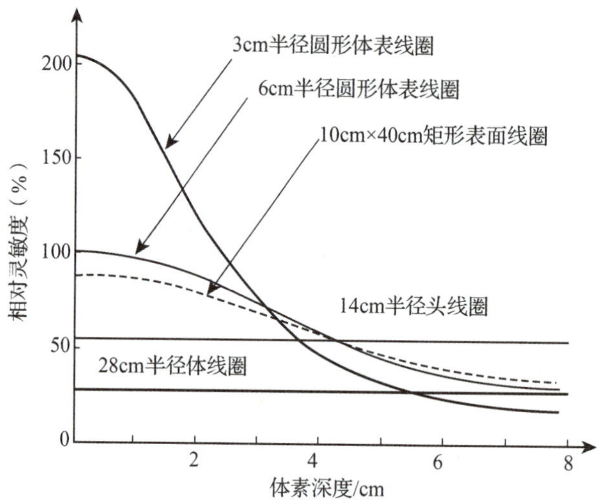

图 7-17 表面线圈及其信号随深度变化

3. 相控阵线圈 相控阵线圈由多个小表面线圈单元构成（图 7-18）。得益于表面线圈的噪声滤波特性，相控阵线圈既能拥有小表面线圈的高信噪比优势，又能借助多个单元实现较大的覆盖区域。不过，大量采用较小的线圈单元并非毫无弊端。一方面，这会导致成本上升；另一方面，当线圈单元尺寸过小，线圈电子器件的电阻将在总电阻中占据主导地位，致使噪声滤波效果大打折扣，这也限制了小阵列线圈中线圈单元的最大数量。

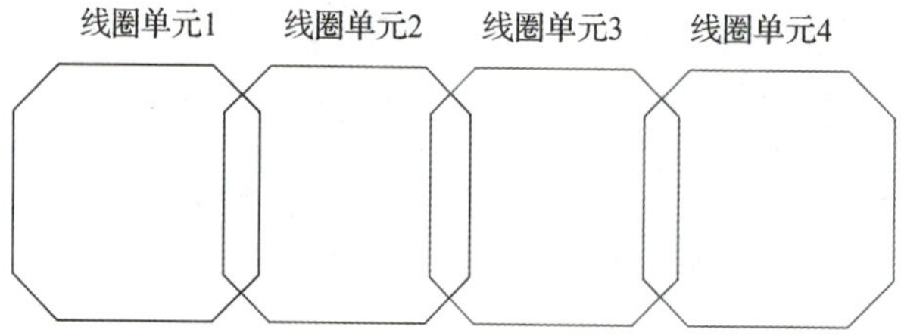

图 7-18 相控阵线圈

在相控阵线圈的设计过程中，还需关注线圈之间的电磁耦合问题。在电磁学领域，线圈之间的耦合关系一直是关键问题。人们发现，通过合理控制线圈间隔，能够有效降低耦合程度。然而，当面临线圈排列紧密的情况时，想要精确控制次级线圈间的耦合就变得极为困难。这一挑战凸显了线圈布局与几何结构设计的重要性。

面对复杂的信号环境，为有效排除各类信号干扰，研发人员不断探索创新，推出了新一代拓扑相控阵线圈。这种新型线圈采用了独特的设计思路，通过将不同大小的表面线圈进行高密度叠加组合，有望进一步提升相控阵线圈的信噪比，为相关领域的技术发展带来新的突破，从而为 MRI 技术带来更优质的图像效果与更精准的诊断依据。

4. 体腔线圈 磁共振体腔线圈是一种专门用于对体腔内器官进行成像的特殊线圈。它的结构设计主要是为了能够进入人体体腔内部，如直肠、阴道、食管等部位。一般来说，体腔线圈呈细长形状，具有合适的直径和长度，以方便插入相应的体腔。其材质通常是柔软的，以减少对体腔黏膜的损伤，并且在表面会进行光滑处理。例如，直肠线圈可能会有一个逐渐变细的头部，便于插入直肠，同时在外部有一定的连接装置，用于传输信号。

（三）按极化方式分类

常用的线圈按其极化方式的不同可分为圆形极化和线性极化两种方式。

1. 圆形极化线圈 能够在各个方向上均匀地激发质子，因为其旋转的磁场矢量在每个瞬间都有不同方向的分量，使得组织中的质子无论其空间取向如何，都能被有效激发。在接收信号时，圆形极化线圈也能够更加全面地接收来自各个方向的信号，减少了由于组织各向异性导致的信号丢失。

2. 线性极化线圈 在射频磁场的产生过程中，其磁场矢量是沿着一条直线方向进行振荡的（图 7-19）。由于其磁场矢量和信号接收的方向性，线性极化线圈在特定方向上表现出较好的性能。例如，在与磁场矢量振荡方向一致的组织区域，信号的激发和接收相对有效。但对于垂直于该方向的组织区域，其效果可能会大打折扣。这就导致在成像时，如果组织的结构和质子分布在不同方向上差异较大，可能会出现信号不均匀的情况。相比其他复杂极化方式的线圈，线性极化线圈的结构较为简单。其线圈的绕制方式通常较为直接，没有复杂的绕组结构和额外的电磁元件。这使得线性极化线圈在制造工艺上相对容易，成本也较低。

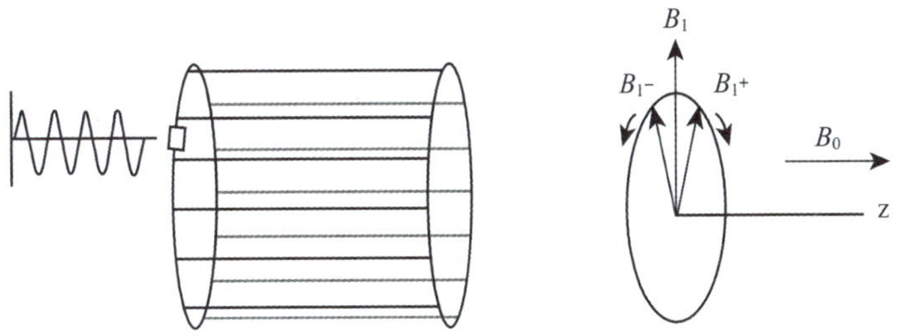

图 7-19 线性极化线圈

三、射频线圈的主要技术指标

射频线圈的主要技术指标有灵敏度、信噪比、均匀性、品质因数等。

1. 灵敏度 是指射频线圈接收微弱磁共振信号的能力。在磁共振成像过程中，人体组织产生的磁共振信号非常微弱。因此，线圈的灵敏度至关重要，线圈的尺寸、形状、匝数及与成像物体的距离等因素都会影响灵敏度。

2. 信噪比 是指信号强度与噪声强度的比值。在磁共振成像中，高信噪比意味着图像质量更好，因为信号中的有效信息能够更清晰地从噪声背景中分离出来。除提高线圈的灵敏度来增加信号强度外，还可以通过降低噪声来提高信噪比。例如，采用高质量的线圈材料和先进的屏蔽技术可以减少外部电磁干扰，从而降低噪声。同时，优化线圈的设计，如采用相控阵线圈等技术，也可以提高信噪比。

3. 均匀性 是指射频线圈在其工作区域内产生的射频磁场或接收信号的一致性程度。在发射射频脉冲时，均匀的射频磁场能够使成像区域内的组织质子均匀地产生共振，通常用磁场强度的变化百分比来衡量均匀性。为了提高均匀性，可以采用特殊的线圈设计，如使用多层绕组结构或特殊的磁场校正装置。同时，优化线圈的几何形状，使其更符合成像区域的形状，也有助于提高均匀性。例如，对于圆柱形的成像区域，采用圆柱形的线圈并合理设计其内部绕组分布，可以有效地提高射频磁场的均匀性。

4. 品质因数 是射频线圈的一个重要参数，它反映了线圈的储能特性和损耗特性。Q 值等于线圈的电感抗与电阻的比值，较高的 Q 值表示线圈的储能能力较强，损耗较小。在磁共振成像中，高 Q 值的线圈在发射射频脉冲时能够更有效地将能量传递给组织，在接收信号时也能够更好地将信号能量转换为电信号。线圈的材质、尺寸、匝数等因素都会影响 Q 值。例如，使用高导电性的材料制作线圈可以降低电阻，从而提高 Q 值。但是，Q 值过高也可能会带来一些问题，如在某些情况下容易引起射频脉冲的过冲或振铃现象。因此，在实际应用中，需要根据具体的成像要求和设备特性来合理调节 Q 值。

四、射频线圈等效电路

在特定场强的 MRI 设备中，依据拉莫尔方程计算得出的频率是射频发射线圈实现共振的关键所在。那么，如何确保发射线圈所发射电磁波的频率精准契合拉莫尔频率呢？这就需要借助由电感、电容与电阻构建而成的谐振电路来达成。所谓谐振电路，即在由电感、电容和电阻组成的交流电路里，当感抗与容抗相互等值时，整个电路便呈现纯电阻的特性（图 7-20）。而此电路的振荡频率，恰是由电路中的电感与电容共同决定，通过对电感和电容参数的合理调配，便能使发射线圈的发射频率与拉莫尔频率相匹配，从而满足 MRI 设备对于射频发射的核心要求，为后续精准成像奠定坚实的基础。

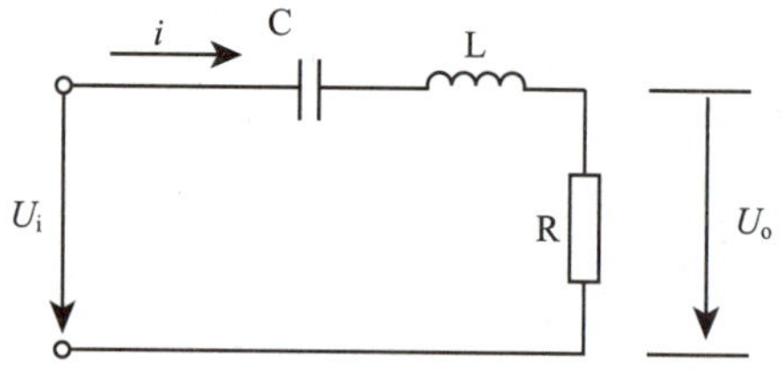

$$\omega=\frac{1}{\sqrt{LC}}$$

$$f=\frac{1}{2\pi\sqrt{LC}}$$

图 7-20　由电感、电容和电阻所构成的交流电路

图中，L 为线圈回路的电感，C 为线圈回路电路中的等效电容，当感抗和容抗相等时该电路具有谐振电路的属性，此时该电路的谐振频率为 $1/2\pi\sqrt{LC}$。

在磁共振成像过程中，发射线圈产生的射频场会在接收线圈中产生高电流，导致射频的不均匀性，从而可能导致线圈附近的带状图像出现伪影和整体信号损失。更重要的是，感应电流可以产生射频加热，这可能导致线圈损坏和患者烧伤。因此，每个接收线圈需要与发射线圈解耦。该解耦电路由有源和无源失谐电路组成。有源失谐电路由直流电压激活，使其二极管正向偏置；无源失谐电路由 B_1 场的感应电压激活，在有源失谐电路失效时起后备保护作用。

前置放大器是位于线圈环路末端的电子元件，用于在数字化之前放大 MRI 信号（通常以毫伏为单位）。对于相控阵线圈，前置放大器还有另一个重要的作用，那就是减少线圈单元之间的电感耦合。具有低输入阻抗（通常约 2Ω）的前置放大器构成并联 LC 谐振电路的一部分，以产生高阻抗，减少线圈回路中的电流，从而减少线圈单元之间的信号耦合和噪声电压传递。这一点很重要，因为线圈单元之间的电感耦合可能会降低信噪比，并影响并行成像性能。

射频接收线圈作为成像过程中专门负责接收信号的关键部分，本质上是一个由电感、电容和电阻共同构成的交流电路。当电路中的感抗与容抗达到相等状态时，便构建起了谐振电路，其谐振频率取决于电感和电容的具体参数。通过精确调整，将该频率精准调谐至拉莫尔频率，就能有针对性地接收相应的磁共振信号。

射频接收线圈存在多种类型，既可以是单纯的接收线圈，比如表面线圈和相控阵线圈，它们专注于高效地接收信号；也有兼具发射与接收双重功能的发射、接收一体化线圈，如大体线圈及正交头、膝关节线圈等。在实际的射频激发环节中，系统会针对所连接的接收线圈开展偏压失谐操作，它能够有效防止接收线圈对射频脉冲进行吸收。一旦这个失谐过程出现异常故障，将会致使扫描工作无法正常推进。

在扫描进程里，系统对所连接线圈实施主动失谐，这样做既能避免接收线圈因接收过强的射频脉冲而遭受损坏，又能防止射频脉冲能量被接收线圈大量吸收，从而保障对组织的激发作用不受削弱。不过，在多通道相控阵线圈扫描时，偶尔可能会出现个别通道无法完全失谐的状况，这将会导致相应区域的组织无法得到充分激发，最终致使图像信号强度降低，对成像质量产生不利影响（图 7-21）。

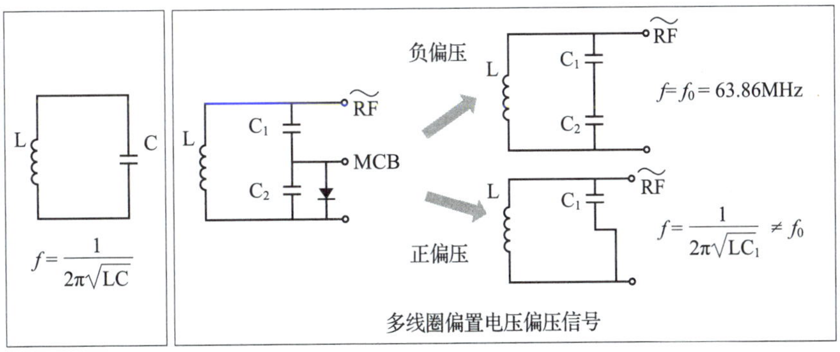

图 7-21　线圈在扫描中如何实现变频示意

五、射频脉冲发射单元

射频脉冲发射单元是 MRI 系统中的关键组成部分。它的主要功能是产生并发射射频脉冲，这些射频脉冲能够激发被成像物体（通常是人体组织）中的氢原子核，使其产生共振，这是磁共振成像的第一步。射频脉冲发射单元就像一个能量源，为整个成像过程提供动力。如果没有精确、合适的射频脉冲发射，后续的信号接收和图像重建都无法正常进行，所以它对获得高质量的 MRI 图像起着至关重要的作用。射频发射单元由射频振荡器、频率合成器、滤波放大器、波形调制器、终端匹配网络及发射线圈等组成（图 7-22）。

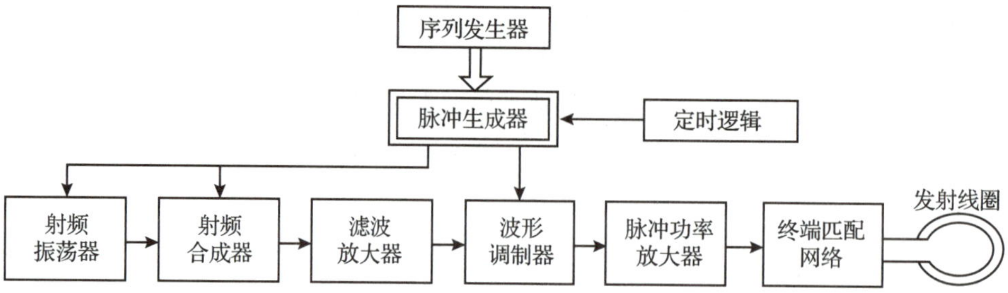

图 7-22　射频发射单元

（一）射频振荡器

射频振荡器是产生射频信号的核心部件。它能够根据预设的频率产生稳定的射频振荡信号，这个频率是基于拉莫尔频率来确定的。频率稳定性是射频振荡器的关键性能指标。因为任何频率的微小波动都可能导致质子共振不完全或不均匀，从而影响成像质量。为了保证频率稳定，射频振荡器通常采用高精度的晶体作为频率控制元件，其频率稳定度可以达到百万分之一甚至更高。

（二）频率合成器

频率合成器主要用于产生精确、稳定且可调节的射频频率。它通过对射频振荡器产生的基础频率进行倍频、分频、混频等操作，来获得所需的多种射频频率。

（三）滤波放大器

滤波放大器在射频发射单元中的主要作用是增强射频信号的功率。射频振荡器产生的信号功率通常较低，不足以有效地激发人体组织中的氢原子核产生共振。放大器通过对输入的射频信号进行放大，将其功率提升到能够满足成像需求的水平。工作过程为脉冲序列所需要的脉冲波形经过数模转换为模拟电流信号并传递给射频放大器，射频放大器对该模拟电流进行整合放大，然后再将电流输入相应的射频发射线圈。

射频功率是评估射频放大器的一项关键指标。在 MRI 领域，滤波放大器的功率为数十个千瓦的量级。在射频激发进程中，其瞬间功率有可能飙升，然而，实际上仅有极其微小的一部分功率最终转化为磁共振信号，绝大部分射频能量被人体吸收并转化成热能，这便引发了广为人知的特异性吸收值的问题。

滤波放大器的功率大小直接关联到达到相同射频场强度所需的工作时长。功率强劲的滤波放大器能够在较短时间内达成所需的射频脉冲翻转角，此特性对于加快成像速度、缩减回波间隔及获取更为卓越的极限参数均具备重要价值。不过，鉴于射频吸收所衍生的特异性吸收值问题，可运用的射频功率必然会受到相应的限制。

（四）波形调制器

波形调制器负责对射频信号的波形进行调制，以产生各种不同形状和特性的射频脉冲。在 MRI

系统中，常用的射频脉冲形状有矩形脉冲、sinc 脉冲、高斯脉冲等。波形调制器通过控制脉冲的幅度、宽度、相位等参数来实现不同的波形调制。

（五）终端匹配网络

终端匹配网络主要用于实现发射单元与发射线圈之间的阻抗匹配。在射频信号传输过程中，发射单元的输出阻抗和发射线圈的输入阻抗需要匹配，以确保射频信号能够高效地从发射单元传输到发射线圈。如果阻抗不匹配，会导致信号反射，降低信号传输效率，甚至可能损坏设备。终端匹配电路通过调整电路中的电感、电容等元件，使发射单元和发射线圈之间的阻抗达到共轭匹配状态。

六、射频脉冲接收单元

射频接收单元在 MRI 系统中发挥着关键作用。其主要任务是捕捉人体产生的磁共振信号，随后对这些信号进行一系列精细处理，包括放大、混频、滤波、检波及模/数转换等，完成处理后，再将信号传送到数据采集单元。该单元由多个关键组件构成，包括接收线圈、前置放大器、混频器、相敏检波器、低通滤波器和模/数转换器等（图 7-23）。

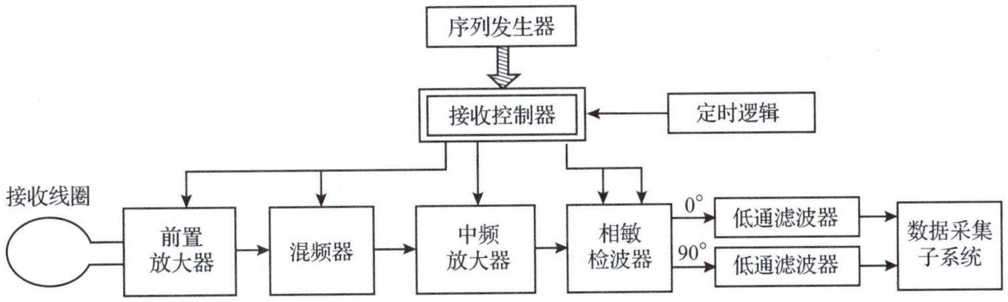

图 7-23 射频接收单元

（一）前置放大器

前置放大器是射频脉冲接收单元的第一个关键部件。人体组织发出的磁共振信号非常微弱，一般在微伏（μV）级别，前置放大器的作用就是在信号刚刚进入接收单元时，对其进行初步放大。它通常放置在靠近接收线圈的位置，以减少信号传输过程中的损耗。

（二）混频器和相敏检波器

FID 信号在经过前置放大器的放大处理后，会抵达混频器。在这一过程中，为了切实提升射频前置放大器的灵敏度及稳定性，通常会采用外差接收的方式。具体而言，就是让信号与本机振荡频率进行混频操作，从而产生一个中频信号。这一过程相当于把射频信号的高频率转换为较低的中间频率，和广播电台信号在收音机里的调频过程极为相似。产生的中频信号，后续会经由中频放大器做进一步的放大，然后被传送到相敏检波器。

相敏检波，也被称为正交检波。相敏检波电路对于频率和相位都不同的信号，具备极高的选择性，这使得它能够获得较高的信噪比。在磁共振成像里，磁共振信号涵盖了成像体素的所有空间位置信息。在射频脉冲序列的激发与信号读出阶段，梯度脉冲会分别进行频率编码和相位编码。如此一来，信号的频率和相位特性，实际上就代表了体素所处的空间位置。为了在后续图像重建时，能够精准还原体素的空间信息，在信号采样之前，就必须借助硬件手段，将频率和相位信息加以区分。这正是在磁共振成像系统中采用相敏检波器的根本原因。

检波电路的功能一般是把交流信号转换为脉动的直流信号，输出信号的幅值与交流信号的幅值成正比。在 MRI 设备的射频接收系统里，通常会运用两个相敏检波电路来开展相位检测工作。由射频接收控制器产生的两个电压，分别被馈入这两个相敏检波电路的输入端，这两个电压与信号之间存在特定的相位差。通过这种方式，在输出端能够分别获取质子群的静磁化强度矢量 M_0 的实部（M_x）和虚部（M_y）信号。需要注意的是，这两个检出信号的幅值，分别与输入信号的振幅和相位成正比。接着，M_x 和 M_y 信号会分别经过两个低通滤波器。这两个低通滤波器的作用是滤除信号中混杂的交流成分。经过滤波处理后的信号，会直接被传送到信号采集系统的模数转换器（ADC）中，进行数字化转换。综上所述，全数字化射频系统的应用，有效地避免了高频噪声进入信号频谱，从而极大地提升了信号的质量与稳定性，为 MRI 设备的精准成像提供了有力保障。

（三）模/数转换器

模/数转换器（analog-digital converter，ADC）是将模拟信号转换为数字信号的关键部件。在射频脉冲接收单元中，经过前面一系列处理后的模拟信号需要转换为数字信号，才能被计算机系统进行进一步的处理和图像重建。模/数转换器的分辨率和采样率是两个重要的性能指标。分辨率决定了能够表示信号幅度的精度，例如，一个 12-bit 的模/数转换器能够将信号幅度分为 $2^{12}=4096$ 个等级；采样率则决定了对信号的采样频率，根据奈奎斯特采样定理，采样率至少应该是信号最高频率的两倍，以确保能够完整地恢复信号。

（四）低通滤波器

在射频接收系统中，低通滤波器主要用于过滤信号，只允许低频信号通过，同时抑制高频信号。低通滤波通过去除高频干扰信号，能够显著提高射频接收系统的信噪比。在没有低通滤波的情况下，高频干扰信号会与有用的低频信号一起被放大和处理，导致信号中的噪声成分增加。经过低通滤波后，高频噪声被滤除，信号中的有用信息更加突出，从而提高了信噪比。

第五节　计算机与图像重建系统

微课：计算机及图像重建系统

一、计算机系统

MRI 设备的计算机系统就像一个“大脑”，指挥着设备的各个部分协同工作。它通过复杂的软件程序控制射频脉冲的发射单元，精确地设定射频脉冲的频率、强度、脉冲形状和发射时间等参数。例如，在进行脑部 MRI 扫描时，计算机根据预设的扫描序列（如 T_1 加权像、T_2 加权像等）发送指令，让射频脉冲发射单元产生合适的射频脉冲去激发脑组织中的氢原子核。

同时，计算机还控制梯度磁场系统，调整梯度磁场的强度和方向，以实现对空间位置信息的编码。计算机系统负责从射频脉冲接收单元采集磁共振信号数据。这些信号非常微弱且包含大量的信息，计算机需要对其进行高速、精确的采集。在采集过程中，计算机要确保数据的完整性和准确性。采集到的数据随后会进行一系列复杂的处理，包括信号的放大、滤波、解调等操作。例如，计算机通过模/数转换器将接收到的模拟信号转换为数字信号，然后运用数字信号处理技术，如快速傅立叶变换等，对信号进行频谱分析和处理，提取出有用的信息，如组织的弛豫时间、信号强度等。

在 MRI 系统中，计算机（包括微处理器）的应用非常广泛，各种规模的计算机、单片机、微处理器等构成了 MRI 系统的控制网络。计算机系统作为 MRI 设备的指令和控制中心，具有数据采集、处理、存储、恢复及显示等功能，还能进行扫描序列参数的设定及提供 MRI 设备各单元的状态诊断数据。

（一）主计算机功能及构成

主计算机，也被称为主控计算机或中央计算机，其核心功能在于管控用户与 MRI 设备各子系统之间的通信连接，并通过运行扫描软件，全方位满足用户的各类应用需求。具体而言，主计算机具备扫描控制、患者数据管理、图像归档、图像评价及机器维护或自检等一系列功能。

主计算机系统由多个关键部件构成，其中包括主控计算机、控制台、图像显示器、磁盘存储器、光盘存储器、网络适配器，以及与射频系统相连的接口部件等。当下，主计算机普遍采用高性能的微型计算机。

控制台一般由键盘、显示器和鼠标组合而成，作为人机交互的关键媒介，发挥着重要作用。无论是下达控制命令、录入患者资料、选择扫描序列和定义参数，还是进行图像的归档与输出、开展机器测试等操作，都需要借助特定的操作界面，将相关指令传达给计算机。在 MRI 系统中，通常选用医学专用的高分辨率（2M 以上）发光二极管或液晶显示器。

（二）主控计算机中的软件

运行 MRI 设备主控计算机上的软件，分为系统软件和应用软件。系统软件是计算机运行的基础，包括操作系统、数据库管理系统和常用例行服务程序。操作系统管理硬件与软件资源；数据库管理系统存储患者数据和图像；常用例行服务程序辅助日常任务，如系统监控、故障诊断等。

应用软件则直接服务于用户的特定需求。其中，MRI 软件控制扫描，生成高质量图像；影像后处理软件对图像进行优化、分析；各功能软件包，满足患者数据管理、图像归档等需求。

二、图像重建系统

（一）MR 信号数据处理

从射频系统 A/D 转换器输出的 MR 信号数据，无法直接用于图像重建，还需进行一系列简单处理，其中涵盖了传送驱动、数据字的拼接，以及重建前的预处理等环节。未经处理的 MR 数据，即模/数转换器数据，会先进行拼接，在此过程中整合控制信息，转变为测量数据。随后，测量数据经过预处理，得到 MR 原始数据。最终，通过对原始数据进行重建操作，便能获得所需的图像。

（二）图像重建

图像重建本质上是对数据开展高速数学运算。鉴于其涉及的数据量庞大，运算量也极为繁重，当前的图像处理器普遍采用图像阵列处理器来完成图像重建工作。图像阵列处理器一般包含多个关键组成部分。其中，数据接收单元负责接收相关数据，高速缓冲存储器用于临时存储数据，以提升数据读取速度。数据预处理单元对接收的数据进行初步处理，为后续运算做准备。算数和逻辑运算部件承担着具体的数学运算和逻辑判断任务，控制部件则统筹协调各部件的工作，确保整个处理过程有序进行。直接存储器存储通道方便数据在存储器和其他部件之间快速传输，傅立叶变换器在图像重建中发挥着核心作用。

图像重建的运算核心主要是快速傅立叶变换。在当下的高速图像处理器中，其运算速度极为惊人，每秒能够完成几百幅甚至几千幅图像的重建工作，极大地提高了图像获取的效率，为后续的医学诊断等应用提供了有力支持。

第六节　磁共振系统的磁兼容性与屏蔽技术

MRI 设备依赖稳定且均匀的强磁场来实现对人体组织的成像。外部环境中的各种电磁干扰源，如附近的电机、电梯、无线电发射设备等，会对 MRI 设备的磁场产生干扰。这些干扰可能导致图像出现伪影，降低图像质量。同时，强大的磁共振主磁场会对周围的电子设备产生影响，周围环境中的金属物体也可能会被磁场吸引，从而对设备本身造成损坏。磁场屏蔽可以避免这些情况的发生，保障 MRI 设备的正常运行和使用寿命。

一、磁场与环境的相互影响及测量指标

（一）磁场对环境的影响

MRI 磁体产生的边缘磁场达到一定程度时，就可能干扰周围环境中磁敏感性强的设备，使其不能正常工作。散杂的磁场线对机械型的仪器和仪表（如钟表、照相机等）、磁记录装置（如磁卡、摄像机及计算机磁盘驱动器等）、体内植入物（如心脏起搏器、离子泵等）及有电真空器件和光电耦合器件的设备（如显示器、示波器、心电监护仪、数字减影血管造影和 CT 等）均有一定的影响，在安装使用这些医疗设备时应该考虑所能允许的最大磁场强度及距磁体中心的最小距离，这种影响通常在 5 高斯线内区域非常明显，而在 5 高斯线以外区域逐渐减弱，MRI 设备的 5 高斯线处应设立醒目的警告标志。

（二）环境对磁场的影响

MRI 设备主磁场的均匀性，对 MR 图像质量起着决定性的保障作用。而磁体周围环境一旦发生变化，磁场的均匀性与稳定性便会受到影响。磁场干扰（源）主要可划分为静干扰和动干扰这两大类别。建筑物内的钢梁、钢筋这类铁磁性加固物，以及其他类似的建筑材料，都属于静干扰的范畴。为

有效降低静干扰的影响，在 MRI 系统的场所设计初期，就必须对建筑物的所有墙壁、地面、墙柱及磁体基座等结构中钢材的使用量进行严格的限制。至于动干扰，指的是移动或变化的磁场干扰源。像移动的铁磁性物体，比如轮椅、小汽车等，还有能够产生交变磁场的装置，例如变压器等，都属于此类。它们对磁场的影响程度，主要取决于自身重量、与磁体的距离远近，以及交变磁场的强弱。

（三）测量指标——等高斯线

等高斯线是指在磁场空间中，磁场强度数值相等的点所连成的曲线。在 MRI 领域，等高斯线用于描述 MRI 设备周围磁场强度的分布情况。例如，在一个典型的 1.5T MRI 设备周围，距离磁体中心不同位置处的磁场强度是不同的，等高斯线可以直观地展示出哪些位置的磁场强度达到了某一特定高斯值，如 5 高斯线、10 高斯线等。它就像是地图上的等高线一样，等高线表示相同的海拔，而等高斯线表示相同的磁场强度（图 7-24）。

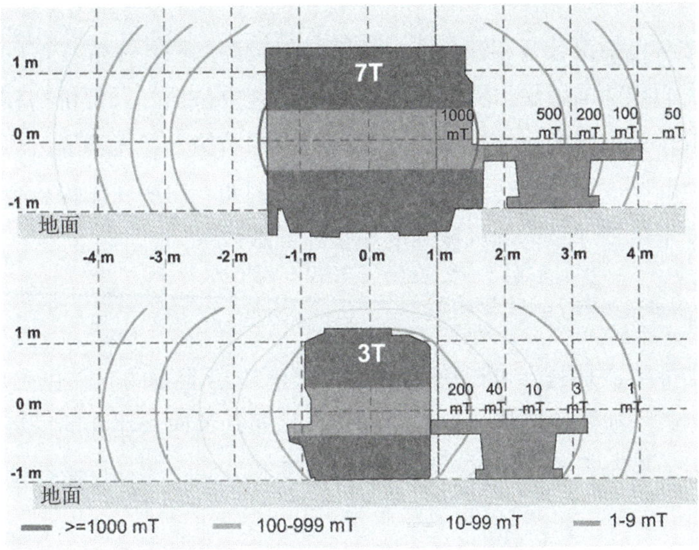

图 7-24　两种磁体的 5 高斯线范围示意

等高斯线对于确定 MRI 设备安装位置和周围安全区域至关重要。因为 MRI 设备的强磁场会对周围的人员和设备产生影响，尤其是对带有金属植入物的人员可能造成严重伤害。通过绘制等高斯线，可以明确划分出不同磁场强度的区域。例如，一般规定 5 高斯线以内为高风险区域，在这个区域内，不允许带有心脏起搏器等铁磁性植入物的人员进入，以确保患者和医护人员的安全。这有助于合理规划 MRI 机房的布局，设置警示标识，限制人员和设备的活动范围。测量等高斯线需要使用高精度的磁场强度测量仪，如高斯计。在测量时，将高斯计的探头放置在 MRI 设备周围的不同位置，记录下每个位置的磁场强度值。为了获得准确的等高斯线，需要在三维空间中进行大量的测量点采样，包括水平方向、垂直方向及其他不同的角度。

了解等高斯线的分布有助于评估 MRI 设备与周围其他医疗设备或电子设备的兼容性。强磁场可能会干扰附近电子设备的正常运行，如使计算机显示器出现图像扭曲、影响心电图机等设备的检测精度。根据等高斯线，能够确定在什么距离之外，磁场强度降低到不会对其他设备产生明显干扰的程度，从而决定是否可以在附近放置其他设备，或者需要采取额外的磁场屏蔽措施来保护这些设备。

二、主磁场屏蔽

主磁场的屏蔽主要分为无源屏蔽和有源屏蔽两种，其主要目的是将5高斯线的区域尽量限制在磁体室内。

（一）无源屏蔽

无源屏蔽，即被动屏蔽，主要是利用具有高磁导率的铁磁性材料来引导和限制磁场。这些材料能够将主磁体产生的磁场线集中在其内部，减少磁场向外泄漏。例如，在主磁体周围安装由铁、镍、钴等铁磁性材料制成的屏蔽罩，当磁场遇到屏蔽罩时，由于铁磁性材料对磁场的高导磁性，磁场线会优先通过屏蔽材料，而不是向周围空间扩散。就像水流遇到管道壁一样，磁场被“约束”在屏蔽材料内部。

常用的无源屏蔽材料包括镍合金和铁合金。纯铁具有较高的磁导率和良好的机械性能，价格相对较低，适合用于制作大面积的屏蔽层。镍合金对磁场的屏蔽效果更好，但价格较贵，通常用于对屏蔽性能要求较高的部位或作为多层屏蔽结构中的内层材料。在结构上，无源屏蔽罩一般是多层的，通过不同材料的组合和合理的厚度设计来达到最佳屏蔽效果。例如，内层使用镍合金来增强对磁场的吸收和引导，外层使用纯铁来增加屏蔽罩的机械强度和整体屏蔽效果。

（二）有源屏蔽

有源屏数，即主动屏蔽，是基于电磁感应原理来抵消磁场泄漏的。在主磁体周围安装专门的线圈，这些线圈通过检测磁场泄漏情况来产生反向磁场，从而抵消向外泄漏的磁场。当传感器检测到主磁体周围有磁场泄漏时，控制系统会根据磁场泄漏的强度和方向，驱动屏蔽线圈产生一个与之大小相等、方向相反的磁场。

有源屏蔽系统主要由磁场传感器、控制器和屏蔽线圈组成。磁场传感器分布在主磁体周围的关键位置，用于实时监测磁场强度和方向的变化。控制器接收传感器传来的信号，通过复杂的算法计算出需要产生的反向磁场的参数。屏蔽线圈根据控制器的指令，通入适当的电流，从而产生反向磁场。整个系统需要高精度的传感器和快速响应的控制器，以确保能够及时、准确地抵消磁场泄漏。而且，有源屏蔽系统通常需要与无源屏蔽相结合，利用无源屏蔽的基础效果，再通过有源屏蔽进行精细调整，达到更好的屏蔽效果。

（三）屏蔽效果的评估方法

直接测量主磁体周围不同位置的磁场强度是评估屏蔽效果最直观的方法。使用高精度的高斯计，在屏蔽前后分别对主磁体周围的空间进行磁场强度测量。测量点应涵盖从主磁体表面到机房外部一定距离的范围，包括水平、垂直方向的多个位置。例如，在主磁体机房内、机房墙壁外、走廊等位置设置测量点。通过比较屏蔽前后相同位置的磁场强度变化，来判断屏蔽效果。一般来说，良好的屏蔽效果应使机房外部一定距离（如距离机房墙壁1m处）的磁场强度降低到安全标准以下，对于大多数医院环境，这个安全标准通常小于0.5Gs。

三、射频屏蔽

在 MR 系统运行过程中，射频发射的 RF 脉冲具有很强的干扰性，极易对邻近的无线电设备，比如调频无线电广播，造成不良影响。与此同时，线圈接收的 MR 信号功率极其微弱，仅为纳瓦级，这使得它极易受到外界电磁波的干扰，甚至被完全湮没。

鉴于此，为保障 MR 设备的正常运行及周边无线电设备的稳定工作，在 MR 磁体间安装有效的射频屏蔽势在必行。射频屏蔽主要利用屏蔽体对电磁波独特的吸收和反射特性，阻断外界与 MRI 设备之间的电磁场耦合通道。如此一来，便能有效阻挡或大幅减弱两者之间电磁波的相互干扰，确保各设备正常运转。

（一）射频屏蔽的方法与原理

射频屏蔽主要基于电磁屏蔽的原理，即利用金属材料对电磁波的反射和吸收作用来阻止射频信号的传播。当射频电磁波遇到金属屏蔽体时，会发生反射和折射。一部分电磁波被金属表面反射回去，另一部分则进入金属内部并被吸收转化为热能。金属材料的导电性越好、厚度越大，对射频信号的屏蔽效果就越好。例如，铜和铝是常用的射频屏蔽材料，它们具有良好的导电性，能够有效地反射和吸收射频信号。将屏蔽板镶嵌于磁体室的四壁、天花板及地板内，以构成一个完整的、密封的法拉第屏蔽体，观察窗的玻璃间改用铜丝网屏蔽体，地板内的 RF 屏蔽还需进行防潮、防腐和绝缘处理。

在 MRI 设备安装时，通常会构建专门的射频屏蔽室。屏蔽室的墙壁、天花板和地面采用金属板材（如铜板、铝板或钢板）进行铺设，这些金属板材之间需要良好的电气连接，以确保形成一个连续的屏蔽体。例如，在板材的拼接处使用焊接或特殊的导电密封材料，防止射频信号从缝隙中泄漏。屏蔽室的门窗也是关键部分，门窗需要采用特殊的屏蔽设计。门通常是带有金属屏蔽层的气密门，门框和门之间有良好的电磁密封，如使用导电橡胶密封条来保证门关闭时的屏蔽效果。窗户则采用金属网或金属镀膜玻璃，既能保证一定的透光性，又能有效屏蔽射频信号。

（二）射频屏蔽的效果评估与检测

射频屏蔽工程完成后，应邀请具备国家认可资质的相关专业机构按国家标准对工程质量进行检测。门、观察窗、波导孔、波导管和滤波器等屏蔽效果薄弱环节的周围需要重点测试。总的要求是各墙面、开口处对 15~100MHz 范围内信号的衰减不能低于 90dB。

使用射频场强仪对屏蔽室内外的射频场强进行测量是评估射频屏蔽效果最直接的方法。在屏蔽室内部和外部不同位置设置多个测量点，分别测量在 MRI 设备工作和不工作状态下的射频场强。例如，在屏蔽室内部靠近射频发射单元和接收单元的位置、屏蔽室墙壁内外两侧、距离屏蔽室一定距离的外部空间等位置进行测量。通过比较测量结果，可以直观地了解射频屏蔽对内部射频信号的约束情况和对外部射频干扰的隔离效果。一般来说，在屏蔽室内部，射频场强应符合设备正常工作的要求，而在屏蔽室外部，射频场强应降低到不会对周围环境产生干扰的水平。

第七节　磁共振成像设备质量保证

MRI 设备的质量控制与质量管理，贯穿设备从选购、安装、调试到运行的每一个环节。这一过程要求严格遵循相关标准，开展规范化作业，使设备的各项指标与参数，完全契合规定的技术要求，确保设备时刻处于安全、精准且高效的工作状态，最大限度地发挥其各类性能，为疾病诊断提供高品质图像。持续且规范的质量控制与质量管理，是保证 MRI 设备正常、高效运行的关键。通过严格把控各个环节，不仅能确保设备稳定运行，还能为诊断工作提供优质图像，为科学研究提供准确、高质量的数据，有力地推动医疗诊断与科研工作的发展。

一、参数

MRI 成像设备质量保证参数主要包括信噪比、图像均匀性、空间分辨率、空间线性、中心频率磁场均匀性和层厚等。

（一）信噪比

1. 定义　指的是图像信号强度与背景随机噪声强度的比值关系。其中，信号强度为图像中代表组织的感兴趣区域内全部像素信号强度的平均值；而随机噪声则是同一感兴趣区域等量像素信号强度的标准差。当噪声叠加于图像之上时，像素的信号强度会围绕平均值上下波动，噪声越大，这种波动就越显著，相应地，信噪比值就越低。信噪比堪称 MRI 最为关键的基础质量参数，若一幅 MRI 影像的信噪比处于较低水平，那么其他质量标准都难以有效衡量。

2. 计算方法　即 $SNR = SI_{组织}/SD_{背景}$，SI 仅计算在组织部分内选定的某个感兴趣区域内像素的平均强度，即 $SI_{组织}$；而 SD 仅仅计算在空气部分内信号强度的标准差，即 $SD_{背景}$。二者的比值即为 SNR。该方法在实际临床操作中较为常用。此方法是在遵循磁共振原理的基础上，依据临床实际应用状况总结得出的。首先，可将图像内容划分成两个部分，一部分是整个呈现人体组织成像内容的区域，称之为组织部分；另一部分则是在整个视野（field of view，FOV）范围内去除组织部分后的剩余部分，等同于 FOV 内的空气部分。

3. 影响因素　设备的稳定性包括主磁场的稳定性、射频系统和梯度系统的稳定性等。任何一个系统出现故障或性能下降都可能导致信号异常和噪声增加。例如，滤波放大器的性能下降可能会使发射的射频脉冲功率不稳定，影响信号激发和接收。定期维护设备，如清洁射频线圈、检查冷却系统、校准磁场等，可以保证设备处于良好的运行状态，提高信噪比。

较高的磁场强度会使氢原子核的共振频率增加，从而使信号强度增强。根据磁共振信号强度公式，信号强度与磁场强度成正比。例如，3TMRI 设备相比 1.5T 设备，在相同的扫描条件下，由于磁场强度更高，氢原子核共振产生的信号更强，在其他条件不变时可以提高信噪比。

信号平均次数是指对同一层面或同一扫描区域进行信号采集的次数。增加信号平均次数可以使信号强度增加，因为每次采集的信号会进行叠加，而噪声是随机的，叠加后噪声的增加幅度小于信号的增加幅度。例如，每次采集的信号强度为 S，噪声强度为 N，当信号平均次数从 1 次增加到 4 次时，

信号强度变为 $4S$，而噪声强度变为$\sqrt{4}N=2N$，信噪比变为原来的 2 倍。

在自旋回波等序列中，重复时间（time of repetition，TR）和回波时间（echo time，ET）是关键的扫描参数。TR 主要影响纵向磁化矢量的恢复程度，较长的 TR 可以使纵向磁化矢量充分恢复，从而使下一次射频脉冲激发时能够产生更强的信号。TE 则影响横向磁化矢量的衰减，较短的 TE 可以减少横向磁化矢量的衰减，降低信号损失。例如，在 T_1 加权像中，一般采用较短的 TR 和 TE 来增强 T_1 对比，同时也有助于保持较高的信号强度。

合理调整 TR 和 TE 可以优化信号强度和信噪比。TR 过长或过短都会影响信号强度，TE 过长会导致信号衰减过多而降低信噪比。例如，在 T_2 加权像中，适当延长 TR（如 2000~3000 毫秒）和 TE（如 80~120 毫秒）可以增加 T_2 对比，但如果 TE 过长（如超过 150 毫秒），可能会因信号过度衰减和噪声积累而使信噪比下降。

不同的扫描序列（如 T_1 加权像、T_2 加权像、质子密度加权像、弥散加权成像等）对组织的对比度和信号强度有不同的影响。例如，T_2加权像通常对液体等组织成分的信号增强明显，而质子密度加权像主要反映组织的质子密度差异，信号强度的变化规律不同。某些序列本身具有较高的信噪比，而有些序列则可能因为对噪声更敏感而信噪比相对较低。

射频线圈在发射射频脉冲激发氢原子核和接收磁共振信号过程中起着关键作用。高性能的射频线圈能够更有效地发射和接收信号。例如，相控阵线圈通过多个小线圈单元的组合，可以增加信号接收的灵敏度。表面线圈能够更贴近检查部位，接收来自特定区域的信号，减少来自其他区域的噪声干扰。

梯度系统主要用于空间定位编码。高效稳定的梯度系统能够精确地控制磁场梯度，使信号在空间上的编码更加准确，有助于减少信号的模糊和失真。如果梯度系统性能不佳，会导致信号在空间编码过程中产生误差，进而引入噪声。

设备维护良好可以维持较高的信噪比。如果设备长时间未进行维护，如射频线圈老化或脏污，可能会导致信号接收效率降低，噪声增加，信噪比下降。例如，脏污的射频线圈可能会使信号强度降低 10%~20%，从而影响信噪比。

良好的磁场屏蔽可以减少外部磁场对 MRI 设备主磁场的干扰，保持主磁场的稳定性和均匀性。射频屏蔽能够防止外部射频干扰进入设备和设备射频信号的泄漏。如果磁场或射频屏蔽不佳，外部干扰可能会在图像中产生噪声，降低信噪比。

（二）图像均匀性

1. 定义 MRI 设备图像均匀性是指在成像区域内，图像信号强度的一致性程度。理想情况下，在均匀的磁场和设备性能稳定的条件下，整个 FOV 内相同组织应该呈现相同的信号强度，不存在因位置不同而导致的信号强度差异。

2. 影响因素 磁场的线性度对图像均匀性也有重要影响。在进行空间编码时，需要磁场在各个方向上呈线性变化。如果磁场线性度不好，会导致不同位置的氢原子核共振频率与预期不一致，从而使图像的信号强度在空间上分布不均匀。例如，在梯度磁场系统中，梯度线圈的性能下降或者电流供应不稳定，都可能会破坏磁场的线性度。

射频场的不均匀会导致不同位置的组织接收到的射频脉冲能量不同，从而影响信号激发的强度。这可能是因为射频线圈的设计或性能出现问题。例如，射频线圈的形状、大小与检查部位不匹配，或者线圈内部的电流分布不均匀，都会使射频场在成像区域内产生不均匀的激发，造成图像信号强度的差异。射频脉冲的频率、带宽、相位等特性在整个成像区域内需要保持一致。如果射频脉冲的这些特性出现变化，例如，在发射过程中频率发生漂移或者带宽不均匀，会导致不同位置的氢原子核不能被有效地激发，影响图像的均匀性。

3. 评估方法 使用专门的磁共振性能测试体模来评估图像均匀性。体模通常是由具有均匀物理和化学特性的材料制成，用来模拟人体组织的信号特性。通过对体模进行扫描，然后分析图像上不同位置的信号强度来计算均匀性指标。例如，可以在体模图像的中心区域和边缘区域分别选取感兴趣区域，测量其信号强度的平均值和标准差，通过比较不同区域的信号差异来评估图像的均匀性。

还可利用数学模型对图像的信号分布进行分析。例如，通过对图像进行二维或三维的傅立叶变换，将信号从空间域转换到频率域，然后分析频率域中的信号分布情况。根据信号在频率域中的能量分布、相位变化等参数，计算出图像均匀性的量化指标。这种方法相对复杂，但可以更深入地了解图像均匀性与设备性能之间的关系。

（三）空间分辨率

空间分辨率主要决定图像呈现解剖细节的水平。于影像学范畴而言，其本质上等同于成像体素的尺寸，体素越小，空间分辨率便越高，此原理与照片像素相类似。在层面选择的方向上，空间分辨率取决于层厚。不过，我们通常更为聚焦层面图像的空间分辨率，这主要受到 FOV 及矩阵大小的左右。当矩阵增大而 FOV 维持恒定，体素会随之变小，与之相应的空间分辨率则会提升；而在矩阵大小相同的状况下，FOV 越大，体素就越大，进而致使空间分辨率下降。在临床实践应用过程中还需留意，倘若其他参数恒定不变，过度地追逐空间分辨率，将会使采集时间拉长，并且依据 K 空间的填充原理，高空间分辨率还会折损图像的对比度。所以，在实际运用时，应当合理地对参数予以调整，通过比较权衡来使空间分辨率得到有效提高。

梯度场用于空间编码，其强度和线性度直接决定了空间分辨率。足够强的梯度场可以在更小的空间范围内实现信号的编码，从而提高空间分辨率。例如，在 x、y、z 三个方向上的梯度场强度越大，能够划分的空间单元就越小，对微小结构的分辨能力就越强。梯度场的线性度也很关键，只有线性变化的梯度场才能保证空间编码的准确性，使不同位置的信号在图像上正确地反映出来。如果梯度场线性度不佳，会导致空间定位错误，降低空间分辨率。

射频线圈的性能对空间分辨率有重要影响。高性能的射频线圈能够更有效地发射和接收信号，尤其是对靠近检查部位的信号更为敏感。例如，相控阵射频线圈通过多个小线圈单元的组合，可以实现对信号的聚焦接收，提高局部区域的信号强度和分辨率。表面线圈能够紧密贴合检查部位，减少来自远处组织的信号干扰，从而提高对特定区域的空间分辨率。

二、检测体模

所谓的体模（一般为水模）就是一些特殊材料及物质构成的不同形状的模体，可以在磁共振下进行扫描得到用户所需要的图像。体模的存在可以保证在没有人体的情况下也可以进行扫描，主要就是用于各种验收及质控测试扫描。针对不同的测试及目的，可以选择不同的体模。

MRI 设备检测模体（phantom）是一种专门设计用于评估和监测 MRI 设备性能的工具。它是一种具有特定物理和化学性质的模型，通过模拟人体组织在磁共振成像过程中的信号特性，为设备性能检测提供了一个标准化的平台。从外观上看，模体的形状多样，常见的有圆柱体、立方体等简单几何形状，也有一些模体被设计成更复杂的人体器官形状，以更好地模拟临床成像情况。

模拟组织部分模体的核心部分，由多种材料组成，大部分是含有大量质子的凝胶和不同顺磁性离子的水溶液，用于模拟人体不同组织的磁共振特性。例如，会有模拟肌肉、脂肪、骨骼、脑脊液等组织的区域。这些区域的材料成分和分布是根据人体组织的真实磁共振参数精心设计的。

模拟组织材料的关键特性是其磁共振参数（如质子密度、T_1 和 T_2 弛豫时间）要与人体相应组织接近。以模拟脑组织为例，其材料的 T_1 弛豫时间一般在几百毫秒到数秒之间，T_2 弛豫时间在几十毫秒到几百毫秒之间，这样在 MRI 扫描时，该区域产生的信号特征能很好地模拟人脑组织的成像效果。

ACR（美国放射学会）体模是在医学影像学领域，为了规范和标准化 MRI 设备的质量控制和性能评估而开发的工具。它是基于大量的临床需求和严格的测试标准设计的，旨在确保 MRI 设备在全球范围内都能达到一定的性能和质量水平。

通过扫描美国放射学会体模，可以利用体模中的特殊材料和标记来评估磁场强度和均匀性。例如，体模中有对磁场强度敏感的材料区域，其信号强度与磁场强度存在已知的定量关系。通过测量该区域的信号强度，可以确定磁场强度是否符合设备标称值。对于磁场均匀性，分析体模中均匀组织模拟区域的图像信号强度分布情况。如果信号强度在整个区域内均匀，表明磁场均匀性良好；反之，则可能存在磁场不均匀性，不均匀程度可以通过计算信号强度的标准差等方法进行量化。

利用美国放射学会体模中的标记物（如球体和细丝）来检测梯度场强度和线性度。对于梯度场强度，通过改变梯度场强度的设置参数，扫描体模并观察标记物信号的变化，以此来确定梯度场强度是否达到设备规定的标称值，以及在不同强度设置下的准确性。梯度场线性度则通过分析标记物在图像上的位置关系来评估。如果梯度场线性度良好，标记物在图像上的位置应该符合预期的线性规律；否则，可能存在梯度场非线性问题，这会影响图像的空间分辨率和几何准确性。

美国放射学会体模的材料具有良好的稳定性，无论是在不同的环境条件下（如温度、湿度的变化）还是在多次扫描后，其磁共振特性都能保持相对一致。这使得每次使用体模进行测试时，都能得到可靠且可比的结果。例如，材料在一定温度范围内（如 18～22℃）的 T_1 和 T_2 弛豫时间变化极小，保证了测试结果的准确性和重复性。

三、伪影

MRI 多参数、多序列的成像特点造就了其图像的多样性与多变性，同时由于 MRI 成像原理及过程较为复杂，图像受诸多因素的影响，很容易产生相应的伪影。MRI 硬件故障所致伪影主要是由于某个或某些 MRI 扫描仪的组成部件在信号采集过程中发生故障而导致的图像模糊。大部分 MRI 技术是基于组织容积进行信号采集的，如相位编码方向的信号是由相位编码梯度场完成的相位编码方向上的空间定位。此过程得以顺利完成，主要取决于相位编码梯度场及信号传递系统的功能稳定、可靠及可重复性好。其中任意一个环节出现故障，便将会导致相位编码信息出错，最终导致图像伪影的产生。磁场强度大小和相应的硬件故障本身的特性决定了伪影的数量及范围。很多情况下，此类伪影与运动相关的伪影较难鉴别。MRI 仪器制造商需要进行严密的检测，以确保仪器性能的稳定。

（一）拉链伪影

拉链伪影是一种普遍存在的设备相关伪影，其成因是电磁能量意外泄漏至磁体空间内。这种伪影在图像序列中呈现为一个沿频率编码方向延伸、宽度为 1~2 像素的噪声增强区域。为确保成像质量，所有磁体空间均配备了屏蔽装置，旨在阻挡来自周边射频广播电台或电子设备的潜在干扰，这些干扰源可能发出的电磁信号会扰乱磁共振信号。然而，电磁泄漏往往源于被带入磁共振成像室的电子设备，其产生的频率被成像系统的接收链路所捕获。如果移除了成像室内的所有电子设备后，问题仍旧存在，那么这可能意味着射频屏蔽层已遭到损坏。

（二）卷褶伪影

卷褶伪影又称为包裹伪影，是磁共振成像中由于 FOV 小于被检查物体的大小，导致部分组织的信号在图像上错误地折叠到对侧而产生的一种伪影，在磁共振成像中是会经常遇到的一个伪影。在图像上，卷褶伪影通常表现为被检查物体边缘的一部分信号出现在图像的相对边缘，形成重叠或包裹的效果。例如，在头部 MRI 图像中，如果 FOV 设置过小，头部一侧的脑组织信号可能会卷褶到另一侧，使得图像上出现类似脑组织“复制”并重叠的现象。这种伪影可以沿着相位编码方向或者频率编码方向出现，其形状和位置取决于扫描参数和物体的几何形状。在二维图像中，它表现为图像边缘的信号折叠；在三维图像中，可能会出现更复杂的折叠情况，如不同层面之间的信号交叉卷褶。

减少和消除卷褶伪影最直接的方法是增大 FOV，使它能够包含整个被检查物体，从而避免信号超出 FOV 而产生卷褶伪影。然而，增大 FOV 可能会导致空间分辨率下降，因为在相同的矩阵大小下，FOV 增大意味着体素变大。所以，在增大 FOV 时，需要综合考虑对空间分辨率的影响；或通过调整相位编码方向，将卷褶伪影移动到对图像解读影响较小的区域。

过采样也是一种在不增大 FOV 的情况下减少卷褶伪影的有效方法。在相位编码方向进行过采样，即采集比实际需要的更多的数据点，然后在图像重建过程中丢弃多余的数据。这样可以避免信号的折叠，减少卷褶伪影。例如，在一些 MRI 设备中，可以设置相位编码方向的过采样率，如将过采样率设置为 120%或 150%，通过增加数据采集量来消除卷褶伪影。

（三）磁敏感伪影

磁敏感伪影是临床扫描中最为常见的一类伪影，其可由体内如出血、钙化等内源性物质的磁化率差异引起；也可由如金属异物、植入物等外源性物质的磁化率差异引起。由于这些物质与人体组织的磁化率差异，会破坏整体和局部磁场的均匀度，从而在图像上表现为信号的错位丢失、高低混叠、扭曲变形、压脂压水不均匀等伪影。金属伪影是磁敏感伪影中的一大类，如体表的金属异物、体内植入物等，这类在临床扫描中最为常见，其表现形式多样。金属对磁场均匀性的破坏，使得中心频率的偏移，从而导致局部区域错误地被激发和不被激发。其应对策略包括：①检查前去除金属异物。②做好匀场，抑脂方式采用 STIR 或水脂分离技术。③缩短 TE，增加重建矩阵。④增大接收带宽。⑤采用去金属伪影序列。⑥使用螺旋桨采集技术。

（四）射频伪影

在成像过程中，外源性或内源性的信号被采集，在图像上产生射频噪声。主要原因是射频干扰，屏蔽间有泄漏，屏蔽间内的照明灯有时也会产生射频伪影。射频噪声的干扰产生伪影的表现形式：主要表现为 MRI 上于垂直频率编码方向上出现一条不均匀交叉的亮的噪声带。此类伪影改变编码方向不能排除；也可见木排状伪影出现于整个图像等，其表现形式非常复杂，且难以确认。射频噪声的干扰产生伪影的主要解决措施为检查屏蔽门是否关好，是否发生泄漏，使外界射频干扰信号进入磁体间，检查磁体间内是否存在无线电发射信号设备。

（五）化学位移伪影

人体组织中的水和脂肪化学结构不同，在磁共振中的进动频率也不同，在成像过程中利用梯度场进行空间定位时，位于同一体素内来自水和脂肪的氢原子核因为进动频率不同被错误地解析到空间上不同的点，水内的氢原子核向高频编码方向移动，脂肪内氢原子核相反，由此产生了化学位移。化学位移伪影常常表现为在脂肪与肌肉或肾实质的交界处，显示出一条黑线或亮线。对应的解决措施如下：①增加频率编码的带宽。②改变频率编码方向，化学移位伪影主要发生于与频率编码方向垂直的水脂界面。③施加一个以脂肪的拉莫尔频率为中心的窄带宽激励脉冲，该脉冲选择性地将脂肪的磁化矢量倾斜到横平面，然后应用扰相梯度来使原子核失相位从而抑制脂肪信号，同时在脂肪的纵向磁化开始恢复之前采集图像。

（六）运动伪影

扫描过程中由于被检查者运动或者其他相关运动产生的伪影称为运动伪影或运动相关伪影。一般在扫描过程中，被检查者的运动可以分为主动运动和被动运动。主动运动是指被检查者在扫描过程中有主动意识的运动，这种运动一般是可以控制的；被动运动则主要是指很多生理相关的运动，这种运动在扫描过程中是不能控制或者不能完全控制的。

运动伪影具有以下共同特点：①主要出现在相位编码方向上。②伪影的强度取决于运动结构的信号强度，并与其成正比，即运动结构信号强度越高，相应的伪影越明显。③伪影复制的数目、位置受运动的频率和运动幅度、TR、激励次数（number of excitation，NEX）、FOV 等因素的影响。④在自旋回波（spin echo，SE）序列比梯度回波（gradient echo，GRE）序列表现明显，注射对比剂后比注射对比剂前表现明显。

运动伪影相关的解决办法主要包括以下四个方面：①当运动伪影来自非感兴趣的组织时，对于相应的运动部位设置预饱和，以减少其运动的强度和幅值。②改变扫描序列或扫描参数，如切换相位编码方向、增加 NEX 等，尽量减少或消除伪影的影响。③使用生理触发或门控技术，改变信号采集机制。④应用流动补偿技术。最常见的为梯度力矩衰减技术和运动伪影抑制技术，可以纠正运动组织所发生的相位偏移。其中流动补偿技术对抑制平面内流动产生的伪影比较有效，空间预饱和技术对于抑制垂直于平面方向的流动及来自感兴趣区外的脏器结构产生的运动伪影效果较好。

四、操作过程

（一）检查前准备

技术人员在检查前需要对 MRI 设备进行全面的检查。首先检查设备的外观，确保没有明显的损坏或异物。然后开启设备，检查各个系统的运行状态，包括主磁场系统、梯度磁场系统、射频系统和计算机系统等。

对于主磁场系统，要检查磁场的强度是否稳定在设定值范围内，通过设备自带的磁场监测装置，可以实时查看磁场强度的变化情况。

梯度磁场系统需要检查梯度线圈的性能。梯度线圈用于在三个空间方向（x、y、z）上产生线性变化的磁场，实现对空间位置信息的编码。技术人员要检查梯度线圈的电流供应是否正常、散热系统是否良好（因为梯度线圈在工作过程中会产生热量），以及梯度磁场的切换速度和精度是否符合要求。

射频系统方面，要检查射频发射单元和接收单元。射频发射单元需要确保能够产生精确频率和强度的射频脉冲，以激发人体组织中的氢原子核。这包括检查射频振荡器、功率放大器、波形调制器等部件的工作状态。射频接收单元则要保证能够灵敏地接收微弱的磁共振信号，检查前置放大器、混频器、滤波器等部件是否正常工作，并且要确保接收线圈的连接正确，没有损坏或松动。

计算机系统的检查包括硬件和软件两个方面。硬件上，要检查中央处理器、内存、硬盘等设备的运行情况，确保有足够的计算资源来支持检查过程。软件方面，要启动扫描控制软件和图像重建软件等相关程序，检查软件是否能够正常运行，是否有最新的更新和补丁，以避免软件故障导致检查中断或图像质量下降。

（二）患者定位与线圈放置

在完成设备检查和患者准备后，患者在操作人员的引导下进入检查室。患者需要缓慢而平稳地躺在检查床上，根据检查部位的不同，操作人员会调整检查床的位置和高度，使患者处于合适的扫描位置。例如，在进行脑部检查时，要确保患者的头部位于扫描中心区域；在进行脊柱检查时，要使脊柱与扫描轴线保持良好的对齐。

检查床上通常有定位标记，操作人员可以利用这些标记来初步定位患者。同时，设备的扫描孔周围也有指示灯和激光定位装置，这些装置可以帮助操作人员更精确地定位患者。通过调整检查床的位置，使需要检查的部位正好位于扫描孔的中心位置，这对于获取完整、准确的图像至关重要。

射频线圈是 MRI 设备中用于发射射频脉冲和接收磁共振信号的关键部件。根据检查部位的不同，选择合适的射频线圈。例如，对于脑部检查，通常使用头部线圈；对于腹部检查，可以使用体线圈或者相控阵腹部线圈；对于四肢关节检查，有专门的关节线圈。

放置线圈时，要确保线圈与患者检查部位紧密贴合。以头部线圈为例，将线圈轻轻地套在患者头部，调整线圈的位置，使其中心与患者头部的中心重合，并且要保证线圈与头部之间没有间隙，这样可以提高信号的接收效率。对于表面线圈，如用于脊柱检查的脊柱表面线圈，要将线圈平整地放置在患者背部的脊柱区域，并且用固定带或其他固定装置将线圈固定好，防止线圈在检查过程中移动。

在放置线圈后，需要连接线圈与设备的接口。确保连接牢固，并且检查线圈的参数设置是否正确。不同的线圈有不同的特性，如灵敏度、带宽等，设备需要根据线圈的参数进行相应的调整，以优化信号的发射和接收。

（三）扫描参数的设置

MRI 有多种扫描序列，如 T_1 加权像、T_2加权像、质子密度加权像、弥散加权成像、灌注加权成像等。操作人员需要根据检查目的和患者的具体情况选择合适的扫描序列。根据临床怀疑的疾病和需要观察的组织特性，操作人员可以选择单一的扫描序列，也可以组合使用多个扫描序列。例如，在检查脑部肿瘤时，可能会同时选择 T_1 加权像、T_2 加权像和弥散加权成像序列，从不同角度观察肿瘤的形态、位置和内部结构，以及肿瘤周围组织的变化情况。

在确定扫描序列后，需要设置扫描的层面和层厚。层面选择是指确定在哪个平面（如横断面、矢状面、冠状面）进行扫描。对于不同的检查部位和病变位置，选择合适的扫描平面可以更好地显示病变。例如，在观察脊柱的椎间盘病变时，矢状面扫描可以清晰地看到椎间盘的形态和与相邻椎体的关系；横断面扫描则可以观察椎间盘是否有向椎管内突出等情况。层厚的设置也很关键，较薄的层厚可以提高空间分辨率，能够更清楚地显示细小的病变，但同时扫描时间会增加，并且信号强度可能会减弱。较厚的层厚则相反，扫描时间较短，但可能会遗漏一些小的病变。操作人员需要根据病变的大小和可能的位置，以及对空间分辨率的要求来合理设置层厚。

视野是指扫描区域的大小，它决定了图像所包含的解剖结构范围。视野的大小应该根据检查部位和需要观察的区域来设置。如果视野设置过小，可能会遗漏病变；如果视野设置过大，虽然可以包含更多的解剖结构，但空间分辨率会降低，图像中的组织细节可能会模糊。例如，在检查膝关节时，视野应该刚好覆盖整个膝关节及其周围的部分软组织，这样可以在保证包含全部检查部位的同时，获得较高的空间分辨率。

矩阵大小是指图像在平面内的像素数量，它与空间分辨率密切相关。较大的矩阵可以提供更高的空间分辨率，但同时也会增加数据量和扫描时间。操作人员需要在空间分辨率和扫描时间之间进行平衡。例如，在进行高分辨率脑部扫描时，可以设置较大的矩阵，以清晰地显示脑部的细微结构，如脑沟、脑回等；而在一些对空间分辨率要求不高的筛查性扫描中，可以适当减小矩阵大小，以缩短扫描时间。

信号采集次数也会影响图像质量和扫描时间。增加信号采集次数可以提高信噪比，使图像更加清晰，但会成倍地增加扫描时间。在扫描信号较强、患者能够配合长时间保持静止的情况下，可以适当增加信号采集次数。反之，在患者难以长时间保持静止或者需要快速扫描的情况下，可以减少信号采集次数，但这可能会导致图像质量下降，具体采用哪种方式需要根据具体情况进行权衡。

如果检查需要使用对比剂来增强图像的对比度，操作人员需要选择合适的对比剂。在 MRI 检查中，常用的对比剂是钆类对比剂，它可以改变组织的弛豫时间，使某些组织在图像上的信号强度发生变化，从而更清晰地显示病变。

在使用对比剂之前，需要再次确认患者没有对比剂过敏史。然后，根据患者的体重计算对比剂的用量。一般来说，钆类对比剂的用量是按照每千克体重对应一定的剂量来计算的。在注射对比剂时，通常采用静脉注射的方式，可以通过手背静脉或其他合适的静脉通路进行注射。注射速度也需要控制，过快的注射速度可能会引起患者的不适，如局部疼痛、发热等，同时也可能会影响对比剂在体内的分布。

在完成扫描参数设置和对比剂注射（如果需要）后，操作人员通过扫描控制软件启动扫描。在扫描开始时，设备首先会对梯度磁场系统和射频系统进行初始化，设置好初始的梯度磁场强度和射频脉冲参数。

然后，射频发射单元开始按照预设的扫描序列和参数发射射频脉冲。射频脉冲以特定的频率和强度激发人体组织中的氢原子核，使氢原子核从低能态跃迁到高能态。这些被激发的氢原子核在弛豫过程中会发出磁共振信号，射频接收单元会同步开始接收这些微弱的信号。

（四）扫描过程监控

在扫描过程中，操作人员需要在控制台密切监控扫描进度。扫描控制软件会显示当前扫描的序列、层面、剩余时间等信息。同时，设备会实时反馈一些重要的参数，如射频脉冲的发射功率、梯度磁场的强度变化、接收信号的强度等。

如果在扫描过程中发现任何异常情况，如患者移动、信号异常（信号过强或过弱）、设备故障（如梯度磁场系统过热、射频接收单元出现噪声等），操作人员需要及时采取措施。对于患者移动的情况，可以暂停扫描，通过对讲系统提醒患者保持静止，然后重新开始扫描；对于设备故障，可能需要停止扫描，对设备进行检查和维修。

MRI 设备在扫描过程中会发出各种声音，这是由于梯度磁场的快速切换和射频脉冲的发射引起的。这些声音可能会让患者感到不安，所以操作人员要提前告知患者这是正常现象。同时，通过观察监控设备，关注患者的状态，确保患者没有出现不适反应，如呼吸困难、头晕、恶心等。

如果患者出现不适反应，操作人员要立即停止扫描，将患者从检查室中移出，进行相应的处理。例如，对于出现头晕的患者，可以让患者在检查室外休息，通风换气，待患者症状缓解后，再根据情况决定是否继续扫描。

（五）图像重建与后处理

在扫描完成后，采集到的磁共振信号数据会被传输到图像重建系统。图像重建系统基于各种算法，如滤波反投影算法、傅立叶重建算法、迭代重建算法等，将信号数据转换为可视的图像。

重建后的图像可以通过图像后处理软件进行进一步的处理。图像后处理的目的是提高图像的质量和可读性，以便更好地进行诊断。常见的后处理操作包括图像增强、图像测量、三维重建和多平面重建等。图像增强：通过调整图像的对比度、亮度、色彩等参数，使图像中的组织细节更加清晰。例如，对于一些信号强度较弱的病变，可以通过增加对比度来突出病变的显示。同时，还可以采用一些滤波技术，如平滑滤波去除图像中的噪声，锐化滤波增强图像的边缘等。图像测量：利用后处理软件的测量工具，可以对图像中的病变大小、距离、角度等进行测量。例如，在观察脑部肿瘤时，可以测量肿瘤的直径、体积，以及肿瘤与周围重要结构（如视神经、脑室等）的距离，为临床诊断和治疗提供准确的数据支持。三维重建：对于一些复杂的解剖结构，如骨骼、血管、脏器等，三维重建可以将二维图像转换为立体图像，更直观地显示组织结构的空间关系。多平面重建：可以在不同的平面上观察组织，例如在观察心脏时，可以在横断面、矢状面、冠状面等多个平面上观察心肌、冠状动脉等结构，这有助于发现病变和评估病变的范围。

五、日常维护与保养

（一）磁体系统维护

磁场稳定性监测即定期使用高精度的高斯计对磁体的磁场强度进行测量，确保磁场强度稳定在设备规定的范围内。一般来说，磁场强度的偏差应控制在较小数值，如±0.05T 以内。例如，对于 1.5T

的 MRI 设备，要保证其磁场强度始终接近 1.5T，以维持图像质量的一致性。同时，监测磁场的均匀性可通过磁场映射技术，在成像区域内选取多个测量点，检查磁场均匀性是否符合要求。在直径为 40cm 的球体成像区域内，磁场不均匀性通常应小于数百万分之一。

（二）冷却系统维护

如果是超导磁体，冷却系统至关重要。定期检查冷却剂（如液氦）的液位，确保冷却剂充足。液位过低可能会导致磁体失超，这是一种严重的故障情况，会损坏磁体并影响设备正常运行。同时，检查冷却系统的循环泵、管道等部件是否正常工作，有无泄漏现象。例如，每月检查一次冷却管道的连接处是否有液氦泄漏的迹象，通过压力测试等手段确保冷却系统的密封性。

（三）磁体外壳检查

检查磁体外壳是否有损坏、变形或腐蚀等情况。磁体外壳不仅保护内部磁体结构，还对磁场屏蔽起到一定作用。若外壳受损，可能会影响磁场的稳定性和屏蔽效果，甚至对周围环境和人员造成安全隐患。例如，查看外壳表面是否有划痕、凹陷，定期对外壳进行清洁和防腐处理，如涂抹防护漆等。

（四）梯度系统维护

进行梯度场性能测试，定期测试梯度场的线性度、强度和切换速度等性能参数。使用专业的梯度场测试设备，在设备的 x、y、z 三个方向上进行测量。例如，梯度场线性度偏差应控制在±5%以内，强度要在设备标称值±10%的范围内，切换速度应符合设备的技术规格要求。通过这些测试，及时发现梯度场性能的下降或异常，以便采取相应的维修措施。

（五）梯度线圈检查

检查梯度线圈是否有过热、短路或断路等问题。由于梯度线圈在工作过程中会通过较大电流，容易产生热量，长期使用可能导致线圈绝缘层损坏。例如，定期使用红外测温仪测量梯度线圈的温度，若发现局部温度过高，可能是线圈内部存在短路故障。同时，检查线圈的连接线路是否牢固，有无松动或破损。

（六）梯度放大器维护

梯度放大器是为梯度线圈提供电流的关键部件。需定期对梯度放大器进行性能测试，检查其输出电流的稳定性和准确性。例如，通过连接示波器等设备，监测梯度放大器输出电流的波形和幅值，确保其在正常范围内。同时，清洁放大器的散热片，保证良好的散热效果，防止因过热导致放大器故障。

（七）射频系统维护

检查射频线圈的外观是否有损坏、变形或磨损。例如，表面线圈的表面是否有划痕或裂纹，相控阵线圈的各个单元是否正常工作。定期清洁射频线圈，去除表面的灰尘和污垢，因为这些杂质可能会影响射频信号的传输效率。同时，检查线圈的连接电缆是否完好，有无松动、断裂或短路现象，确保射频信号的稳定传输。

（八）射频功率和频率校准

使用专业的射频测试设备，定期对射频系统的功率和频率进行校准。射频功率要根据扫描部位和患者体型等因素进行准确设置，过高或过低的功率都会影响图像质量。例如，在对不同体型患者进行扫描时，要调整射频功率以确保信号强度合适。射频频率必须精确匹配氢原子核的共振频率，一般要求射频频率的误差控制在±1kHz以内，以保证信号激发和接收有效。

（九）射频屏蔽检查

检查射频屏蔽的完整性，确保没有射频信号泄漏或外界射频干扰进入设备。射频屏蔽通常由金属材料（如铜板或铝板）构成，检查屏蔽室的墙壁、门窗和管道等部位的屏蔽效果。例如，使用射频场强仪在屏蔽室内外进行场强测量，若发现屏蔽室外射频场强过高，可能是屏蔽存在漏洞，需要及时查找并修复。

（十）数据备份与存储

进行数据备份与存储管理，定期对设备中的患者数据、扫描参数、图像数据等进行备份。可以采用外部硬盘、磁带或网络存储等多种备份方式，确保数据的安全性。例如，每天进行一次增量备份，每周进行一次全量备份，将数据存储在不同的地理位置，以防止因设备故障、火灾、地震等意外情况导致数据丢失。同时，定期清理计算机硬盘中的无用数据，释放存储空间，提高系统运行效率。

（十一）软件更新与升级

及时安装设备制造商提供的软件更新和升级程序。软件更新可能包含新的扫描序列、改进的图像重建算法、增强的系统稳定性等内容。例如，新的图像重建算法可能会提高图像的信噪比或分辨率，使诊断更加准确。在安装软件更新前，要仔细阅读更新说明，备份相关数据，确保更新过程顺利进行，避免因软件更新导致设备故障。

（十二）计算机硬件检查

检查计算机的硬件设备，如中央处理器、内存、硬盘、显卡等部件的工作状态。例如，定期使用硬件检测软件监测中央处理器和内存的使用率，若发现使用率过高，可能是系统存在病毒或恶意软件，需要进行查杀和清理。检查硬盘的健康状况，检查其有无坏道或读写错误，及时更换故障硬盘。同时，确保计算机的散热系统正常工作，防止因过热导致硬件损坏。

（十三）附属设备及环境维护

进行病床及定位装置维护，检查病床的移动性能，确保病床能够平稳地在各个方向移动，定位准确。定期对病床的导轨进行清洁和润滑，例如，每月在病床导轨上涂抹适量的润滑油，保证病床移动顺畅。检查病床的升降、倾斜等功能是否正常，以及病床的床垫是否有损坏或变形，及时更换损坏的床垫，以提高患者的舒适度。同时，检查定位装置（如激光定位灯）是否准确，校准定位装置的精度，确保扫描部位的准确定位。

（十四）空调及通风系统维护

MRI 设备对环境温度和湿度有严格要求，一般温度应控制在 18～22℃，湿度保持在 30%～70%。定期检查和维护空调系统，更换空调滤网，确保空调正常运行，维持稳定的环境温度和湿度。良好的通风系统有助于排出设备产生的热量和有害气体，如检查通风管道是否畅通，通风风机是否正常工作，保证机房内空气流通。

（十五）电源及接地系统维护

检查设备的电源供应系统，确保电压稳定，波动在额定电压的±10%以内。定期检查不间断电源的性能，进行充放电测试，保证在停电时能够为设备提供足够的电力支持。例如，每季度进行一次深度放电测试，检查其电池容量和续航能力。同时，检查设备的接地系统，接地电阻应小于 1Ω，确保设备的电气安全，防止因接地不良导致设备故障或人员触电事故。

第八节 磁共振成像设备的未来发展趋势

一、低液氦技术

因为超导磁共振制冷的冷头性能只能到 10K，无法满足冷凝液氦 4.2K 的需要，导致在使用过程中液氦会以一定的速度蒸发损耗，需要每半年为磁体补充一次液氦，增加了额外的维护成本。另外，为了保证超导磁体线圈在失超时不致损坏，在超导磁体的保护技术中需要较为复杂的失超保护技术，提高了超导磁体的技术门槛。

为此，国外和国内的磁共振厂商相继研发出超导磁体的零液氦挥发技术，以减少液氦损耗，为用户节省维护成本。

在未来很长的一段时间内，低液氦和无液氦的超导磁体将会是超导磁体发展的一个重要方向。液氦作为不可再生资源，其储备量一直受到国家层面的重视。随着有些国家液氦出口的限制，液氦的价格也在逐年上升，设计出无液氦或者低液氦的超导磁体的任务显得越来越紧迫。一般的磁体需要上千升的液氦对磁体进行冷却，液氦的短缺会对医院和患者造成影响。液氦的供应有限，而对液氦的需求却一直在提升。

世界主要的磁共振制造商已发布了其新一代低氦依赖超导磁体技术。低氦依赖超导磁体技术利用密闭磁体系统，液氦加注量已经可降为原来的 1%；低氦依赖的磁体更易安装；失超后，液氦不会排放至磁体外，之后还可继续使用，磁体终身无须加注液氦。低氦依赖超导磁体技术能够降低成本和安装复杂度，需要的安装空间更少。随着材料学领域的发展，高温超导或传导冷却等技术或许可为超导磁体的发展提供新的思路。

二、大孔径和短磁体设计

传统磁共振磁体的孔径为60cm，腔体空间较小，磁体狭长，容易引发患者的不适感甚至幽闭恐惧症。大孔径的磁体能提供更宽敞舒适的空间，提升患者的舒适度；更短的磁体能够降低患者的恐惧感，更类似开放式设备，使患者在检查时更加放松。目前，主要的磁共振制造商基于人性化设计考虑，均推出了大孔径（70cm）MRI 设备。未来，更大孔径的 MRI 设备依然是发展方向。

三、高性能梯度磁场

为满足高端临床和医学科研的需求，梯度性能进一步提升，高性能梯度阶段科研梯度系统指标可以达到 100mT/m，200T/（m·s），以其超高的梯度系统助力我国脑科学的发展。在这一阶段，还有一些新型结构的梯度被提出，如双梯度系统（梯度系统包含两个梯度，可以根据需要只运行一个梯度，或者两个同时运行）、双梯度放大器（将两个梯度放大器并联，可以将梯度爬升率翻倍）等。在 3T 系统中，还可以针对脑功能成像设计脑部专用梯度，这种梯度只能包住头部，可在高强度运行时减少对人体的影响。同时，因该梯度尺寸很小，线圈距离成像区域很近，线圈的电磁效率极高，可以在同样的梯度放大器下得到极高的梯度强度和爬升率。另外，还有学者提出非线性梯度、阵列梯度、科研定制化梯度等，这些目前还在蓬勃发展中。

▶知识拓展

超高场强 MRI 设备的应用与发展

超高场强 MRI 设备通常是指磁场强度在 7T 及以上的 MRI 设备。与传统的低场强（如 1.5T、3T）磁共振设备相比，其具有显著的特点。首先，超高的磁场强度能够显著提高图像的信噪比。例如，在 7T 磁共振设备下，氢原子核的共振频率更高，产生的信号更强，这使得对微小结构和病变的显示更加清晰。对于脑部成像而言，可以更精准地观察到脑内的微小血管、神经核团及早期的神经退行性病变等。其次，超高场强能够增强组织之间的对比度。不同组织在高磁场下的 T_1 和 T_2 弛豫时间等特性变化更为明显，有助于区分正常组织与病变组织，提高疾病的诊断准确性。

磁体是超高场强 MRI 设备的核心部件。在超高场强下，超导磁体的设计与制造面临巨大挑战。一方面，需要寻找具有更高临界磁场和临界电流密度的超导材料，以确保磁体能够产生稳定且均匀的高磁场。例如，新型的超导材料如钇、钡、铜、氧等在超高场强磁体中的应用研究不断深入。另一方面，磁体的冷却技术也至关重要。传统的液氦冷却方式在超高场强磁体中面临成本高、维护复杂等问题，因此，无液氦或低液氦消耗的冷却技术成为研究热点，如采用制冷机直接冷却的方式，能够有效降低液氦的使用量，提高磁体的运行稳定性和可靠性。

超高场强下的射频系统同样面临诸多技术难题。由于磁场强度的增加，射频频率相应提高，这对射频线圈的设计和性能提出了更高要求。射频线圈需要具备更高的灵敏度和均匀性，以有效地发射和接收磁共振信号。多通道射频线圈技术得到了进一步发展，通过增加通道数量，提高了信号采集的效率和质量。同时，为了减少射频场的不均匀性和能量沉积，新型的射频脉冲序列和发射技术不断涌现，如并行发射技术，能够根据不同部位的成像需求，灵活调整射频场的分布，提高图像质量并降低对人体的潜在危害。

梯度系统在超高场强 MRI 设备中负责空间编码，其性能直接影响图像的空间分辨率和成像速度。在超高场强下，梯度场的强度和切换速度需要进一步提高。为了实现这一目标，梯度线圈的设计不断优化，如采用新型的线圈结构和材料，提高梯度场的线性度和强度。同时，梯度放大器的功率和响应速度也得到提升，以满足快速切换梯度场的需求。此外，针对超高场强下梯度系统容易产生涡流的问题，开发了更先进的涡流补偿技术，以减少涡流对磁场和图像质量的影响。

考试知识点总结

本章小结

协和云课堂……　拓展练习及参考答案

（李志远）

第八章　核医学成像设备

教学课件

学习目标

素质目标

（1）增强民族自豪感，了解核医学成像设备发展历史、前沿技术与创新成果。

（2）增强对专业和行业的认同，建立专业自信。

知识目标

（1）掌握：核医学成像设备的基本结构。

（2）熟悉：γ照相机、SPECT、PET基本结构和工作原理；核医学成像设备的图像采集、图像重建、性能参数；SPECT/CT、PET/CT、PET/MRI融合成像系统。

（3）了解：核医学成像设备的分类及应用特点。

能力目标

具备核医学成像设备的专业技能和熟练操作设备的能力。

案例导入

【案例】

患者，男，70岁。发热、乏力、腹痛6天余。腹部增强CT示：腹膜后肾前区占位；右肝异常密度影；右肾囊肿；腹膜后左肾前占位，性质待定；直肠左侧结节灶，肿大淋巴结考虑；后腹膜多发淋巴结显示；另见左侧胸膜病变。彩超示：前列腺增大伴强光斑；肝内实质性占位病变，首先考虑MT，其他病变待排查；胰尾后方左肾上腺区域占位性病变，性质待定，建议进一步检查；腹膜后多发低回声团，考虑肿大淋巴结可能；右肾囊肿。

【问题】

1. 该患者多病灶、多脏器受累，为进一步明确疾病性质，进行哪项核医学成像检查最适宜？
2. 此检查一般采用哪种示踪剂？
3. PET/CT影像的优势是什么？

· 核心知识拆解 ·

核医学成像是一种利用脏器内外正常组织与病变组织之间放射性浓度差异的显像技术。放射性核素成像将标记的放射性药物引入体内（通过口服、静脉注射、皮下注射或鞘内注射），然后使用成像设备在体外探测这些药物在体内的分布情况。这种方法能够从多个角度揭示人体脏器内细胞的功能、脏器的血流供应和分布、脏器的代谢过程及抗原或受体的分布特性，即功能成像和代谢成像。通常情况下，功能性改变先于形态学改变出现，因此核医学成像对于疾病的早期诊断和基础医学研究具有重要意义。

第一节 概 述

核医学成像设备是指在医学领域中用于探测和记录放射性核素发出的射线种类、能量、活度、随时间变化的规律及空间分布的设备的总称。这些设备是进行核医学工作不可或缺的基础工具，尤其是核医学成像设备，它是临床核医学中最为关键的设备。核医学成像设备包括 γ 照相机、单光子发射计算机断层扫描和正电子发射断层扫描设备，随着计算机技术的不断进步，核医学成像设备也经历了迅猛的发展，进一步提高了核医学的诊断和治疗水平。

一、分类

根据设备是否显像，可分为显像设备和非显像设备。

（一）显像设备

显像设备主要用于临床核医学显像，是探测受检者体内放射性显像剂的摄取、分布和清除情况，并以图像形式展示测定结果的核医学成像设备。根据所使用的放射性药物类型，显像设备可以分为以下几种。

1. 单光子药物显像设备 主要包括 γ 照相机、SPECT、SPECT/CT。

2. 正电子药物显像设备 主要包括 PET、PET/CT、PET/MRI、小动物 PET。

（二）非显像设备

非显像设备用途可以划分为多种类型，包括活度计、回旋加速器、钼锝发生器、功能测定仪、体外分析仪、放射防护仪等。以下将简要介绍与成像设备相关的核医学设备。

1. 活度计 是一种专门用于测量放射性药物放射性活度的放射性计量设备，如图 8-1 所示。它是核医学领域中不可或缺的设备，属于国家规定的每年必须强制性检定的仪器，是放射性核素诊疗中所有定量分析的基础。因此，活度计的性能质量直接关系到核医学诊疗服务的整体质量。

（1）结构与工作原理：核医学领域中最常使用的活度计为电离室型活度计，它由探头、后续电路、显示器及打印装置构成，如图 8-1 所示。探头通常采用封闭式的井型圆柱形电离室作为探测器，外部包裹着铅壁。电离室内填充有惰性气体，中央的检测井用于放置放射性样品。电离室的中心设有金属阳极，而四壁则作为阴极。

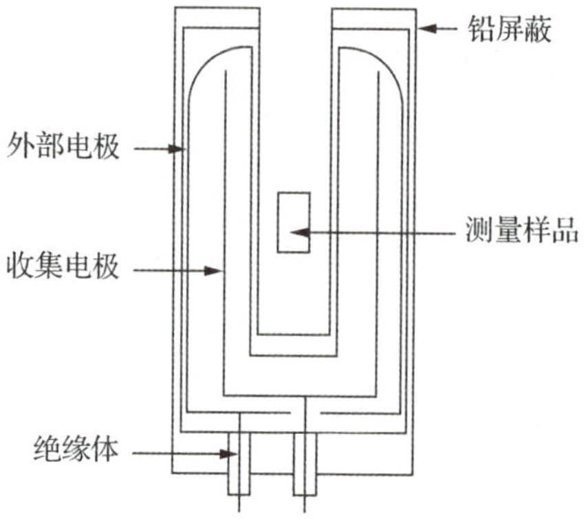

图 8-1 活度计结构

活度计的探头是一种气体电离探测器。当施加的工作电压达到饱和区时，放射源的射线会直接或间接地引起电离室内气体的电离。由此产生的电子和离子分别向带相反电荷的电极漂移，进而产生电脉冲信号。由于射线的电离能力与放射源的活度、能量和种类密切相关，因此，通过收集和测量这些电荷数或电离电流，并通过特定电路进行放大、转换、能量校正，然后记录这些信号，我们能够准确地显示放射源的性质和活度。

（2）主要性能参数具体如下。①能量范围：指活度计能够测量的射线能量区间。②量程范围：指活度计能够测量的核素活度区间。③稳定性：指随时间推移测量结果的稳定性。④重复性：指多次测量结果的一致性。⑤线性：在量程范围内，活度的测量值应与标准值保持一致，变化趋势应呈直线。⑥几何响应：指样品在轴向移动时，活度测量值的变化情况。样品在测量井中的位置（深度）会影响测量结果，样品离井口越近，探测效率越低；体积较大的样品探测效率通常低于体积较小的样品。

（3）使用和维护：为了保证核医学诊疗的质量，必须保证活度计的质量监测。

2. 回旋加速器 是一种用于生产短半衰期正电子显像剂的设备。作为粒子加速器的一种，它通过精确控制的电磁场加速带电粒子，直至它们达到每秒数千米乃至接近光速的速度。随后，提取装置会将这些高速运动的带电粒子导出。根据加速的粒子类型，医用回旋加速器可以细分为正离子回旋加速器、负离子回旋加速器、单粒子加速器和多粒子加速器。此外，根据束流加速平面与地面的相对位置，它们又可分为水平加速平面加速器和垂直加速平面加速器。

（1）主要组成具体如下。①磁场系统：作为回旋加速器的核心组成部分，它由线圈、铁磁体及电源系统构成。其主要功能是为加速带电粒子提供必需的向心力——洛伦兹力，以实现粒子的圆周运动。②射频系统（radio frequency system，RF）：是回旋加速器中至关重要的复杂系统，它承担着双重关键功能，一是提供加速电场，二是提供用于从离子源中提取离子的电场。该系统主要由三个子系统组成：RF 谐振腔、RF 电源发生器及 RF 馈通电缆。③离子源系统：其主要职责是生成待加速的带电粒子，并为加速器提供所需的离子束。该系统由离子源、离子源电源及气体控制系统构成。离子源系统对加速器的多项性能指标具有决定性作用，包括束流强度、发射度、能散度及离子种类等。④束流提取系统：其核心功能是调整加速粒子的轨迹，使之脱离真空室，并引导束流进入目标靶系统。束流提取系统主要由剥离碳膜、配备剥离碳膜的圆盘转动器，以及驱动马达等关键装置构成，其中剥离碳膜是其核心组件。⑤束流诊断系统：主要功能是监测并分析束流轨道上选定位置的束流状态，并据此发出调整和优化靶束流的指令。它由束流阀、准直器及束流分析器等关键组件构成。⑥靶系统：该系统负责完成特定的核反应过程，并生成所需的正电子放射性核素。它由靶载体、靶体及传输系统构成。根据靶物质的不同状态，靶系统可分为气体靶、液体靶和固体靶。⑦真空系统：通常包含真空室、真空泵、高真空阀门和真空计。该系统为加速离子的轨道空间提供高真空环境，旨在减少加速束流与气体分子的碰撞损失，并为高频高压电场提供绝缘条件，防止放电干扰。⑧冷却系统：由水冷却系统和氦冷却系统组成。水冷却系统的主要功能是将系统中的热量导出，并在二级水冷却系统中进行热交换，将热量传递至初级冷却系统。⑨控制系统：由加速器控制单元、真空控制单元和界面控制单元构成。控制系统主要负责执行加速器的各项程序。⑩屏蔽系统：其主要功能是屏蔽加速器工作时产生的各种射线，有效解决了辐射防护问题，特别是确保了工作或维修人员在加速器运行期间进入加速器室时的辐射安全。

（2）主要性能参数具体如下。①粒子能量：即粒子能够被加速达到的最高动能，是衡量加速器性能的关键参数。通常以兆电子伏特（MeV）为单位。一般而言，能量越高，放射性核素的产量也越大。②粒子束流品质参数：能散度，描述束流中粒子能量分布的分散程度；发射度，束流横截面尺寸与发散角的乘积；亮度，指单位截面、单位立体角内通过的粒子束流强度；束流强度，通常以单位时间内通过的粒子数或电荷数来衡量，常用单位为微安（μA）。③磁刚度：对于特定的粒子，磁刚度决定了其可达到的最高加速能量。磁刚度＝磁感应强度×最大轨道半径。④双束流轰击：在回旋加速器的不同位置安装两个碳膜提取系统，能够将粒子束流同时引向两个不同的靶体，实现同时生产相同或不同的正电子核素。这种方法不仅提升了粒子束流的利用率，还能通过双束流同时轰击两个靶体来增加同一核素的产量，或者同时生产两种不同的核素。

3. 钼锝发生器　是色谱柱型发生器的归属，专门用于生产广泛应用于临床核医学显像技术的“万能核素”——放射性药物锝（^{99}Tc）。其采用三氧化二铝作为吸附柱材料，三氧化二铝对母体核素 Mo 展现出极强的亲和力，而对子体核素 Tc 的吸附能力则几乎可以忽略。淋洗液采用生理盐水，在负压瓶的作用下，只有 Tc 被有效淋洗出。

二、基本结构

核医学成像设备虽然在外观、体积和功能上各有差异，但它们的结构大致相同，主要由放射性探测器、后续电子学线路及显示记录装置三大部分构成。

（一）放射性探测器

放射性探测器通常被称为探头，是核医学设备中至关重要的组件。它利用射线与物质相互作用，将射线的辐射能转换成电信号。探头的性能优劣直接决定了整台设备的性能指标。

根据射线探测的原理，放射性探测器主要分为几类，包括闪烁探测器、气体电离探测器、半导体探测器及感光效应探测器等。

1. 闪烁探测器　通过射线激发闪烁探测材料中的原子，使它们从基态跃迁至激发态。当这些原子回落至基态或较低能态时，会释放出荧光，即探测器将射线的辐射能转换为可见的闪烁荧光。随后，这些闪烁荧光被光电倍增管探测并转换成电脉冲信号。电脉冲的幅度与荧光光子的数量成正比，反映了闪烁探测材料吸收的射线能量。通过记录电脉冲的数量、幅度及位置信息，可以获得关于射线的强度、能量、种类和位置等详细信息。

核医学成像设备的探测原理均为闪烁探测，包括 γ 照相机、SPECT 和 PET 等。采用闪烁探测的其他核医学成像设备还包括肾功能测定仪、甲状腺功能测定仪及放射免疫测定仪等。

2. 气体电离探测器 主要由一个配备有两个电极的容器构成，其中填充了工作气体，通常是惰性气体、氮气或空气。当两个电极施加电压时，随着外加电压的提升，电流的变化呈现不同的模式。根据电压由低至高的变化，电流-电压曲线可以划分为三个工作区域：饱和区、正比区和盖革区（G-M 区）。在饱和区，电流与入射的 γ 光子或粒子数量成正比，电流的大小反映了放射性样品的活度。工作在这一区域的气体电离探测器被称为电流电离室。在核医学领域，常用的活度计电离室就是一种电流电离室。

3. 半导体探测器 是一种利用半导体材料作为探测介质的设备。当射线穿过半导体材料时，会产生电子-空穴对。这些电子-空穴对在外加电场的作用下形成电流，被探测器的两个电极所收集，进而在外电路中产生电脉冲信号。在半导体探测器中，射线产生一个电子-空穴对所需的平均能量大约是气体电离室产生一个离子所需能量的 1/10。这使得半导体探测器具有高能量分辨率，以及脉冲时间短、能量线性度好、体积适中和工作电压低等优点。目前，心脏专用型 SPECT 系统普遍采用半导体探测器。

4. 感光效应探测器 通过射线对感光材料的曝光，形成与射线强度相关的影像。依据影像在被测样品中的位置和灰度，可以对样品中的放射性进行定位和定量分析。放射自显影技术和胶片剂量计的原理正是基于射线的感光效应。

（二）后续电子学线路

后续电子学线路主要功能是接受并处理探测器输出的电脉冲信号，并得到实际所需的结果。用于放射性测量的后续电子学线路包括主放大器、脉冲高度分析器等单元。

1. 主放大器 是位于前置放大器与脉冲高度分析器之间的关键组件，由放大和整形电路构成。其核心功能是将前置放大器的信号通过整形或倒相转换为最适合记录的脉冲形状，以降低基线波动，从而提升信噪比。此外，主放大器还负责进一步放大前置放大器输出的信号。放大器的脉冲整形功能实际上是通过滤波实现频谱筛选的过程。

固体闪烁计数器通常配备线性放大器。由于探测器输出的脉冲信号较弱，无法直接被有效记录，因此放大器的作用是将这些信号进一步放大、传递，并确保它们能被设备准确记录。放大器输出端的脉冲信号幅度必须与输入端保持正比关系，且放大倍数不受脉冲高度的影响，这要求放大器具有良好的线性幅度特性。因此，这种放大器被称为线性放大器，其线性稳定性要求低于 1%。

2. 脉冲高度分析器 当探测器和主放大器输出的脉冲信号高度与射线能量成正比时，不同放射性核素发射的射线能量各异，导致主放大器输出的脉冲信号高度也存在差异。脉冲高度分析器（pulse height analyzer，PHA）的核心功能是选择性地允许具有记录价值的脉冲通过，将它们输入计算机进行分析和记录。这一过程旨在实现对放射性核素射线能量的分析，并有效降低本底噪声，从而达到双重目的。

脉冲高度分析器的核心组件是甄别器，其主要功能是区分脉冲的幅度大小。它将那些幅度位于预设阈值范围内的输入脉冲转换为标准的数字脉冲输出，同时排除掉幅度低于或超出该阈值的脉冲。这个预设阈值的上限和下限定义了甄别阈，而甄别阈的电位是可连续调节的，其调节范围决定了测量的幅度上限和下限。由于设备的暗电流和本底计数同样能产生脉冲信号，但这些信号的高度通常远低于由射线产生的脉冲信号，因此适当设定阈值可以有效降低本底计数对测量结果的干扰。

脉冲高度分析器的种类繁多，根据分析通道的数量，可以分为单道脉冲高度分析器和多道脉冲高度分析器。其中，单道脉冲高度分析器因其简单性而备受青睐，主要用于筛选出落在甄别阈电位范围内的脉冲并进行计数。单道脉冲高度分析器由三个基本电路单元构成：上甄别器、下甄别器和反符合电路，如图 8-2 所示。设定下甄别器的阈电压为 V，上甄别器的阈电压为 V+△V，只有当输入脉冲的高度介于 V 和 V+△V 之间时，才能激活反符合线路并输出信号。超出这个范围的脉冲则无法激活符合线路，从而被阻断。这种测量方法被称为微分测量。上、下甄别阈电压之间的差值△V 即能量窗宽（channel width），实际上，将下甄别域 V 与上甄别域 V+△V 之间的差值△V 视为一个通道，因此也被称为道宽。

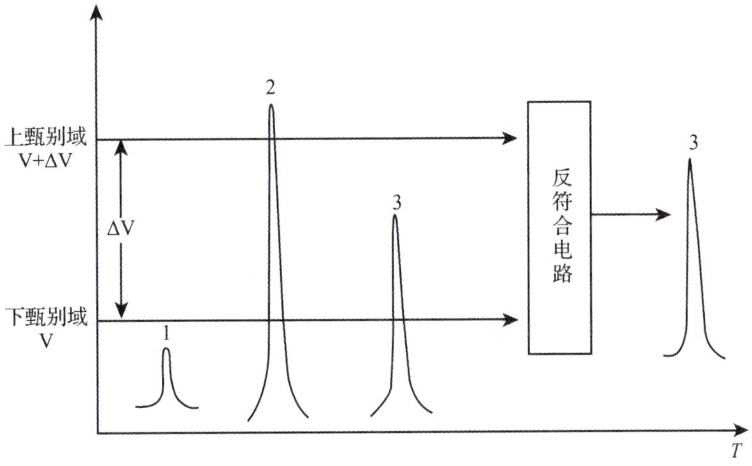

图 8-2　脉冲甄别原理

（三）显示记录装置

显示记录装置是用于显示和记录脉冲高度分析器所产生的信号的设备。在核医学成像设备中，显示记录装置通常包括显示器、打印机及磁盘或光盘等组件。

1. 显示器　可以实时或反复显示阴极射线管上的图像，可供工作人员观察、分析图像，并且可对图像的色彩、亮度、对比度进行调节。

2. 打印机　将显示器显示的图像打印在纸张或胶片上。

3. 磁盘或光盘　可以将显示器显示的图像长期保存。

第二节　γ 照相机

微课：γ 照相机的基本结构

γ 照相机（gamma camera），亦称闪烁照相机（scintillation camera），是一种能够对脏器中放射性药物分布进行单次成像及连续动态成像的设备。通过 γ 照相机，静态显像得以升级为连续动态成像，实现了脏器显像与功能测定的结合观察。此外，γ 照相机的成像原理、性能和功能构成了 SPECT 的基础和核心。

一、基本结构

（一）探头

探头是γ照相机的核心部件，主要由准直器、γ闪烁探测器、定位电路与能量电路和支架等构成，具有准直探测和定位射线的功能。

1. 准直器 是一种位于晶体前方的特殊装置，通常由铅或铅钨合金等重金属材料制成。它包含多个形状一致的小孔，这些小孔被称为准直孔。放射性核素发射的γ射线向四面八方扩散，且无法折射。准直器的功能在于限定进入晶体的γ射线的范围和方向，仅允许与准直孔对齐的γ射线通过，进而抵达晶体并被探测器捕捉，而其他方向的射线则被吸收或阻挡。准直器实现了对射线的空间定位和选择，将人体内三维放射源的分布转换为平面图像，确保了γ照相机的分辨率和定位精度。因此，准直器的性能在很大程度上决定了探头系统的整体性能。

2. γ闪烁探测器 包括晶体、光收集系统、光电倍增管、前置放大器等组件。

3. 定位电路与能量电路 构成了γ照相机的核心电子组件，它们的主要职责是精确地确定探测到的γ光子的位置、确保不同能量的核素在对同一脏器进行成像时尺度保持一致，以及甄别γ光子的能量，以便形成清晰的图像。当一个γ光子在晶体中激发时，会产生多个闪烁光子，这些光子被多个光电倍增管所接收。每个光电倍增管接收到的闪烁光子数量会随着其与闪烁中心（γ光子所在位置）的距离增加而递减。位置电路和能量电路通过分析不同位置的光电倍增管接收到的闪烁光强度，进而确定γ光子的具体位置。

（二）后续电子学线路

后续电子学线路指探头输出的位置信号和能量信号随后进入的各种电子线路，主要包括以下几部分。

1. 信号线性放大电路 即主放大器。

2. 多道脉冲高度分析器 该设备用于分析光电倍增管输出的能量信号，有效区分散射线和本底信号。

3. 定标电路 此电路用于设定成像计数器的预设值，适用于静态显像。

4. 定时电路 能够预设单次或连续多帧成像的时间间隔。

5. 门电路 通过生理信号来触发数据的采集与停止，如心电门控电路。

6. 定方位电路 确保无论患者如何移动，影像始终保持正位，从而避免诊断定位的错误。

7. 显示选择电路 在全视野图像中挑选一个或多个“感兴趣”的局部区域进行积分处理，以便比较不同“感兴趣区”内的放射性计数。在连续动态图像中，通过同一“感兴趣区”内的放射性计数在不同时间的变化，绘制出时间放射性曲线，如肾图、左心容积曲线等。

8. 电源电路 包含常规供电电源和光电倍增管高压电源。

9. 探头运动和制动电路 负责控制探头的运动与制动。

（三）机架和检查床

1. 机架　主要功能是固定和支撑探头，确保其能在特定范围内进行移动和旋转。鉴于探头的重量，机架必须既坚固又可靠，同时提供多方向运动和转动能力。因此，机架配备了与各种准直器相匹配的平衡配重装置和高效的制动闸。此外，电源保障系统通常也集成于机架内，为整个系统提供稳定且符合要求的高、低压及交/直流电源。

2. 检查床　理想的显像床应具备多功能性，能够适应平面显像、断层显像及全身显像的需求。采用碳素纤维材料制成，因其对 γ 射线的吸收极低，因此无须进行衰减校正。

（四）显示记录装置

位置信号 x 和 y 分别传输至显示器的水平（x）和垂直（y）偏转板，使得同时输入的能量信号 z 能够触发阴极射线管的启辉，在与 γ 光子闪烁中心相对应的位置上显示闪烁光点。阴极射线管逐个累积光点，达到一定数量后，便能形成一幅闪烁图像。图像中光点的亮度可调节，以适应观察者的不同需求。

二、主要性能参数

γ 照相机的主要性能参数可以分为三大类，它们分别代表了设备的能量响应特性、空间分辨率特性及放射性计数特性。在不使用准直器的情况下，所测量到的探头性能参数被称为固有性能（intrinsic performance），这是评估探头性能的关键指标。而当探头配合准直器使用时，所测量到的性能参数被称为系统性能（system performance），它体现了探头与准直器组合后的整体性能。由于准直器存在多种类型，因此系统性能具有特定的适用范围。系统性能实际上决定了 γ 照相机在临床应用中的实际效能。

在众多性能测试方案中，1980 年由美国电器制造商协会、国际电工委员会及 1984 年国际原子能机构所制定的标准方案最为权威。在实际应用中，通常采用国际原子能机构的标准更为合适。在我国，国家质量监督检验检疫总局主要参考国际电工委员会 IEC 60789 标准，制定了《放射性核素成像设备　性能和试验规则》(GB/T 18989—2013)。对于 γ 照相机而言，需要测试的性能参数包括三类：固有特性、系统特性和探头屏蔽性能。

（一）固有特性

1. 固有能量分辨率　是衡量探测器对 γ 射线能量分辨能力的关键指标，通常以光电峰的半高宽与峰值能量的百分比来表示。探测器的能量分辨率对空间分辨率具有直接影响，因此被视为一项基础性能参数。若该参数呈现下降趋势，则可能表明探测器正在老化。

2. 固有均匀性　是在有效视野内，不同部位对均匀分布放射源响应的差异性，即各部位计数率的离散程度。这是 γ 照相机最基本且至关重要的性能参数，直接决定了能否准确反映体内放射性分布的实际情况。

3. 固有空间分辨率　是系统能够区分的两个相邻物体间的最小距离，这一性能主要受到晶体、光电倍增管的能量分辨率及电子线路性能等因素的影响。

4. 固有空间线性 是用于描述图像位置畸变程度的参数，即γ照相机对入射γ射线产生位置偏差的程度。若空间线性不佳，将导致图像均匀性降低、影像失真及定量分析失效。

5. 固有计数率特性 是γ照相机对γ闪烁事件进行精确计数的能力，对于执行高计数率显像和定量分析至关重要。在探头视野中活度较低时，γ照相机的计数率会随着活度的增加而上升；但是，在活度增加到某一阈值后，计数率反而会随着活度的进一步增加而下降。这一特性主要由以下两个参数决定。

（1）最大计数率：反映了系统对高计数率的响应能力及系统的死时间和计数率特性。

（2）损失20%的计数率：指的是γ照相机只能记录下其80%的计数率。

（二）系统特性

1. 多窗空间配准度 又称多窗空间位置重合性，反映γ照相机在不同能窗下影像位置偏移的程度，用于衡量γ照相机同时进行多能量（或多核素）显像的能力。如果配准度不佳，使用单窗显像可能获得清晰影像，而改用多窗显像则可能导致影像模糊；双核素显像时，两个影像的位置关系可能会失真，从而影响显像结果的准确性。

2. 系统均匀性 是γ照相机在配置准直器时，在全视野范围内对均匀泛源成像时所获得的不均匀程度。这种测试具有实际意义，因为它有助于发现某些准直器存在的问题，因此有些单位将其作为每日常规测试的内容。

3. 系统空间分辨率 是γ照相机对不同位置发生的闪烁事件的分辨能力。这也是一个具有实际意义的性能参数，其受准直器类型的影响最大。

4. 系统平面灵敏度 描述探头对放射源的响应能力。系统平面灵敏度指的是入射到探头的γ光子被探测到的概率，以单位放射性的计数率表示。系统平面灵敏度与准直器的类型、窗宽、源的种类及形状有关，主要反映了γ照相机的探测效率。

（三）探头屏蔽性能

探头屏蔽性能是指探头对视野之外放射源的屏蔽能力。在临床工作中，视野之外的放射线及可能存在于探头周围的其他放射线都可能对探测造成干扰。探头屏蔽性能反映了探头对周围放射源的抗干扰能力。

第三节　单光子发射型计算机断层设备

γ照相机采集的图像呈现的是探头视野内所有脏器和组织放射性分布的二维平面叠加影像。在实际工作中，我们面临几个难以克服的问题：①位于组织深部的病变或放射性浓度变化较小的病变，它们往往被病变前后放射性物质的分布掩盖，导致无法清晰显示。②无法实现对病变的三维立体定位。③无法对放射性分布进行精确的定量分析。这些问题唯有通过断层显像技术才能得到解决。

SPECT的成功研发显著推动了核素脏器显像技术的进步，为γ照相机的传统功能增添了全身显像和断层显像的能力。SPECT断层显像的原理是探头从多个角度围绕受检者采集特定脏器放射性核素分布的二维影像数据，通过数据处理、校正和图像重建，最终生成三维断层图像。根据需求，可以得到脏器的水平切面、冠状切面、矢状切面或任意角度的体层影像。断层图像解决了不同体层放射性重叠干扰的问题，允许单独观察特定体层内的放射性分布，这不仅有助于发现组织深部的异常和微小病变，还使得局部放射性核素定量分析更加精确。如今，SPECT 已经成为核医学显像领域的标准设备。

一、基本结构

SPECT 是一种在 γ 照相机结构和 CT 断层成像理论基础上发展起来的核医学成像设备。因此，它不仅具备 γ 照相机的功能，还增添了探头旋转功能和图像重建计算机软件。探头能够围绕受检者旋转 360°或 180°，从多个角度和方位采集一系列平面影像，进而通过计算机图像重建处理，获得各轴向的断层影像。SPECT 主要由探头、电子学线路、旋转运动机架、检查床、计算机及其辅助设备等部件构成。

（一）探头

依据 SPECT 探头闪烁探测器的排列结构，可将其划分为两大类别：多探头环型和 γ 照相机型。前者与 CT 和 PET 的结构大致相同，由数量不一的探测器构成环形结构，能够同时探测来自各个方向的射线，因此具备高断层灵敏度、良好空间分辨率、短成像时间等优势，甚至能够执行快速动态断层显像。但是，由于其成本和价格较高，无法同时应用于常规的平面显像和全身显像，因此在临床中未能广泛推广，仅限于专用型头部 SPECT 使用。

γ 照相机型 SPECT 基于 γ 照相机结构，其探头结构与 γ 照相机基本一致（详见本章第二节），主要区别在于 SPECT 探头能够借助机架围绕旋转中心旋转 360°或 180°进行放射性探测，随后通过专用的计算机软件处理，能够获得满足临床需求的各类断层图像。γ 照相机型 SPECT 同时具备平面显像、动态显像、断层显像和全身显像的功能。此外，两者探头的形状和尺寸也有所不同，γ 照相机的探头尺寸较小（直径约 30cm），多为圆形，而 SPECT 的探头尺寸较大（约 40cm），多为矩形。

γ 照相机型 SPECT 根据探头的数量，可以进一步细分为单探头、双探头、三探头和 L 型探头。

1. 单探头 SPECT　仅有一个可旋转探头，其断层显像的空间分辨率不及平面显像，成像速度较慢，无法进行快速断层采集。但是其结构简单，成本相对较低。此外，单探头 SPECT 便于安装针孔型准直器，特别适用于小器官或小动物的显像。

2. 双探头 SPECT　有一对可旋转的探头，这些探头可以设定为固定角度（如 90°）或可变角度，从而显著缩短成像时间并提升系统分辨率。配备了符合线路或超高能准直器的双探头 SPECT 被称为复合型 SPECT 显像仪。复合型 SPECT 显像仪不仅能够实现正电子符合成像，还能完成单光子发射成像，其多功能性和经济性是主要优势，使其成为我国中小型医院的理想选择。鉴于这些优点，双探头 SPECT 已成为当前单光子显像的主流机型，如图 8-3 所示。

3. 三探头 SPECT　有三个可旋转的探头，显著提升了采集速度和空间分辨率。由此获得的脑血流断层图像质量已与 PET 影像相媲美，同样适用于心肌快速断层显像。然而，由于其高昂的价格，普及推广存在一定的难度。

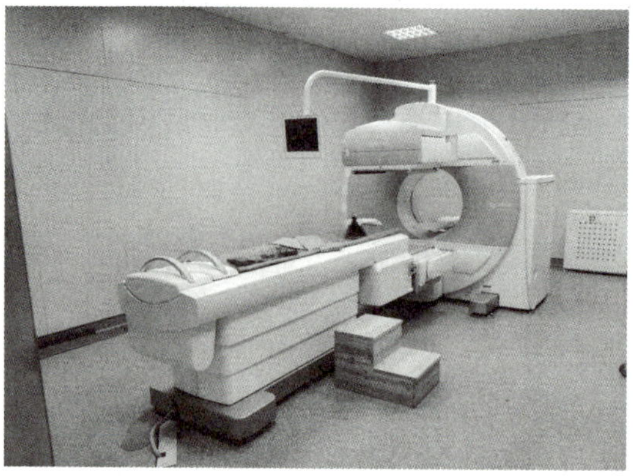

图 8-3　双探头 SPECT

4. L 型探头 SPECT　探头呈 L 型设计，是专为心脏成像而打造的 SPECT。在采集图像时，探头会沿胸前区域进行 180°旋转。该探头采用了新型半导体探测器，相较于传统的 NaI（Tl）闪烁晶体探测器，它具有以下优势：①探测器对射线的探测能力得到增强，实现了更高的能量分辨率和灵敏度。高能量分辨率对于提升病灶对比度至关重要，而高灵敏度则能缩短检查时间，并减少患者所需放射性药物的剂量。②直接探测 γ 光子的能量和位置，有效避免了信息的丢失。③高度集成化的探测器设计减小了探头体积。因此，基于半导体探测技术的 SPECT 有望成为该领域发展的主流和未来方向。

（二）旋转运动机架

该系统由机械运动组件、机架运动控制电路、电源保障系统、机架操纵器及其运动状态显示器等关键部分构成。其主要功能包括：①依据操作控制命令，实现多种运动功能，例如沿人体轨迹的全身扫描运动、圆周断层扫描运动、预置定位运动等。②将心电 R 波触发信号、探头位置信号、角度信号等通过模/数转换器传输至计算机，并根据计算机指令执行相应动作。③确保整个系统（包括探头、机架、计算机及其辅助设备等）的供电，提供具有稳定电压的多种规格高低压、交直流电源。

（三）计算机及其辅助设备

与 γ 照相机的计算机系统相比，SPECT 的计算机系统主要增加了断层采集和图像重建功能，当然在衰减校正、性能测试和质量控制方面也有更高的要求。

（四）复合型 SPECT 显像设备的结构

1996 年，一种基于双探头符合电路技术的探测系统——符合电路探测器诞生了。这种技术在多探头 SPECT 的基础上引入了符合电路，能够同时探测到两个能量均为 511keV、方向相反的湮灭光子，其探测原理与专用 PET 相似。这种多探头符合探测系统不仅能够执行常规的单光子显像，还能进行 18F 正电子符合显像，因此被称作复合型 SPECT 显像仪（hybrid single photon emission computerized tomography，hSPECT）。hSPECT 是在双探头 SPECT 的基础上发展起来的，它在探头设计、电子线路、图像校正和图像重建方法等方面都进行了优化，以满足正电子成像的需求。

二、主要性能参数

SPECT 的性能参数除 γ 照相机测试的性能参数外，还包括以下断层性能参数和全身显像性能参数。

1. 体层均匀性　反映均匀体源照射到探头所形成的断层图像中放射性分布的均匀性，是 SPECT 对核素在体内三维分布能否真实再现的评价指标。断层均匀性与重建算法及总计数有关，可用肉眼评估重建均匀性，也可用断层图像上的像素计数值的相对误差表示。

2. 体层空间分辨率　即 SPECT 体层成像的分辨率。将点源分别置于 z 轴中心横断面的中心、x 方向距中心 10cm 和 y 方向距中心 10cm 处，分别计算这三个点源位置断层图像上点源的径向和切向分辨率。

3. 旋转中心（center of rotation,COR）　是指探头的机械旋转中心，正常时应与计算机矩阵中心相一致，表现为置于矩阵中心的点源的重建影像呈点状，其中心与矩阵中心重合。

4. 系统容积灵敏度　反映 SPECT 断层成像的计数效率。对一均匀体源成像，SPECT 系统容积灵敏度为总体积内单位放射性浓度在单位时间内所测得所有断层的计数之和。SPECT 的灵敏度与源模型的大小、形状、衰减、散射、晶体厚度、核素能量、准直器的类型等因素有关。

5. 全身扫描空间分辨率　通过探头或检查床移动进行全身扫描，获得全身扫描图像。全身扫描空间分辨率描述全身扫描图像的分辨率，分平行于运动方向及垂直于运动方向的分辨率，分别用垂直于及平行于探头或检查床运动方向的线源扩展函数的半高宽（full width at half maximum，FWHM）及十分之一高宽（FWTM）表示。

第四节　正电子发射型计算机断层显像仪

PET 的原理是正电子核素衰变时释放的正电子（$\beta+$）在周围介质中仅能运行极短的距离（1~2mm），在动能耗尽的瞬间与邻近的自由电子结合形成正负电子对，并发生质能转换。在这个过程中，正负电子的质量转化为两个能量相等（511keV）、方向相反的光子，这一现象被称为湮灭辐射。PET 显像技术通过将发射正电子的放射性核素引入人体，捕捉这些正电子经过湮灭辐射后转换成的能量相等、方向相反的光子对，并将它们发射至体外，由 PET 的成对符合探测器采集并形成图像。通过 PET 显像，可以清晰地观察到正电子核素在人体内的分布情况。

单光子探测与正电子探测的主要差异在于，单光子探测过程中需要借助金属准直器来排除不适合成像的光子，而正电子探测则采用符合电子准直技术，无须使用准直器。在正电子湮灭辐射过程中产生的两个 γ 光子几乎同时击中位置对称的两个探测器，每个探测器接收到 γ 光子后会生成一个电脉冲。这些电脉冲信号随后被输入符合线路中进行甄别，以筛选出真正的符合事件。这种方法利用湮灭辐射的特性及两个相对探测器输出脉冲的符合性来确定闪烁事件的位置，称为电子准直。而这种探测方式则被称为符合探测。电子准直技术使得 PET 设备无须使用沉重的铅制准直器，同时利用了原本被准直器阻挡的 γ 光子，从而提升了点响应函数的灵敏度和均匀性，并避免了准直器对灵敏度、分辨率和均匀性的负面影响，显著增强了探测效率。与 SPECT 相比，PET 在分辨率和灵敏度方面都有显著提升，已成为当前极为重要的影像学设备之一。

一、基本结构

PET 的基本结构与其他核医学影像设备相似，由探测器、电子学系统、机架、计算机数据处理系统和显示记录装置、检查床等部分组成，如图 8-4 所示。

（一）探测器

PET 探测器由多个探测器环以环状排列构成单一探测器环，这些环状探测器环沿轴心纵向排列，形成一个圆筒形结构。探测器环的数量决定了 PET 的轴向视野范围和可获取的断层面数量。PET 的轴向视野指的是与探测器环平面垂直的 PET 长轴方向上，能够探测到真实符合事件的最大长度。因此，探测器环数量越多，探头的轴向视野越宽广，单次扫描能够获取的断层面数量也相应增加。在每一对探测单元之间都连接有符合电路，用于确定湮灭事件发生的位置，即两个同时输出信号的探测单元之间的连线。探测单元数量越多，响应线的密度越大，从而使得断层图像的空间分辨率得到提升。

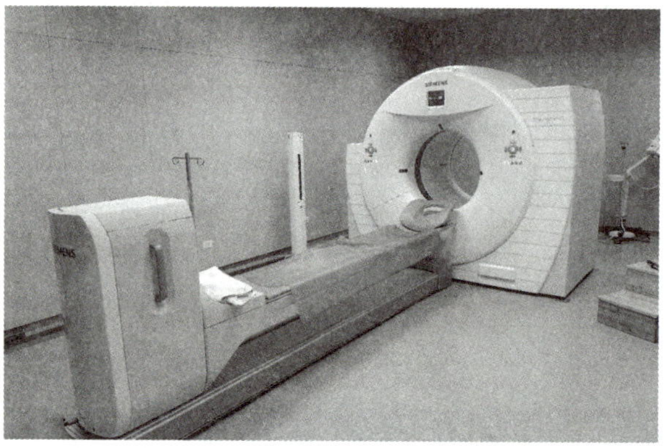

图 8-4　PET

探测器构成了 PET 设备的核心，它包括闪烁晶体、光电倍增管及高压电源。探测器的性能直接决定了 PET 设备整体性能的优劣，因此，对探测器的结构、晶体材料及电子学线路的研究与优化，是 PET 设计中至关重要的环节。

1. 晶体　作为探测器的关键组成部分，其核心功能是能量转换。具体来说，它负责将高能 γ 光子转换成可见光子，随后光电倍增管将这些光信号转化为电信号，最终通过一系列电子线路系统进行记录。对于 PET 而言，理想的闪烁晶体应具备优异的物理探测性能及合理的排列结构。

（1）主要性能

1）发射光谱：指的是闪烁晶体发射出的光子波长分布曲线。发射光谱越集中，光电倍增管中的光电转换效率越高。

2）发光效率：衡量闪烁晶体将入射光子能量转换为闪烁光子的能力。通常用光产额来表示，即吸收单位能量的入射光子所引发的闪烁光子数量。光产额高意味着能量分辨率更佳。

3）衰减长度：为入射光强度衰减至初始值的 $1/e$ 时所经过的距离。衰减长度较短的晶体具有更强的阻止能力，探测效率更高，晶体尺寸更小，同时空间分辨率也更高，不同位置的空间分辨率也更为均匀。

4）闪烁衰减时间：指的是晶体激发后发射光子速度降至初始值的 1/*e* 所需的时间，也称为退光常数。衰减时间短的晶体具有更好的时间分辨率，能够降低随机符合事件的发生，减少系统的死时间。

5）光电效应分支比：指的是入射光子在晶体中产生光电效应的概率。当光电效应发生时，入射光子的能量完全沉积在晶体的作用点，使得闪烁光子位置更加集中。而康普顿散射产生的光子则会使晶体的闪烁光子位置分散，甚至飞出晶体（特别是在小晶体块中），导致闪烁光子数量减少。因此，光电效应分支比高，则定位精度和能量分辨率更优。

（2）种类：适用于 PET 的闪烁晶体，必须具备高光产额、优异的时间分辨能力和强大的阻止本领。因此，通常选用高原子序数或高密度的晶体材料。

（3）排列方式：晶体与光电倍增管构成了探测器的核心组件，它们的布局方式直接决定了探测器的构造。由于 PET 设备的生产商、型号及所使用的晶体材料各异，晶体的尺寸、小晶块的数量及排列方式也存在差异。在多数专用型 PET 设备中，探头的构成通常包括环形晶体环，其由多个晶体组块（crystal block）构成，其后通过光电耦合连接至光电倍增管的阴极面。每个晶体组块进一步被划分为多个小晶体，每个小晶体块实际上代表一个独立的探测器（图 8-5）。在成像过程中，接收到的射线被均匀定位至小晶体探测器的中心位置。这种结构的优势在于，使用较少数量的探测器即可实现较多的环数、较大的轴向视野、较高的空间分辨率和系统灵敏度，即以较低的生产成本实现更优的系统性能。评估这种结构的性能通常依据光电倍增管与晶体数量之比的系数，该系数越小，表明性能越优越。

探测器结构的常见组合形式为 4×64，意味着 4 个光电倍增管与 64 个（构成 8×8 矩阵）微晶体块共同构成一个单元。这样的一个单元被称为组块，多个组块组合在一起形成探测器组，而多个探测器组进一步组合，构成了完整的 PET 环。

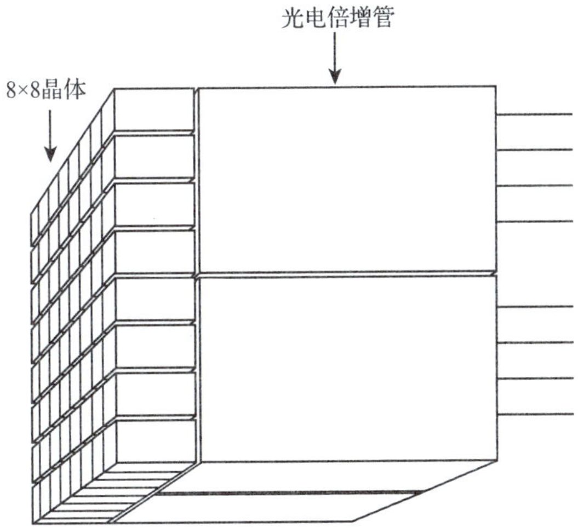

图 8-5 晶体和光电倍增管排列方式

（4）晶体的几何参数对探头性能的影响：探测器晶体的几何参数是影响 PET 系统性能的关键因素之一。

1）晶体的薄厚影响探测效率和能量分辨率：随着晶体厚度的增加，入射光子与晶体的相互作用机会增多，从而提升了探测效率和灵敏度；然而，这也导致了晶体产生的闪烁光在到达光电倍增管之前，被晶体自身吸收或散射的概率上升，进而使得光电倍增管产生的脉冲能谱变宽，能量分辨率降低。

2）晶体块的表面积影响空间分辨率：在晶体块的任何位置接收到的入射光子都会被定位到晶体块的中心，这导致了晶体面积的增大，进而使得空间分辨率降低。目前，大多数 PET 设备的每个小晶体块的表面积介于 4.0mm×4.0mm 与 6.5mm×6.5mm 之间。

2. 光电倍增管 是组成探测器的另一关键部件。其作用及工作原理与 SPECT 相同。目前，PET 探测器采用位置灵敏光电倍增管（position sensitivity photomultiplier tube，PSPMT），这种光电倍增管的定位更准确。

（二）电子学系统

PET 的电子学系统涵盖了信号放大器、采样保持、能量甄别、时间甄别、符合逻辑、模/数转换、定位计算及数据缓存等关键电子学组件。这些组件的主要职责是处理两组光电倍增管产生的微弱电脉冲信号，包括必要的放大、采样保持、求和和甄别，最终将信号送入符合线路。符合线路产生的信号通过模/数转换器转换为数字信号，并与定位计算得出的地址（x，y）一同送入数据缓存器。计算机依据这些数据执行一系列处理和图像重建工作。对于电子学线路而言，符合时间宽度应尽可能小，以有效抑制散射和随机噪声；线路响应速度应尽可能快，以减少通道饱和率和系统死时间，从而提升系统的分辨率。

PET 的数据处理系统和显示记录装置与 SPECT 具有相似性。

（三）机架、检查床、主机柜和操作控制台

1. 机架 作为系统中最大的组件，稳固了透射源、激光定位器、隔板、探测器环、探测器电子线路、符合线路、分拣器及移动控制系统等关键部件。

2. 检查床 配备了先进的移动控制系统，负责精确控制检查床的平移和升降动作，对移动精度有着严格的要求。

3. 主机柜 主要由中央处理单元、输入输出系统、内外存储系统等构成。其核心功能包括数据存储、处理及图像重建。

4. 操作控制台 主要由一台计算机和软件系统构成。它的主要职责是对整个检查过程进行指挥控制、图像显示和分析等。

二、主要性能参数

目前，临床应用中的 PET 设备种类繁多，其探头的晶体类型、尺寸和数量、探测器的环数、准直器或栅隔的使用及计算机软件（特别是图像重建）等方面也各有差异。然而，不论各种 PET 设备配置如何不同，它们的性能指标和质量控制要求是统一的。这些性能参数决定了 PET 系统的成像质量、档次和级别。主要性能参数包括以下几种。

1. 能量分辨率 是指探测器对入射光子产生的脉冲能谱分布的响应能力。在光子撞击晶体后，经过一系列统计性过程，最终转换为脉冲输出，这些过程影响输出脉冲能量分布的展宽。能量分辨率通常以特定能量射线能量分布曲线的全宽度半高与该曲线峰值的百分比来表示，它体现了探测器区分射

线能量的精确度，是衡量 PET 设备精确分辨光电事件能力的关键参数。

在所有核医学成像设备中，探测器的能量分辨率是一个至关重要的性能指标，它直接影响到探测器的其他性能表现。PET 的能量分辨率主要受到所使用的晶体光产额、光阻止能力及光电倍增管性能的影响。能量分辨率的优劣会进一步影响空间分辨率、噪声等效计数率等关键指标。若能量分辨率下降，将削弱对散射符合事件的鉴别能力，进而影响图像质量，并降低 PET 定量分析的准确性。

2. 空间分辨率　指的是探测器分辨空间中最小物体的能力，即当两个非常接近的点源能够被清晰区分时，这两点源之间的最小距离。在 PET 成像中，一个点源的重建图像并非一个单一的点，而是扩展成一个分布曲线，这个分布被称为点扩展函数（point spread function，PSF）。因此，空间分辨率通常以点源图像在 x、y、z 三个方向上的空间分布函数曲线的半高宽来表示，其单位为毫米。

3. 时间分辨率　是指正电子探测器可计数的一对 γ 光子之间的最短时间间隔。湮灭光子从入射到被探测记录的时间间隔称为时间响应。光子从入射到探测器晶体表面到转换为最后的脉冲信号并被记录，需要经历多种不确定的延迟，所以各个光子的时间响应并非相等，总体上通常是按高斯分布。时间响应曲线的半高宽就是时间分辨率，单位是纳秒。它与探测器的晶体材料、光电倍增管、后续电路及探测系统的设计紧密相关。

4. 均匀性　理想的 PET 系统对视野中任何位置的放射源有相同的探测能力，即对视野中一均匀源的成像，应为各点计数相同的均匀图像。但是，由于计数的统计涨落及探头的非均匀响应，在均匀源的图像上会造成计数偏差，用视野中最大计数和最小计数与平均计数的相对偏差（非均匀性）大小来描述 PET 均匀性。相对偏差越小，均匀性越好。均匀性分断层均匀性、体积均匀性和系统均匀性。一般的 PET 系统都提供专用的程序，可自动完成均匀性测定，图像的相对偏差应<10%。

5. 灵敏度　指 PET 系统在单位时间内单位活度条件下所获得的符合计数。影响灵敏度的因素包括探测器所覆盖的立体角和探测器效率。系统灵敏度取决于 PET 的设计构造及数据的采集方式，如 3D 采集比 2D 采集的灵敏度可增加约 5 倍。

6. 噪声等效计数率（noise equivalent count rate,NECR）　在 PET 符合计数中，包括了真实符合计数、散射计数及随机计数。除真实符合计数外，其他计数均被视为噪声。对于含有特定比例散射符合和随机符合的数据集，噪声等效计数指的是在没有散射和随机符合的情况下，达到相同信噪比所需的真符合计数。它是衡量信噪比的一个标准。换言之，噪声等效计数率反映了采集到的符合数据中真实符合计数所占的比重。这个比例越高，意味着采集到的数据具有更高的信噪比和更好的图像对比度，从而提升了符合成像的质量。

7. 最大计数率　指的是探测器在单位时间内能够测量的最大计数值。探测器的计数率会随着辐射剂量的增加而上升。然而，由于时间效应的限制，当计数率升高到一定程度时，探测器的时间响应能力会限制计数率的进一步增长，导致漏计现象的出现。随着漏计现象的加剧，计数率会达到一个饱和点。一旦系统进入饱和状态，即便辐射强度继续增强，计数率将不再上升，反而可能下降，同时，噪声等效计数率也会随之降低。

8. 散射分数（scatter fraction,SF）、计数丢失及随机符合　这是一组相互关联的 PET 性能指标，反映了 PET 系统在高计数率状态下，对符合事件的处理能力。由于正电子符合计数技术本身的局限性，PET 的采集计数实际上仅能记录其测量视野中较小比例的符合事件，其他大部分符合事件被丢失。在所获得的采集计数中不仅包括了真实的符合计数，也包括了由散射及随机符合所造成的错误计数。散射分数是指散射符合计数在总符合计数中所占的百分比，反映 PET 对散射计数的敏感程度，

SF 越小，系统剔除散射线的能力越强。计数丢失和随机符合率则主要用于评估 PET 对高活度、高符合计数率采集的耐受能力，与 PET 探测器的死时间、脉冲堆积和符合时间窗宽度有关。

在 PET 的采集计数中，散射比例、计数丢失及随机符合率受多重因素的影响，其中包括 PET 机型（包括晶体的种类及其形状、厚薄和外置准直系统的配备）、测量视野中放射性活度的大小和分布、被测量体的形状和组织密度及采集窗设定条件和校正系统等。上述关联指标不仅制约了 PET 的图像质量，而且制约了 PET 的显像方式及对 PET 显像剂的选择性应用。

9. 校正精度指标 多数专用型 PET 设备都配备有外置的衰减校正装置及相关的计算机软件系统和图像处理程序，用于计数丢失和随机符合校正、衰减校正及散射校正，以保证 PET 在定量分析方面的准确性。这些校正的精度及图像质量的评价也需要通过模型测试加以检验。常用的校正精度指标包括计数丢失和随机符合校正精度、散射校正精度、衰减校正精度等。

第五节　融合成像系统

传统的 X 射线、CT、MRI 和超声等影像技术主要揭示体内器官和病灶的解剖结构信息，为疾病的形态学和定位诊断提供关键依据。而核医学成像技术如 SPECT 和 PET，以及新兴的功能磁共振成像和磁共振频谱分析等，则能够揭示正常器官和病灶的功能及代谢状态。核医学影像的主要局限在于其图像分辨率较低，难以精确地定位病灶。因此，在诊断过程中，临床医生或影像学医生往往不自觉地将来自不同影像技术的信息在大脑中“融合”，以获取关于解剖结构和功能状态的全面信息。这标志着图像融合技术的早期应用阶段。

图像融合指的是将具有价值的生理、生化等功能性信息与精确的解剖结构信息相结合，为临床医生提供更为全面和精确的参考资料。这一过程不仅弥补了各种检查结果信息不全面、不准确的缺陷，而且更重要的是，它使得临床诊疗、手术、疗效评估及放疗的定位和计划设计变得更加全面和精确。图像融合本质上是确定两种图像之间几何关系的过程，旨在提升图像配准的精确度和重叠的准确性。

随着计算机技术的不断进步及对医学图像信息集成利用的迫切需求，开发出了一种用于图像融合的软件。这种软件利用数学方法和计算机技术，对源自不同设备的图像进行必要的几何变换、采集矩阵调整和位置匹配，最终合成一帧融合了两种信息的图像。然而，软件图像融合技术在实现完全一致性方面仍存在以下难以克服的问题。①位置问题：使用不同设备进行检查时，患者的体位和检查床的形状可能各异。②检查时间差异：不同时间点的检查可能导致患者的生理状态发生变化，进而影响活动度较大的器官位置。③器官内容物差异：不同器官的内容物不同，也会导致形态上的差异等。

为了解决上述问题，我们采取了一种创新的方法，即将不同类别的影像设备整合安装于同一机架内。这样，在患者体位保持不变的情况下，可以完成多种检查，实现在同一时刻获取多幅包含不同信息的图像。通过直接叠加处理这些图像，可以生成融合图像，这极大地简化了融合过程，并显著提高了融合的精确度，这种方法被称为硬件融合。与之相对的是软件融合，后者涉及不同设备的图像融合。硬件融合涉及将两台设备安装在同一机架上，确保两种显像技术的定位坐标系统相互校准。在扫描前，两种设备必须调整到相同的位置，且在两次扫描之间，患者需保持在同一个检查床上，体位不变。这种显像技术被称为多模式显像。这种融合技术不仅解决了时间配准的难题，还使得图像融合过程更为简便、精确。目前，SPECT/CT、PET/CT 及 PET/MRI 等融合成像系统已在临床中得到广泛应用。

图像融合技术，特别是硬件融合技术的进步，已经实现了将解剖结构影像与功能、代谢、生化影像实时融合。这不仅为临床诊断提供了更为全面、客观、精确的依据，同时也显著推动了核医学领域的进步。

一、PET/CT 融合成像系统

（一）结构特点

PET/CT 融合成像系统由 PET 和 CT 两部分构成，共享同一机架、检查床及图像处理工作站。某些制造商选择将 CT 的 X 射线球管和探测器安装在 PET 显像仪前方，二者共同嵌入在一个环形机架中，并配备有专门的 PET/CT 融合对位工作站。而另一些制造商则将 PET 探头和 CT 探头分别安装在独立的机架上，允许它们独立移动。这种系统能够一次成像同时完成 CT 和 PET 扫描。PET/CT 融合工作站通过识别图像的位置标记来实现对位和融合。首先进行 CT 扫描，随后检查床自动移动至 PET 扫描位置，接着执行 PET 扫描。最后，通过专用软件将 CT 扫描获得的图像与 PET 扫描获得的图像进行融合，从而生成 PET/CT 融合图像。

（二）性能

目前，PET/CT 主要采用的是诊断级别的多排螺旋 CT，这意味着 CT 同样可以独立应用于临床诊断。CT 图像不仅能够用于病灶的精确定位，还能够辅助进行 PET 图像的衰减校正，从而将全身显像的时间缩短大约 40%。

检查床的移动精度至关重要，任何检查床在水平方向上的重复定位误差，以及在 PET 和 CT 视野垂直方向上的偏差，都可能导致 PET 图像与 CT 图像融合时出现位置错位。因此，PET/CT 对检查床的水平和垂直偏差提出了严格的要求。通常情况下，要求在承重 180kg 的情况下，水平及垂直偏差必须小于 0. 25mm。

（三）PET/CT 中 CT 的作用

1. 衰减校正　对于 PET 成像来说，进行衰减校正至关重要。未经衰减校正的图像可能会产生伪影，影响诊断的准确性。利用 CT 图像进行衰减校正的 PET/CT 技术，相较于传统 PET 的透射扫描，可以节省高达 80%的时间，同时提供更为精确的校正结果。这一进步不仅提升了设备的使用效率，还显著增强了衰减校正的精确度。

2. 病灶定位　CT 有助于 PET 显示病灶的精确解剖定位及与周围脏器的解剖关系，对于疾病的诊断及治疗发挥着重要作用。

3. 疾病诊断　为疾病诊断提供帮助。

4. 有助于开展特殊检查　如果多排螺旋 CT 的时间分辨率足够高，进行门控断层采集，例如心脏门控断层的采集和衰减校正，是可行的。结合 PET 功能代谢图像与 CT 解剖结构图像来确定放射治疗靶区的方法，已被临床广泛接受和认可。

二、PET/MRI 融合成像系统

MRI 在呈现解剖形态和生理功能信息方面具有显著优势，其无辐射，具有卓越的软组织对比度，除形态学检查外，还能提供多种功能显像选项，如波谱成像分析等。然而，其功能测定的局限在于灵敏度较低。相比之下，PET 能够极其敏感和精确地捕捉到人体组织新陈代谢的分子影像信息，尽管其解剖分辨率不高。将 MRI 与 PET 技术相结合，可以实现对人体解剖结构、功能和代谢的全面了解，这对于提升疾病诊断和治疗的效率具有重大意义。然而，PET 和 MRI 的融合技术面临一些挑战，包括避免磁共振高磁场的负面影响、PET 和 MRI 射频场的相互干扰等。2010 年 11 月，全球首款全身型 PET/MRI 一体机的成功研制，实现了 MRI 和 PET 数据的同时采集，且通过单次扫描即可获得全身的 PET/MRI 融合成像。下文将结合这款机型，对 PET/MRI 技术进行简要介绍。

（一）结构特点

1. PET 探测模块 要实现 PET/MRI 一体机的融合，关键在于开发一种能够在强磁场中正常运作的 PET 探测模块，它既不会干扰磁共振影像，也能抵御射频场的影响。目前，针对 PET/MRI 系统的研制主要采取两种方法来应对这一挑战。

第一种方法是保留对磁场敏感的传统光电倍增管，并调整 PET 和 MRI 系统的其他特性。通过使用 3~5m 长的光纤，将磁场内闪烁晶体产生的光子信号传输至置于磁场外部的光电倍增管和电子元件。尽管闪烁体晶体仍然位于磁场中，但所有的 PET 数据读取电子元件均置于磁场外部，从而最大限度地减少了电磁场之间的相互干扰。

第二种方法是采用对磁场不敏感的光子探测器，例如雪崩光电二极管，以替代传统的对磁场敏感的光电倍增管。

2. MRI 矩阵线圈 允许在 32 个射频信道中最多组合 102 个线圈元件，通过扩展的并行接收链来构建全身成像矩阵、自动病床移动、自动线圈切换控制及在线技术，无须患者或线圈重新定位，能够提供极其精确且信息量巨大的全身 MRI 影像，数据一次采集即可完成。矩阵线圈使得从头到脚的全身 MRI 扫描成为可能，并能获得高分辨率的 MRI 图像。这项技术被称为全景成像矩阵（total imaging matrix，TIM）技术。

3. 组件性能与空间布局 为了将 PET 探测器整合进 MRI 的同一机架内，全身型 PET/MRI 一体机在以下方面进行了优化。①为了适应 PET 组件，扩大了磁体孔径以确保充足的空间，采用了直径为 70cm 的大孔径短磁体。②PET 探测器晶体选用了紧凑型快速高性能的 LSO 晶体。③开发了特殊的屏蔽系统，以有效消除磁场对 PET 数据处理链的干扰。④为了降低组件对 PET 信号的衰减，线圈和检查床等组件均采用了低衰减材料。

（二）优势

1. 准确性 PET/MRI 结合了 MRI 的高空间分辨率和组织对比度优势，以及 PET 的高灵敏度和示踪特异性，具有高度互补性。MRI 成像软件确保了多次扫描之间 100% 的定位一致性，便于治疗前后的随访观察，为临床诊断的准确性提供了坚实的保障。

2. 灵活性 PET 和 MRI 部分均能独立运作，并各自配备了功能完备的线圈系统，提供了极高的灵活性以适应各种需求。

3. 经济性 二机合一不仅节省了宝贵的空间，还实现了两种设备共用同一套冷却系统和同一个操控台，降低了医院的运营成本。

综上所述，在医学影像设备的发展历程中，功能、代谢影像与解剖结构影像的融合是一个关键趋势，这一做法能够充分利用二者的互补优势，实现协同效应，显著提升诊断的精确度。图像融合技术在临床诊断、治疗方案的制定、治疗效果的监测及放射治疗生物靶区的确定方面，正扮演着日益重要的角色。

第六节 核医学成像设备的使用与维护

核医学成像是通过向患者体内注射含有放射性核素的药物，然后测量 γ 射线在人体内的分布来获得医学图像的。这种成像技术具有以下特点：首先，其辐射源为高能 γ 射线，且辐射源位于患者体内；其次，所使用的放射性同位素具有较短的半衰期，通常仅为数小时。这些特性使得放射性医学成像设备在操作和维护方面具有独特的要求。本节以 SPECT 为例，探讨其使用与维护的基本知识。

一、使用注意事项

（一）合理配备机房

1. 为确保防护效果，建议单独设立机房，并优先选择楼房的一层进行建设。

2. 机房应保持干燥，确保通风良好，以便放射性废物的处理。

3. 在机房设计上，应考虑工作流程的便捷性。通常，工作区域可按照放射性贮藏室、给药室和检查室的顺序布局，同时避免无关人员进入。

（二）合理操作

1. 若光电倍增管的高压突然中断，可能对探测器产生不利影响，故应采取措施防止此类情况发生。

2. 当无须进行显像操作时，应将探头水平放置，且闪烁晶体朝下，此举有助于确保光导与晶体之间的紧密连接。

3. 在进行固有性能测试之外的时间，建议保持准直器安装在探测器上，这有助于避免探测器遭受机械性损伤。

4. 在更换准直器的过程中，应当同时检查探测器、准直器及其支架是否存在任何损伤或异常情况。

5. 必须确保室内温度的变动幅度小于每小时 3℃，以防止因温度骤变而导致闪烁晶体出现破裂现象。

6. 还应注意防止放射性物质对探测器造成污染。

二、日常维护保养

（一）保持良好的环境

应特别关注环境湿度的监控与机房空间的通风状况，因为探测器中常用的 NaI 晶体具有显著的潮解特性，所以必须确保机房维持干燥状态。为此，机房内应装备除湿机，并安排每日清理除湿机的储水箱。另外，环境温度的波动会影响检测器的灵敏度，因此保持机房内温度的稳定性至关重要。此外，良好的通风对于降低挥发性药品对环境的影响也非常关键，应制订每日定时通风换气的计划。

（二）机械装置的检查及润滑

每天检查准直器、探测器和检查床的牢固性，操作的灵活性，探测器升降和旋转的可靠性，以及制动和限位装置的有效性。应定期检查机械运行装置和部件，对于检查床、扫描旋转机构、探头位移机构等应重点检查其移动或旋转的平稳度和位移精度等，实际测量旋转角度和位移位置，与相应的显示值进行比较，并通过调校使之一致。对全身成像或扫描成像，还应检查机械运行速度，避免运行速度不均匀对成像质量造成不良影响。定期对上述各机构的传动部分进行润滑，以保证其正常工作，减少磨损，良好的润滑也是机械平稳运行和保持运行精度的重要条件。

（三）电器部件的保养

日常维护主要涉及电路板的除尘和检查接插件连接的稳定性。在电气保养方面，如果环境条件良好，可以每年进行一次。如果环境较差，则需每半年进行一次。进行保养时，必须确保设备完全断电，并严格避免调整电路板上的可调元件，以防设备运行状态改变，影响图像质量。同时，要定期检查设备的安全接地情况，以防止不良接地对设备造成损害或对患者造成伤害。此外，还需注意调校性能参数，以确保成像质量。

▶知识拓展

国产核医学成像设备

近年来国产核医学设备发展迅速，在技术创新和市场份额上都取得了不错的成绩。以碲锌镉（CZT）为代表的半导体探测器技术逐渐成熟，CZT 探测器更紧凑、能量分辨率更高，已有多款 CZT-SPECT 设备在全身、骨骼和心脏领域成功应用。全环设计 SPECT/CT 成像技术、长轴向视野全身 PET/CT 成像技术等逐渐应用于临床。如 360°全环设计 SPECT/CT 是全球首款数字化全环 SPECT/CT 设备，可缩短检查时间，提高诊断效率。随着国家对医疗器械行业的支持和国内核医学的加速发展，国产核医学设备产业将得到更大发展，设备将朝着更高的扫描速度、分辨率和探测效率发展，同时在多技术融合、精准定量分析等方面会有更多突破，以满足临床日益增长的需求。

考试知识点总结

本章小结

协和云课堂……　拓展练习及参考答案

（曹艳娟）

教学课件

第九章　医学影像附加设备

微课：医学影像附加设备

学习目标

素质目标

（1）增强创新意识，注重医学影像附加设备技术提升，提升爱国情怀。

（2）增强设备使用安全意识，树立学生的责任意识。

知识目标

（1）掌握：图像存储与传输系统及医学数字成像和通信标准。

（2）熟悉：常用的医学影像附加设备的分类及特点。

（3）了解：常用的医学影像附加设备的结构。

能力目标

（1）提高对医学影像附加设备的认知能力，对新设备、新技术的探索能力，提升发现问题、分析问题和解决问题的能力。

（2）提升临床思维能力及知识应用能力。

案例导入

【案例】

患者，女，50岁。体重48kg，临床怀疑肝脏肿瘤待疹，医嘱要求行上腹部CT增强检查。在此过程中，需根据患者的具体身体状况，精准且合理地设置医用高压注射器的各项参数，以确保检查顺利进行、获取高质量影像资料。这不仅要求医护人员充分考量患者的年龄、体重等基本要素，还需结合肝脏部位的生理特性及检查目的，对对比剂种类、用量，还有注射速度、压力等参数进行细致入微的调配，从而为后续的精准诊断筑牢根基，切实保障患者的诊疗成效。

【问题】

1. 高压注射器是什么医学设备，作用是什么？
2. 在临床中还有哪些常用的医学影像附加设备？

·核心知识拆解·

随着社会的发展、技术的进步，医学影像附加设备在医学影像检查中起着越来越重要的作用，是通过提供额外的功能或工具，输出优质图像，便于医生浏览并可用于诊断的设备，帮助医生更准确地诊断和治疗疾病。辅助成像设备在现代医学影像成像技术中的作用十分突出，本章主要讲述医学图像存储与信息系统、医用高压注射器、医用显示器、医用打印机四个方面的内容。

第一节　医学图像存储与传输系统

一、概述

图像存储与传输系统（picture archiving and communication system，PACS）是一种用于医学影像的存储、管理、传输和显示的综合系统。它整合了医学影像学检查设备（如 X 射线机、CT、MRI、超声、核医学等）产生的图像，将这些图像以数字化的形式长期存储，并通过网络传输，使医生、技师等能够在不同的地点、不同的终端设备上查看和处理相关影像，方便医生调阅患者的历史影像资料并进行对比分析，有助于疾病的诊断和病情监测。

它实现了影像数据在不同科室、不同医院之间的传输。医生可以在医院内部的任何一台联网终端快速获取患者的影像信息，即使患者转诊到其他医院，通过区域医疗信息共享平台，接收医院也能方便地接收和查看患者的影像数据，避免了患者重复检查，提高了医疗效率。

二、功能

PACS 系统有利于提高诊断效率，即时获取影像资料。在临床工作中，时间往往是诊断和治疗的关键因素。PACS 系统允许医生在医院内的任何联网终端即时获取患者的影像资料，从而及时启动相应的治疗措施，为抢救患者生命争取宝贵的时间。

PACS 系统有利于影像对比分析。对于许多疾病，尤其是慢性病或需要长期观察的疾病，对比不同时间的影像资料至关重要。医生在 PACS 系统中能够及时调出同一患者不同时期的影像进行对比分析，可更直观地评估治疗效果。这有助于医生及时发现治疗过程中可能出现的问题，从而调整治疗策略。

PACS 系统有利于促进医疗协作，实现多科室间信息共享。在现代医学诊疗中，往往需要多个科室协同工作，而 PACS 系统提供了便捷的平台，方便了不同科室之间的信息共享。放射科完成检查后，影像资料会存储在 PACS 系统中，其他科室的医生可在自己的工作终端随时查看患者影像。尤其是在多学科会诊中，各科专家可同时在 PACS 系统上调阅患者影像，共同讨论病情，结合各自的专业知识，共同制定出最适合患者的治疗方案，包括手术方案、术后康复计划等。PACS 系统能安全、高效地传输影像数据，支持院间转诊。当患者需要转诊至其他医疗机构时，通过 PACS 系统输出患者数据，接收医院的医生可在患者到达之前就查看其影像资料，提前了解患者的病情。避免患者在转诊后进行重复的影像检查，减少患者的医疗费用、检查时间等。同时，也有助于整合医疗资源，更快地进行进一步的诊断和治疗安排，提高整个医疗系统的效率。

PACS 系统可以提供医疗教学与科研方面的支持。PACS 系统中存储的大量影像资料是医学教学和医学科研的宝贵财富。在医学教育中，教师可结合这些真实的病例影像来丰富教学内容。通过对比讲解，学生能够更好地理解解剖结构、病理变化与影像学特征之间的关系。此外，在临床教学中，带教医生可以在病房或诊室现场通过 PACS 系统调出患者影像，结合实际病例进行教学，使学生更直观地了解疾病的诊断和治疗过程。在医学科研中，研究人员可以通过 PACS 系统收集大量的病例影像，进行科研数据挖掘与分析。利用 PACS 系统中的病例影像进行详细的分析，包括病变的位置、形态、信号强度等特征，以及临床症状、实验室检查结果、治疗效果等方面的研究。这些研究有助于发现疾病的新规律、新特征，为疾病的诊断、治疗和预后评估提供新的依据。

三、医学数字成像和通信标准

随着医学影像设备的广泛应用，临床上，对医学图像的要求也越来越高，数据量也随之增大。为推动数字医学影像的传输与交换，医学数字成像和通信标准（digital imaging and communications in medicine，DICOM）应运而生。

20 世纪 70 年代，随着数字医学成像技术的发展，不同制造商的成像设备产生的医学影像无法互换交流。1982 年，美国放射学学会（American College of Radiology，ACR）与国家电器制造商协会（National Electrical Manufacturers Association，NEMA）成立数字图像通信标准委员会，致力于制定统一标准。

1985 年，ACR-NEMA 1.0 发布；1988 年，ACR-NEMA 2.0 发布。1993 年，3.0 版本推出，并将其正式命名为 DICOM 3.0，它定义了满足临床医学质量需要、可以用数据交换的医学图像格式，成为医学图像和医学信息的国际标准（ISO 12052）。此后不断改良并沿用至今，已成为各国在医学影像领域应用的标准。

第二节　医用高压注射器

在医学影像检查过程中，医用高压注射器是用于精确控制对比剂注射的设备，其发展经历了多个阶段。在早期发展阶段，医用高压注射器主要是利用简单的手动工具，对比剂的注射是利用简单的手动注射器，由医护人员手动注射对比剂。其注射速度、压力等完全依赖于人力控制，不同医护人员的操作手法、力度等有一定的差异性，使得注射参数有一定的波动性，因此很难达到精确、稳定的注射效果，从而影响造影效果。

随着技术的进步，高压注射器的驱动方式发生变化，机械驱动代替了纯手动驱动，通过电机或其他机械动力装置（如齿轮传动或螺杆传动）来推动注射器的活塞。机械驱动的高压注射器可根据检查需求调整注射速度，使注射过程更加稳定、可控。部分机械驱动的高压注射器具备一定的自动化功能，实现了初步的自动化控制。例如，预设注射总量，注射总量达到预设值后可自动停止注射。在一定程度上提高了注射的准确性，减少因人工因素所导致的注射过量或注射不足等情况。

随着智能化的发展，精确的电子控制技术应用在现代医用高压注射器中，通过微处理器及高精度传感器，实现对注射速度、注射压力及注射量等参数的精确控制，且注射速度可以根据检查的不同阶段进行动态调整。此外，高压注射器的智能化功能开发也是一个重要趋势。例如，自动压力监测功能能够实时检测注射过程中的压力变化，智能注射程序可根据检查部位、检查方式等自动生成注射方案。高压注射器的智能化发展，显著提高了工作效率和注射安全性。

一、分类和特点

（一）按传动方式分类

医用高压注射器按传动方式分类，分为气压式注射器、电动式注射器。

1. 气压式注射器　气压式注射器利用压缩气体作为动力源来推送对比剂。其核心原理是通过将压缩气体储存于特定的气室或气瓶中，当启动注射程序时，压缩气体释放并作用于注射器的活塞或隔膜，将对比剂从注射器筒中推出，进入患者体内。由于气压式高压注射器的体积较大、驱动方法烦琐、难以精确地控制流量和压力，现已很少使用。

2. 电动式注射器　电动式注射器利用电机作为动力源，设有电动抽液、分级注射，并通过电控装置与影像设备的点片系统联动，具有同步曝光、超压和定量保护剂报警、直接控制注射速度等功能。可通过精确控制电机的转速、转向和运转时间，实现对对比剂注射速度、注射量和注射压力的精准控制。

（二）按性能分类

医用高压注射器按性能分类，分为压力型注射器、流速型注射器。

1. 压力型注射器　压力型注射器侧重于控制注射压力，通过预设压力值来控制对比剂的注射速度，使得对比剂在达到设定压力的情况下注入患者体内。

2. 流速型注射器　流速型注射器侧重于精确控制对比剂的注射流速。通过设定流速值，利用动力源按照设定的速度将对比剂推出注射器，注入患者体内。

（三）按注射针筒数量分类

医用高压注射器按注射针筒数量分类，分为单筒型注射器、双筒型注射器。

1. 单筒型注射器　单筒型注射器只含有一个注射器筒，结构简单，体积较小，便于在空间有限的检查室中放置和操作。功能单一，主要用于单一对比剂的注射，适用于大多数常规的医学影像增强检查。成本较低，经济实惠。

2. 双筒型注射器　双筒型注射器具备多种对比剂注射能力，具有两个独立的注射器筒，可以同时注射两种不同的对比剂。灵活性高，医护人员可根据具体需求，灵活调整两个注射器筒的注射顺序、速度和容量等参数。由于结构复杂，双筒注射器在操作上需要医护人员掌握更多的技能，同时，其维护成本、难度也相对较高。

二、结构及工作流程

（一）结构

高压注射器的结构包括注射头、控制台、多向移动臂和机架。

1. 注射头 由注射电机、注射筒及注射筒活塞、显示容量刻度装置、指示灯和加热器等部分组成。注射头主要用于安装和固定针筒，设有专门的夹具或卡槽，能够牢固地固定不同规格的针筒，确保在高压注射过程中针筒的稳定性。其中，注射电机是注射器的主要部件，为对比剂的注入提供注射动力。注射筒一般规格有150ml、200ml等。注射筒活塞在注射筒内前进或后退，进行注射或吸液。指示灯用来显示注射筒的工作状态，指示灯亮表示正处于工作状态。加热器使注射筒内已预热的对比剂温度保持和体温一致。

2. 控制台 由信息显示部分、技术参数选择、注射控制等部分组成。控制台的操作界面是医护人员与高压注射器交互的核心部分。在参数设置区域，可以设定对比剂的注射速度、注射量、注射时间等关键参数。这些参数的设置通常通过数字键盘、旋钮或触摸屏等方式进行，操作简便且精确。控制台配备有显示屏，用于显示当前的注射参数、注射进度、压力监测数据及设备的状态信息。显示屏的大小和清晰度足以让医护人员在一定距离外清晰地观察到关键信息。

3. 多向移动臂及机架 多向移动臂的主要功能是将注射头准确地定位到合适的注射位置。其通常由多个关节和连杆组成，类似于机械臂的结构。这些关节可实现多个自由度的运动，如上下、左右、前后及旋转等方向的灵活移动。关节处一般采用高精度的轴承和传动装置，确保移动的平稳性和精确性。移动臂还配备有伸缩机构，能够调整其长度，以适应不同的工作环境和注射位置要求。伸缩机构可以是液压式或电动式的，通过控制伸缩的长度，注射头可以方便地靠近或远离患者和检查设备。

（二）工作流程

1. 开机 通电开机后，通过设备自身的自检回路可完成设备自检流程，判断设备是否正常运行等工作。

2. 注射前准备 需进行安装针筒、填充对比剂及设置注射方案等工作。

3. 根据设置的各项注射参数进行注射 当触发控制单元触发注射指令时，控制显示系统将注射对比剂总量、流速、压力限值等参数传送至主控制单元，主控制单元按照设定的注射方案参数，控制电机驱动单元进行注射。

整个注射过程中的信息，通过主控制单元处理，实时在注射器显示。

第三节 医用显示器

医用显示器是专用于医疗环境中显示医学影像和医疗信息的设备。它的主要功能是准确、清晰地呈现各种医学图像细节，帮助医护人员进行疾病诊断、治疗规划和病情监测。与普通显示器相比，医用显示器对图像质量、稳定性和安全性等方面有更高的要求。

数字影像的显示依赖医学影像显示系统或影像显示器。影像显示需要三个组成部分来完成，即图像的数字化源（医用成像系统的原始数据信号）、图像的处理系统和图像的显示设备。

显示器负责将采集或处理后的图像显示出来，以供识别和分析。常用的显示器有阴极射线管显示器、液晶显示器和发光二极管显示器。目前在医学临床应用中，液晶显示器具有更好的成像性能、更小的设备体积等优点，取代了传统的阴极射线管显示器。

一、分类和特点

（一）按用途分类

医用显示器按用途分类，分为诊断用医用显示器、手术用医用显示器、床边监护用医用显示器。

1. 诊断用医用显示器 诊断用医用显示器图像质量高，对图像分辨率、灰阶显示、色彩准确性等有极高的要求。高图像分辨率能够清晰显示微小病变和精细的组织结构。灰阶显示能力一般为12~16位，能够细腻地展现不同组织间的密度差异。对于彩色影像，通过严格的色彩校准技术，确保不同显示器之间、同一显示器不同时刻色彩保持一致性，精准地还原真实色彩，对疾病的准确诊断起着至关重要的作用。其显示尺寸通常较大，常见的有21~30英寸，便于医生观察影像中的完整细节信息，或同时对比分析多幅影像信息。

2. 手术用医用显示器 手术用医用显示器要求在手术室内的强光环境下保持高可视性，所以其亮度较高，屏幕表面处理可防眩光、抗反射，减少周围光线对图像的干扰。要求响应时间短，能够进行实时显示，用于显示手术过程中的实时影像，以确保动态影像的流畅性，使医生能够及时、准确地根据影像进行手术操作。由于手术过程不能中断，要求显示器具有较高的稳定性、可靠性，须具备稳定的电源供应和散热系统，能够长时间连续工作而不出现故障。同时，为了适应手术室环境及达到无菌要求，显示器的外形设计要易于清洁、消毒。

3. 床边监护用医用显示器 床边监护用医用显示器具有一定的便携性和多功能性，小巧轻便，便于放置在病床边。除能够显示基本的生命体征数据外，还能显示床边超声检查结果、心电监护波形等简单的影像信息，便于医护人员快速查看患者的各项生命体征和实时影像，及时发现病情变化。这类显示器通常具有较好的防水、防尘和防碰撞性能，环境适应性强。操作简便，亮度和对比度适中，既能在病房的正常光照下清晰显示，又不会因为过亮而影响患者休息。

（二）按显示技术分类

医用显示器按显示技术分类，分为阴极射线管显示器（cathode ray tube，CRT）、液晶显示器（liquid crystal display，LCD）、发光二极管显示器（light emitting diode，LED）。

1. CRT 主要基于电子束扫描荧光屏的原理工作，响应速度快，可视角度相对较宽，图像质量在一定时间内比较稳定。普通黑白CRT具有较高的对比度，有助于在显示医学影像时突出病变组织与正常组织之间的差异。彩色CRT通过在荧光屏内部使用三种颜色的荧光粉，利用电子束分别控制这三种颜色荧光粉的发光强度，得到各种色彩。其色彩表现能力在一定程度上能够满足医学影像的要求，在早期彩色医学影像成像技术发展阶段，能够较好地显示彩色超声、彩色病理切片等图像。

2. LCD 内部结构简单，生产工艺成熟，成本相对较低，有较好的稳定性和耐用性，在目前医用显示器中应用最广泛。它通过液晶分子的排列变化来控制光的透过和阻挡，实现图像显示。医用LCD具有分辨率高、色彩表现良好、成本较低等优点。通过采用广视角技术、高亮度背光源等各种改进技术，可满足不同的临床应用需求。

3. LED 主要是指采用发光二极管背光源的液晶显示器，其结合了LCD的成熟技术和发光二极管背光源的优势。LED背光源能够提供更纯净、更明亮的白色光，光谱特性更好，屏幕亮度分布均匀，颜色更加鲜艳、准确。在图像质量、可视性、节能环保和稳定性等方面取得了较好的平衡。既能够提供高质量的医学影像显示，适应医院内不同科室的环境要求，又具有较低的运营成本、较高的可靠性。

二、结构及工作原理

（一）CRT

1. 结构 CRT由外壳、显像管、高压嘴、偏转线圈、电子枪、显像管电路、视频电路、主电路板等部分构成。通过控制显像管电子枪中电子束的扫描，在荧光屏上显示出影像。

2. 工作原理 CRT通电以后，灯丝发热，热量辐射到阴极，阴极受热便发射电子，在偏转线圈产生的磁场作用下，电子束会按照要求偏转，扫描涂覆在CRT玻璃屏内壁上的荧光粉，它将电子束的动能转换成光能，从而显示出光点，由光点组成影像。

CRT主要基于电子束扫描荧光屏的原理工作。在显示器内部，有一个电子枪，电子枪发射出高速的电子束。电子束在偏转线圈产生的磁场作用下，可以在荧光屏上进行水平和垂直方向的扫描。荧光屏的内表面涂有荧光粉，当电子束轰击荧光粉时，荧光粉会发光，从而形成图像。电子束的强度和位置是可以控制的。通过改变电子束的强度来控制荧光粉发光的亮度，通过偏转线圈控制电子束的扫描位置，从而在荧光屏上逐点形成图像的像素。

（二）LCD

1. 结构 核心部件为液晶面板，液晶面板的成本占平板液晶显示器总成本的2/3。目前，最常用的是AM TFT-LCD型平板液晶显示器，其液晶面板的主要构成包括背光膜组（荧光管）、导光板、偏光板、滤光片、玻璃基板、配向膜、薄膜晶体管、液晶材料等。

2. 工作原理 LCD主要是通过液晶分子的排列变化来控制光的透过和阻挡，从而实现图像显示。背光源发出的光线经过偏光板后变成偏振光，偏振光进入液晶层。液晶分子在电场的作用下可以改变排列方向，进而改变光的偏振状态。当液晶分子的排列使得光能够通过时，光线经过彩色滤光片后就可以显示不同的颜色。通过控制液晶分子在不同位置的排列，就可以形成各种图案和图像。

（三）LED

1. 结构 LED结构的核心是半导体发光材料制作的PN结，芯片大小约0.3mm×0.3mm×0.3mm，芯片外用高透明度和高折射率的材料封装，封装材料可减小芯片材料和大气在折射率上的失配，提高光的出射率。不同外形的封装，可调节出射光的角向分布。LED的伏安特性与半导体二极管大致相同，它的发光亮度与电流成正比。其在光纤通信中用作调制光源，在光电耦合器中用作光电转换。

2. 工作原理　LED 在医用显示器领域主要是指采用发光二极管背光源的液晶显示器，其基本原理是液晶显示原理与发光二极管背光源技术结合。液晶显示部分和传统 LCD 一样，通过液晶分子的排列变化来控制光的透过率。而发光二极管背光源则是由大量的发光二极管组成，这些发光二极管能够发出不同强度和颜色的光。背光源发出的光经过液晶层和彩色滤光片等部件后，形成各种颜色和亮度的像素，最终组合成图像。

第四节　医用打印机

随着数字医学成像系统的更新与完善，医用打印机作为各类医学影像成像设备的输出设备，基本取代了多幅相机。医用打印机是指将医学图像打印到胶片或相纸上来实现图像显示的设备，是现代医用影像输出图像最常见的硬拷贝设备，专门用于打印 X 射线、CT、MRI、超声、核医学等医学影像及各类医疗文档的设备，能够在不同的医疗环境中满足打印质量、准确性、安全性及稳定性等要求。

一、分类和特点

（一）按打印技术分类

医用打印机按打印技术分类，分为激光打印机、喷墨打印机、热敏打印机。

1. 激光打印机　激光打印机利用激光束扫描感光鼓，通过静电吸附和热熔技术将碳粉附着在纸张上形成图像。打印速度快、分辨率高，主要用于打印黑白医疗文档及对细节要求较高的黑白影像。

2. 喷墨打印机　喷墨打印机通过喷头将墨水喷到纸张上形成图像，色彩表现力强，适用于彩色医学影像的打印。但是，其打印速度相对较慢，会出现晕染现象，需要使用特殊的防水、防褪色墨水来保证打印质量。

3. 热敏打印机　热敏打印机利用热敏头加热热敏纸，使热敏纸上的热敏涂层发生化学反应而显色。打印速度快、结构简单、维护方便，常用于打印小型的检查报告、心电图等即时性强的医疗文档。但是，热敏打印的图像保存时间相对较短，容易受到环境因素的影响发生褪色现象。

（二）按用途分类

医用打印机按用途分类，分为影像打印机、文档打印机。

1. 影像打印机　影像打印机主要用于打印高质量的医学影像，对分辨率、灰阶、色彩的准确性有极高的要求。如打印 CT、MRI、PET 等大型影像图像的打印机，能够清晰地显示病变细节和组织结构。

2. 文档打印机　文档打印机侧重于打印医疗文档，如病历、医嘱、检查报告等。对打印速度和文字清晰度有较高的要求，色彩要求较低，以黑白打印为主。

（三）按打印介质分类

医用打印机按打印介质分类，分为医用胶片打印机（湿式打印机、干式打印机）、相纸打印机、多媒质打印机。

医用胶片打印机的工作原理是根据不同的技术成像，如激光成像和热敏成像。激光胶片打印机通过激光束扫描胶片，使胶片上的感光层曝光，然后经过显影、定影等化学处理或者热成像处理，将影像呈现出来。热敏胶片打印机则是利用热敏头加热，使胶片上的热敏涂层发生化学反应而显色。医用胶片打印机分为湿式打印机和干式打印机，二者区别体现在使用胶片为干式还是湿式，干式直接打印出可见影像，湿式需在暗室中冲洗加工显影。

医用胶片打印机广泛应用于医院的放射科、超声科、核医学科等科室。在放射科，用于打印 X 射线、CT、MRI 等影像，为医生提供直观的影像资料以便进行诊断。在超声科，可以打印彩色超声图像，帮助医生观察胎儿发育情况或者检查脏器病变。在核医学科，用于打印放射性核素显像的结果，辅助判断器官功能和疾病状况。

二、结构

目前，使用较多的图像打印设备有干式激光胶片打印机、湿式激光胶片打印机，二者区别体现在使用胶片为干式还是湿式。

（一）干式激光胶片打印机

干式激光胶片打印机主要由开关电源系统、控制系统、打印引擎系统组成。

1. 开关电源系统 开关电源系统为数字胶片打印机各工作单元提供相匹配的电源供应。

2. 控制系统 通过以太网络接收数字图像数据，并将图像数据存储到计算机硬盘。由计算机中的影像控制系统负责图像数据的整理，调整图像的尺寸、大小、排版等，同时，可对图像的对比度、密度等进行调节。控制系统产生程控信号控制打印引擎工作。

3. 打印引擎系统 打印引擎系统包括激光打印系统、胶片传送系统、加热显影系统。

（1）激光打印系统：包括激光发射器、调节器、发散透镜、多角透镜、聚焦透镜、高精度电机及滚筒。其功能是实现激光扫描，使胶片曝光。

（2）胶片传送系统：包括送片盒、收片盒、吸盘、辊轴、电机及动力传动部件等。其功能是将未曝光的胶片从送片盒中取出，经过传动装置输送到激光扫描位置，再将已曝光的胶片传送到收片盒中，完成胶片的整个传送过程。

（3）加热显影系统：主要由加热鼓、加热膜、压力胶辊等部件组成。其功能是将曝光后的胶片进行加热，使胶片上的潜影转化为可见的影像。加热鼓是加热显影系统的核心部件，其表面温度的均匀性、稳定性对胶片的显影质量有直接影响。加热膜能够将电能转化为热能，对加热鼓进行加热，是一种特殊的材料。压力胶辊的作用是将胶片、加热鼓紧密贴合，确保胶片受热均匀。

（二）湿式激光胶片打印机

湿式激光胶片打印机主要由激光打印系统、胶片传送系统、信息传递与存储系统、控制系统及其他配件组成。

1. 激光打印系统 包括激光发生器、调节器、发散透镜、多角透镜、聚焦透镜、高密度电机及滚筒。激光打印系统完成激光扫描，使胶片曝光。激光发生器是激光成像系统的光源，激光束将输入的信号记录在激光胶片上。

2. 胶片传送系统 包括送片盒、收片盒、吸盘、辊轴、电机及动力传动部件等。胶片传送系统将未感光的胶片从送片盒内取出，送到激光扫描位置。再把已曝光的胶片送到收片盒或直接送到出片口。

3. 信息传递与存储系统 信息传递与存储系统包括电子接口、磁盘或光盘、记忆板、电缆、模/数转换器、计算机等。信息传递与存储系统将信息输入储存器，并进行打印。

4. 控制系统及其他配件 控制系统及其他配件包括键盘、控制板、显示板、控制键、终端显示、文字打印等。控制系统用来控制打印程序、格式选择、打印张数及图像质量，其他配件用来控制终端将文字注释输入并打印在照片上。

▶知识拓展

医用3D打印机及心电门控技术

一、医用3D打印机

医用3D打印机能够根据患者的个体解剖结构，制造出完全匹配的植入物和医疗器械，例如，3D打印的多孔型椎体融合器、胸骨置换物、髋关节假体等，提高了手术的精确性和安全性，减少了手术后的并发症和恢复时间，实现个性化医疗器械的制造。

医用3D打印技术还可用于制造组织工程支架和人工器官，为组织修复和再生提供新的可能。目前大多数人造器官还处于研究和试验阶段，但已经在皮肤、软骨等简单组织的构建上取得了一定的进展。

医用3D打印技术有利于手术规划与教育模型构建。通过3D打印技术制作患者身体部位的精确模型，可用于术前规划和模拟手术过程，帮助医生更好地理解病情和制定手术方案，提高手术成功率。同时，3D打印的解剖模型、手术模拟器和教学模型等也为医学教育和培训提供了更直观、有效的手段。

二、心电门控技术

心电门控技术是一种用于医学影像成像设备中的附加技术，它通过在患者身体表面放置电极来获取心电信号，并传输到成像设备的控制系统中，控制系统可根据信号的特征触发影像数据的采集，使影像采集与心脏的运动周期相匹配，从而减少心脏的运动伪影，提升心脏及其周围组织结构的影像图像质量。

心电门控技术可以用于不同的医学影像成像设备中，如CT、MRI、核医学成像设备等。在CT中主要应用于心脏及大血管结构的扫描及评估。由于冠状动脉管径较小、心脏运动复杂，在冠状动脉CT血管造影等检查中，利用心电门控技术，可根据不同的临床需求在心脏周期的特定时相进行扫描，所得图像分辨率高、清晰度高，运动伪影少，有助于冠状动脉粥样硬化等心血管疾病的诊断。在MRI中主要应用于心功能成像、心血管成像等。MRI中软组织分辨力高，结合心电门控技术可进行心功能的动态评估，有利于诊断心肌梗死、心肌肥厚等病变对心功能的影响。在心脏磁共振血管造影中，心电门控技术可使血管内的血流信号与心脏运动同步采集，降低因心脏搏动所导致的血流信号丢失或血管模糊等影响，有利于血管狭窄、血管畸形等病变的诊断。在核医学成像中主要应用于心肌灌注显像、心脏代谢显像等。在心肌灌注显像中，注射放射性示踪剂后，通过心电门控技术可在不同的心电时相采集图像，能够准确评估心肌在不同状态下的灌注情况，有利于心肌缺血、心肌梗死等的诊断。在评估心肌细胞代谢状态的核医学显像中，心电门控技术可更精确地定位和量化心肌代谢异常区域。

考试知识点总结

本章小结

协和云课堂……　拓展练习及参考答案

（娄梦莹）

参考文献

[1] 韩丰谈. 医学影像设备学［M］. 北京：人民卫生出版社，2022.

[2] 黄祥国，李燕. 医学影像设备学［M］. 4版. 北京：人民卫生出版社，2020.

[3] 井赛，王燕，赵晓辰，等. 磁共振成像设备伪影的形成机制及故障案例解决方案［J］. 中国医学装备，2024，21(7)：192-195.

[4] 李晶慧，金广予，陆春贇. 医院磁共振成像设备配置管理评价指标体系构建研究［J］. 中国医学装备，2024，21(5)：138-143.

[5] 陆纬. 医院影像检查系统的PACS软件故障诊断与维护方法［J］. 电脑知识与技术，2024，20(36)：126-128.

[6] 马新武，何乐民. 医学影像设备学［M］. 北京：科学出版社，2024.

[7] 孟昭阳，黄克磊. 医用移动诊断显示设备性能研究与国内外监管情况［J］. 电子技术与软件工程，2022（19）：163-166.

[8] 孙洪志. 核磁共振设备日常维修与维护的方法探究［J］. 中国医疗器械信息，2023，29(24)：158-160.

[9] 王艳，罗文圣，林瑛. 双筒高压注射器双流技术在下肢血管CT血管造影的应用［J］. 医疗装备，2024，37(8)：53-56.

[10] 严学高. 磁共振成像设备永磁体的匀场设计及检测技术［J］. 科技创新与应用，2024，14(7)：142-145.

[11] 杨杰，邢欢，刘志友，等. 磁共振设备梯度放大器间歇性掉电故障分析［J］. 北京生物医学工程，2024，43(3)：330.

[12] 杨毅，魏艳，周星宇，等. 我国各区域磁共振成像设备配置效率及影响因素［J］. 中国卫生资源，2020，23(2)：114-117.

[13] 杨正汉，冯逢，王霄英. 磁共振成像技术指南：检查规范，临床策略及新技术应用［M］. 人民军医出版社，2010.

[14] 张小明. 数字X射线摄影技术的临床应用进展［J］. 放射学实践，2023，38(5)：601-605.

[15] SMITH J A., JOHNSON B D. Advances in Digital X-ray Imaging Technology. Journal of Medical Imaging and Radiation Sciences, 2019, 50(2): 123-130.

[16] MAHESH M, BARKER P B. The MRI Helium Crisis: Past and Future［J］. J Am Coll Radiol, 2016, 13(12): 1536-1537.

[17] KANAL E, BRAKOVICH A C, BELL C, et al. ACR guidance document on MR safe practices［J］. Magn Reson Imaging, 2013, 37(3): 501-530.

[18] HIDALGO-TOBON S S. Theory of gradient coil design methods for magnetic resonance imaging［J］. Concepts in Magnetic Resonance Part A, 2010, 36(4): 223-242.

[19] GRISSOM W A, SACOLICK L, VOGEL M W. Improving high-field MRI using parallel excitation［J］. Imaging in medicine, 2010, 2(6): 675-693.

全国高等职业教育康复治疗技术专业
新形态规划教材建设指导委员会

主任委员 殷忠勇（江苏医药职业学院）

副主任委员 （按姓氏笔画排序）

王　衍（沧州医学高等专科学校）

李　渤（聊城职业技术学院）

张　建（天津生物工程职业技术学院）

赵金奎（滨州职业学院）

袁俊斋（濮阳医学高等专科学校）

夏立平（江苏护理职业学院）

郭树榜（菏泽医学专科学校）

委　　员 （按姓氏笔画排序）

王　静　王木林　刘　尊　刘婷婷　刘慧霞

孙立华　苏东岳　李　旭　李延辉　邹　颖

张永静　陈　进　陈文莉　陈正平　金　星

郑永亮　郝福春　耿姣姣　徐　娟　郭新庆

黄　翠　阎小芹　董新春　智　娟

全国高等职业教育康复治疗技术专业
新形态规划教材数字教材建设指导委员会

主任委员 张光宇（中国医学科学院北京协和医院）

陆建霞（江苏医药职业学院）

委　　员（按姓氏笔画排序）

王　静　王木林　刘　尊　刘婷婷　刘慧霞

孙立华　苏东岳　李　旭　李　渤　李延辉

邹　颖　张永静　张争辉　陈　进　陈文莉

陈正平　金　星　郑永亮　郝福春　袁　莉

耿姣姣　徐　娟　郭新庆　黄　翠　崔颜宏

阎小芹　董新春　智　娟

编者名单

主　　编 刘婷婷

副 主 编 常向辉　王海蓉

编　　者（按姓氏笔画排序）

王海蓉（菏泽医学专科学校）

邢乾乾（菏泽医学专科学校）

朱利霞（广州华夏职业学院）

刘婷婷（江苏医药职业学院）

李蔚林（山东药品食品职业学院）

张姗姗（重庆护理职业学院）

曹雪辉（红河卫生职业学院）

常向辉（濮阳医学高等专科学校）

董铁群（齐鲁医药学院）

数字教材编者名单

主　　编　刘婷婷

编　　者（按姓氏笔画排序）

朱利霞（广州华夏职业学院）

刘婷婷（江苏医药职业学院）

董轶群（齐鲁医药学院）

出版说明

随着我国人口老龄化加速、慢性病患病率上升及全民健康意识增强，康复治疗技术已成为现代医疗体系的重要支柱。《“健康中国2030”规划纲要》提出，要加强康复等急需紧缺专业人才培养培训，加大康复治疗师等健康人才培养培训力度。当前，我国康复治疗师缺口高达数十万人，专业人才培养迫在眉睫。同时，智能康复设备、数字疗法等新技术的应用，要求从业者兼具传统康复技能与数字化工具操作能力。在此背景下，职业教育作为技术技能人才培养的主阵地，亟需建设适应产业升级、符合岗位需求的新型教材体系，为培养高层次、专业化人才奠定基础。

本套教材以实践科学发展观为指导思想，以服务教学、指导教学、规范教学、适应我国医学教育改革为宗旨，立足高等职业教育教学实际，以胜任能力培养为目标，使课程设置与理论实践紧密衔接，突出教材内容的实用性、先进性、科学性和通用性。本套教材为新形态教材，具体体现为：体现教育改革精神与职业教育特色；注重产教融合，突出实践教学；以实际操作技能为导向，融入新技术、新方法；融合思政，强化价值引领；以学生为中心，丰富模块设计；纸质教材与数字教材融合；教材编写在贯彻职业教育理念的同时，亦充分体现现代化的教育思想和方法，以全面提升学生的创新精神、人文素养、胜任能力等综合素质，培养适应医疗卫生体制改革的复合型和应用型人才。

同时，本套教材的编写遵循教材编写的基本规律，秉持“三基、五性、三特定”的原则，注重基础理论、基本知识和基本技能的培养，内容深度和广度适应全国高等职业教育的需求。教材编写以康复治疗技术专业的培养目标为导向，着重培养学生的职业技能，满足职业岗位需求、学生学习需求和社会需求。教材内容涵盖了康复治疗领域工作岗位所需的知识、技能和素质，帮助学生全面理解工作岗位，培养学生科学的临床思维和学习方法，以满足社会对学生知识和技能的要求，强调培养学生的创新能力、信息获取技能和终身学习能力，确保教材的启发性。在编写过程中，我们充分考虑到高等职业教育的多样性，确保教材既能适应不同院校的需求，又能满足学生毕业时的知识和技能要求。

本套教材涵盖康复评定技术、运动疗法技术、作业治疗技术等17门课程，定位清晰、特色鲜明，具有以下特点。

一、构建高质量、互动性强的创新形态教材体系

本系列教材为创新形态教材，教材所有内容，均实现数字化呈现；同时，为纸质教材提供配套教学视频、微课、思维导图、教学课件、在线练习等丰富教学资源，学生可直接获取与教材内容相关联的课程资源；支持多媒体资源嵌入与实时更新；配套的数字教材平台，支持在线教学、资源共享、数据分析等功能，实现教学全流程数字化管理，满足多样化教学需求。这种创新的学习方式，不仅提高了教学效果，也丰富了学习体验，使学习更加便捷，提升了学生的学习积极性和主动性。

二、强化价值引领，助推专业教育与思政教育相融合

本套教材以专业知识为载体，以思政教育为引领，深度挖掘专业课程蕴含的思政资源，巧妙融入教材内容，全方位助推专业教育与思政教育深度交融，培育德技兼修人才。在教材编写中，我们注重以康复案例为切入点，将社会主义核心价值观、医者仁心的职业精神、中华优秀传统文化等思政元素自然融入专业知识点。引导学生树立正确的职业价值观，具备社会责任感，在实践教学环节强化人文关怀培养，使学生在掌握专业技能的同时，自觉践行“健康所系，性命相托”的医者担当。

三、体现教育改革精神与职业教育特色

本套教材深入贯彻国家职业教育改革精神，坚持以人为本、能力为重，强调实践操作和技能培训，注重培养学生的职业素养和实际工作能力。内容贴近职业实践，力求使学生能够顺利进入职业领域，成为胜任基层医疗机构或康复治疗相关岗位的高级技术型专业人才。编写过程中，我们注重教材内容与实际工作岗位匹配，确保教材内容符合基层实际工作的需求。

四、注重产教融合，突出实践教学

高等职业教育强调产教深度融合，创新培养模式，这是职业教育的重要发展方向。本套教材的建设始终把提高人才培养质量放在首位，密切联系实际，突出实践教学，将专业内容设置与行业需求对接；推动教学与行业技术发展同步，使课程内容与职业标准对接；完善职业教育教学过程机制，使教学过程与实际工作过程对接。

五、贴合考试，对接行业需求

本教材严格遵循《国家职业教育改革实施方案》及职业教育规划教材建设要求，以康复治疗师职业标准为核心，将岗位技能、职业技能竞赛、职业资格考试内容有机融入教材，实现“岗课赛证”融通，助力学生无缝对接行业需求。

六、以学生为中心，丰富模块设计

考虑到职业教育学生的年龄和学习特点，本套教材的模块设置丰富多样，包括案例导入、思维导图、考试知识点总结、习题等模块。这种结构不仅有助于学生理解和记忆知识点，还能提高学生的学习兴趣和学习效果。每个模块设计精细，既有理论讲解，又有实践应用，旨在全面提升学生的综合素质。

希望本套教材的出版，能够推动高质量康复治疗技术专业人才的培养，促进我国康复治疗专业领域的教材建设与教育发展，为促进我国康复事业的发展和保障人民健康作出积极贡献。

前　言

本教材以习近平新时代中国特色社会主义思想为指导，全面贯彻党的二十大精神，全面贯彻落实《中共中央 国务院关于促进中医药传承创新发展的意见》和《中医药标准化行动计划（2024—2026年）》的精神，为适应新时期高等职业教育发展，在中国协和医科大学出版社的指导和支持下，本教材由8所全国高等职业院校具有丰富教学经验的一线教师共同完成编写工作。

本教材编写始终秉持“以就业为导向，以技能为核心”的原则，紧密围绕职业教育的特点与要求展开，侧重于培养学生的实践操作能力与职业素养，使其能够迅速适应岗位需求，无缝对接工作。

本教材深入阐述了中医康复技术的基础理论，如阴阳五行、精气血津液等，这些中医基础理论是理解和运用中医康复技术的基石。同时，详细介绍了经络腧穴知识、针刺、推拿等中医康复技术的操作方法、适应证、禁忌证等，全方位助力学习者掌握实用的中医康复技能，为临床康复实践提供全面可靠的指导。本教材主要供康复治疗技术、中医康复技术等专业使用。

本教材的编写特点如下。

1. 坚持立德树人，融入课程思政内容　把立德树人贯穿教材建设全过程、各方面，体现课程思政建设新要求，发挥中医药文化育人优势，促进中医药人文教育与专业教育有机融合，指导学生树立正确的世界观、人生观、价值观，帮助学生立大志、明大德、成大才、担大任，坚定信念信心，努力成为堪当民族复兴重任的时代新人。

2. 引入临床典型案例，积累实践经验　为了增强教材的实用性与可读性，我们在内容编排上不仅穿插了大量的临床案例，帮助学生更好地理解和应用所学知识，还设置了“案例分析”等特色板块，引导学生自主学习、深入思考，培养其独立解决问题的能力。

3. 优化知识结构，培养中医临床思维　在以往中国传统康复教材知识架构基础上，进一步优化整合学科知识结构体系，减少不同学科教材间相同知识内容交叉重复，增强教材知识结构的系统性、完整性，强化中医思维培养，突出实用、够用，支持理论学习并指导实际操作，从而提升学生的综合素质。

4. 加强数字化建设，丰富拓展教材内容　为适应新形态教材建设，充分借助现代信息技术，在纸质教材基础上，融入了更多、更实用的数字化教学素材，如视频、微课、思维导图、自测题等，对纸质教材内容进行拓展和延伸，更好地服务教师线上教学和学生线下自主学习，满足教育教学需要。

5. 体现产教融合，培养应用型人才 强调以工作任务为导向、学生为中心，聚焦岗位工作，凸显职业教育的特性，结合行业最新动态和实际需求，及时吸收新技术、新规范，将职业教育与工作实践相融合，培养学生具备解决实际问题的能力和职业素养。

本教材的建设，凝聚了中医药行业职业教育工作者的集体智慧，体现了中医药行业齐心协力、求真务实、精益求精的工作作风，谨此向有关单位和个人致以衷心的感谢！

尽管所有组织者与编写者竭尽全力、精益求精，但本教材内容仍难免存在不足之处，敬请广大师生提出宝贵意见和建议，以便不断修订完善。

编　者

2025年4月

目 录

第一章　绪　　论

教学课件

学习目标

素质目标

（1）具备投身健康事业的责任担当与使命情怀，铸就其为守护生命健康矢志奉献的精神底色。

（2）具备对传统医学的认同感和自豪感，主动承担起传承和弘扬中医文化的责任。

微课：绪论

知识目标

（1）掌握：中医康复技术的概念和基本原则。

（2）熟悉：中医康复技术的分类。

（3）了解：中医康复的发展简史和中医文化的四个自信。

能力目标

（1）能建立中医康复的辨证思维模式，能够运用本章节所学知识为康复对象进行健康教育。

（2）能做好传承中医文化、弘扬中医国粹的使者。

案例导入

【案例】

患者，男，71岁。2个多月前患者突感左侧肢体无力，伴头晕，送至当地医院就诊，无头痛及呕吐，无大小便失禁，神志清楚，血压为200/130mmHg。头部CT示：右基底节脑出血。诊断“脑出血”收住入院，入院后予对症治疗。经治疗，病情逐渐稳定，但是左侧肢体功能改善不明显。30天后出院，出院后继续服用营养神经药物、降压药，没有继续开展康复治疗。现肢体功能较前有所好转，但遗留左侧偏瘫，为进一步寻求康复来院就诊。目前患者需要别人搀扶行走，日常生活大部分自理，但是检查发现左侧肩关节有半脱位，左侧足下垂、内翻明显，患侧上肢总被随意地搁置在一旁，有进食障碍。既往有高血压病史15余年，没有规律服药，无心脏病、糖尿病等病史，无过敏史。

【问题】

1. 运用中医辨证思维分析该患者的病情，并通过小组讨论的方式为其初拟康复治疗计划。

2. 在为患者进行康复治疗时，有哪些中医康复治疗技术可供选择？具体如何实施？

·核心知识拆解·

第一节 概 述

一、中医康复技术的概念

中医康复技术概念有广义与狭义之分。广义的中医康复技术指在中医理论指导下，运用中医特色疗法和现代康复技术相结合的方法，对各种病损引起的功能障碍进行预防、评估、治疗和康复的一门综合性技术。涉及生命的多种状态，如健康状态、亚健康状态，是根据生命发展的规律，进行能够保养生命、延年益寿的中医康复治疗技术。狭义的中医康复技术，是以传统中医学理论为核心指导，整合运用中药、针灸、推拿、气功及其他传统疗法，针对患者实施康复干预的技术体系。

中医康复技术的应用不仅体现在疾病治疗和功能恢复方面，它往往还与养生保健紧密联系在一起，通过调整人体的气血、阴阳平衡，达到治疗疾病、恢复健康的目的。中医康复技术显现了中医康复治疗的特色和优势，也为国际康复医学领域所瞩目。

二、中医康复技术的基本原则

1. 未病先防 未病先防指采取一定的方法预防疾病的发生。疾病发生的原因主要有两方面：一是内在原因，本身身体虚弱导致正气不足；二是外在原因，感受外邪、六淫，以及疫疠之气。早在《黄帝内经》中就提出了“治未病”的思想，这是世界医学史上最早提出的疾病预防思想。《素问·四气调神大论》中记载：“圣人不治已病，治未病，不治已乱，治未乱，此之谓也。夫病已成而后药之，乱已成而后治之，譬犹渴而穿井，斗而铸锥，不亦晚乎。”中医学早已认识到预防疾病的重要性。未病先防是通过各种措施增强正气、提高抗病能力，有效防止六淫疫疠的侵害。

2. 既病防变 既病防变指疾病发生以后，采取积极措施，防止疾病的发展与传变。一是在疾病的初期及早诊疗，此时病位较浅，病情较轻，正气未衰，较易治愈。二是控制传变，任何疾病的发生发展都具有一定的规律，掌握疾病的特点，先安未受邪之地，防止疾病进一步发展和恶化。

三、中医康复技术的分类

中医康复技术是根植于中华大地的一枝绽放异彩的奇葩，伴随着中华民族走过了数千年的历史。先人用砭石按压减轻疼痛，用尝食百草来治病，在遭遇毒蛇咬伤时以牛角刺破局部放血拔毒疗伤。这些最原始的医疗手段在维护健康和治愈疾病中不断精进、日臻完善。现形成了以下技术与方法。

1. 中药康复技术 通过中药配伍（如汤剂、丸剂、膏剂等），依据“辨证施治”原则调理脏腑功能、平衡阴阳，促进康复。

2. 针灸康复技术 包括体针、艾灸、耳针、头针等，通过刺激经络穴位调节气血运行，改善功能障碍。

3. 推拿按摩康复技术 运用推、拿、按、揉等手法作用于体表，疏通经络、放松肌肉、调整关节。

4. 传统养生功法康复技术 通过调身、调息、调心（如八段锦、太极拳、五禽戏等），增强正气、调节身心状态。

5. 其他传统康复技术 包括拔罐、刮痧、中药熏洗、穴位贴敷等，通过物理刺激或药物渗透达到疏通经络、祛邪扶正的目的。

这些都是中医康复技术的重要组成部分，因其“简、便、效、廉”的优势，广泛运用于养生康复保健领域和常见慢性疾病等的预防、治疗和康复，为维护人类健康保驾护航。

第二节 发展简史

回溯远古时期，我们的先辈为谋生存与繁衍，在获取食物、抵御自然灾害、防范猛兽侵袭，以及对抗疾病的漫长历程中，便已开启了医疗与保健的探索之旅。彼时，在寻觅和辨别食物的过程中，意外发现食用某种药草后某些病痛得以治愈，由此，可治病的药草便应运而生。通过局部抚按产生了推拿疗法，对砭石的运用催生了针刺疗法，从火的发现与应用中产生了热灸疗法，在遭遇毒蛇咬伤时以牛角刺破局部放血拔毒产生了火罐疗法，模仿动物传递信息、表达情感的姿态形成了最初的养生功法。上述推拿疗法、针刺疗法、热灸疗法、火罐疗法、养生功法等组成了独具特色的中医康复技术，以养生保健、治疗和康复来维护健康，为中华民族的繁衍昌盛和人类的健康事业作出了巨大贡献。

一、中医康复技术理论体系的确立

《黄帝内经》是我国最早的中医学经典巨著，包括《黄帝内经·素问》和《黄帝内经·灵枢》两部分，现存共18卷，162篇。《黄帝内经》以哲学思想为指导，阐述了藏象、经络、病因、病机、诊法、辨证、治则、针灸治疗等，涉及阴阳五行、天人相应、形神合一等哲学思想，提出辨证理论和整体观念，详细介绍了按摩、导引、针灸等方法，用于养生保健和治疗各种病证。秦汉时期成书的《难经》内容包括脉诊、经络、脏腑、阴阳、病因、病机、营卫、腧穴、针刺、病证等。东汉末年张仲景的《伤寒杂病论》问世，系统地分析了伤寒的病因、症状、发展阶段和处理方法，还记载了洗、熏、浴、吹鼻、滴耳、含咽、坐药等中医康复治疗技术和多种途径的给药方法，首创灌肠术——“猪胆汁”灌肠。同一时期的外科鼻祖华佗依据虎、鹿、熊、猿、鸟五种禽兽的动作姿态创立了“五禽戏”，这是运动养生功法的雏形。其后又有了太极拳、八段锦等中医健身功法。同一时期的药物学专著《神农本草经》成书。中医学理论体系的初步形成，为中医康复技术应用奠定了理论基础。

二、中医康复技术理论体系的发展

随着政治、经济和文化的发展，名医辈出，名著相继问世，推动了中医康复技术理论体系的发展、成熟。晋代名医王叔和所著《脉经》是我国现存最早的脉学专著。该书确立了“独取寸口”的诊脉方法，归纳了24种脉象，首开脉诊辨病的先河。王叔和对因战乱散落的《伤寒杂病论》进行了收集、记载和整理。皇甫谧的《针灸甲乙经》是我国现存最早的一部针灸学专著。雷敩《雷公炮炙论》是现存最早的中药炮制学专著。巢元方的《诸病源候论》是我国第一部病因病机证候学专著。

葛洪作为我国古代著名的医学家，著有《肘后备急方》与《抱朴子》两部重要著作。其中，《肘后备急方》蕴含着丰富的药物康复与饮食康复知识，广泛收集了众多救急用的处方，既有民间流传的验方验法，也有葛洪个人的临床经验。书中所记载的治法简便易行，所选用的方药价格低廉却疗效显著。《肘后备急方》还介绍了诸多简易外治法，如针法、灸法、拔罐法、熏洗法、蒸法、熨法，以及按摩法等。例如书中“渍之”“淋洗”等记载，就具体阐述了相关疗法的应用。如“男子阴疮损烂，煮黄柏洗之，又白蜜涂之”，以及“洗眼汤，以当归、芍药、黄连等份，煎浓汁，乘热洗，冷即再温洗，甚益眼目”。此外，书中提及的小夹板固定法与捏脊手法，至今仍在临床实践中广泛应用。值得一提的是，葛洪对灸法的使用尤为重视，对各种灸法的具体使用方法都有明确记载。而在《抱朴子》中，葛洪十分关注导引术在预防保健及早期康复方面的作用。他提出“行气可以治百病…”“夫导引疗未患之疾，通不和之气，动之则百关气畅，闭之则三宫血凝，实养生之大律，祛病之玄术矣”。由此可见，导引术不仅适用于养生保健，在疾病康复和病后调养方面同样具有重要价值。

有药王之称的我国伟大的医药学家、养生学家和思想家孙思邈，由于幼年多病，十八岁立志学医，二十岁即为乡邻治病。他对经典医学有深刻的研究，十分重视民间验方，一生致力于医学临床应用与研究，精通内、外、妇、儿、五官、针灸各科，登峨眉山、上南山、下江州，隐居太白山等地进行药物研究，为我国的中医药发展建立了不可磨灭的功绩。所著《千金要方》是我国首部医学百科全书。孙思邈认为，生命的价值贵于千金，而一个处方能救人于危殆，价值更胜于千金，故取名《千金要方》。其开篇就是“大医习业”“大医精诚”。“大医习业”说明欲为医者，首先必精熟《针灸甲乙经》《黄帝针经》等医籍，熟悉人体结构与功能，掌握各家各派方药，熟读《周易》《庄子》《老子》，知古通今、明晓仁义之事为基础。“大医精诚”认为医者要心存爱心，具有高度的责任感，一切为患者着想，发扬救死扶伤的人道主义精神，这是中国古代精神文明和精湛医术的完美结合。

宋代陈直的《养老奉亲书》将饮食调摄作为老年人养生的必备措施，强调老年人应根据自身的生理特点进行身体调养。孟诜的《食疗本草》列举了食用又兼治疗作用的蔬菜、瓜果、谷米、鱼虾、鸟兽和其加工制品，共200余种，系统总结了食疗对疾病的治疗作用，对中医饮食养生康复的发展具有深远的影响。王焘在《外台秘要》中记载有“烂捣生地黄熬之，以裹折伤处，以竹片夹裹之，令遍病上，急缚勿令转动，一日可十易，三日即瘥……”，对四肢骨折的康复治疗技术进行了翔实的阐述，同时记载了多种老年病的康复治疗方法，包括精神治疗、冷热疗、热熨法、贴敷法、导引法、美容法、药熏法以及光疗、磁疗、泥疗、水疗等。该书是一部对唐朝以前中医康复技术进行整理的汇总之作。

宋元时期十分重视医药学术成就的整理、总结和提高，在官方的重视和众多医家的努力下，中医康复技术的方法和经验也因此而得到较为系统的整理，是中医康复技术的整理提高时期。

在宋代，官方出版的两部重要医学典籍《太平圣惠方》与《圣济总录》，均专门设立了“食治”门。其中，所记载的食疗方数量均超过百首，这两部典籍大力推崇运用食疗药膳的方式来辅助疾病康复。《太平圣惠方》是一部构建了理、法、方、药完整体系的医书，书中留存了诸多可应用于康复治疗的方剂。对于中风、产后、偏枯、水肿、脚气及各种虚损类病证，该书尤为注重将药物与食物相结合进行治疗。这种独特的治疗理念，对后世中医食疗药膳在康复保健领域的发展，产生了颇为深远的影响。《太平圣惠方》中还载有熏洗方163首，其中包括眼部疾病24首，阴疮及阴部湿疹24首，痈疽15首等，发展了中药外治熏洗疗法。

《圣济总录》内容十分丰富，包括内、外、妇、儿、五官、针灸及养生、杂治等66门，载有一些病后康复疗法的内容，如食治虚劳、伤寒后诸病、脾胃虚弱诸证、产后诸病等，并充分肯定了气功、导引及按摩的康复作用。

针灸康复方法在宋元时期也有了很大的发展，出现了著名的针灸专著，如北宋王惟一的《铜人腧穴针灸图经》、南宋王执中的《针灸资生经》、元代滑伯仁的《十四经发挥》等。《铜人腧穴针灸图经》设计了国内外闻名的两具“针灸铜人”。《针灸资生经》搜集了许多民间临床经验，重视灸疗和压痛点的使用。金代何若愚还创立了子午流注针法，建立了针灸时间医学。

宋代整理的《正统道藏》及其辑要本《云笈七签》，记述很多导引、按摩等有关方法，对于防病保健和疾病康复具有重大的价值。寇宗奭所撰的《本草衍义》，将《黄帝内经·素问》中的药理原则运用于药效解释，书中记载了大量单方验方，是其临证康复经验的总结。

宋金元时期老年医学的发展，促进了中医康复医学的整体进步。陈直的《养老奉亲书》对老年病的预防和康复，主张心病心医的精神摄养原则。在用药方面，他提出：老年人医药调治应采取“扶持”之法，即用温平、顺气、补虚和中、促进食欲之方来调治，不可峻补猛泻。元代邹铉在原有书籍的基础上续写三卷，将其更名为《寿亲养老新书》。这部著作着重补充了针对老年疾病的食物疗法，十分注重把食物调养方法与药物治疗相结合，致力于提升老年人的健康水平。

“金元四大家”对中医康复技术的发展贡献卓越。刘完素编著的《素问玄机原病式》，为临床康复辨证提供了关键指导。他倡导在疾病康复与养生防病过程中，要着重对气、神、精、形进行调养，其中养气最为关键。关于养气之法，他指出可通过导引按跷来调节气息，平稳呼吸以守护元气，效法天地、调和水火来促进气息交融。

张子和秉持用攻法治疗疾病的理念，坚信祛除病邪便能扶助正气，病邪消除后，人体正气自然恢复安稳。他提出“养生当用食补，治病当用药攻”，倡导采用调节饮食、施用药物、节制房事等综合手段来防治疾病。在其著作《儒门事亲》中，记载了“忽笛鼓应之，以治人之忧而心痛者”，开创性地提出音乐康复的理念。针对诸多疑难杂症，张子和运用情志相胜疗法进行康复治疗，常常收获显著疗效。

李东垣强调脾胃是人体的根本，提出“元气之充足，皆由脾胃之气无所伤，而后能滋养元气”的观点。在他看来，无论是养生还是预防疾病，又或是病后康复治疗，都必须悉心顾护脾胃。所以，注重调理脾胃成为康复医疗中不可或缺的重要原则。

朱震亨著有《格致余论》《丹溪心法》，极力倡导“相火论”，主张“阳常有余，阴常不足”，认为阴气生成困难却极易损耗。基于此，在疾病康复治疗与养生保健方面，他都主张以滋阴为主，擅长运用滋阴潜阳的康复手段。同时，他强调要顺应四季变化调养精神情志，节制欲望、保养肾精以平息相火，在饮食上“尤当谨节”“茹淡”，并提倡药食并用等方法，对后世医学发展影响极为深远。

此外，张元素的《珍珠囊》、李东垣的《用药法象》，以及朱震亨的《本草衍义补遗》等著作，都着重强调要依据患者的体质和所患疾病，选用相应性味的药物。这种用药理念，既适用于疾病的辨证康复治疗，又有助于疾病的预防和保健，为中医康复技术的发展提供了重要的用药指导。

三、中医康复技术的振兴

明清时期中医康复技术的应用扩展到临床各科，康复的适应证已逐渐受到重视，一些医著中有专门章节记载康复理论与各种传统康复技术。其内容丰富，范围广泛，均是前所未有的，是中医康复治疗技术发展的鼎盛时期。

明代，针灸康复技术迎来了蓬勃发展的活跃时期，众多医家在实践中不断探索创新，创立了种类丰富的针刺手法。这一时期涌现出许多具有代表性的针灸著作，如杨继洲的《针灸大成》、李时珍的《奇经八脉考》，以及徐凤的《针灸大全》。其中，《针灸大成》在针灸学发展历程中占据着举足轻重的地位。它堪称继《针灸甲乙经》之后，对针灸学理论与实践的又一次全面总结。杨继洲精心汇编了历代诸家的针灸学术观点，同时融入了自己多年积累的宝贵实践经验。这部著作内容翔实、体系完备，为后世针灸康复技术在理论研究层面的深入拓展，以及临床实践中的精准应用，提供了极具价值的参考，有力推动了针灸康复技术的传承与发展。

明代，药疗与食疗康复方法不断推陈出新、蓬勃发展，使得被载入各类“本草”典籍中的食物种类大幅增多。李时珍编撰的《本草纲目》，堪称一部关于药膳和食疗的鸿篇巨制。这部著作中，有关食疗药膳的资料异常丰富，其中谷、菜、果、鳞、禽、兽等类别的食物，记载数量就有500种左右。而且，书中对于大多数食物的应用，都附上了行之有效的验方，极大增强了其实用性。在中药外治法方面，《本草纲目》详细记述了用膏药治疗痈疽、风湿证的方法，以及采用方药脐疗来应对水肿、尿短等病证的手段。值得一提的是，李时珍在《本草纲目》中还深入探讨了各种不同来源水的特性，全面阐明了泉水疗法在应用时的具体方式，以及如何根据不同病证对泉水进行恰当选择等内容，为后世的水疗康复提供了宝贵的理论依据与实践指导。

明代医家龚廷贤所著的《寿世保元》，内容十分丰富。该书在养生防病和老年病康复方面，多运用脾肾理论进行指导，所涉内容广泛，涵盖民间单验方、急救之法、气功养生、食疗调理、杂病治疗，以及灸法等多个领域。龚廷贤对老年病的病因和发病机制有着许多独特且深刻的见解。在这部著作中，涉及老年病的证治多达30余种。他极力主张人们通过清心寡欲的方式来养护神气，从而达到养生保健的目的。同时，龚廷贤擅长运用饮食调理与运动锻炼相结合的方法辅助疾病康复。在运动养生方面，他精心总结了呼吸静功及六字诀等多种练功法，这些功法将导引、行气、按摩等养生手段巧妙融合为一体，为人们提供了系统且有效的养生方法。此外，书中还详细记述了利用艾火熏蒸脐蒂的疗法，认为这种方法具有祛除疾病的功效，为中医康复治疗提供了新的思路与方法。

龚居中所著的《红炉点雪》，深入探究了灸法的本质，对灸法理论加以补充与拓展，为扩大灸法在疾病康复领域的应用范围提供了理论支撑。该书还记载了“却病延年一十六句之术”，匠心独运地将气功、导引、情志调节、饮食养生和体育锻炼等多种疗法整合在一起。书中明确指出“歌咏所以养性情，舞蹈所以养脉”，精准地评价了文娱活动在康复中的作用。

高濂的《遵生八笺》包罗万象。高濂尤为重视形体与元气的调养，秉持“养气以保神”的理念，推崇借助胎息、导引之法调和气息，强调“运体以却病”的体育康复观念。书中的“祛病延年十六妙诀分析”，介绍了一套简便易行、质朴实用、动静结合且行之有效的传统导引功法。在《饮馔服用笺》里，高濂极为重视脾胃的养护，倡导饮食清淡，以此滋养脾胃之气，保障生命活动的物质基础。这些观点，无论是对日常养生保健，还是病后康复调养，都极具指导价值。

明代，龚云林的《小儿推拿秘旨》，对前人有关小儿按摩疗法进行总结并加入了自己的临证经验。冷谦的《修龄要旨》是一部内容丰富的气功与养生保健书籍。薛己的《正体类要》记载正骨手法19种及外科方剂等，技术与方法简明实用。清代，夏鼎的《幼科铁镜》主要对小儿推拿的应用进行总结。

明清时期，导引康复疗法取得显著进展，体系愈发系统，方法更趋科学，形式也更为多样。这一时期，专注于气功、导引、武术的著作纷纷涌现。静功、动功与武术之间的融合也更为紧密，成果颇丰。其中，敬慎山房主人绘制的二十四幅彩绘《导引图》尤为突出。《导引图》巧妙地将气功、导引、按摩三种养生康复手段融为一体，能够有效帮助人们养心炼精、补充虚损、促进病后康复调养，还能强身健体，具有极高的实用价值，堪称明清时期导引康复疗法发展的典型代表。沈子复的《养病庸言》是清代中医康复技术内容较为丰富、完善的专著，这一时期也是中医学与中医康复技术发展的鼎盛时期，中医康复治疗理论完善，技术得到了广泛应用。

四、中医康复技术的成长

在民国时期，中医康复技术的发展处于停滞状态。中华人民共和国成立后，在国家的领导和大力支持下，中医学得到了快速发展。20世纪80年代以后，随着现代康复的引进，中国传统康复与其相结合，中医康复技术在我国土地上开始成长起来。

卫生部1989年颁布的《综合医院分级管理标准》，把设置康复医学科作为一项内容，并对不同级别的综合医院提出了不同的要求。1990年通过的《中华人民共和国残疾人保障法》是迄今为止与康复有关的一部最重要的法律，其中对于培养康复医学专业人才、设置康复医学医疗机构及其网络等，都作了明确规定。1983年，我国成立了第一个康复医学专业学术团体——中国康复医学会，并积极开展学术活动。

1984年，卫生部要求全国各高等医学院校开设康复医学课程。我国第一本《康复医学》专著于1984年出版,《中国康复医学杂志》于1986年创刊。1988年，在北京成立了我国第一所“肢体伤残康复研究中心”，该中心集康复医疗、科研、教学于一身，是一所综合性的康复医疗研究中心。

进入21世纪以来，我国康复医学教育得到了快速发展，已形成了专科、本科和研究生等不同层次的高等康复医学和康复治疗专业教育体系，中医康复治疗理论和技术已成为康复医学和康复治疗专业的必修课程。同时，我国高职高专康复治疗技术专业教育也得到了快速的发展。2009年，成立了教育部高职高专相关医学类专业教学指导委员会康复治疗技术专业分委会，着手开展全国专业教学标准和教学规范的研究制定工作。2011年中国康复医学会康复医学教育委员会成立了康复职业教育学组。2012年12月教育部颁布了我国第一部《高等职业学校康复治疗技术专业教学标准（试行）》,进入21世纪以来，中医康复事业的发展更得到了国家政策的大力扶持。近年来，国家连续发布多项文件，强调要重视并大力推动中医康复事业的全面发展。2016年发布的《“健康中国2030”规划纲要》中明确提出要充分发挥中医药在疾病康复中的核心作用。2020年发布的《中医药康复服务能力提升工程实施方案（2021—2025年）》指出要强化中医药康复专业人才培养和队伍建设，开展中医康复方案和技术规范研究，积极发展中医特色康复服务。2021年发布的《关于加快推进康复医疗工作发展的意见》中也强调要提升中医康复服务能力，充分发挥中医药在疾病康复中的重要作用。

中医康复技术作为中医康复事业最重要的服务手段，一方面要在国家利好政策背景下，充分发挥中医康复技术简便易行、经济安全、疗效显著等优势；另一方面要不断吸取现代康复医学之长处。中西医康复疗法的完美结合必将对我国乃至世界人民的康复医学事业的发展以及提高人民的生存质量起到积极的推动作用。

▶知识拓展

中医治未病——冬病夏治

冬病夏治是指对于一些在冬季容易发生或加重的疾病，在夏季给予针对性的治疗，提高机体的抗病能力，从而使冬季易发生或加重的病证减轻或消失，是中医学“天人合一”的整体观和“未病先防”的疾病预防观的具体运用。

中医说，冬为阴，夏为阳。

“冬病“是指因为冬季天气寒冷，寒邪容易侵入身体，从而容易引发的病证。

“夏治“是指三伏天期间，万物升阳，阳气蒸腾浮越，人体的阳气都跑到体表，体内阳气空虚。此时，身体也提供了填充阳气的空间。

三伏天是一年四季当中阳气最旺盛的季节，也是夏天阳气最旺盛的时段。属于阳中之阳。

此时，可以通过一些中医手段温补阳气，祛除阴寒之病邪，从而增加抵抗病邪的能力。

—• 考试知识点总结 •—

—• 本章小结 •—

—• 协和云课堂…… 拓展练习及参考答案 •—

（刘婷婷）

教学课件

第二章　中医基础理论

学习目标

素质目标

（1）具备深厚的中医文化底蕴，热爱中医基础理论，具有终身学习中医的理念。

（2）具备整体观与辨证思维，能够运用五行相生相克原理，综合分析人体内外环境的相互影响，提升中医临床决策的精准性。

（3）具备良好的医德医风，注重患者个体差异，以藏象理论为指导，理解并尊重每个患者的独特体质与心理状态，促进医患关系的和谐。

知识目标

（1）掌握：阴阳、五行的基本概念、特性，阴阳学说、五行学说的基本内容，五脏六腑的生理功能、相互关系，气血津液的生成、运行、功能及其与脏腑、经络的关系，中医病因理论。

（2）熟悉：阴阳学说、五行学说在中医学中的应用，精气血津液的相互关系。

（3）了解：五脏与体、华、窍、液、志、时的关系。

能力目标

（1）能灵活运用阴阳五行理论，对人体生理病理现象进行综合分析，判断疾病的本质与转归。

（2）能基于藏象理论，准确辨识患者脏腑功能的强弱与失衡状态，为制定治疗方案提供依据。

（3）能分析气血津液的运行状况，判断其是否充足、畅通或瘀滞，从而指导临床调理与治疗。

（4）能根据中医病因理论，准确识别致病因素，评估其对人体的具体影响，制定针对性的预防与干预措施。

（5）能通过望、闻、问、切四诊合参，并运用中医基础理论进行辨证施治，有效改善患者健康状况。

案例导入

【案例】

张阿姨，68 岁。近期总是感觉身体乏力，容易出汗，且晚上睡眠不佳，常感心烦意乱。全面检查后，并未发现明显的器质性病变。遂来到中医院就诊。患者脉象细数，舌红少苔，且自述常有口干咽燥之感。

【问题】

1. 根据阴阳学说，患者的病情与哪种阴阳失衡状态有关？
2. 如何调整这种失衡状态以改善病情？

· 核心知识拆解 ·

中医基础理论主要集中在阴阳学说、五行学说、藏象学说、精气血津液学说，以及病因学说这五个方面。阴阳学说揭示了宇宙万物相互对立、相互依存的关系，认为人体生理病理变化皆可用阴阳来解释，阴阳平衡是人体健康的基础，阴阳失衡则导致疾病，强调调整阴阳平衡以治疗疾病。五行学说以木、火、土、金、水五种物质的特性来阐释人体脏腑组织的功能及其相互关系，以及人体与外界环境的联系。五行相生相克，维持着人体内部环境的稳定。通过调整五行关系，可以调和脏腑功能，治疗疾病。藏象学说深入探讨了人体脏腑的生理功能、病理变化及其与外在表现的关系。它认为脏腑是人体生命活动的核心，通过经络与体表相连，形成内外相应的整体。了解藏象学说有助于把握疾病的本质，指导治疗。精气血津液学说阐述了人体生命活动的基本物质及其相互关系。精是生命之源，气是生命活动的动力，血是营养和滋润全身的液态物质，津液则滋润脏腑、濡养筋骨。这些物质的充足与平衡是人体健康的关键。病因学说则分析了导致疾病发生的各种原因，包括外感六淫（风、寒、暑、湿、燥、火）、内伤七情（怒、喜、忧、思、悲、恐、惊）、饮食劳倦等。了解病因有助于准确诊断疾病，制定针对性的治疗方案。

第一节　阴阳学说

一、阴阳

微课：
阴阳学说

（一）阴阳的概念

阴阳是对自然界中相互关联的事物或现象对立双方属性的概括。阴和阳，既可代表两个相互对立又相互联系的事物或现象，如水与火、寒与热等；又可代表同一事物内部相互对立又相互联系的两方面，如人体内的气与血、脏与腑等。

阴阳最初的含义十分朴素，原指日光的向背。向日为阳，背日为阴。由于向阳处温暖、明亮；而不向阳处寒冷、晦暗，于是古人就把光明与黑暗、温暖与寒冷分属为阴和阳。如此不断引申，古人几乎把自然界中所有相互对立的事物或现象，如天地、上下、日月、昼夜、水火、升降、动静、内外、雌雄等都划分为阴与阳两方面。这时阴阳已不再特指日光的向背，而成为一个概括自然界中具有相互关联又相互对立关系的事物或现象属性的抽象概念。如《灵枢·阴阳系日月》所说："阴阳者，有名而无形。"

（二）划分事物或现象阴阳属性的规律

《素问·阴阳应象大论》曰："水火者，阴阳之征兆也。"即古人在长期生活实践中发现水和火最能代表阴和阳的特性。水性寒而趋下，为阴；火性热而炎上，为阳。因此，水和火也就成为划分阴阳属性的参考标准，并由水、火的特征推广得出了阴阳属性划分的基本标准，即凡是运动的、外在的、上升的、温热的，无形的、明亮的、兴奋的、功能的都属于阳的范畴；凡是相对静止的、内在的、下降的、寒凉的、有形的、晦暗的、抑制的、物质的都属于阴的范畴（表2-1）。以天地而言，天气清轻上升为阳，地气重浊下降为阴；以昼夜而言，白昼光明为阳，夜晚黑暗为阴。在中医学领域，则认为对人体有推动、温煦、兴奋等作用的物质和功能属阳，对人体有滋润、凝聚、抑制等作用的物质和功能属阴。以气和血为例，气是无形的、功能的，对人体起兴奋作用，为阳；血是有形的、物质的，对人体起滋润作用，为阴（表2-1）。

表2-1　事物和现象的阴阳属性归类

属性	空间	时间	温度	亮度	事物的动态
阳	天、上、外、左	昼	温热	明亮	兴奋、亢进、向外、动、升
阴	地、下、内、右	夜	寒凉	晦暗	抑制、衰退、向内、静、降

（三）阴阳的特性

1. 普遍性　阴阳的普遍性，指自然界中相互关联又相互对立的一切事物和现象，或同一事物内部相互关联又相互对立的两方面，都可用阴阳概括其各自属性。宇宙中一切事物和现象都包含着阴和阳相互对立的两方面，事物的发生、发展、变化和消亡都是阴阳二气对立统一的结果，阴阳的对立统一是天地万物运动变化的总规律。如《素问·阴阳应象大论》所说："阴阳者，天地之道也，万物之纲纪，变化之父母，生杀之本始，神明之府也。"

2. 相关性　阴阳的相关性，指用阴阳所概括的事物和现象，应是在同一范畴，同一层次，即相关的基础之上。只有相互关联的一对事物，或一个事物中相对立的两个方面，才可以分阴阳。如果两者不相互关联，也不是同一事物的对立双方，就无法划分其阴阳属性。如白昼与地、天与女、左与热等。

3. 相对性　事物的阴阳属性并非一成不变，而是具有相对性和可变性的。这种相对性主要体现在两个方面：首先，阴阳的属性是在与其对立面的比较中确定的，并且会随着条件的变化而发生改变。例如，60℃的水，在与20℃的水相比较时，它被视为阳性；然而，在与100℃的水相比较时，它则被视为阴性。其次，事物的阴阳属性在一定条件下是可以相互转化的。换句话说，阴可以转变为阳，阳也可以转变为阴。例如，在中医学中，寒证和热证是可以相互转化的，一旦病变的寒热性质发生了变化，其阴阳属性也会随之而改变。

4. 可分性　宇宙间任何相互关联又相互对立的事物或现象都可概括为阴阳两类，而任一事物的内部又可分为对立的两个方面，即阴中有阴阳可分，阳中也有阴阳可分，如此分下去，以至无穷。以白昼与夜晚为例，白昼为阳，夜晚为阴。而白昼又有上午和下午之分，可再分阴阳，即上午为阳中之阳，下午为阳中之阴；夜晚又有前半夜和后半夜之分，也可再分阴阳，即前半夜为阴中之阴，后半夜为阴中之阳。再以人体脏腑为例，六腑为阳，五脏属阴；而五脏之中心、肺居上属阳，肝、脾、肾居下属阴。

二、阴阳学说的基本内容

阴阳学说的基本内容，可概括为对立制约、互根互用、消长平衡、相互转化和阴阳交感5个方面。

（一）阴阳的对立制约

阴阳的对立制约，指在统一体中，属性相反的阴阳双方通过相互斗争、制约和排斥来维持一种动态平衡的关系。阴阳学说认为，自然界中的所有事物或现象均蕴含着相互对立的阴阳两面，如上下、左右、天地、动静、出入、明暗、寒热、水火等。这些阴阳元素不仅是对立的，更是统一的，而这种统一正是基于对立的基础之上。

阴阳双方的相互对立，是维持它们之间动态平衡的关键，这种平衡推动着事物正常的生成、发展与变化。例如，自然界中春、夏、秋、冬四季气候的循环往复，正是阴阳二气相互对抗与调和的结果。春夏季节之所以温热，是因为春夏的阳气上升并抑制了秋冬的阴寒之气；而秋冬季节之所以寒冷，则是因为秋冬的阴气上升并抑制了春夏的阳热之气。

阴阳的对立制约原则，同样贯穿人体生命的整个过程。在人体正常的生理状态下，相互对立的阴阳两方面并非静止或互不干扰地共存于统一体中，而是处于一种相互制约的动态平衡状态。当阴阳保持平衡时，人体的生命活动便能健康有序地进行，正如《素问·生气通天论》所言："阴平阳秘，精神乃治。"然而，一旦这种动态平衡被打破，就会导致疾病的发生，正如《素问·阴阳应象大论》所指出："阴胜则阳病，阳胜则阴病。"

（二）阴阳的互根互用

阴阳的互根互用各自蕴含着深刻的内涵。互根，即相互依存，意味着在任何事物或现象中，相互对立的阴阳双方都以对方的存在作为自身存在的前提。以天地为例，天为阳，地为阴，没有天的存在，地的概念便无从谈起；同样，没有地，天的概念也无法定义。从方位的角度看，上为阳，下为阴，没有上的概念，下就无法确立；反之亦然。

阴阳互用则强调阴阳双方之间的相互资生、促进与助长。以人体为例，物质属阴，包括精、血、津液等有形的营养物质；功能属阳，指的是人体内的各种正常生理功能活动及对外界环境的适应能力。物质是功能的基础，功能则是物质的外在表现。只有当生理功能正常时，才能不断化生新的营养物质；而营养物质的充足，又是维持生理功能正常的必要条件。因此，《素问·阴阳应象大论》指出："阴在内，阳之守也，阳在外，阴之使也。"

阴阳的互根互用是阴阳消长与转化的内在动力。只有当阴阳双方共处于一个统一体中，才有可能形成彼此的消长变化及相互间的转化。如果阴阳双方失去了相互依存的条件，就会陷入"孤阴不生，独阳不长"的境地，导致万事万物无法化生和滋长，最终走向衰亡。

（三）阴阳的消长平衡

消，即消减；长，即增长。阴阳消长，指对立互根的阴阳双方的量和比例不是一成不变的，而是处于不断增长或消减的运动变化之中。正常情况下，阴阳双方在彼此消长的动态过程中应保持相对的平衡。若阴阳消长的结果，打破了二者的平衡状态，则为异常的消长变化。

阴阳的消长变化在于阴阳之间存在着对立制约与互根互用的关系。由于阴阳双方的相互对立，若一方增长而强盛，势必对另一方制约过度，引起对方的消减，称为"此长彼消"。若一方不足，无力制约对方，势必引起对方的增长，称为"此消彼长"。由于阴阳双方又互根互用，若一方旺盛，可促进对方亦随之增长，称为"此长彼长"；若一方虚弱，无力滋生助长对方，对方亦随之消减而虚弱，称为"此消彼消"。阴阳消长四种类型比较见表2-2。

表2-2　阴阳消长四种类型比较

类型	消长变化机制	消长变化形式	临床意义举例
此长彼消	阴阳中的任何一方增长而强盛，制约对方太过，致使对方消减	阴长阳消 阳长阴消	阴胜则阳病 阳胜则阴病
此消彼长	阴阳中的任何一方的衰减，制约对方力量减弱，导致对方相对亢盛	阴消阳长 阳消阴长	阴虚生内热 阳虚生内寒
此长彼长	阴阳双方相互依存和资助，一方旺盛，可促进另一方亦随之增长	阳随阴长 阴随阳长	血盛助气 气旺生血
此消彼消	阴阳双方中的一方虚弱，无力资助对方，使对方亦随之消减	阳随阴消 阴随阳消	阴损及阳 阳损及阴

阴与阳之间的消长是不断进行的，是绝对的；而阴与阳之间的平衡则是相对的，是动态的。阴阳只有不断地消长和不断地平衡，才能推动事物的正常发展，对人体来说，才能维持正常的生命活动。如果这种消长超过一定的限度，不能保持相对平衡，就会出现阴阳的偏盛偏衰，在人体则呈现"阳盛则热""阴盛则寒""阳虚则寒""阴虚则热"的病理状态。

（四）阴阳的相互转化

阴阳的相互转化，指在特定条件下，事物的阴阳两个方面可以相互转换，即阴能转为阳，阳亦能转为阴。事物的阴阳属性，由其内部阴阳双方的主次关系所决定。当事物内部的阴阳双方经过消长变化，发展到某个阶段，导致阴阳比例发生根本性颠倒时，该事物的属性就会朝相反方向转化。

因此，转化是消长变化到一定阶段的必然结果。在事物的发展历程中，阴阳的消长可以被视为一个量变的过程，而阴阳的转化则是在这个量变累积基础上发生的质变。

阴阳之间的相互转化，需要满足一定的条件。《素问·阴阳应象大论》中提到“重阴必阳，重阳必阴，寒极生热，热极生寒”，用以说明阴阳转化的原理，其中“重”和“极”便是触发这种转化的关键条件。

阴阳的相互转化有两种表现形式：渐变和突变。例如，四季更迭、昼夜交替等自然现象，都属于阴阳转化的渐变形式。而在极端情况下，如盛夏时节突然降下冰雹，或者在急性热病中，患者由高热状态突然转为体温下降、面色苍白、四肢冰冷，则属于阴阳转化的突变形式。

（五）阴阳交感

阴阳交感，指阴阳二气在运动中相互感应而交合，亦即发生相互作用。阴阳交感是宇宙万物赖以生成和变化的根源。在自然界，天之阳气下降，地之阴气上升，天地阴阳二气交合感应，形成了风、云、雨、雾、雷、电等，生命得以诞生，从而化生出万物，在阳光雨露的沐浴滋润下，万物才得以成长。在人类，男女媾精，新的生命个体诞生，人类得以繁衍。如《易·系辞下》说：“天地氤氲，万物化醇；男女构精，万物化生。”如果没有阴阳二气的交感运动，就没有生命，也就没有自然界。

阴阳交感是在阴阳二气不断运动的过程中得以实现的，缺少了阴阳二气的运动，阴阳交感就无法发生。阴阳之间的相互作用和交感，使得原本对立的两种事物或力量能够统一于一体。正是这种统一，孕育出了自然界，催生了万物，也诞生了人类。同时，阴阳交感还使得自然界始终保持着运动变化的状态。

▶知识拓展

《黄帝内经》

《黄帝内经》简称《内经》，该书分《灵枢》和《素问》两部分，主要部分形成于战国至东汉时期，全面总结了秦汉以前的医学成就，是我国现存的最早医学典籍之一，确立了中医学独特的理论体系。《黄帝内经》系统地阐述了人体生理、病理，以及疾病的诊断、治疗和预防等问题，包括藏象、经络、病机、诊法、辨证、治则，以及针灸、汤液治疗等内容。奠定了两千多年来中医学的理论基础。

三、阴阳学说在中医学中的应用

阴阳学说应用于中医学的各个领域，用以说明人体的组织结构、生理功能、病理变化，并指导疾病的诊断和防治。

（一）说明人体的组织结构

人体是一个高度协调的有机整体，其内部相互关联又相互区别的组织结构均可通过阴阳理论来概括与理解。《素问·宝命全形论》有云："人生有形，不离阴阳。"这深刻揭示了人体脏腑组织的阴阳本质。

从大体部位来看，人体的阴阳属性表现为：体表为阳，与之相对的体内为阴；在体表，背部为阳，腹部为阴；四肢的外侧为阳，内侧为阴。深入体内脏腑层面，五脏因功能相对内敛而属阴，六腑因其功能外散而属阳。进一步细分，五脏之中，心与肺因其功能活跃、气机升散而偏阳，肝、脾、肾因其功能收藏、气机沉降而偏阴。此外，每个脏腑内部亦存在阴阳之分，如肾脏有肾阴与肾阳之别，胃腑有胃阴与胃阳之分。

在经络系统中，阴阳理论同样适用。十二经脉被明确划分为手三阳经与手三阴经、足三阳经与足三阴经，体现了经络的阴阳属性。至于气血，气因其活动性强、推动温煦作用明显而属阳，血因其滋养濡润、物质基础稳固而属阴。在气之中，营气因其循行于脉内、滋养脏腑而属阴，卫气因其循行于脉外、保卫机体而属阳。

（二）说明人体的生理功能

中医学认为，人体正常的生理活动得益于阴阳双方的协调平衡。因此，人体的各种生理功能都可以用阴阳学说来解释。具体来说，人体的生理功能体现在阴精（物质）与阳气（功能）之间对立统一的复杂关系中。阴精作为阳气的物质基础，如果没有阴精，阳气就无法化生，就像没有物质基础就无法产生能量一样。而阳气则是阴精的能量表现，没有阳气，阴精也无法化生，就像没有功能活动就无法转化为营养物质一样。阴精与阳气、物质与功能之间的关系，很好地体现了阴阳双方的对立、互根、消长、转化等特性。只有当阴与阳、物质与功能之间保持动态平衡时，才能维持人体正常的生理活动。

（三）说明人体的病理变化

阴阳之间的消长平衡是人体生命活动得以维持的根本条件，一旦这一动态平衡被打破，即出现阴阳失调，这是诸多疾病产生的核心机制。

疾病的产生主要牵涉到人体正气与邪气的相互作用。正气，按阴阳属性分为阴气和阳气；邪气，同样依阴阳特性分为阴邪和阳邪。阳邪侵袭人体，会导致阳盛阴伤的热证；而阴邪致病，则会引发阴盛阳伤的寒证。正如《素问·阴阳应象大论》所述："阳胜则热，阴胜则寒。"当机体阳气虚弱，无法制约阴气时，便会出现虚寒证，如《素问·调经论》所言："阳虚则外寒，阴虚则内热。"由于阴阳之间存在互根互用的关系，当机体阴或阳严重虚损时，往往会累及另一方，导致"阳损及阴"或"阴损及阳"，最终引发"阴阳两虚"的状态。

在人体阴阳失调的过程中，除了造成阴阳偏盛偏衰的病理变化外，阴阳两方面在相互消长的动态中，还可能在特定条件下发生相互转化。这意味着，原本表现为阴证的疾病，有可能转化为阳证；同样，阳证也可能转化为阴证。这种转化体现了人体阴阳变化的复杂性和动态性。

（四）指导疾病的诊断

由于疾病的发生、发展及变化的机制在于阴阳失调，所以任何疾病尽管临床表现错综复杂、千变万化，但都可以用阴阳加以概括说明。首先，可用阴阳学说分析色泽、声息、脉象等四诊资料。如以色泽言，晦暗为阴，鲜明为阳；以声息言，呼吸微弱、语音低怯、少言沉静等为阴，呼吸气粗、语音高亢、多言躁动等为阳；以症状言，恶寒、口淡不渴、便溏等为阴，发热、口渴欲饮、便秘等为阳；以脉象言，沉脉、迟脉、虚脉、涩脉等为阴，浮脉、数脉、实脉、滑脉等为阳。其次，可用阴阳概括疾病的证候类别。如在八纲辨证中，表证、热证、实证属阳；里证、寒证、虚证属阴。因此，临床中要正确诊断病证，首先要辨清阴阳，才能抓住病证本质，做到执简驭繁。如张介宾在《景岳全书·传忠录》中所说："凡诊病施治，必须先审阴阳，乃为医道之纲领，阴阳无谬，治焉有差？医道虽繁，而可以一言蔽之者，曰阴阳而已。"

（五）指导疾病的防治

由于疾病产生的根本原因是阴阳失调，因此调整阴阳，使之恢复相对平衡，是养生和防治疾病的基本原则。具体而言，包括指导养生防病、确定治疗原则和归纳药物性能三方面内容。

1. 指导养生防病　养生，也被人们称为"摄生"，其核心在于保养生命。养生的最基本原则就是"法于阴阳"，也就是说，我们要遵循自然界阴阳变化的规律，来调理人体的阴阳平衡。这样做的目的是让人体能够适应外界环境的变化，保持人与自然的和谐统一，从而达到延年益寿的效果。正如《素问·四气调神大论》中所说："春夏养阳，秋冬养阴，以从其根，故与万物沉浮于生长之门。"这句话明确指出了调养四时阴阳的基本原则，为我们提供了养生的指导方向。

2. 确定治疗原则　治疗疾病的原则就是根据阴阳失调的状况，采用药物、针灸等治疗方法以调整阴阳，补其不足，泻其有余，使机体恢复阴阳动态平衡的状态。

（1）阴阳偏盛的治疗原则：对于由阴或阳偏盛所导致的实证，其总体的治疗原则为"实则泻之"，即削减其过剩的部分。针对阳盛所致的实热证，应采用寒凉药物来抑制其过盛的阳气，并清除由此产生的热邪，称为"热者寒之"。而对于阴盛所致的实寒证，则应使用温热药物来抑制其过盛的阴气，并温散由此产生的寒邪，称为"寒者热之"。值得注意的是，在阴阳偏盛的同时，由于"阳胜则阴病，阴胜则阳病"的相互作用，可能会导致另一方的某种程度上的不足。因此，在治疗时还需兼顾对方的不足，即在散寒或清热的同时，适当配合扶阳或益阴的方法，以达到全面调整阴阳平衡的目的。

（2）阴阳偏衰的治疗原则：由阴或阳偏衰形成的虚证，其总体的治疗原则是"虚则补之"，即补其不足。阴偏衰形成的是阴虚则热的虚热证，宜用滋阴制阳法，即"阳病治阴""壮水之主，以制阳光"。阳偏衰形成的是阳虚则寒的虚寒证，宜用补阳消阴法，即"阴病治阳""益火之源，以消阴翳。"然"无阴则阳无以化""无阳则阴无以生"，张景岳在《景岳全书》中说："善补阳者，必于阴中求阳，则阳得阴助而生化无穷；善补阴者，必于阳中求阴，则阴得阳升而泉源不竭。"即阳虚补阳时可略加补阴药，谓之阴中求阳；阴虚补阴时可略加补阳药，谓之阳中求阴。

（3）阴阳互损的治疗原则：由于阴阳互损，最终导致阴阳两虚时，宜采用"阴阳双补"的治疗原则。具体运用中，须注意分清阴阳虚损的先后主次。阴损及阳所致的阴虚为主的阴阳两虚证，宜补阴为主，兼顾补阳；阳损及阴所致的阳虚为主的阴阳两虚证，宜补阳为主，兼顾补阴。

3. 归纳药物性能 阴阳学说在中医药领域中，还被广泛应用于归纳药物的性能。药物的四气（又称四性）、五味及升降浮沉等特性，均可依据阴阳理论来指导临床用药，为药物的应用提供理论基础。

药物的四气，即寒、热、温、凉，是药物性质的基本分类。其中，温热性质的药物属阳，而寒凉性质的药物则属阴。这种分类有助于医生根据患者的体质和病情，选择合适的药物来调节阴阳平衡。五味，包括酸、苦、甘、辛、咸，是药物味道的基本分类。辛味药物能发散行气，甘味药物能益气和中，因此辛味和甘味药物属阳，如桂枝、甘草等。酸味药物能收敛固涩，苦味药物能清热泻火，咸味药物能泻下通便，所以酸味、苦味和咸味药物属阴，如芍药、大黄、芒硝等。

在药物的升降浮沉方面，具有升浮作用的药物属阳，这类药物多用于治疗病邪在上、在表的病证，如桑叶、菊花等。而具有沉降作用的药物则属阴，这类药物多用于治疗病邪在下、在里的病证，如龟甲、代赭石等。药物性能阴阳属性归纳见表2-3。通过运用阴阳理论来归纳药物的升降浮沉特性，医生可以更加精准地选择药物，以达到治疗疾病的目的。

表2-3 药物性能阴阳属性归纳

属性	四气	五味	升降浮沉
阳	温、热	辛、甘（淡）	升、浮
阴	凉、寒	酸、苦、咸	降、沉

第二节 五行学说

·核心知识拆解·

微课：五行学说

五行学说，作为古代哲学的一个重要组成部分，通过木、火、土、金、水这五种基本物质的特性及其“相生”与“相克”的规律，为我们提供了一种认识、解释和探求宇宙规律的世界观和方法论。该学说认为，宇宙间的一切事物均为这五种物质所构成，而事物的发展变化则是这五种物质持续运动和相互作用的必然结果。当五行学说被广泛应用于中医学领域时，它以一种系统结构的观点来审视人体。这一学说不仅阐述了人体局部与局部、局部与整体之间的有机联系，还强调了人体与外界环境的统一性。通过五行学说，中医学的整体观念得到了进一步的加强和论证，使中医学所采用的整体系统方法更加系统化。因此，五行学说对中医学特有理论体系的形成起到了重要的推动作用，并成为该理论体系不可或缺的一部分。

一、五行

（一）五行的概念

五，指木、火、土、金、水五种基本物质；行，是运行、运动变化的意思。五行，即木、火、土、金、水五种基本物质及其运动变化。

五行的最初含义与“五材”有关，《左传·襄公二十七年》载：“天生五材，民并用之，废一不可。”《尚书·大传》载：“水火者，百姓之所饮食也；金木者，百姓之所兴作也；土者，万物之所资生也，是为人用。”由此可知，古人认为木、火、土、金、水这五种物质是人们生产、生活中最常见和不可缺少的基本物质。此后，古人逐步认识到这五种物质之间具有相互联系和相互制约的“相生”和“相克”关系，并以此解释宇宙万物发生、发展变化的规律，从而逐步形成了五行学说。这时，五行学说中的“五行”，不再特指木、火、土、金、水五类基本物质，而是一个抽象的哲学概念。

（二）五行的特性

古人通过长期的生产、生活实践，对木、火、土、金、水五类基本物质的悉心观察，形成了对五行特性直观、朴素的认识。如《尚书·洪范》记载：“一曰水，二曰火，三曰木，四曰金，五曰土。水曰润下，火曰炎上，木曰曲直，金曰从革，土爰稼穑。”以此为基础又进一步抽象引申，使五行特性具有了更广泛的含义。

1. 木的特性 “木曰曲直”。曲，屈也；直，伸也。曲直，指树木的枝条具有生长、柔和、能屈能伸的特性。引申为凡具有生长、升发、条达、舒畅等性质或作用的事物和现象，均归属于木。

2. 火的特性 “火曰炎上”。炎，热也；上，上升。炎上，指火具有炎热、上升的特性。引申为凡具有炎热、升腾等性质或作用的事物和现象，均归属于火。

3. 土的特性 “土爰稼穑”。稼，播种谷物；穑，收获谷物。稼穑，指人类种植和收获谷物的农事活动。引申为凡具有生化、承载、受纳等性质或作用的事物和现象，均归属于土。

4. 金的特性 “金曰从革”。从，顺从；革，变革。从革，指金属是通过变革而产生的，即大多由矿石经过冶炼而成。由于金属沉重、坚硬、锐利，且常被制成兵器用于杀戮，因而引申为凡具有肃杀、潜降、收敛等性质或作用的事物和现象，均归属于金。

5. 水的特性 “水曰润下”。润，滋润、濡润；下，向下、下行。润下，指水具有滋润、下行的特性。引申为凡具有滋润、下行、寒凉、闭藏等性质或作用的事物和现象，均归属于水。

（三）事物属性的五行归类

古人运用取象比类法和推演络绎法，将自然界各种事物和现象，以及人体的脏腑组织、生理病理现象分别归属于木、火、土、金、水五行中，形成了与人体内外环境相互关联的五行结构系统。

五行学说对事物属性的归类推演法则为，以天人相应为指导思想，以五行为中心，以空间结构的五方、时间结构的五季、人体结构的五脏为基本框架，将自然界的各种事物和现象以及人体的生理病理现象，按其属性进行归纳，从而将人体的生命活动与自然界的事物或现象联系起来，形成了联系人体内外环境的五行结构系统，该系统也充分说明了人体自身的统一性及人与自然环境的统一性。事物属性的五行归类见表2-4。

表2-4　事物属性的五行归类

自然界						五行	人体					
五音	五味	五色	五气	五方	五季		五脏	五腑	五官	五体	五志	五液
角	酸	青	风	东	春	木	肝	胆	目	筋	怒	泪
徵	苦	赤	暑	南	夏	火	心	小肠	舌	脉	喜	汗
宫	甘	黄	湿	中	长夏	土	脾	胃	口	肉	思	涎
商	辛	白	燥	西	秋	金	肺	大肠	鼻	皮	悲	涕
羽	咸	黑	寒	北	冬	水	肾	膀胱	耳	骨	恐	唾

二、五行学说的基本内容

五行学说的基本内容包括五行相生相克、五行相乘相侮和五行母子相及三个方面。其中，五行相生相克是指五行间存在着动态有序的相互资生和相互制约的关系。由于五行之间存在着相生、相克与制化胜复的关系，从而维持五行结构系统的平衡与稳定，促进事物的生生不息。五行相乘相侮和母子相及是五行之间异常的生克变化，主要用于阐释某些异常的气候变化和人体的病理变化。

（一）五行生克制化

五行之间不是孤立的、静止不变的，而是有着有序的“相生”“相克”关系，这在自然界属于正常情况，在人体则维持了正常的生理活动。正因为五行之间所具有的生克制化关系才会使物质世界维持事物生化不息的动态平衡。

1. 五行相生　相生即相互资生、助长、促进之意。五行相生，指五行之间具有递相资生和促进的关系。五行相生的次序：木生火，火生土，土生金，金生水，水生木，五者依次资生，循环无端。

在五行相生关系中，任何一行都有“生我”“我生”两方面关系，《难经》将其比喻为“母”与“子”的关系。生我者为“母”，我生者为“子”。所以五行相生关系又称“母子关系”。以火为例，生我者为木，木能生火，故木为火之母；我生者为土，火生土，则土为火之子。余可类推。

2. 五行相克　相克即相互制约、克制、抑制之意。五行相克，指五行之间具有递相制约和克制的关系。五行相克的次序：木克土，土克水，水克火，火克金，金克木，这种克制关系也是循环往复的。在五行相克关系中，任何一行都有“克我”“我克”两方面关系。克我者为“所不胜”，我克者为“所胜”。所以，五行的相克关系，又叫“所胜”与“所不胜”关系。以土为例，克我者为木，则木为土之“所不胜”；我克者为水，则水为土之“所胜”。余可类推。

3. 五行制化　在五行生克关系中，任何一行皆有“生我”“我生”“克我”“我克”四方面关系。以木为例，生我者为水，我生者为火；克我者为金，我克者为土。余可类推。五行之间这种生中有克（制）、克（制）中有生、相互生化、相互制约的生克关系，称为五行制化。五行的制化关系维持和促进了事物的相对平衡协调和发展变化。

（二）五行相乘相侮

五行相乘与相侮，是五行关系中两种异常的相克现象，它们揭示了五行之间动态平衡被打破时的相互作用。

1. 相乘　相乘，指某一行对其所胜之行的过度克制。其次序与五行相克相同：木乘土，土乘水，水乘火，火乘金，金乘木。相乘现象有两种情况，一是过度亢盛导致相乘。当某一行过度亢盛时，会对其所胜之行产生过强的克制，使其虚弱。例如，木过度亢盛，即使土原本不虚，也难以承受这种过度的克制，导致土的不足，形成木亢乘土的相乘现象。二是过度虚弱导致相乘。当某一行过度虚弱时，它无法抵御其所不胜之行的正常克制，从而进一步虚弱。以木为例，如果土本身虚弱，即使木处于正常水平，也可能因土的虚弱而过度克制之，使土更虚，形成土虚木乘的相乘现象。需要注意的是，相乘与相克在次序上相同，但相克是五行之间的正常制约关系，而相乘则是五行之间的异常制约现象。在人体中，相克表现为生理现象，而相乘则表现为病理现象。

2. 相侮　相侮，指某一行对其所不胜之行进行反向克制。其次序与五行相克相反。相侮现象同样有两种情况，一是过度亢盛导致相侮。当某一行过度亢盛时，它可能反过来克制其所不胜之行。例如，木过度亢盛，金原本克制木，但此时金反而被木所克，导致金受损，形成木亢侮金的相侮现象。二是过度虚弱导致相侮。当某一行过度衰弱时，它可能被其所胜之行反向克制。以木为例，如果木过度衰弱，原本被木克制的土可能因木的虚弱而反过来克制木，形成木虚土侮的相侮现象。

3. 相乘与相侮的关系　相乘和相侮都是五行之间不正常的相克现象。它们之间既有区别又有联系：区别是相乘是按五行相克次序发生的过度克制；而相侮则是发生了与五行相克次序相反的克制。相乘和相侮可同时发生。例如，当木气过亢时，它不仅会过度克制土（相乘），还可能反过来克制金（相侮）；反之，当木气虚弱时，不仅金可能乘木之虚（相乘），土也可能因木的虚弱而反过来克制木（相侮）。

（三）五行母子相及

五行母子相及包括母病及子和子病及母两种情况，皆属于五行之间相生关系异常的变化。

1. 母病及子　母病及子指五行中的某一行异常，累及其子行，导致母子两行皆异常。母病及子的一般规律是：母行虚弱，引起子行亦不足，终致母子两行皆不足。例如，水生木，水为母，木为子。若水不足，不能生木，导致木亦虚弱，终致水竭木枯，母子俱衰。

2. 子病及母　子病及母指五行中的某一行异常，影响到其母行，终致子母两行皆异常。子病及母的一般规律有三种：一是子行亢盛，引起母行亦亢盛，终致子母两行皆亢盛，一般称为“子病犯母”；二是子行虚弱，上累母行，引起母行亦不足，终致子母两行俱不足；三是子行亢盛，损伤母行，终致子盛母衰，一般称为“子盗母气”。

总之，五行的相生、相克关系维持事物整体的平衡和稳定，属于正常现象；五行的相乘、相侮和母子相及关系则破坏了事物整体的平衡和稳定，属于异常现象。在中医学中，相生、相克关系主要用以阐明人体的生理功能，相乘、相侮和母子相及关系则主要用以阐明人体的病理变化。

三、五行学说在中医学中的应用

五行学说在中医学中的应用，贯穿各个领域。它主要利用五行的特性，对人体脏腑、经络、形体、官窍等组织器官，以及精神情志等各种功能活动进行分析和归纳。通过这种方式，中医学构建了一个“以五脏为中心”的生理病理系统，并进一步将这个系统与自然环境相联系，形成了一个“天人一体”的五脏系统。在这个系统中，五行学说的生克制化规律被用来分析五脏之间的生理联系，而五行的乘侮和母子相及规律则被用来阐释五脏病变的相互影响。五行学说不仅在中医学理论体系的建立中发挥了重要作用，而且对中医临床实践也具有重要的指导意义。

（一）说明五脏的生理功能及相互关系

1. 说明五脏的生理功能 五行学说将人体的内脏分属于五行，以五行的特性来说明五脏的生理功能，如肝喜条达而恶抑郁，与木之升发、条达、舒畅特性相似，故以肝属木。心具温煦之功，与火之温热、向上特性相似，故以心属火。脾主运化水谷、化生精微以营养脏腑形体，为气血生化之源，与土之厚重、生化万物特性相似，故以脾属土。肺具清肃之性，与金之清肃、收敛特性相似，故以肺属金。肾有藏精、主水功能，与水之滋润、下行、闭藏特性相似，故以肾属水。

2. 说明五脏之间的相互关系 五脏作为人体的重要器官，其功能活动并非自身孤立存在，而是彼此相互影响、紧密相连。五行学说通过生克制化的规律，为我们深入理解五脏之间的生理联系提供了独特的视角。

（1）五行相生揭示五脏资生关系：五行学说中的相生关系，描绘了五脏之间的资生与滋养。①水生木，肾生肝：肾藏精，精生髓，髓化血，从而滋养肝脏，维持肝血充足。②木生火，肝生心：肝藏血，肝血充足则能济心，为心脏提供必要的血液支持，确保心火旺盛。③火生土，心生脾：心阳温暖脾土，促进脾脏的运化功能，使水谷精微得以化生。④土生金，脾生肺：脾化生水谷精微，通过肺气的宣发肃降，将营养物质输送到全身，同时滋养肺脏。⑤金生水，肺生肾：肺气肃降，有助于肾气的收藏与封藏，从而维持肾脏的平衡。

（2）五行相克体现五脏制约关系：五行学说中的相克关系，揭示了五脏之间的制约与平衡。这种制约关系包括：①金克木，肺克肝：肺气清肃下降，制约肝气的过度升发，防止肝气过旺而致病。②木克土，肝克脾：肝气条达，疏泄脾气郁滞，促进脾胃的运化功能，防止脾土壅滞。③土克水，脾克肾：脾主运化水湿，防止肾水泛滥，维持体内水液的平衡。④水克火，肾克心：肾水上济于心，制约心火的亢烈，防止心火过旺而灼伤阴液。⑤火克金，心克肺：心火之阳热制约肺气的清肃太过，防止肺气过于沉降而致病。

（3）五脏生克关系的整体性与复杂性：五脏中的每一脏都与其他四脏存在着生我、我生、克我、我克的复杂关系。这种关系确保了五脏在功能上既有他脏资助而不至于虚损，又有他脏制约而不至于过亢。当某一脏之气太盛时，会有他脏之气制约；当某一脏之气虚损时，则会有他脏之气补之。这种生克关系将五脏紧密地联系成一个整体，从而保证了人体内环境的对立统一与动态平衡。

（二）说明五脏病变的相互影响

人体是一个有机整体，五脏之间生理上相互联系，病理上也必然相互影响。本脏之病可传至他脏，他脏之病也可传至本脏，这种病理上的相互影响又称为传变。用五行学说来说明五脏病变的传变，包括相生关系的传变和相克关系的传变两方面。

1. 相生关系传变　包括母病及子和子病犯母两个方面。

（1）母病及子：指疾病从母脏传及子脏。如肾属水，肝属木，水能生木，肾为母脏，肝为子脏，故肾病及肝即是母病及子。

（2）子病犯母：又称子盗母气，指疾病由子脏传至母脏。如肝属木，心属火，木能生火，肝为母脏，心为子脏，故心病及肝即是子病犯母。一般认为，按相生规律传变时，母病及子病情较轻，子病及母病情较重。

2. 相克关系传变　包括相乘和相侮两方面。

（1）相乘：是相克太过，引起相乘的原因有两种：一种情况是某一脏腑过于旺盛，导致被其克制的脏腑受到过度的制约。例如，当肝木（肝属木）过旺时，它会过度制约脾土（脾属土），这种情况被称为"木亢乘土"。另一种情况是某一脏腑过于虚弱，无法耐受其相克脏腑的正常制约，从而引起相乘。例如，如果脾土本身虚弱，它就容易被肝木所过度制约，这种情况称为"土虚木乘"。

（2）相侮：又称反侮，引起相侮的原因有两种：一种情况是某一脏腑过于亢盛，而使其所不胜之脏受到反向制约；另一种情况是某一脏腑过于虚弱，其所胜之脏对其反向制约。如肝亢可反侮肺金，称为"木火刑金"；脾土虚衰不能制约肾水，称为"土虚水侮"。一般认为，按相克规律传变时，相乘传变病情较重，而相侮传变病情较轻。

（三）指导疾病的诊断

人体是一个有机整体，任何一个内脏有病时，其异常变化可以反映到体表相应的组织器官，出现色泽、声音、形态、脉象等方面的异常变化。由于五脏与五色、五音、五味等皆有特定联系，所以诊断疾病时可综合四诊资料，根据五行归属及其生克乘侮变化规律来推断病情。如面见青色，喜食酸味，脉见弦象，其病多在肝；面见赤色，口味苦，脉象洪数，其病多在心；脾虚的患者，面见青色，为木来乘土；心脏病患者，面见黑色，为水来乘火等。另外，还可从脉与色之间的生克关系来判断疾病的顺逆。如肝病色青见弦脉，为色脉相符，如果不得弦脉反见浮脉则属相克之脉，即克色之脉（金克木）为逆；若得沉脉则属相生之脉，即生色之脉（水生木）为顺。

（四）指导疾病的防治

1. 指导控制疾病传变　人体是一个有机整体，一脏受病，可以波及他脏。因此，治疗时，除对本脏病进行处理外，还应根据五行的生克乘侮规律，调整其太过与不及，以控制其传变。如肝病时，肝气太过，木旺多乘脾土，此时除应治肝病外，还应考虑健脾。脾胃不伤，则病不传，易于痊愈。

2. 指导脏腑用药　不同药物，有不同的颜色和气味。色有青、赤、黄、白、黑"五色"，味有酸、苦、甘、辛、咸"五味"。根据五行归属理论，青色、酸味入肝；赤色、苦味入心；黄色、甘味入脾；白色、辛味入肺；黑色、咸味入肾。如山茱萸味酸入肝经以补肝，黄连味苦入心经以泻心火，白术色黄味甘入脾经以补脾气，石膏色白味辛入肺经以清肺热，玄参、熟地色黑味咸入肾经以滋肾阴等。但这种用药方法较片面，临床脏腑用药，除色味外，还须结合药物的四气和升降浮沉等理论综合分析、辨证用药。

3. 确定治则治法

（1）根据相生规律确定治则、治法：临床上运用相生规律来治疗疾病，多属母病及子，其次为子盗母气。其基本治疗原则是补母和泻子，所谓“虚则补其母，实则泻其子”。补母，主要用于母子关系的虚证，常用方法有滋水涵木法、益火补土法、培土生金法、金水相生法等。泻子，主要用于母子关系的实证，如肝火泻心法、心火泻胃法等。

（2）根据相克规律确定治则、治法：虽然有相克太过、相克不及和反克等情况，但总可归纳为“强”和“弱”两方面。克者为强，表现为功能亢进；被克者属弱，表现为功能衰退。因此，治疗时当采用“抑强”“扶弱”的法则。抑强用于相克太过，扶弱用于相克不及。常用的方法有抑木扶土法、泻南补北法、培土制水法、佐金平木法等。

4. 指导情志疾病的治疗 情志生于五脏，五脏之间有生克关系，情志之间也存在这种关系，故在临床上可用情志的相互制约关系来达到治疗目的。正如《素问·阴阳应象大论》中所言：“怒伤肝，悲胜怒，喜伤心，恐胜喜，思伤脾，怒胜思，忧伤肺，喜胜忧，恐伤肾，思胜恐”。朱丹溪等古代医家在这方面有许多成功经验，可供参考。

综上所述，临床上依据五行生克乘侮规律进行治疗，确有一定实用价值。但并非所有疾病都可用五行生克乘侮规律来治疗，不能机械地生搬硬套，要根据具体病情辨证施治。

第三节　藏象学说

·核心知识拆解·

“藏象”一词，首见于《素问·六节藏象论》。藏，指隐藏于体内的脏器。象，指脏腑的生理病理表现于外的征象。藏象学说是在古代医家临床实践的基础上，在阴阳、五行学说的指导下，概括总结而成的，是研究脏腑的生理功能、病理变化和脏腑之间相互关系的学说。脏腑是人体内脏的总称，主要是指五脏（心、肺、脾、肝、肾）、六腑（胆、胃、大肠、小肠、膀胱、三焦）和奇恒之腑（脑、髓、骨、脉、胆、女子胞）。精、气、血、津液等精微物质濡养脏腑，而这些物质在机体的生成、运化和输布离不开脏腑的各种功能。人体的各种活动由脏腑系统司理，脏腑又是人体与外界环境联系的桥梁。

一、五脏——心

微课：藏象学说五脏

心位于胸腔偏左，膈膜之上、肺部之下。它的形状特点是圆而下尖，宛如一朵倒垂未开的莲蕊，外部由心包膜卫护着。中医理论认为，心与小肠、血脉、面部，以及舌等共同构成了心系统。

在五行学说中，心与火相对应，被视为“阳中之阳”。心主血脉，藏神，为五脏六腑之大主、生命之主宰。

（一）生理特性

心为阳脏而主阳气，心为阳中之太阳，以阳气为用。心的阳气能推动血液循环，维持人体的生命活动，使之生机不息，故喻之为人身之“日”（《医学实在易》）。心脏阳热之气，不仅维持了心本身的生理功能，而且对全身有温养作用。“心为火脏，烛照万物”（《血证论·脏腑病机论》），故凡脾胃之腐熟运化，肾阳之温煦蒸腾，以及全身的水液代谢、汗液的调节等，心阳皆在其中起着重要作用。

（二）主要生理功能

1. 心主血脉　是指心具有推动血液在脉管中运行的作用。心主血脉涉及三个概念，心、血、脉。心，即心脏。血，即血液。脉，即脉管，就是血液运行的通道。在结构上三者构成一个完整的系统。

心主血脉，包括主血和主脉两个方面。

心主血，指心生血与心行血。血液的化生来源于饮食水谷，但离不开心的气化作用，同时心气又运载着血液，输送营养物质以供养全身五脏六腑、四肢百骸、肌肉皮毛等，以维持机体正常的功能活动。心脏不停地搏动，推动血液在全身脉管中周流不息，运行全身，起主导作用，是血液循环的动力，因此有“心主身之血脉”之说（《素问·痿论》）。

心主脉，指心气在推动和调控心脏的搏动及脉管的收缩与舒张方面发挥着关键作用，这种作用使得脉管保持通畅，从而确保血液的正常运行。心脏有节律地跳动，与心脏相连通的脉管也会随之呈现出有规律的搏动，这就是我们所说的“脉搏”。在中医诊断中，医生常常通过触摸患者的脉搏，来感知全身气血的充盈与衰弱情况，并将此作为诊断疾病的重要依据之一，这种方法称为“脉诊”。而心主血脉的功能是否正常，可以从心脏的搏动状态、脉搏的跳动情况、面色的变化，以及舌的表现等多个方面反映出来。

心主血脉离不开三个因素，首先要求心阳气（心气）充沛；其次是血量充足；最后一个重要因素是脉管通利，包括脉管必须完好无损和血液在脉管中运行通畅。

2. 心主神志　即心藏神，这里的“神”，广义上指人体生命活动的总称，包括机体的形象、面色、眼神、言语、应答，以及肢体活动姿态等；狭义上则特指人的精神、意识和思维活动。心作为人体生命活动的主宰，能统一指挥五脏六腑进行协调的生命活动，被形象地称为“君主”，正如《灵枢·邪客》所言：“心者，五脏六腑之大主也，精神之所舍也”。当心主神志的生理功能正常时，人表现为精神振奋、神志清晰、思维敏捷，能对外界信息做出灵敏和正常的反应。反之，则可能出现失眠、多梦、神志不宁、反应迟钝、精神萎靡，甚至昏迷等精神意识思维活动的异常，进而影响其他脏腑的功能活动，危及生命，正如《灵枢·口问》所言：“心动则五脏六腑皆摇”。

人的精神、意识和思维活动，本质上是大脑对外界事物的反映，属于大脑的生理功能。然而，在中医学的藏象学说中，人的精神、意识和思维活动不仅与五脏相关，更主要地归属于心的生理功能。心主神志，意味着心能接受并反映外界事物，进而进行意识、思维和情志等活动。中医学将思维活动归之于心，是因为心血充盈与否与精神健旺程度密切相关。藏象学说中的心分为血肉之心和神明之心，前者指实质性的心，后者则指心进行意识、思维、情志等精神活动的功能，故有神明之心的说法。中医学心神理论反映了中国传统文化中心性哲学的特色，长期以来一直指导着中医的临床实践，具有重要的科学和实践价值。

（三）心的生理特性与形、窍、志、液、时的系统联系

心与小肠通过手少阴心经及手太阳小肠经互相络属，形成表里关系。心在体合脉，其华在面。心在体合脉，指全身的血脉统属于心，由心主司。在解剖组织结构上，心与脉直接相连，息息相通。故中医诊病时可以脉象来测心之状态，如心气虚则脉弱，心火亢盛则脉数，心血瘀阻则脉涩等。其华在面，指心之气血盛衰，神之状态，均可从面部的色泽表现出来。在生理功能上，心气推动血液的运行，全身气血皆由心所主之血脉而上注于面，正如《灵枢·邪气脏腑病形》所说："十二经脉，三百六十五络，其气血皆上于面而走空窍。"色泽是神气状态的反映，所以中医望诊中望神、望色都包括望面部色泽。面色红润有光泽则表示人体心气旺盛，气血充盈；若面色淡白无华，则表示心气不足，心血亏虚；若面色红赤，则表示心火亢盛，故《素问·五藏生成》曰："心之合，脉也；其荣，色也。"心在窍为舌，指心之精气盛衰及其功能变化可从舌的形态色泽变化反映出来，故通过望舌，可以了解心主血脉及藏神的生理功能和病理变化。心在志为喜，指心的生理功能与情志的喜有关。心在液为汗，指体内汗液的蒸腾气化、排出代谢和心的关系密切。此外，心气与夏气相通应。

二、五脏——肺

肺位居胸中，左右各一，呈分叶状，质疏松。与心同居膈上，上连气管，通窍于鼻，与自然界之大气直接相通。中医理论认为，肺与大肠、皮、毛、鼻等构成肺系统。肺在五行属金，为阳中之阴脏。

（一）生理特性

1. 肺为华盖 指肺在体腔中位居最高，具有保护诸脏、抵御外邪的作用。肺位于胸腔，居五脏的最高位置，有覆盖诸脏的作用，肺又主一身之表，为脏腑之外卫，故称肺为"华盖"。

2. 肺为娇脏 指肺清虚娇嫩且位置较高，是百脉汇聚之处，由于这种特殊的生理特性，肺脏很容易受到外邪的侵袭，无论是通过口鼻吸入的外邪，还是侵犯皮毛的六淫邪气，都易使肺受到侵害而引发疾病。同时，肺脏不耐寒热，也容易受到其他脏腑病变的影响，故称肺为"娇脏"。

（二）主要生理功能

1. 肺主气司呼吸 肺主气是肺主呼吸之气和肺主一身之气的总称。"肺者，气之本"就是说人身之气均为肺所主。

（1）肺主呼吸之气：肺为呼吸器官，具有呼吸功能，故肺主呼吸之气。肺主呼吸之气是指肺通过呼吸运动，吸入自然界的清气，呼出体内的浊气，实现体内外气体交换的功能，如《医原》所说："肺……一呼一吸，与天气相通。"肺司呼吸的功能正常，则气道通畅，呼吸调匀。若病邪犯肺，影响其呼吸功能，则会出现胸闷、咳嗽、喘促、呼吸不利等症状。

（2）肺主一身之气：指肺具有主持和调节全身各脏腑之气的作用。一方面，肺参与气的生成，

特别是宗气的生成。通过呼吸，肺吸入自然界的清气，并与由脾胃消化吸收产生的水谷精气在胸中结合，形成宗气。宗气不仅促进肺的呼吸，还贯通心脉，推动气血布散全身，温养各脏腑组织。另一方面，肺的呼吸节律对全身之气的升降出入起着重要的调节作用。肺主一身之气的功能正常时，各脏腑之气旺盛；若失常，则会影响宗气的生成和全身之气的运动，出现气虚症状，如呼吸短促、声音低怯、肢体乏力等。

2. 肺朝百脉 朝，有朝向、会聚之意；百脉，泛指周身的血脉。肺朝百脉，指全身的血液都通过百脉而会聚于肺，通过肺的呼吸，进行体内外清浊之气的交换，然后把饱含清气的血液通过百脉输送至全身。全身的血液，都要通过百脉而流经于肺，通过肺的呼吸进行气体交换，然后再输布至全身。正如《素问·经脉别论》所说："食气入胃，浊气归心，淫精于脉，脉气流经，经气归于肺，肺朝百脉，输精于皮毛"。

3. 肺主宣肃 宣谓宣发，即宣通和发散之意；肃谓肃降，清肃下降之意。肺主宣肃，其中宣发指肺气向上升宣和向外布散，肃降则指肺气清肃下降。肺禀清虚之体，性主于降，以清肃下降为顺。宣发与肃降为肺气升降出入运动的具体表现形式。

宣发体现为升与出，主要作用包括呼出体内浊气，将精微和津液布散全身以滋润濡养脏腑组织，以及宣发卫气调节腠理开阖和汗液排出。

肃降体现为降与入，主要作用包括吸入自然界的清气并与肾相纳完成呼吸循环，向下布散精微和津液以供脏腑需要，通调水道使水液代谢产物下输膀胱，以及肃清肺和呼吸道异物保持洁净。宣发与肃降共同维持着肺的正常生理功能。

肺的宣发和肃降，是相反相成的矛盾运动。在生理情况下，宣发与肃降相互依存和相互制约；在病理情况下，二者又常常相互影响。所以，没有正常的宣发，就不能有很好的肃降；没有正常的肃降，也会影响正常的宣发。只有宣发和肃降正常，才能使气能出能入，气道畅通，呼吸调匀，保持人体内外气体之交换，才能使各个脏腑组织得到气、血、津液的营养灌溉，又免除水湿痰浊停留之患，从而始终保持正常状态。如果二者的功能失去协调，就会发生肺气失宣或肺失肃降的病变，前者以咳嗽为其特征，后者以喘促气逆为其特征。

4. 肺主通调水道 肺通调水道也可称为"肺主行水"，主要依赖肺气的宣发和肃降，是指肺气的宣发和肃降对体内水液的输布、运行和排泄起着疏通和调节的作用。肺气宣发，使水液布散到周身，特别是到皮毛，由汗孔排泄。肺气肃降，使津液向下、向内输布，下归于肾而输于膀胱，排出体外。因此，也称"肺为水之上源"。

如果肺在水液调节方面失于宣发，就会使腠理闭塞而致皮肤水肿、无汗等症状；失于肃降，水液不得通调，就会出现水肿、小便不利等症状。可见汗液的分泌和小便的通利与否与肺的宣发肃降有密切关系。人体内水液的代谢过程要靠五脏系统共同参与调节才能完成。就五脏来说，水液代谢与肺、脾、肾关系最密切。

5. 肺主治节 治节，即治理调节。肺主治节指肺辅助心治理调节全身气、血、津液及脏腑生理功能的作用。肺主治节主要体现于：肺主呼吸、调节气机、助心行血、通调水道四个方面。

（三）肺的生理特性与形、窍、志、液、时的系统联系

肺与大肠通过手太阴肺经和手阳明大肠经相络属，形成表里关系。肺在体合皮，其华在毛。皮，即皮肤；毛，即毫毛。皮肤覆盖于人体表面，包括毫毛、汗孔等附属物，为一身之表，具有防

御外邪、分泌汗液、辅助呼吸、调节体温及感觉等功能。它是人体的外围屏障，称作人身之“藩篱”。肺其华在毛是指肺的功能盛衰可以从毫毛的色泽上得以体现。

肺在窍为鼻。鼻为呼吸道之最上端，通过肺系（喉、气管等）与肺相连，具有主通气和主嗅觉的功能。鼻的通气和嗅觉功能，都必须依赖肺气的宣发作用。肺在志为忧（悲），是指肺的生理功能与情志忧（悲）相关。肺在液为涕，涕即鼻涕，为鼻黏膜的分泌液，鼻涕通过肺气的宣发作用布散于鼻窍。此外，肺气与秋气相应。

三、五脏——脾

脾位于腹腔上部，膈膜之下，连于胃之左侧，外应大腹，《医纲总枢》云其“形如犬舌，状如鸡冠”，中医理论认为，脾与胃、肉、唇、口等构成脾系统。脾主运化、统血，输布水谷精微，为气血生化之源，人体脏腑百骸皆赖脾以濡养，故称为“后天之本”。脾在五行属土，为阴中之至阴。

（一）生理特性

1. 脾宜升则健　五脏各有升降，心肺在上，在上者宜降；肝肾在下，在下者宜升；脾胃居中，在中者能升能降。五脏气机升降相互作用，形成了机体升、降、出、入气化活动的整体性，维持着气机升、降、出、入的动态平衡。脾升胃降，为人体气机升降的枢纽。脾性主升，是指脾气的运动形式以升为要。脾升则脾气健旺，生理功能正常，故曰“脾宜升则健”（《临证指南医案·卷二》）。

2. 脾喜燥恶湿　脾为太阴湿土之脏，脾喜燥恶湿，“太阴湿土，得阳始运”（《临证指南医案·卷二》）。脾能运化水湿，以调节体内水液代谢的平衡。脾虚不运则最易生湿，而湿邪过胜又最易困脾，“湿喜归脾者，以其同气相感故也”（《临证指南医案·卷二》）。脾主湿而恶湿，因湿邪伤脾，脾失健运而水湿为患者，称为“湿困脾土”。

（二）主要生理功能

1. 脾主运化　运，即转运输送，化，即化生、消化，也就是消化吸收。脾主运化，指脾具有将水谷化为精微，并将精微物质吸收、转输至全身各脏腑组织的作用。脾主运化可以分为“运化水谷”和“运化水湿”两个方面。

（1）运化水谷：水谷，泛指各种饮食物。脾运化水谷，指脾对饮食物的消化吸收作用。这一过程包括胃将饮食物初步腐熟消化后，将其下传至小肠，在脾的作用下进一步消化为水谷精微，并吸收转输至全身。脾还能将水谷精微上输至心肺，转化为气血等重要生命物质。因此，脾主运化水谷是消化水谷、吸收转输精微，以及将精微转化为气血的关键生理作用。由于饮食水谷是维持生命活动和生成气血的物质基础，而脾主导其运化，所以脾被称为“后天之本”“气血生化之源”。

（2）运化水湿：脾主运化水湿，即对水液的吸收、转输和调节，是人体水液代谢的关键环节。脾在运输水谷精微的同时，也将人体所需的水液通过心肺运送到全身各组织，并将各组织利用后的水液转输给肾，经肾的气化作用形成尿液排出体外，从而维持体内水液平衡。作为人体气机升降的枢纽，脾在水液代谢中发挥着重要作用。若脾运化水湿功能正常，则体内组织得到充分濡润，水湿不滞留；反之，则会导致水液停滞，产生水湿、痰饮等病理产物，甚至水肿。因此，《素问·至真要大论》曰："诸湿肿满，皆属于脾。"

2. 脾主升清　脾主升清指脾具有将水谷精微等营养物质，吸收并向上输至心、肺、头目，再通过心肺的作用化生气血，以营养全身，并维持人体内脏位置相对恒定的作用。脾的升清功能正常，水谷精微等营养物质才能正常吸收和输布，气血充盛，人体的生机盎然。同时，脾气升发，又能使机体内脏不致下垂。

3. 脾主统血　脾主统血，意味着脾具有统摄血液，使其在脉管中正常运行而不溢于脉外的功能。这一作用通过气摄血实现，因为脾是气血生化之源，气能推动血行。当脾的运化功能健旺时，气血充盈，气旺则固摄作用强，血液不会逸出脉外。反之，若脾的运化功能减退，气血亏虚，气虚则统摄无权，易导致出血。因此，脾主统血实际上是气对血作用的具体体现，与脾阳也有密切关系，脾阳虚则不能统血，所谓"脾统血者，则血随脾气流行之义也"（《医碥·血》）。

（三）脾的生理特性与形、窍、志、液、时的系统联系

脾与胃通过足太阴脾经和足阳明胃经相络属，形成表里关系。脾在体合肉，其华在唇指脾具有运化水谷精微、充养肌肉和四肢的功能。若脾失运化，精气血津液生化无源，可致肌肉瘦削，软弱无力，甚至痿废不用。脾之华在唇，指口唇的厚度、色泽可以反映脾气功能的盛衰。脾在窍为口，指人的食欲、口味与脾的运化功能密切相关。脾在志为思，是指脾的生理功能与情志思相关。脾在液为涎，涎为口津，即唾液中较清稀的部分，由脾精、脾气化生并传输布散。此外，脾气与长夏相应。

四、五脏——肝

肝位于腹腔，横膈膜之下，右胁下而偏左。中医理论认为，肝与胆、目、筋、爪等构成肝系统。肝主疏泄、喜条达而恶抑郁，体阴而用阳。肝在五行属木，为阴中之阳。

（一）生理特性

1. 肝喜条达而恶抑郁　肝为风木之脏，肝气升发，喜条达而恶抑郁。肝气宜保持柔和舒畅，升发条达的特性，才能维持其正常的生理功能，宛如春天的树木生长那样条达舒畅，充满生机。肝的这种特性与肝主疏泄的生理功能有着密切关系。

2. 肝为刚脏　肝为风木之脏，喜条达而恶抑郁，其气易逆易亢，其性刚强，故称"刚脏"，被喻为"将军之官"。

3. 肝体阴而用阳　体指脏腑本体，用指脏腑的功能、特性。肝为刚脏，以血为体，以气为用，体阴而用阳。肝为藏血之脏，血属阴，因此肝的形体（体）为阴；而肝主疏泄，性喜条达，内寄相火，主升主动，这些功能（用）属阳。这种体阴而用阳的特性，不仅揭示了肝的生理特征，也反映了其在病理变化上的主要特点。

（二）主要生理功能

1. 肝主疏泄　肝主疏泄，指肝具有疏通、舒畅、条达以保持全身气机疏通畅达，通而不滞，散而不郁的作用。肝主疏泄是保证机体多种生理功能正常发挥的重要条件。肝主疏泄在人体生理活动

中的主要作用如下。

（1）调畅气机：气机，即气的升降出入运动，升降出入是气化作用的基本形式。肝主疏泄，对全身气机的调畅起着关键作用。人体是一个不断发生升降出入气化作用的机体，这一过程依赖于脏腑的功能活动。肝的疏泄功能能够协调全身各脏腑组织气机的升降出入，维持其平衡，从而确保脏腑经络、气血津液、营卫阴阳等正常运作和相互联系。

（2）调节情志：情志，即情感、情绪，指人类精神活动中以反映情感变化为主的一类心理过程。中医学的情志属狭义之神的范畴，包括怒、喜、忧、思、悲、恐、惊，亦称为七情。人的精神情志活动，除了由心所主宰之外，也与肝的疏泄功能密切相关。这是因为情志活的物质基础是气血，正常的情志活动，依赖于气血的正常运行。肝能调畅气机，贮藏血液，肝的疏泄功能正常，肝气条达舒畅，气血和调，表现为精神愉快，心情舒畅，思维敏捷。若肝失疏泄，气机不调，就可引起精神情志活动的异常。

（3）促进消化吸收：脾胃是人体主要的消化器官，肝对脾胃消化吸收功能的促进作用，是通过协调脾胃的气机升降和分泌、排泄胆汁而实现的。脾胃之气升降相因、平衡协调，则脾胃的消化吸收功能正常。如果肝气郁结，可导致脾胃的消化吸收障碍，出现胁痛、口苦、纳食不化，甚至黄疸等。

（4）调节性与生殖：妇女经、带、胎、产等特殊的生理活动，关系到许多脏腑的功能，其中肝脏的作用尤为重要。冲为血海，任主胞胎，冲任二脉与女性生理功能休戚相关。肝为血海，冲任二脉与足厥阴肝经相通，而隶属于肝。肝主疏泄，可调节冲任二脉的生理活动。精室为男子藏精之处。男子随肾气充盛而天癸至，则精气溢泻。肝之疏泄与肾之闭藏协调平衡，则精室开合适度，精液排泄有节。

（5）促进气血运行和水液输布：气能行血、气能行津，气的推动作用是血液运行和水液输布的动力，气机的调畅是血液循行和水液代谢正常的保证。肝的疏泄能调畅气机，使全身脏腑经络之气的运行畅达有序。气机调畅，血液运行则畅达；肺之输布水津、脾之运化水湿、肾之蒸化水液功能健旺，三焦水道通利，则无聚湿、生痰、化饮之患。肝促进气血运行和水液输布的作用，是临床上理气活血法和理气治水法的理论依据。

2. 肝藏血 肝藏血指肝脏具有贮藏血液、调节血量以防止出血的功能。血液来源于水谷精微，由脾生化后贮藏于肝。在安静时，肝藏血以满足机体少量需求；在剧烈活动或激动时，肝将所藏血液向机体输布以满足需求。因此，肝被称为“血海”。

（三）肝的生理特性与形、窍、志、液、时的系统联系

肝与胆通过足少阳胆经与足厥阴肝经互为络属，形成表里关系。肝在体合筋，其华在爪：筋，即筋膜、肌腱。筋膜附着于骨而聚于关节，是联结关节、肌肉，主司运动的组织。筋和肌肉的收缩和弛张，即能支配肢体、关节运动的屈伸与转侧。筋膜有赖于肝血的充分滋养，才能强健有力，活动自如。爪，即爪甲，包括指甲和趾甲。中医认为，爪乃筋之延伸到体外的部分，故称“爪为筋之余”。爪甲的荣枯，可反映肝血的盛衰。肝在志为怒，怒是人们受到外界刺激时的一种强烈的情绪反应，是一种不良的情志刺激。怒与肝的关系最为密切，故称肝“在志为怒”。一方面，大怒可以伤肝，导致疏泄失常，肝气亢奋，血随气涌，可见面红目赤，心烦易怒，甚则可见吐血、衄血、卒然昏倒、不省人事。另一方面，如肝失疏泄，也可致情志失常，表现为情绪不稳，心烦易怒。肝

在液为泪：肝开窍于目，泪为两目分泌的液体，具有润泽和保护眼睛的功能。此外，肝气与春气相应。

五、五脏——肾

肾，位于腰部脊柱两侧，左右各一，右微下，左微上，外形椭圆弯曲，状如豇豆。中医理论认为，肾与膀胱、骨髓、脑、发、耳等构成肾系统。肾藏精，主水液，主纳气，主一身阴阳，为人体脏腑阴阳之本，生命之源，故称为“先天之本”；肾在五行属水，为阴中之阴脏。

（一）生理特性

肾主闭藏，即固密储藏，是肾的重要生理特性。肾为先天之本，藏真阴寓元阳，为水火之脏。肾主闭藏体现在藏精、纳气、主水、固胎等多方面，是人体阴精之聚，生长发育和生命活动之基。肾藏精，精宜藏不宜泄；肾主命火，命火宜潜不宜露。肾精充足则化源足，肾火旺则生命力强，精充火旺则阴阳相济，机体强健。因此，肾为“封藏之本”，是对肾脏生理功能的高度概括。

（二）主要生理功能

1. 肾藏精 肾藏精是指肾具有贮存、封藏人身精气的作用。

（1）精的概念与分类

1）精的概念：精，又称精气。一般而言，精的含义有广义和狭义之分。广义之精是构成人体和维持人体生长发育、生殖和脏腑功能活动的有形的精微物质的统称，故曰，“精有四：曰精也，血也，津也，液也。”（《读医随笔·气血精神论》）广义之精则涵盖了构成人体和维持生命活动的所有液态精华物质，如先天之精、水谷之精、生殖之精和脏腑之精等。狭义之精是禀受于父母而贮藏于肾的具有生殖繁衍作用的精微物质，又称生殖之精。

2）精的分类：①先天之精，禀受于父母，与生俱来，是生育繁殖，构成人体的原始物质。“人始生，先成精”（《灵枢·经脉》）。“两神相搏，合而成形，常先身生，是谓精”（《灵枢·决气》）。先天之精藏于肾中，出生之后，得到后天之精的不断充实，成为人体生育繁殖的基本物质。②后天之精，来源于水谷精微，由脾胃化生并灌溉五脏六腑。人出生以后，水谷入胃，经过胃的腐熟、脾的运化而生成水谷之精气，并转输到五脏六腑，使之成为脏腑之精。脏腑之精充盛，除供给本身生理活动所需要的以外，其剩余部分则贮藏于肾，故曰：“肾者受五脏六腑之精而藏之，故五脏盛乃能泄，是精藏于肾而非生于肾也。”

（2）精的生理功能：肾中精气不仅能促进机体的生殖繁衍和生长发育，还能参与血液的生成，抵御外邪侵袭，主要体现在如下几个方面。

1）促进生殖繁衍：肾精是机体发育的基石，对生殖功能的成熟至关重要。肾精的生成、贮藏和调节，对繁衍后代具有决定性作用。人的生殖器官发育及生殖能力，均依赖于肾精的滋养。故有男子“二八，肾气盛，天癸至，精气溢泻，阴阳和，故能有子”“七八……天癸竭，精少，形体皆极”，女子“二七而天癸至，任脉通，太冲脉盛，月事以时下，故有子”“七七，任脉虚，太冲脉衰少，天癸竭，地道不通，故形坏而无子”之说（《素问·上古天真论》）。

2）促进生长发育：肾所藏精气是生命的基础，主导着人的生、长、壮、老、已过程。肾精的充盈与否，直接关系着人的体质强弱和寿命长短。

3）参与血液生成：肾藏精，精能生髓，精髓进而可化为血。肾精与血液之间关系密切，肾精的充足与否影响着血液的生成和分布。“血即精之属也，但精藏于肾，所蕴不多，而血富于冲，所至皆是”（《景岳全书·血证》）。

4）抵御外邪侵袭：肾精具有强大的防御作用，能够抵御外邪侵袭，保护机体免受疾病困扰。肾精充足时，人体生命力强，适应力好，不易受邪。“足于精者，百病不生，穷于精者，万邪蜂起”（《冯氏锦囊秘录》）。

2. 肾主水液 肾主水液，狭义上指肾具有主持和调节人体水液代谢的功能。这一功能依赖于肾阳对水液的气化作用。人体的水液代谢包括津液的输布和浊液的排出，均需肾的气化作用来完成。

水液进入人体后，经脾的运化转输至肺，肺再通过宣发肃降调节水道，使清者输布全身，浊者排出体外。其中，被脏腑利用后的水液归于肾，经肾的气化分为清浊，清者再上升布散，浊者变成尿液排出。肾的开阖作用协调，则尿液排泄正常，维持水液代谢平衡。肺、脾胃、肾、小肠、大肠、膀胱、三焦等脏腑均参与水液代谢，但肾的气化作用贯穿于水液代谢的始终，居于极其重要的地位，所以有“肾者主水”“肾为水脏”之说。

在病理上，肾主水功能失调，气化失职，开阖失度，就会引起水液代谢障碍。气化失常，关门不利，阖多开少，小便的生成和排泄发生障碍可引起尿少、水肿等病理现象；若开多阖少，又可见尿多、尿频等症。

3. 肾主纳气 肾主纳气，是指肾有摄纳肺吸入之气而调节呼吸的作用。人体的呼吸运动，虽为肺所主，但吸入之气，必须下归于肾，由肾气为之摄纳，呼吸才能通畅、调匀。“气根于肾，亦归于肾，故曰肾纳气，其息深深”（《医碥·气》）。正常的呼吸运动是肺肾之间相互协调的结果，所以说“肺为气之主，肾为气之根，肺主出气，肾主纳气，阴阳相交，呼吸乃和”（《类证治裁·卷之二》）。

肾主纳气，对人体的呼吸运动具有重要意义。只有肾气充沛，摄纳正常，才能使肺呼吸均匀，气道通畅。肺气不断地进行正常肃降，使吸入清气下注于肾。如果肾的纳气功能减退，摄纳无权，吸入之气不能归纳于肾，就会出现呼多吸少、吸气困难、动则喘甚等肾不纳气的病理变化。

4. 肾主一身阴阳 五脏皆有阴阳，就物质与功能言，则物质属阴，功能属阳。功能产生于物质，物质表现于功能。

肾精是肾所贮藏的精微物质，源自先天并依赖后天之精的充养，是肾功能活动的物质基础及机体生命活动之本。肾气由肾精化生，体现了肾精的生理功能。为全面阐述肾精的生理效应，肾气进一步分为肾阴与肾阳。肾阴具有濡养作用；肾阳具有温煦作用。肾作为元阴元阳之所在，为五脏六腑之根本，脏腑阴阳皆源于肾。肾阴充足则诸脏之阴充盈，肾阳旺盛则诸脏之阳亦强，因此说肾主宰一身阴阳。

（三）肾的生理特性与形、窍、志、液、时的系统联系

肾与膀胱通过足少阴肾经和足太阳膀胱经互为络属，形成表里关系。肾在体合骨，生髓，其华在发。肾在窍为耳及二阴，肾在志为恐，恐惧、害怕的情志活动与肾的关系密切，也可说“恐伤肾”“恐则气下”。肾在液为唾，出于舌下，有润泽口腔，滋润食物及滋养肾精的功能。唾由肾精化生，经肾气的推动作用，沿足少阴肾经，达舌下之金津、玉液二穴，分泌而出。此外，肾气与冬气相应。

微课：
藏象学说
六腑

六、六腑——胆

六腑是胆、胃、小肠、大肠、膀胱、三焦的总称。六腑的主要生理功能是受盛和传化水谷，具有“泻而不藏”“实而不能满”的生理特点。饮食物从口而入，由食道入胃，经胃腐熟，下传于小肠，经小肠泌别清浊，清者上输布散全身；浊者下降移行大肠，形成粪便，排出体外，同时，多余的水液，经三焦注入肾与膀胱，生成尿液，排出体外。六腑都必须适时排空内容物，才能保持通畅，功能协调，故有“六腑以通为用，以降为顺”之说。《素问·五脏别论》曰：“六腑者，传化物而不藏，故实而不能满也。”若通和降得太过与不及，均属于病态。

胆居六腑之首，位于右胁下，附于肝之短叶，呈中空的囊状体，内藏胆汁。胆汁主要为肝之精气所化生，“肝之余气泄于胆”，因此又称“精汁”，呈黄绿色、味苦，助脾胃之运化。故胆又称“中精之腑”“中清之腑”“清净之腑”。胆与肝有经脉互相络属，形成表里关系。胆的生理特性是胆气升而胆汁降。胆的主要生理功能是贮藏和排泄胆汁、主决断。

胆的解剖形态与其他的腑相类似，皆为空腔的管状或囊状器官，故为六腑之一。又因其贮藏精汁，与五脏藏精气特点相似，故又属于奇恒之腑之一。

（一）胆的生理特性

胆具胆气升而胆汁降的生理特性。胆与肝相为表里，胆为阳中之少阳，五行归属木，与春季相通，主少阳春升之气，因此胆气具有主升的特性。胆气升发有助于肝的疏泄功能，能调畅脏腑气机。正如《脾胃论·脾胃虚实传变论》曰：“胆者，少阳春升之气，春气升则万物化安，故胆气春升，则余脏从之。胆气不升，则飧泄、肠澼不一而起矣。”胆汁向下通降排于小肠以助消化。故胆具有“胆气升而胆汁降”的生理特性。

（二）胆的生理功能

1. 贮藏和排泄胆汁 胆贮藏和浓缩胆汁，在肝的疏泄作用下将胆汁排入小肠，促进饮食物的消化和吸收，是脾胃运化功能得以正常进行的重要条件。故《素问·宝命全形论篇》云：“土得木而达。”

胆汁的排泄依赖于肝主疏泄的调节和控制。肝气疏泄功能正常，则胆汁排泄正常，脾胃运化健旺。若肝疏泄太过，胆气上逆，则见口苦，呕吐苦水；若肝失疏泄，胆汁排泄不利，胆汁郁结，肝胆气机不利，影响脾胃运化功能，则见胁下胀满疼痛，食欲减退、腹胀、便溏等；若湿热蕴结肝胆，胆汁不循常道，外溢肌肤，则见黄疸。胆汁排泄不畅，瘀滞日久可形成砂石。

2. 胆主决断 胆主决断指胆在精神意识思维活动过程中，具有判断事物、做出决定的能力，其对防御和消除不良精神刺激的影响，以维持和控制气血的正常运行，确保脏腑之间的功能协调有重要的作用。《素问·灵兰秘典论篇》云：“胆者，中正之官，决断出焉。”因此，胆气豪壮者，能勇敢应变，当机立断；胆气虚弱者，则易惊善恐，遇事犹豫不决，失眠多梦，善太息。

胆主决断功能必须在心的主导下，才能发挥正常作用。

七、六腑——胃

胃，又称胃脘，分为上脘、中脘、下脘三部分，位于中焦膈下，连接食道与小肠，是容纳和消化食物的重要器官。胃与脾相表里，胃的生理特性包括主通降，即保持食物下行畅通，以及喜润恶燥，即偏好湿润环境，厌恶干燥。胃的主要生理功能是主受纳腐水谷、熟水谷。

（一）胃的生理特性

1. 胃主通降 胃主通降，指胃气应保持通畅下降的运动趋势。饮食物进入胃后，经胃气受纳腐熟，再传入小肠进行分清泌浊，最终将浊物移至大肠化为粪便排出，这一过程确保了胃肠的虚实更替。胃的通降功能是其受纳的前提，只有胃通降正常，才能持续接受和容纳食物。脾胃升降是消化系统生理功能的核心，脾升胃降，协调合作，共同完成食物的消化吸收。若胃失通降，会导致食物滞留，引起纳呆、腹胀、腹痛、便秘等症状，甚至胃气上逆，出现恶心、呕吐、呃逆、嗳气等。由于脾胃是人体气机升降的枢纽，胃失通降还会影响其他脏腑，导致全身气机升降失常，引发全身病理变化。

2. 胃喜润恶燥 指胃喜于滋润而恶于燥烈的特性。胃为燥土，赖水以济，故喜润恶燥。一方面胃主受纳腐熟水谷的生理功能，除胃气的推动、温煦作用外，还需要胃液（阴）的濡养，故《四圣心源》云："胃以阳体而合阴精，阴精则降。"另一方面胃喜润恶燥与脾喜燥恶湿，阴阳互济，以保证脾升胃降的动态平衡。故《临证指南医案·卷二》以"太阴湿土，得阳始运；阳明燥土，得阴自安。以脾喜刚燥，胃喜柔润也"，指出"胃喜润恶燥"的特性。治疗胃病时，应密切注意保护胃阴，不可妄施化燥伤阴之品。需要用苦寒清泻之剂时，也应中病即止，以祛除实热燥结为度，勿使用过量，以免化燥伤阴。

（二）胃的生理功能

1. 胃主受纳水谷 受纳，是接受和容纳的意思。胃主受纳水谷指胃接受和容纳水谷的作用。《类经·藏象类》说："胃司受纳，故为五谷之府。"饮食物入口，经食管，容纳于胃，故称胃为"太仓""水谷之海"。机体的生理活动和气血津液的化生，都需要依靠饮食物的营养，故又称胃为"水谷气血之海"。胃主受纳水谷是胃主腐熟水谷的前提，胃主受纳水谷功能的强弱，取决于胃气的盛衰，可通过食欲和食量反映出来。若胃有病变，则胃的受纳功能减退，会出现纳呆、脘腹胀满等症状。

2. 胃主腐熟水谷 腐熟，指饮食物经过胃的初步消化，形成食糜的过程。胃主腐熟水谷指胃将食物消化为食糜的作用。《难经·三十一难》云："中焦者，在胃中脘，不上不下，主腐熟水谷。"胃受纳的水谷经过腐熟，形成食糜，下传小肠，其精微物质被消化吸收，经脾的运化营养全身。若胃的腐熟水谷功能失常，会出现胃脘胀痛、嗳腐吞酸等症状。

胃主受纳和腐熟水谷的功能，必须和脾的运化功能相配合，才能顺利完成。正如《景岳全书·饮食》云："胃司受纳，脾司运化，一纳一运。"

八、六腑——小肠

小肠位于腹部，上接幽门与胃相通，下连阑门与大肠相通，是进一步消化饮食物的器官。小肠与心有经络互相络属，形成表里关系。小肠的生理特性是升清降浊。小肠的主要生理功能是主受盛化物和泌别清浊。

（一）小肠的生理特性

小肠具升清降浊的生理特性。小肠受盛化物而泌别清浊，将水谷化为精微和糟粕，精微赖脾之升而输布全身，糟粕靠小肠之通降而下传于大肠。升降相因，清浊相别，饮食物消化吸收正常。反之，升降紊乱，清浊不分，则见呕吐、腹胀、泄泻等。小肠之升清降浊，实为脾之升清和胃之降浊功能的延伸和具体体现。

（二）小肠的生理功能

1. 小肠主受盛化物　受盛，即接受盛放，指小肠接受盛放经胃初步消化的饮食物，并在小肠内停留一定的时间；化物，即变化、消化、化生，指小肠对接受的饮食物进一步消化吸收，将饮食物化为水谷精微，以营养全身。若小肠受盛化物功能失常，气机失于通调，可见腹胀、腹痛、腹泻等。

2. 小肠主泌别清浊　泌，即分泌；别，即分别；清，指水谷精微即营养物质；浊，指食物残渣和多余的水液。小肠具有泌别清浊的功能，即在消化吸收过程中，将饮食物中的营养物质（清）与食物残渣及多余的水液（浊）分开。它将营养物质通过脾的升清作用输送至心肺，再布散全身，而食物残渣与多余水液则下行排出，这一过程与二便生成密切相关。小肠泌别清浊功能正常时，水液和糟粕各行其道，二便顺畅。若功能失常，清浊不分，则可能导致小便短少、大便溏泻。因此，临床治疗泄泻时常采用“利小便实大便”的方法。由于小肠与水液代谢有关，故有“小肠主液”之说。

九、六腑——大肠

大肠位于腹中，上接阑门与小肠相连，下通肛门。大肠与肺有经脉相互络属，形成表里关系。大肠的生理特性是通降下行。大肠的主要生理功能是主传化糟粕和主津。

（一）大肠的生理特性

大肠具通降下行的生理特性。六腑以通为用，以降为顺，尤以大肠为甚。大肠不断地承受小肠下移的饮食残渣并形成粪便而排出体外，始终处于“实而不满”“泻而不藏”的状态，故大肠以降为顺，以通为用。因此通降下行为大肠的重要生理特性。若大肠通降失常，以糟粕内结，壅塞不通居多，故有“肠道易实”之说。因此治疗大肠病变以“通降”为首要大法。

（二）大肠的生理功能

1. 大肠主传化糟粕　传化，即传导变化。大肠接受由小肠下注的食物残渣，吸收其中剩余的水液，将糟粕变化为粪便，经肛门而排出体外。故大肠有“传导之腑”“传导之官”之称。大肠的传导功能，主要与胃的通降、脾之运化、肺之肃降，以及肾之封藏有密切关系。大肠传导功能失调，则见便秘或泄泻。若大肠热结津亏，则见便秘；若湿热蕴结于大肠，大肠气机阻滞，则见腹痛、里急后重、下痢脓血等。

2. 大肠主津 大肠在传导由小肠下移的饮食残渣过程中，再吸收其中部分水分，参与机体水液代谢，故有“大肠主津”之说。大肠这种重新吸收水分功能与体内水液代谢有关。因此，大肠病变多与津液有关。如大肠虚寒，无力吸收水分，则水谷杂下，出现肠鸣、腹痛、泄泻；若大肠有热，消烁水分，肠道失润，则见大便秘结不通。机体所需之水，绝大部分是在小肠或大肠被吸收的，故《脾胃论》曰：“大肠主津，小肠主液，大肠、小肠受胃之荣气，乃能行津液于上焦，灌溉皮肤，充实腠理。”

十、六腑——膀胱

膀胱又称“净腑”“水府”，位于小腹，居肾之下，大肠之前，上有输尿管与肾相通，下有尿道开口于前阴。膀胱与肾有经脉相互络属形成表里关系。膀胱的生理特性是司开合。膀胱的主要生理功能是主贮存和排泄尿液。

（一）膀胱的生理特性

膀胱具司开合的生理特性。膀胱主贮存尿液和排泄尿液，为人体水液汇聚之所，故称“津液之腑”“州都之官”。膀胱的开合作用维持其贮尿和排尿功能的协调平衡。若肾的功能失常，则膀胱气化失司，开合功能失常。开多合少，则见小便清长，遗尿，尿失禁等；合多开少，则见小便不利，癃闭等。膀胱的病变多与肾有关，故临床治疗小便异常，常从肾治之。

（二）膀胱的生理功能

1. 膀胱主贮存尿液 在人体津液代谢过程中，水液通过肺、脾、肾三脏的作用，布散全身，濡润机体。其被人体利用之后，即是“津液之余者”，下归于肾，经肾的气化作用，升清降浊，清者回流体内；浊者变为尿液，下输于膀胱贮存。故有“津液之余者，入胞脬则为小便”“小便者，水液之余也”之说。说明尿为津液所化。小便与津液常常相互影响，若津液缺乏，则小便短少；若小便过多，也会伤及津液。

2. 膀胱主排泄尿液 尿液贮存于膀胱，达到一定容量时，经肾的气化作用，使膀胱开合适度，尿液及时地排出体外。膀胱功能失调，主要表现为尿液排泄异常。如膀胱湿热，则见尿频、尿急、尿痛；肾气不固，膀胱失约，则见尿失禁、遗尿。故《素问·宣明五气篇》说：“膀胱不利为癃，不约为遗溺。”

十一、六腑——三焦

三焦是藏象学说中的一个特有名称，为上焦、中焦、下焦的合称。三焦是六腑之一，是分布于胸腹腔的一个大腑，包容了整个胸腹腔及其所有脏腑，为脏腑中最大的腑，无脏能与其匹配，亦称

“孤府”。《类经·藏象类》说：“三焦者，确有一腑，盖脏腑之外，躯壳之内，包罗诸脏，一腔之大腑也。”三焦也是对人体胸腹腔部位的划分，横膈以上为上焦，其脏器包括心、肺；横膈以下肚脐以上为中焦，其脏器包括脾胃和肝胆；肚脐以下为下焦，其脏器包括肾、大小肠、膀胱、女子胞等。由于肝肾同源，生理和病理上关系密切，故又常将肝肾一并划归下焦。三焦与心包经脉相互络属，故互为表里。三焦的生理特性是上焦如雾、中焦如沤、下焦如渎。三焦的主要生理功能是主通行元气，运行水液。

（一）三焦的生理特性

作为部位概念的三焦，其生理特性各有不同。

1. 上焦如雾　雾，形容水谷精微轻清弥漫的状态。上焦如雾指上焦（心肺）宣发卫气，敷布水谷精微，如雾露之溉，将营养物质布散全身，发挥营养滋润的作用。因上焦接纳精微而布散，故又称“上焦主纳”。临床治疗上焦病证，用药量宜轻，质地须轻清上浮，才能使药达病所，所以《温病条辨》提出“治上焦如羽，非轻不举。”

2. 中焦如沤　沤，浸泡、发酵之意，形容水谷腐熟成为食糜的状态。中焦如沤是指中焦（脾胃）运化水谷，化生气血的作用。因中焦运化水谷精微，故称“中焦主化”。临床治疗中焦病证，须调理脾胃，恢复气机平衡，所以《温病条辨》提出“治中焦如衡，非平不安。”

3. 下焦如渎　渎，水道、沟渠之意，形容水浊不断向下、向外排泄的状态，有如水浊沿沟渠水道不断向下疏通和向外排泄。下焦如渎是指下焦（肾、膀胱、大小肠等）分别清浊，排泄废物的作用。因下焦疏通二便，排泄废物，故又称“下焦主出”。临床治疗下焦病证，药物必须沉重下行，所以《温病条辨》提出“治下焦如权，非重不沉。”

（二）三焦的生理功能

1. 三焦主通行元气　元气（又名原气）是人体最根本的气，根源于肾，由先天之精所化生，赖后天之精以充养，是人体脏腑阴阳的根本，气化活动的动力。元气通过三焦输布全身，发挥推动人体生长发育，激发脏腑组织功能的作用。所以说，三焦是元气运行的通道。元气越充沛，则生命力越旺盛，脏腑功能越强大。三焦通行元气的功能关系到整个人体的气化功能，故称三焦“主持诸气，总司人体的气化活动。”

2. 三焦主运行水液　三焦具有疏通水道、运行水液的功能，为人体水液的生成输布、升降出入的道路。全身水液代谢由各脏腑协同完成，但必须依赖三焦的通利，才能正常升降出入。三焦在水液代谢过程中的协调平衡作用，称之为“三焦气化”。三焦通行水液的功能，实际上是对肺、脾、肾等脏腑参与水液代谢功能的总括。《素问·灵兰秘典论篇》云：“三焦者，决渎之官，水道出焉。”如果三焦水道不利，就会导致水液代谢障碍。

微课：
精气血津液学说

第四节　精气血津液学说

·核心知识拆解·

精气血津液学说是阐述人体生命活动基本物质的生成、输布、生理功能及其与脏腑经络等相互关系的学说，对中医临床辨证具有十分重要的指导意义。精、气、血、津液，在维系人体生命活动中扮演着核心角色，这一观念在《内经》中得到了详尽的阐述，如《灵枢·本藏》中提到："人之血气精神者，所以奉生而周于性命者也。"这些理论的形成与深化，深受古代哲学思维的熏陶，并与藏象学说紧密相连。精、气、血、津液是人体各项生命活动正常运行的根本物质，它们为脏腑、经络、形体及官窍的生理功能提供了必要的物质基础，而这些基础物质的生成、转化与利用，又紧紧依赖于脏腑、经络、形体及官窍的协调运作。

一、精

（一）概念

在中医学中，"精"是一种独特的生命物质，它包括了父母先天之精与通过后天饮食获取的后天之精。这种物质构成了人体的基础，并维持着人体的生命活动。它通常以一种液态的形式储存在人体的脏腑之内，正如《灵枢·本神》所述："是故五脏者，主藏精。"同时，精也能在脏腑之间流通，如《素问·经脉别论》所述："饮入于胃，游溢精气，上输于脾。脾气散精，上归于肺。"

中医学对"精"的理解，深受中国古代哲学精气学说的影响。古代哲学认为精或水是万物生成的根源，这一思想对中医学中"人体之精是生命之源并表现为液态"的观点起到了类比和启发的作用。然而，中医学的精理论并非完全基于哲学推测，而是源于古人对人类生命繁衍和人体如何通过吸收饮食中的精华来维持生命的细致、深入观察。人体之精是生命繁衍的基石，指人体内的精华物质，这与古代哲学中精作为宇宙万物生成本源的抽象概念有所不同。

在中医学中，"精"分为狭义、广义和一般意义三种。狭义之精特指生殖之精，具有繁衍后代的功能，这是精的原始含义。广义之精则涵盖了构成人体和维持生命活动的所有液态精华物质，如先天之精、水谷之精、生殖之精和脏腑之精等。而一般意义的精，指的是通常所说的先天之精及后天之精，但不包括血和津液。本文所讨论的"精"，即这种一般意义的精。

（二）代谢

精的代谢包括精的生成、贮藏与施泄。精的生成主要包括先天之精和后天之精。先天之精，系禀受于父母，主藏于肾，是构成人体的原始物质。后天之精，来源于摄入的饮食物，通过脾胃的腐熟运化而化为精微，并转输到五脏六腑，故称"五脏六腑之精气"。脾胃健强，饮食增，津液旺，自能充血生精。

精藏于肾，肾为封藏之本，肾精充盛，则生命力旺盛，生殖机能正常。当人体需要时，肾精可化为生殖之精以繁衍后代；同时，肾精也可化生为骨髓、血液等，以滋养全身脏腑组织。

（三）功能

精具有促进生殖生长发育、生髓化血、濡养脏腑等作用。

1. 促进生殖生长发育作用 生殖之精是构成新生命体的基本物质，决定人的生殖能力。肾精充足，则生殖机能旺盛，后代健康；肾精不足，则生殖机能衰退，甚至不育不孕。精是构成人体和促进人体生长发育的基本物质。在胚胎时期，精是构成胚胎的原始物质；在出生后，精继续滋养和促进人体的生长发育。肾精充足，则生长发育正常，身材高大，智力发达；肾精不足，则生长发育迟缓，身材矮小，智力低下。

2. 生髓化血作用 肾精化生骨髓，骨髓化生血液。肾精充足，则骨髓充盛，血液化生有源；肾精不足，则骨髓空虚，血液化生无源。

3. 濡养脏腑作用 精能濡养全身脏腑组织，维持其正常生理功能。肾精充足，则脏腑功能正常，身体健康；肾精不足，则脏腑功能衰退，出现各种疾病。

二、气

（一）概念

气，是人体内活力很强、运行不息的极细微物质，是构成人体的最基本物质之一，也是维持人体生命活动的最基本物质。气一元论认为，气是构成宇宙万物的最基本物质，气聚则形成有形之体，气散则化为无形之气。人体之气也是如此，由先天之精气和后天水谷之精气化合而成，分布于全身各脏腑组织，推动和调控人体的生命活动。

（二）生成与运动

人体之气的生成主要源于先天之精气、自然界之清气和后天水谷之精气。先天之精气源于父母，藏于肾；自然界之清气通过肺吸入体内；后天水谷之精气由脾胃运化而生。

人体之气的运动称为气机，主要包括升、降、出、入四种形式。升降出入是人体生命活动的根本，是人体脏腑经络功能活动的表现。脏腑气机升降的特点是升已而降，降已而升，升中有降，降中有升。肺、脾、肾在气的升降出入中起着重要作用。肺主宣发肃降，通过呼吸运动实现气的升降出入；脾主升清降浊，将饮食水谷转化为精微物质并向上输送到心、肺等脏；肾主纳气，使呼吸之气深沉而有力。

（三）分类

人体之气按其功能不同可分为元气、宗气、营气和卫气四种。

1. 元气 是人体最根本、最重要的气，是人体生命活动的原动力。元气根于肾，通过三焦循行全身，推动人体的生长发育和生殖，激发和调节各个脏腑、经络等组织器官的生理功能。元气充足，则人体健康；元气不足，则人体衰弱。

2. 宗气 由脾胃运化的水谷之精气和肺吸入的自然界清气化合而成，积聚于胸中，走息道以行呼吸，贯心脉以行气血，与人体的视听言动等机能相关。宗气充足，则呼吸顺畅、声音洪亮；宗气不足，则呼吸短促、声音低微。

3. 营气 是行于脉中而具有营养作用的气，化生血液，营养全身。营气充足，则面色红润、肌肤光滑；营气不足，则面色苍白、肌肤干燥。

4. 卫气 是行于脉外而具有保卫作用的气，温养脏腑组织，调节腠理开合，汗液排泄，维持体温的恒定，抗御外邪。卫气充足，则人体抗邪能力强；卫气不足，则人体易感外邪。

（四）功能

气具有推动、温煦、防御、固摄、中介等作用。

1. 推动作用 气能推动人体的生长发育和生殖，推动脏腑经络的生理活动，推动血液的生成和运行。气是推动人体生命活动的主要动力，气的推动作用正常，则人体生长发育正常，脏腑经络功能正常，血液运行顺畅。

2. 温煦作用 气能温煦机体，维持人体的正常体温。气的温煦作用正常，则人体体温正常；气的温煦作用不足，则人体体温偏低，畏寒怕冷。

3. 防御作用 气能护卫肌表，防御外邪入侵。气的防御作用正常，则人体抗邪能力强；气的防御作用不足，则人体易感外邪。

4. 固摄作用 气能固摄汗液、尿液、唾液、胃液、肠液等，控制其分泌量、排泄量和排泄规律，防止其无故流失。气的固摄作用正常，则人体汗液、尿液等排泄正常；气的固摄作用不足，则人体汗液、尿液等排泄失常，如自汗、盗汗、遗尿等。

5. 中介作用 气的中介作用主要体现在其作为信息传递的桥梁，维系着人体内部的整体协调性。气遍布全身，扮演着信息感应与传递的重要角色，成为各部分相互沟通的关键媒介。无论是外部信息渗透至内脏，还是内脏间的信息交流，都依赖于气这一媒介。如针刺治疗时，刺激信息通过气的传递，调整机体生理功能。因此，气是生命信息的载体，促进身体各部分相互沟通。

三、血

（一）概念

血，是红色的液态物质，是构成人体和维持人体生命活动的基本物质之一。血循行于脉管之中，周流全身，对全身脏腑组织起营养和滋润作用。

（二）生成与运行

血的生成主要来源于水谷精微和肾精。脾胃为化生气血之源，脾胃运化水谷精微，化生营气和津液，营气和津液进一步化生为血液。肾精化生骨髓，骨髓化生血液，故肾精充足则血液化生有源。

血的运行依赖于气的推动和固摄作用，以及脏腑经络的协同作用。心主血脉，心气推动血液在脉中运行；肺朝百脉，肺主宣发肃降，推动血液向全身输布；肝主藏血，调节血量和防止出血；脾主统血，控制血液在脉中运行而不逸出脉外。四脏相互协调，共同维持血液的正常循行。

（三）功能

血具有濡养和化神等作用。

1. 濡养作用　血循行于全身，为脏腑组织提供营养物质，维持其正常生理功能。血能滋润皮毛、肌肤，使面色红润，肌肉丰满壮实，肌肤毛发光滑；能滋润神志，使精神饱满、神志清晰。血虚则面色无华，肌肤干燥，毛发枯萎；血热则面红目赤、心烦易怒。

2. 化神作用　血是神志活动的主要物质基础，血充足则神志清晰、思维敏捷、精力充沛；血虚则神志恍惚、失眠多梦、健忘。血与心、肝等脏的关系密切，心血不足则心神不宁，出现心悸、失眠等症状；肝血不足则魂不守舍，出现多梦、易惊等症状。

四、津液

（一）概念

津液，是人体一切正常水液的总称，包括各脏腑组织在内的体液及其正常分泌物，如胃液、肠液、涕、泪液、唾液等。津液是津和液的总称。津，质地较清稀，流动性较大，布散于体表皮肤、肌肉和孔窍，并渗注于血脉，具有滋润作用；液，质地较稠厚，流动性较小，灌注于骨节、脏腑、脑、髓等组织，具有濡养作用。津液可相互渗透融合，相互补充，是构成人体和维持人体生命活动的重要物质之一，所以常并称，其生成、输布和排泄都与气的推动和调控密切相关。

（二）代谢

津液的生成主要来源于饮食水谷，通过脾胃的运化作用化生而成。津液的输布与排泄主要依赖于肺、脾、肾、大肠、小肠、膀胱、三焦等脏腑的协同作用。肺主宣发肃降，通过肺气的作用，将津液输布到全身皮毛和肌腠，并将体内代谢后的浊液排出体外；脾主运化，将津液上输于肺，并通过脾气散精的作用，将津液输布到全身各脏腑组织；肾主水，通过肾气的蒸腾气化作用，将津液升清降浊，分清别浊，使清者上升，浊者下降，并将浊液通过尿液排出体外；大肠主传化糟粕，吸收部分水液，使糟粕形成粪便；小肠主受盛化物，泌别清浊，将食物中的营养精华吸收并转化为津液，将糟粕和剩余水分传送到大肠；膀胱主贮尿排尿，将体内多余的水分和代谢废物以尿液的形式排出体外；三焦为水液运行的通道，具有通行元气和运行水液的作用，是水液升降出入的通道和场所。

（三）功能

津液具有滋润濡养、参与代谢、调节体温等作用。

1. 滋润濡养　津液能滋润皮毛、肌肤、筋脉、关节、孔窍等，使机体组织保持一定的湿润度和柔软性，维持正常的生理功能。同时，津液还能濡养脏腑，维持其正常的生理功能。津液不足，则皮毛、肌肤、筋脉、关节、孔窍等失去滋润，出现干燥、枯涩、皱缩等现象；脏腑失去津液的濡养，则出现功能减退或丧失。

2. 参与代谢　津液是构成血液的重要组成部分，参与人体的新陈代谢过程。津液中的营养物质能滋养和滋润血脉，维持血液的正常运行；同时，津液还能参与人体的代谢产物的排泄，将代谢废物排出体外。

3. 调节体温 津液能调节人体的体温，通过汗液的排泄和尿液的排出，维持体温的恒定。当人体受热时，津液通过增加汗液的排泄，散发体热，防止体温过高；当人体受寒时，津液通过减少汗液的排泄，减少体热散失，防止体温过低。

五、精、气、血、津液的相互关系

（一）精与气的关系

精与气是人体生命活动的两大基本物质，它们之间具有密切的关系。精能化气，气能生精，二者相互依存，相互为用。精是气的化生之源，精足则气充，精亏则气虚；气是精的功能体现，气旺则精盈，气虚则精耗。

（二）精与血的关系

精与血都是由水谷精微化生而来，它们之间具有同源互化的关系。精能生血，血能化精，二者相互滋生，相互转化。精足则血充，血充则精旺。精亏则血虚，血虚则精衰。

（三）气与血的关系

气与血是人体生命活动的两大基本物质，它们之间具有相互依存、相互为用的关系。气为血之帅，血为气之母。气能生血、行血、摄血；血能载气、养气。气虚则血行无力，血行瘀滞；血虚则气无所附，气随血脱。气盛则血行峻急，易致出血；血热则气热，气热则易扰动心神。

（四）津液与精、气、血的关系

津液与精、气、血之间具有密切的关系。津液能化生精、气、血，精、气、血也能化生津液。津液是精、气、血的重要组成部分，它们之间具有相互依存、相互为用的关系。津液不足则精、气、血生化无源，精、气、血不足则津液生成无源。

综上所述，精气血津液学说详细阐述了构成人体和维持人体生命活动的基本物质及其相互关系。这些物质共同维持着人体的正常生理功能。因此，在中医临床实践中，必须重视精气血津液的调节和平衡，才能保持人体的健康状态。

▶知识拓展

精气血津液失衡的常见病理类型

精气两虚：表现为精神萎靡、腰膝酸软、头晕耳鸣、记忆力减退等症状，多见于年老体弱、久病不愈者。

气血两虚：表现为面色苍白、疲乏无力、心悸气短、失眠多梦等症状，常见于贫血、慢性消耗性疾病患者。

气滞血瘀：表现为胸胁胀痛、刺痛固定不移、肌肤甲错、口唇紫暗等症状，多见于抑郁、闭经、痛经患者。

津液代谢失常：包括水湿内停（水肿、痰饮）、津液耗伤（口干舌燥、皮肤干燥）等，常见于肾病、糖尿病等。

第五节　病因学说

微课：
病因学说

·核心知识拆解·

病因，凡是能导致疾病发生的原因，即称为病因或致病因素。病因的种类繁多，如六淫、七情内伤、饮食内伤、劳逸不当、病理产物等，均可引起发病而成为病因。在疾病发生发展过程中，于特定的病理过程当中，某些因素与相应结果之间存在着相互影响、相互作用的关系，它们在一个阶段可能是病理的结果，但在另一阶段则可能转变为新的致病因素，这类由病理过程产生的因素被称为继发性病因，典型的例子包括痰饮、瘀血和结石等。除此之外，医疗措施的不当使用、药物误用以及个人的先天条件等因素，同样可能成为引起疾病的原因。

中医病因学说是研究疾病发生原因及其作用规律的学说，病因学说认为疾病的产生是内外因素相互作用的结果。

一、六淫

（一）概念

六淫，即风、寒、暑、湿、燥、火（热）六种外感病邪的统称。它们既可单独致病，也可相互转化或合并致病。在正常情况下，风、寒、暑、湿、燥、火是自然界六种不同的气候变化，称为“六气”，是万物生长化收藏和人类生存的必要条件。人类长期置身于六气不断变换的自然环境中，逐渐发展出了一定的适应性，通常不会导致疾病发生。但当自然界气候变化出现异常，或人体自身正气虚损，不能适应自然界气候变化时，六气则变成了致病因素，可导致疾病。这种情况下，六气伤人致病，便称之为“六淫”。淫，有太过和浸淫之意，由于六淫是致病的邪气，所以又称其为“六邪”。

（二）特点

六淫病因具有外感性、季节性、地域性和相兼性等共同特点。

1. 外感性　六淫致病，其侵犯途径多从肌表、口鼻而入。如风寒湿邪易侵犯人体肌表，温热燥邪易从口鼻而入等。由于六淫邪气均是由外界侵犯人体，故称其为外感致病因素，所致疾病即称为“外感病”。

2. 季节性　六淫致病，常有明显季节性。如春季多风病，夏季多暑病，长夏多湿病，秋季多燥病，冬季多寒病等。六淫致病与时令气候变化密切相关，故其所致病变又称之为“时令病”。需要注意的是，由于气候异常变化存在特殊性，因此夏季也可见寒病，冬季也可见热病。

3. 地域性 六淫致病，与生活、工作的区域环境密切相关。如西北多燥病、东北多寒病、江南多湿热病；久居潮湿环境多湿病；长期高温环境作业者，易发燥热或火邪病等。

4. 相兼性 六淫邪气既可单独伤人致病，又可两种以上同时侵犯人体而为病。如风寒感冒、风寒湿痹等。如《素问・痹论》说：“风寒湿三气杂至，合而为痹也。其风气胜者为行痹，寒气胜者为痛痹，湿气胜者为着痹也。”

（三）分类

六淫致病，依其性质，可分为六类。

1. 风邪 善行数变，易袭阳位，多致外感表证及风痹。

2. 寒邪 凝滞收引，易伤阳气，多致寒痛、痛痹及实寒证。

3. 暑邪 炎热升散，耗气伤津，多致高热、汗多及口渴。

4. 湿邪 重浊黏滞，易阻气机，多致身重困倦、胸闷脘痞及湿痹。

5. 燥邪 干涩伤津，易袭肺胃，多致口鼻干燥、干咳少痰及肠燥便秘。

6. 火（热）邪 燔灼趋上，易扰心神，多致高热、烦渴、疮痈及神昏谵语。

二、七情内伤

（一）概念

七情，即怒、喜、忧、思、悲、恐、惊七种正常的情志活动。生理情况下，七情是人体对外界刺激的正常反应，一般不会导致或诱发疾病。但当情志活动过于剧烈或持久，超出了人体的生理调节能力，或人体正气虚弱，脏腑精气虚衰，对情志刺激的适应和调节能力降低，七情就会成为病因，因病从内而发，故称之为“七情内伤”，七情内伤会导致脏腑功能失调，产生疾病。

（二）特点

七情内伤具有直接伤及脏腑、影响气机运行等共同特点。

1. 直接伤及脏腑 七情与五脏分别相关，是五脏精气功能活动的外在表现，七情太过会损伤相应之脏，肝在志为怒，过怒则伤肝；即心在志为喜，过喜则伤心；脾在志为思，过思则伤脾；肺在志为悲为忧，过悲过忧则伤肺；肾在志为惊恐，过惊过恐则伤肾。在中医理论中，心主神志，七情由心而发，故七情内伤可以影响心神，导致心神不宁，甚则精神失常。由于心、肝、脾三脏与情志关系最为密切，所以七情内伤最易损伤心、肝、脾三脏。

2. 影响气机运行 脏腑气机与情志活动密切相关，《素问・举痛论》中提到：“百病生于气也，怒则气上，喜则气缓，悲则气消，恐则气下……惊则气乱……思则气结。”七情内伤导致脏腑气机紊乱，进而引起各种病证的发生。

中医病因学与心理健康

中医病因学中的七情内伤与心理健康密切相关。现代心理学研究表明，长期的精神压力、焦虑、抑郁等负面情绪不仅会影响个体的心理健康，还会对身体健康产生负面影响，如导致免疫功能下降、心血管疾病等。因此，在中医康复过程中，除了关注患者的身体症状外，还应重视其心理健康状况，通过心理疏导、情志调节等方法，帮助患者恢复身心健康。

三、饮食内伤

（一）概念

饮食是人类生存与健康维护不可或缺的基石，为人体日常活动提供必要的营养与能量。然而，饮食行为需遵循适度原则，确保营养均衡、种类多样、定时适量，并注重食物的安全与卫生。正如《济生方》所述："使一饮一食、入于胃中，随清随化，则无留滞为患。"反之，不当的饮食习惯会成为健康隐患，扰乱人体生理功能，导致脏腑功能失衡或正气受损，进而引发疾病。

食物的消化与吸收主要依赖于脾胃的运化。因此，饮食不当主要对脾胃造成损害，这一现象称为"饮食内伤"。脾胃功能受损后，正气衰弱，为外部病邪的入侵和内部病理因素的产生提供了可乘之机，从而可能诱发多种疾病，包括食物积滞、湿气积聚、热邪内生、痰湿形成及气血两虚等病理状态。

（二）分类

饮食内伤包括饮食不节、饮食偏嗜、饮食不洁等。

1．饮食不节　即无法合理控制食量，远低于或远超过个人适宜的饮食标准频繁经历过饥或过饱状态，会对健康构成威胁，并可能引发疾病。

（1）过饥：即食物摄入量严重不足，可能是因为无法获取食物、主动节食、脾胃功能衰弱导致的食欲不振、情绪波动影响食欲，或是饮食习惯不规律等。《灵枢·五味》中提到："谷不入，半日则气衰，一日则气少矣。"长期食物摄入不足，会导致气血生成减少，既使脏腑组织得不到充分滋养，功能衰退，身体虚弱；又减弱了身体的抵抗力，容易遭受外部病邪的侵袭，增加患病风险。此外，长期饥饿还会使胃部得不到足够的食物滋养，损伤胃气，引发胃部不适或疼痛；刻意压抑食欲，还可能发展为厌食症等严重的身心疾病。对于儿童而言，饮食不足还会导致营养不良，影响正常的生长发育。

（2）过饱：即饮食超过身体所需，包括暴饮暴食、脾胃虚弱却强行进食等，都会给脾胃带来消化和传输的负担。轻则食物无法及时消化，形成"积食"，导致胃部胀满、疼痛、反酸、呕吐。《素问·痹论》有云："饮食自倍，肠胃乃伤。"若食物停滞体内过久，脾胃长期受损，将导致功能失调，升降机制紊乱，难以恢复。这不仅可能引发湿气积聚、热邪内生、痰湿形成等病理变化，还可能进一步诱发其他疾病。当食物在肠道内滞留，阻碍气血流通，便可能出现痢疾或痔疮等肠道问题，《素问·生气通天论》有云："因而饱食，筋脉横解，肠澼为痔。"长期过量饮食，营养过剩，还可能发展为消渴、肥胖、心肌梗死等现代常见疾病。此外，在疾病初愈阶段，若饮食调理不当，还可能导致病情复发。对于幼儿而言，由于其脾胃功能尚未发育完全，无法准确感知和控制饥饱，若喂养过量，容易导致消化不良，长期如此，还可能形成"疳积"等儿童特有的营养障碍性疾病。

2. 饮食偏嗜 即个人对特定味道或种类的食物有特别的喜好，长期专注于食用某些特定食物。例如，偏好过寒或过热的食物，或是过度追求食物的五味（酸、苦、甘、辛、咸），甚至是沉迷于饮酒等，这些习惯长期积累下来，会导致人体阴阳平衡失调而引发疾病。

（1）寒热偏嗜：理想的饮食习惯强调食物的寒热性质要适中。《灵枢·师传》中提到："食饮者，热无灼灼，寒无沧沧。寒温中适，故气将持，乃不致邪僻也。"若长期偏好极端寒热的食物，会导致人体阴阳失衡，进而产生健康问题。比如，长期偏爱寒凉食物，会损伤脾胃阳气，引发寒湿内蕴；而过度喜爱辛辣燥热的食物，则可能导致胃肠积热，甚至诱发痔疮等问题。此外，长期酗酒，容易导致湿气积聚、热邪内生，甚至可能形成癥积等严重疾病。

（2）五味偏嗜：五味偏嗜指的是长期偏好某一种味道的食物，这会对脏腑功能造成损害，从而引发疾病。根据中医理论，五味与五脏有着特定的关联，它们各自发挥着不同的作用，相互协调，不可偏废。《素问·至真要大论》中指出："夫五味入胃，各归所喜，故酸先入肝，苦先入心，甘先入脾，辛先入肺，咸先入肾。"如果长期过度偏爱某一种味道的食物，就会导致相应脏腑的脏气过盛，功能失衡，从而引发多种疾病。

（3）食类偏嗜：若长期仅食用某一种或某一类食物，或对某类食物产生厌恶而不愿摄入，又或是日常膳食中缺少某些关键食物，长此以往，这些都可能成为诱发某些疾病的根源。例如，过度食用油腻、甘甜的食物，容易在体内积聚湿气，生成痰湿，并可能转化为热邪，从而增加肥胖、中风、胸痹、消渴等疾病的发病风险。此外，若因偏食而导致某些必需营养物质的摄入不足，同样也可能引发多种健康问题。

3. 饮食不洁 指食用不洁净，或陈腐变质，甚至有毒的食物而导致疾病发生。饮食不洁而致病变以胃肠病为主。如进食腐败变质食物，则胃肠功能紊乱，出现脘腹疼痛，恶心呕吐，肠鸣腹泻等。若进食被寄生虫污染的食物，则可导致各种寄生虫病，如蛔虫病、蛲虫病等，常表现有腹痛时作，嗜食异物，面黄肌瘦等。若进食被疫毒污染的食物，可发生某些传染性疾病，如痢疾等。如果进食或误食被毒物污染或有毒性的食物，则会发生食物中毒，轻则脘腹疼痛，呕吐腹泻，重则毒气攻心，神志昏迷，甚至危及生命。《金匮要略·禽兽鱼虫禁忌并治》说："秽饭、馁肉、臭鱼……食之皆伤人……六畜自死，皆疫死，则有毒，不可食之。"

四、劳逸不当

（一）概念

劳逸不当是指劳逸失当而有悖常理，导致疾病发生。劳逸结合才能保持人体健康。一旦劳逸失衡，无论是长时间过度劳累，还是过度安逸，均不利于健康，可能引发脏腑经络及精、气、血、津液、神的失调，进而导致疾病。因此，劳逸不当也被视为内伤病的主要诱因之一。

（二）分类

劳逸不当包括过度劳累和过度安逸。

1. 过度劳累 又称劳倦伤身，主要包括体力过劳、脑力过劳及房事过劳三个方面。

（1）体力过劳：即长时间过度用力，导致身体功能受损，或因病后体弱而勉强劳作，进而致病。一方面体力过劳会损耗体内之气，尤其是脾肺之气，因为肺主气，脾为气血生化之源。常见症状如气短懒言、身体倦怠、喘息出汗等即“劳则气耗。”另一方面，体力过劳还会损伤筋骨和肌肉。长时间用力过度，易导致身体组织损伤，长期积累则可能形成疾病。《素问·宣明五气》有云：“久视伤血、久立伤骨、久行伤筋。”

（2）脑力过劳：又称心神过用，指长时间过度用脑，过度思考而致病。由于心藏神，脾主思，血液是神志活动的重要物质基础，因此过度用脑、长时间思考会损耗心血，损伤脾气，导致心神失养，出现心悸、健忘、失眠、多梦等症状，同时还会影响脾的运化功能，出现食欲不振、腹胀、腹泻、消瘦等。

（3）房事过劳：又称肾精耗损，指过度频繁的性生活、手淫恶习或妇女早孕多育等，导致肾精、肾气耗伤而致病。肾藏精，为先天之本，肾精不宜过度耗损。若房事不节，则肾精肾气受损，出现腰膝酸软、眩晕耳鸣、精神萎靡、性功能减退等症状。妇女过早或过多生育，也会耗损精血，影响冲任二脉及胞宫，导致月经失调、带下过多等妇科疾病。此外，房事过劳还是导致早衰的重要原因。

2. 过度安逸 指的是体力与脑力的过度放松与缺乏活动。人体为了维持健康，每日需要一定量的运动来确保气血的顺畅流通与阳气的活跃。长时间体力活动或是脑力活动的严重不足，都可能扰乱体内的脏腑、经络，以及精气血神的平衡，进而引发多种健康问题。

过度安逸导致的健康问题，主要体现在三个方面：首先，缺乏运动会导致体内气机的阻滞。长期缺乏体育锻炼，人体的气血循环不畅，这可能导致脾胃等器官的功能减弱，表现为食欲不振、胸闷、腹胀、肢体无力，以及体重增加等问题。长此以往，还可能进一步影响血液循环和体液代谢，造成气滞血瘀、水湿痰饮等病理状况。其次，会导致阳气不振与正气虚弱。长期缺乏活动或卧床不起，会使阳气无法振奋，脏腑经络的功能逐渐衰退，导致体质虚弱、正气不足及免疫力下降。因此，过度安逸的人常常在活动时感到心悸、气喘和汗出，或是对外界病邪的抵抗力减弱，容易生病。正如《素问·宣明五气》所言：“久卧伤气，久坐伤肉。”最后，脑力活动的长期缺乏，加之阳气不振，还会导致精神状态的衰退，表现为精神不振、记忆力减退及反应迟钝等症状。

五、病理产物

在疾病的发展进程中，痰饮、瘀血及结石等被视为病理性的产物。这些产物一旦形成，便会反过来对人体产生影响，扰乱正常生理机能，可能加剧原有的病理状态，甚至会诱发新的疾病。由于它们往往是其他病理过程发展后的结果，并进一步成为导致疾病的因素，因此也被称作“继发性病因”。

六、其他

除了前面提到的六淫、七情内伤、饮食内伤、劳逸不当及病理产物等致病因素外，还存在其他一些病因，它们被归类为“其他病因”。这些病因主要包括外伤损害、寄生虫感染、毒物侵袭、药物不当使用及先天性因素等。

▶知识拓展

中医病因学与预防医学

中医病因学强调“治未病”的理念，即通过预防疾病来达到维持健康的目的。这与现代预防医学的理念高度契合。中医康复师可以运用中医病因学的知识，指导患者改善生活习惯、调整饮食结构、调节情志等，从而降低疾病发生的风险。此外，中医康复师还可以通过针灸、推拿、中药等中医康复手段，帮助患者增强体质，提高抗病能力。

—• 考试知识点总结 •— —• 本章小结 •—

—• 协和云课堂…… 拓展练习及参考答案 •—

（李蔚林 朱利霞）

第三章　经络与腧穴

教学课件

学习目标

素质目标

（1）具备以患者为中心，严格认真划经、点穴的态度。

（2）具备人文关怀精神和良好的心理素质。

（3）具备良好的医患沟通能力。

知识目标

（1）掌握：经络系统的组成及功能，腧穴的分类、作用，腧穴的定位方法，临床上常用腧穴的定位和主治作用。

（2）熟悉：十二经的流注次序、交接规律，腧穴的主治规律，特定穴的组成。

（3）了解：十二经的循行走向。

能力目标

（1）能够在人体上画出经脉的循行路线。

（2）能够运用腧穴的定位方法。

案例导入

【案例】

患者，男，27岁。晨起后自觉右侧颈部疼痛，伴活动不利。右侧颈部肌肉紧张，右侧乳突处明显压痛，右侧肩胛内侧压痛。

【问题】

1．患者出现以上临床表现的原因可能是什么？

2．如何运用针灸学知识治疗？

·核心知识拆解·

经络与腧穴是中医康复技术的重要组成部分，本章根据针灸推拿的工作任务要求，对经络和腧穴的教学内容进行整合，经络总论主要讲授经络的概念、组成、功能及应用，腧穴总论主要讲授腧穴的概念、分类、主治作用、主治规律、特定穴及定位方法，培养学生腧穴定位的能力。各论部分主要讲授十二经脉和任督二脉的循行及临床常用腧穴的定位、解剖、主治、操作等。为学生将来能够具备完整的职业岗位能力，将核心知识进行提炼和优化，精选临床常用腧穴，使学生通过本章的学习，基本掌握经络腧穴的基本知识和基本技能。

第一节　经络与腧穴总论

微课：
经络总论

一、经络总论

（一）经络的概念

经络是运行全身气血，联络脏腑肢节，沟通上下内外，感应传导信息的特殊通路。分为经脉和络脉，经脉是直行的主干，络脉是侧行的分支，经脉和络脉纵横交错，遍布全身，相互沟通，使人体成为一个有机整体。

（二）经络系统的组成

经络系统由经脉和络脉组成，经脉包括十二经脉、奇经八脉，以及附属于十二经脉的十二经别、十二经筋、十二皮部；络脉包括十五络脉和浮络、孙络等。

1. 十二经脉

（1）十二经脉的名称：十二经脉根据手足、阴阳、脏腑而定。经脉循行经过上肢的为手经，经过下肢的为足经；循行在四肢内侧面的为阴经，循行于四肢外侧面的为阳经，分为三阴三阳，三阴为太阴、厥阴、少阴，三阳为阳明、少阳、太阳；阴经属脏，阳经属腑。按此命名原则，十二经脉的名称分别为手太阴肺经、手阳明大肠经、足阳明胃经、足太阴脾经、手少阴心经、手太阳小肠经、足太阳膀胱经、足少阴肾经、手厥阴心包经、手少阳三焦经、足少阳胆经、足厥阴肝经。

（2）十二经脉的分布规律：十二经脉对称分布于人体的两侧。阴经多循行于四肢内侧及胸腹部，上肢内侧者为手三阴经，下肢内侧者为足三阴经，自前向后排列分别是太阴、厥阴、少阴；阳经多循行于四肢外侧面及头面、躯干部，上肢外侧者为手三阳经，下肢外侧者为足三阳经，自前向后排列分别是阳明、少阳、太阳（表3-1）。

（3）十二经脉的流注次序：十二经脉分布在人体内外，经脉中的气血是循环贯注的，即从手太阴肺经开始，传至手阳明大肠经，依次传至足厥阴肝经，再传至手太阴肺经（图3-1），首尾相贯，周而复始，将气血运行至全身。

表3-1 十二经脉的名称及分布规律

部位	阴经（属脏）	阳经（属腑）	循行部位（阴经行于内侧，阳经行于外侧）	
手	太阴肺经	阳明大肠经	上肢	前
	厥阴心包经	少阳三焦经		中
	少阴心经	太阳小肠经		后
足	太阴脾经	阳明胃经	下肢	前
	厥阴肝经	少阳胆经		中
	少阴肾经	太阳膀胱经		后

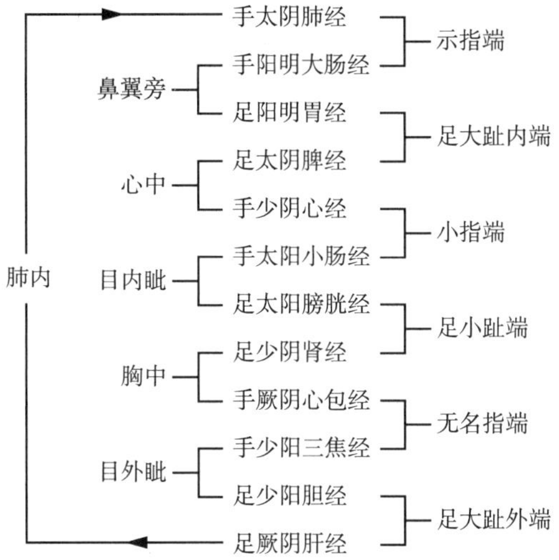

图3-1 十二经脉的流注次序示意图

（4）十二经脉的表里络属关系：十二经脉在体内与脏腑相连属，阴经属脏络腑，阳经属腑络脏，阴阳相配形成六组表里络属关系（表3-2）。互为表里的两条经脉，在四肢末端交接，分别循行于四肢内外两侧相对的位置，在治疗上相互为用。

表3-2 十二经脉表里络属关系

部位	经脉名称	表里关系	属络脏腑
手	手太阴肺经	里	属肺 络大肠
	手阳明大肠经	表	属大肠 络肺
	手厥阴心包经	里	属心包 络三焦
	手少阳三焦经	表	属三焦 络心包
	手少阴心经	里	属心 络小肠
	手太阳小肠经	表	属小肠 络心

续 表

部位	经脉名称	表里关系	属络脏腑
足	足阳明胃经	表	属胃 络脾
	足太阴脾经	里	属脾 络胃
	足少阳胆经	表	属胆 络肝
	足厥阴肝经	里	属肝 络胆
	足太阳膀胱经	表	属膀胱 络肾
	足少阴肾经	里	属肾 络膀胱

（5）十二经脉的循行走向与交接规律：①十二经脉循行走向特点，手之三阴从胸走手，手之三阳从手走头，足之三阳从头走足，足之三阴从足走腹（胸）。②十二经脉交接规律，相表里的阴经与阳经在四肢末端交接；同名的手足阳经在头面部交接；相互衔接的手足阴经在胸中交接。

2. 奇经八脉 即任脉、督脉、冲脉、带脉、阴跷脉、阳跷脉、阴维脉、阳维脉的总称。由于它们的分布不像十二正经那样规则，同脏腑没有直接的相互络属，相互之间也没有表里关系，与十二正经不同，故称奇经。

奇经八脉沟通联系十二经脉，并对十二经脉气血有蓄积和渗灌的调节作用。任脉行于人体前正中线，总任一身阴经脉气，有“阴脉之海”之称；督脉行于人体后正中线，总督一身阳经脉气，有“阳脉之海”之称；冲脉与足少阴肾经相并而行，环绕口唇，能含聚调节十二经气血，故有“十二经之海”之称，又称“血海”；带脉环腰一周，对全身纵行躯干的经脉有约束作用；阴维脉和阳维脉分别调节六阴经和六阳经经气；阴跷脉和阳跷脉共同调节肢体运动及眼睑的开合。其中，任、督、冲三脉皆起于胞中，同出会阴而异行，称为“一源三歧”。

3. 十二经别 是十二经脉深入体腔的支脉，有离、入、出、合的特点。它们多从四肢肘、膝关节附近离开正经，在躯干深入体腔联系相应脏腑，再出体表后向上浅行至头项部，阳经经别合于本经，阴经经别合于相表里的阳经，共有六对，故有“六合”之称。十二经别加强了本经脉的内外上下联系，特别是与脏腑的联系，也加强了互为表里两经的联系，扩大了经穴的主治范围。

4. 十二经筋 是分布于十二经脉循行部位的筋肉系统，受十二经脉气血渗灌濡养，皆行于体表，不入内脏，有刚筋、柔筋之分。刚筋分布于项背和四肢外侧，以手足三阳经筋为主；柔筋分布于胸腹和四肢内侧，以手足三阴经筋为主。经筋约束骨骼，使关节正常屈伸，维持人体的运动功能。

5. 十二皮部 是十二经脉在体表皮肤的分布范围，与经络气血相通，为十二经脉功能活动的反应区。十二皮部是人体与外界的第一层屏障，能抵御外邪，同时也是外邪入侵途径和脏腑经络病变时反映病证的部位。

6. 十五络脉 由十二经脉和任、督二脉各别出一络，加上脾之大络组成，共15条。十二经脉别络分布于四肢，加强表里两经的联系；任、督二脉的别络和脾之大络主要分布在头身部，沟通头、腹、背部经气。从十五络脉分出的浮络和孙络，则遍布全身，沟通全身经气。

（三）经络的功能及应用

1. 经络的功能

（1）联系脏腑、沟通内外：经络系统通过十二经脉、奇经八脉、十二经别、十五络脉等，纵横交错，入里出表，通上达下，联系人体各脏腑组织；经筋、皮部联系肢体筋肉皮肤；浮络和孙络联系人体各细微部分，将人体联系成了一个有机的整体。

（2）运行气血、营养全身：气血是人体生命活动的物质基础，全身各组织器官只有得到气血的温养和濡润才能完成正常的生理功能。经络是人体气血运行的通道，能将营养物质输布到全身各组织脏器，使脏腑组织得以营养，筋骨得以濡润，关节得以通利。

（3）抗御病邪、保卫机体：营气行于脉中，卫气行于脉外。经络“行血气”而使营卫之气密布周身，在内“和调于五脏，洒陈于六腑”，在外抗御病邪，防止内侵。外邪侵犯人体由表及里，先从皮毛开始。卫气充实于络脉，络脉散布于全身而密布于皮部，当外邪侵犯机体时，卫气首当其冲发挥其抗御外邪、保卫机体的屏障作用。

2. 经络的应用

（1）阐释病理变化：经络与疾病的发生、传变有密切的关系。某一经络功能异常，就易遭受外邪的侵袭，既病之后，外邪又可沿着经络进一步内传脏腑。经络不仅是外邪由表入里的传变途径，而且也是内脏之间、内脏与体表组织间病变相互影响的途径。

（2）协助疾病诊断：由于经络有一定的循行部位和脏腑络属，可以反映所属脏腑的病证，因而在临床上可根据疾病所出现的症状，结合经络循行的部位及所联系的脏腑，作为临床诊断的依据，如胁部是肝经和胆经的循行之处，故胁痛多病在肝胆。人们根据经络循行通路，或经气聚集的某些穴位上出现的疼痛、结节、条索状等反应物，以及皮肤的形态、温度、电阻改变等来诊断和治疗疾病，如肺脏有病，中府穴可有压痛。

（3）指导临床治疗：经络学说早已被广泛用于指导临床各科的治疗，特别是针灸、按摩和中药治疗，如针灸与按摩的“循经取穴法”，就是经络学说的具体应用，如胃病，常循经远取足三里穴，胁痛则取太冲等穴。中药治疗亦是通过经络这一渠道，使药达病所，以发挥其治疗作用，如麻黄入肺、膀胱经，故能发汗、平喘和利尿。张元素、李东垣还根据经络学说，创立了“引经报使药”理论，如治头痛，属太阳经的用羌活，属少阳经的用柴胡。

二、腧穴总论

微课：
腧穴总论

（一）腧穴的概念

腧穴是人体脏腑经络气血输注出入于体表的部位，既是疾病的反应点，又是针灸、推拿等治疗的刺激点。腧，又作“输”，或从简作“俞”，输注之义，喻脉气如水流输转、灌注。穴是空隙的意思，喻脉气至此如居空洞之室。

（二）腧穴的分类

大体上将人体的腧穴分为十四经穴、经外奇穴和阿是穴三类。

1. 十四经穴 指分布在十二经脉和任、督二脉上的腧穴，即归属于十四经的穴位，总称“十四经穴”，简称“经穴”。经穴具有固定的名称和位置，分布在十四经循行路线上，有明确的主治病证，是腧穴的主要组成部分。

2. 经外奇穴 指未归属于十四经穴范围，但有固定名称和位置的经验效穴，统称“经外奇穴”，简称“奇穴”。奇穴是在“阿是穴”的基础上发展起来的，这类腧穴的主治范围比较单一，多数对某些病证有特殊疗效，如百劳穴治瘰疬，四缝穴治小儿疳积等。

3. 阿是穴 又称“天应穴”“不定穴”等。既不是经穴，又不是奇穴，而是以按压痛点作为取穴部位的腧穴。阿是穴既无具体名称，又无固定位置，多位于病变附近，也可在与病变距离较远处，临床上阿是穴多用于治疗局部疼痛性病证。

（三）腧穴的主治作用

1. 近治作用 腧穴能够治疗其所在部位及邻近组织、器官的病证。这是所有腧穴主治作用所具有的共同特点，即“腧穴所在，主治所在”，如胃部的中脘、建里、梁门等穴，均能治疗胃病。

2. 远治作用 某些腧穴不仅能治局部病证，还能治本经循行所到达的远隔部位的脏腑、组织、器官的病证。具有远治作用的腧穴，主要是十二经脉在四肢肘、膝关节以下的经穴，即“经脉所过，主治所及”，如手部的合谷穴不仅能治上肢病证，还能治颈部和头面部病证等。

3. 特殊作用 某些腧穴有双向的良性调整作用和相对的特异性治疗作用。双向的良性调整作用指同一腧穴对机体不同的病理状态，可以起到两种相反而有效的治疗作用，如天枢穴可治泄泻，又可治便秘；内关穴在心动过速时可减慢心率，心动过缓时又可提高心率。此外，腧穴的治疗作用还具有相对特异性，某些腧穴可相对特异地治疗某些病证，如大椎穴退热、至阴穴矫正胎位等。

总之，十四经穴的主治作用归纳起来大体是：本经腧穴可治本经病，表里经腧穴能互相治疗表里两经病，邻近经穴能配合治疗局部病。

（四）腧穴的主治规律

十四经穴主治的基本规律是“经脉所过，主治所及”，一般可分为分经主治和分部主治两个方面。

1. 分经主治 是以任脉、督脉、手足三阴经、手足三阳经来区分的，每组经穴既有主治本经病证为重点的特点，又有主治两经或三经相同病证的共性（表3-3）。

2. 分部主治 十四经穴因所在部位不同，主治各异，一般规律是：头面、颈项、躯干部腧穴，多数治局部病证，如睛明治疗眼病（表3-4）；肘、膝关节以下的腧穴不但可治疗局部病证，而且还可以治疗头面、五官、颈项、脏腑及发热、神志异常等全身疾病，如昆仑既可治疗足跟肿痛、腰腿痛，又可治疗头痛、项强、肩背痛、难产等（表3-4，表3-5）。

（五）特定穴

特定穴指经脉中具有特殊治疗作用，并有特定称号的腧穴，因为它们各有不同的主治功能，因此各有特定的名称和含义。特定穴分为十大类：五输穴、原穴、络穴、郄穴、背俞穴、募穴、八会穴、八脉交会穴、交会穴、下合穴。

表3-3　十四经穴分经主治

经脉名称		本经主治	二经相同主治	三经相同主治
手三阴	手太阴经	肺、喉病		胸部病
	手厥阴经	心、胃病	神志病	
	手少阴经	心病		
手三阳	手阳明经	前额、鼻、口齿病	耳病	眼病、咽喉病、热病
	手少阳经	侧头、胁肋病		
	手太阳经	后头、肩胛、神志病		
足三阳	足阳明经	前额、口齿、咽喉、胃肠病	眼病	神志病、热病
	足少阳经	侧头、耳病、胁肋病、胆病		
	足太阳经	后头、项、背腰、肛肠病		
足三阴	足太阴经	脾胃病	前阴病	腹部病
	足厥阴经	肝病		
	足少阴经	肾、肺、咽喉病		
任督	任脉	中风脱症、虚寒、下焦病	神志病、脏腑病、妇科病	
	督脉	中风昏迷、热病、头部病		

表3-4　头面、颈项部腧穴分部主治

分部	主治
前头、侧头区	眼病、鼻病、前头及侧头部病
后头区	神志病、头部病
眼区	眼病
鼻区	鼻病
颈区	舌、咽喉、气管、颈部病
项区	神志病、咽喉病、眼病、头项病

1. 五输穴　指十二经脉分布在肘、膝关节以下的五个特定腧穴。五输按井、荥、输、经、合的顺

表3-5　胸腹、背腰部腧穴分部主治

前	后	主治
胸膺部	上背部	肺、心（上焦病）
胁腹部	下背部	肝、胆、脾、胃（中焦病）
少腹部	腰尻部	前后阴、肾、肠、膀胱（下焦病）

序，依次从四肢末端向肘、膝方向向心性排列。每条经脉有5个五输穴，十二经脉共60个五输穴。按照“阴井木”“阳井金”的规律，将各经脉“井、荥、输、经、合”按五行相生的顺序依次配属（表3-6、表3-7）。五输穴各有所主病证，在临床应用非常广泛，是远部取穴的主要穴位。《难经·六十八难》有记载：“井主心下满，荥主身热，输主体节重痛，经主喘咳寒热，合主逆气而泄。”近代临床的应用情况，井穴多用于急救，如十二井穴治疗昏迷、厥证；荥穴用于清各经热证，如肝火上炎选肝经行间穴清泻肝热；输穴用于治疗本经所属肢体关节酸痛沉重病证，如后溪穴治疗太阳经型颈肩痛。

2. 原穴、络穴　原穴是脏腑原气输注、经过和留止的部位。十二经各有一个原穴，共十二原穴

表3-6　阴经五输穴

经脉名称	井（木）	荥（火）	输（土）	经（金）	合（水）
手太阴肺经	少商	鱼际	太渊	经渠	尺泽
手厥阴心包经	中冲	劳宫	大陵	间使	曲泽
手少阴心经	少冲	少府	神门	灵道	少海
足太阴脾经	隐白	大都	太白	商丘	阴陵泉
足厥阴肝经	大敦	行间	太冲	中封	曲泉
足少阴肾经	涌泉	然谷	太溪	复溜	阴谷

表3-7　阳经五输穴

经脉名称	井（金）	荥（水）	输（木）	经（火）	合（土）
手阳明大肠经	商阳	二间	三间	阳溪	曲池
手少阳三焦经	关冲	液门	中渚	支沟	天井
手太阳小肠经	少泽	前谷	后溪	阳谷	小海
足阳明胃经	厉兑	内庭	陷谷	解溪	足三里
足少阳胆经	足窍阴	侠溪	足临泣	阳辅	阳陵泉
足太阳膀胱经	至阴	足通谷	束骨	昆仑	委中

（表3-8），其中手足六阴经的原穴也是五输穴中的输穴。原穴都分布于腕、踝关节附近，对本经所属脏腑的疾病有特异性治疗作用，同时也能反映所属脏腑病证，协助诊断，如手少阴心经原穴神门穴可治疗心悸、失眠、健忘等。

络穴是十五络脉从经脉分出的部位。十二经各有一个络穴，任、督二脉各有一个络穴，加上脾之大络的络穴，共十五个络穴（表3-8）。十二经络穴均分布于四肢肘、膝关节以下，任脉的络穴位于上腹部，督脉的络穴位于尾骶部，脾之大络的络穴位于胸胁部。络穴可治疗其络脉的病证，还治

表3-8 原穴、络穴、郄穴、背俞穴、募穴

经脉名称	原穴	络穴	郄穴	背俞穴	募穴
手太阴肺经	太渊	列缺	孔最	肺俞	中府
手厥阴心包经	大陵	内关	郄门	厥阴俞	膻中
手少阴心经	神门	通里	阴郄	心俞	巨阙
足太阴脾经	太白	公孙	地机	脾俞	章门
足厥阴肝经	太冲	蠡沟	中都	肝俞	期门
足少阴肾经	太溪	大钟	水泉	肾俞	京门
手阳明大肠经	合谷	偏历	温溜	大肠俞	天枢
手少阳三焦经	阳池	外关	会宗	三焦俞	石门
手太阳小肠经	腕骨	支正	养老	小肠俞	关元
足阳明胃经	冲阳	丰隆	梁丘	胃俞	中脘
足少阳胆经	丘墟	光明	外丘	胆俞	日月
足太阳膀胱经	京骨	飞扬	金门	膀胱俞	中极
任脉		鸠尾			
督脉		长强			
脾之大络		大包			
阴跷脉			交信		
阳跷脉			跗阳		
阴维脉			筑宾		
阳维脉			阳交		

疗表里两经病候，如胆经络穴光明穴，既可治疗胆经病证，又可治疗肝经病证。

3. 郄穴 “郄”有间隙的意思，郄穴是经脉之气深聚的部位。十二经及阴跷、阳跷、阴维、阳维各有一个郄穴，共十六个郄穴（表3-8），大多分布于四肢肘、膝以下。临床上，郄穴多用于治疗急性病证，阳经郄穴治疗急性痛症，阴经郄穴治疗急性血症，如急性胃痛时可取梁丘穴，咳血时可取孔最穴等。

4. 背俞穴、募穴 背俞穴是脏腑之气输注和汇聚于背腰部的部位，募穴是脏腑之气输注和汇聚于胸腹部的部位。每个脏腑各有一个背俞穴和募穴，共十二个背俞穴和十二个募穴（表3-8）。背俞穴均位于背腰部足太阳膀胱经第一侧线上，并分别冠以脏腑之名。募穴均位于胸腹部，与其相关脏腑所处部位相近。背俞穴和募穴多用于治疗相关脏腑及联属的组织器官疾患，临床上脏病及虚证多取背俞穴，腑病及实证多取募穴，如气虚咳嗽可补肺之背俞穴肺俞穴，寒邪犯胃之胃痛可灸胃之募穴中脘穴。临床也经常将病变脏腑的俞募穴配合运用，以发挥协同作用，即俞募配穴法，如咳嗽气喘，可选取肺之俞募穴肺俞穴、中府穴配合治疗。

5. 八会穴 是人体脏、腑、气、血、筋、脉、骨、髓精气汇聚之处的八个腧穴，称为八会穴。它们分布在躯干和四肢部，分别为脏会章门，腑会中脘，气会膻中，血会膈俞，筋会阳陵泉，脉会太渊，骨会大杼，髓会绝骨。临床中凡与此八者有关的病证，都可以选用八会穴治疗，如六腑之病皆可选腑会中脘穴，血症可选血会膈俞穴。

6. 八脉交会穴 是十二经脉与奇经八脉相通的八个特定穴（表3-9），分布于腕、踝关节附近，能治疗相应的奇经病证，如督脉病变出现的腰脊强痛，可选后溪穴治疗。

表3-9 八脉交会穴表

经络所属	八穴	通八脉	会合部位
足太阴	公孙	冲脉	胃、心、胸
手厥阴	内关	阴维	
手少阳	外关	阳维	目外眦、颊、颈、耳后、肩
足少阳	足临泣	带脉	
手太阳	后溪	督脉	目内眦、颈、耳、肩胛
足太阳	申脉	阳跷	
手太阴	列缺	任脉	胸、肺、膈、喉咙
足少阴	照海	阴跷	

7. 交会穴 是两经或数经相交汇的部位，多分布于头面、躯干部。交会穴具有治疗交会经脉疾病的作用，如脾经的三阴交穴是足三阴肝经、脾经、肾经的交会穴，它不仅能治疗脾经病证，也能治疗肝经和肾经的病证。

8. 下合穴 是手足三阳经所属的六腑之气下合于下肢足三阳经的六个特定穴位。主要用来治疗六腑病证，如胃痛取胃经下合穴足三里，便秘取大肠经下合穴上巨虚。下合穴分别是：大肠合上巨虚，小肠合下巨虚，三焦合委阳，胃合足三里，胆合阳陵泉，膀胱合委中。

（六）腧穴的定位方法

腧穴的定位方法，又称取穴法。一般分骨度分寸定位法、体表解剖标志定位法、手指同身寸定位法和简便取穴法四种。

1. 骨度分寸定位法　是以骨节为主要标志测量周身各部的大小、长短，并依其尺寸按比例折算作为定穴的标准，首见于《灵枢·骨度》。这种分部折寸的尺度一般应以患者本人的身材为依据，不论男女、老少、高矮、胖瘦均可以此为标准来测定腧穴。临床应用时，常把取穴部位骨节两端的长度（尺寸）折成为一定等份，每一等份为一寸（表3-10，图3-2）。

表3-10　常用骨度分寸

分部	起止点	常用骨度	度量法	说明
头部	前发际中点至后发际中点	12寸	直	如前发际不明，从眉心至大椎穴作18寸，眉心至前发际中点3寸，大椎穴至后发际中点3寸
	前额两发角之间	9寸	横	用于量头部的横寸
	耳后两完骨（乳突）之间	9寸		
胸腹部	胸剑联合至脐中	8寸	直	胸部与胁肋部取穴直寸，一般根据肋骨计算，每一肋骨折作1.6寸
	脐中至耻骨联合上缘	5寸		
	两乳头之间	8寸	横	女性可用锁骨中线代替
背腰部	大椎以下至尾骨	21椎	直	背腰部输穴以脊椎棘突标志作为定位依据
	两肩胛骨脊柱缘之间	6寸	横	
上肢部	腋前纹头至肘横纹	9寸	直	用于手三阴、手三阳经
	肘横纹至腕横纹	12寸		
下肢部	耻骨联合上缘至股骨内侧髁上缘	18寸	直	用于足三阴经
	胫骨内侧髁下缘至内踝尖	13寸		
	股骨大转子至膝中	19寸	直	用于足三阳经；"膝中"前面相当于犊鼻穴，后面相当于委中穴
	膝中至外踝尖	16寸		
	臀横纹至膝中	14寸		
	内外踝尖至足底	3寸		

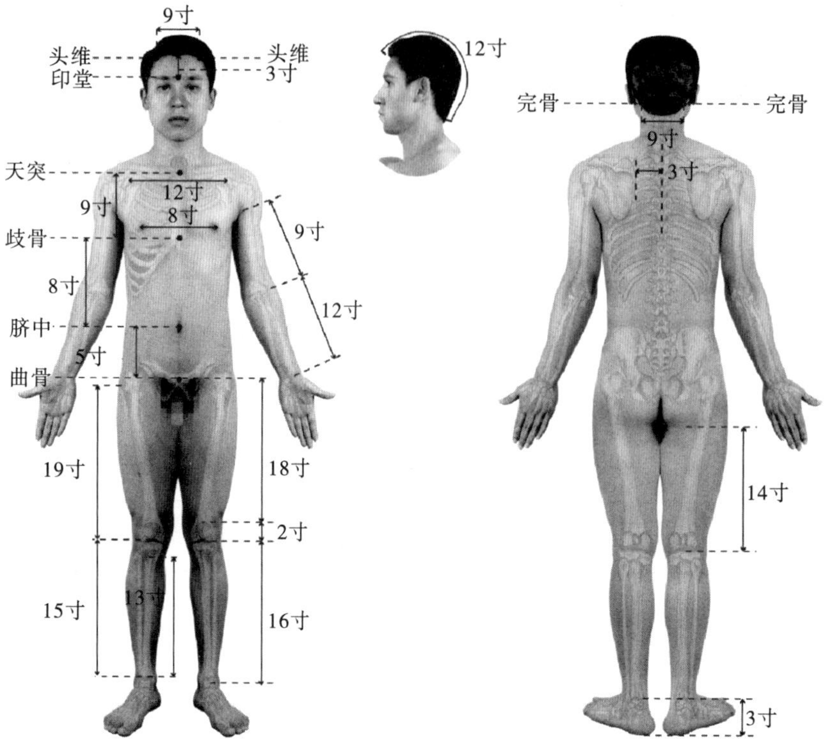

图3-2　骨度分寸示意图

2. 体表解剖标志定位法　是以体表解剖学的各种体表标志为依据确定经穴定位的方法，分为固定标志和活动标志两类。

（1）固定标志：指各部由骨骼和肌肉所形成的凸起和凹陷、五官轮廓、头发边际、指（趾）甲、乳头、脐窝等比较明显的标志，如鼻尖取素髎、两眉中间取印堂、两乳头中间取膻中、脐旁2寸取天枢、腓骨小头前下取阳陵泉，俯首显示最高的第7颈椎棘突下取大椎等。

（2）活动标志：指各部的关节、肌肉、肌腱、皮肤随活动而出现的空隙、凹陷、皱纹、尖端等，如取耳门、听宫、听会三穴要张口取，下关穴应闭口取等。

3. 手指同身寸定位法　是以患者的手指为标准度量取穴的方法，又称“指度法”。是一种在分部折寸的基础上使用的一种简便取穴法。

（1）拇指同身寸：以患者拇指指间关节的宽度作为1寸，此法亦适用于四肢部的直寸取穴（图3-3）。

（2）中指同身寸：以患者的中指中节屈曲时桡侧两端横纹头（拇指、中指屈曲成环形）之间作为1寸（图3-4）。可用于四肢部的直寸取穴和背部的横寸取穴。

（3）横指同身寸：患者将示指、中指、环指和小指并拢时，以中指中节背侧横纹水平的四指宽度作为3寸，又称“一夫法”（图3-5）。

4. 简便取穴法　是临床上常用的一种简便易行的取穴方法，如两手虎口交叉，示指端处是列缺穴；两耳尖直上连线中点取百会穴等。

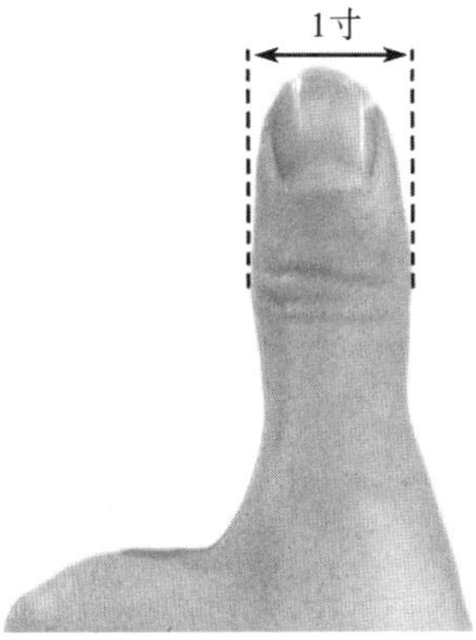

图3-3　拇指同身寸

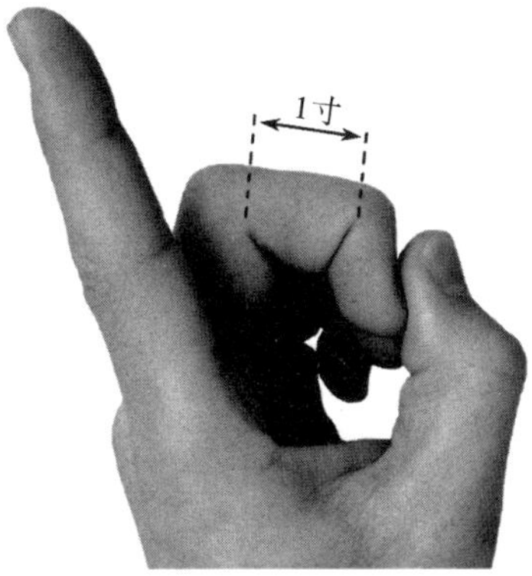

图3-4　中指同身寸

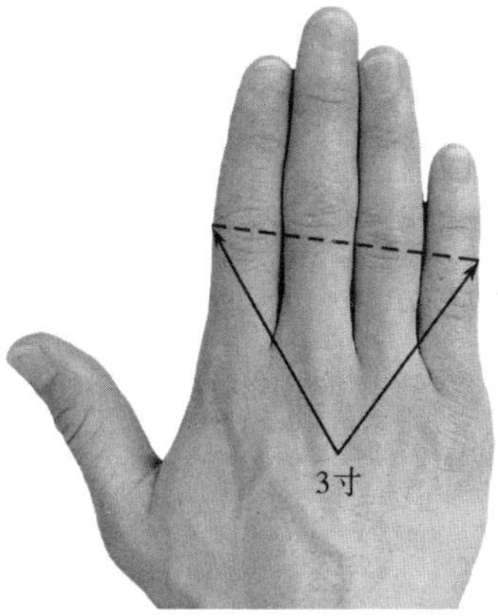

图3-5　横指同身寸

第二节　经络与腧穴各论

视频：肺经腧穴定位

一、手太阴肺经及其常用腧穴

（一）经脉循行

《灵枢·经脉》

肺手太阴之脉，起于中焦，下络[①]大肠，还循[②]胃口，上膈属[③]肺。从肺系[④]，横出腋下，下循臑[⑤]内，行少阴、心主[⑥]之前，下肘中，循臂内上骨下廉[⑦]，入寸口[⑧]，上鱼[⑨]，循鱼际，出大指之端。其支者[⑩]，从腕后，直出次指内廉，出其端（图3-6）。

注释：①络：指联络、网络、散络。②还循：还，回来；循，顺、沿，义为顺着走。③属：作连接义。④肺系：指气管、喉咙。系，系带、悬系。⑤臑：音闹，指上臂部。⑥少阴、心主：指手少阴、手厥阴二经。⑦臂内上骨下廉：臂内上骨，指桡骨。廉，指侧边。上边称“上廉”，下边称“下廉”。⑧寸口：桡动脉搏动处。⑨鱼：指大鱼际部。⑩支者：指支脉，仍是经脉的部分。

（二）常用腧穴

常用腧穴见图3-7，各穴的定位、解剖、主治和操作如下。

1. 中府　Zhōngfǔ　肺募穴

【定位】 横平第1肋间隙，锁骨下窝外侧，前正中线旁开6寸。取法：先确定云门，中府即在云门下1寸。

【解剖】 皮肤→皮下组织→胸大肌→胸小肌→胸腔。浅层布有锁骨上中间神经、第1肋间神经外侧皮支和头静脉等。深层有胸肩峰动、静脉和胸内、外侧神经。

【主治】 ①咳嗽，气喘，胸满，胸中热；②肩背痛；③胸痛。

【操作】 向外斜刺或平刺0.5～0.8寸，不可向内深刺，以免伤及肺脏，引起气胸。

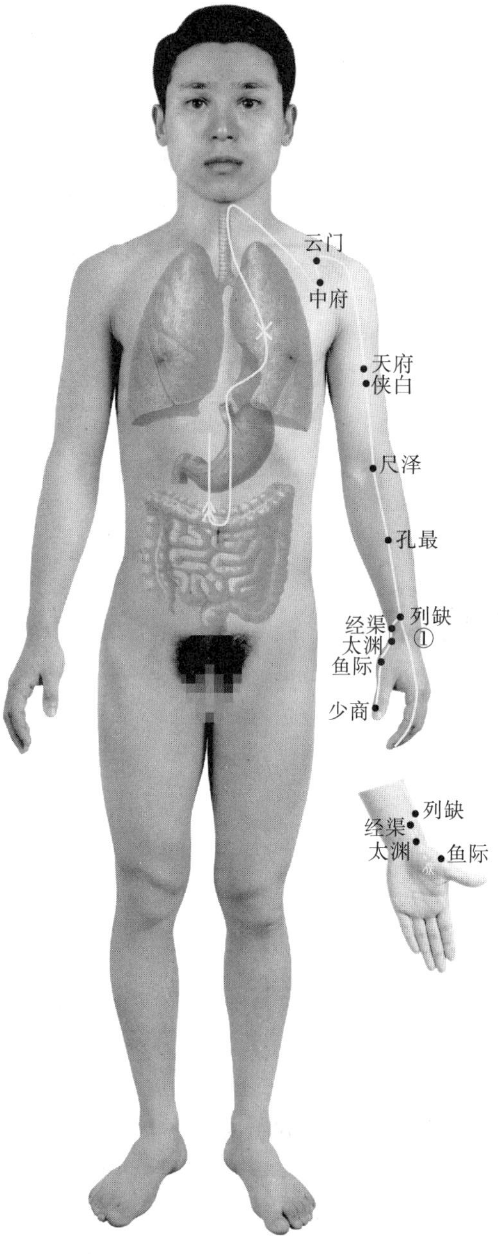

图3-6　手太阴肺经经脉循行示意图

①为经脉分支序号；LU为手太阴肺经（Lung Meridian）。

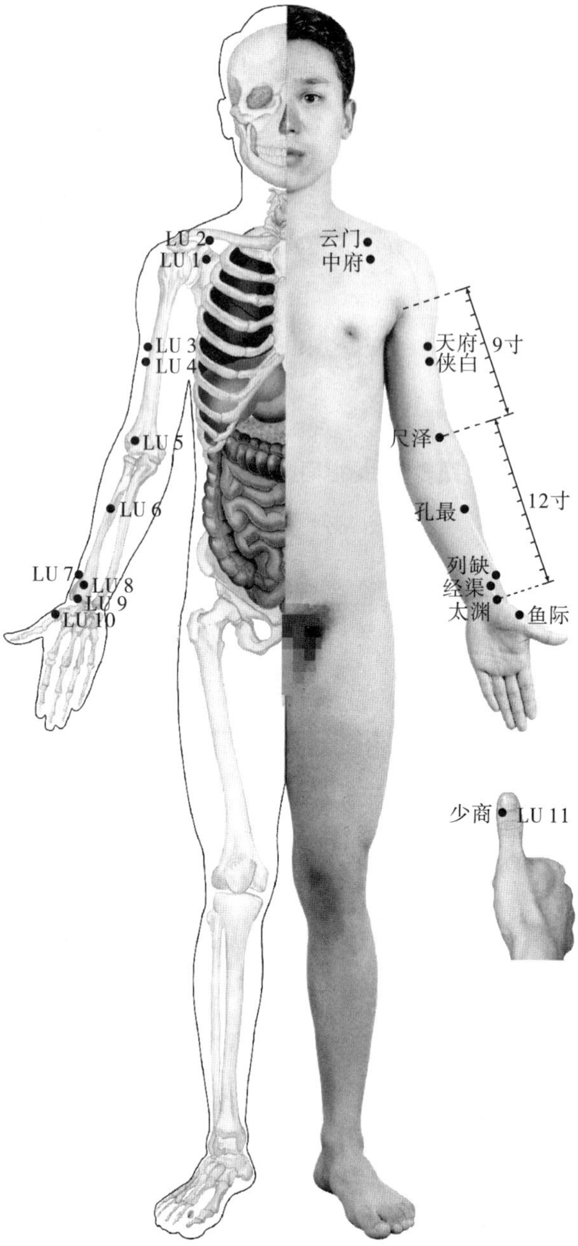

图3-7　手太阴肺经常用腧穴示意图

2. 云门　Yúnmén

【定位】 锁骨下窝凹陷中，肩胛骨喙突内缘，前正中线旁开6寸。

【解剖】 皮肤→皮下组织→三角肌→锁胸筋膜→喙锁韧带。浅层布有锁骨上中间神经、头静脉。深层有胸肩峰动、静脉支和胸内、外侧神经的分支。

【主治】 ①咳嗽，气喘；②肩背痛；③胸痛。

【操作】 向外斜刺0.5～0.8寸，不可向内侧深刺，以免伤及肺脏。

3. 尺泽　Chǐzé　合穴

【定位】 肘横纹上，肱二头肌腱桡侧缘凹陷中。

【解剖】皮肤→皮下组织→肱桡肌→桡神经→肱肌。浅层布有前臂外侧皮神经，头静脉等。深层有桡神经，桡侧副动、静脉前支，桡侧返动、静脉等。

【主治】①咳嗽，气喘，咯血，咽喉肿痛；②急性吐泻；③小儿惊风；④肘臂挛痛。

【操作】直刺0.8～1.2寸，或点刺出血。

4. 孔最　Kǒngzuì　郄穴

【定位】腕掌侧远端横纹上7寸，尺泽与太渊连线上。

【解剖】皮肤→皮下组织→肱桡肌→桡侧腕屈肌→指浅层肌与旋前圆肌之间→拇长屈肌。浅层布有前臂外侧皮神经，头静脉等。深层有桡动、静脉，神经浅支等结构。

【主治】①鼻衄，咯血；②咳嗽，气喘，咽喉肿痛；③肘臂挛痛。

【操作】直刺0.5～1.0寸。

5. 列缺　Lièquē　络穴，八脉交会穴（通任脉）

【定位】腕掌侧远端横纹上1.5寸，拇短伸肌腱与拇长展肌腱之间，拇长展肌腱沟的凹陷中。

【解剖】皮肤→皮下组织→拇长展肌腱→拇短伸肌腱→旋前方肌。浅层布有头静脉，前臂外侧皮神经和桡神经浅支。深层有桡动、静脉的分支。

【主治】①咳嗽，气喘，咽喉肿痛；②齿痛，口眼歪斜；③头痛，颈项强痛；④手腕疼痛。

【操作】向上斜刺0.5～0.8寸。

6. 经渠　Jīngqú　经穴

【定位】腕掌侧远端横纹上1寸，桡骨茎突与桡动脉之间。

【解剖】皮肤→皮下组织→肱桡肌腱尺侧缘→旋前方肌。浅层布有前臂外侧皮神经和桡神经浅支。深层有桡动、静脉。

【主治】①咳嗽，气喘，胸痛，咽喉肿痛；②手腕疼痛。

【操作】避开桡动脉，直刺0.3～0.5寸。

7. 太渊　Tàiyuān　输穴，原穴，八会穴（脉会）

【定位】桡骨茎突与舟状骨之间，拇长展肌腱尺侧凹陷中。取法：在腕掌侧远端横纹桡侧，桡动脉搏动处。

【解剖】皮肤→皮下组织→桡侧腕屈肌腱与拇长展肌腱之间。浅层布有前臂外侧皮神经桡神经浅支和桡动脉掌浅支。深层有桡动、静脉等。

【主治】①咳嗽，气喘；②无脉症；③手腕疼痛。

【操作】避开桡动脉，直刺0.3～0.5寸。

8. 鱼际　Yújì　荥穴

【定位】第1掌骨桡侧中点，赤白肉际处。

【解剖】皮肤→皮下组织→拇短展肌→拇对掌肌→拇短屈肌。浅层有正中神经掌皮支及桡神经浅支。深层有正中神经肌支和尺神经肌支等。

【主治】①咳嗽，气喘，咯血；②咽干，咽喉肿痛，失音；③掌中热。

【操作】直刺0.5～0.8寸。

9. 少商　Shàoshāng　井穴

【定位】拇指末节桡侧，指甲根角侧上方0.1寸（指寸）。

【解剖】 皮肤→皮下组织→指甲根。有正中神经的指掌侧固有神经之指背支和拇主要动、静脉与第1掌背动、静脉分支所形成的动、静脉网。

【主治】 ①咽喉肿痛，鼻衄，咳嗽，高热；②昏迷，癫狂；③指腕挛痛。

【操作】 浅刺0.1寸，或点刺出血。

二、手阳明大肠经及其常用腧穴

视频：大肠经腧穴定位

（一）经脉循行

《灵枢·经脉》

大肠手阳明之脉，起于大指次指①之端，循指上廉②，出合谷两骨③之间，上入两筋④之中，循臂上廉⑤，入肘外廉⑥，上臑外前廉，上肩，出髃骨⑦之前廉，上出于柱骨之会上⑧，下入缺盆⑨，络肺，下膈，属大肠。

其支者，从缺盆上颈，贯颊，入下齿中，还出挟口，交人中，左之右，右之左，上挟鼻孔（图3-8）。

注释：①大指次指：大指侧的次指，即示指。②指上廉：示指的桡侧边。此按曲肘立拳位描述，故称上廉。③合谷两骨：指第1、2掌骨，因其分歧，合称歧骨。④两筋：指拇长伸肌腱与拇短伸肌腱。⑤臂上廉：前臂桡侧，此按曲肘立拳体位，故称上廉，即阳溪至曲池穴之间。⑥肘外廉：肘横纹外侧，约曲池穴部。⑦髃骨：音隅，指肩胛骨肩峰部。⑧柱骨之会上：柱骨，指颈椎；会上，指大椎穴。⑨缺盆：锁骨上窝部；缺盆骨即锁骨，其上有缺盆穴。

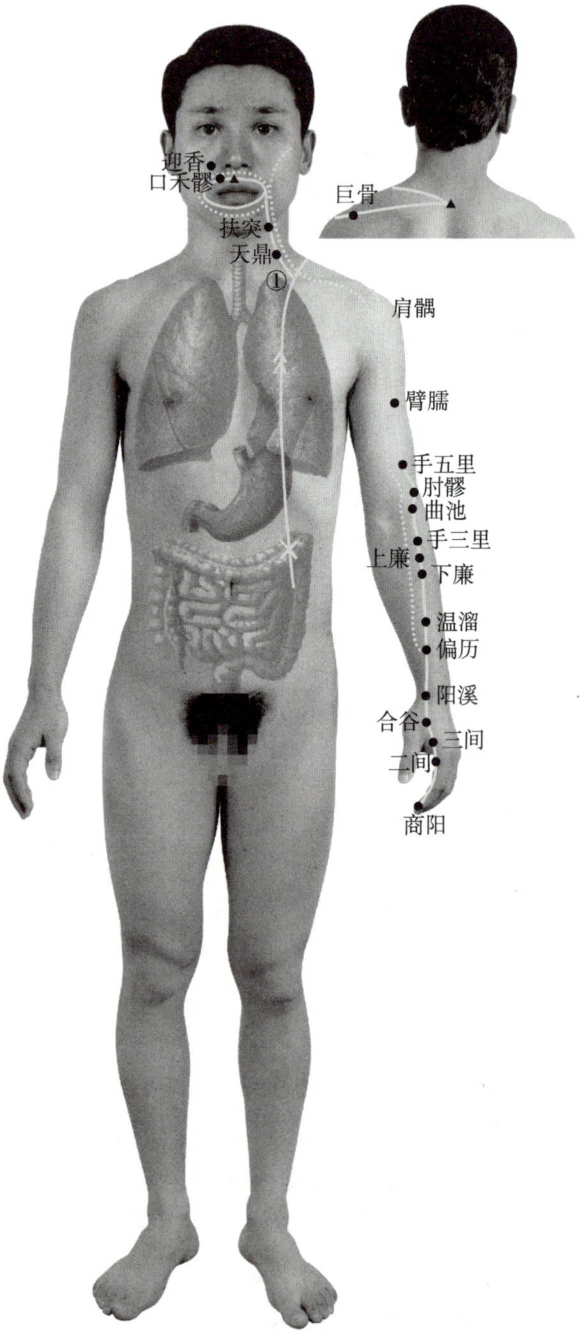

图3-8 手阳明大肠经经脉循行示意图

①为经脉分支序号。

（二）常用腧穴

手阳明大肠经常用腧穴见图3-9，各穴的定位、解剖、主治和操作如下。

1. 商阳 Shāngyáng 井穴

【定位】 示指末节桡侧，指甲根角侧上方0.1寸（指寸）。

【解剖】 皮肤→皮下组织→指甲根。有正中神经的指掌侧固有神经之指背支和示指桡侧

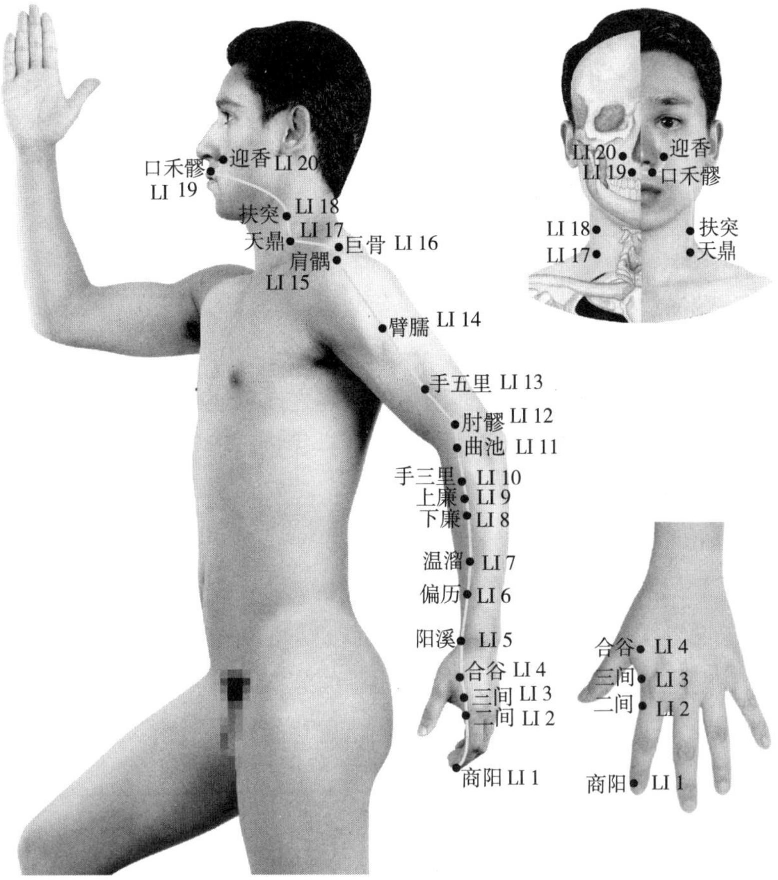

图3-9 手阳明大肠经常用腧穴示意图

LI为手阳明大肠经（Large Intestine Meridian）。

动、静脉与第1掌背动、静脉分支所形成的动、静脉网。

【主治】 ①咽喉肿痛，齿痛，颊肿，耳聋；②热病，昏迷；③手指麻木。

【操作】 浅刺0.1寸，或点刺出血。

2. 合谷 Hégǔ 原穴

【定位】 在手背，第2掌骨桡侧的中点处。

【解剖】 皮肤→皮下组织→第1骨间背侧肌→拇收肌。浅层布有桡神经浅支、有手背静脉网桡侧部和第1掌背动、静脉的分支或属支。深层布有尺神经深支的分支等。

【主治】 ①头痛，齿痛，目赤肿痛，咽喉肿痛，鼻衄，耳聋，口眼歪斜，口噤；②恶寒发热，热病无汗或多汗；③滞产，经闭，痛经；④上肢不遂，指臂疼痛。

【操作】 直刺0.5～1.0寸。孕妇慎用。

3. 阳溪 Yángxī 经穴

【定位】 腕背侧远端横纹桡侧，桡骨茎突远端，解剖学"鼻烟窝"凹陷中。

【解剖】 皮肤→皮下组织→拇长伸肌腱与拇短伸肌腱之间→桡侧腕长伸肌腱的前方。浅层布有头静脉和桡神经浅支。深层分布桡动、静脉的分支或属支。

【主治】 ①目赤肿痛，齿痛，咽喉肿痛，头痛；②手腕痛。

【操作】 直刺0.5～0.8寸。

4. 偏历　Piānlì　络穴

【定位】腕背侧远端横纹上3寸，阳溪与曲池连线上。

【解剖】皮肤→皮下组织→拇短伸肌→桡侧腕长伸肌腱→拇长展肌腱。浅层布有头静脉的属支，前臂外侧皮神经和桡神经浅支。深层有桡神经的骨间后神经分支。

【主治】①齿痛，鼻衄，咽喉肿痛，耳鸣；②水肿，小便不利；③手臂酸痛无力。

【操作】直刺或斜刺0.5～0.8寸。

5. 温溜　Wēnliū　郄穴

【定位】腕背侧远端横纹上5寸，阳溪与曲池连线上。

【解剖】皮肤→皮下组织→桡侧腕长伸肌腱→桡侧腕短伸肌。浅层布有头静脉，前臂外侧皮神经和前臂后皮神经。深层在桡侧腕长伸肌和桡侧腕短伸肌腱之前有桡神经浅支。

【主治】①头痛，面肿，咽喉肿痛；②腹痛，肠鸣；③热病；④肩背酸痛。

【操作】直刺0.5～1.0寸。

6. 手三里　Shǒusānlǐ

【定位】肘横纹下2寸，阳溪与曲池连线上。

【解剖】皮肤→皮下组织→桡侧腕长伸肌→桡侧腕短伸肌→指伸肌的前方→旋后肌。浅层布有前臂外侧皮神经、前臂后皮神经。深层有桡侧返动、静脉的分支或属支及桡神经深支。

【主治】①齿痛，颊肿；②肘臂疼痛，上肢不遂，肩背痛，腰痛；③腹痛，腹泻。

【操作】直刺1.0～1.5寸。

7. 曲池　Qūchí　合穴

【定位】屈肘成直角，尺泽与肱骨外上髁连线的中点凹陷处。

【解剖】皮肤→皮下组织→桡侧腕长伸肌和桡侧腕短伸肌→肱桡肌。浅层布有头静脉的属支和前臂后皮神经。深层有桡神经，桡侧返动、静脉和桡侧副动静脉间的吻合支。

【主治】①咽喉肿痛，齿痛，目赤肿痛，热病；②瘾疹，湿疹，瘰疬；③手臂肿痛，上肢不遂；④眩晕，癫狂。

【操作】直刺1～1.5寸。

8. 肩髃　Jiānyú

【定位】肩峰外侧缘前端与肱骨大结节两骨间凹陷中。

取法：屈臂外展，肩峰外侧缘前后端呈现两个凹陷，前一较深凹陷即肩髃，后一凹陷为肩髎。

【解剖】皮肤→皮下组织→三角肌→三角肌下囊→冈上肌腱。浅层有锁骨上外侧神经、臂外侧上皮神经。深层有旋肱后动、静脉和腋神经的分布。

【主治】①上肢不遂，肩臂疼痛；②风疹，瘿气。

【操作】直刺或向下斜刺0.8～1.5寸。可灸。

9. 迎香　Yíngxiāng

【定位】鼻翼外缘中点旁，鼻唇沟中。

【解剖】皮肤→皮下组织→提上唇肌。浅层有上颌神经的眶下神经分支。深层有面动、静脉的分支或属支，面神经颊支。

【主治】①鼻渊，鼻衄；②口眼歪斜，面痒。

【操作】向内上方斜刺或平刺0.3～0.5寸。

三、足阳明胃经及其常用腧穴

（一）经脉循行

《灵枢·经脉》

胃足阳明之脉，起于鼻，交頞[①]中，旁约[②]太阳之脉，下循鼻外，入上齿中，还出挟口，环唇，下交承浆，却循颐[③]后下廉，出大迎，循颊车，上耳前，过客主人[④]，循发际，至额颅[⑤]。

其支者，从大迎前，下人迎，循喉咙，入缺盆，下膈，属胃，络脾。

其直者，从缺盆下乳内廉，下挟脐，入气街[⑥]中。

其支者，起于胃口[⑦]，下循腹里，下至气街中而合。以下髀关，抵伏兔，下膝膑中，下循胫外廉下足跗[⑧]，入中指内间[⑨]。

其支者，下膝三寸而别，下入中指外间。

其支者，别跗上，入大指间[⑩]，出其端（图3-10）。

注释：①頞：音厄，指鼻根凹陷处。②约：交会之义，指与足太阳经交会于目旁。③却循颐：却，退却；颐，音疑，指下颌部。④客主人：即上关穴。⑤额颅：即前额。⑥气街：此为气冲穴处。⑦胃口：指胃下口的幽门部。⑧足跗：即足背。⑨中指内间：指中趾与次趾间。"指"同"趾"。⑩大指间：指大趾与次趾间。

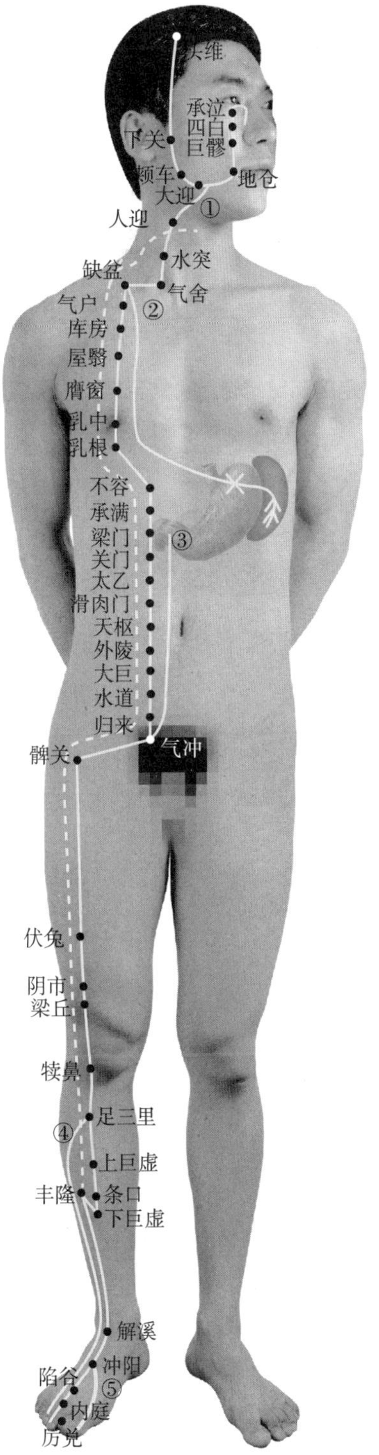

× 经脉"属"脏腑符号

经脉"络"脏腑符号

图3-10　足阳明胃经经脉循行示意图

①②③④⑤为经脉分支序号。

（二）常用腧穴

足阳明胃经常用腧穴见图3-11、图3-12，各穴的定位、解剖、主治、操作如下。

1. 承泣　Chéngqì

【定位】 眼球与眶下缘之间，瞳孔直下。

【解剖】 皮肤→皮下组织→眼轮匝肌→眶脂体→下斜肌。浅层布有眶下神经的分支，面神经的颧支。深层有动眼神经的分支，眼动、静脉的分支或属支。

【主治】 ①目赤肿痛，迎风流泪，夜盲，近视，

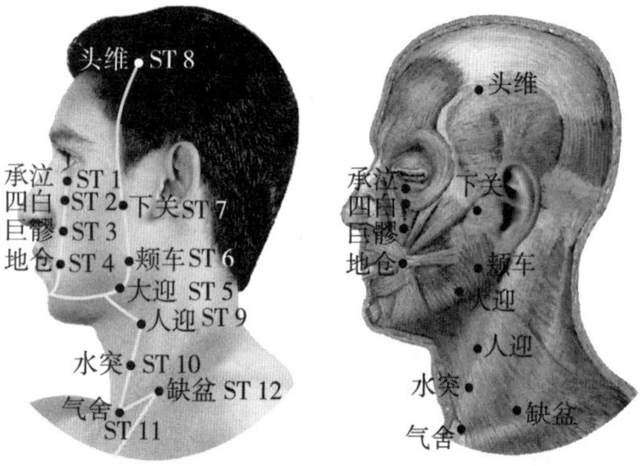

图3-11　足阳明胃经常用腧穴示意图（头项部）

ST为足阳明胃经（Stomach Meridian）。

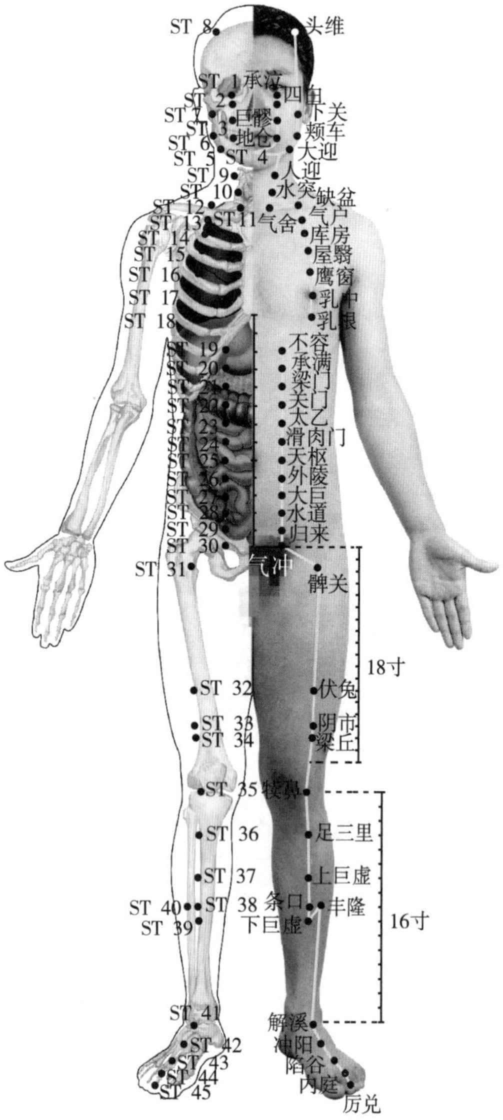

图3-12　足阳明胃经常用腧穴示意图

眼睑瞤动；②口眼歪斜。

【操作】 嘱患者闭目，医生押手轻轻固定眼球，刺手持针，于眶下缘和眼球之间缓慢直刺0.5～1.0寸，不宜提插捻转，以防刺破血管引起血肿。出针后以棉签按压针孔片刻。

2. 四白　Sìbái

【定位】 眶下孔处。

【解剖】 皮肤→皮下组织→眼轮匝肌、提上唇肌→眶下孔或上颌骨。浅层布有眶下神经的分支，面神经的颧支。深层在眶下孔内有眶下动静脉和神经穿出。

【主治】 ①目赤肿痛，目翳，迎风流泪，眼睑瞤动；②面痛，面肌抽搐，口眼歪斜；③头痛，眩晕。

【操作】 直刺0.3～0.5寸，或沿皮透刺睛明，或向外上方斜刺0.5寸入眶下孔。

3. 地仓　Dìcāng

【定位】 口角旁开0.4寸（指寸）。取法：口角旁，在鼻唇沟或鼻唇沟延长线上。

【解剖】 皮肤→皮下组织→口轮匝肌→降口角肌。布有三叉神经的颊支和眶下支，面动、静脉的分支或属支。

【主治】 口眼歪斜，语言謇涩，流涎。

【操作】 斜刺或平刺0.5～0.8寸，或向迎香、颊车方向透刺1～2寸。

4. 大迎　Dàyíng

【定位】 下颌角前方，咬肌附着部的前缘凹陷中，面动脉搏动处。

【解剖】 皮肤→皮下组织→降口角肌与颈阔肌→咬肌前缘。浅层布有三叉神经第3支下颌神经的颊神经，面神经的下颌缘支。深层有面动、静脉。

【主治】 口眼歪斜，面肌抽搐，口噤，颊肿，齿痛。

【操作】 避开动脉直刺0.3～0.5寸，或向地仓方向斜刺。

5. 颊车　Jiáchē

【定位】 下颌角前上方一横指（中指）。

取法：沿下颌角角平分线上一横指，闭口咬紧牙时咬肌隆起，放松时按之有凹陷处。

【解剖】 皮肤→皮下组织→咬肌。布有耳大神经的分支，面神经下颌缘支的分支。

【主治】 口眼歪斜，齿痛，颊肿，口噤。

【操作】 直刺0.3～0.5寸，或向地仓方向透刺1.5～2.0寸。

6. 下关 Xiàguān

【定位】 颧弓下缘中央与下颌切迹之间凹陷中。

取法：闭口，上关直下，颧弓下缘凹陷中。

【解剖】 皮肤→皮下组织→腮腺→咬肌与颞骨颧突之间→翼外肌。浅层布有耳颞神经的分支，面神经的颧支，面横动、静脉等。深层有上颌动、静脉，舌神经，下牙槽神经，脑膜中动脉和翼丛等。

【主治】 ①齿痛，颊肿，口眼歪斜，牙关不利；②耳聋，耳鸣。

【操作】 直刺或斜刺0.5～1.0寸。

7. 头维 Tóuwéi

【定位】 额角发际直上0.5寸，头正中线旁开4.5寸。

【解剖】 皮肤→皮下组织→颞肌上缘的帽状腱膜→腱膜下疏松结缔组织→颅骨外膜。布有耳颞神经的分支，面神经的额支，颞浅动、静脉的额支等。

【主治】 ①头痛；②目痛，流泪，目视不明，眼睑瞤动。

【操作】 向后平刺0.5～0.8寸，或横刺透率谷。

8. 人迎 Rényíng

【定位】 横平喉结，胸锁乳突肌前缘，颈总动脉搏动处。

【解剖】 皮肤→皮下组织和颈阔肌→颈固有筋膜浅层及胸锁乳突肌前缘→颈固有筋膜深层和肩胛舌骨肌后缘→咽缩肌。浅层布有颈横神经，面神经颈支。深层有甲状腺上动、静脉的分支或属支，舌下神经袢的分支等。

【主治】 ①头痛，眩晕；②气喘；③咽喉肿痛，瘰疬，瘿气。

【操作】 避开动脉直刺0.3～0.8寸。慎灸。

9. 梁门 Liángmén

【定位】 脐中上4寸，前正中线旁开2寸。

【解剖】 皮肤→皮下组织→腹直肌鞘前壁→腹直肌。浅层布有第7、8、9胸神经前支的外侧皮支和前皮支及腹壁浅静脉。深层有腹壁上动、静脉的分支或属支，第7、8、9胸神经前支的肌支。

【主治】 脘腹痞胀，腹痛，泄泻，食欲不振。

【操作】 直刺0.5～1.0寸。

10. 天枢 Tiānshū　大肠募穴

【定位】 横平脐中，前正中线旁开2寸。

【解剖】 皮肤→皮下组织→腹直肌鞘前壁→腹直肌。浅层布有第9、10、11胸神经前支的外侧皮支和前皮支及脐周静脉网。深层有腹壁上、下动、静脉的吻合支，第9、10、11胸神经前支的肌支。

【主治】 ①腹痛，腹胀，肠鸣，泄泻，便秘；②月经不调，痛经。

【操作】 直刺1.0～1.5寸。

11. 水道 Shuǐdào

【定位】 脐中下3寸，前正中线旁开2寸。

【解剖】 皮肤→皮下组织→腹直肌鞘前壁外侧缘→腹直肌外侧缘。浅层布有第11、12胸神经前支和第1腰神经前支的前皮支及外侧皮支，腹壁浅动、静脉。深层有第11、12胸神经前支的肌支。

【主治】 ①小便不利；②小腹胀满；③疝气；④痛经，不孕。

【操作】 直刺1.0～1.5寸。

12. 归来 Guīlái

【定位】 脐中下4寸，前正中线旁开2寸。

【解剖】 皮肤→皮下组织→腹直肌鞘前壁外侧缘→腹直肌外侧缘。浅层布有第11、12胸神经前支和第1腰神经前支的外侧皮支及前皮支，腹壁浅动、静脉的分支或属支。深层有腹壁下动、静脉的分支或属支和第11、12胸神经前支的肌支。

【主治】 ①小腹疼痛，疝气；②月经不调，带下。

【操作】 直刺1.0～1.5寸。

13. 伏兔 Fútù

【定位】 髌底上6寸，髂前上棘与髌底外侧端的连线上。

【解剖】 皮肤→皮下组织→股直肌→股中间肌。浅层布有股外侧静脉，股神经前皮支及股外侧皮神经。深层有旋股外侧动、静脉的降支，股神经的肌支。

【主治】 下肢痿痹，膝冷，脚气。

【操作】 直刺1～2寸。

14. 梁丘 Liángqiū 郄穴

【定位】 髌底上2寸，股外侧肌与股直肌肌腱之间。

【解剖】 皮肤→皮下组织→股直肌腱与股外侧肌之间→股中间肌腱的外侧。浅层布有股神经的前皮支和股外侧皮神经。深层有旋股外侧动、静脉的降支和股神经的肌支。

【主治】 ①胃痛；②乳痈，乳痛；③膝肿痛，下肢不遂。

【操作】 直刺1.0～1.5寸。

15. 犊鼻 Dúbí

【定位】 髌韧带外侧凹陷中。取法：屈膝，髌骨外下方的凹陷中。

【解剖】 皮肤→皮下组织→髌韧带与髌外侧支持带之间→膝关节囊、翼状皱襞。浅层布有腓肠外侧皮神经，股神经前皮支，隐神经的髌下支和膝关节动、静脉网。深层有膝关节腔。

【主治】 膝肿痛、屈伸不利，脚气。

【操作】 屈膝，向后内斜刺1.0～1.5寸。

16. 足三里 Zúsānlǐ 合穴，胃下合穴

【定位】 犊鼻下3寸，胫骨前嵴外1横指处，犊鼻与解溪连线上。

【解剖】 皮肤→皮下组织→胫骨前肌→小腿骨间膜→胫骨后肌。浅层布有腓肠外侧皮神经。深层有胫前动、静脉的分支或属支。

【主治】 ①胃痛，呕吐，呃逆，腹胀，腹痛，肠鸣，泄泻，便秘；②热病，癫狂；③乳痈；④虚劳诸证；⑤下肢痿痹。

【操作】 直刺1～2寸。

17. 上巨虚　Shàngjùxū　大肠下合穴

【定位】 犊鼻下6寸，犊鼻与解溪连线上。

【解剖】 皮肤→皮下组织→胫骨前肌→小腿骨间膜→胫骨后肌。浅层布有腓肠外侧皮神经。深层有胫前动、静脉和腓深神经。

【主治】 ①腹痛，泄泻，便秘，肠鸣，肠痈；②半身不遂，下肢痿痹，脚气。

【操作】 直刺1.0～1.5寸。

18. 条口　Tiáokǒu

【定位】 犊鼻下8寸，犊鼻与解溪连线上。

【解剖】 皮肤→皮下组织→胫骨前肌→小腿骨间膜→胫骨后肌。浅层布有腓肠外侧皮神经。深层有胫前动、静脉和腓深神经。

【主治】 ①下肢痿痹；②肩臂痛；③脘腹疼痛。

【操作】 直刺1.0～1.5寸。

19. 下巨虚　Xiàjùxū　小肠下合穴

【定位】 犊鼻下9寸，犊鼻与解溪连线上。

【解剖】 皮肤→皮下组织→胫骨前肌→小腿骨间膜→胫骨后肌。浅层布有腓肠外侧皮神经。深层有胫前动、静脉和腓深神经。

【主治】 ①小腹疼痛，泄泻，腰脊痛引睾丸；②乳痈；③半身不遂，下肢痿痹。

【操作】 直刺1.0～1.5寸。

20. 丰隆　Fēnglóng　络穴

【定位】 外踝尖上8寸，胫骨前肌的外缘，条口外侧1横指处。

【解剖】 皮肤→皮下组织→趾长伸肌→长伸肌→小腿骨间膜→胫骨后肌。浅层布有腓肠外侧皮神经。深层有胫前动、静脉的分支或属支和腓深神经的分支。

【主治】 ①腹痛，腹胀，便秘；②咳嗽，哮喘，痰多，咽喉肿痛，胸痛；③头痛，眩晕，癫狂；④下肢不遂、痿痹。

【操作】 直刺1.0～1.5寸。

21. 解溪　Jiěxī　经穴

【定位】 踝关节前面中央凹陷中，踇长伸肌腱与趾长伸肌腱之间。

【解剖】 皮肤→皮下组织→踇长伸肌腱与趾长伸肌腱之间→距骨。浅层布有足背内侧皮神经及足背皮下静脉。深层有腓深神经和胫前动、静脉。

【主治】 ①头痛，眩晕，癫狂；②腹胀，便秘；③下肢痿痹，足踝无力。

【操作】 直刺0.5～1.0寸。

22. 内庭　Nèitíng　荥穴

【定位】 第2、3趾间，趾蹼缘后方赤白肉际处。

【解剖】 皮肤→皮下组织→在第2与第3趾的趾长、短伸肌腱之间→第2、3跖骨头之间。浅层布有足背内侧皮神经的趾背神经和足背静脉网。深层有趾背动、静脉。

【主治】 ①齿痛，咽喉肿痛，鼻衄，口眼歪斜；②腹胀，泄泻，食欲不振；③热病；④足背肿痛。

【操作】 直刺或向上斜刺0.5～1.0寸。

四、足太阴脾经及其常用腧穴

（一）经脉循行

《灵枢·经脉》

脾足太阴之脉，起于大指之端，循指内侧白肉际[①]，过核骨[②]后，上内踝前廉，上腨[③]内，循胫骨后，交出厥阴[④]之前，上膝股内前廉，入腹，属脾，络胃，上膈，挟咽[⑤]，连舌本[⑥]，散舌下。

其支者，复从胃，别上膈，注心中（图3-13）。

注释：①白肉际：又称赤白肉际，指手足两侧阴阳面的分界处。②核骨：指第1跖趾关节内侧的圆形突起。③腨：通作“踹”，指腓肠肌。④厥阴：指足厥阴肝经。⑤咽：指食道。⑥舌本：指舌根部。

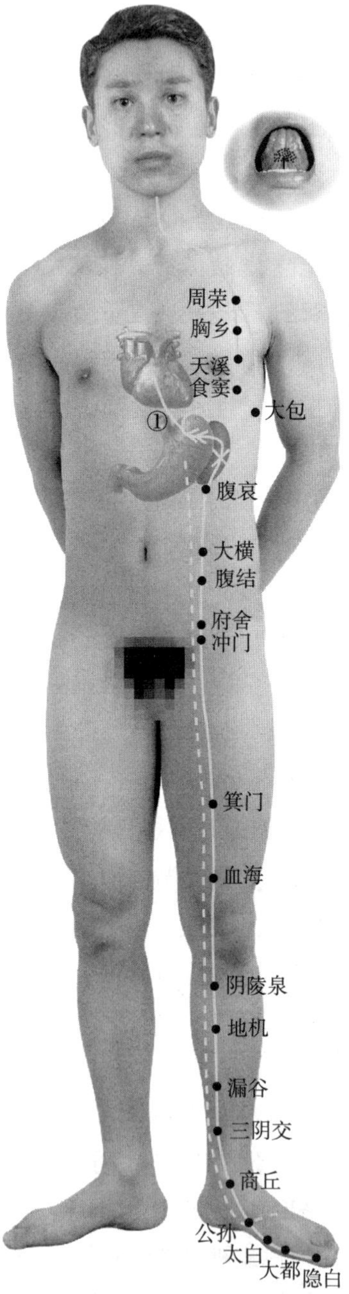

图3-13　足太阴脾经经脉循行示意图
①为经脉分支序号。

（二）常用腧穴

足太阴脾经的常用腧穴见图3-14，各穴的定位、解剖、主治和操作如下。

1. 隐白　Yǐnbái　井穴

【定位】 大趾末节内侧，趾甲根角侧后方0.1寸（指寸）。

【解剖】 皮肤→皮下组织→甲根。布有足背内侧皮神经的分支，趾背神经和趾背动、静脉。

【主治】 ①腹胀，泄泻，呕吐；②月经过多，崩漏；③便血，尿血，鼻衄；④昏厥。

【操作】 浅刺0.1寸。

2. 公孙　Gōngsūn　络穴，八脉交会穴（通冲脉）

【定位】 第1跖骨底的前下缘，赤白肉际处。

【解剖】 皮肤→皮下组织→展肌→短屈肌→长屈肌腱。浅层布有隐神经的足内缘支，足背静脉弓的属支。深层有足底内侧动、静脉的分支或属支，足底内侧神经的分支。

【主治】 ①胃痛，呕吐，腹痛，腹胀，泄泻；②心烦。

【操作】 直刺0.5～1.0寸。

3. 三阴交　Sǎnyīnjiāo　足太阴经、足少阴经、足厥阴经交会穴

【定位】 内踝尖上3寸，胫骨内侧缘后际。

【解剖】 皮肤→皮下组织→趾长屈肌→胫骨后肌→长

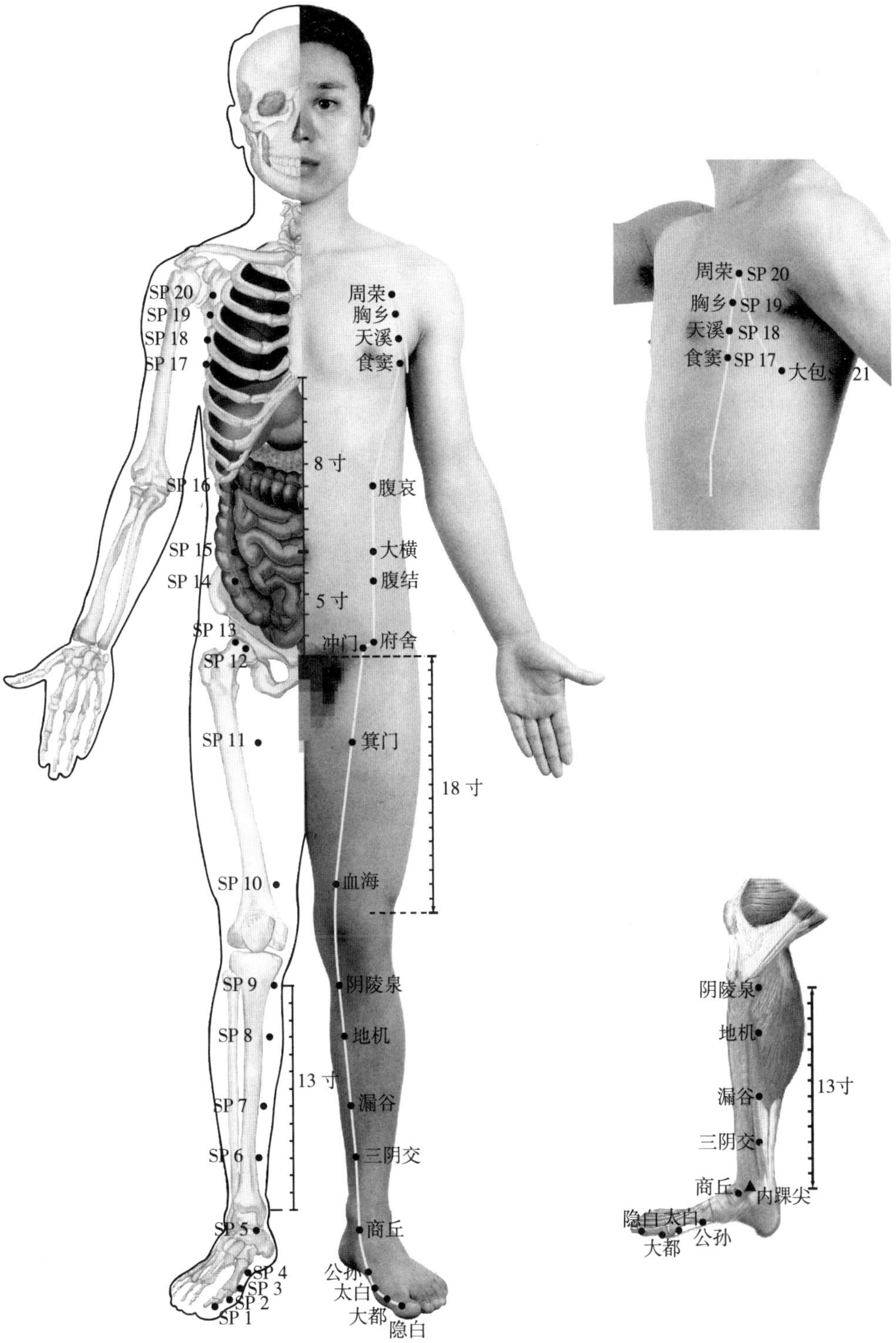

图3-14　足太阴脾经常用腧穴示意图

SP为足太阴脾经（Spleen Meridian）。

屈肌。浅层布有隐神经的小腿内侧皮支，大隐静脉的属支。深层有胫神经和胫后动、静脉。

【主治】 ①月经不调，崩漏，带下，阴挺，不孕，滞产；②遗精，阳痿，遗尿，小便不利，疝气；③腹胀，肠鸣，泄泻；④下肢痿痹。

【操作】 直刺1.0～1.5寸。孕妇禁用。

4. 地机 Dìjī 郄穴

【定位】 阴陵泉下3寸，胫骨内侧缘后际。

【解剖】 皮肤→皮下组织→腓肠肌→比目鱼肌。浅层布有隐神经的小腿内侧皮支和大隐静脉。深层有胫神经和胫后动、静脉。

【主治】 ①腹痛，泄泻；②月经不调，疝气。

【操作】 直刺1.0～1.5寸。

5. 阴陵泉 Yīnlíngquán 合穴

【定位】 胫骨内侧髁下缘与胫骨内侧缘之间的凹陷中。取法：用手指沿胫骨内缘由下往上推，至手指抵膝关节下方时，胫骨向内上弯曲的凹陷中即是本穴。

【解剖】 皮肤→皮下组织→半腱肌腱→腓肠肌内侧头。浅层布有隐神经的小腿内侧皮支，大隐静脉和膝降动脉分支。深层有膝下内侧动、静脉。

【主治】 ①腹痛，腹胀，泄泻；②小便不利，遗尿，妇人阴中痛，痛经，男子遗精；③水肿；④腰膝肿痛。

【操作】 直刺1～2寸。

6. 血海 Xuèhǎi

【定位】 髌底内侧端上2寸，股内侧肌隆起处。

【解剖】 皮肤→皮下组织→股内侧肌。浅层布有股神经前皮支，大隐静脉的属支。深层有股动、静脉的肌支和股神经的肌支。

【主治】 ①月经不调，经闭，崩漏；②湿疹，风疹。

【操作】 直刺1.0～1.5寸。

7. 大横 Dàhéng

【定位】 脐中旁开4寸。

【解剖】 皮肤→皮下组织→腹外斜肌→腹内斜肌→腹横肌。浅层布有第9、10、11胸神经前支的外侧皮支和胸腹壁静脉的属支。深层有第9、10、11胸神经前支的肌支及伴行的动、静脉。

【主治】 腹痛，泄泻，便秘。

【操作】 直刺1.0～1.5寸。

五、手少阴心经及其常用腧穴

（一）经脉循行

《灵枢·经脉》

心手少阴之脉，起于心中，出属心系[①]，下膈，络小肠。

其支者，从心系，上挟咽[②]，系目系[③]。

其直者，复从心系，却上肺，下出腋下，下循臑内后廉，行太阴、心主④之后，下肘内，循臂内后廉，抵掌后锐骨⑤之端，入掌内后廉⑥，循小指之内，出其端（图3-15）。

注释：①心系：指心的系带，主要是指与心相连的大血管等组织。②咽：指食管。③目系：指眼后与脑相连的组织。④太阴、心主：指手太阴肺经和手厥阴心包经。⑤掌后锐骨：指豌豆骨。⑥掌内后廉：指掌心的后边（尺侧）。

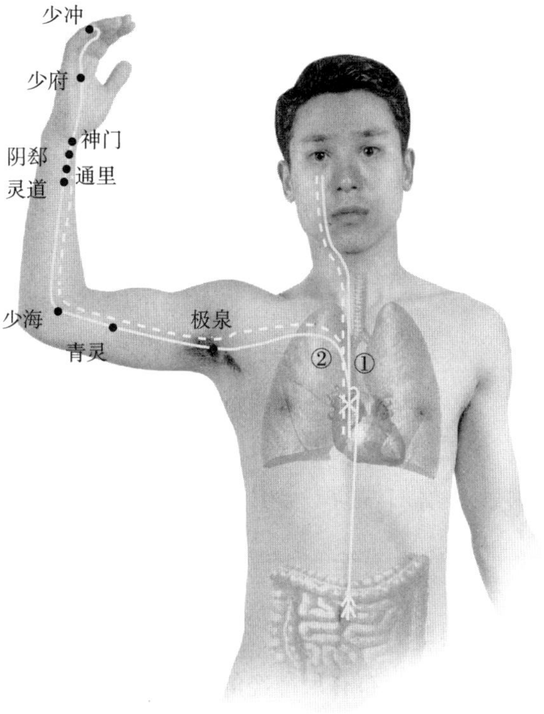

图3-15 手少阴心经经脉循行示意图

①②为经脉分支序号。

（二）常用腧穴

手少阴心经的常用腧穴见图3-16，各穴的定位、解剖、主治和操作如下。

1. 极泉 Jíquán

【定位】 腋窝中央，腋动脉搏动处。

【解剖】 皮肤→皮下组织→臂丛、腋动脉、腋静脉→背阔肌腱→大圆肌。浅层有肋间臂神经分布。深层有桡神经，尺神经，正中神经，前臂内侧皮神经，臂内侧皮神经，腋动、静脉等结构。

【主治】 ①心痛；②干呕，咽干；③瘰疬；④胁痛，肩臂痛。

【操作】 上臂外展，避开腋动脉，直刺或斜刺0.5～0.8寸。

2. 少海 Shàohǎi 合穴

【定位】 屈肘，横平肘横纹，肱骨内上髁前缘，在肘横纹内侧端与肱骨内上髁连线的中点处。

【解剖】 皮肤→皮下组织→旋前圆肌→肱肌。浅层布有前臂内侧皮神经，贵要静脉。深层有正中神经，尺侧返动、静脉和尺侧下副动、静脉的吻合支。

【主治】 ①心痛；②瘰疬；③胁痛，腋痛，肘臂挛痛。

【操作】 直刺0.5～1.0寸。

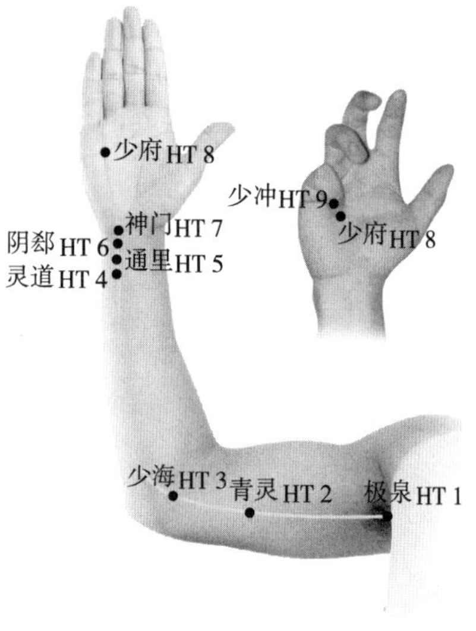

图3-16 手少阴心经常用腧穴

HT为手少阴心经（Heart Meridian）。

3. 神门 Shénmén 输穴，原穴

【定位】 掌侧远端横纹尺侧端，尺侧腕屈肌腱的桡侧缘凹陷处。

【解剖】 皮肤→皮下组织→尺侧腕屈肌腱桡侧缘。浅层有前臂内侧皮神经，贵要静脉属支和尺神经掌支。深层有尺动、静脉和尺神经。

【主治】 心痛，心烦，惊悸，痴呆，健忘，失眠，癫狂痫。

【操作】 直刺0.3～0.5寸。

4. 少府 Shàofǔ 荥穴

【定位】 右手掌面，横平第5掌指关节近端，第4、5掌骨之间。

取法：握拳，小指尖所指处取穴，横平劳宫。

【解剖】 皮肤→皮下组织→掌腱膜→无名指的浅、深屈肌腱与小指的浅、深屈肌腱之间→第4蚓状肌→第4骨间背侧肌。浅层有尺神经掌支分布。深层布有指掌侧总动、静脉，指掌侧固有神经（尺神经分支）。

【主治】 ①心悸，烦满，胸痛；②肘臂痛，掌中热，手指拘挛。

【操作】 直刺0.3～0.5寸。

5. 少冲 Shàochōng 井穴

【定位】 小指末节桡侧，指甲根角侧上方0.1寸（指寸）。

【解剖】 皮肤→皮下组织→指甲根。布有尺神经的指掌侧固有神经指背支和指掌侧固有动、静脉指背支形成的动、静脉网。

【主治】 ①心痛，心悸，心烦，神昏；②胁痛。

【操作】 浅刺0.1寸，或三棱针点刺出血。

六、手太阳小肠经及其常用腧穴

（一）经脉循行

《灵枢·经脉》

小肠手太阳之脉，起于小指之端，循手外侧上腕，出踝①中，直上循臂骨②下廉，出肘内侧两骨之间③，上循臑外后廉，出肩解④，绕肩胛，交肩上，入缺盆，络心，循咽⑤，下膈，抵胃，属小肠。

其支者，从缺盆循颈，上颊，至目锐眦⑥，却入耳中。

其支者，别颊，上𩑔⑦，抵鼻，至目内眦（斜络于颧）（图3-17）。

注释：①踝：此处指手腕后方的尺骨小头隆起处。②臂骨：指尺骨。③两骨之间：尺骨鹰嘴与肱骨内上髁之间骨。④肩解：指肩关节部。⑤咽：指食管。⑥目锐眦：目外眦，指外眼角。⑦𩑔：音桌，指眼眶的下方。

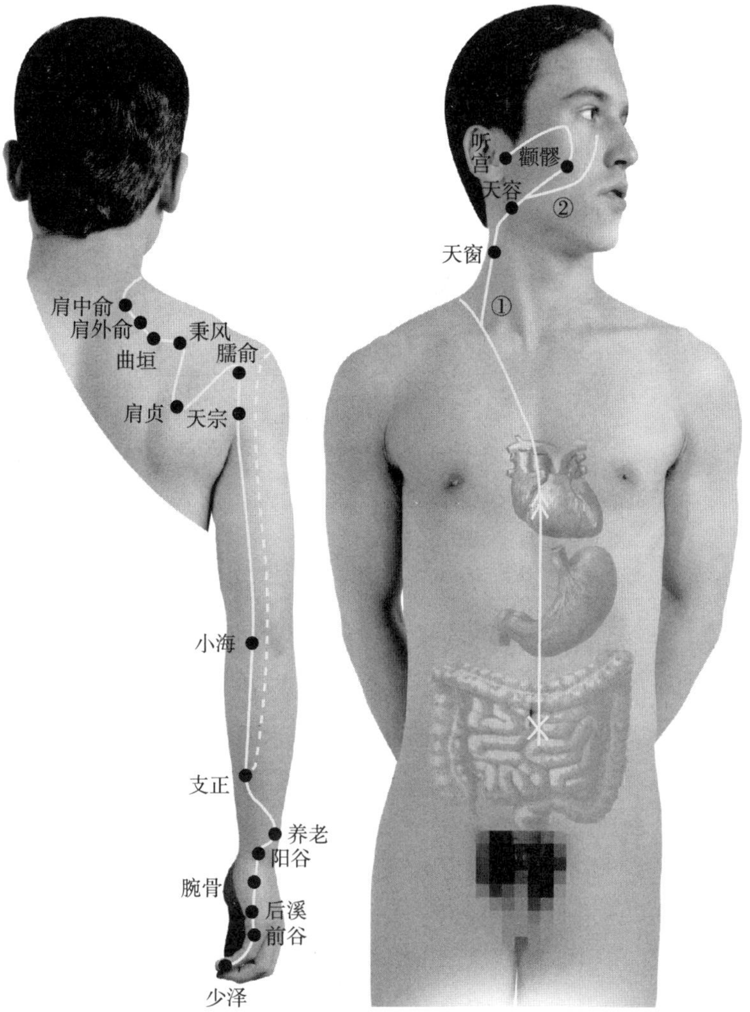

图3-17　手太阳小肠经经脉循行示意图

①②为经脉分支序号。

（二）常用腧穴

手太阳小肠经的常用腧穴见图3-18、图3-19，各穴的定位、解剖、主治和操作如下。

1. 少泽　Shàozé　井穴

【定位】 小指末节尺侧，指甲根角侧上方0.1寸（指寸）。

【解剖】 皮肤→皮下组织→指甲根。分布有尺神经指掌侧固有神经的指背支和小指尺掌侧动、静脉指背支形成的动、静脉网。

【主治】 ①乳痈，乳汁少；②目翳，咽喉肿痛；③热病，昏迷；④头痛，颈项强痛。

【操作】 浅刺0.1寸，或三棱针点刺出血，孕妇慎用。

2. 后溪　Hòuxī　输穴，八脉交会穴（通督脉）

【定位】 第5掌指关节尺侧近端赤白肉际凹陷中。

取法：半握拳，掌远侧横纹头（尺侧）赤白肉际处。

【解剖】 皮肤→皮下组织→小指展肌→小指短屈肌。浅层分布有神经手背支，尺神经掌支和皮下浅静脉等。深层有小指尺掌侧固有动、静脉和指掌侧固有神经。

【主治】 ①耳聋，目赤，鼻衄；②癫狂痫；③头痛，颈项强痛，肘臂痛。

【操作】 直刺0.5～1.0寸，或向合谷方向透刺。

3. 腕骨　Wàngǔ　原穴

【定位】 第5掌骨底与三角骨之间的赤白肉际凹陷中。

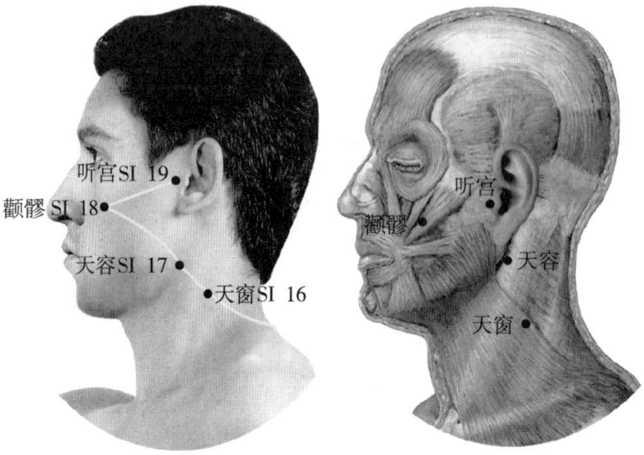

图3-18　手太阳小肠经常用腧穴示意图（头项部）

SI为手太阳小肠经（Small Intestine Meridian）。

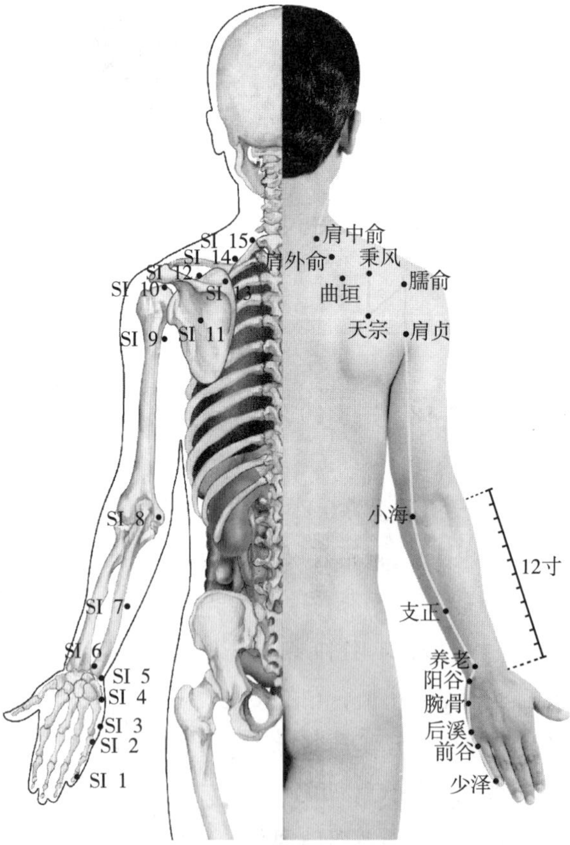

图3-19　手太阳小肠经常用腧穴示意图

【解剖】 皮肤→皮下组织→小指展肌→豆掌韧带。浅层布有前臂内侧皮神经，尺神经掌支，尺神经手背支和浅静脉等。深层有尺动、静脉的分支或属支。

【主治】 ①耳鸣，目翳；②黄疸；③热病，惊风，抽搐；④头痛，颈项强痛，肩臂腕指痛。

【操作】 直刺0.3～0.5寸。

4. 养老 Yǎnglǎo 郄穴

【定位】 腕背横纹上1寸，尺骨头桡侧凹陷中。

取法：掌心向下，用一手指按在尺骨头的最高点上，然后手掌旋后，当手指滑入的骨缝中。

【解剖】 皮肤→皮下组织→尺侧腕伸肌腱。浅层布有前臂内侧皮神经，前臂后皮神经，尺神经手背支和贵要静脉属支。深层有腕背动、静脉网。

【主治】 ①目视不明；②肩臂疼痛不举；③扭伤。

【操作】 以掌心向胸姿势，直刺或斜刺0.5～0.8寸。可灸。

5. 肩贞 Jiānzhēn

【定位】 肩关节后下方，腋后纹头直上1寸。

【解剖】 皮肤→皮下组织→三角肌后缘→肱三头肌长头→大圆肌→背阔肌腱。浅层布有第2肋间神经的外侧皮支和臂外侧上皮神经。深层有桡神经等结构。

【主治】 ①肩臂痛，上肢不遂；②瘰疬。

【操作】 直刺或向外斜刺1.0～1.5寸，或向前腋缝方向透刺，不宜向胸侧深刺。

6. 天宗 Tiānzōng

【定位】 肩胛冈中点与肩胛骨下角连线上1/3与下2/3交点凹陷中。

【解剖】 皮肤→皮下组织→斜方肌→冈下肌。浅层有第4胸神经后支的皮支和伴行的动静脉。深层布有肩胛上神经的分支和旋肩胛动、静脉的分支或属支。

【主治】 ①肩臂疼痛不举；②乳痛。

【操作】 直刺0.5～1.0寸。

7. 听宫 Tīnggōng

【定位】 耳屏正中与下颌骨髁突之间的凹陷中。

【解剖】 皮肤→皮下组织→外耳道软骨。布有耳颞神经，颞浅动、静脉耳前支的分支或属支等结构。

【主治】 ①耳鸣，耳聋；②齿痛。

【操作】 微张口，直刺1.0～1.5寸。

七、足太阳膀胱经及其常用腧穴

（一）经脉循行

《灵枢·经脉》

膀胱足太阳之脉，起于目内眦，上额，交巅[①]。

其支者，从巅至耳上角[②]。

其直者，从巅入络脑，还出别下项，循肩髆[③]内，挟脊抵腰中，入循膂[④]，络肾，属膀胱。

其支者，从腰中，下挟脊，贯臀，入腘中。

其支者，从膊内左右别下贯胛，挟脊内，过髀枢[5]，循髀外[6]后廉下合腘中，以下贯腨内，出外踝之后，循京骨[7]至小指外侧（图3-20）。

注释：①巅：指头顶最高处。②耳上角：指耳上方。③肩膊：指肩胛部。④膂：夹脊两旁的肌肉。⑤髀枢：指髋关节。⑥髀外：大腿外侧。⑦京骨：第5跖骨粗隆部，其下为京骨穴。

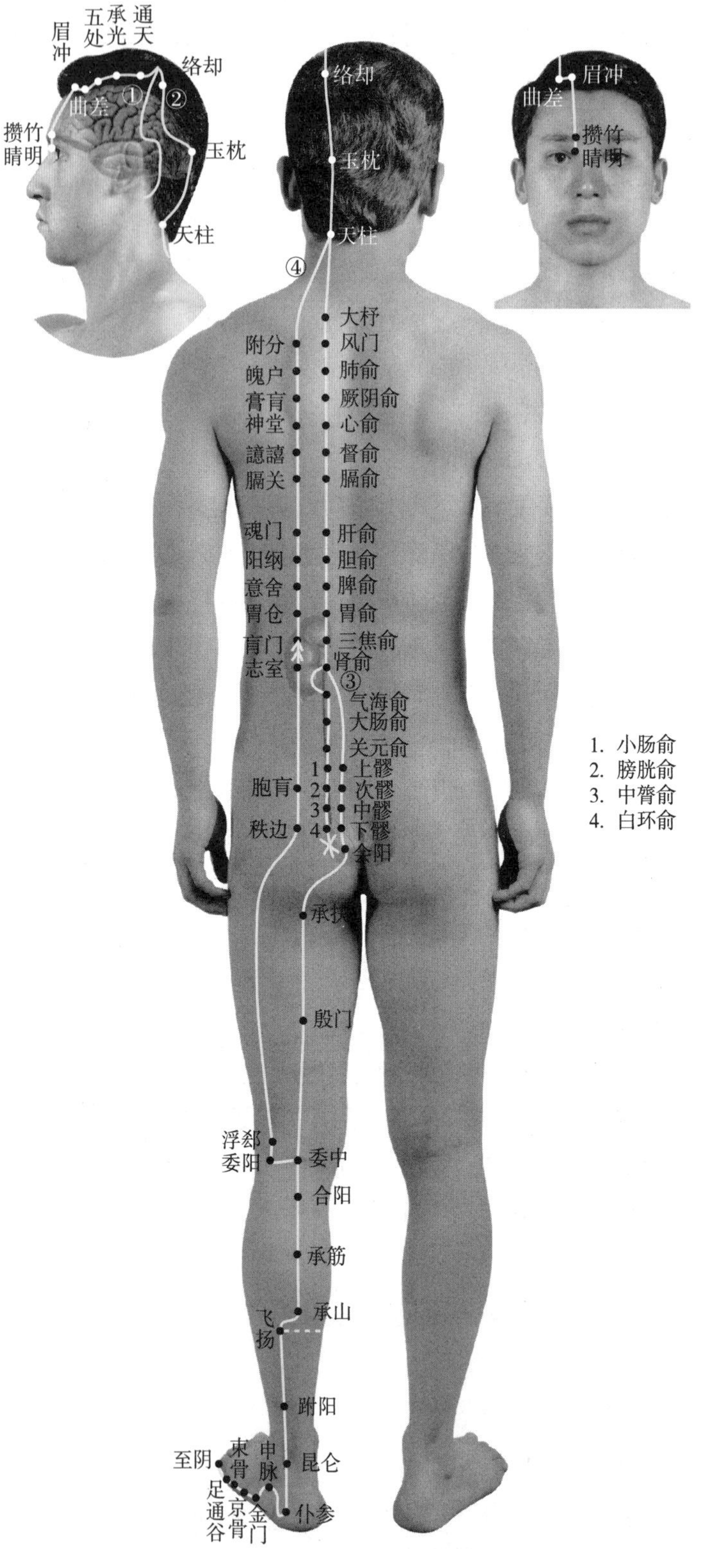

图3-20 足太阳膀胱经经脉循行示意图

①②③④为经脉分支序号。

（二）常用腧穴

足太阳膀胱经常用腧穴见图3-21、图3-22，各穴的定位、解剖、主治和操作如下。

1. 睛明 Jīngmíng

【定位】 目内眦内上方眶内侧壁凹陷中。

【解剖】 皮肤→皮下组织→眼轮匝肌→上泪小管上方→内直肌与筛骨眶板之间。浅层布有三叉神经眼支的滑车上神经，内眦动、静脉的分支或属支。深层有眼动、静脉的分支或属支，眼神经的分支和动眼神经的分支。

【主治】 ①近视，目赤肿痛，迎风流泪，目视不明，夜盲，目翳；②急性腰扭伤。

【操作】 嘱患者闭目，医者押手轻轻固定眼球，刺手持针，于眶内侧缘和眼球之间，靠近眶内缘缓慢直刺0.3～0.5寸，不宜提插捻转，出针时按压针孔片刻，以防出血引起血肿；禁灸。

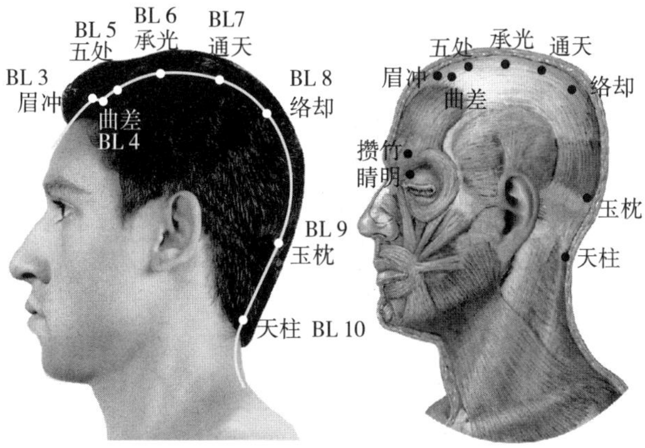

图3-21　足太阳膀胱经常用腧穴示意图（头部）

2. 攒竹　Cuánzhú

【定位】眉头凹陷中，额切迹处。

【解剖】皮肤→皮下组织→眼轮匝肌。浅层布有额神经的滑车上神经，眶上动、静脉的分支或属支。深层有面神经的颞支和颧支。

【主治】①头痛，眉棱骨痛；②目赤肿痛，目视不明，流泪，上睑下垂，口眼歪斜。

【操作】平刺0.3～0.5寸。禁灸。

3. 天柱　Tiānzhù

【定位】横平第2颈椎棘突上际，斜方肌外缘凹陷中，后正中线旁开1.3寸。

【解剖】皮肤→皮下组织→斜方肌→头夹肌的内侧头→半棘肌。浅层有第3颈神经后支的内侧支和皮下静脉。深层有枕大神经。

【主治】①头痛，眩晕；②目痛；③癫狂，痫病；④热病；⑤颈项强痛，肩背痛。

【操作】直刺或斜刺0.5～0.8寸，不可向内上方深刺。

4. 大杼　Dàzhù　八会穴（骨会）

【定位】第1胸椎棘突下，后正中线旁开1.5寸。

【解剖】皮肤→皮下组织→斜方肌→菱形肌→上后锯肌→颈夹肌→竖脊肌。浅层布有第1、2胸神经后支的内侧皮支和伴行的肋间后动、静脉背侧支的内侧皮支。深层有第1、2胸神经后支的肌支和相应的肋间后动、静脉背侧支的分支等。

【主治】①咳嗽，气喘；②发热；③颈项强痛，肩背痛。

【操作】斜刺0.5～0.8寸。

5. 风门　Fēngmén

【定位】第2胸椎棘突下，后正中线旁开1.5寸。

【解剖】皮肤→皮下组织→斜方肌→菱形肌→上后锯肌→颈夹肌→竖脊肌。浅层布有第2、3胸神经后支的内侧皮支和伴行的肋间后动、静脉背侧支的内侧皮支。深层有第2、3胸神经后支的肌支和相应的肋间后动、静脉背侧支的分支等。

【主治】①咳嗽，发热，头痛，鼻塞，流涕；②颈项强痛，胸背痛。

【操作】斜刺0.5～0.8寸。

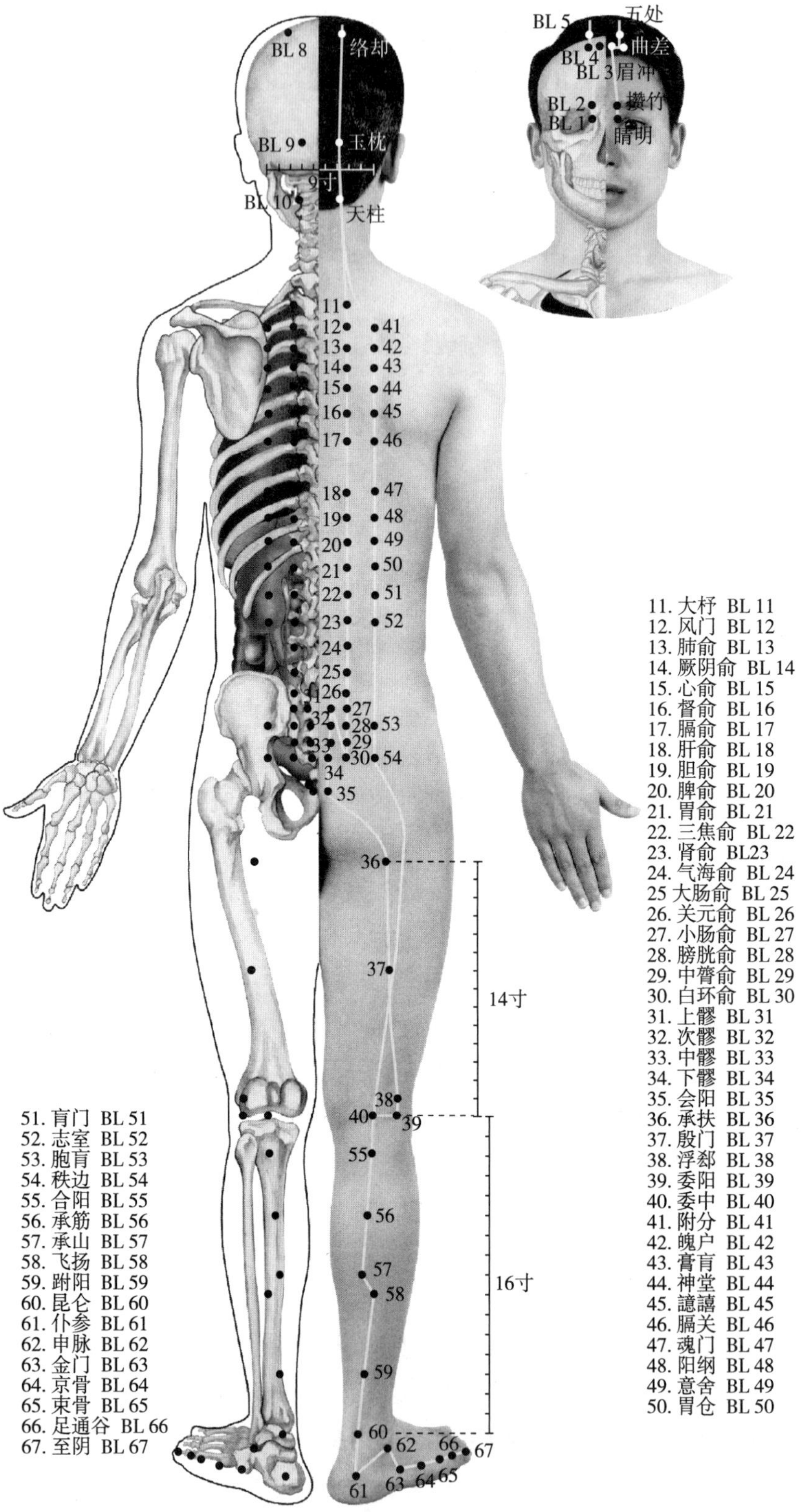

图3-22 足太阳膀胱经常用腧穴示意图

BL为足太阳膀胱经（Bladder Meridian）。

6. 肺俞　Fèishū　肺之背俞穴

【定位】 第3胸椎棘突下，后正中线旁开1.5寸。

【解剖】 皮肤→皮下组织→斜方肌→菱形肌→上后锯肌→竖脊肌。浅层布有第3、4胸神经后支的内侧皮支和伴行的肋间后动、静脉背侧支的内侧皮支。深层有第3、4胸神经后支的肌支和相应的肋间后动、静脉背侧支的分支或属支。

【主治】 ①咳嗽，气喘，肺痨，咯血；②潮热，盗汗。

【操作】 斜刺0.5～0.8寸。

7. 心俞　Xīnshū　心之背俞穴

【定位】 第5胸椎棘突下，后正中线旁开1.5寸。

【解剖】 皮肤→皮下组织→斜方肌→菱形肌下缘→竖脊肌。浅层布有第5、6胸神经后支的内侧皮支及伴行的动、静脉。深层有第5、6胸神经后支的肌支和相应的肋间后动、静脉背侧支的分支或属支。

【主治】 ①心痛，惊悸，失眠，健忘；②咳嗽，咯血，盗汗；③痫病。

【操作】 斜刺0.5～0.8寸。

8. 膈俞　Géshū　八会穴（血会）

【定位】 第7胸椎棘突下，后正中线旁开1.5寸。

【解剖】 皮肤→皮下组织→斜方肌→背阔肌→竖脊肌。浅层布有第7、8胸神经后支的内侧皮支和伴行的动、静脉。深层有第7、8胸神经后支的肌支和相应肋间后动、静脉背侧支的分支或属支。

【主治】 ①胃痛，呕吐，呃逆，吐血；②咳嗽，气喘；③潮热，盗汗；④瘾疹。

【操作】 斜刺0.5～0.8寸。

9. 肝俞　Gānshū　肝之背俞穴

【定位】 第9胸椎棘突下，后正中线旁开1.5寸。

【解剖】 皮肤→皮下组织→斜方肌→背阔肌→下后锯肌→竖脊肌。浅层有第9、10胸神经后支的皮支和伴行的动、静脉。深层有第9、10胸神经后支的肌支和相应的肋间后动、静脉的分支或属支。

【主治】 ①胁痛，黄疸；②目赤，目视不明，夜盲，流泪；③吐血；④眩晕，癫狂，痫病。

【操作】 斜刺0.5～0.8寸。

10. 脾俞　Píshū　脾之背俞穴

【定位】 第11胸椎棘突下，后正中线旁开1.5寸。

【解剖】 皮肤→皮下组织→背阔肌→下后锯肌→竖脊肌。浅层有第11、12胸神经后支皮支和伴行的动、静脉。深层有第11、12胸神经后支的肌支和相应的肋间、肋下动、静脉分支或属支。

【主治】 ①腹胀，呕吐，泄泻；②水肿，黄疸；③多食善饥；④背痛。

【操作】 斜刺0.5～1.0寸。

11. 肾俞　Shènshū　肾之背俞穴

【定位】 第2腰椎棘突下，后正中线旁开1.5寸。

【解剖】 皮肤→皮下组织→背阔肌腱膜和胸腰筋膜浅层→竖脊肌。浅层布有第2、3腰神经后支的皮支及伴行的动、静脉。深层有第2、3腰神经后支的肌支和相应腰动、静脉背侧支分支或属支。

【主治】①耳鸣，耳聋；②遗尿，遗精，阳痿，早泄，月经不调，带下，不孕；③腰痛。

【操作】直刺0.5～1.0寸。

12. 膏肓 Gāohuāng

【定位】第4胸椎棘突下，后正中线旁开3寸。

【解剖】皮肤→皮下组织→斜方肌→菱形肌→竖脊肌。浅层布有第4、5胸神经后支的皮支和伴行的动、静脉。深层有肩胛背神经，肩胛背动、静脉，第4、5胸神经后支的肌支和相应的肋间后动、静脉背侧支的分支或属支。

【主治】①咳嗽，气喘；②遗精；③羸瘦虚损，盗汗，肺痨。

【操作】斜刺0.5～0.8寸。

13. 委中 Wěizhōng 合穴，膀胱下合穴

【定位】腘横纹中点。

【解剖】皮肤→皮下组织→腓肠肌内、外侧头。浅层布有股后皮神经和小隐静脉。深层有胫神经，腘动、静脉和腓肠动脉等。

【主治】①小腹痛；②小便不利，遗尿；③腰背痛，下肢痿痹。

【操作】直刺1.0～1.5寸，或用三棱针点刺出血。

14. 承山 Chéngshān

【定位】腓肠肌两肌腹与肌腱交角处。当伸直小腿或足跟上提时，腓肠肌肌腹下出现尖角凹陷中。

【解剖】皮肤→皮下组织→腓肠肌→比目鱼肌。浅层布有小隐静脉和腓肠内侧皮神经。深层有胫神经和胫后动、静脉。

【主治】①痔，便秘；②腰背痛，小腿拘急疼痛。

【操作】直刺1～2寸。

15. 申脉 Shēnmài 八脉交会穴（通阳跷脉）

【定位】外踝尖直下，外踝下缘与跟骨之间凹陷中。

【解剖】皮肤→下组织→腓骨长肌腱→腓骨短肌腱→距跟外侧韧带。布有小隐静脉、腓肠神经的分支和外踝前动、静脉。

【主治】①失眠，头痛，眩晕，癫狂，痫病；②腰腿痛。

【操作】直刺0.3～0.5寸。

16. 至阴 Zhìyīn 井穴

【定位】小趾末节外侧，趾甲根角侧后方0.1寸（指寸）。

【解剖】皮肤→皮下组织→趾甲根。布有足背外侧皮神经的趾背神经和趾背动、静脉网。

【主治】①胎位不正，难产；②头痛，目痛；③鼻塞，鼻衄。

【操作】浅刺0.1寸，或点刺出血。胎位不正用灸法。

八、足少阴肾经及其常用腧穴

（一）经脉循行

《灵枢·经脉》

肾足少阴之脉，起于小指之下，邪①走足心，出于然骨②之下，循内踝之后，别入跟中，以上踹③内，出腘内廉，上股内后廉，贯脊④属肾，络膀胱。

其直者，从肾上贯肝、膈，入肺中，循喉咙，挟舌本。

其支者，从肺出，络心，注胸中（图3-23）。

注释：①邪：通“斜”。②然骨：指内踝前突起的舟骨粗隆。③踹：通“踹”，指腓肠肌。④贯脊：贯穿脊柱。

（二）常用腧穴

足少阴肾经常用腧穴见图3-24、图3-25，各穴的定位、解剖、主治和操作如下。

1. 涌泉 Yǒngquán 井穴

【定位】 当足底第2、3趾蹼缘与足跟连线的前1/3与后2/3的交点处。

【解剖】 皮肤→皮下组织→足底腱膜（跖腱膜）→第2趾足底总神经→第2蚓状肌。浅层布有足底内侧神经的分支。深层有第2趾足底总神经和第2趾足底总动、静脉。

【主治】 ①头顶痛，腰脊痛；②咽喉肿痛，失音，咽干；③便秘，小便不利；④足心热。

【操作】 直刺0.5～1.0寸。

2. 然谷 Rángǔ 荥穴

【定位】 足舟骨粗隆下方，赤白肉际处。

【解剖】 皮肤→皮下组织→展肌→趾长屈肌腱。浅层布有隐神经的小腿内侧皮支、足底内侧神经皮支和足背静脉网的属支。深层有足底内侧神经和足底内侧动、静脉。

【主治】 ①咯血，咽喉肿痛；②消渴；③月经不调，阴挺，阴痒，遗精，阳痿，小便不利；④小儿脐风；⑤足跗肿痛；⑥黄疸；⑦泄泻。

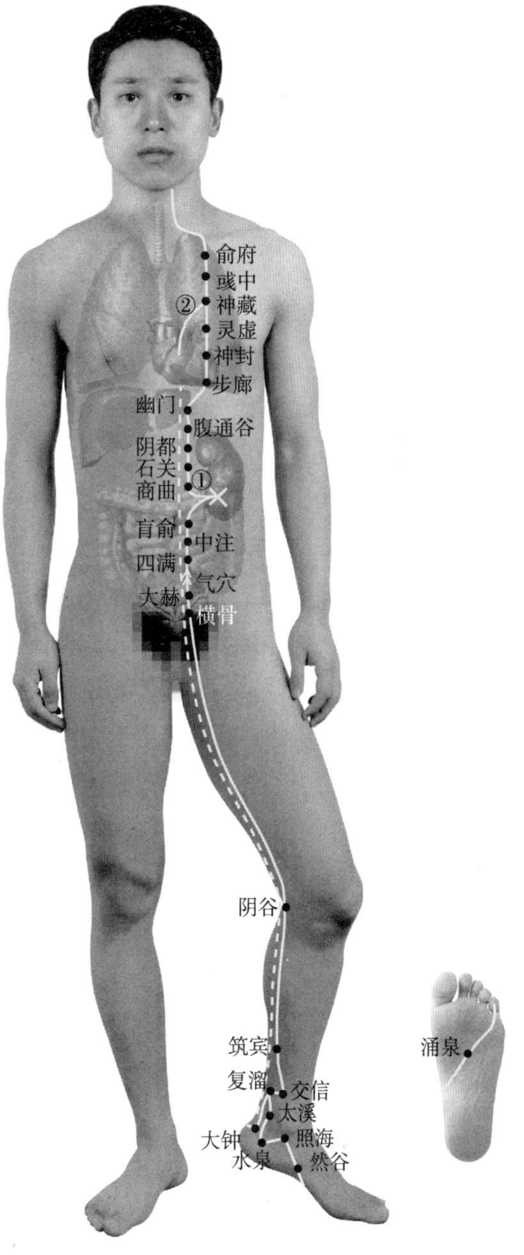

图3-23 足少阴肾经经脉循行示意图

①②为经脉分支序号。

【操作】 直刺0.5～1.0寸。

3. 太溪　Tàixī　输穴，原穴

【定位】 内踝尖与跟腱之间的凹陷中。

【解剖】 皮肤→皮下组织→胫骨后肌腱、趾长屈肌腱与跟腱、跖肌腱之间→长屈肌。浅层布有隐神经的小腿内侧皮支，大隐静脉的属支。深层有胫神经和胫后动、静脉。

【主治】 ①遗精，阳痿，小便频数，月经不调；②咳嗽，气喘，咯血，胸痛，咽喉肿痛，齿痛；③消渴；④便秘；⑤腰背痛，下肢冷痛。

【操作】 直刺0.5～1.0寸。

4. 复溜　Fùliū　经穴

【定位】 内踝尖上2寸，跟腱的前缘。

【解剖】 皮肤→皮下组织→跖肌腱和跟腱前方→长屈肌。浅层布有隐神经的小腿内侧皮支，大隐静脉的属支。深层有胫神经和胫后动、静脉。

【主治】 ①腹胀，泄泻；②多汗，无汗，水肿；③腰背痛，下肢痿痹。

【操作】 直刺0.5～1.0寸。

5. 肓俞　Huāngshū

【定位】 脐中旁开0.5寸。

【解剖】 皮肤→皮下组织→腹直肌鞘前壁→腹直肌。浅层布有脐周皮下静脉网，第9、10、11胸神经前支的前皮支及伴行的动、静脉。深层有腹壁上、下动、静脉吻合形成的动、静脉网，第9、10、11胸神经前支的肌支和相应的肋间动、静脉。

【主治】 腹痛，便秘。

【操作】 直刺1.0～1.5寸。

九、手厥阴心包经及其常用腧穴

（一）经脉循行

《灵枢·经脉》

心主手厥阴心包络之脉，起于胸中，

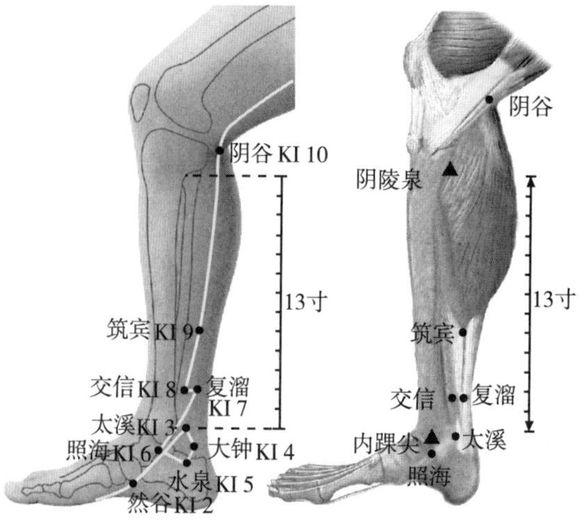

图3-24　足少阴肾经常用腧穴示意图（下肢部）

KI为足少阴肾经（Kidney Meridian）。

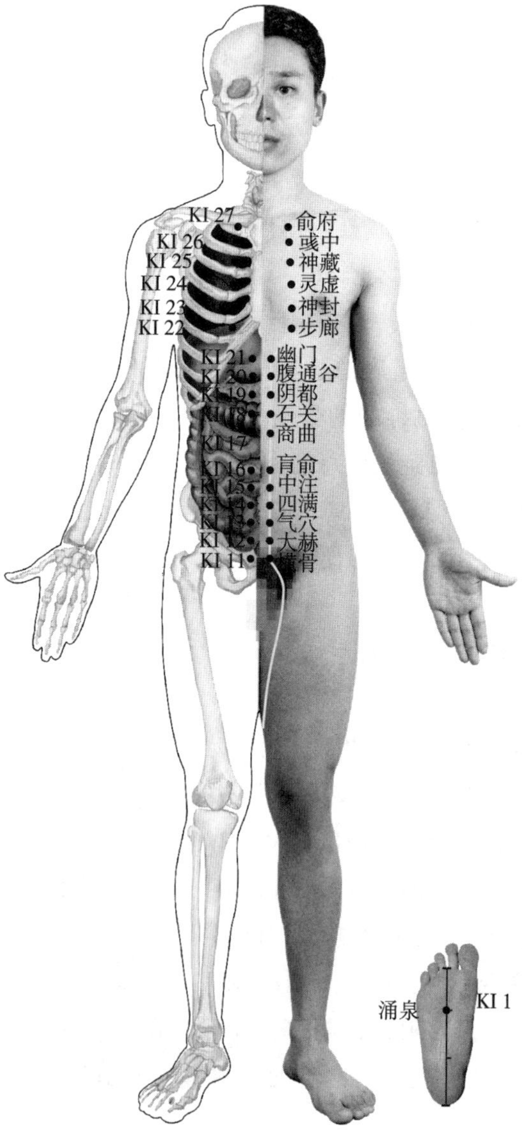

图3-25　足少阴肾经常用腧穴示意图

出属心包络，下膈，历①络三焦。

其支者，循胸出胁，下腋三寸②，上抵腋下，循臑内，行太阴、少阴之间，入肘中，下臂，行两筋③之间，入掌中，循中指，出其端。

其支者，别掌中，循小指次指④出其端（图3-26）。

注释：①历：经历之意。②下腋三寸：距腋下3寸，与乳头相平处。③两筋：指桡侧腕屈肌腱与掌长肌腱。④小指次指：第4指，即无名指。

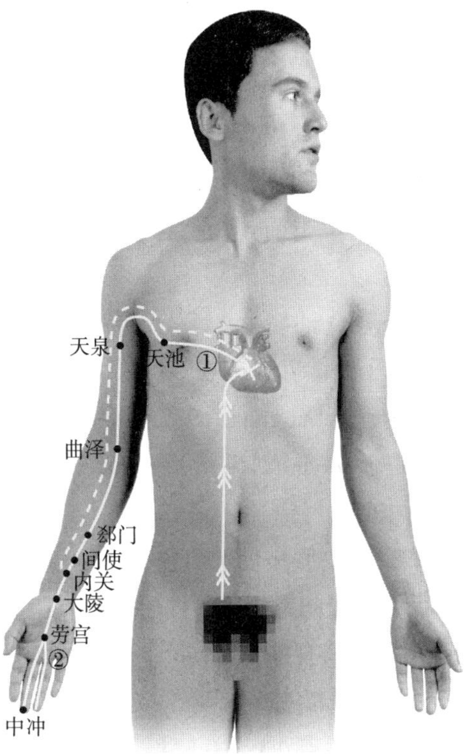

图3-26　手厥阴心包经经脉循行示意图
①②为经脉分支序号。

（二）常用腧穴

手厥阴心包经常用腧穴见图3-27，各穴的定位、解剖、主治和操作如下。

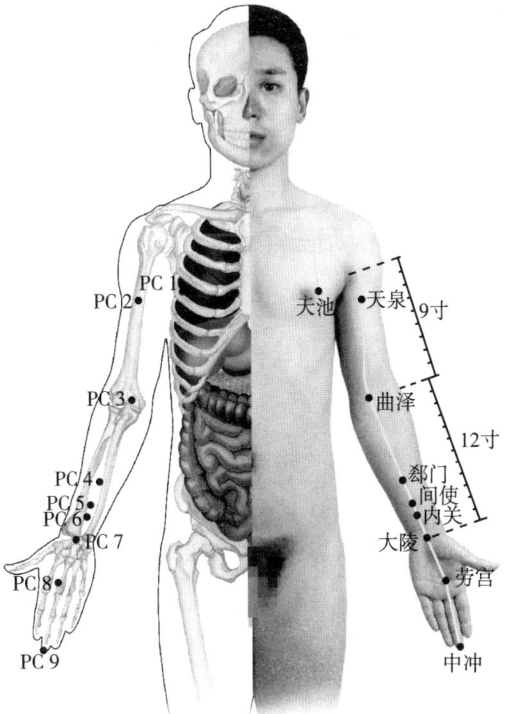

图3-27　手厥阴心包经常用腧穴示意图
PC为手厥阴心包经（Pericardium Meridian）。

1. 曲泽　Qūzé　合穴

【定位】 肘微屈，肘横纹上，肱二头肌腱的尺侧缘凹陷中。

【解剖】 皮肤→皮下组织→正中神经→肱肌。浅层有肘正中静脉，前臂内侧皮神经等结构。深层有动、静脉，尺侧返动、静脉的掌侧支与尺侧下副动静脉前支构成的动、静脉网，正中神经的本干。

【主治】 ①心痛，心悸，善惊；②热病，口干；③胃痛，吐血，呕吐；④肘臂挛痛。

【操作】 直刺1.0～1.5寸，或用三棱针点刺出血。

2. 内关　Nèiguān　络穴，八脉交会穴（通阴维脉）

【定位】 腕掌侧远端横纹上2寸，掌长肌腱与桡侧腕屈肌腱之间。

【解剖】 皮肤→皮下组织→桡侧腕屈肌腱与掌长肌腱之间→指浅屈肌→指深屈肌→旋前方肌。浅层分布着前臂内侧皮神经，前臂外侧皮神经的分支和前臂正中静脉。深层在指浅屈肌拇长屈肌和指深屈肌三者之间有正中神经及伴行的动、静脉。在前臂骨间膜的前方有骨间前动、静脉和骨间前神经。

【主治】 ①心悸，心痛，胸闷；②胃痛，呕吐，呃逆；③癫狂，痫病；④肘臂挛痛。

【操作】 直刺0.5～1.0寸。

3. 大陵 Dàlíng 输穴，原穴

【定位】 腕掌侧远端横纹中，掌长肌腱与桡侧腕屈肌腱之间。

【解剖】 皮肤→皮下组织→掌长肌腱与桡侧腕屈肌腱之间→拇长屈肌腱与指浅屈肌腱→指深屈肌腱之间→桡腕关节前方。浅层分布有前臂内、外侧皮神经，正中神经掌支，腕掌侧静脉网。深层有正中神经等。

【主治】 ①心痛，心悸；②胃痛，呕吐，吐血；③悲恐善笑，癫狂，痫病；④胸胁痛，手臂痛。

【操作】 直刺0.3～0.5寸。

4. 劳宫 Láogōng 荥穴

【定位】 横平第3掌指关节近端，第2、3掌骨之间偏于第3掌骨。取穴：握拳屈指时，中指尖处，第3掌骨桡侧。

【解剖】 皮肤→皮下组织→掌腱膜→桡侧两根指浅、深屈肌腱之间→第2蚓状肌桡侧→第1骨间掌侧肌和第2骨间背侧肌。浅层分布有正中神经的掌支和手掌侧静脉网。深层有指掌侧总动脉，正中神经的指掌侧固有神经。

【主治】 ①口疮，口臭，口渴；②心痛，烦满；③热病，癫狂，痫病；④呕吐，吐血。

【操作】 直刺0.3～0.5寸。

5. 中冲 Zhōngchōng 井穴

【定位】 中指末端最高点。

【解剖】 皮肤→皮下组织。分布有正中神经的指掌侧固有神经末梢，指掌侧动、静脉的动、静脉网。皮下组织内富含纤维束，纤维束外连皮肤，内连远节指骨骨膜。

【主治】 ①中风昏迷，舌强不语；②心痛，心烦；③热病，中暑，晕厥，小儿惊风。

【操作】 浅刺0.1寸；或用三棱针点刺出血。

十、手少阳三焦经及其常用腧穴

（一）经脉循行

《灵枢·经脉》

三焦手少阳之脉，起于小指次指之端，上出两指之间①，循手表腕②，出臂外两骨③之间，上贯肘④，循臑外上肩，而交出足少阳之后，入缺盆，布膻中，散络心包，下膈，遍属三焦⑤。

其支者，从膻中⑥，上出缺盆，上项，系耳后，直上出耳上角，以屈下颊至䪼。

其支者，从耳后入耳中，出走耳前，过客主人，前交颊，至目锐眦（图3-28）。

注释：①两指之间：第4、5指缝间。②手表腕：指手背腕关节部。③臂外两骨：前臂伸侧，尺骨与桡骨。④贯肘：穿过肘尖部。⑤遍属三焦：指遍及上、中、下三焦。⑥膻中：膻，音但。此指胸内心之外，两肺之间的部位。

（二）常用腧穴

手少阴三焦经常用腧穴见图3-29、图3-30，各穴的定位、解剖、主治和操作如下。

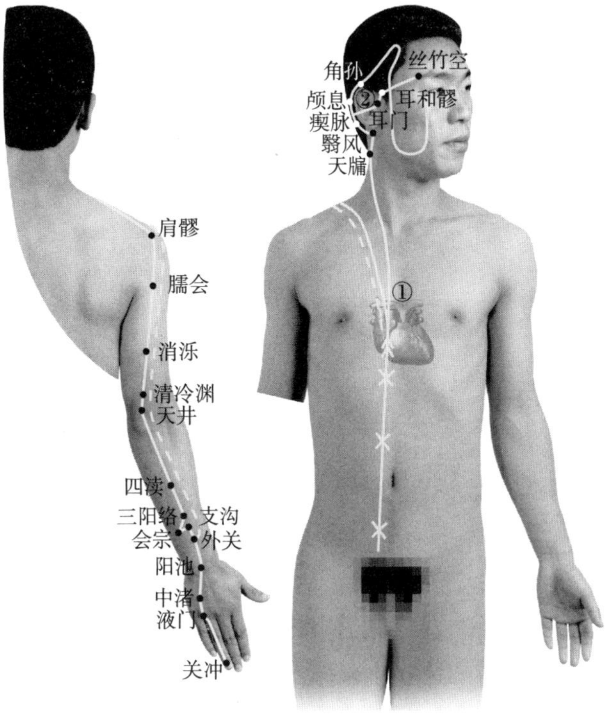

图3-28　手少阳三焦经脉循行示意图

①为经脉分支序号。

1. 关冲　Guānchōng　井穴

【定位】 第4指末节尺侧，指甲根角侧上方0.1寸（指寸）。

【解剖】 皮肤→皮下组织→指甲根。皮下组织内有尺神经指掌侧固有神经的指背支的分支，指掌侧固有动、静脉指背支的动、静脉网。

【主治】 ①耳鸣，耳聋，舌强，咽喉肿痛，口渴；②热病，头痛，中暑。

【操作】 浅刺0.1寸，或用三棱针点刺出血。

2. 液门　Yèmén　荥穴

【定位】 左手背，第4、5指间，指蹼缘上方赤白肉际凹陷中。

【解剖】 皮肤→皮下组织→在第4、5指近节指骨基底部之间→第4骨间背侧肌和第4蚓状肌。浅层分布有尺神经的指背神经，手背静脉网。深层有指背动、静脉等结构。

【主治】 ①头痛，目赤，耳鸣，耳聋，咽喉肿痛；②热病；③疟疾；④手臂肿痛。

【操作】 直刺0.3～0.5寸。可透刺至中渚穴。

3. 中渚　Zhōngzhǔ　输穴

【定位】 左手背，第4、5掌骨间，第4掌指关节近端凹陷中。

【解剖】 皮肤→皮下组织→第4骨间肌背侧肌。浅层布有尺神经的指背神经，手背静脉网的尺侧部。深层有第4掌背动脉等结构。

【主治】 ①头痛，耳鸣，耳聋，目痛，咽喉肿痛；②热病；③肩背、肘臂酸痛，手指屈伸不利。

【操作】 直刺0.3～0.5寸。

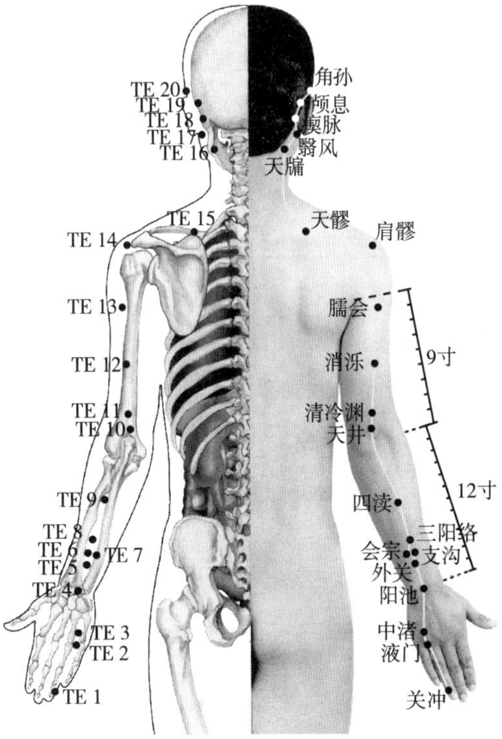

图3-29　手少阳三焦经常用腧穴示意图

TE为手少阳三焦经（Triple Energizer Meridian）。

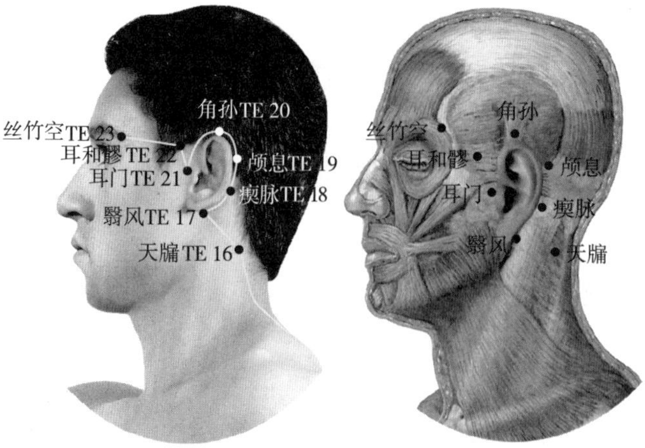

图3-30　手少阳三焦经常用腧穴示意图（头部）

4. 外关　Wàiguān　络穴，八脉交会穴（通阳维脉）

【定位】 腕背侧远端横纹上2寸，尺骨与桡骨间隙中点。

【解剖】 皮肤→皮下组织→小指伸肌→拇长伸肌和示指伸肌。浅层布有前臂后皮神经，头静脉和贵要静脉的属支。深层有骨间后动、静脉和骨间后神经。

【主治】 ①耳鸣，耳聋，目赤肿痛；②胸胁痛，上肢痿痹，肘臂屈伸不利，肩背痛；③热病。

【操作】 直刺0.5～1.0寸。

5. 支沟　Zhīgōu　经穴

【定位】 腕背侧远端横纹上3寸，尺骨与桡骨间隙中点。

【解剖】 皮肤→皮下组织→小指伸肌→拇长伸肌→前臂骨间膜。浅层分布有前臂后皮神经头静脉和贵要静脉的属支。深层有骨间后动、静脉和骨间后神经。

【主治】 ①耳鸣，耳聋，暴喑；②便秘，呕吐；③热病；④瘰疬；⑤胸胁痛。

【操作】 直刺0.5～1.0寸。

6. 肩髎　Jiānliáo

【定位】 肩峰角与肱骨大结节两骨间凹陷中。取法：当臂外展时，肩峰外侧缘前后端呈现两个凹陷，前一较深凹陷为肩髃，后一凹陷即本穴。

【解剖】 皮肤→皮下组织→肱三头肌→小圆肌→大圆肌→背阔肌腱。浅层分布着锁骨上外侧神经。深层有腋神经和旋肱后动、静脉。

【主治】 肩臂疼痛不举。

【操作】 直刺0.8～1.2寸。

7. 翳风　Yìfēng

【定位】 耳垂后方，乳突下端前方凹陷中。

【解剖】 皮肤→皮下组织→腮腺。浅层分布有耳大神经和颈外静脉的属支。深层有颈外动脉的分支耳后动脉、面神经等。

【主治】 ①耳鸣，耳聋；②口眼歪斜，颊肿，口噤；③瘰疬。

【操作】 直刺0.5～1.0寸。

8. 耳门　Ěrmén

【定位】 耳屏上切迹与下颌骨髁突之间的凹陷中。

【解剖】 皮肤→皮下组织→腮腺。分布着耳颞神经，颞浅动、静脉耳前支，面神经颞支等。

【主治】 ①耳鸣，耳聋；②齿痛，下颌痛。

【操作】 微张口，直刺0.5～1.0寸。

十一、足少阳胆经及其常用腧穴

（一）经脉循行

《灵枢·经脉》

胆足少阳之脉，起于目锐眦，上抵头角[①]，下耳后，循颈，行手少阳之前，至肩上，却交出手少阳之后，入缺盆。

其支者，从耳后入耳中，出走耳前，至目锐眦后。

其支者，别锐眦，下大迎，合于手少阳，抵于䪼，下加颊车，下颈，合缺盆。以下胸中，贯膈，络肝，属胆，循胁里，出气街，绕毛际，横入髀厌[②]中。

其直者，从缺盆下腋，循胸，过季胁[③]，下合髀厌中。以下循髀阳[④]，出膝外廉，下外辅骨[⑤]之前，直下抵绝骨[⑥]之端，下出外踝之前，循足跗上，入小指次指[⑦]之间。

其支者，别跗上，入大指之间，循大指歧骨[⑧]内，出其端；还贯爪甲，出三毛[⑨]（图3-31）。

注释：①头角：指额结节部，一般称为额角。②髀厌：义同髀枢，指股骨大转子部。③季胁：腋下称为胁，胁下指11肋骨处为季胁。④髀阳：大腿外侧。⑤外辅骨：指腓骨。⑥绝骨：指腓骨长短肌未覆盖的腓骨下端部分的骨骼。⑦小指次指：即第4足趾。⑧大指歧骨：指足大趾、次趾本节后骨缝。⑨三毛：指足大趾爪甲后方处丛毛处。

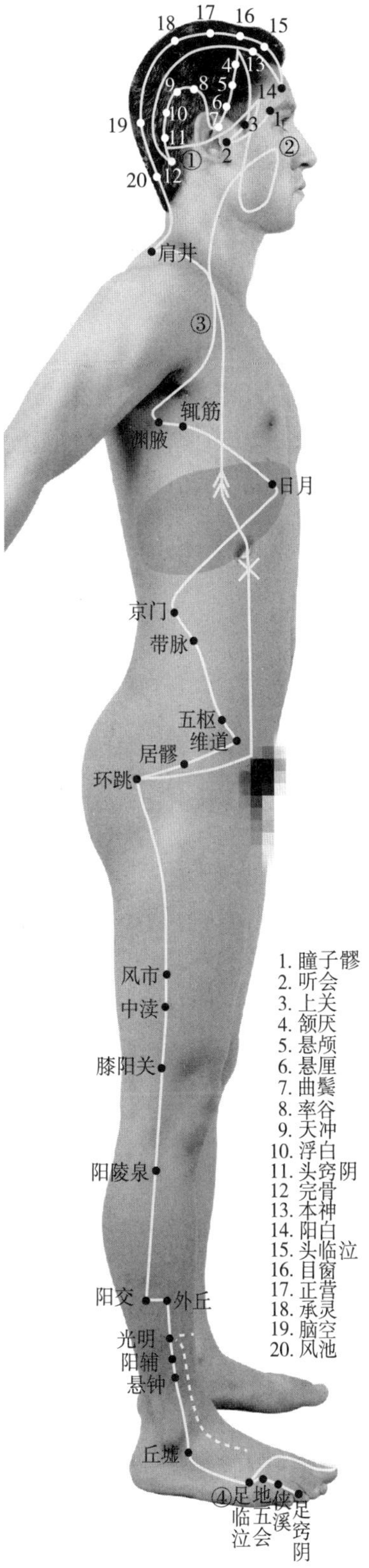

图3-31　足少阳胆经经脉循行示意图

①②③④为经脉分支序号。

（二）常用腧穴

足少阳胆经常用腧穴见图3-32，各穴的定位、解剖、主治和操作如下。

1．听会　Tīnghuì

【定位】 耳屏间切迹与下颌骨髁突之间的凹陷中。取法：张口，耳屏间切迹前方的凹陷中，听宫直下。

【解剖】 皮肤→皮下组织→腮腺囊→腮腺。浅层布有耳颞神经和耳大神经。深层有颞浅动、静脉和面神经

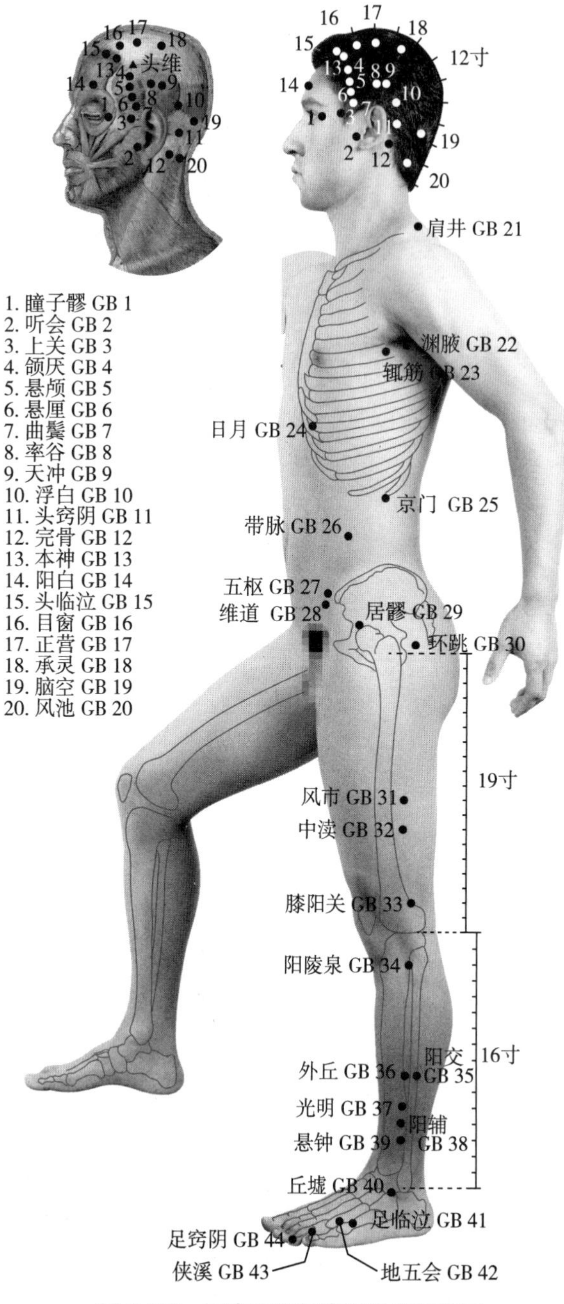

图3-32 足少阳胆经常用腧穴示意图

GB为足少阳胆经（Gallbladder Meridian）。

丛等。

【主治】 ①耳鸣，耳聋；②齿痛，面痛，口眼歪斜。

【操作】 张口，直刺0.5～1.0寸。

2. 率谷 Shuàigǔ

【定位】 耳尖直上入发际1.5寸。

【解剖】 皮肤→皮下组织→耳上肌→颞筋膜→颞肌。布有耳神经和枕大神经会合支及颞浅动、静脉顶支。

【主治】 ①偏正头痛，眩晕，失眠，耳鸣，耳聋；②呕吐；③小儿惊风。

【操作】 平刺0.5～0.8寸。

3. 阳白 Yángbái

【定位】 眉上1寸，瞳孔直上。

【解剖】 皮肤→皮下组织→枕额肌额腹。布有眶上神经外侧支和眶上动、静脉外侧支。

【主治】 ①头痛，眩晕；②目痛，眼睑下垂，面瘫。

【操作】 平刺0.3～0.5寸。

4. 风池 Fēngchí

【定位】 枕骨之下，胸锁乳突肌上端与斜方肌上端之间的凹陷中。

【解剖】 皮肤→皮下组织→斜方肌和胸锁乳突肌之间→头夹肌→头半棘肌→头后大直肌与头上斜肌之间。浅层布有枕小神经和枕动、静脉的分支或属支。深层有枕下神经。

【主治】 ①耳鸣、耳聋，目赤肿痛，鼻衄，鼻塞；②头痛，眩晕，中风，癫狂，痫病；③发热；④颈项强痛。

【操作】 向鼻尖方向斜刺0.8～1.2寸。本穴深部为延髓，必须严格掌握针刺角度和方向。

5. 肩井 Jiānjǐng

【定位】 第7颈椎棘突与肩峰最外侧点连线的中点。

【解剖】 皮肤→皮下组织→斜方肌→肩胛提肌。浅层布有锁骨上神经及颈浅动、静脉的分支或属支。深层有颈横动、静脉的分支或属支和肩胛背神经的分支。

【主治】 ①头痛，眩晕；②乳痈，乳汁少，滞产；③瘰疬；④颈项强痛，肩背疼痛，上肢不遂。

【操作】 直刺0.3～0.5寸，切忌深刺，捣刺。孕妇禁用。

6. 环跳　Huántiào

【定位】 股骨大转子最凸点与骶管裂孔连线的外1/3与内2/3交点处。

【解剖】 皮肤→皮下组织→臀大肌→坐骨神经→股方肌。浅层布有臀上皮神经。深层有坐骨神经、臀下神经、股后皮神经和臀下动、静脉等。

【主治】 ①腰腿痛，下肢痿痹，半身不遂；②风疹。

【操作】 直刺2～3寸。

7. 风市　Fēngshì

【定位】 髌底上7寸，髂胫束后缘。取法：直立垂手，掌心贴于大腿时，中指尖所指凹陷中。

【解剖】 皮肤→皮下组织→髂胫束→股外侧肌→股中间肌。浅层布有股外侧皮神经。深层有旋股外侧动脉降支的肌支和股神经的肌支。

【主治】 ①遍身瘙痒；②腰腿痛，半身不遂，下肢痿痹。

【操作】 直刺1～2寸。

8. 阳陵泉　Yánglíngquán　合穴，胆下合穴，八会穴（筋会）

【定位】 腓骨头前下方凹陷处。

【解剖】 皮肤→皮下组织→腓骨长肌→趾长伸肌。浅层布有腓肠外侧皮神经。深层有胫前返动、静脉，膝下外侧动、静脉的分支或属支和腓总神经分支。

【主治】 ①口苦，呕吐，黄疸，胁痛；②膝髌肿痛，半身不遂，下肢痿痹，肩痛。

【操作】 直刺1.0～1.5寸。

9. 光明　Guāngmíng　络穴

【定位】 外踝尖上5寸，腓骨前缘。

【解剖】 皮肤→皮下组织→腓骨短肌→前肌间隔→趾长伸肌→䠞长伸肌→小腿骨间膜→胫骨后肌。浅层布有腓浅神经和腓肠外侧皮神经。深层有腓深神经和胫前动、静脉。

【主治】 ①目痛，夜盲，目翳，近视；②下肢痿痹；③乳房胀痛。

【操作】 直刺0.5～1.0寸。

10. 悬钟　Xuánzhōng　八会穴（髓会）

【定位】 外踝尖上3寸，腓骨前缘。

【解剖】 皮肤→皮下组织→趾长伸肌→小腿骨间膜。浅层布有腓肠外侧皮神经。深层有腓深神经的分支。如穿透小腿骨间膜可刺中腓动、静脉。

【主治】 ①半身不遂，下肢痿痹，偏头痛，颈项疼痛；②痔。

【操作】 直刺0.5～0.8寸。

11. 丘墟　Qiūxū　原穴

【定位】 外踝的前下方，趾长伸肌腱的外侧凹陷中。

【解剖】 皮肤→皮下组织→趾短伸肌→距跟外侧韧带→跗骨窦。布有足背浅静脉，足背外侧皮神经，足背中间皮神经，外踝前动、静脉。

【主治】 ①胸胁痛，颈项痛；②疟疾；③小腿酸痛，外踝肿痛，足下垂。

【操作】 直刺0.5～0.8寸。

12. 侠溪　Xiáxī　荥穴

【定位】 第4、5趾间，趾蹼缘后方赤白肉际处。

【解剖】 皮肤→皮下组织→第4趾的趾长、短伸肌腱与第5趾的趾长、短伸肌腱之间→第4、5趾的近节趾骨底之间。布有足背中间皮神经的趾背神经和趾背动、静脉。

【主治】 ①目赤肿痛，颊肿，耳鸣，耳聋；②发热，头痛，眩晕；③乳痈；④胸胁疼痛，膝股痛，足痛。

【操作】 直刺0.3～0.5寸。

十二、足厥阴肝经及其常用腧穴

（一）经脉循行

《灵枢·经脉》

肝足厥阴之脉，起于大指丛毛①之际，上循足跗上廉，去内踝一寸，上踝八寸，交出太阴之后，上腘内廉，循股阴②，入毛中，环阴器③，抵小腹，挟胃，属肝，络胆，上贯，布胁肋，循喉咙之后，上入颃颡④，连目系，上出额，与督脉会于巅⑤。

其支者，从目系下颊里，环唇内。

其支者，复从肝，别贯膈，上注肺（图3-33）。

注释：①丛毛：指足大趾爪甲后方有毫毛处，义同“三毛”。②股阴：股指大腿，内侧为阴。即指大腿内侧。③环阴器：环，指环绕阴部。④颃颡：指鼻咽部，喉头以上至鼻后窍之间。⑤巅：指头顶高处，百会穴所在。

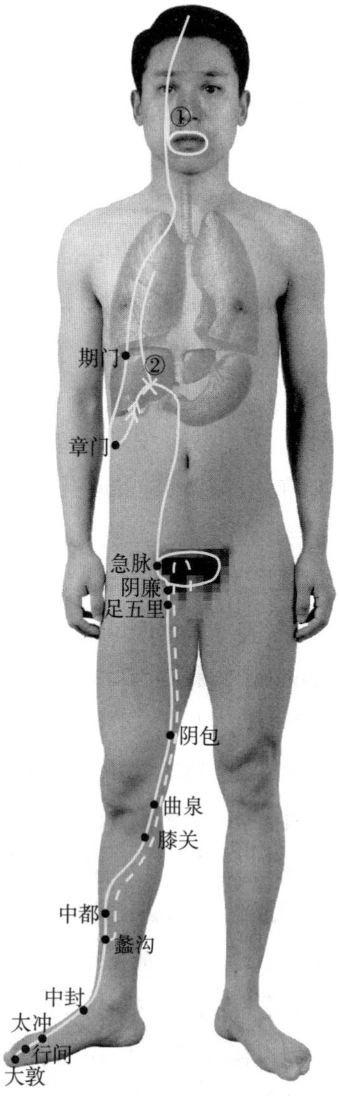

图3-33　足厥阴肝经经脉循行示意图

①②为经脉分支序号。

（二）常用腧穴

足厥阴肝经常用腧穴见图3-34，各穴的定位、解剖、主治和操作如下。

1. 大敦　Dàdūn　井穴

【定位】 大趾末节外侧，趾甲根角侧后方0.1寸（指寸）。

【解剖】 皮肤→皮下组织→甲根。布有腓深神经的背外侧神经和趾背动、静脉。

【主治】 ①疝气，睾丸肿痛，前阴痛，少腹疼痛，遗尿，闭经，月经不调，阴挺；②小儿惊风，癫痫，神昏。

【操作】 浅刺0.1寸，或点刺出血。

2. 行间　Xíngjiān　荥穴

【定位】 第1、2趾之间，趾蹼缘后方赤白肉际处。

【解剖】皮肤→皮下组织→蹞趾近节趾骨基底部与第2跖骨头间。布有腓深神经的趾背神经和趾背动、静脉。

【主治】①疝气，少腹疼痛，前阴痛，遗尿，癃闭，月经不调，带下；②目赤肿痛，口干，胁痛，急躁易怒，善太息；③癫痫，中风；④足膝肿痛。

【操作】直刺0.5～0.8寸。

3. 太冲 Tàichōng　输穴，原穴

【定位】第1、2跖骨间，跖骨底结合部前方凹陷中，或触及动脉搏动。

【解剖】皮肤→皮下组织→蹞长伸肌腱与趾长伸肌腱之间→短伸肌腱的外侧→第1骨间背侧肌。浅层布有足背静脉网，足背内侧皮神经等。深层有腓深神经和第1跖背动、静脉。

【主治】①目赤肿痛，咽干，咽痛；②阴疝，前阴痛，少腹肿，遗尿，癃闭，月经不调；③黄疸，胁痛，腹胀，呕逆；④小儿惊风；⑤下肢痿痹，足跗肿痛。

【操作】直刺0.5～1.0寸。

4. 章门 Zhāngmén　脾募穴，八会穴（脏会）

【定位】在第11肋游离端的下际。

【解剖】皮肤→皮下组织→腹外斜肌→腹内斜肌→腹横肌。浅层布有第10及第11胸神经前支的外侧皮支，胸腹壁浅静脉的属支。深层有第10及第11胸神经和肋间后动、静脉的分支或属支。

【主治】①腹痛，腹胀，肠鸣，呕吐；②胁痛，痞块，黄疸。

【操作】直刺0.8～1.0寸。

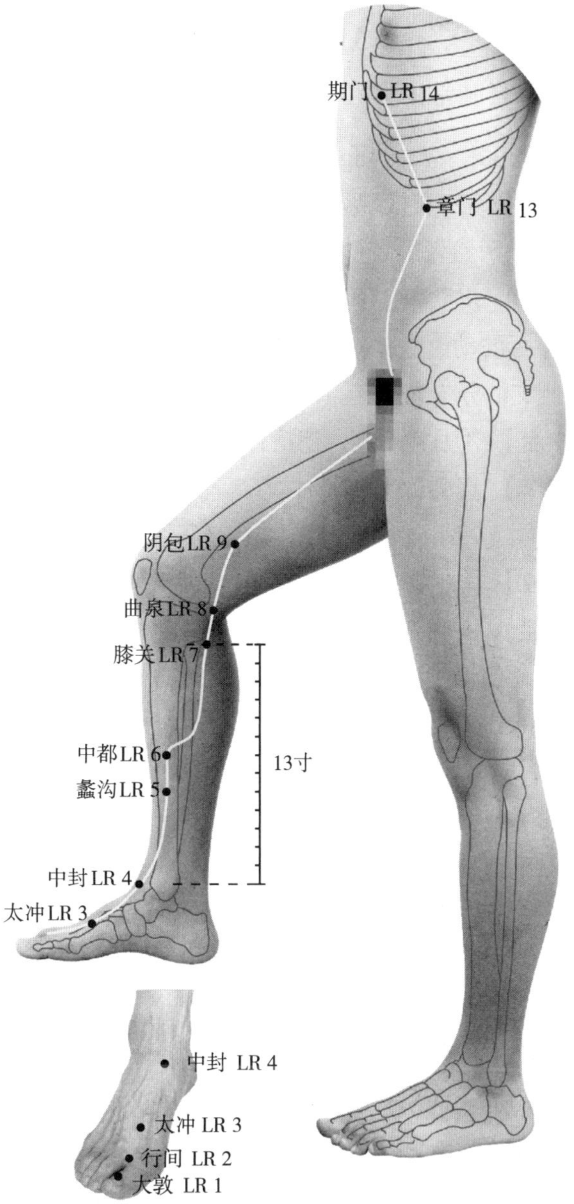

图3-34　足厥阴肝经常用腧穴示意图

LR为足厥阴肝经（Liver Meridian）。

5. 期门 Qīmén　肝募穴

【定位】第6肋间隙，前正中线旁开4寸。取法：女性在锁骨中线与第6肋间隙交点处。

【解剖】皮肤→皮下组织→胸大肌下缘→腹外斜肌→肋间外肌→肋间内肌。浅层布有第6肋间神经的外侧皮支，胸腹壁静脉的属支。深层有第6肋间神经和第6肋间后动、静脉的分支或属支。

【主治】①胁下积聚，气喘，呃逆，胸胁胀痛；②呕吐，腹胀，泄泻；③乳痈。

【操作】斜刺0.5～0.8寸。

十三、其他常用腧穴

（一）督脉常用腧穴

1. 腰阳关　Yāoyángguān

【定位】 第4腰椎棘突下凹陷中，后正中线上。

取法：两髂嵴最高点连线的中点下方凹陷处。

【解剖】 皮肤→皮下组织→棘上韧带→棘间韧带→弓间韧带。浅层主要布有第4腰神经后支的内侧支和伴行的动、静脉。深层有棘突间的椎外（后）静脉丛，第4腰神经后支的分支和第4腰动、静脉的背侧支的分支或属支。

【主治】 ①月经不调，遗精，阳痿；②腰骶痛。

【操作】 直刺0.5～1.0寸。

2. 命门　Mìngmén

【定位】 第2腰椎棘突下凹陷中，后正中线上。

【解剖】 皮肤→皮下组织→棘上韧带→棘间韧带→弓间韧带。浅层主要布有第2腰神经后支的内侧支和伴行的动、静脉。深层有棘突间的椎外（后）静脉丛，第2腰神经后支的分支和第2腰动、静脉背侧支的分支或属支。

【主治】 ①腰痛，小腹冷痛，脊强；②月经不调，赤白带下，痛经，不孕；③遗精，阳痿，精冷不育；④下肢痿痹。

【操作】 直刺0.5～1.0寸。

3. 至阳　Zhìyáng

【定位】 第7胸椎棘突下凹陷中，后正中线上。

取法：两肩胛骨下角连线的中点处。

【解剖】 皮肤→皮下组织→棘上韧带→棘间韧带。浅层主要布有第7胸神经后支的内侧皮支和伴行的动、静脉。深层有棘突间的椎外（后）静脉丛，第7胸神经后支的分支和第7肋间后动、静脉背侧支的分支或属支。

【主治】 ①黄疸；②身热，咳嗽，气喘；③胃痛；④腰背痛。

【操作】 向上斜刺0.5～1.0寸。

4. 大椎　Dàzhuī

【定位】 第7颈椎棘突下凹陷中，后正中线上。

【解剖】 皮肤→皮下组织→棘上韧带→棘间韧带。浅层主要布有第8颈神经后支的内侧支和棘突间皮下静脉丛。深层有棘突间的椎外（后）静脉丛和第8神经后支的分支。

【主治】 ①热病，疟疾，骨蒸潮热；②感冒，咳嗽，气喘；③风疹，痤疮；④脊痛，颈项强痛。

【操作】 向上斜刺0.5～1.0寸。

5. 风府　Fēngfǔ

【定位】 枕外隆凸直下，两侧斜方肌之间凹陷中，后发际正中直上1寸。

【解剖】 皮肤→皮下组织→左、右斜方肌腱之间→项韧带（左、右头半棘肌之间）→左、右头后大、小直肌之间。浅层布有枕大神经和第3枕神经的分支及枕动、静脉的分支或属支。深层有枕下神经的分支。

【主治】 ①咽喉肿痛，鼻衄；②头痛，眩晕；③中风，癫狂，痫病；④脊痛，颈项强痛。

【操作】 伏案正坐位，使头微前倾，项肌放松，向下颌方向缓慢刺入0.5～1.0寸。针尖不可向上，以免刺入枕骨大孔，伤及延髓。

6. 百会 Bǎihuì

【定位】 前发际正中直上5寸。取法：折耳，两耳尖连线的中点。

【解剖】 皮肤→皮下组织→帽状腱膜→腱膜下疏松组织。布有枕大神经、额神经的分支和左、右颞浅动、静脉及枕动、静脉吻合网。

【主治】 ①头痛，目痛，眩晕，耳鸣，鼻塞；②中风，神昏，癫狂，痫病，惊风，痴呆；③脱肛，阴挺，久泻。

【操作】 平刺0.5～1.0寸。

7. 水沟 Shuǐgōu

【定位】 人中沟的上1/3与中1/3交点处。

【解剖】 皮肤→皮下组织→口轮匝肌。布有眶下神经的分支和上唇动、静脉。

【主治】 ①昏迷，晕厥，中风，癫痫；②口眼歪斜，流涎，口噤，鼻塞，鼻衄；③消渴，水肿；④腰脊强痛；⑤呃逆。

【操作】 向上斜刺0.3～0.5寸。

8. 印堂 Yìntáng

【定位】 两眉毛内侧端中间的凹陷中。

【解剖】 皮肤→皮下组织→降眉间肌。布有额神经的分支滑车上神经，眼动脉的分支额动脉及伴行的静脉。

【主治】 ①头痛，眩晕；②失眠；③鼻渊，鼻衄；④小儿惊风。

【操作】 提捏进针，从上向下平刺，或向左、右透刺攒竹、睛明等，刺入0.5～1.0寸。

（二）任脉常用腧穴

1. 中极 Zhōngjí　膀胱募穴

【定位】 脐中下4寸，前正中线上。

【解剖】 皮肤→皮下组织→腹白线→腹横筋膜→腹膜外脂肪→壁腹膜。浅层主要布有髂腹下神经的前皮支和腹壁浅动、静脉的分支或属支。深层有髂腹下神经的分支。

【主治】 ①月经不调，崩漏，阴挺，阴痒，不孕，产后恶露不止，带下；②小腹疼痛，遗尿、小便不利；③遗精，阳痿。

【操作】 直刺1.0～1.5寸，需在排尿后进行针刺。孕妇禁针。

2. 关元 Guānyuán　小肠募穴

【定位】 脐中下3寸，前正中线上。

【解剖】 皮肤→皮下组织→腹白线→腹横筋膜→腹壁外脂肪→壁腹膜。浅层主要有第12胸神经前支的前皮支和腹壁浅动、静脉的分支或属支。深层主要有第12胸神经前支的分支。

【主治】 ①癃闭，小便频数，遗精，阳痿，月经不调，痛经，经闭，崩漏，带下，阴挺，不孕；

②疝气，小腹疼痛；③腹泻，脱肛；④虚劳，中风脱证。

【操作】直刺1.0～1.5寸，需排尿后进行针刺。孕妇慎用。

3. 气海 Qìhǎi

【定位】脐中下1.5寸，前正中线上。

【解剖】皮肤→皮下组织→腹白线→腹横筋膜→腹膜外脂肪→壁腹膜。浅层主要布有第11胸神经前支的前皮支和脐周静脉网。深层主要有第11胸神经前支的分支。

【主治】①疝气，小便不利，遗尿，遗精，阳痿；②月经不调，带下，阴挺，恶露不尽；③泄泻，腹中绞痛；④虚劳，中风脱证。

【操作】直刺1.0～1.5寸。孕妇慎用。

4. 神阙 Shénquè

【定位】在脐区，脐中央。

【解剖】皮肤→结缔组织→壁腹膜。浅层主要布有第10胸神经前支的前皮支和腹壁脐周静脉网。深层有第10胸神经前支的分支。

【主治】①腹痛，腹胀，肠鸣，泄泻；②水肿，小便不利；③中风脱证。

【操作】禁刺。多用灸法或中药贴敷。

5. 中脘 Zhōngwǎn 胃募穴，八会穴（腑会）

【定位】脐中上4寸，前正中线上。取法：剑胸结合与脐中连线的中点处。

【解剖】皮肤→皮下组织→腹白线→腹横筋膜→腹膜外脂肪→壁腹膜。浅层主要布有第8胸神经前支的前皮支和腹壁浅静脉的属支。深层主要有第8胸神经前支的分支。

【主治】①胃痛，腹胀，泄泻，便秘，呕吐，纳呆，黄疸；②咳嗽痰多；③失眠。

【操作】直刺1.0～1.5寸。

6. 膻中 Dànzhōng 心包募穴，八会穴（气会）

【定位】横平第4肋间隙，前正中线上。

【解剖】皮肤→皮下组织→胸骨体。主要布有第4肋间神经前皮支和胸廓内动、静脉的穿支。

【主治】①胸闷，心痛，咳嗽，气喘；②产后乳少；③噎膈。

【操作】平刺0.3～0.5寸。

7. 天突 Tiāntū

【定位】在颈前区，胸骨上窝中央，前正中线上。

【解剖】皮肤→皮下组织→左、右胸锁乳突肌腱（两胸骨头）之间→胸骨柄颈静脉切迹上方→左、右胸骨甲状肌→气管前间隙。浅层布有锁骨上内侧神经，皮下组织内有颈阔肌和颈静脉弓。深层有头臂干、左颈总动脉、主动脉弓和头臂静脉等重要结构。

【主治】①咳嗽，气喘，胸痛；②咽喉肿痛，暴喑；③噎膈，呃逆；④瘿气，梅核气。

【操作】先直刺0.2寸，当针尖超过胸骨柄内缘后，紧贴胸骨柄后缘缓慢向下刺入0.5～1.0寸。

8. 廉泉 Liánquán

【定位】在颈前区，喉结上方，舌骨上缘凹陷中，前正中线上。

【解剖】皮肤→皮下组织→左、右二腹肌前腹之间→下颌骨肌→舌骨肌→舌肌。浅层布有面神经颈支和颈横神经上支的分支。深层有舌动、静脉的分支或属支，舌下神经的分支和下颌舌骨肌神经等。

【主治】①中风失语，吞咽困难，舌纵流涎，舌下肿痛；②喉痹，暴喑。

【操作】向舌根斜刺0.5～0.8寸。

9. 承浆　Chéngjiāng

【定位】在面部，颏唇沟的正中凹陷处。

【解剖】皮肤→皮下组织→口轮匝肌→降下唇肌→颏肌。布有下牙槽神经的终支颏神经和颏动、静脉。

【主治】①口眼歪斜，口噤，齿龈肿痛，暴喑；②癫狂，痫病。

【操作】斜刺0.3～0.5寸。

▶知识拓展

腧穴病理反应的形式

穴位感觉异常：脏腑病变时，其相应的经脉穴位处常出现感觉异常。最常见的是痛觉过敏，即穴位处出现疼痛不适感或按压穴位时出现显著压痛，压痛程度因病情轻重而异，也可偶见酸胀麻木等感觉异常。

穴位组织形态改变：脏腑病变时，有些人的穴位处会出现皮肤色泽改变或形态异常。临床常见的有白斑、瘀点、凹陷或隆起、丘疹、脱屑等，也可触及条索状结节等。

穴位生物物理特性改变：脏腑病变时，其相应穴位处的生物物理特性也会出现一系列改变，主要有穴位皮肤温度和穴位电穴特性的改变。温度的变化主要是指穴位皮肤的温度升高和降低，穴位电穴特性改变主要表现在穴位皮肤电位或导电量的增高、降低或左右失衡等变化。

—• 考试知识点总结 •—　　　—• 本章小结 •—

—• 协和云课堂……　拓展练习及参考答案 •—

（董轶群　王海蓉）

教学课件

第四章　常用中医康复治疗技术

学习目标

素质目标

（1）深入理解中医康复的整体观念与辨证施治原则，形成运用中医理论指导中医康复治疗的思维方式。

（2）注重患者的感受与舒适度，提升医患沟通能力。

（3）能结合现代医学知识，探索中医康复技术的新方法、新领域，推动中医康复技术的创新发展。

知识目标

（1）掌握：毫针刺法、艾灸、推拿、拔罐、刮痧、耳穴、中药外治技术的基本操作方法和治疗作用。

（2）熟悉：毫针刺法、艾灸、推拿、拔罐、刮痧、耳穴、中药外治技术适用范围和注意事项及异常情况的预防、处理。

（3）了解：头皮针、电针及穴位注射法。

能力目标

（1）能够针对患者的实际情况选择合适的中医康复技术，制定合理的治疗方案。

（2）能够识别并妥善处理中医康复中可能出现的异常情况。

·核心知识拆解·

案例导入

【案例】

患者，女，56岁，退休职工。因“左侧肢体活动不利伴言语不清1周”入院。1周前患者晨起时突然出现左侧肢体无力，不能持物及行走，言语表达困难，伴有头晕，无头痛、恶心、呕吐，无意识障碍。急送至当地医院，行头颅CT检查提示“右侧基底节区脑梗死”，给予抗血小板聚集、改善循环等常规治疗后，症状未见明显改善，为进一步康复治疗转入我院。患者既往有高血压病史10年，血压控制不佳，否认糖尿病、心脏病等病史。

【问题】

1. 该患者可以用哪些针刺治疗技术？
2. 患者在毫针针刺治疗过程中可能会出现什么异常情况？怎么处理？

第一节　针刺治疗技术

针刺治疗技术，是选取针具，有针对性地刺入人体的腧穴或特定部位，施以不同手法，给予一定强度的刺激，激发经络之气，以调整阴阳、扶正祛邪、防治疾病的方法。它由砭石刺病演变而来，古称“砭刺”，后称“针法”。根据针具和操作技术，分为毫针刺法、火针法、电针法、头针法、穴位注射法、三棱针法、皮内针法、皮肤针法、耳针法、穴位埋线法等。

针刺技术的原理是疏通经络、扶正祛邪、调和阴阳，其治疗原则可概括为温寒清热、补虚泻实、治病求本及三因制宜。针刺技术与药物疗法不同，它既没有直接针对病邪，也没有直接作用于罹病的组织器官，它是通过针刺刺激体表腧穴，使机体产生一个良性的、恰当的、有利于康复的调整作用，这种调整作用具有“良性、双向性”“整体性、综合性”和“功能性、早期性”的特点，所以，早期诊断、早期治疗是提高针刺临床康复疗效的重要措施。

针刺治疗技术在我国传统康复治疗中发挥着重要作用，本节介绍的针刺治疗技术主要包括毫针刺法、电针法、头针法和穴位注射法。

一、毫针刺法

毫针刺法，是使用不同规格的毫针，刺入人体经络腧穴或特定部位，配合手法刺激，以调节脏腑气血、平衡阴阳，达到防治疾病的一种治疗方法，也称“针刺”，俗称“扎针”。是中医最常用的操作技术。

微课：毫针刺法

视频：毫针刺法

（一）毫针的构造、规格、检查和保养

1. 毫针的构造

（1）毫针的材料：毫针是由金属材料制成。目前，在临床操作中，不锈钢毫针最为常用。它强度高、韧性好，针身挺直滑利，能耐受高温，抗锈蚀与化学腐蚀，十分耐用。虽然银针、金针等其他材质的毫针，传热性和导电性能比不锈钢针更佳，但它们的强度和韧性欠佳，且价格贵，所以临床应用较少。

（2）毫针的结构：毫针由针尖、针身、针根、针柄、针尾五个部分组成（图4-1）。

1）针尖：指针身最尖端锋锐的部分，又称针芒，形如松针。它主要用于刺入人体腧穴的皮肤、肌肉等组织，以达到针刺治疗的目的，是毫针的关键部位。

2）针身：是毫针主体部分，位于针尖至针柄之间，又称针体。它是刺入人体腧穴及相应深度的主要部分，毫针的粗细、长短规格主要以针身衡量。

3）针根：指针柄与针身的连接处，虽只是毫针的一小部分，却是观察针身刺入腧穴深度和提插幅度的外部标志，对于毫针的正常使用、针刺疗效与安全而言，意义重大。

4）针柄：是从针根到针尾的部分，通常是由金属丝螺旋缠绕而成。它是医生针刺时持针、行针的持捏部位，也是施力点，温针灸时还可用于放置艾绒。

5）针尾：是毫针远离针尖的一端，位于针柄最末端，亦称针顶，通常由金属丝缠绕成圆筒状。

（3）毫针的分类：依据针柄和针尾的结构、形状不同，毫针分为5类。

1）环柄针：也称圈柄针，针柄是由镀银或经氧化处理过的金属丝缠绕成环形，带有环形针尾。

2）花柄针：即盘龙针，针柄中间是由两根金属丝交叉缠绕，呈盘龙状。

3）平柄针：又称平头针，针柄是由金属丝缠绕至终端，针尾与针柄齐平，外观平整。

4）管柄针：针柄是由不锈钢丝、铝丝等金属薄片或塑料等制作成管状结构。

5）新型钢柄针：是在传统钢柄针基础上创新改进，针柄是由铜管镀镍仿不锈钢制成圆形者。

其中，平柄针和管柄针多借助进针器和进针管辅助进针（图4-2）。

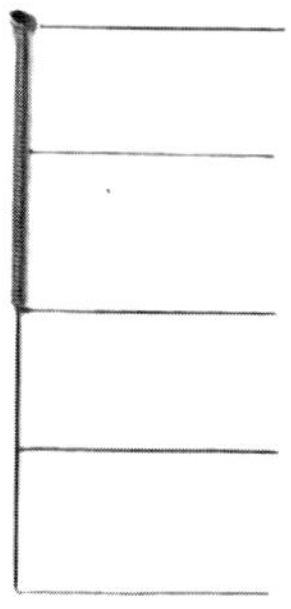

图4-1　毫针的结构

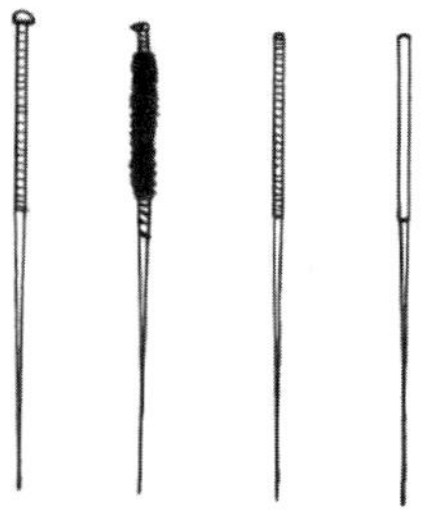

图4-2　毫针的分类

2. 毫针的规格　毫针的规格，主要是以针身的粗细和长短来区分（表4-1、表4-2）。长短的计算标准：半寸为15mm，一寸为25mm。

表4-1　毫针的粗细规格

号数	26	27	28	29	30	31	32	33	34	35
直径/mm	0.45	0.42	0.38	0.34	0.32	0.30	0.28	0.26	0.24	0.22

表4-2　毫针的长短规格

寸	0.5	1	1.5	2	2.5	3	3.5	4	4.5	5
长度/mm	15	25	40	50	65	75	90	100	115	125

临床以28～30号（直径0.32～0.38mm）、1～3寸（长度25～75mm）的不锈钢毫针最为常用。针刺的长度与毫针的粗细、长短均有关，粗毫针，刺激量大，多适用于腰臀、四肢等肌肉丰厚的部

位，以及存在麻木、瘫痪症状而针感迟钝的患者；细毫针，刺激量小，多适用于头面、眼区，以及小儿、体虚患者；长毫针，多适用于肌肉丰厚处穴位的深刺或某些穴位的透刺；短毫针，多适用于耳穴和肌肉浅薄处穴位的浅刺。

一般而言，将毫针刺入腧穴应至深度之后，针身应显露在皮肤之上稍许为宜。因此，临床使用时，要根据辨证需要而选取合适的毫针，否则便会影响针感和治疗效果。

3. 毫针的检查　目前临床常使用一次性毫针。使用前，首先检查其包装是否完整，消毒是否超期，不符合要求者严禁使用；其次再对针具的外观进行检查，检查毫针时应注意以下几点。

（1）针尖：要端正笔直，无弯曲、倒钩或毛刺，不过于尖锐，尖中带圆，圆而不钝，呈松针状，进针阻力小且不钝涩。

（2）针身：应坚韧而弹性十足，并且光滑、笔直；一旦发现针身有明显锈斑、剥蚀或弯曲情况，就应当摒弃不用。

（3）针根：不能有松动或被腐蚀剥落现象，必须牢固。

（4）针柄：金属丝缠绕应均匀牢固，无松脱、断丝，粗细、长短适中，方便持针与行针。

4. 毫针的保养　除一次性毫针外，重复使用的毫针都需要进行细致保养，以防止出现针尖受损、针身生锈、弯曲及遭受污染等问题。在毫针的保藏方面，常用的器皿包括针盒、针夹与针管。使用针盒或针夹时，应先在内部铺垫数层消毒纱布，将消毒处理后的毫针，依据长度进行分类，逐一插于纱布之上，再覆盖一层纱布，以有效防止污染，最后盖紧盒盖或夹盖，高压蒸汽消毒后备用。使用针管时，需在放置针尖的一端预先放入干棉球，避免针尖在放置过程中因碰撞而发生钩曲，然后再放入毫针，密封好管口，经高压蒸汽消毒后备用。

（二）针刺练习

毫针针身细且软，若没有良好的指力与熟练的手法，很难顺利进针并操作。指力是持针手进针及整个针刺过程中的操作技巧力，只有力随心出、劲达针尖，才能无痛进针、灵活操作。指力不足或手法生疏，会导致进针难、患者痛、行针动作不协调，影响疗效。指力是顺利进针、减轻疼痛、提升疗效的基础，手法是关键。初学者务必勤学苦练，掌握指力和手法精髓，才能运用自如。针刺练习一般分以下3类。

1. 纸垫练习法　准备纸垫，选松软纸张，将其折成长8cm×5cm×（2～3）cm的纸块，用棉线以“井”字形缠绕固定成纸垫。练针时，选1.0～1.5寸毫针，一手拿纸垫，一手执笔式持针，使针尖垂直对准，轻捻针柄刺入，适当施压，穿透纸垫后反向捻转退针，更换位置反复练习，直至进针熟练、针身稳定、进退自如。练习中，原地捻转针柄，保持捻转角度和速度均匀。有一定指力后，换其他型号毫针（图4-3）。纸垫练习主要锻炼指力和捻转基本手法。

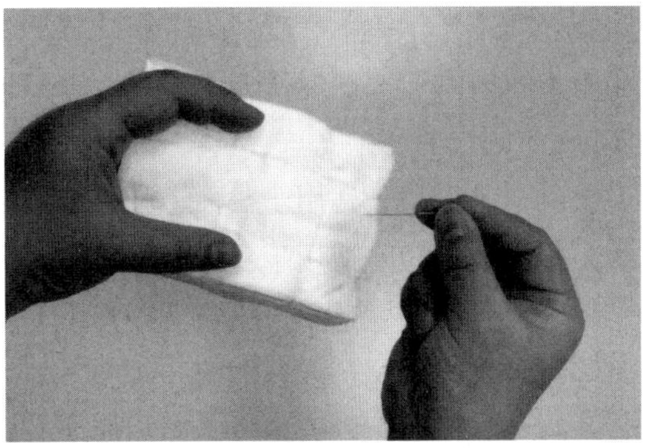
图4-3　纸垫练针法

2. 棉团练习法　制作棉团时，取一团棉花，用棉线由内向外缠绕，使其内松外紧，制成直径6～7cm的圆球，再用白布包裹，棉线扎紧收口，制成棉团。棉团可用于模拟各种毫针操作手法练习，如进针、出针、提插、捻转等（图4-4）。提插练习时，以执笔式持针垂直刺入棉团，在原处做上提下插，保证针身挺直、深浅适度、幅度均匀；捻转练习时，在原处拇指与示指、中指交替捻转针柄，保持捻转角度和频率一致。还可将提插和捻转配合练习，做到动作协调、手法熟练。

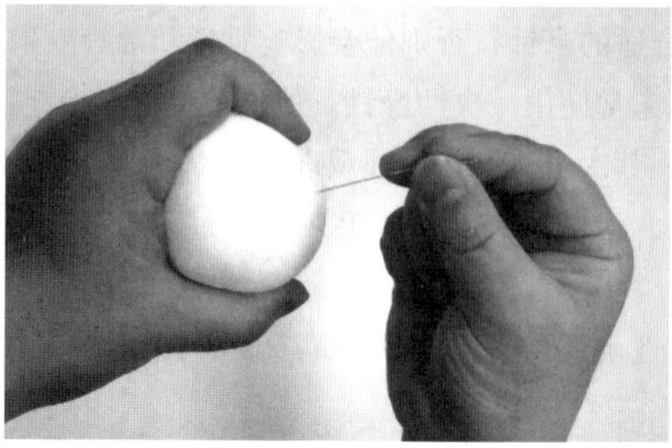

图4-4 棉球练针法

3. 自身练习法 目的是更好地掌握针刺的方法，并体验针刺后的各种感觉。在纸垫与棉团练针，掌握一定指力和针刺手法后，于自身选穴试针练习。自身练针，要做到进针顺利、针身挺直、进针快且透皮无痛、指力均匀，熟练运用提插、捻转手法。在针刺技术达到一定熟练水平后，方可在患者身上操作。

（三）针刺前的准备

1. 用物准备 消毒后或一次性无菌毫针、75%酒精或碘伏、无菌棉签或棉球、镊子、弯盘。

2. 毫针的选择

（1）正确选择毫针，对提升疗效、预防针刺事故很关键。临证时，针刺需一穴一针，以防感染。目前，临床多选用一次性不锈钢毫针。针刺前要仔细检查针具质量、规格和保质期，剔除不合格针具。

（2）依据患者性别、体质、年龄、体型、病情、病位选择毫针。男性、体壮、肥胖、病位深、急性病，选长、粗毫针；女性、幼儿、体弱、形瘦、病位浅、慢性病，选短、细毫针。

（3）根据腧穴所在部位选择毫针。皮肉浅薄处选用短、细针浅刺，肌肉丰厚处宜选用长、粗针深刺、透刺。选针长度以刺入穴位后针身露出皮肤之上稍许为宜，切勿全部刺入，以防断针。

3. 体位的选择 应以既利于腧穴精准定位，又方便施术操作与留针，还使患者舒适不易疲劳为原则，通常尽量采取一种体位。对于体弱或精神紧张者，应采用卧位。如果体位选择不合适，患者在施术或留针时无法保持原来体位，便会因体位移动而造成弯针、滞针，甚至发生断针事故。常用体位有以下6种。

（1）仰卧位：适用于头面、胸腹部，以及四肢部分腧穴（图4-5）。

（2）侧卧位：适用于身体侧面的腧穴和上下肢的部分腧穴（图4-6）。

（3）俯卧位：适用于头项、腰背、下肢背侧的腧穴（图4-7）。

（4）仰靠坐位：适合前额、颜面、颈前、上胸部和上肢的腧穴（图4-8）。

（5）俯伏坐位：适用于头顶和枕项、肩背部的腧穴（图4-9）。

（6）侧伏坐位：适合头颞侧、颈侧、面颊及耳部的腧穴（图4-10）。

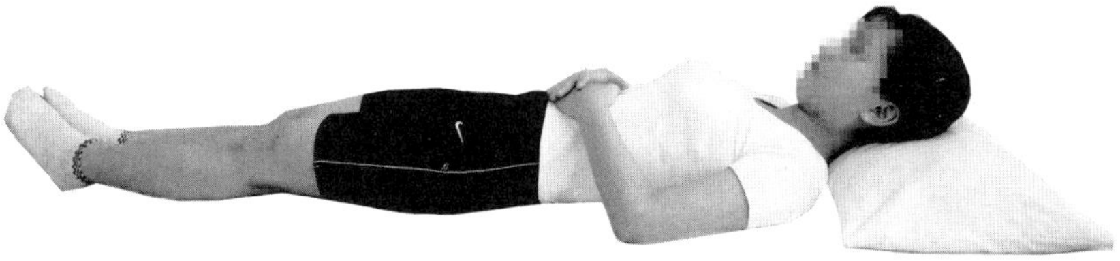

图4-5　仰卧位

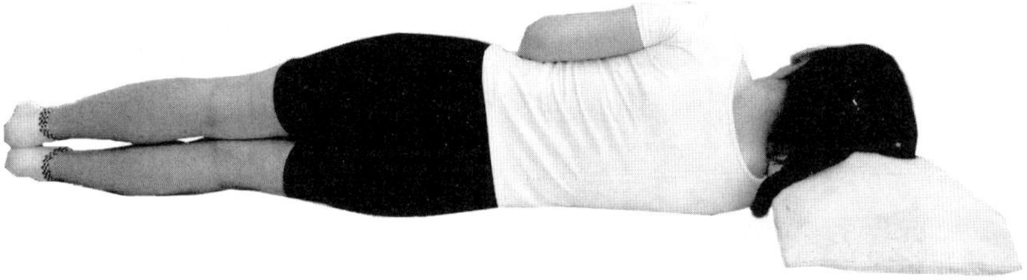

图4-6　侧卧位

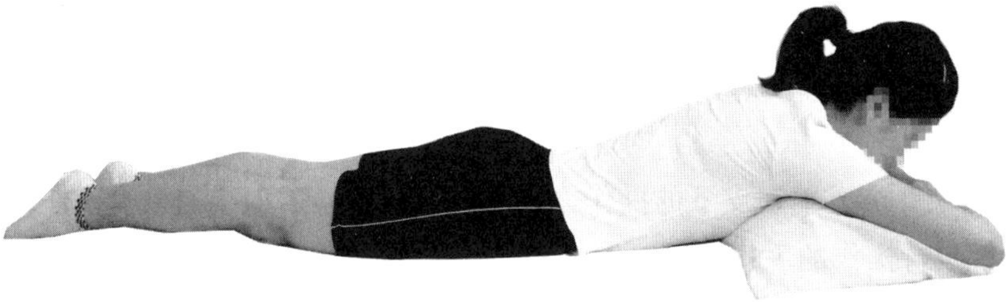

图4-7　俯卧位

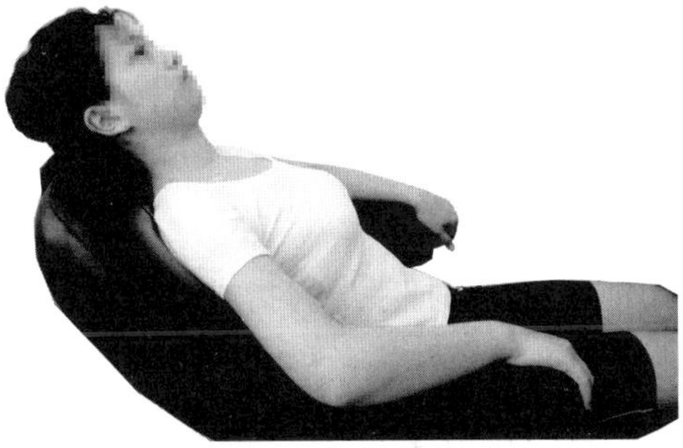

图4-8　仰靠坐位

4. 消毒　针刺前必须秉持严格无菌观念，认真做好以下4项消毒工作。

（1）针具消毒：反复使用的针具可采用高压蒸汽灭菌法、药液浸泡消毒法和煮沸消毒法等。目前为了杜绝交叉感染，临床上多使用一次性毫针。

（2）针刺部位消毒：针刺部位用75%酒精棉球或碘伏棉球从针刺腧穴部位的中心点向外做环形擦拭消毒。当针刺腧穴消毒后，切忌再触碰污物，以免针刺部位再次污染。

（3）施术者手消毒：针刺前，施术者需先用肥皂水洗净双手，再用无菌方巾擦干，随后用75%酒精棉球擦拭施术手指。施术时，手指应避免直接触碰针身，若必须接触，需借助消毒干棉球间隔，以确保针身无菌。

（4）治疗室内的物品消毒：治疗床上用的床单、枕巾、毛毯等物品，要按规定换洗消毒。治疗室内要保持整洁卫生，空气流通，并定期消毒。

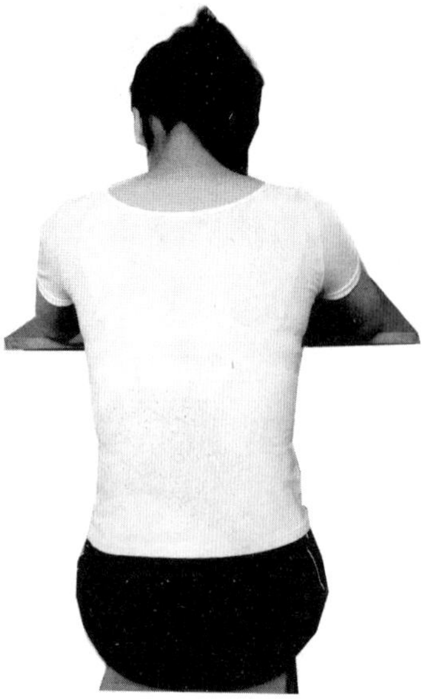

图4-9　俯伏坐位

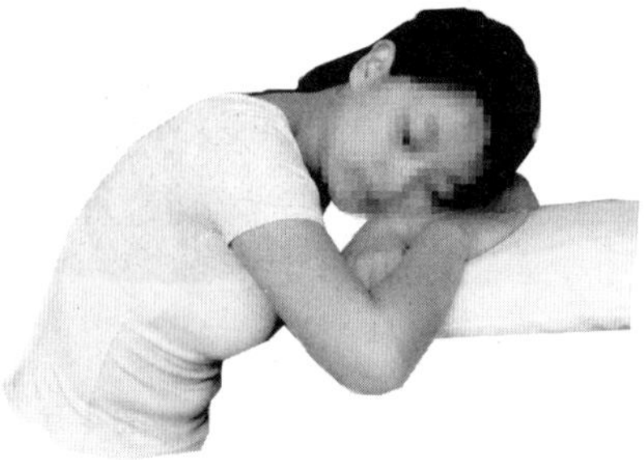

图4-10　侧伏坐位

（四）进针法

进针法，指将毫针刺入腧穴皮下的操作方法。进针时，常需双手紧密配合，协同操作。刺手，一般指施术者持针进行操作的手；押手，指施术者夹持针身、辅助进针或按压针刺部位、固定腧穴位置的手。针刺操作时，主要是刺手拇指、示指、中指夹持针柄，其状如持笔（图4-11），双手协同操作。具体有以下几种进针方法。

1. 单手进针法　是仅用刺手进针。刺手拇指和示指持针柄，中指指腹抵住针身下端，指端紧挨针刺穴位周围皮肤，当拇指、示指同时用力向下按压针柄时，中指顺势弯曲，将针快速刺入腧穴皮下（图4-12），常用于短针进针。

2. 双手进针法

（1）指切进针法：又称爪切进针法，以押手的拇指或示指指甲，在针刺穴位旁用力切掐，刺手持针，将针尖紧贴押手指甲边缘，快速刺入皮下（图4-13）。此法适用于短针进针。

（2）夹持进针法：又称骈指进针法，用押手拇指和示指，夹持消毒干棉球包裹针身下端，露出针尖0.3～0.5cm，将针尖抵住穴位皮肤表面，刺手持针，捻动针柄，刺手指力下压的同时，押手拇、示二指一同用力，双手配合，边捻边插，将针刺入腧穴（图4-14）。此法适用于长针进针。

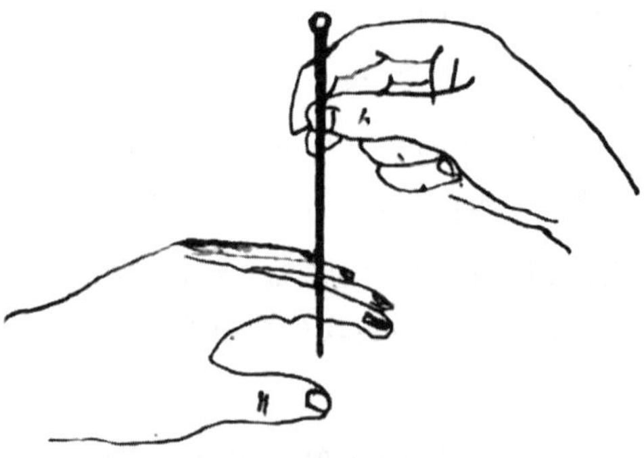

图4-11　持针姿势示意图

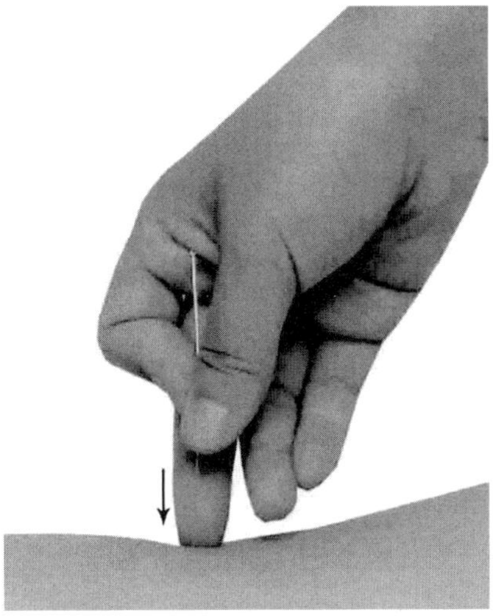

图4-12　单手进针法

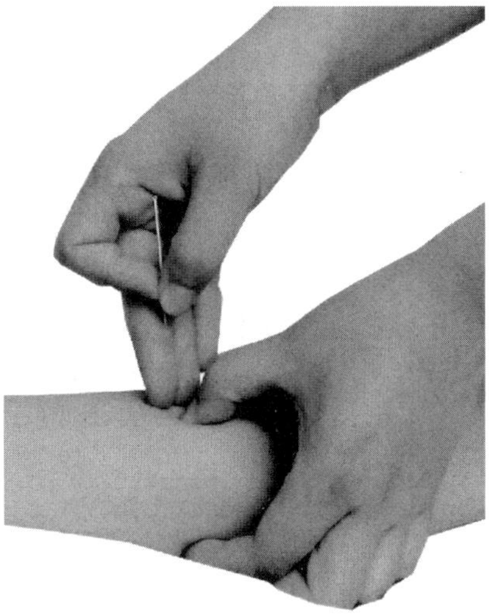

图4-13　指切进针法

（3）提捏进针法：押手的拇指和示指，捏起针刺腧穴部位两旁的皮肤，刺手持针，从捏起皮肤的上端刺入（图4-15）。此法适用于皮肉浅薄处的腧穴，尤其是面部腧穴，如印堂、攒竹等。

（4）舒张进针法：押手的拇、示指，或示、中指，把所刺腧穴处的皮肤向两边撑开绷紧，刺手持针，从绷紧的皮肤处刺入（图4-16）。此法适用于皮肤松弛或有褶皱的部位。

3. 针管进针法　将毫针先插入用塑料、玻璃或金属制成的比毫针短0.75cm的特制的针管内，将其置于应刺的腧穴上，押手按压针管抵住腧穴皮肤表面，刺手示指或中指对准针尾垂直叩击，使针迅速刺入腧穴，随后拿掉针管，刺手再将毫针刺入腧穴应至深度（图4-17）。此法进针不痛，故多用于儿童和惧针者。

（五）针刺的方向、角度和深度

在临证中，针刺同一腧穴，如果方向、角度和深度不同，针刺到达的组织部位就会不同，产生的针感和得到的效果就会有明显的差异。精准掌握针刺的方向、角度与深度，极为关键，这不仅能预防意外，还能增强针感、提升疗效。

1. 针刺方向　指进针时针尖所朝向的方向。针刺方向的正确与否，影响着针刺的刺激量，是决

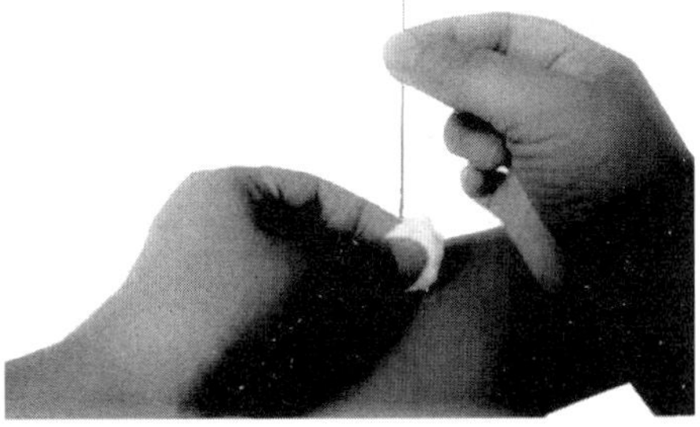

图4-14　夹持进针法

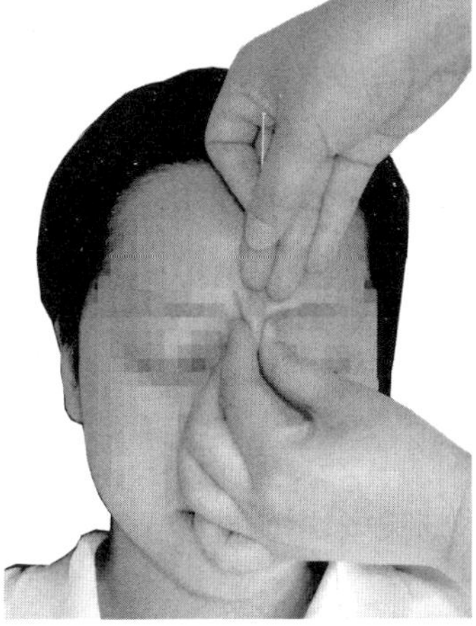

图4-15　提捏进针法

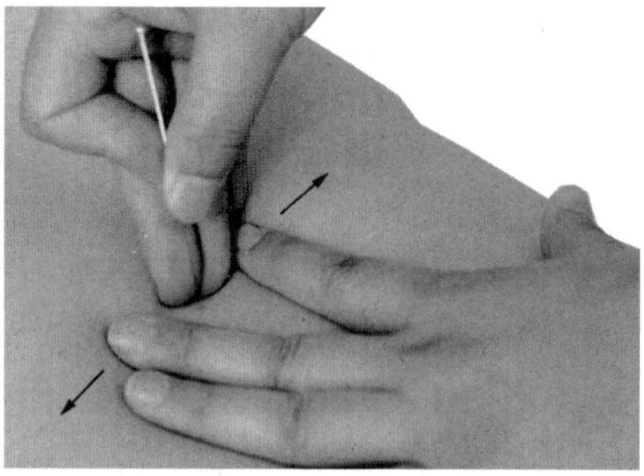

图4-16 舒张进针法

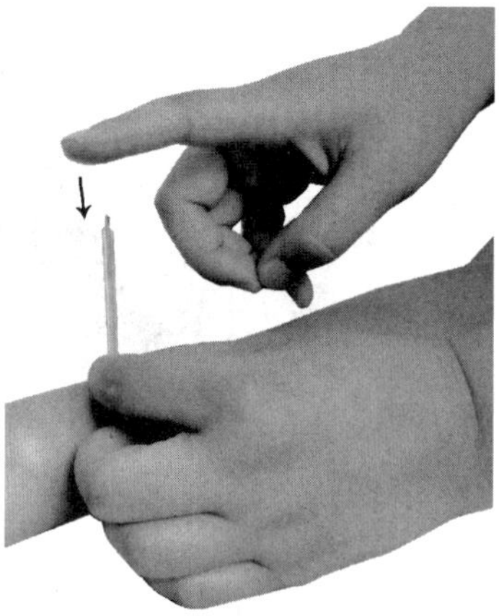

图4-17 针管进针法

定针刺量效的因素之一，从而影响疗效。临证时，针刺方向的确定并非随意为之，通常需综合考虑经络的循行走向、腧穴所在部位的特点，以及针对具体病情开展治疗时的实际需求。

2. 针刺角度 是进针瞬间，针身和腧穴部位皮肤表面构成的夹角。这个夹角的大小并非随意确定，而是要综合考虑腧穴所在部位的独特解剖结构，以及期望达到的治疗效果。在实际操作中，依据夹角的不同，针刺手法通常被分为直刺、斜刺和平刺三类（图4-18）。

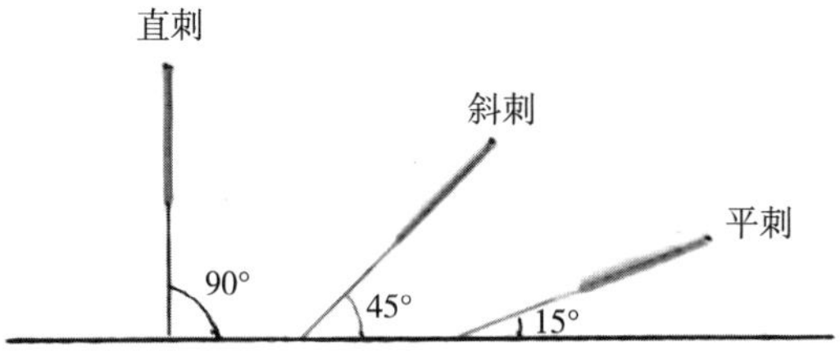

图4-18 针刺的角度

（1）直刺：针身与腧穴处皮肤表面呈90°垂直刺入。直刺的刺激强度大，适用于人体大多数腧穴。

（2）斜刺：针身与腧穴处皮肤表面呈约45°倾斜刺入。当腧穴不适宜直刺、深刺，如其内靠近重要脏器，或所在位置肌肉较为浅薄时，多用斜刺。

（3）平刺：针身与腧穴处皮肤表面呈约15°，沿着皮肤刺入，又称横刺、沿皮刺。该法刺激量较小，多用于肌肉浅薄处的腧穴，如头部腧穴。

3. 针刺深度 指毫针刺入腧穴内的深浅程度。通常，深刺的刺激量大，浅刺的刺激量小。针刺时，要以能获得针感又不损伤组织器官为准则。在实际临床操作中，需综合考虑患者年龄、体质、病情虚实、穴位位置及时令季节等因素，灵活确定针刺深度。

（六）行针手法

行针，又称运针，是毫针刺入穴位后，为使患者产生针感、引导针感按特定方向传导扩散，以及精准调控针感强弱而采用的操作。行针手法主要包括基本行针手法和辅助行针手法。

1. 基本行针手法

（1）提插法：将毫针刺入腧穴一定深度后，把针从深层向上提至浅层，此为提；从浅层向下刺入深层，即为插。反复进行这样上提下插的动作，即提插法（图4-19）。操作时，指力要均匀，幅度不宜过大，频率不宜过快，同时要保证针身垂直，不改变针刺的角度、方向和深度。

（2）捻转法：将毫针刺入腧穴一定深度后，用拇指、示指与中指捏住针柄，做向前、向后的捻转动作，即捻转法（图4-20）。操作时，指力需均匀，捻转角度一般控制在180°～360°，不能持续朝一个方向捻针，以防止肌纤维缠绕针身，引发针刺部位疼痛或滞针，导致出针困难。

通常，行针时提插或捻转的幅度大、频率快，刺激量就大；幅度小、频率慢，刺激量就小。临床操作时，提插或捻转的幅度、频率及操作时长，要依据患者的体质、病情、穴位特点和治疗目的来确定。

2. 辅助行针手法　主要作用在于帮助在进针之后更快地出现得气现象，并且进一步增强针感，是对基本行针手法的有效补充。有以下6种常用的辅助行针手法。

（1）循法：是将毫针刺入穴位后，若无针感或得气不明显时，施术者可用手指在针刺穴位所属经脉循行路径周围轻柔叩击或按揉的方法（图4-21）。该法能激发经气运行，使针后易得气，还能促使针感传导。针刺不得气时，可用循法催气，也能缓解滞针。

（2）弹法：将毫针刺入穴位至合适深度后，或留针时，施术者用手指轻弹针尾或针柄，使针体轻微振动的方法（图4-22）。操作时，弹动频率不宜过快，防止弯针。弹法可激发经气，加速气至，增强针刺疗效。

（3）刮法：是将毫针刺入腧穴相应深度后，施术者以拇指或示指指腹抵住针尾，用指甲快速上下刮动针柄的方法（图4-23）。未得气时用刮法能催气，得气后使用刮法可增强针感传导与扩散。

（4）摇法：是将毫针按要求刺入穴位至一定深度后，施术者单手握针柄，缓慢轻柔摆动针体以推动经气运行的方法（图4-24）。摇法主要有两种：一是保持针身垂直轻摇，能强化得气感，常由深到浅随摇随提，用于出针泻邪；二是卧倒针身不进不退，左右摇晃，可让针感单向传导。

（5）飞法：当毫针刺入穴位后，若无得气反应，施术者可用拇指和示指轻夹针柄，先轻轻捻搓几下，随后两指迅速张开，一捻一放，如飞鸟展翅（图4-25），重复操作可催气。飞法可激发经气，

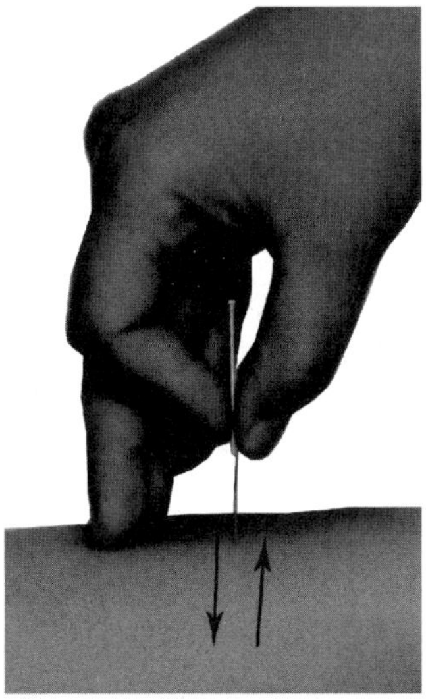

图4-19　提插法

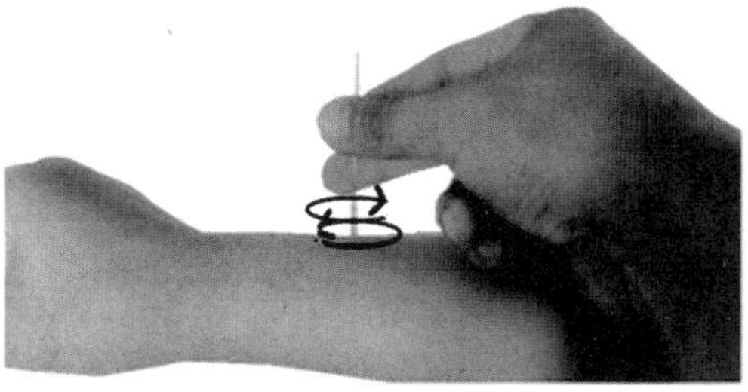

图4-20　捻转法

增强针感。

（6）震颤法：是将毫针按要求刺入穴位至合适深度后，施术者用刺手紧握针柄，快速、小幅度地提插、捻转，让针身微微颤动的方法（图4-26）。操作时，针刺深度通常不变，该法主要用于增强针感。

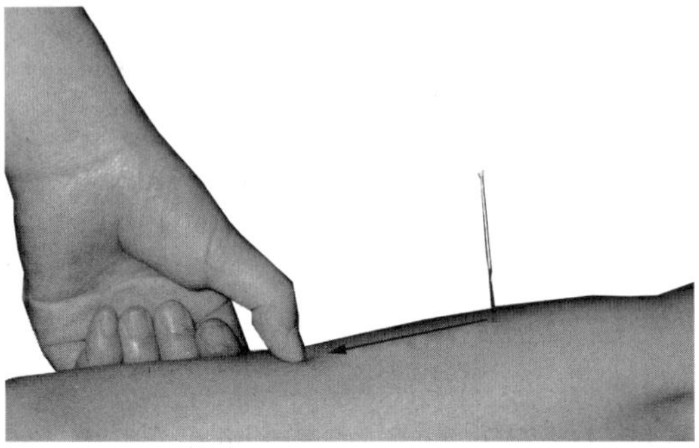

图4-21　循法

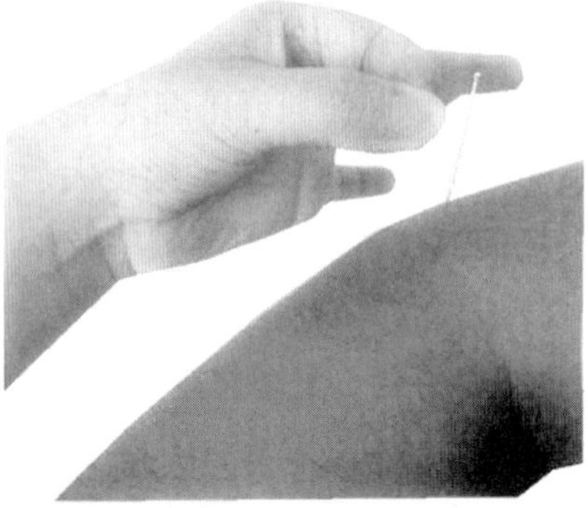

图4-22　弹法

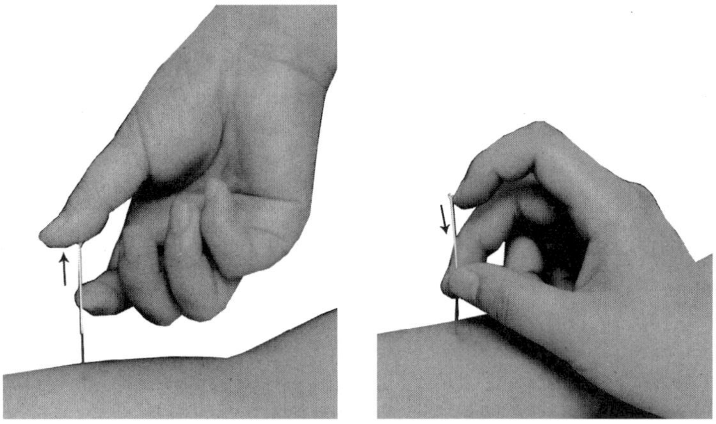

a　　　　b

图4-23　刮法

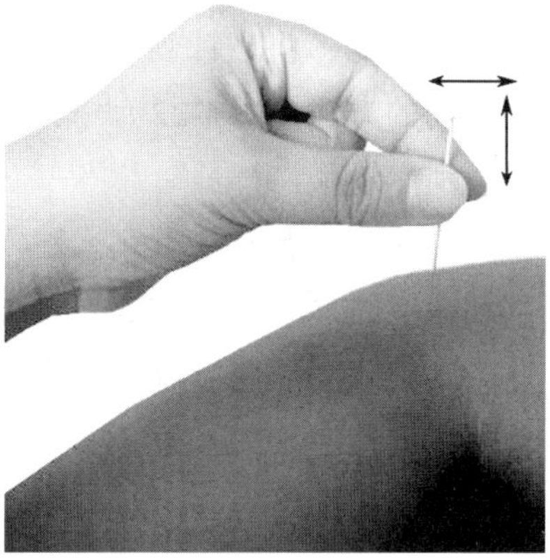

图4-24　摇法

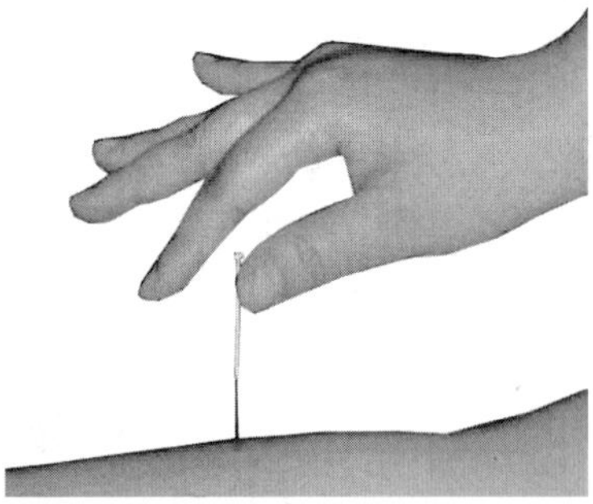

图4-25　飞法

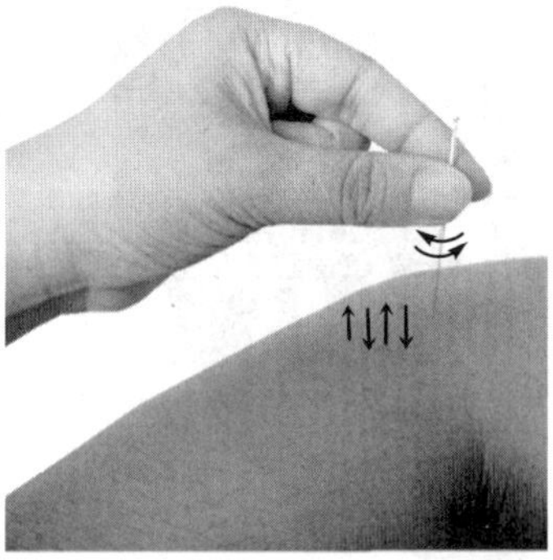

图4-26　震颤法

（七）得气

得气，古称气至，指将毫针刺入腧穴一定深度后产生的酸、麻、胀、重等感觉，又称针刺感应或针感。针刺得气与否，直接关系到针刺的疗效。

1. 得气的表现　毫针刺入穴位得气时，患者针刺部位常出现酸、麻、胀、重感，部分患者还会有热、凉、痒、触电、蚁行感，甚至肢体不自主活动。少数情况下，患者会有疼痛感，或者感觉这些反应沿特定方向和部位传导、扩散。与此同时，施术者刺手手指能感觉到针下变化，原本空松、虚滑的手感，变得沉紧、涩滞，甚至能感受到针体颤动。用手触摸穴位周围皮肤，会发现肌肉从松弛转为紧张；若是因病痉挛的肌肉，得气后则会由紧张变得松弛，有时还能察觉到肌肉跳动或蠕动。

2. 得气的意义　针刺时是否得气及得气的快慢，不但关系到针刺治疗的效果，还能作为判断疾病预后的依据。临床治疗时，一般得气快者，疗效好；得气慢者，疗效差；不得气者，则可能无效。因此，治疗时，若针刺后不得气，一定要分析其原因，是因针刺方向、角度有误，深浅失度，或是取穴不准，手法不当等，从而重新调整，并运用必要的行针手法以使气至。

（八）补泻手法

针刺补泻手法，是将毫针刺入腧穴后，通过恰当的手法激发经气，补正气、泄邪气，让阴阳失调的身体恢复健康的方法。

1. 单式补泻手法　见表4-3。

表4-3　单式补泻手法

单式补泻手法		补法	泻法
基本补泻	提插补泻	得气后，浅入深刺，重插轻提，下插为主，幅度小、频率慢、时间短	得气后，深进浅出，轻插重提，上提为主，幅度大、频率快、时间长
	捻转补泻	得气后，拇指左转用力重，捻角小、频慢、力轻、时短	得气后，拇指右转用力重，捻角大、频快、力重、时长
其他补泻	疾徐补泻	进针慢、退针快，少捻转	进针快、退针慢，多捻转
	开阖补泻	出针后迅速按压针孔	出针时摇大针孔
	迎随补泻	针尖随着经脉循行去的方向进针	针尖迎着经脉循行来的方向进针
	呼吸补泻	呼气时进针，吸气时出针	吸气时进针，呼气时出针
	平补平泻	针刺得气后，均匀地施以提插、捻转手法，随后出针	

2. 复式补泻手法

（1）烧山火：是常见的毫针复式热补手法，主要用于虚寒病、冷痹顽麻等。临床操作时，把穴位可刺深度分为天（浅层，上1/3）、人（中层，中1/3）、地（下层，下1/3）三部。先将毫针刺入天部，得气后，行紧按慢提（或捻转补法）9次，再依次刺入人部、地部，每部重复上述操作。接着从地部一次退至天部，算完成一度。反复操作数度，等针下有热感，将针紧按至地部留针，操作时可配合呼吸补法。

（2）透天凉：是常见的毫针复式凉泻手法，常用于急性痈肿、热痹等实热病。临床操作时，把穴位可刺深度分为浅（天部，上1/3）、中（人部，中1/3）、深（地部，下1/3）三层。先直刺地部，得气后行紧提慢按（或捻转泻法）6次，再依次退至人部、天部，每部同样操作6次，完成一进三退为一度。随后将针从天部按回地部，反复操作数度，待针下产生凉感，紧提至天部留针，操作时可配合呼吸泻法。

3. 影响针刺补泻效果的因素

（1）机体状态：针刺的补泻效果和调节作用，会因机体病理状态不同而异。人体呈现正气不足的虚证时，针刺能激发正气，扶正补虚；处于邪气过盛的实证，如实热、邪闭，气血不畅时，针刺可清热泻火、通闭驱邪、泻除实邪，助人体恢复阴阳平衡。例如，胃肠功能亢进引发痉挛疼痛，采用泻法针刺，能有效解痉止痛；而胃肠功能抑制，出现蠕动缓慢、腹胀、食欲不振的情况，运用补法针刺，可增强胃肠蠕动，使其恢复正常。

（2）腧穴特性：腧穴的功能具有普遍性，但部分腧穴存在相对的特异性。如关元、气海、足三里等腧穴，具有明显的强壮功效，常被用于补虚治疗；而十宣、曲池、水沟等腧穴，能清热开窍、泻除病邪，多应用于泻实治疗。由此可见，针刺实现补虚泻实的效果，与腧穴的相对特异性有密切关系。

（3）毫针规格及手法因素：从器具本身来看，毫针不同的粗细程度、长短规格，都会有不同的针刺补泻效果；就手法而言，针刺的角度和深度，以及行针的幅度大小、频率快慢及程度轻重等都可直接影响针刺补泻效应。补泻手法操作是否正确得当也会影响针刺的补泻效果。

（九）留针

将毫针刺入穴位且运用行针手法操作后，使毫针在穴位内停留一段时间，即为留针。留针能增强针感，强化行针效果，治疗时应依病情判定是否留针和留针时间的长短。针对大多数病证，针刺穴位得气，并施行恰当的补泻手法进行行针操作后，便可直接出针，也可留针15～20分钟。适当增加留针时间的是针对一些疼痛性、痉挛性、慢性、顽固性的特殊病证，有时甚至可达数小时，而且为了增强疗效，还要在留针期间间歇行针。

（十）出针

针刺治疗时，当完成行针或留针，达到治疗目的后便可出针，也叫退针、起针。出针时，押手用消毒干棉球轻按针刺部位以防出血，刺手持针微微捻转，缓缓提至皮下，稍作停顿后拔针。

出针后，要主动询问患者针刺部位有无不适感，仔细查看针刺部位是否有出血情况；认真检查核对毫针的数目，确保无毫针遗漏；还应注意有无晕针延迟反应现象。

（十一）治疗频次与疗程

针刺施术，可每日或隔日1次。临床上对大多数病证，尤其是慢性病证，一般以10～15次为1个疗程，每个疗程之间间隔3～5日。但应注意，疗程的设置，应根据病证治疗期间疗效的高低及患者对针刺的耐受性来确定。对于急性病证，一般无疗程可言，如急性咽喉肿痛、急性胃痛，可每日针刺1次或数次，直至病愈为止。

（十二）针刺异常情况的处理和预防

在运用毫针刺法时，若是对人体解剖部位认知不足，或操作时粗心大意、手法有误，就极有可能引发异常状况。一旦发生，必须立即进行妥善处理。

1. 晕针

【表现】 突发精神萎靡、面色苍白，随即头晕目眩、恶心欲吐、四肢发冷，还会有心慌意乱、大汗淋漓、血压下降，脉象细弱；严重时，可有昏迷倒地、唇甲青紫、二便失禁，脉象微细欲绝。

【原因】 患者的精神和身体状态是晕针主因。精神高度紧张、身体过度虚弱，或在过度劳累、饥饿、大量出汗、剧烈腹泻、严重失血后针刺，都易引发晕针。另外，体位不当、选穴过多、手法过猛，以及治疗室空气不流通、过闷、过热或过冷，也可导致晕针。

【处理】 察觉患者有晕针迹象时，要立刻停止针刺，迅速出针。让患者平躺，头低脚高，解开衣带，注意保暖和通风。症状轻者，仰卧休息几分钟，喝温水或糖水即可缓解。症状严重者，除上述紧急措施外，施术者可用力掐按人中、水沟、素髎、合谷、内关、足三里等穴位，或艾灸百会、关元、气海。若患者仍昏迷不醒、呼吸微弱、脉象细弱，必须马上采取急救措施。

【预防】 对首次接受针刺的患者，需耐心解释，消除其对针刺的恐惧。优先选卧位，让患者舒适放松；严格控制选穴数量，手法尽量轻柔；若患者处于饥渴、疲劳状态，应先让其进食、饮水，充分休息调整后再行治疗。操作时，施术者要全神贯注，密切观察患者神态，随时询问患者感受，不离患者左右，以便及时发现并处理异常。

2. 滞针

【表现】 毫针在穴位内如同被锁住一样，施针者无法捻转、提插，出针时也感觉阻力极大。若强行捻转、提插，患者会剧痛难忍。

【原因】 当毫针刺入穴位后，若患者精神高度紧张，会使局部肌肉强烈收缩；或患者改变体位，或施术者行针手法不当，单向捻针，也会使肌纤维缠绕针身，引发滞针；此外，留针时间过长，也可能出现滞针。

【处理】 若是由于患者精神紧张导致滞针，可引导患者放松，延长留针时间，用手指在滞针穴位周边轻揉，或在穴位附近另行针刺，以疏导经络气血，缓解肌肉紧张。若是由单向捻针引发的滞针，可反向转动针柄，同时结合刮柄、弹柄等方法，松开缠绕针身的肌肉组织，解除滞针。

【预防】 针刺前，需耐心地向患者解释清楚操作过程，打消患者的顾虑。施术者要具备娴熟的手法，行针时手法尽量轻巧，捻转幅度不宜过大，速度也不宜过快，坚决避免单向捻针。

3. 弯针

【表现】 针柄偏离进针或留针时的初始方向与角度。施针者提插、捻转、出针时，会明显受阻；患者也会感到疼痛。

【原因】 施术者进针手法生疏、用力过猛、速度过快，针尖撞上坚硬组织，都会引发弯针。针刺或留针时，患者无意识改变体位，使针身受力不均，同样会导致弯针。另外，操作中针柄被外物碰撞、挤压，也会造成弯针。

【处理】 发现弯针，应立即停止行针。若针柄轻微弯曲，顺着走势常规出针；针身弯曲角度大，顺着弯曲方向起针；针身多处弯曲，按针柄扭转、倾斜方向，缓慢退针，切勿猛力抽拔，以防断针。若是患者改变体位导致弯针，先让其恢复原位，待肌肉放松后，小心出针，严禁强行拔针，避免引发断针。

【预防】 施术者要熟练掌握针刺手法，操作规范流畅，指力轻柔均匀，进针时不可用力过猛、速度过快；患者需保持舒适体位，留针期间不得随意变换姿势；还要防止针刺部位与针柄受外物碰撞、挤压。

4. 断针

【表现】行针或出针后，若发现针身在患者穴位处折断，即为断针，也叫折针。断针部分可能露在皮肤表面，也可能完全陷入皮下。

【原因】针具质量差，针身、针根有剥蚀、损伤，容易导致断针。针刺手法不当，如将针身全部刺入穴位，行针时大力提插、捻转，使局部肌肉剧烈收缩，也会引发断针。留针时患者随意改变体位，使针身受异常牵扯，会加大断针风险。出现弯针、滞针却未及时正确处理，强行抽拔，以及操作中针柄被外物碰压，同样可能致使针身折断。

【处理】断针发生后，施术者要冷静，安抚患者，让其保持原位，防止断针残端陷入更深。若断针露出皮肤，可用手指或镊子夹取；若与皮肤平齐或略低，但能看到断端，用押手拇指、示指垂直挤压针孔两侧使断针外露，再用镊子夹出；若断针完全没入皮下看不见，需借助X线定位，通过手术取出。

【预防】针刺前，全面检查针具，剔除不合格者。选毫针时，长度要超过腧穴应刺深度，针刺时勿将针身全部刺入，留部分显露在皮肤外；进针、行针不能过猛；行针、留针时一定要告知患者不能随意变换体位。出现弯针、滞针，施术者应马上采取正确措施解决。

5. 出血与血肿

【表现】起针后，针刺部位有可能立即渗血，也可能先出现局部肿痛，随后皮肤出现青紫色。

【原因】针具问题，如针尖弯曲带钩、过于锋利，损伤皮肉、血管；操作失误，如出针时未按压针孔。

【处理】出针后若针刺部位出血，立即用消毒干棉球按压止血；少量皮下出血致出现小块青紫时，通常无须处理，数日便可自行恢复。若青紫范围大、肿痛明显且影响活动，则需先冷敷止血，48小时后再行热敷或轻揉，促进瘀血消散。

【预防】针刺前，施术者仔细检查针具，熟悉人体解剖结构，进针时避开血管；针刺手法要轻巧，忌强猛捣针；叮嘱患者在行针、留针时切勿变动体位；出针后立即用消毒干棉球按压针孔。

（十三）毫针刺法的适用范围

毫针刺法的适用范围非常广泛，涉及内、外、妇、儿、五官、皮肤等多个系统的疾病。

1. **内科疾病** 如感冒、咳嗽、哮喘、眩晕、面瘫、痴呆、癫痫、失眠、脑血管意外、面肌痉挛、三叉神经痛、胃痛、腹痛、便秘、糖尿病等。

2. **外科疾病** 如急慢性扭挫伤、颈椎病、落枕、网球肘、慢性腰肌劳损、腰椎间盘突出症、脊髓损伤、各部位骨关节手术后功能康复等。

3. **妇科疾病** 如月经不调、痛经、崩漏、带下病、不孕症、胎位不正、滞产等。

4. **儿科疾病** 如惊风、疳证、积滞、小儿脑性瘫痪、小儿多动症、遗尿、小儿肌性斜颈、小儿麻痹后遗症等。

5. **五官科疾病** 如近视、耳鸣、耳聋、鼻渊、牙痛、咽喉肿痛等。

6. **皮肤科疾病** 如斑秃、神经性皮炎、瘾疹、带状疱疹后遗症。

7. **急症** 如高热、抽搐、晕厥、虚脱等。

8. **其他** 如慢性疲劳综合征、戒断综合征、肥胖症等。

（十四）注意事项

1. 女性在怀孕前三个月，绝对不能针刺小腹部的穴位。怀孕满三个月之后，腹部及腰骶部的穴位都不适合进行针刺操作。另外，如三阴交、合谷、昆仑、至阴这些能引发子宫收缩的穴位，在整个孕期都要谨慎对待，非必要不针刺，以防引发流产或早产等不良后果。若不是为了调理月经，女性月经期也不宜针刺。

2. 小儿囟门尚未闭合时，头顶部腧穴不宜针刺。

3. 当患者处于饥饿、极度疲劳状态，或精神高度紧张时，不可即刻实施针刺。对于身形瘦弱、气血亏虚的患者，最好采用卧位进行针刺，并且针刺手法要轻柔，不可过重，以免引发不适。

4. 皮肤存在瘢痕、溃疡、感染灶或肿瘤的部位，不宜针刺。

5. 有自发性出血倾向，或受伤后出血难以止住的患者，不宜针刺。

6. 在针刺眼区穴位，还有项部的风府、哑门及脊椎部位穴位时，必须精准把控针刺的方向、角度和深度。操作过程中，禁止大幅度地提插与捻转，同时留针时间不宜过长，以免损伤重要的组织和器官，防止出现严重的医疗事故。

7. 在针刺胸、胁、腰、背这些脏腑所处区域的穴位时，严禁直刺和深刺。尤其是对于有肺气肿及肝脾大的患者，一旦直刺、深刺，很可能会刺伤脏器，引发严重并发症，所以在针刺时一定要格外小心谨慎。

8. 一般情况下，针刺小腹部腧穴前，应嘱患者先排空膀胱。针对尿潴留患者，在针刺小腹部穴位时，因为患者膀胱充盈，膀胱位置与状态和常人不同，稍有不慎就可能误伤膀胱等器官，故必须严格把控针刺的方向、角度与深度，操作务必精准、规范。

▶知识拓展

九刺法

古代九刺法出自《灵枢·官针》，是针对九类不同性质的病变，采取的九种相应的针刺方法。九刺法，为后世的刺法研究奠定了一定的基础，对指导现代针灸临床、提高针灸疗效具有重要的意义。其临床应用见表4-4。

表4-4 九刺法的临床应用

名称	针刺方法	适应证	应用举例
输刺	刺五输穴中的荥穴、输穴，五脏六腑背俞穴	经脉、脏腑疾患	属配穴法
远道刺	病在上取之下，刺府输	六腑疾患	梅核气
经刺	有结聚的病经	经脉病	腰扭伤
络刺	刺皮下小络之血脉	有瘀血之证	中风先兆、急性腰背痛

续 表

名称	针刺方法	适应证	应用举例
分刺	刺肌肉的间隙	肌痹	第三腰椎横突综合征
大泻刺	切开局部脓疡	痈肿脓疡	痈肿
毛刺	浅刺皮肤	虚缓证候	面神经麻痹、中风后麻木、顽癣、神经衰弱等
巨刺	左病刺右，右病刺左	痹证	三叉神经痛、中风偏瘫
焠刺	痛处取穴	痹证	肩周炎、带状疱疹

微课：
电针法

二、电针法

电针法，是针灸疗法的创新形式，是在毫针刺入穴位并产生得气感应后，接入模拟人体生物电的脉冲电流装置的针刺方法。这种疗法巧妙地融合了针刺与电刺激，双管齐下，以激发经络气血的运行，通过调节脏腑功能和气血盛衰，达到预防和治疗疾病的目的。

相比于传统针刺手法，电针法优势显著。一方面，它极大地节省了人力，无须医生持续手动行针，降低了操作负担；另一方面，能够实现长时间、稳定的刺激输出，精准把控刺激的强度、频率和波形，确保治疗过程的科学性与稳定性，显著提升了临床治疗效果。

（一）电针仪

目前电针仪类型繁多，参数设置各有不同，功能也各有所长，但操作流程大体一致，都有规范步骤。

（二）操作方法

1. 选穴 电针法的选穴遵循针灸处方原则，通常选择1～3个主穴，再搭配辅助穴位，一般同侧肢体选2～6个穴位便可。若在循经选穴的基础上，配合神经分布、肌肉起止点进行选穴，会有更好疗效。

2. 操作步骤

（1）将毫针精准刺入特定穴位，待穴位产生酸、麻、胀、重等得气反应。

（2）调节电针仪上的输出电位器均至“0”位。一般是负极连接主穴，正极连接配穴，也有不分正负极，将两个电极任意连接在两个毫针针柄上。在胸背部穴位运用电针治疗时，务必注意，切勿把两个电极分别放置在身体左右两侧，一旦如此操作，电流就会穿过心脏形成回路，可能带来严重风险。

（3）打开电源开关，选好波形，为防止给患者造成突然的刺激而引起不适，应慢慢调高电流强度至合适，其间随时询问患者感受。

（4）电针治疗时间一般为5～20分钟。治疗期间，如若察觉到刺激强度降低，可适度调高电针仪的输出电流量。另外，也可选择暂时切断电源1～2分钟，随后再次接通电源，以此维持治疗所需的刺激效果；或者通过每对电极的连接对调等方法加以调整。

（5）当电针治疗结束时，需要按照特定顺序操作。首先，把电针仪上调节输出的电位器数值全部调至“0”位，接着关闭电针仪的电源开关，之后小心地取下连接在身体上的电极，完成以上这些步骤以后，才可以将刺入穴位的毫针全部起出。

3. 电流的刺激强度　调节电针仪电流强度时，当患者能感觉到有轻微麻刺感的电流强度便是“感觉阈”；若是继续微调电流，稍微增加一点强度，患者会突然觉得有刺痛感，这个引发刺痛的电流强度便是“痛阈”。

通常而言，最理想的电流刺激强度处于感觉阈和痛阈之间，患者不易接受超过痛阈的电流强度。电流的刺激强度因人而异，一般应使患者局部肌肉呈节律性收缩，或伴有酸麻、热胀等感觉为度，并且以患者能耐受为原则。

4. 治疗频次及疗程　每日或隔日治疗1次，急重症患者可每天治疗2次。一般7～10次为1个疗程，每个疗程之间间隔3～5天。

（三）波形的选择

脉冲电，指的是在极短的时间内，电压或电流出现的的突然变化。单个脉冲电流能够通过不同的方式组合形成连续波、疏密波、断续波、锯齿波等多种波形，每种波形都有着不同的治疗功效。

1. 连续波　连续波是一种在单位时间内，频率始终保持不变的波形（图4-27）。它又被细分为连续疏波和连续密波。

（1）连续疏波：频率相对较慢，通常在2～5次/秒，又称低频连续波。它具备较强的兴奋作用，在治疗过程中，能够显著增强肌肉收缩能力，提升肌肉和韧带的张力，还能优化血液循环，有力促进神经肌肉功能的恢复。但要注意，长时间使用连续疏波，会抑制感觉神经和运动神经。基于连续疏波的特性，它在临床上主要用于治疗痿证，以及各类肌肉、关节、韧带、肌腱损伤等。

（2）连续密波：频率较快，一般在50～100次/秒，又称高频连续波。它有显著的抑制功效，能够同时抑制感觉神经和运动神经，并且率先作用于感觉神经。在临床应用中，连续密波能够发挥镇静、镇痛的作用，还可以有效缓解血管和肌肉的痉挛。基于这些特性，它常被用于治疗头痛、关节扭伤等，特别是在体表疼痛区域的即时镇痛方面效果显著，同时也广泛应用于针刺麻醉。

2. 疏密波　是一种在单位时间内，疏波与密波自动交替出现的波形（图4-27）。其中，疏波和密波各自持续的时长大概都在1.5秒。相较于单一波形，疏密波的优势在于它能有效避免人体因长时间接受同一种刺激而产生适应性。这种波形的动力作用明显，主要以兴奋作用为主。在治疗过程中，疏密波能促进机体的新陈代谢，加快血液循环，有效消除炎性水肿。临床上，常被用于治疗肩周炎、腱鞘炎、网球肘、腰椎间盘突出症、三叉神经痛，以及因气血不畅导致的肢体酸麻等病证。

3. 断续波　是一种在单位时间内，按一定节律自动时断时续出现的波形（图4-27）。在其工作过程中，会有1.5秒的时间不输出脉冲电，此为“断”；随后则是密波持续输出1.5秒，此为“续”。这种波形动力强劲，人体不易耐受，主要作用是兴奋肌肉，能显著增强肌肉兴奋性，对横纹肌的刺激收缩效果特别突出。临床上，常用来治疗痿证、瘫痪及小儿麻痹后遗症、重症肌无力、周围神经损伤等。

4. 锯齿波　锯齿波是一种在单位时间内，脉冲波幅依照锯齿形状自动改变的波形，其频率通

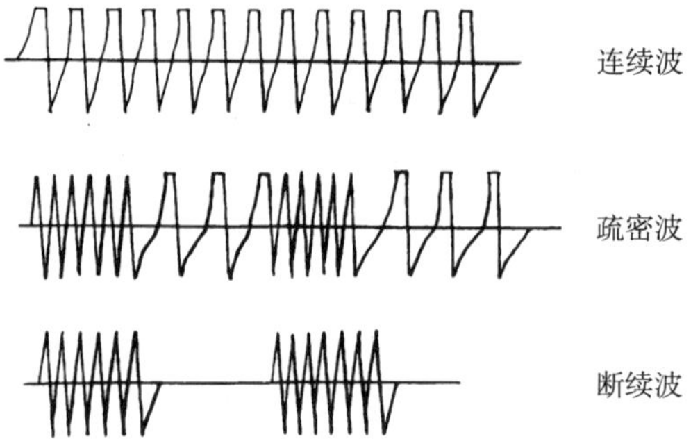

图4-27 连续波、疏密波、断续波示意图

常保持在16～20次/分，这一频率与人体的呼吸节奏相近，因此，锯齿波能够有效刺激膈神经，在临床中可用于实施人工电动呼吸，为抢救呼吸衰竭（但心脏仍有微弱跳动）的患者提供支持，又被称为“呼吸波”。此外，锯齿波还具备提高神经肌肉兴奋性、调节经络功能、促进血液循环等功效，在相关病证的治疗中发挥着独特作用。

（四）适用范围

电针法在临床上应用广泛，对各类疼痛性疾病、痹证、痿证、癫狂、肌肉与韧带及关节的损伤类疾病，均有较好疗效；同时，对于心、胃、肠、胆、膀胱、子宫等器官的功能失调，电针法也能发挥不错的治疗作用；此外，电针法还常用于针刺麻醉。

（五）注意事项

1．使用电针仪治疗前，一定要查看电针仪性能是否完好。若电流输出不稳定，时有时无，就要检查导线连接情况，检修好之后才能使用。如果干电池用久了，输出电流变弱，需及时更换新电池。

2．电针刺激力度较大，会使局部肌肉产生节律性收缩，治疗前需提前告知患者，让其做好心理准备，以便更好地配合治疗。

3．在调节电流强度时，需采用循序渐进的方式，缓慢提升电流强度，绝对不能骤然大幅度加大电流强度。这是因为若突然增强电流，会使肌肉产生强烈收缩，一方面，患者会难以承受这种剧烈刺激；另一方面，还可能引发弯针、断针，甚至晕针等不良事件。特别是对于年老体弱及精神处于高度紧张状态的患者，要特别注意将电流强度的调节控制在安全、舒适的范围内。

4．当电针仪的最大输出电压超过40瓦时，一定要将最大输出电流严格限制在1毫安以内。因为若电流超出这个范围，一旦发生漏电等意外情况，患者就有触电风险。

5．对于患有心脏病的人群，在进行电针治疗时，必须防止电流的传导路径经过心脏，以免因电流刺激对心脏功能产生不良影响，危及患者生命健康。而体内安装了心脏起搏器的患者，绝对禁止使用电针疗法。

6．在临近延髓、脊髓的区域开展电针治疗时，务必严格把控电流输出强度。要将电流强度维持在较小水平，坚决不能让电流强度过大，以此防范发生神经损伤、呼吸抑制等严重意外状况，确保治疗安全。

7．孕妇接受电针治疗时，务必慎重。

8. 经温针灸使用过的毫针，针柄表面因氧化而致使导电性降低；针柄由铝丝绕制，并经氧化处理之后镀成金黄色的毫针，同样存在导电性能不佳的问题。这两种毫针通常不适合用于电针治疗。

三、头针法

微课：头针法

头针法，是在头皮的特定部位施以毫针刺法，以此达到预防疾病、治疗病证目的的一种治疗手段，故又被称作“头皮针法”。临床中，山西焦顺发提出的焦氏头皮针穴位备受关注，它以大脑皮层机能定位作为理论基础，确定了14个头针刺激区用于头针治疗，取穴方法简便，应用广泛，特别适合初学者，故本节主要介绍“焦氏头皮针穴名体系”的取穴方法与应用。

（一）头针刺激区的部位和主治

为了精准划分头针刺激区，需要先在头部明确两条关键的标准定位线，常简称为“标定线”（图4-28）。其中一条为前后正中线：起始于两眉中点位置（即正中线前点），向后延伸，直至枕外粗隆顶点下缘处（即正中线后点），将这两点相连，便构成了前后正中线；其二是眉枕线，它是从眉中点的上缘，朝着枕外粗隆尖端，在头侧面画出的一条水平方向的连线。后续各个刺激区的确定，都要以这两条线作为基准。

1. 运动区

【部位】 先找到前后正中线，其中点向后平移0.5cm，这个点作为运动区的上点；下点确定稍微复杂些，首先找到眉枕线，它与鬓角发际前缘的交点，就是运动区下点的大致位置。若鬓角不明显，以颧弓中点为起点，向上作一条垂直线，这条垂直线与眉枕线相交后，交点再向前移动0.5cm，即为下点。确定好上下点之后，将两点连接起来，就是运动区（图4-29）。把整个运动区均匀分成五等份，从最上方开始，第一个1/5部分对应的是下肢、躯干运动区；中间2/5部分属于上肢运动区；最下方的2/5部分是头面部运动区，此区域也被称为言语一区。

【主治】 运动区的最上方1/5部分，主要用于治疗患者对侧的下肢与躯干部位出现的瘫痪症状；中间2/5的区域，针对的是对侧上肢瘫痪的治疗；而最下方2/5的区域，能够对患者对侧的中枢性面瘫、运动性失语、流涎、吞咽障碍及发音困难等问题起到治疗作用。

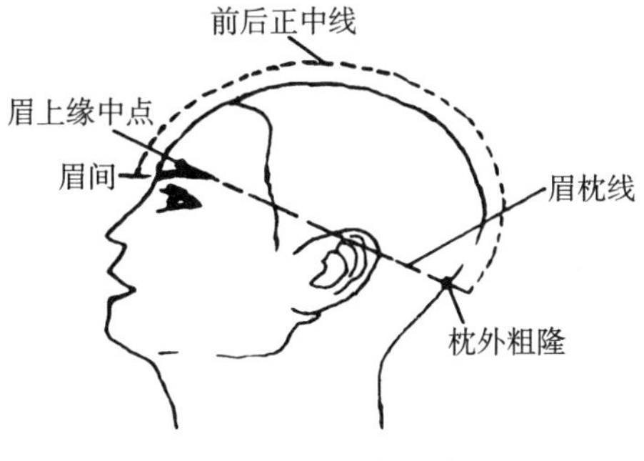

图4-28　标定线示意图

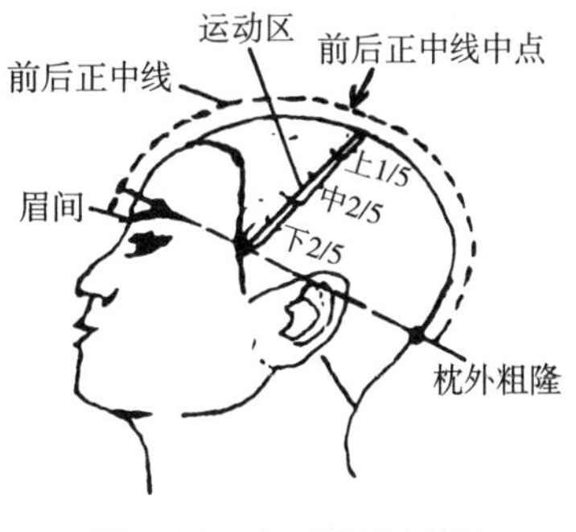

图4-29　运动区示意图

2. 感觉区

【部位】 在确定感觉区位置时，需先找到运动区，然后从运动区的后方开始，量取1.5cm，作一条与运动区平行的线段，这条线段所在区域就是感觉区（图4-30）。为了更精准地对应不同身体部位的感觉功能，感觉区进一步均匀划分成五等份。从最上方开始，第一个1/5的区域对应下肢、头部及躯干的感觉，中间2/5的部分是上肢感觉区，最下方2/5的区域则对应面部感觉区。

【主治】 感觉区按照从上到下的顺序，可分为三个功能区域，各自对应不同的治疗范畴。最上方的1/5，主要用于治疗对侧腰腿部疼痛、麻木、有异常感觉，以及后头部、颈项部疼痛和头鸣等症状；中间2/5的区域，针对对侧上肢疼痛、麻木或感觉异常等问题；最下方2/5的区域，主要用于改善对侧面部麻木、偏头痛、三叉神经痛、颞颌关节炎等状况。

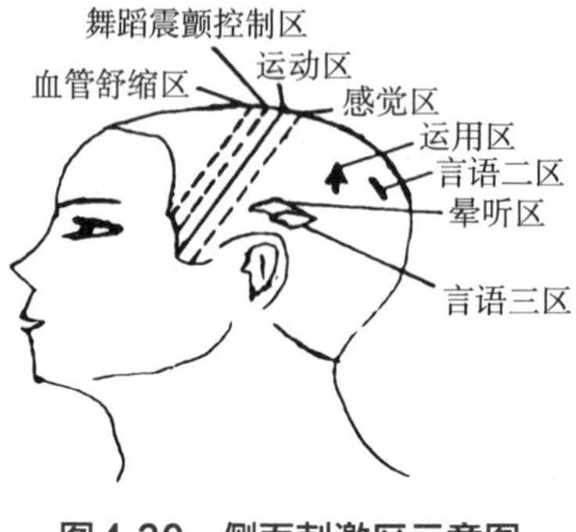

图4-30　侧面刺激区示意图

3. 舞蹈震颤控制区

【部位】 从运动区的前方起始，量取1.5cm，作一条与运动区平行的线，该线所在区域就是舞蹈震颤控制区（图4-30）。

【主治】 此区域主要用于治疗舞蹈病、帕金森病。如果病变仅出现在身体一侧，治疗时需针对对侧的舞蹈震颤控制区施针；若两侧身体都有病变，则需要对双侧的舞蹈震颤控制区进行针刺治疗。

4. 血管舒缩区

【部位】 从舞蹈震颤控制区向前量取1.5cm，作一条与之平行的线，这条线所在的区域就是血管舒缩区（图4-30）。

【主治】 此区域主要用于治疗皮层性水肿和高血压等病证。

5. 晕听区

【部位】 以耳尖为起点，垂直向上量取1.5cm，确定这个点后，从此点出发，分别向前、向后各引出一条长度为2cm的水平线，这两条线合起来长度为4cm，它们所在的区域即为晕听区（图4-30）。

【主治】 晕听区主要用于缓解眩晕、耳鸣及听力减退等。

6. 言语二区

【部位】 从顶骨结节后下方2cm处作为起点，以这个起始点为基准，向后作一条长度为3cm，且与前后正中线保持平行的直线，这条直线所处的区域就是言语二区（图4-30）。

【主治】 主要用于治疗命名性失语，改善患者命名性失语的症状，帮助患者恢复相关语言功能。

7. 言语三区

【部位】 从耳尖垂直向上量取1.5cm，这个位置正好是晕听区的中点。以此中点为起始点，沿着水平方向向后引出一条长度为4cm的直线，这条直线所在的区域，就是言语三区（图4-30）。

【主治】 主要用于治疗感觉性失语，以改善患者语言理解和表达障碍，促进患者恢复正常语言交流能力。

8. 运用区

【部位】 以顶骨结节为起点，垂直向下画一条线，然后，以这条垂线为基准，分别在其前后两侧，画出与它呈40°夹角的另外两条线。这三条线的长度均为3cm，它们所在的区域，就是运用区（图4-30）。

【主治】 主要用于治疗失用症。当患者出现失用症，无法正确进行目的性运动时，可通过对运用区进行相应治疗，帮助患者改善症状，恢复一定的运动功能。

9. 足运感区

【部位】 首先确定前后正中线的中点，从该中点向左右两侧各量出1cm，得到两个点。然后分别从这两个点出发，沿着与前后正中线平行的方向，向后画出长度为3cm的直线。这两条直线所在区域，即为足运感区（图4-31）。

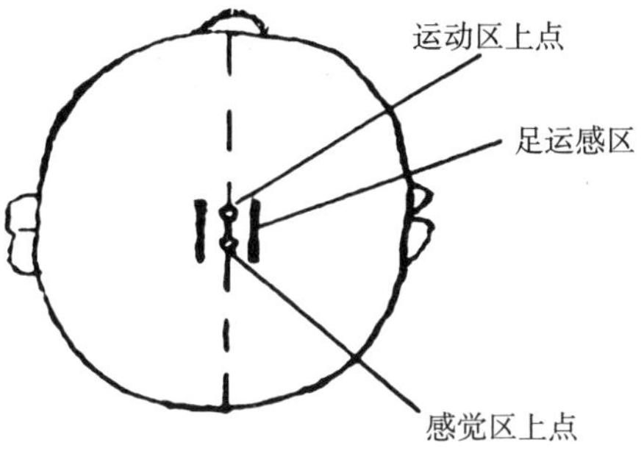

图4-31　顶面刺激区示意图

【主治】 主要用于治疗多种病证，包括对侧下肢的瘫痪、疼痛、麻木，急性腰扭伤，夜尿频繁，皮质性多尿，以及子宫脱垂、脱肛等盆底功能障碍问题。通过刺激足运感区，能在一定程度上改善上述症状，促进患者身体功能的恢复。

10. 视区

【部位】 先确定枕外粗隆顶端，从这个位置分别向左右两边各量出1cm，确定两个起始点。从这两个点开始，各自沿着平行于前后正中线的方向，向上画出长度为4cm的直线。这两条直线所在的区域，就是视区（图4-32）。

【主治】 主要用于改善皮质性视力障碍，帮助缓解白内障引发的视力下降问题，对近视的防控与视力调节也有一定作用。

11. 平衡区

【部位】 先明确枕外粗隆顶端，从该点往左右两侧分别量出3.5cm，确定两个起始点，然后，从

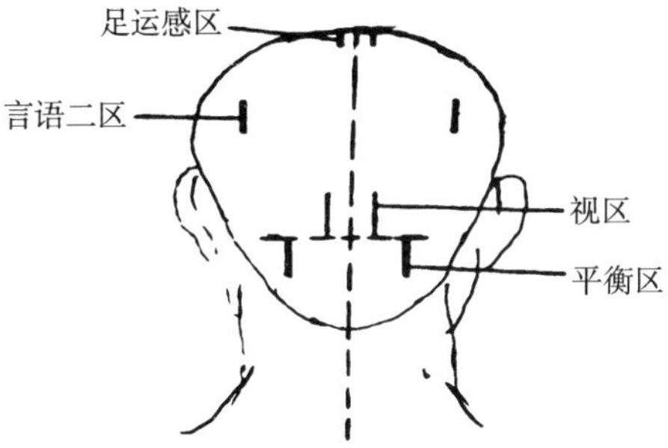

图4-32　后面刺激区示意图

这两个起始点出发，沿着平行于前后正中线的方向，向下各引出一条长度为4cm的直线。这两条直线所划定的区域，就是平衡区（图4-32）。

【主治】 主要针对小脑疾病导致的平衡障碍进行治疗。当患者因小脑病变出现行走不稳、眩晕等平衡失调症状时，通过对平衡区的刺激，调节神经系统功能，改善平衡能力，缓解不适症状。

12. 胃区

【部位】 自瞳孔正上方的发际位置确定为起始点，接着，从这个起始点出发，沿着与前后正中线平行的方向，向上画出一条长度为2cm的直线。这条直线所在的区域，就是胃区（图4-33）。

【主治】 胃区主要用于治疗胃痛及上腹部出现的各种不适症状，如胃胀、恶心等。通过对头针胃区的刺激，调节胃部相关神经反射，缓解胃部不适，促进胃部功能恢复。

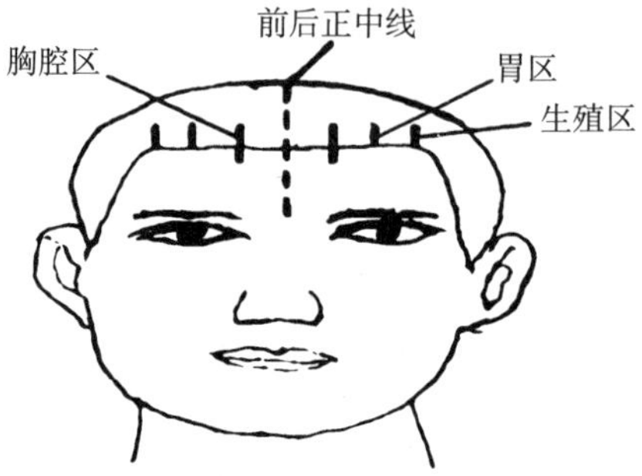

图4-33　前面刺激区示意图

13. 胸腔区

【部位】 胸腔区位于胃区与前后正中线的中间位置。先找准发际，从发际处开始，分别向上下两个方向，各引出一条长度为2cm的直线，且这两条直线都要与前后正中线保持平行（图4-33）。

【主治】 胸腔区主要用于治疗冠状动脉供血不足引发的心脏不适，如胸痛、胸闷、心悸，以及哮喘发作、频繁呃逆，还有其他各类胸部不适症状。刺激胸腔区，可以调节胸腔内器官的功能，改善血液循环和呼吸，缓解不适症状。

14. 生殖区

【部位】 找到额角，以此为起点，沿着与前后正中线平行的方向，向上画出一条长度为2cm的线段，这一线段所在区域就是生殖区（图4-33）。

【主治】 主要针对功能失调性子宫出血、盆腔炎、白带异常增多等妇科疾病进行治疗。当与足运感区协同作用时，还能有效改善子宫脱垂的症状，帮助患者恢复生殖系统健康。此外，还可治疗男子性功能相关疾病等。

（二）操作方法

1. 选穴　通常依据疾病类型来选取对应的刺激区，还可搭配相关刺激区协同治疗，如针对下肢瘫痪，可选择下肢运动区，同时配合足运感区、感觉区等。若是单侧肢体患病，则选用对侧刺激区；双侧肢体都患病，则选用双侧刺激区；对于内脏疾病、全身性疾病，或者难以区分左右的疾病，可选择双侧刺激区。

2. 体位　一般取卧位或坐位。

3. 进针方法　先严格消毒。通常情况下，头针一般选用28～30号（1～1.5寸）的毫针。进针时，使针与头皮呈约30°，快速刺入头皮下，等针尖到达帽状腱膜下层，施术者手指能明显感到针下阻力变小，这时把针调整到与头皮平行，接着持续以捻转手法推进针体。具体进针的深度，要根据所选取刺激区的差异来灵活确定。

4. 行针手法　头针主要用捻转行针手法。操作时，施术者用刺手的拇指掌面、示指桡侧稳稳夹持住针柄，靠示指掌指关节快速、连续屈伸，带动针身左右旋转，将捻转速度维持在每分钟200次上下，持续捻转1～2分钟，随后留针15～30分钟。留针时，要间歇行针2～3次，也可根据治疗情况适当延长留针时长。若是治疗偏瘫患者，留针时要让患者活动肢体，病情重的可以做被动活动，以增强治疗效果。此外，也可使用电针代替手法行针。

5. 出针　出针时，施术者押手需拿消毒干棉球，轻轻按压在针刺部位的头皮处；刺手握稳针柄，轻轻捻转，待针身不再紧滞，即可出针，快出或慢出都行；针拔出后，马上用消毒干棉球按压针孔片刻，以避免出血情况发生。

6. 治疗频次及疗程　可选择每天治疗1次，或者每隔1天治疗1次，以10次为1个疗程，在每1个疗程完成后，需安排5～7天的休息间隔期，再开启下一轮疗程。

（三）适用范围

头针在临床上应用颇为广泛，主要用于治疗各类脑源性疾病，如脑卒中导致的偏瘫、言语障碍，帕金森病引发的震颤、共济失调，以及偏头痛、神经衰弱、抽动症等；也可用于腰腿痛、神经痛、失眠、眼病、肩周炎、老年性痴呆等非脑源性疾病。此外，头针还被应用于外科手术的针刺麻醉，帮助患者在手术过程中减轻痛苦。

（四）注意事项

1．头部毛发茂密，针刺前务必严格消毒，以避免感染。出针后要认真清点毫针数量，防止有针遗留在患者头部。

2．头针刺激强度较大，施术期间，医者需密切留意患者的神态变化，防止晕针。精神高度紧张、空腹或饱腹状态下的患者，应谨慎采用头针治疗。

3．婴儿颅骨缝还处于未完全骨化的状态，在此阶段，进行头针治疗存在一定风险，因此不建议采用该治疗方式。

4．脑卒中患者的头针治疗时机需根据具体病情判断。如果是急性期脑溢血导致患者昏迷，且血压居高不下，贸然进行头针治疗可能带来风险，应先稳定病情，待血压平稳，患者整体状况趋于稳定后，再考虑头针治疗。但若患者偏瘫是由脑血栓形成造成的，早期开展头针治疗，更有助于神经功能恢复和肢体康复，应尽早安排治疗。

5．患者处于高热、急性炎症发作期或心力衰竭等状态时，使用头针治疗需谨慎。

6．头颅手术部位，以及头皮有严重感染、溃疡、创伤的区域，禁止进行头针治疗。

7．头皮血管丰富，进针时若患者感觉疼痛或遇到阻力，需稍微退针，调整方向后再进针。出针后，必须用消毒干棉球按压针孔片刻，以防止出血。

四、穴位注射法

微课：穴位注射法

穴位注射法，也被叫作“水针”，是把具备治疗功效的药液精准注入人体腧穴或者阳性反应点之中，以此来预防和治疗疾病的治疗手段。这种方法巧妙融合了针刺带来的刺激、药物本身的性能，以及药物对腧穴的渗透作用，从而发挥出综合治疗效果，该方法操作简便、药物用量少、适用范围广泛、起效迅速，在临床治疗中应用广泛。

（一）操作方法

1. 选穴 选穴原则与毫针刺法一致。但根据穴位注射法自身的特性，通常会结合经络、腧穴触诊的方法，精准定位并选取阳性反应点来实施注射操作，从而取得最佳疗效。一般选穴不宜过多，每次2～4个穴位即可。

2. 选针 多选用一次性的注射器与针头，根据需要选择不同的型号。

3. 注射剂量 穴位注射的用药剂量，主要依据注射部位及药物说明书所规定的用量来确定，务必严格把控，坚决不能过量。一般来说，耳部注射剂量宜控制在0.1ml；头面部注射剂量在0.3～0.5ml；胸背部适宜注射剂量在0.5～1.0ml；四肢部位可注射剂量在1～2ml；腰臀部注射剂量在2～5ml，若是使用5%～10%葡萄糖注射液，注射剂量可为10～20ml；若是进行小剂量注射，可用原药物剂量的1/5～1/2。

4. 操作步骤

（1）根据腧穴或阳性反应点所处的部位，选取舒适且便于操作的体位，常规消毒。

（2）选择合适的一次性注射器和针头，抽取适量药液。

（3）施术者刺手稳握注射器，将针头对准选定的腧穴或者出现阳性反应的部位，迅速将针刺入皮下浅层，随后缓慢、稳定地将针向深部推进，直至达到特定深度，待患者出现酸、麻、胀、重等得气感应为止。

（4）需先回抽针管，确认无回血后，才能注入药液。不同的身体状况和病证类型，注射手法也有差异。体质强壮、患急性病的患者，耐受能力较强，可采用较强刺激手法，快速推注药液；体质虚弱、患有慢性病的患者，耐受性差，适宜用较轻刺激手法，缓慢推注药液；一般病证，采用中等刺激手法，以适中速度推注药液即可。若所需注射的药液量较多，可采用两种方法：一是由深到浅，边推注药液边退针；二是将注射针朝向多个方向，分别注射药液。

5. 治疗频次及疗程 治疗频次根据病证的急慢性程度有所区别。针对一般慢性病患者，每日或隔日治疗1次，而对于急性病患者，则需要每日治疗1～2次。通常情况下，以7～10次作为1个疗程，疗程之间应间隔3～5日。倘若患者在注射后出现强烈反应，则以2～3日治疗1次为宜。在穴位选择上，要在既能确保治疗效果的同时，又能有效减轻患者的不适感，建议交替选用左右两侧对应的穴位。

（二）常用药物

通常情况下，凡是用于肌内注射的药液，均可用于穴位注射，有以下2类常用的注射液。

1. 中药制剂 如红花注射液、丹参注射液、鱼腥草注射液、柴胡注射液等。

2. 西药制剂　如0.9%氯化钠、5%～10%葡萄糖、阿托品、利多卡因、泼尼松龙、曲安奈德、神经生长因子、维生素B_1、维生素B_{12}、维生素C注射液等。

（三）适用范围

凡是毫针刺法治疗的适用证，大部分均可采用穴位注射法治疗，如腰腿疼、肩周炎、痹症、便秘、痛经等。

（四）注意事项

1．在治疗开始前，需向患者详细说明注射后的正常反应。一般注射后，局部会产生较为明显的酸胀感，随后在局部甚至更大范围，可能会出现轻度不适，这种情况通常在1天后会自行消失。

2．务必严格执行消毒流程，秉持无菌操作原则，防止发生感染。

3．治疗前，认真检查药液的有效期，仔细查看有无沉淀、变质等异常情况。对于青霉素、链霉素这类易引发变态反应的药物，必须先进行皮试，皮试结果呈阳性的患者禁止使用。

4．孕妇的合谷、三阴交等穴位，以及下腹部、腰骶部等部位，为防止引发流产，不适宜进行穴位注射。

5．小儿、老人、体质虚弱者及初次接受治疗的患者，为防止晕针，建议采用卧位进行注射，同时减少注射部位数量，并适当减少药量。

6．为避免损伤神经，治疗时需避开神经走行路径。此外，务必注意，一般用于穴位注射的药液严禁进入血管、关节腔及脊髓腔，一旦药液不慎进入这些部位，极有可能引发严重不良反应。

第二节　艾灸治疗技术

微课：艾灸治疗技术

艾灸又称灸疗或灸法，是以艾绒或主要由艾绒制成的灸材或其他可燃烧材料，点燃后靠近或接触病变部位或穴位，借灸火的热力及药物的作用，激发经气，达到防治疾病目的，改善功能障碍的一种中医外治方法。

一、艾灸的作用

（一）温经通络、散寒除湿

当风邪、寒邪、湿邪等外邪入侵人体时，会导致气血运行凝滞，经络通道受阻，引起肿胀、疼痛等症状，同时还会导致一系列功能障碍。

艾灸，通过对经络腧穴实施温热刺激，能够起到温通经络、驱散寒邪、祛风除湿的作用。正因如此，在临床实践中，艾灸常被用于治疗因外邪留滞体内，致使气血运行不畅所引发的痹证、疮疡疖肿、冻伤、扭挫伤等各类疾病。除此之外，对于跌打损伤等其他原因造成的气血不畅、瘀血停滞，艾灸同样有着良好的治疗效果。

（二）升阳举陷、扶阳固脱

艾灸能益气温阳、升阳举陷，可用以治疗脾、肾阳虚，命门火衰引起的久泄久痢，以及气虚下陷之脱肛、脏器下垂等症。故《灵枢·经脉》篇云："陷下则灸之"，临床常取百会穴，大炷重灸，能扶阳固脱，回阳救脱，用于挽救阳气衰微，阴阳离决等垂危之证，在临床上常用于中风脱证、急性腹痛、吐泻、痢疾等急证的救治。

（三）拔毒泄热、引热外出

历代有不少医家提出"热证禁灸"的问题，近代，许多针灸教材都将热证列为艾灸的禁忌范畴。然而，从古至今，医家们在这一问题上观点不一。在古代的医学文献中，也存在"热证可用灸法治疗"的相关记载。例如，运用艾灸治疗痈疽，最早在《黄帝内经》中就有记录，此后，历代的医学典籍都将艾灸视为治疗痈疽的重要手段。艾灸的独特之处在于，它能够以热引热，促使体内的热邪排出体外。既能驱散寒邪，又能清除热邪，这充分显示出艾灸对人体原本的功能状态具备双向调节的功效。

（四）预防疾病、保健强身

艾灸还有预防疾病和保健的作用，是防病保健的方法之一。《扁鹊心书·须识扶阳》说："人于无病时，常灸关元、气海、命门、中脘，虽未得长生，亦可保百年寿也"，灸足三里、中脘，可使胃气常盛、气血充盈；民间俗话亦说"若要身体安，三里常不干""三里灸不绝，一切灾病息"。因此，艾灸是重要的防病保健方法之一。

二、艾灸的适用范围

（一）适应证

1. 寒湿类病证 寒凝气滞、经络痹阻的各种病证如常见的风寒湿痹、疼痛，风寒感冒引起的咳嗽等症状。

2. 阳虚或气虚所致的虚损类病证 脾胃虚弱引起的消化不良、食欲不振、腹泻，肾阳虚证，引起的尿频、尿急、腰膝酸软、畏寒，气虚引起的胃下垂、子宫脱垂、脱肛等疾病。

3. 部分热证 部分热证必要时，也会采用到艾灸治疗，这是中医的热因热用、引热外泄、以热引热的理论，比如有些高热患者，可会用艾灸大椎穴作为辅助治疗。

4. 女性疾病或乳痈 女性的痛经、闭经等由于寒凝血滞导致的疾病，艾灸还可用于由于热盛瘀滞引起的乳痈初期患者。

5. 保健 艾灸具有一定保健作用，经常艾灸足三里、关元、神阙等穴位，有一定的防病保健的作用。

（二）禁忌证

1. 禁忌部位 孕妇腰骶部、腹部，以及人体比较明显的动脉搏动位置、关节活动的位置、隐私部位（如乳头、外阴等位置），都不建议进行艾灸治疗。除此之外，患者原本可以艾灸的位置出现明显溃疡等皮损时，也不建议使用艾灸。另外，在面部艾灸时要特别慎重，因为有可能会出现相关的瘢痕。

2. 禁忌疾病 从中医角度上，大多数的症状或者疾病，都可以用艾灸辅助治疗。但是阴虚发热、阴虚阳亢、热毒炽盛、实热证发热的患者，不太建议使用艾灸治疗，避免加重病情。

3. 禁忌人群 如果患者出现大饥、大恼、大咳、大恐、大惊等表现的时候，不建议采用艾灸治疗。

三、灸前准备

（一）物品准备

1. 艾绒、艾条

（1）艾绒：艾绒可以自制，也可以购买。

1）自制艾绒：自制艾绒是将陈年的艾叶充分晒干，放入石臼中，反复捣舂压碎，使之细碎如棉絮状，筛去灰尘、粗梗和杂质，就成了土黄色至金黄色洁净柔软的纯艾绒。

2）购买艾绒：优质艾绒质地细软绵柔，颜色呈土黄色到金黄色，气味芳香。将买回的艾绒放于干燥容器或密封袋内，注意防潮，晴天宜常晾晒，随用随取。潮湿的艾绒水分大，不宜点燃，点燃后烟比较呛鼻，影响温度和疗效。质地粗糙的艾绒杂质含量较多，不能燃烧充分，影响温热效果。颜色呈青绿色的艾绒多为当年艾，挥发油含量高，其性多燥烈，也不可用。

（2）艾条

1）自制艾条：取24g艾绒，平铺在26cm×20cm，质地柔软、疏松、坚韧的桑皮纸上，将其卷成直径为1.5cm的圆柱形艾条，越紧越好，然后用胶水或糨糊封好则成艾条。

2）购买艾条：选购艾条时要注意，优质艾条整体挺拔结实、不松软，艾绒呈土黄色到金黄色，质地柔软，无枝梗杂质，气味芳香，艾烟淡白，不浓烈、不刺鼻，火力柔和、不刚烈。

2. 常用艾灸器具

（1）竹制艾灸盒：有1～6孔之分，如果要施灸的面积较小，可以选用单孔或双孔艾灸盒，如果施灸的面积较大，如背部、腹部等，可以使用多孔艾灸盒。

（2）随身灸：是日常生活中常用的艾灸器具，一般配有绑带和保护套，操作简单，适合身体的任何部位。

（3）纯铜艾灸棒：常见有小号、中号、大号三种型号。小号铜棒配合4mm的无烟艾条，适合做面部的美容。中号和大号铜棒适合身体各部位艾灸。

（4）火龙灸器：是一种用于背部的艾灸器具，使用时按照经络走向摆放在患者背部督脉上，其功效以温、通、调、补为主。

以上是几种常用的艾灸器具，此外还有艾绒箱、柱式温灸盒、立式艾灸器具等。艾灸器具使用方便，可以随意固定在身体穴位上，艾灸者可自行调节艾条与身体的距离，温度比较好掌握，且艾条在相对密封的环境下，产生的热能不易散发，火力均衡、渗透力强，提高了传统艾灸的疗效。

（二）体位选择

施灸前，需合理选择卧位或坐位，目的是让患者体位保持平正且舒适。既方便准确找到穴位，也有利于艾炷的放置及顺利施灸。施灸时，遵循“先阳后阴，先左后右，先上后下，先少后多”的顺序。遵循“先阳后阴”，是因为这样能从阳的方面引导阴，避免出现阳气过盛的弊端；“先左后右，先上后下”，则是为了保证施灸过程有条不紊；“先少后多”，是让艾灸的火力循序渐进，从弱变强，让患者能更好地适应。如所需艾炷的壮数较多，必须从较少的壮数开始，逐步增加，也可以分多次进行施灸。如果需要使用大炷艾灸，可先从小艾炷开始，每壮依次加大，或者用多个小艾炷来替代。

不过，在特殊情形下，不能过于刻板，应根据实际情况灵活处理。例如，针对气虚下陷，从下往上施灸效果更好；对于脱肛，可先灸长强穴帮助收肛，再灸百会穴提升下陷的阳气，采用这样灵活的施灸方式，更有助于提高临床治疗效果。

四、艾灸治疗的应用

灸法的种类很多，一般分为艾灸和其他灸法。其中艾灸又分为艾炷灸、艾条灸、温针灸和温灸器灸。常用操作方法如下。

视频：艾炷灸

（一）艾灸灸法

1. 艾炷灸　艾炷，指用手工或器具将艾绒制作成小圆锥形。搓捏成蚕豆大者为大炷，用于间接灸；如黄豆大者为中炷；如麦粒大者为小炷，用于直接灸。每燃1个艾炷，称灸1壮。把艾炷放在穴位上施灸，称为艾炷灸。灸治时，以艾炷的大小和壮数的多少来掌握刺激量的轻重。根据艾炷与皮肤之间是否垫隔药物，又分为直接灸和间接灸两大类。

（1）直接灸：即将艾炷直接放在患者皮肤上施灸的方法。又分为化脓灸和非化脓灸（图4-34）。

1）化脓灸：用麦粒大、黄豆大或蚕豆大的艾炷放在穴位上施灸，局部组织经热力渗透后产生无菌性化脓现象，称为化脓灸。这种化脓现象称为灸疮，因灸疮愈合、结痂脱落后会形成瘢痕，故此种灸法又称为瘢痕灸。《针灸资生经》中说：“凡着艾得灸疮，所患即瘥，若不发，其病不愈”。说明在古代用此灸法，必须要形成“灸疮”，认为灸疮的形成是取得疗效的关键。此法能改善体质，增强机体的抗病能力，用于儿童发育障碍和老年体质虚弱者。此外，化脓灸对于某些慢性、顽固性病证也有较好疗效。

操作时要求取舒适放松体位。体位摆好后，再选择要施灸的穴位。然后在穴位处涂以少量的

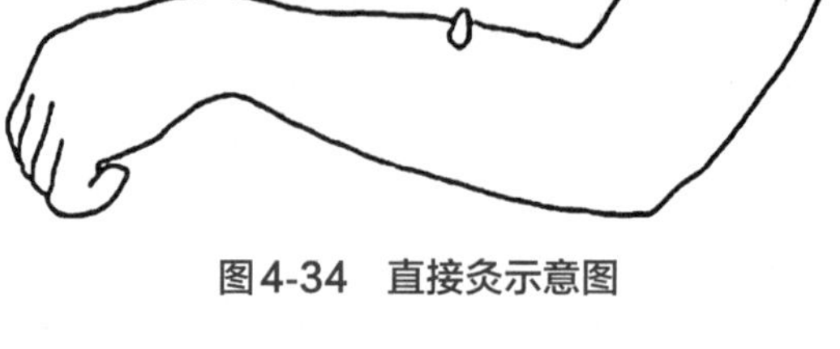

图4-34　直接灸示意图

葱、蒜汁或凡士林，以增强黏附和刺激作用。艾炷放好后点燃。每灸完一壮，以纱布蘸冷开水抹净所灸穴位，再重复前法施灸，一般需要施灸7～9壮。

在施灸过程中，一旦患者感觉到疼痛，可在施灸穴位的周边，用手指轻柔地进行拍打，以此缓解患者的痛感。待灸治结束，要将施灸部位仔细擦拭干净，随后在施灸的穴位上敷贴玉红膏。敷贴期间，膏药可以每隔1～2天更换一次。施灸5～7天后，施灸处会慢慢出现灸疮反应。若分泌物较多，就需要增加膏药的更换频率。经过30～40天，灸疮会结痂，然后自然脱落，最终在局部会留下瘢痕。

在灸疮形成后，局部应注意清洁，避免感染，以免并发其他炎症。正常的无菌性化脓，其脓液稀薄色淡；而感染性化脓，则脓液黏稠、呈黄绿色，可以此分辨是否有感染性化脓。同时，应多食一些营养较丰富的食物，促使灸疮的正常透发，有利于提高疗效。

2）非化脓灸：施灸时仅产生温热或烧灼感，不起水泡，或即使有水泡也不会形成灸疮，称为非化脓灸。

由于这种灸法在施灸后不会形成瘢痕，所以也被称为非瘢痕灸。操作时，先在准备施灸的部位涂抹少量凡士林，这能让艾炷与皮肤的黏附性更强。然后把艾炷放置在施灸部位上并点燃。当艾火尚未烧到皮肤，但患者已经感觉到灼热，甚至出现疼痛时，就得用工具夹走当前的艾炷，换上新的艾炷继续施灸。如此连续灸3～7壮，直至局部皮肤呈现出红晕状态，但又不会起泡，就达到了合适的程度。

此法艾炷给患者带来灼痛的时间较短，而且不会留下瘢痕，因此更容易被患者所接受。非瘢痕灸适用于病情较轻的虚寒证，如气血虚弱、眩晕及皮肤疣等病证。

（2）间接灸：在艾炷与皮肤之间垫隔物品后施灸的方法，称为间接灸，又称间隔灸、隔物灸。依据所垫隔物品的差异，会衍生出多种不同的灸法，通常以垫隔之物直接为这些灸法命名。此类灸法的火力较为温和，不仅具备艾灸本身的功效，还融合了所垫隔药物的作用，具备双重优势。正因如此，患者对这类灸法的接受度较高，在临床实践中应用颇为广泛（图4-35）。

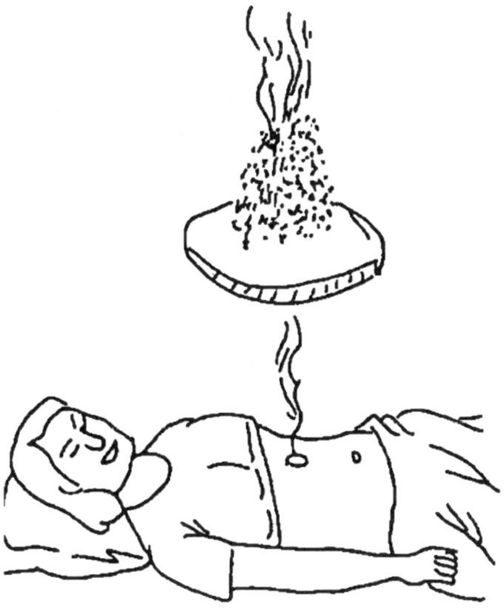

图4-35　间接灸示意图

1）隔姜灸：一般选用大、中艾炷。操作时，先将鲜生姜切成直径2～3cm、厚0.4～0.6cm的薄片，中心用毫针穿刺数孔，然后置于应施灸的部位，再将艾炷放在姜片上点燃施灸。当患者感到灼痛时，可将姜片上提稍许，放置一些纸片或干棉花，再放下灸，如此反复进行，直到局部皮肤潮红为止。一般灸5～10壮。生姜味辛，性微温，具有解表、散寒、温中、止呕的作用。隔姜灸多用于治疗外感表证和虚寒性疾病，如感冒、腹痛、泄泻、呕吐、关节疼痛等，也可用于治疗脑卒中后二便障碍、痉挛等。

2）隔蒜灸：一般多选用中艾炷。操作时一般选择独头蒜，先将独头蒜横切成厚0.3～0.5cm的薄片（没有独头蒜时也可用大蒜瓣代替，但是需要纵切成片），中间用毫针穿刺数孔，置于施灸部位或无破溃但有脓头的部位，每个部位一次可灸5～7壮，中间换一次蒜片。由于大蒜液具有刺激性，作用于皮肤后容易引发起泡现象，所以务必做好防护措施。大蒜气味辛辣，性温热，具有拔毒、消肿、散结及止痛的功效。这种以大蒜为隔垫物的灸法，在临床上常用于治疗肺痨和腹中积块及未溃疮疖、蛇蝎毒虫咬伤、脊髓损伤后神经源性膀胱、神经源性直肠、烧伤后的瘢痕粘连等。

3）隔盐灸：又称神阙灸，仅适用于脐部。一般情况下，多会选择中等大小的艾炷来进行操作。操作时，让患者保持仰卧并屈膝的姿势，首先用纯净且干燥的食盐将脐孔填平，随后在上面放置姜片，这样就可以开始施灸了。如果患者脐部外凸，可先利用湿面条在脐部周围围成一圈，做成类似井口的形状，接着向脐中填入食盐，之后再进行施灸。在食盐上放置姜片，主要是为了隔开食盐与艾炷燃烧时的火源，防止食盐在遇火后突然迸溅造成患者烫伤。倘若在施灸过程中患者感到灼痛，可以将姜片稍稍提起，以避免烫伤情况的发生。神阙灸具有回阳救逆、固脱的功效，常用于治疗脑卒中脱证，如患者出现四肢厥冷、身体虚脱、二便失禁等症状时，便可以采用此灸法进行治疗。

4）隔附子（饼）灸：一般多选用大艾炷。操作时，将附子用水浸透后，切成0.3～0.5cm厚的附子片，毫针扎数孔放于施灸部位；也可将附子研粉，用黄酒调和制作成厚约0.4cm、大小适中的附子饼，中间扎数孔，置于施灸部位。以大艾炷施灸，饼干更换，直至皮肤出现红晕为度。由于附子辛温火热，有温脾壮肾、培补命门的作用。故隔附子（饼）灸可用于治疗阳痿、早泄或疮毒久溃不敛及各种脑卒中证属阳虚、压疮久溃不敛及肩手综合征等证。

除上述间接灸的方法外，还有隔豉饼灸、隔椒饼灸、隔葱灸、隔黄土灸、隔巴豆灸等。

2. 艾条灸 艾条灸即将艾绒制作成艾条进行施灸的方法，包括悬起灸和实按灸两种。

（1）悬起灸：悬起灸指将燃烧的艾条直接悬于施灸部位上，保持一定的距离，使热力较为温和地作用于施灸部位的一种施灸方法。有温和灸、雀啄灸和回旋灸三种。

1）温和灸：将艾条的一端点燃，让其与皮肤保持2～3cm的距离。针对每个需要施灸的部位，艾灸时长控制在10～15分钟，以患者感觉到局部有温热之感，且不会产生灼痛为宜。对于处于昏厥状态或局部知觉减退的患者，以及小儿群体，施术者在操作时，应将示指和中指放置在施灸部位，以此来测试温度。施术过程中，要随时根据实际温度感受，灵活调整艾条与皮肤的距离，严格把控施灸时间，避免发生烫伤事故。这种艾灸方法在临床上的适用范围极为广泛，所有适合采用灸法治疗的疾病，都可以运用此方法进行医治（图4-36）。

2）雀啄灸：点燃艾条一端，对准施灸部位的皮肤，不固定距离，而是如鸟雀啄食一上一下地移动来施灸。可用于昏迷急救，如脑卒中急性期（中风脱证）等（图4-37）。

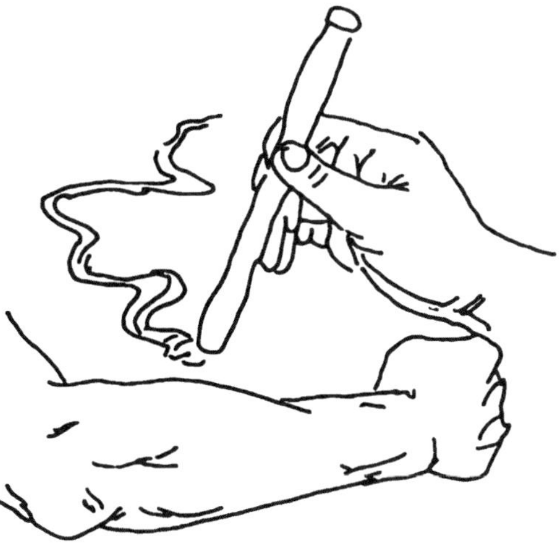

图4-36　温和灸示意图

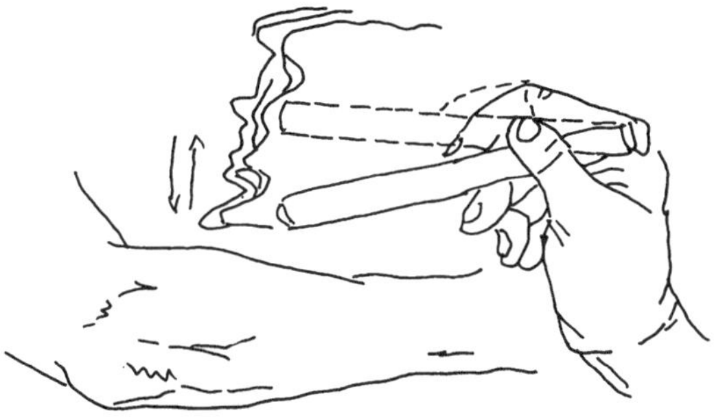

图4-37　雀啄灸示意图

3）回旋灸：将艾条的一端点燃，使其与施灸部位维持特定间距，艾条并不固定在某一处，而是匀速地左右移动，或者反复做旋转动作来施灸。用于治疗面积较大的风湿痹痛、损伤、麻木等，也可用于肩手综合征、面神经炎（图4-38）。

（2）实按灸：在施灸处垫上数层布或纸，点燃药艾条一端后，趁热按到施术部位，使热力透达到深部，此种灸法称为实按灸。由于用途不同，艾绒里掺入的药物处方各异，又分为太乙针灸、雷火针灸等（图4-39）。

1）太乙针灸：又称太乙神针。操作时点燃特制药条一端，以粗布数层包裹，趁热按熨于腧穴或患部，冷却后点燃再熨，每部位灸5～7次。亦可先在施灸部位铺上6～7层棉纸或布，将艾火直接按其上，稍留1～2秒，若火熄灭，再点再灸，如此5～7次。此法适用于类风湿关节炎、痉挛性

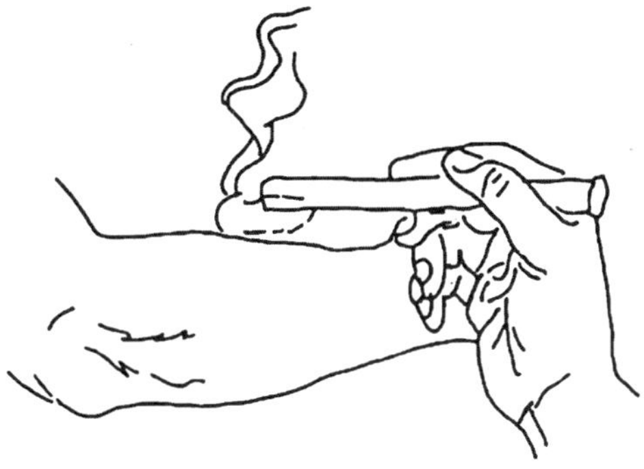

图4-38　回旋灸示意图

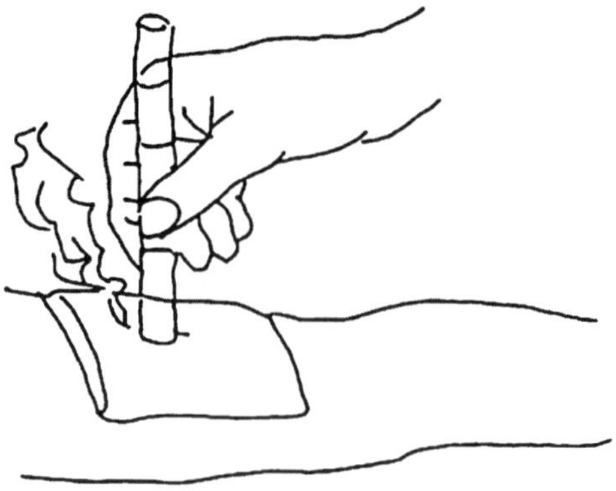

图4-39　实按灸示意图

瘫痪和虚寒性腰腿痛等病证。

2）雷火针灸：又称雷火神针，最早记载于《本草纲目》卷六，它是太乙针灸的前身。该疗法与太乙针灸相比，除了在艾绒中添加的药物处方存在差异之外，在操作步骤及适用于治疗的病证方面，都与太乙针灸一致。

3. 温针灸　作为针刺与艾灸相结合的一种治疗手段，也被称作针柄灸。操作方式：先进行针刺，待患者产生得气感后，将针留置在合适的深度。接着，在针柄上安装一段大约2cm长的艾段；或者在针尾处搓捏少量艾绒，随后点燃进行施灸。待艾段或艾绒燃烧殆尽，再将针取出。

温针灸具有温通经脉、行气活血的功效。对于寒邪亢盛、湿气较重，以及经络阻塞不通的病证，有着良好的治疗效果，如关节痹痛、肌肤麻木不仁等症状，都可以采用温针灸进行治疗（图4-40）。

4. 温灸器灸　是将艾绒放入特制的温灸器内，点燃后施灸的方法。

温灸器是特制的金属灸器，又名“灸疗器”，式样很多，结构大致相同。底部及筒壁有数十个小孔，筒壁安有长柄，上部有盖，可随时取下。内部有一小筒，用于装置艾绒和药物（图4-41）。施灸前，先将艾绒放入温灸器的小筒内点燃，然后用手持柄将温灸器置于施灸部位上来回熨烫，直到局部皮肤发红为止。注意防止烫伤。本法多适用于妇人、小儿等惧怕灸治者。

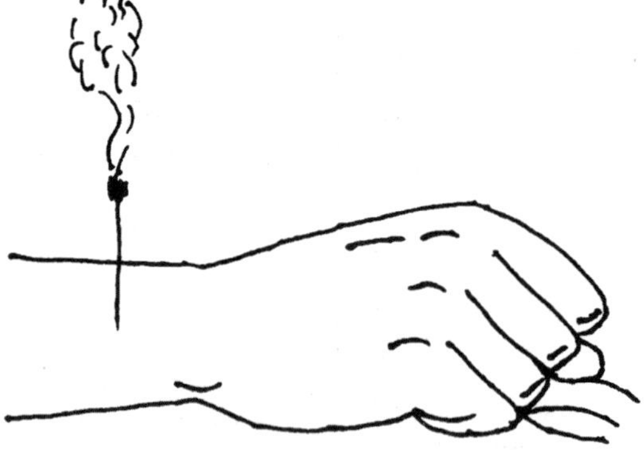

图4-40　温针灸示意图

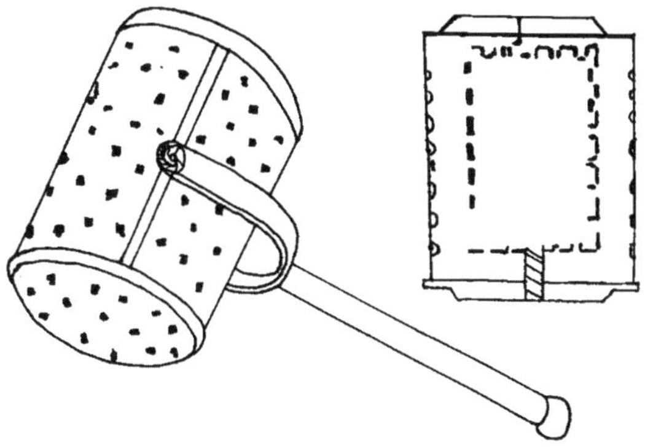

图4-41 温灸器示意图

（二）其他灸法

其他灸法主要包括灯火灸和天灸。

1. 灯火灸 是一种民间长期流传且操作简便的疗法，方法是将蘸了油的灯心草点燃，在施术部位进行快速焠烫。这种灸法还有灯草焠、打灯火、爆灯火等别称。在具体操作时，需选取一根长度为10～15cm的灯心草，将其浸入麻油中3～4cm，然后点燃，接着迅速将燃着的灯心草对准施术部位进行点灸。在点灸瞬间，当听到“叭”的一声爆裂声响时，要立刻将灯心草提起。若施术过程中没有听到这一爆裂声，就需要马上重复操作一次。以灸后皮肤微黄（偶起小泡）为恰到好处。本法有疏风解表、清热解毒、行气化痰之功，主要用于治疗小儿惊风、痄腮等。小儿惊风可点灸囟门、百会、印堂、涌泉；痄腮可点灸角孙、风池。《幼幼集成》对这种灸法评价甚高，认为是“幼科第一捷法”。

2. 天灸 最早记载于《针灸资生经》。它也被称为自灸、敷灸、药物灸或者发泡灸。其操作方式是，把对皮肤有刺激作用的药物，敷贴在穴位或者患处，从而使局部皮肤自然出现充血、泛红，甚至起泡的现象。由于它不借助艾火，却能让局部皮肤产生与艾灸类似的反应，治疗效果也相仿，所以被命名为天灸。

天灸不仅能发挥穴位刺激的功效，还能通过特定药物在特定部位渗透吸收，产生一定的药理作用。近些年来，这种治疗方法受到了广泛关注，如今兴起的经皮给药技术，正是在天灸的基础上发展而来的。在众多文献里，记载了多种天灸方法，包括毛茛灸、斑蝥灸、旱莲灸、蒜泥灸、白芥子灸等。

五、注意事项

1. 艾灸的过程中，有可能会暴露四肢或者躯干部的皮肤，建议将环境调整为适宜的温度，避免受凉。

2. 艾灸时要保证施术姿势正确、施术穴位准确，要专心致志、耐心坚持，应叮嘱患者避免走动，防止艾火脱落烫伤皮肤。

3. 艾灸火力应先小后大，先少后多，先轻后重，让患者慢慢适应。

4. 若施灸以后出现烫伤、破溃等皮肤损伤，损伤部位应保持清洁、干燥，不要马上沾水，避免局部感染的发生。如果已经出现感染，要及时对症处理。

5．当患者处于精神高度紧张状态，或是大汗淋漓、过度劳累、处于饥饿状态时，都不适宜采用艾灸进行治疗。对于昏迷不醒、肢体麻木及存在感觉障碍的患者，在施灸过程中，务必严格把控灸量，防止因施灸不当而导致烫伤。

6．施灸的诊室，应注意通风，保持空气清新，避免烟尘过浓，污染空气，伤害人体。

7．密切关注患者神态，一旦出现头晕、眼花、恶心、面色苍白、心慌、汗出，甚至晕倒等晕灸迹象时，要立即停灸，按晕针处理。

▶知识拓展

三伏贴与长蛇灸

冬病夏治属于中医的传统特色疗法，多以内病外治法为主，指对一些冬季容易发作和复发的疾病，选取一定的药物进行敷贴，或通过温针、拔罐等对穴位的刺激来调整脏腑、经络，从而达到防病、治病目的的一种治疗方法。其避免了内服药对胃肠道的刺激，真正起到了简、便、廉、效的作用。

人体阴阳和自然界阴阳变化是相一致的，人应在春夏时节保护体内阳气的生长，以顺应自然阳气的生长即“春夏养阳”法则。通过在夏天治疗可鼓舞正气，增加抗病能力，从而达到防病治病的目的。三伏天是一年中阳气最盛的季节，此时人体腠理疏松，经络开放，血脉畅通，易于吸收。利用大自然旺盛的阳气，再加上特定腧穴的刺激，激活体内阳气，起到“天人合一”效果，从而改善体质，增加免疫力，有助于减少发病的次数，减轻疾病发作时的症状。

冬病夏治穴位贴敷法简称“三伏贴”，又称为天灸，是根据中医理论，在全年气温最高、阳气最旺的夏至后“三伏”期间，选用具有辛温、祛寒、通经等功效的药物，制作成贴敷膏，以人体背部的脏腑背俞穴为主要穴位进行贴敷，达到防病、治病目的。

长蛇灸又称铺灸。取大蒜500g，去皮捣成蒜泥，使病人伏卧，于其脊柱正中，先准备好蒜泥，在自大椎穴到腰俞穴的这一段脊柱部位，均匀铺敷一层厚度约2.5cm、宽度约6cm的蒜泥，然后用棉皮纸将蒜泥周围封裹严实。接下来，选取中等大小的艾炷，在大椎穴和腰俞穴两处点燃施灸。施灸时不限制壮数，持续施灸，直到患者自己感觉到口鼻中出现蒜味，便可停止。灸治结束后，用温开水将棉皮纸周围浸湿，小心地将蒜泥移除。由于受到蒜泥和艾灸火力的双重刺激，脊柱正中部位大多会出现水泡。所以，灸疗后一定要特别注意对局部皮肤的防护。这种治疗方法在临床上常用于治疗虚劳、顽痹等病证。

第三节　成人推拿治疗技术

微课：
成人推拿
治疗技术

推拿疗法是中医外治疗法的重要组成部分，也是中医学宝库中的瑰宝之一。推拿疗法以中医基本理论为指导，通过手部或肢体的其他部位，或通过使用专用器具，对患者体表的经络、腧穴或特定部位进行规范化操作，以达到治疗效果。这种疗法历史悠久，是人类最早用于防治疾病的方法之一，凭借其操作简便、适应范围广、疗效显著、安全性高、易于推广及保健强身的优势，在临床中得以广泛应用。

一、成人推拿的作用机制

（一）疏通经络，行气活血

经络系统在人体内外发挥着重要的连接作用，内属脏腑，外络肢节，贯穿上下，通达表里，像一张网络将全身各部位联系为一个有机整体。它是气血运行的通道，起着“行血气而营阴阳，筋骨利关节”的作用（《灵枢·本脏》）。气血作为生命活动的物质基础，必须借由经络在体内流通，才能滋养脏腑、器官和组织，维持正常生理功能。一旦气血失调，经络不通，便会产生疼痛、麻木等症状，正如《素问·调经论》所说：“血气不和，百病乃变化而生。”

推拿手法通过作用于经络和腧穴，能够疏通经络、促进气血流畅。一方面，手法通过直接刺激人体表面，促进气血运行。如《素问·血气形志》所提到：“形数惊恐，经络不通，病生于不仁，治之以按摩醪药。”另一方面，手法的操作通过产生热效应，进一步加速气血的流动。正如《素问·举痛论》所述：“寒气客于背俞之脉则脉泣，脉泣则血虚，血虚则痛，按之则热气至，热气至则痛止矣。”

（二）理筋整复，滑利关节

筋骨和关节共同构成了人体的支架系统，承担着支撑形体、保护内脏和参与运动的功能，是人体的主要运动器官。要维持人体正常的活动功能，筋骨和关节需要经络气血的滋养与调和。正如《灵枢·本脏》所述：“是故血和则经脉流利，营复阴阳，筋骨劲强关节清利也。”

当筋骨关节受损，脉络遭到损伤时，气血流通受阻，气滞血瘀，常表现为肿痛，从而影响肢体关节的活动。正如《医宗金鉴·正骨心法要旨》所指出：“因跌仆闪失，以致骨缝开错，气血郁滞，为肿为痛，宜用按摩法。按其经络，以通郁闭之气，摩其壅聚，以散瘀结之肿，其患可愈。”这表明推拿手法具有理筋整复、滑利关节的作用。具体而言，推拿手法的作用体现在以下几个方面：一是直接作用于损伤部位，通过促进气血流通，消肿祛瘀，达到理气止痛的效果。二是理筋整复，通过推拿整复手法，纠正筋出槽、骨错缝等问题，恢复正常的筋骨结构。三是滑利关节，适当的被动运动手法有助于松解关节粘连，恢复关节的灵活性，起到滑利关节的作用。

（三）调理脏腑，扶正祛邪

疾病的发生、发展及转归体现了人体正气与邪气之间的相互斗争与变化，反映了二者在盛衰消长中的动态过程。正如《黄帝内经》所言：“正气存内，邪不可干”“邪之所凑，其气必虚”，这表明当机体的正气不足或处于相对劣势时，邪气便会乘虚而入，进而导致疾病的发生与发展。从后天之本来看，脏腑的正常功能与人体的正气密切相关。中医中的脏腑包括五脏、六腑及奇恒之腑，五脏主贮藏精气，六腑主受纳与转输，两者互为表里，彼此制约。当脏腑功能失调或衰退时，饮食的受纳能力下降，气血化生的源头缺乏，导致正气虚弱，邪气内盛。

推拿手法通过对经络与腧穴的刺激，可以有效改善脏腑功能，激发机体的正气，增强抗病能力，从而达到扶正祛邪的治疗效果。然而，推拿手法对脏腑功能具有双向调节作用，因此，在应用时必须根据不同的症状进行辨证施治，确保操作精准、恰当，以达到最佳疗效。

视频：成人推拿手法

二、成人推拿手法分类

成人推拿的手法分类主要按其动作形态特点、主要作用部位、用力方向等进行划分。

（一）根据手法的动作形态特点分类

1. 摆动类 主要通过前臂的主动运动带动腕关节左右摆动来完成操作的手法。常见的有一指禅推法、抹法、大鱼际揉法等。

2. 摩擦类 手法通过触力部位与治疗部位的皮肤表面产生摩擦，形成刺激反应。常见的手法包括摩法、擦法、推法、抹法等。

3. 震颤类 施术者通过特定的肌肉运动，使被治疗者皮下组织产生明显的振动感。常见手法有振法、颤法、抖法等。

4. 挤压类 通过垂直向下或两个方向对比用力，产生一定压力的手法。常见手法有按法、压法、点法、捏法、拿法、捻法等。

5. 叩击类 通过有节奏且富有弹性地击打机体表面的手法。常见的有拍法、击法、叩法等。

6. 运动关节类 运用技巧在生理极限范围内活动被治疗者关节的手法，如摇法、扳法、拔伸法等。

（二）根据手法的主要作用部位分类

1. 松解类 以一定压力作用于软组织的手法。除了运动关节类手法以外，大部分手法都属于松解类，包括按法、推法等。

2. 整复类 主要通过特定技巧作用于骨关节，矫正关节错缝的手法。运动关节类手法和部分按法属于整复类。

（三）根据手法的用力方向分类

1. 垂直用力类 指手法的作用力方向与治疗部位皮肤表面垂直。常见的手法包括按法、压法、点法、一指禅推法、拍法等。这些手法通过直接向下施加压力，能够产生强烈的局部刺激，促进血液循环，缓解肌肉紧张，适用于放松肌肉和改善血液流通。

2. 平面用力类 指手法的移动方向与治疗部位皮肤表面平行，通常需要在一定按压力的基础上进行滑动。常见的手法有摩法、擦法、推法等。这些手法通过在皮肤表面进行摩擦，能够促进气血流通，帮助疏通经络、放松肌肉，恢复活动范围，常用于缓解疲劳和恢复关节活动。

3. 对称合力类 指在某一部位两侧施加对称性的相对力量。常见的手法包括拿法、捏法、搓法等。这些手法通过将对称的力量作用于身体的两侧，帮助调整身体的对称性，适用于调理肌肉和关节的平衡，尤其是肩膀、颈部等部位。

4. 对抗用力类 指施加两个相反方向的力量同时作用于同一部位。常见的手法有拔伸法、扳法等。通过对抗力的施加，可以帮助松解关节，恢复关节活动范围，矫正关节错位，适用于各种关节功能障碍的治疗。

5. 复合用力类 指多个方向的力同时作用于同一部位。常见的手法包括摇法、脊柱旋转扳法等。这些手法通过多方位的力量作用，能够有效促进全身气血流通，缓解复杂的肌肉、关节问题，适用于多种病证的治疗。

（四）其他分类方法

1. 流派分类 根据不同的流派，推拿手法可以分为一指禅推拿流派、㨰法推拿流派、内功推拿流派等。这些流派的手法具有不同的技巧和特点，针对不同的病证和治疗需求。

2. 组成成分分类 手法根据组成成分可分为单式手法、复式手法和特定操作法。单式手法通常是单一动作的应用，而复式手法则涉及多个动作的配合。

3. 治疗目的分类 推拿手法也可根据治疗目的分类为单式手法、复合式手法、治疗手法和复式操作法等。根据具体治疗的目标来选择适合的手法，以达到最佳的治疗效果。

三、成人推拿操作要求和方法

成人推拿属中医外治法范畴，是中国传统康复的主要技能之一。推拿手法是推拿治病的技巧动作，其操作质量和熟练程度直接关系到临床治疗效果。手法要求持久、有力、均匀、柔和、渗透。持久，指手法按照规定的技术要求和操作规范持续操作足够时间而不变形，保持动作的连贯性；有力，指手法必须具备一定力量、功力和技巧力，尤其注意不可使用暴力和蛮力；均匀，指手法操作的节律性，手法作用力保持相对稳定，不可忽轻忽重；柔和，指手法操作时轻而不浮，重而不滞刚中有柔，刚柔相济，变换动作时自然流畅，毫无涩滞。手法满足了以上要求，才能具备渗透力，达到渗透的效果。此外，在进行摇法、扳法、拔伸法等运动关节类手法操作时，由于关节周围软组织多呈紧张状态，为保证安全性和有效性，还有“稳、准、巧、快”的基本技术要求。要熟练掌握各种手法并能在临床上灵活运用，必须经过一段时间的手法练习和临床实践，才能极尽运用之妙，恰如《医宗金鉴》所言“一旦临证，机触于外，巧生于内，手随心转，法从手出。”

四、成人推拿治疗的应用

（一）适应证

推拿技术广泛应用于多种疾病和症状的治疗中，包括但不限于以下疾病或症状。

1. 骨科疾病 如颈椎病、肩周炎、腰椎间盘突出、腰肌劳损等，表现为肌肉酸痛、僵硬、活动受限等。

2. 神经肌肉疾病 如坐骨神经痛、肌肉痉挛、腓肠肌痉挛等，通过推拿可缓解神经压迫和肌肉紧张。

3. 内科疾病 如头痛、失眠、胃痛、便秘等，推拿可通过调节气血、平衡阴阳来缓解症状。

4. 妇科疾病 如痛经、月经不调等，推拿可调节内分泌，促进气血流通。

5. 儿科疾病 如小儿消化不良、遗尿等，推拿可通过调整脏腑功能、增强免疫力来改善症状。

（二）禁忌证

推拿技术虽然安全有效，但并非人人适用。以下情况应避免使用。

1. 脊柱相关疾病 对于急性脊柱损伤诊断尚未明确，或伴随有脊髓受损迹象的患者，不宜使用推拿疗法。

2. 皮肤病及皮肤损伤 如湿疹、皮炎、烧伤、烫伤等。

3. 出血性疾病 如血小板减少性紫癜、血友病等，推拿可能导致出血加重。

4. 严重的心肺脑疾病 如心力衰竭、心肌梗死、脑梗死等，推拿可能加重病情。

5. 感染性疾病 如骨髓炎、骨关节结核等，推拿可能导致感染扩散。

6. 肿瘤性疾病 对于疑似或已确诊为骨关节或软组织肿瘤的患者，推拿禁止使用。

7. 精神疾病 如精神分裂症、躁狂症等，推拿可能无法取得预期效果，甚至引发不良反应。

（三）推拿介质

推拿介质是指在推拿过程中，为了增强手法效果、保护皮肤而使用的各种物质。常见的推拿介质如下。

1. 油剂 如红花油、万花油等，具有活血化瘀、消肿止痛的作用。

2. 水剂 如葱姜水、薄荷水等，具有解表散寒、清热解毒的作用。

3. 膏剂 如冬青膏、风湿止痛膏等，具有温经散寒、通络止痛的作用。

4. 粉剂 如滑石粉、爽身粉等，可减少手法与皮肤之间的摩擦，保护皮肤。

（四）推拿注意事项

1. 明确诊断 在推拿前，应全面了解患者的病情，明确诊断，排除推拿禁忌证。

2. 环境适宜 推拿应在安静、舒适、温暖的环境中进行，避免患者受凉或受到干扰。

3. 医者手部准备 操作者应定期修剪指甲，确保双手干净无污垢，并在冬季保持手部温暖，避免佩戴任何可能划伤患者的饰品，如戒指，以维护患者的皮肤安全。

4. 特定人群 对于年老体弱、长期患病、极度疲劳、剧烈运动后、饥饿或过饱及醉酒状态的患者，推拿应谨慎使用或避免使用。妇女在妊娠期和月经期，应避免在腹部和腰骶部使用过于刺激的推拿手法，以保护孕妇和胎儿健康。

5. 手法规范 推拿手法应规范、准确，力度适中，避免暴力推拿导致患者受伤。

6. 沟通交流 推拿过程中，应与患者保持沟通，了解患者的感受，及时调整手法和力度。

7. 注意观察 推拿过程中，应密切观察患者的反应，如有不适或异常，应立即停止推拿，并给予相应处理，例如患者出现头晕、眼花、心悸、出冷汗等不良反应，应立即停止推拿，让患者平躺休息，并适量饮用糖水，同时可轻柔按摩合谷、内关、足三里等穴位以缓解症状。

▶**知识拓展**

推拿流派

推拿作为中国传统医学的重要组成部分，具有悠久的历史和深厚的文化底蕴。在其漫长的发展过程中，由于学术渊源、师承关系、主治对象及地域人情等复杂原因，逐渐形成了各具特色的学术流派与分支。以下是对一些主要推拿流派的详细介绍。

1. 一指禅推拿流派　以其独特的手法著称，是以一指禅推法为主，佐以其他手法，以治疗内脏疾病为主的一种推拿方法。其历史可追溯至清代同治年间，河南的李鉴臣以一指禅推拿术行医于扬州、江都一带，后传于丁凤山，丁氏长期行医于沪、杭，并广收门徒。一指禅推法是指术者用拇指的指端螺纹面或桡侧偏峰接触在体表上，要求沉肩、垂肘、悬腕，运用腕部的力量来回摆动，带动拇指指间关节的屈伸，使压力轻重交替，持续不断地作用于经络、腧穴上。该流派手法繁多，包括按、摩、推、拿、搓、抄、滚、捻、缠、揉等，擅长内、妇、杂病的治疗。

2. 㨰法推拿流派　是由一指禅推拿流派发展而来的一个新分支。其创始人丁季峰，出生于一指禅推拿世家，伯祖父丁凤山、父丁树山均为一指禅大家。丁季峰于1940年代变法图新，把手背桡侧作为接触面，并增加了腕关节的屈伸运动，既增加了刺激量，又富有柔和感，为与一指禅原来的㨰法相区别，故取名㨰法。㨰法以其对软组织损伤、运动系统与神经系统疾病独特的疗效，逐渐得到了患者的欢迎和推拿界的认可，成为中国最有影响的手法之一。㨰法推拿流派强调以经络学说为基础，结合有关生理、解剖、病理等理论为实践依据，经周密检查之后，以轻巧灵活手法治疗。

3. 内功推拿流派　起源于清末山东济宁的李嘉树，他擅长武艺，且精于手法疗伤。后传于同乡马万起，马氏于20年代从山东来到上海，以拳术和内功推拿饮誉沪上。其子马德隆、弟马万龙得其衣钵。内功推拿主张治病以患者自我锻炼少林内功为主，手法治疗为辅。特色手法有擦法、击法、五指拿法等，并有一套全身推拿常规操作法，擅长治疗内、妇科疾病。内功推拿流派强调整体观念，扶正祛邪，通过手法与内功的结合，达到治疗疾病的目的。

4. 小儿推拿流派　是根据小儿的生理特点，选取一定的穴位和部位，进行各种不同的轻揉细腻的手法，来治疗小儿疾病的一种特有方法。小儿推拿历史悠久，早在《西汉・帛书・五十二病方》中就有记载。小儿推拿流派强调手法操作程序，先头面，次上肢，次胸腹，次腰背，次下肢。同时注重手法的补泻作用，如旋推为补，直推为清；缓摩为补，急摩为泻等。小儿推拿流派通过手法刺激小儿穴位，调节脏腑功能，增强免疫力，达到治疗疾病的目的。

5. 其他推拿流派　除了以上介绍的几个主要推拿流派外，还有许多其他流派，如经穴推拿流派、足部推拿流派、气功推拿流派等。经穴推拿流派是以点按经穴加用多种按摩手法作为临床治疗疾病的按摩方法；足部推拿流派是通过刺激足部反射区来治疗全身疾病的一种方法；气功推拿流派则是通过医生发功后再运用一般推拿手法施加于患者身体上，以达到治疗疾病的目的。

综上所述，推拿流派众多，各具特色。每个流派都有其独特的手法、理论体系和主治范围。

在推拿实践中，应根据患者的具体情况选择合适的流派和手法，以达到最佳的治疗效果。同时，推拿师也应不断学习和钻研推拿技术，提高自己的专业水平，为患者提供更好的推拿服务。

五、单式手法

单式手法指手法动作单一，仅为一种运动形式，在临床中起基础或主要治疗作用，并且应用频率较高的一类手法。单式手法通常包括揉法、一指禅推法等，它们具有简单、有效且易于掌握的特点，因此被广泛应用于临床治疗中。

（一）揉法

1. 定义 揉法指治疗师用大鱼际、掌根、手指螺纹面、全掌或前臂尺侧着力，吸定于体表施术部位上，做轻柔和缓的上下、左右或环旋动作，带动该处的皮下组织。

2. 动作要领

（1）肩臂、肘、腕关节放松：确保操作部位的自然舒展，避免过度紧张。

（2）动作要灵活而有节律：动作应具有一定的节奏感和连续性，以保证效果。

（3）力度轻柔：揉动幅度应从小到大，操作时注意轻柔，不可急躁。揉动时要带动皮下组织进行环旋移动，与摩法不同，摩法侧重皮肤表面摩擦，而揉法则通过带动皮下组织来促进疗效。

3. 操作方法 揉法又可分为掌揉法、指揉法和前臂揉法。指揉法包括拇指揉法、中指揉法和三指揉法；掌揉法包括大鱼际揉法、掌根揉法和全掌揉法（图4-42）。

（1）掌揉法

1）大鱼际揉法：沉肩、垂肘，腕关节放松，呈微屈或水平状。大拇指内收，余四指自然伸直，使用大鱼际附着于施术部位。以肘关节为支点，前臂主动带动腕关节摆动，使大鱼际在治疗部位做小幅度环旋揉动。频率为120～160次/分。

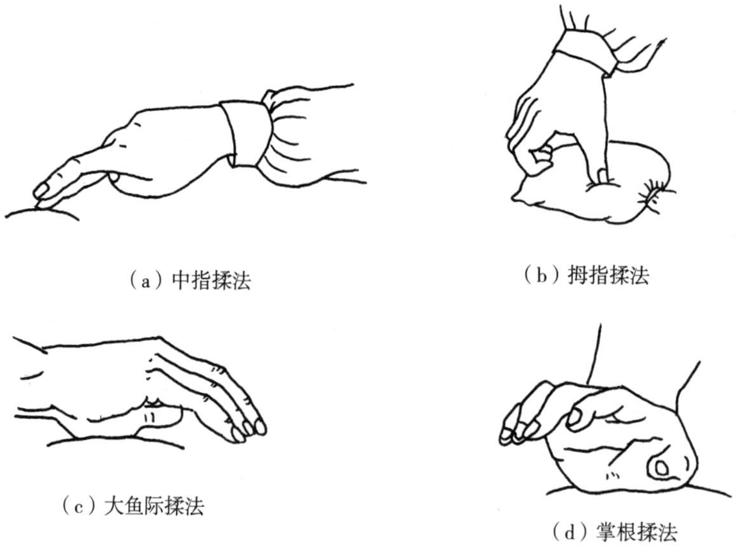

图4-42　揉法示意图

2）掌根揉法：肘关节微屈，腕关节放松并略背伸，手指自然弯曲，以掌根部附着于施术部位。以肘关节为支点，前臂做主动运动，带动腕及手掌做小幅度的回旋揉动，带动皮下组织一起运动，频率为120～160次/分。

3）全掌揉法：操作与掌根揉法相似，整个手掌掌面为着力接触面，动作方式与掌根揉法一致。

（2）指揉法

1）拇指揉法：用拇指螺纹面着力于施术部位，其余四指支撑。腕关节微悬，前臂部主动施力，使拇指螺纹面做小幅度回旋揉动，频率为120～160次/分。

2）中指揉法：中指伸直，示指搭在中指远端背侧，腕关节微屈。中指螺纹面在施术部位做小幅度回旋揉动，频率为120～160次/分。

3）三指揉法：示、中、无名指并拢，三指螺纹面着力，操作与中指揉法相同。

（3）前臂揉法：用前臂尺侧部肌肉丰厚处着力，以肩关节为支点，带动前臂做环旋揉动，并带动皮下组织一起揉动，频率控制在100～120次/分。

4. 注意事项

（1）固定施术部位：手法要固定在施术部位，并带动皮下组织一起运动。

（2）操作柔和：揉法应柔和，不可使用强力下压，避免伤害患者。

5. 适用部位

（1）大鱼际揉法：主要适用于头面部、胸胁部。

（2）掌根揉法：适用于腰背部及四肢等面积大且平坦的部位。

（3）全掌揉法：常用于脘腹部。

（4）拇指揉法、中指揉法及三指揉法：适用于全身穴位，尤其是面部、肩膀及四肢等部位。

（5）前臂揉法：适用于全身肌肉丰厚或面积较大的部位，尤其是腰背部、臀部及肩背部等区域。

6. 临床应用　揉法作为轻柔缓和的推拿手法，刺激量较小，适用于多种病证的治疗。主要通过轻柔的揉动，促进气血流通，疏通经络，舒缓肌肉，达到调节身体状态的效果。可用于脘腹胀痛、胸闷胁痛、便秘、泄泻、头痛、眩晕、阳痿、术后康复治疗、头面部及腹部康复保健等。

（二）一指禅推法

1. 定义　一指禅推法是一种源于一指禅推拿流派的经典手法，治疗师使用拇指螺纹面或指端着力，通过腕部的往返摆动，使所产生的力通过拇指持续不断地作用于施术部位或穴位上。这种手法的独特之处在于其较小的接触面和较强的渗透力，适用于多种疾病的治疗（图4-43）。

2. 动作要领与操作方法

（1）动作要领：一指禅推法要求保持身体放松，操作过程中要注意以下细节。

1）沉肩：肩关节要放松下沉，肩胛骨自然下沉，避免耸肩用力。

2）垂肘：肘关节屈曲自然下垂，肘尖部低于腕关节，肘部保持放松，不宜外翘或过度夹紧。

3）悬腕：腕关节保持自然悬屈，尽量让腕关节悬屈约90°，摆动时尺侧低于桡侧，回摆时两侧持平。

4）指实掌虚：拇指端或螺纹面着力于体表的特定部位或穴位上，其他四指自然放松并呈空拳状，避免用力。

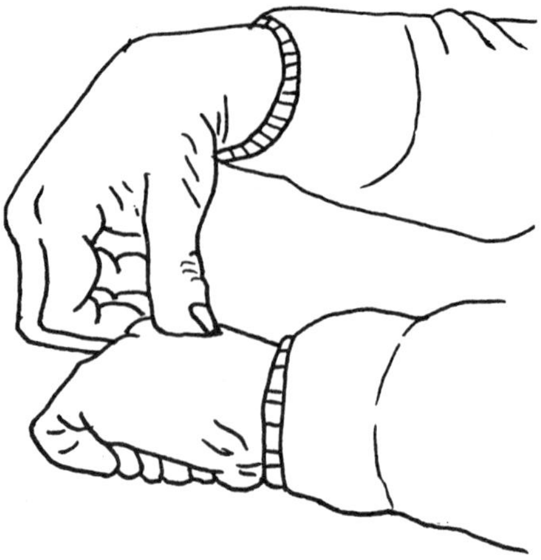

图4-43　一指禅推法示意图

5）紧推慢移：操作时，前臂保持较快的摆动频率（120～160次/分），而拇指端的移动速度要缓慢。

（2）操作方法：以肘关节为支点，前臂做主动摆动动作，腕关节带动拇指进行屈伸运动，拇指做有节律的连续屈伸动作。

3．注意事项

（1）心神集中：操作时，保持专注，注意力不能分散。

（2）避免错误姿势：不可耸肩抬肩，肘部不能外翘或支撑在外物上，腕关节要保持放松，避免用力。

（3）操作流畅：着力部位不应随着腕部摆动而滑动或跳动，循经推动时应保持在吸定的基础上缓慢移动。

4．适用部位　一指禅推法适用于全身各部位，尤以穴位为佳。由于其强大的渗透力和较大的压力，它特别适合用于治疗一些深层的症状。

5．临床应用　一指禅推法因其接触面较小、压强较大，渗透力强，常用于以下病证的康复治疗。

（1）内科疾病：如头痛、失眠、眩晕、高血压、冠心病、胃脘痛、便秘、腹泻等。

（2）外科疾病：如面瘫、颈椎病、关节酸痛等。

（3）妇科疾病：如月经不调、痛经等。

（4）其他：如近视、牙痛等。

6．衍化手法

（1）偏峰推法：此手法使用拇指桡侧缘着力，前臂主动摆动带动腕部和拇指做屈伸运动。偏峰推法频率控制在120～160次/分，动作轻快柔和，常用于颜面部。

（2）屈指推法：使用拇指指间关节背部桡侧着力进行一指禅推法。屈指推法具有着力沉稳、刚劲有力的特点，适合治疗颈项部及关节骨缝处的症状，频率为120～160次/分。

（三）㨰法

1．定义　㨰法是一种源于接法推拿流派的代表性手法，治疗师通过手背近小指侧或第五掌指关节背侧的接触，并结合前臂的旋转和腕关节的屈伸运动，进行持续不断的滚动治疗。其独特之处在于手背的滚动能够深层作用于体表，适用于多个肌肉群部位（图4-44）。

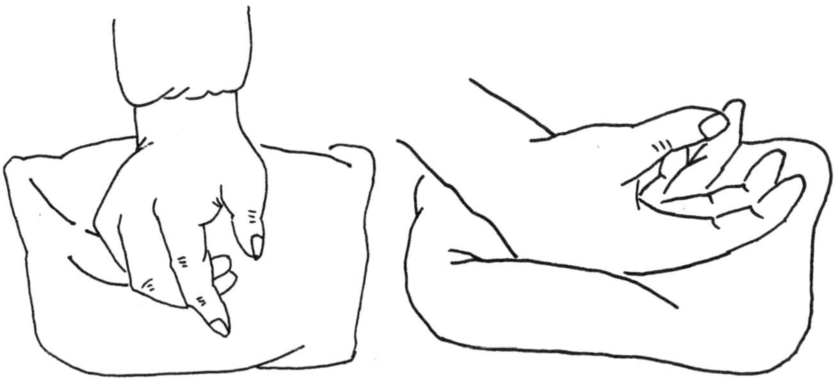

（a）㨰法内旋伸腕　　（b）㨰法外旋屈腕

图4-44 㨰法示意图

2. 动作要领与操作方法

（1）姿势要求：肩臂腕放松，肘关节屈曲120°～140°，掌指关节自然屈曲，五指自然收拢或散开。

（2）着力部位：滚动时，手背近小指侧或第五掌指关节背侧突起部应吸定于体表，避免手背跳动或相对空转。

（3）基本动作：以肘部为支点，前臂做主动摆动，带动腕部进行屈伸和前臂旋转的复合动作。

（4）滚动幅度：滚动的幅度应控制在120°左右，前臂外旋与屈腕时向外滚动80°，前臂内旋与伸腕时向内滚动40°。

（5）㨰三回一：在滚动时，前㨰与回㨰时压力轻重的比例为3∶1。

（6）紧㨰慢移：滚动频率应为120～160次/分，但在患者体表的移动速度应保持缓慢。

3. 注意事项

（1）保持稳定接触：手背近小指侧或第五掌指关节背侧应始终吸定于体表，避免手背跳动或滑动。

（2）均匀压力与节奏：手法的压力、频率和摆动幅度要均匀，确保腕关节屈伸幅度最大化，且手背约1/2的面积依次接触治疗部位。

（3）配合关节运动：在治疗关节活动功能障碍时，建议配合相关关节的被动运动，确保两手动作协调。

4. 适用部位 主要用于颈项、肩背、腰、四肢等部位。其广泛的接触面积和柔和的刺激使其适用于各种常见的肌肉和关节疾病。

5. 临床应用 因其接触面较大，刺激较为平和且舒适，常用于颈椎病、肩周炎、腰椎间盘突出症、各种运动损伤、运动后疲劳、偏瘫、截瘫等多种病证的康复治疗。

6. 衍化手法

（1）掌指关节㨰法：使用第2～5掌指关节背侧部着力进行滚动，操作要领与接法相似。操作时腕关节的屈伸动作较小，但作用力较大。

（2）指间关节㨰法：手握空拳，利用第2～5近侧指间关节背侧作为着力点，在施术部位做小幅度地来回滚动。此法压力较轻，频率控制在160次/分。

（四）摩法

1. 定义 摩法是一种传统的推拿手法，主要通过治疗师的指或掌在体表做环形或直线的往返摩动来达到治疗效果。摩法是最古老的推拿手法之一，分为指摩法和掌摩法两种，常用于全身各部位，特别适用于腹部疾病的治疗（图4-45）。

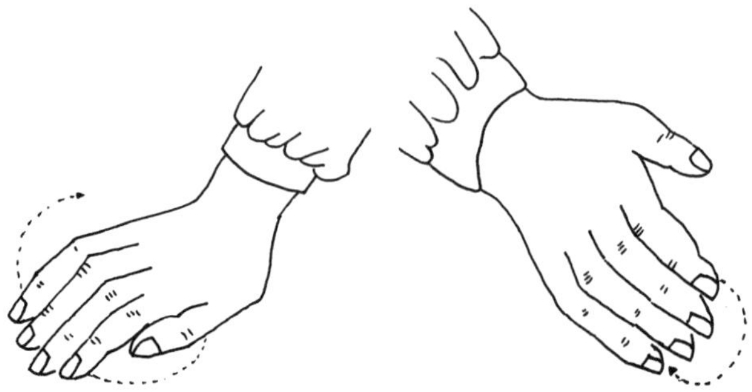

（a）掌摩法　　（b）指摩法

图4-45 摩法示意图

2. 动作要领

（1）姿势要求：肩、肘、腕关节放松，肘关节微屈40°～60°，指面或掌面轻贴体表，摩擦速度与压力应均匀。

（2）指摩法和掌摩法的区别

1）指摩法：腕关节保持一定的紧张度，速度稍轻快。

2）掌摩法：腕关节放松，速度较慢且略加重。

3. 操作方法

（1）指摩法

1）手部动作：指掌部自然伸直，第2～5指并拢，腕关节略屈。

2）操作方式：以2～5指指面附着于施术部位，肘关节为支点，前臂主动运动，使指面随同腕关节做环形或直线往返摩动。

（2）掌摩法

1）手部动作：手掌自然伸直，腕关节略背伸，手掌平放于体表施术部位上。

2）操作方式：以肘关节为支点，前臂主动运动，使手掌随同腕关节和前臂做环形或直线往返摩动。

4. 注意事项

（1）速度与压力：摩动的速度和压力需要保持均衡，不宜过快或过慢，亦不宜过轻或过重。《圣济总录》提到："摩法不宜急，不宜缓，不宜轻，不宜重，应该以中和之意来调整。"

（2）摩动方向与频率：根据病情的虚实情况，选择合适的摩动方向和频率。①虚证：应选择顺时针方向缓慢摩动，以达到补益效果。②实证：应选择逆时针方向快速摩动，以达到泻法效果。

（3）手法方向与作用：顺摩用于补益；逆摩用于泻法；缓摩用于补益；急摩用于泻法。

5. 适用部位 摩法适用于全身各部位，但常见的应用部位是腹部。

6. 临床应用　摩法是一种轻柔舒适、刺激量较小的手法，主要用于治疗以下病证：脘腹胀满、消化不良、泄泻、便秘、咳嗽、气喘、月经不调、痛经、阳痿、遗精、失眠及外伤肿痛等。

（五）推法

1. 定义　推法是一种治疗手法，治疗师使用指、掌、肘或拳部着力于体表特定部位或穴位，并做单向直线的推动动作。该手法也被称为平推法。根据使用的部位和工具不同，推法可分为指推法、掌推法、肘推法和拳推法（图4-46）。

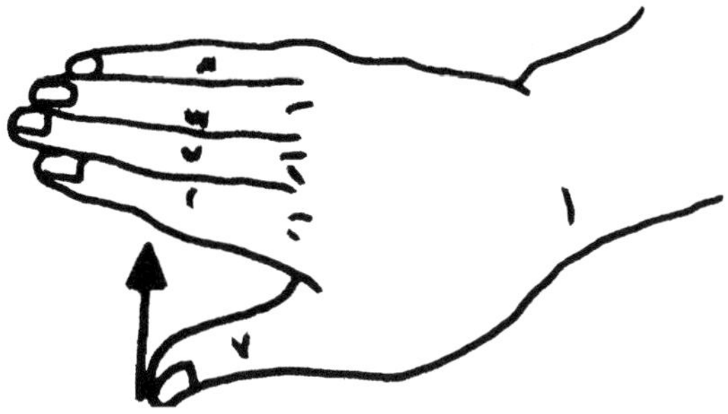

图4-46　推法示意图

2. 动作要领

（1）保持手部紧贴治疗部位。

（2）进行单向直线推动动作。

（3）推动的速度应当均匀、缓慢，施力时保持平稳、扎实，做到不浮不滞，力度适中。

3. 操作方法

（1）指推法：用拇指螺纹面接触施术部位或穴位，其他四指并拢协助施力，腕部保持微屈。拇指和腕部共同用力，使指面沿经络或肌纤维的平行方向，单向缓慢推移。

（2）掌推法：将手掌面与手指紧贴治疗部位，掌根作为着力中心，腕部略微背伸。上臂带动肩关节施力，沿经络或肌纤维的平行方向进行单向推移。

（3）肘推法：肘部屈曲，肘尖直接接触治疗部位，肩关节作为支点，通过上臂施力，沿着经络或肌纤维的方向推动。可以通过另一只手的帮助，增强推力。

（4）拳推法：握紧拳头，2～5指的近侧指间关节突起部着力，腕部伸直，肘部略微屈曲，以肘为支点，前臂施力，推动方向沿经络或肌纤维的平行路径进行。

4. 注意事项

（1）推法时，推进的速度要避免过快或过慢，力度要适中，避免过重或过轻。

（2）在施术前，可在部位涂抹一些润滑剂，如冬青膏、滑石粉或红花油，以防止皮肤受损。

5. 适用部位　推法可在全身各个部位使用。

（1）指推法：适用于头面部、颈项部、手足部，尤其常用于足部推拿。

（2）掌推法：适用于胸腹部、背腰部及四肢。

（3）肘推法：适用于背部、腰部及脊柱两侧。

（4）拳推法：适用于背腰部及四肢部。

6. 临床应用　推法的适应证广泛，常用于治疗以下病证：头痛、头晕、失眠、腰腿痛、腰背僵硬、风湿性关节痛、感觉迟钝、胸闷、腹胀、便秘、消化不良、软组织损伤、局部肿痛等。

（六）擦法

1. 定义 擦法是治疗师通过手掌或手指贴于体表特定部位，稍加压力后快速进行直线往返摩擦，产生热量以促进治疗的手法。此方法可分为掌擦法、大鱼际擦法、小鱼际擦法和指擦法（图4-47）。

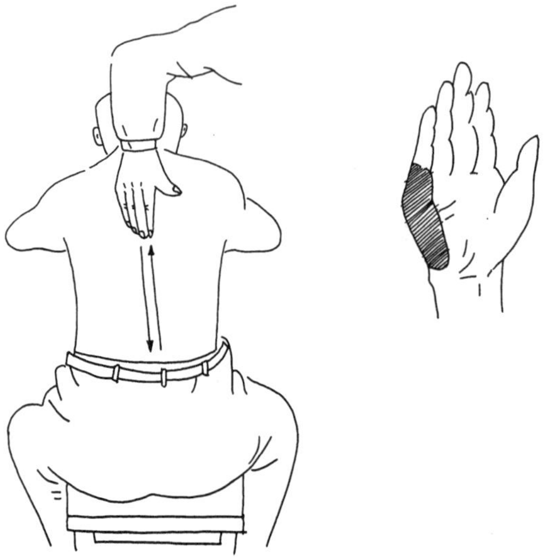

图4-47 擦法示意图

2. 动作要领

（1）肩关节保持放松，肘关节自然下垂并内收。

（2）操作时，着力部位应紧贴体表，压力要均匀适中，动作持续不断并沿直线往返，尽量拉长往返距离，形成如拉锯状的节奏。

（3）擦法属于生热手法，应以治疗师感受到手下产生的热量已渗透至患者体内，并与体内热量相互响应为标准。不同擦法产生的热量不同，指擦法因摩擦距离较短，产生的热量较少；掌擦法、大鱼际擦法和小鱼际擦法产生的热量依次增高。

3. 操作方法

（1）掌擦法：全手掌紧贴施术部位，腕关节伸直，前臂与手掌保持平行，肩关节为支点，通过上臂带动前臂做屈伸运动。操作时，着力部位在体表做上下或左右方向的直线往返摩擦，摩擦的距离要尽可能长，以便热量深入到深层组织。

（2）大鱼际擦法：用手掌的鱼际部位紧贴治疗部位，操作方式与掌擦法相同。

（3）小鱼际擦法：又称侧擦法，利用手掌小鱼际部位紧贴体表，执行与掌擦法相同的动作。

（4）指擦法：用示指、中指、无名指和小指指面置于施术部位，腕关节伸直，前臂与手掌保持平行，肘关节作为支点，上臂带动前臂施力。操作时，着力部位在体表做均匀的上下或左右方向的直线往返摩擦。由于摩擦距离较短，该方法通常产生的热量较少，是擦法中的特例。

4. 注意事项

（1）压力应适中，压力过大可能导致手法沉重并损伤皮肤，压力过小则难以产生足够的热量。

（2）擦动路径应保持直线，避免走偏或反复滑动，这样有助于热量的生成。

（3）避免擦破皮肤。在进行擦法时，确保动作正确，防止造成皮肤损伤。可使用润滑剂（如冬青膏、红花油等），既能保护皮肤，也能增强热量渗透效果。

（4）擦法结束后，应避免在处理区域使用其他手法，避免引发皮肤损伤。

（5）操作时，必须暴露施术部位的皮肤，避免隔衣操作。

5. 适用部位　擦法常用于胸腹部、两侧胸肋部、背腰部及四肢部位的治疗。具体分配如下。

（1）掌擦法：适用于肩背部、胸腹部等接触面较大的部位。

（2）大鱼际擦法：主要适用于四肢，尤其是上肢。

（3）小鱼际擦法：适用于肩背部、脊柱两侧及腰骶部。

（4）指擦法：适用于颈部、肋间等接触面较小的部位。

6. 临床应用　擦法常用于治疗呼吸系统、消化系统及运动系统和生殖系统疾病，特别是在早期康复阶段。其应用范围如下。

（1）呼吸系统：适用于咳嗽、气喘、胸闷等症状，以及慢性支气管炎、肺气肿等疾病。

（2）消化系统：适用于慢性胃炎、消化不良等。

（3）运动系统：四肢伤筋、软组织肿痛、风湿性关节痛等。

（4）生殖系统：男子阳痿、女子不孕。

（七）搓法

1. 定义　搓法是治疗师通过双手掌面夹住肢体，进行协调的交替或往返搓动，借此达到治疗效果的手法（图4-48）。

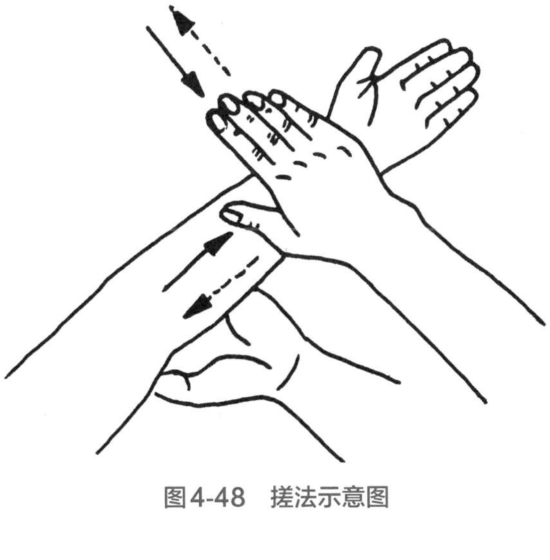

图4-48　搓法示意图

2. 动作要领与操作方法

（1）保持双臂放松，双手自然伸直，掌心保持空虚状态。

（2）双手掌面压住治疗部位并施加适当的相对压力，肘关节和肩关节作为支点，前臂和上臂施加主动力量，双手快速交替做相反方向的搓动，手掌形如搓绳状，进行上下的往返移动。

（3）在操作时，动作要保持协调、流畅，双手的施力应对称。搓动的速度应快，但上下移动时速度要稍放缓。

3. 注意事项

（1）治疗师应保持呼吸自然，不应屏气。

（2）施力不宜过重，应确保力度适中。

（3）搓动动作应保持连续性，避免出现间歇或停顿。

4. 适用部位 适用于腰背部、肋间部及四肢部，尤其常用于上肢部。

5. 临床应用 搓法常与抖法结合使用，作为推拿治疗的结束手法。它在四肢关节运动障碍、关节活动不畅、肌肉酸痛、胸部及肋间损伤等病证的康复治疗中发挥重要作用。

（八）抹法

1. 定义 抹法是治疗师通过使用拇指螺纹面或掌面轻压皮肤，进行上下、左右或弧形曲线的往复抹动，以产生热感，促进局部血液循环。这一手法可细分为指抹法和掌抹法（图4-49）。

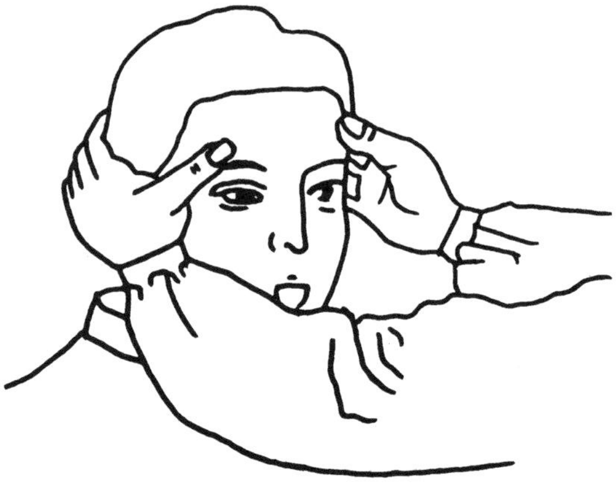

图4-49 抹法示意图

2. 动作要领

（1）保持拇指螺纹面或掌面始终与皮肤紧密接触。

（2）力度需均匀、适中，动作应柔和且灵活。

（3）与推法不同，抹法的动作具有更大的灵活性，能够进行多种方向的弯曲或直线往复运动，具体可根据不同部位灵活调整手法。

3. 操作方法

（1）指抹法：使用单手或双手的拇指螺纹面贴合治疗部位，其他手指辅助固定位置。通过拇指的关节活动，进行上下、左右、直线往返或弧形曲线的抹动。操作时可进行平推和回拉、分推或旋转推等多种方式，具体依部位需要而定。

（2）掌抹法：单手或双手掌面直接接触治疗部位，双肘和肩膀作为支点，前臂与上臂协调用力，保持腕关节的适度放松，进行上下、左右或弧形曲线的抹动。

4. 注意事项

（1）操作时应使用滑石粉或其他润滑介质，避免摩擦过大伤害皮肤。

（2）动作要流畅，不宜急躁，确保抹动连续不断。

5. 适用部位 抹法常用于头面、颈项、胸背及四肢等部位的治疗。

6. 临床应用 该手法具有舒适感，适用于以下病证的治疗：感冒、咳嗽、气喘、头痛、眩晕、耳鸣、失眠、肋间神经痛、肢体酸痛、面瘫等。

（九）抖法

1. 定义 抖法是治疗师通过单手或双手抓住患者肢体的远端，进行小幅度、快速的上下或左右抖动。该手法可分为上肢抖法和下肢抖法两种（图4-50）。

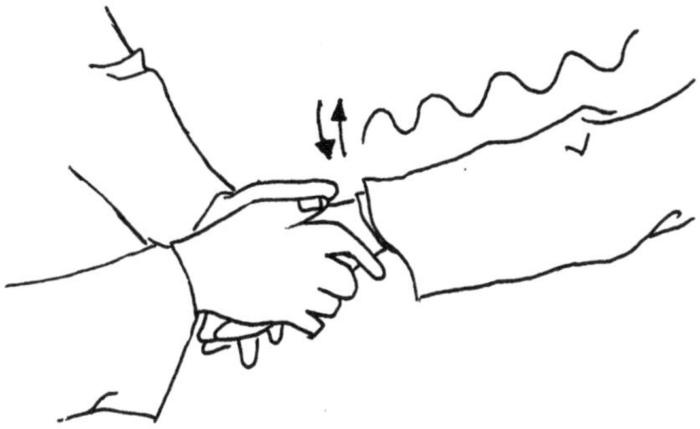

图4-50 抖法示意图

2. 动作要领

（1）治疗过程中保持自然呼吸，双手或单手轻握患者肢体远端，抓握力度适中。

（2）上臂主动带动腕部，进行小幅度的抖动，抖动幅度通常保持在2～3cm以内。

（3）抖动频率应迅速，上肢约为200次/分，下肢为100次/分。

3. 操作方法

（1）上肢抖法：患者可选择坐位或站立位，肩臂自然放松，上肢伸直。一种方式是治疗师站在患者前方，身体微微前倾，用双手握住患者腕部，抬起上肢至大约60°，然后利用前臂施力，进行小幅度的上下抖动，抖动的波动通过肩部传递。另一种方式是治疗师用一只手固定肩部，另一只手握住腕部，进行连续的上下抖动，过程中可结合肩关节的前后活动。

（2）下肢抖法：患者采取仰卧位，下肢放松伸直。治疗师站在患者下肢的远端，双手抓住一侧足踝部，将下肢抬起约30cm，然后用上肢施力，进行小幅度的上下抖动，使患者感到舒适放松。此法也可对双侧下肢同时操作。

4. 注意事项

（1）治疗过程中保持呼吸自然，避免屏气。

（2）握住患者肢体的手不应施加过大压力，以防止动作过于僵硬。

5. 适用部位 本法适用于四肢部，尤其是上下肢的关节和肌肉。

6. 临床应用 抖法动作轻柔、灵活，常用于四肢关节功能障碍的康复治疗，帮助增加关节活动范围，缓解紧张感。此法也有助于减轻其他较重手法使用后的不适感，提升治疗的舒适性。常常与搓法结合，作为理筋手法的结束部分。

（十）振法

1. 定义 振法是治疗师通过施加压力于体表，利用掌部或指部的肌肉力量，使得体内产生振动的手法。这种方法可分为掌振法和指振法两种形式（图4-51）。

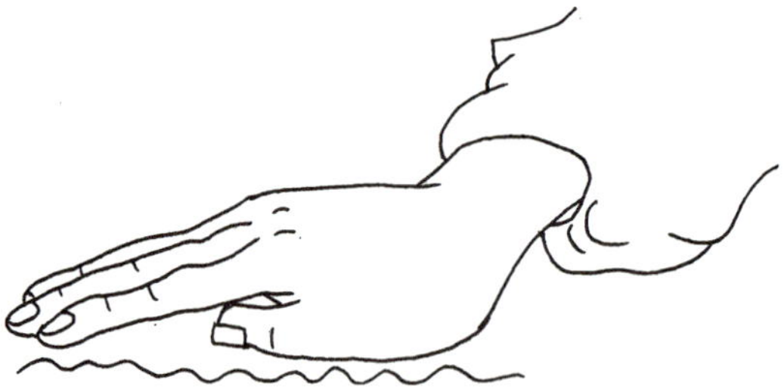

图4-51 振法示意图

2. 动作要领

（1）保持呼吸顺畅，手掌或手指应紧贴患者的皮肤或穴位。

（2）通过前臂的静止用力，带动手部肌肉强力收缩，进而产生快速且有力的振动，振动能量传递至体内。

（3）振动的频率需要达到400次/分以上，确保振动深度和强度。

3. 操作方法

（1）掌振法：治疗师将单掌或双掌叠加的掌面按压在患者体表的特定位置，利用前臂肌肉进行强力静止性施力，持续产生深层快速振动，令深层组织感到振动与温热。

（2）指振法：治疗师使用拇指或示指，或将拇指与示指的螺纹面紧贴于体表的穴位，通过前臂和手部的静力支持，施加连续振动，形成持续的振动与热感。

4. 注意事项

（1）要保持自然呼吸，避免屏气。

（2）振动过程中需避免施加过大压力，并确保振动动作平稳、连续。

（3）操作时控制施力时间，避免过长时间的操作导致疲劳。

5. 适用部位 指振法可用于全身各类穴位，而掌振法则多用于脘腹和腰背部。

6. 临床应用 振法作为推拿治疗中常用的手法，具有较强的效果。它可以广泛应用于头痛、腰痛、失眠、脘腹胀痛、体寒、痛经及月经不调等的治疗。

（十一）按法

1. 定义 按法指治疗师使用手指、手掌或肘部，通过逐步加力的方式，对身体特定部位或穴位进行深压的治疗手法。《医宗金鉴·正骨心法要旨》中描述：“按者，谓以手往下抑之也。”此手法通常分为指按法、掌按法和肘按法三种形式（图4-52）。

2. 动作要领

（1）施力时，按压部位需紧贴患者皮肤，不可随意移动。

（2）按压的力度一般从轻到重，方向通常为垂直向下或与受压表面垂直，按压的力量应稳而持续，确保压力有效传递到体内深层组织。

（3）按压的时间应根据患者的体质、病情，以及施术部位的不同而调整。按压时，若患者有酸胀、麻木或温热感，则表示力度适当。一般按压时间可持续数十秒或数分钟。

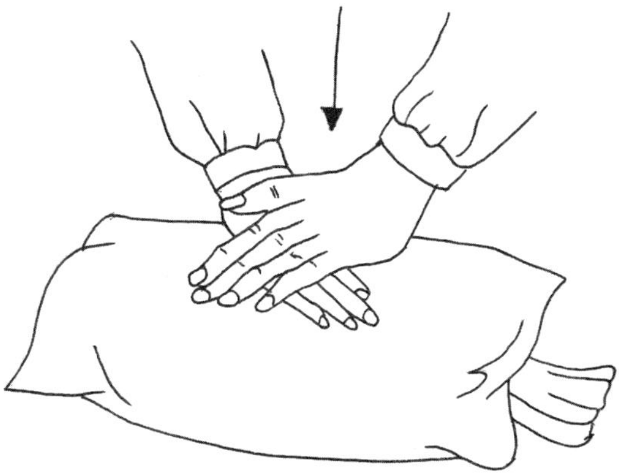

图4-52 按法示意图

（4）操作结束时，不宜突然松手，应逐步减轻压力，并可结合揉法，以增强疗效，并缓解操作后的不适感。传统有“按一揉三”的说法。

3. 操作方法

（1）指按法：治疗师可用拇指指端或螺纹面施压于目标部位，腕关节屈曲至40° ～ 60°，其余四指展开支撑施力。另一只手的拇指可叠压在施力拇指背面，以增加施加力量。按压时，治疗师通过腕关节的支点，施力垂直向下，按压时停留片刻以加强效果。

（2）掌按法：使用单手或双手掌面叠加施压于目标部位，肩关节作为支点，利用上半身的重量，通过上臂、前臂和腕关节的协作，施力垂直向下。

（3）肘按法：治疗师将肘尖置于目标部位，以肩关节作为支点，运用上半身的重量进行有节奏的垂直按压。

4. 注意事项

（1）按压时不可使用暴力或过度的蛮力，避免突然施力或突然停止。

（2）指按法时，应避免使用指甲掐压，以防患者不适。

（3）按压胸背或脊柱时，应该与患者的呼吸节律相协调。

5. 适用部位

（1）指按法：适用于全身，尤其是躯干部的经络和腧穴部位，亦可用于四肢部位。

（2）掌按法：适用于胸背部、下肢后侧及腹部等较大的部位。

（3）肘按法：适用于腰背部及肌肉较为丰厚的部位，如下肢。

6. 临床应用　按法在临床中广泛应用于风寒感冒、高血压、糖尿病及偏瘫等病证的康复治疗。

（1）指按法：接触面积较小，力道较为集中，能有效刺激深层组织，适用于治疗腰背筋膜炎、颈椎病、肩周炎及腰椎间盘突出等病证。

（2）掌按法：适用于较大且平坦的部位，其刺激量较指按法轻柔，适用于舒缓治疗。

（3）肘按法：由于施力较强，应谨慎使用，通常用于深层组织的治疗。

（十二）点法

1. 定义 点法指治疗师利用指端、屈曲的指间关节突起部位或肘尖，通过持续的定点施压作用于目标部位或穴位的手法。此方法主要包括指点法（如拇指端点法、屈拇指点法、屈示指点法）和肘点法两种形式（图4-53）。

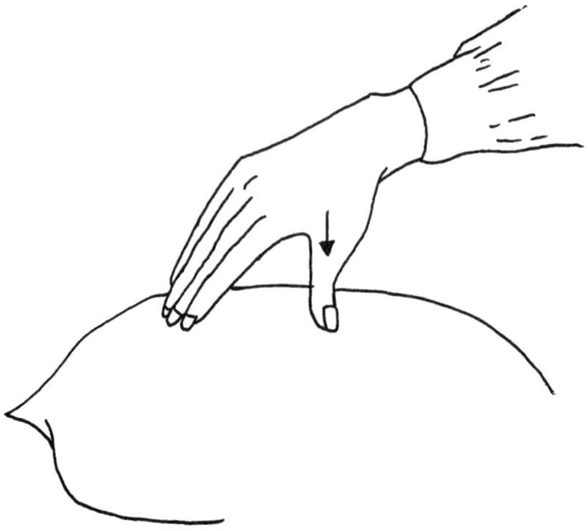

图4-53 点法示意图

2. 动作要领

（1）施力应从轻到重，逐步加力且保持稳定，确保刺激能够有效地渗透到体内深层组织，以产生“得气”的感受，力度应根据患者的耐受能力来控制。

（2）施加力量的方向应垂直于受压表面。

3. 操作方法

（1）指点法

1）拇指端点法：治疗师握拳，拇指自然伸直，拇指的螺纹面与示指中节贴合，前臂与拇指配合发力，利用拇指端部持续施压在目标部位或经络穴位上。此方法也可以采用拇指按压手法，通过拇指的指面来进行点压。

2）屈拇指点法：将拇指指间关节屈曲，拇指端与示指中节桡侧接触，前臂与拇指共同发力，利用屈指间关节的突出部位施压于目标部位或穴位上。

3）屈示指点法：治疗师将手指握紧形成实拳，示指第一指间关节屈曲，拇指末端的尺侧缘贴在示指指甲部，借助前臂与拇指的力量，通过指间关节的突出部分持续点压于目标部位。

（2）肘点法：屈肘，使肘尖对准施术部位或穴位，通过肩关节作为支点，利用上半身的重量，通过肩部和上臂传递力量至肘部，逐步施加压力，持续点压至所需程度。

4. 注意事项

（1）点压时应避免使用暴力或过度施力，避免突如其来的加压或减压。

（2）对于老年体弱、长期虚弱的患者，尤其是心脏功能较差者，应避免使用点法。

（3）点压结束时，通常可结合揉法，以缓解因持续施压而产生的不适。

5. 适用部位

（1）指点法：适用于全身的各部位及四肢关节的缝隙处。

（2）肘点法：适用于肌肉较为厚实的部位，如背部、腰部、臀部和下肢后部。

6. 临床应用 点法的接触面积较小，压力较强且集中，因此是一种刺激力较强的手法。其效果类似于针刺，因此也被称为“指针法”。临床上，点法主要用于治疗因脊柱病变引发的运动障碍，以及各种痛症的康复治疗，特别适合用于缓解深层肌肉的紧张与疼痛。

（十三）捏法

1. 定义 捏法是治疗师通过拇指与其他手指的配合，用力在目标部位进行对称性挤压的一种手法。根据所用手指的数量，捏法可以分为三指捏法和五指捏法两种（图4-54）。

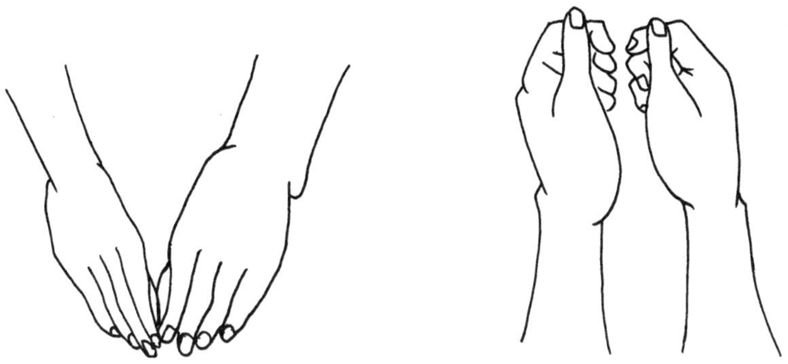

图4-54　捏法示意图

2. 动作要领

（1）施力时，拇指与其他手指指面相对，用力挤压，然后迅速放松。两者力量应对称，并有规律地移动。

（2）整个操作应保持动作的连贯性和节奏性，力度需均匀且温和。

3. 操作方法

（1）三指捏法：治疗师用拇指与示指、中指的指面夹住患者的肢体或皮肤，交替进行挤压与放松的动作，并不断沿施术部位移动。

（2）五指捏法：治疗师用拇指和其余四指的指面夹住肢体或皮肤，同样进行交替挤压与放松动作，并沿着施术部位移动。

4. 注意事项

（1）操作时应避免仅用指端着力。

（2）切勿使用指甲进行捏压，以免对皮肤造成损害。

（3）捏法应避免与揉法结合，如果捏的过程中带有揉的成分，其效果将偏向于揉法。

5. 适用部位 捏法适用于四肢部位、颈部和头部等区域，尤其是肌肉和皮肤较为松弛的部位。

6. 临床应用 捏法的刺激量适中，手法柔和、舒适，广泛应用于因疲劳引起的四肢酸痛、颈椎病等问题的康复治疗。

（十四）拿法

1. 定义 拿法指治疗师用拇指和其他手指的配合，通过提捏或揉捏皮肤或肢体的方式进行治疗。传统中有“捏而提起谓之拿”的说法。根据拇指与其他手指的配合数量，拿法可分为三指拿法和五指拿法（图4-55）。

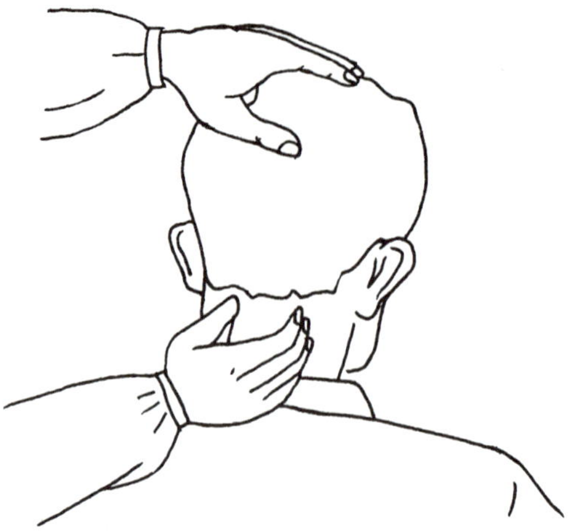

图4-55 拿法示意图

2. 动作要领

（1）肩部和手臂应保持放松，腕关节灵活，手指自然伸直。

（2）拇指和其他手指指面相对施力，避免用指端内扣。

（3）施力应由轻到重，再由重到轻，动作连续且富有节奏。

（4）施术后通常可继续使用揉法，帮助舒缓刺激效果。

3. 操作方法

（1）三指拿法：使用拇指与示指和中指的指面对合，用力捏住施术部位的肌肉或筋膜，并逐渐收紧、提起。腕部放松，通过三指的合力进行轻重交替、连续不断的提捏动作，并辅以揉动。

（2）五指拿法：使用拇指和其余四指的指面对合，捏住施术部位的肌肉或筋膜，逐渐收紧并提起。腕部放松，利用五指的合力进行轻重交替、连续不断的提捏和揉动。在头部操作时，五指拿法也称为五指拿五经或五指爪法。

4. 注意事项

（1）施术时，提起肌肉或筋膜时应避免与皮肤发生摩擦。

（2）动作要保持协调，避免僵硬和死板。

（3）初学者应避免过长时间的强力拿法，以防伤及腕部和手指的肌腱。

5. 适用部位 适用于颈部、肩部、四肢和头部等部位，尤其对这些区域的软组织和肌肉具有较好的治疗效果。

6. 临床应用 拿法的刺激强度较大，常用于治疗颈椎病、肩周炎、四肢关节及软组织损伤、疼痛、麻木等。此外，拿法也适用于头痛、眩晕、失眠及外感风寒等病证的康复治疗。临床上常用肩井穴的拿法作为颈椎病推拿治疗的结束手法，以帮助患者恢复精神和体力。

（十五）拨法

1. 定义 拨法是一种通过治疗师的指、掌或肘施加深压，并进行单向或往返的拨动手法。常见的拨法包括拇指拨法、掌拨法和肘拨法（图4-56）。

2. 动作要领

（1）施加向下的压力时，要根据患者的承受能力来调整力度，避免力度过重。

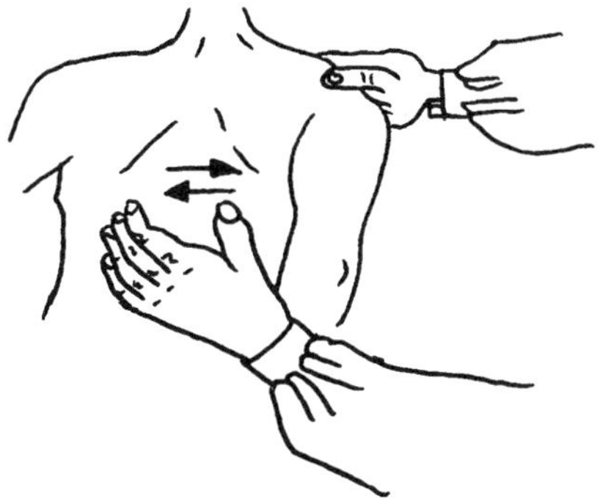

（a）拇指拨法

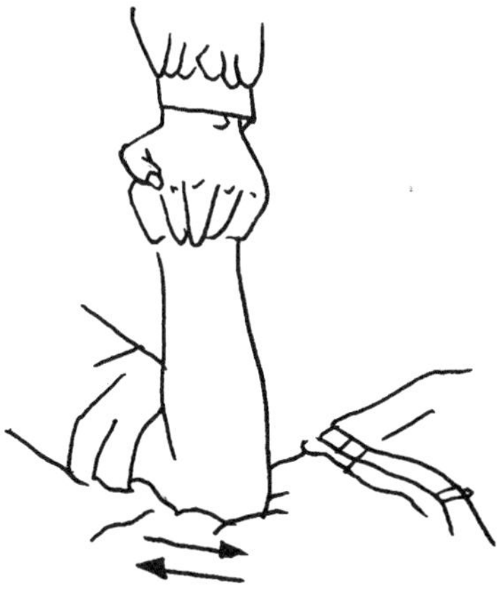

（b）肘拨法

图4-56　拨法示意图

（2）拨动的方向应与肌纤维的走向垂直，以确保最佳效果。

（3）拨动时，力度要从轻到重，深入肌肉层次，产生酸、痛、胀、麻等感觉。

3. 操作方法

（1）拇指拨法：将拇指端施加在施术部位，四指支撑以辅助施力。拇指垂直于肌纤维、肌腱、韧带方向施加单向或来回拨动。如果单手施力不够，可以使用双手的拇指重叠进行操作。

（2）掌拨法：用掌根部分对施术部位施加压力，按与肌纤维、肌腱、韧带垂直的方向进行拨动，同样也可以使用双掌交替进行操作。

（3）肘拨法：屈肘后，肘尖施加压力于治疗部位，按与肌纤维、肌腱、韧带垂直的方向进行单向或来回拨动。

4. 注意事项

（1）在拨动前，按压的深度应足以到达需要治疗的组织。

（2）拨动时，确保没有在皮肤表面产生摩擦。

（3）此手法一般不宜长时间应用，对于处于软组织损伤急性期的部位应谨慎使用。

5. 适用部位　适用于华佗夹脊穴、肩胛骨内缘、肱二头肌长短头肌腱、肩贞穴、第三腰椎横突、腰肌侧缘、环跳穴、曲池穴等多个部位。

6. 临床应用　拨法以较小的接触面积提供强烈的刺激，压力深沉且拨动有力，具有显著的镇痛和解除软组织粘连的效果，因此广泛应用于治疗各种软组织损伤引起的肌肉痉挛和疼痛。拨法常与揉法结合使用，可以根据患者需要做上下移动的拨动。它常用于治疗落枕、颈椎病、肩周炎、腰背筋膜炎、第三腰椎横突综合征、腰椎间盘突出症、梨状肌损伤综合征等相关病证。

（十六）拍法

1. 定义　拍法指治疗师使用虚掌对体表的某些治疗部位进行拍打的一种手法。拍法可以通过单手或双手进行（图4-57）。

2. 动作要领

（1）在操作过程中，动作应平稳且具有节奏感，确保掌面和指周边同时与皮肤接触，声音清脆且不会引起疼痛。

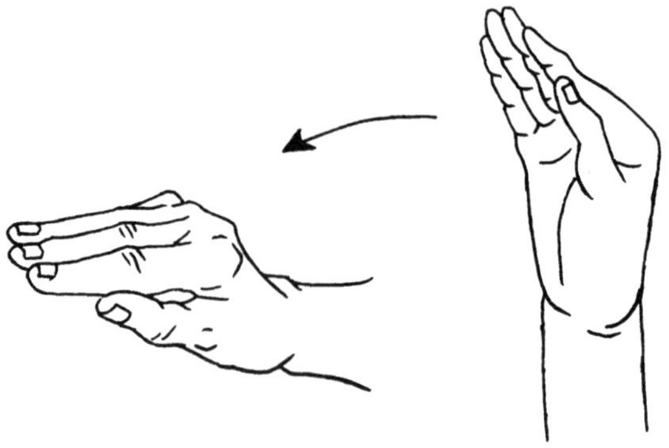

图4-57　拍法示意图

（2）腕部要保持放松，拍打时，通过放松的腕关节将力量传递至掌部，动作轻巧有弹性，保持均匀的节奏。

（3）当直接接触皮肤时，拍打应使皮肤出现轻微充血或发红。

3. 操作方法　五指并拢，掌指关节微屈，保持掌心空虚，腕关节适度放松。利用前臂的力量，上下挥臂，用虚掌平稳且有节奏地拍打施术部位。如果使用双掌拍打，推荐双手交替进行。

4. 注意事项

（1）避免使用过大的力量进行拍打。

（2）对于结核病、严重骨质疏松、椎骨肿瘤、冠心病等患者，应避免使用拍法。

5. 适用部位　通常适用于肩部、背部、腰部及下肢后侧等部位。

6. 临床应用　拍法具有较大的接触面，主要用于中风瘫痪或其后遗症、风湿引起的酸痛、肌肤麻木、胸胁胀闷、腰背筋膜炎、腰椎间盘突出及软组织痉挛等的康复治疗。拍法也常作为推拿的结束手法或常用的保健手法。

六、复合手法

复合手法指将两种或两种以上不同的单一手法结合在一起，按照先后顺序或同时施用的治疗方法。常见的复合手法包括按揉法、推摩法、扫散法、揉捏法、捏脊法、背法及踩跷法等。

（一）按揉法

1. 定义　按揉法是将按法与揉法结合，按照先后顺序或同时施用的一种复合手法。按揉法包括拇指按揉法和掌按揉法两种形式，具有较高的临床应用频率。

2. 动作要领　按中含揉、揉中寓按，即按揉法应平衡按和揉的比例，将两者有机结合，做到刚柔并济。

（1）拇指按揉法：可采用直腕操作，但大多数情况下需悬腕操作，腕部角度保持在约60°。

（2）掌按揉法：①单掌按揉法，以肘和肩为支点，操作时压力应适度，以柔和为主；②双掌按揉法，以肩关节为支点，避免单独使用手臂部的力量。操作时，身体前倾后移的幅度不宜过大，手掌要始终保持接触施术部位。

3. 操作方法

（1）拇指按揉法

1）单拇指按揉法：用拇指螺纹面施加压力，其他四指放在对侧或相应位置以提供支持，拇指主动用力进行节律性的按压和揉动。

2）双拇指按揉法：双拇指螺纹面并排或重叠，置于施术部位，其他手指为辅助力。腕部屈曲约60°，前臂主动施力，进行节律性按压和揉动。

（2）掌按揉法

1）单掌按揉法：将掌根部放置于施术部位，其他手指自然伸展，前臂与上臂用力，进行节律性按压和揉动。

2）双掌按揉法：双掌并列或重叠，施力于施术部位的掌心或掌根部。以肩关节为支点，身体上半部小幅度前倾后移，利用身体的重量通过肩部和手臂传递到手掌，产生节律性的按压和揉动。

4. 注意事项 按揉法兼具刚柔特点，操作时应注意平衡，不可偏重按或揉；动作节奏应适中，既不可过快也不可过慢。

5. 适用部位 适用于全身各部位及穴位。

6. 临床应用 按揉法是临床上常用的手法之一，广泛用于颈椎病、肩周炎、头痛、腰背筋膜劳损、腰肌劳损、腰椎间盘突出症等病证的康复治疗。

（二）推摩法

1. 定义 推摩法指一指禅偏峰推法与其余四指摩动相结合的复合手法。

2. 动作要领与操作方法

（1）拇指与其余四指的配合：将拇指桡侧偏峰施力于体表穴位或经络线路，其他四指并拢，掌指部自然伸直。四指的指面要着力于施术部位。

（2）腕关节的配合：腕关节放松，屈曲角度约25°，前臂主动运动，使腕关节做旋转运动，并同时左右摆动。

（3）操作方法：通过前臂运动带动拇指进行缠绵的推法，同时使四指指面在施术部位做环形摩动。

3. 注意事项

（1）不要耸肩或抬肩。

（2）腕关节要保持放松，避免僵硬。

（3）拇指桡侧面要吸定，避免与体表发生摩擦或跳动。

（4）动作要连贯且协调。

（5）操作时，速度不宜过快，力量应适度，以自然下压力为主。

4. 适用部位 适用于胸腹部、胁肋部和项背部。

5. 临床应用

（1）胸部操作：有宽胸理气、宣肺平喘的效果，常用于治疗胸闷、咳喘等症。

（2）腹部操作：具有补益脾胃、理气和中的作用，适用于脾胃虚弱、纳呆纳差、腹胀、呃逆等症。

（3）胁部操作：有疏肝理气、解郁通络的功效，用于治疗肝郁气滞、胸胁疼痛等症。

（4）小腹部操作：有调经活血、通利小便的作用，常用于治疗妇女闭经、月经不调、痛经及癃闭等症。

（三）扫散法

1. 定义 扫散法指治疗师使用拇指偏峰和其他四指指端，在患者的颞部进行轻快的指擦操作。

2. 动作要领与操作方法

（1）手部位置与固定：一手扶按患者头部以固定，另一手的拇指伸直，桡侧面置于额角发际头维穴处。其余四指并拢并微屈，指端放在耳后高骨处，示指与耳上缘平齐。

（2）前臂运动：以肘为支点，前臂主动运动，腕关节保持挺劲。

（3）拇指与四指的操作：拇指桡侧缘在头颞部进行较快的单向擦动，范围从额角到耳上。同时，四指在耳后至乳突范围内也进行快速擦动。左右两侧交替进行，每侧扫散约50次。

3. 注意事项

（1）刺激力度不宜过重，应体现出“扫散”的轻柔感。

（2）操作时要固定好头部，避免患者头部随操作产生晃动或不适。

（3）对于长发患者，操作时应将手指插入发间，以避免牵拉头发造成疼痛。

4. 适用部位 适用于颞部和枕部。

5. 临床应用 扫散法常作为辅助治疗手法，用于治疗高血压、偏头痛、神经衰弱及外感等疾病。

（四）揉捏法

1. 定义 揉捏法是由揉法和捏法结合而成的复合技法，可以单手或双手操作。

2. 动作要领与操作方法

（1）手部姿势与捏压：拇指自然外展，其他四指并拢。使用拇指和四指的指腹部或螺纹面对准施术部位，进行捏压。

（2）前臂运动与手法节奏：指、掌及前臂主动参与运动，带动腕关节轻度旋转，令拇指和四指对合施力，产生揉捏交替的节奏动作。揉的主要力量来自拇指，其他四指辅佐；而捏则主要由四指施力，拇指起辅助作用。

3. 注意事项

（1）操作时要确保手法的准确性，应与拿法、按揉法等其他手法区分清楚。

（2）用力要适度，避免过轻或过重，以免影响效果或导致不适。

4. 适用部位 适合用于四肢、颈部、肩背区域及胸部。

5. 临床应用 揉捏法常用于缓解颈椎病、落枕、运动后疲劳，以及胸闷和胸痛等病证，通常作为治疗过程中的主要技术之一。

（五）捏脊法

1. 定义 捏脊法是一种结合捏、捻、提、推等多种技术动作的手法，通常用于脊柱两侧的治疗。它包括二指捏脊法和三指捏脊法两种手法（图4-58）。

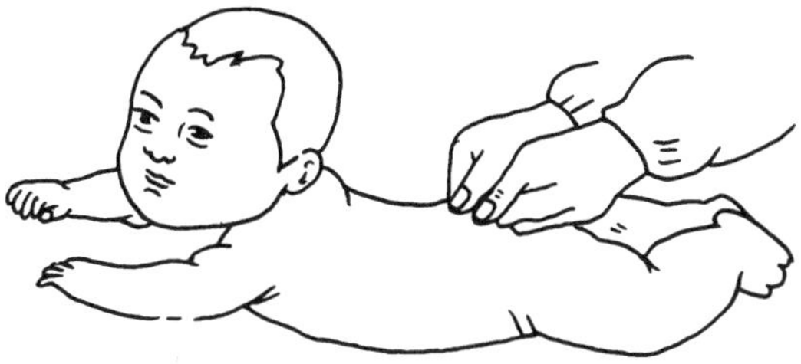

图4-58　捏脊法示意图

2．动作要领

（1）在操作时，捏起皮肤的力度和提拉的强度需要掌握得当。若捏起皮肤过多，动作可能会变得生硬，难以推进；若捏得过少，则可能导致手法滑脱。用力过大会引起不适，过轻则效果不明显。

（2）在进行直线捻动时，必须保持动作的平稳，避免歪斜。

（3）捏脊法的操作通常从"龟尾"（长强）穴开始，沿脊柱两侧推进，最后达到大椎穴，每次操作为一遍，可进行3～5遍。为了提高治疗效果，经常采用"捏三提一"的方法，即每捏捻3次后，暂停并加大力度向上提拉1次。

3．操作方法

（1）二指捏脊法：双手半握拳，腕部微微后伸，示指的中节桡侧顶住脊柱的皮肤，拇指前按。两指用力捏起皮肤后，双手交替动作，向前推进。在前进过程中，拇指交替前按，前臂主动用力，推动示指的桡侧缘向前推进，两者配合交替进行。

（2）三指捏脊法：腕部略微悬空，拇指桡侧顶住脊柱皮肤，示指和中指前按，三指共同用力提拿皮肤。双手交替捻动并向前推进。在推进过程中，示指和中指交替前按，两者协调配合，完成捏提捻的交替动作。

4．注意事项

（1）应避免使用指端过度挤压皮肤。

（2）不要在捏脊过程中拧转肌肤，以免引发疼痛。

5．适用部位　适用于脊柱两侧。

6．临床应用　捏脊法对成人的胃肠道疾病，以及神经衰弱、月经不调和痛经等病证有显著疗效，广泛应用于相关病证的治疗中。

七、异常情况处理

推拿疗法引发的不良后果，通常是由于初学者未能正确掌握手法要领、忽视适应证与禁忌证的区别，或由于患者体位不当、精神过度紧张等因素，导致治疗过程中发生二次损伤，严重时可能威胁生命安全。因此，在临床操作时，必须高度重视预防工作，确保技术规范，并在出现意外时保持冷静，迅速采取针对性的处理措施。

（一）晕厥

晕厥是由大脑暂时性缺血和缺氧引起的意识突然丧失的现象。

1．诱发因素　晕厥的发生多由于患者体质虚弱或处于情绪过度紧张、饥饿或过饱、极度疲劳等状态下。治疗师的手法若过于粗暴、操作时间过长，或在进行颈部整复时刺激椎动脉周围的交感神经丛，可能会引发脑供血不足，导致晕厥。

2. 临床表现 晕厥表现为患者突然意识丧失、面色苍白、四肢冰冷、出冷汗，甚至可能昏倒。

3. 临床处理 发现患者出现晕厥时，立即停止治疗，使患者平卧并确保空气流通，保持呼吸道通畅。可以采取掐人中、拿合谷、按压内关或十宣等急救方法促使其苏醒。同时，可以让患者吸氧并口服温水，密切监测生命体征。对于轻症患者，症状通常会很快缓解；如症状严重，应立即请专科医生会诊，及时进行治疗。

4. 预防措施 对于首次接受推拿治疗的患者，治疗师应提前做好解释工作，减少患者的紧张情绪，避免在患者处于过饥或过饱的情况下进行治疗。推拿手法的刺激强度要适中，避免过重刺激；整复手法应轻巧、协调，做到随发随收，避免强力操作，以减少引发不良反应的风险。

（二）软组织损伤

软组织主要包括皮肤、皮下组织、肌肉、肌腱、韧带等。软组织损伤，特别是皮肤损伤，在推拿治疗过程中较为常见，处理不当可能带来不良后果。

1. 诱发因素

（1）初学者操作不当：推拿初学者的手法生硬、欠柔和，施力过大或持续时间过长，容易造成软组织损伤。粗暴的手法或小幅度急速操作，如擦法，也容易造成软组织损伤。

（2）手法过于粗暴或活动超出生理范围：过猛的手法或过大的刺激量可能导致毛细血管破裂，从而出现皮下出血。如颈部、腰部的过度旋转、侧屈、挤压力等超出生理范围的操作，可能导致椎间盘破裂、突出，以及软组织撕裂等。

2. 临床表现

（1）皮肤损伤，患者常出现灼热感或剧痛，随后皮肤表层可能破损。烫伤表现为局部红肿、水泡形成，或表皮脱落，并伴有灼热感。

（2）皮下出血，皮肤呈现大小不等的瘀斑，局部有轻微肿胀和压痛。

（3）肌肉、韧带和椎间盘损伤会加剧原有病痛，出现运动障碍、保护性姿势、深压痛等症状，可能伴随神经根受压症状，如麻木、知觉减退等。

3. 临床处理

（1）皮肤损伤，一般无须特别治疗，但应保持伤口清洁，防止感染。烫伤轻度时涂抹油类物质可促进愈合；如形成水疱，应用消毒注射器清除水疱内液体，并进行适当包扎。

（2）皮下出血，轻度出血一般无须治疗；若肿胀明显，疼痛剧烈且淤血面积较大，可先冷敷止血，再进行热敷和局部按摩，帮助血液吸收。

（3）对于急性损伤的患者，应严格卧床休息。重度损伤患者可采用镇痛、镇静、营养神经等治疗，疼痛无法缓解时可考虑局部封闭或激素治疗。必要时进行CT或MRI检查以明确诊断并进行针对性治疗。

4. 预防措施

（1）技能提升：治疗师应通过不断的基本功训练，掌握手法的准确要领，提高手法的娴熟度，并使用适当的润滑介质，减小对皮肤和软组织的刺激。

（2）患者评估：对于有出血倾向的患者（如血小板减少症、血友病、过敏性紫癜等），应避免进行推拿治疗。

（3）正确手法使用：治疗时应根据患者的具体情况和解剖特点，选择合适的手法，避免使用过力或超过关节生理活动范围的操作，尤其在施加运动类手法、腰部斜扳法、颈椎扳法等时，务必确保关节及周围肌肉放松，避免暴力操作。

（三）骨折

骨折是推拿治疗中由于手法不当或忽视患者状态所导致的严重不良后果之一。

1. 诱发因素

（1）手法过于粗暴或关节活动度超限：推拿过程中若手法过于粗暴或使用被动运动时超过正常关节活动范围，容易导致骨折。

（2）操作不当导致突发伤害：对患者的疾病未做充分了解或在患者毫无准备的情况下进行强力操作，可能造成骨折。

（3）过度挤压胸廓：如在俯卧位时，治疗师用双手重叠掌根或肘部施加过大压力，尤其在忽视患者的年龄、病情或肋骨的病理变化时，容易导致肋骨骨折。

（4）仰卧位操作引发压缩性骨折：在患者仰卧时，过度屈曲双侧髋关节可能导致腰椎前屈，增加冲击力时，胸腰段椎体容易发生压缩性骨折。

2. 临床表现

（1）肋骨骨折：患者会出现局部剧烈疼痛，尤其在深呼吸、咳嗽、喷嚏或转动躯体时，疼痛明显加剧。骨折部位压痛明显，胸挤压试验阳性。若伴随胸闷、气急、呼吸短浅、咯血或皮下气肿，可能有胸部并发症。

（2）胸腰椎压缩性骨折：表现为胸腰椎交界处局限性疼痛，活动受限，疼痛加剧。体格检查可见患椎的棘突隆起、压痛，局部肌肉痉挛，并伴有叩击痛，可能伴有神经症状，如麻木等。

3. 临床处理　首先进行X线检查以确诊是否骨折，其次，根据不同骨折类型进行不同的干预。

（1）肋骨骨折：对于单纯性肋骨骨折，可使用胶布外固定胸部，限制胸壁的呼吸运动，减少骨折端移位。若伴有胸部并发症，应尽早转科会诊处理。

（2）胸腰椎压缩性骨折：①稳定性骨折，非手术治疗，建议卧硬板床休息，腰下垫软枕。疼痛缓解后，可进行腰背肌锻炼以增强背伸肌力量，促进椎体复原。②不稳定性骨折或脊髓损伤，需要尽早手术治疗，避免病情恶化。

4. 预防措施

（1）严格掌握适应证与禁忌证：推拿治疗师应了解并遵循推拿的适应证和禁忌证，避免非适应证下的操作。

（2）掌握解剖知识：治疗师应熟悉骨骼和关节的解剖结构及其正常活动范围。

（3）避免过度强刺激手法：不应使用过度刺激或超出关节生理活动范围的手法，尤其是在进行上背部俯卧位推拿时，应慎重选择手法。

（4）谨慎使用胸部按压手法：对于老年患者或骨骼有病理变化的患者，应避免过重的胸部按压手法。

（5）适当操作髋部屈曲运动：在进行双下肢屈髋屈膝时，应确保动作在髋关节和骶关节的正常活动范围内，并避免对腰部施加额外的冲击力。尤其对于老年人、骨质疏松或体弱的患者，操作时需特别谨慎。

（四）脱位

脱位通常由手法不当或关节活动范围认知不足所引起，是在推拿治疗中可能发生的严重不良后果之一。

1. 诱发因素

（1）手法过于粗暴：过度的力量或快速的动作容易超出关节正常活动度，导致关节脱位。例如，颈部进行较大幅度旋转或急剧前屈运动时，可能会导致寰椎横韧带撕裂或寰枢关节脱位。

（2）解剖结构不全或病理变化：如齿状突发育不良等先天性异常，可能会在推拿过程中因操作不当发生关节脱位。

（3）推拿时操作不当：例如在肩部疾病的推拿治疗中，若使用不当的关节运动类手法，容易引起肩关节脱位。

2. 临床表现

（1）疼痛和肿胀：脱位部位通常伴有明显的疼痛和肿胀。

（2）功能障碍：患者可能会感到关节活动受限，或者无法正常使用受影响部位。

（3）畸形和关节空虚：脱位部位可能出现畸形或关节失去正常的解剖位置，表现为关节空虚感或弹性固定的脱位体征。

3. 临床处理

（1）影像检查：优先进行X线检查以明确诊断，确认脱位的类型和位置。

（2）复位和固定：一旦确诊为脱位，应尽快进行复位，复位后需要进行固定，以防止再次脱位和并发症的发生。

（3）功能锻炼：复位后，要根据情况尽早进行功能锻炼，以恢复关节的正常活动能力。

（4）脊髓保护：若怀疑寰枢关节脱位，应将患者平卧，并在头部两侧放置垫子，以固定头部，避免脊柱过度伸展、屈曲或扭转，从而减少对脊髓的损伤。确诊后需根据情况进行相应的治疗。

4. 预防措施

（1）掌握解剖学知识：治疗师应深刻了解骨骼与关节的解剖结构及正常活动幅度，特别是颈部、肩部等部位。

（2）治疗前诊察：在进行推拿治疗前，应仔细进行病史询问和体格检查，并适当使用实验室检查排除相关的禁忌证。

（5）避免不当手法：治疗时避免使用过强的刺激手法或超出关节正常活动范围的手法，特别是在进行关节运动类手法时，要确保动作在关节的生理活动范围内。

（五）神经损伤

神经损伤在推拿治疗中虽然较为罕见，但在涉及颈椎、臂丛等重要神经区域时，若推拿操作不当，同样有引发严重后果的可能。

1. 诱发因素

（1）手法不当或强行被动运动：在颈部进行被动运动时，尤其是在颈椎的侧屈方向上，容易发生臂丛神经或关节囊的损伤，同时对侧的关节囊也可能受到挤压，进而引发神经损伤。

（2）急剧操作：推拿时使用过猛、急剧的手法可能导致神经损伤。

2. 临床表现 一旦出现单侧肩部阵发性疼痛、麻木，肩关节外展受限，以及肩前、外、后侧皮肤感觉丧失等症状，提示可能发生了神经损伤。

（1）臂丛神经损伤：患者可能会出现单侧肩部、上肢阵发性疼痛、麻木，肩关节外展受限，肩前、外、后侧皮肤感觉消失。长期未得到恢复时，可能导致三角肌和网状肌的失用性萎缩。

（2）膈神经损伤：膈肌痉挛和呃逆是膈神经损伤的常见表现，且可能导致呼吸困难。

（3）蛛网膜下腔出血：如果发生蛛网膜下腔出血，症状通常表现为突发性症状加重，如双下肢乏力、麻木、疼痛，重者甚至可能导致下肢瘫痪。

3. 临床处理

（1）臂丛神经损伤：应使用轻柔的手法对受损肌群进行推拿，以减少肌肉萎缩，预防关节挛缩。患者应确保充分的休息，以促进神经功能恢复。

（2）膈神经损伤：避免剧烈活动，防止劳累，采用腹式呼吸来缓解膈肌瘫痪，促进膈肌的功能恢复。

（3）蛛网膜下腔出血：应尽量减少搬动患者，以避免加剧出血。治疗时需以降低椎管内压力为主，必要时可使用抗凝治疗，同时应及时向相关科室请求会诊，确保患者得到适当的治疗。

4. 预防措施

（1）严格遵守关节正常活动范围：治疗时要保证操作在人体各关节的正常活动范围内，避免过度或超范围的动作。

（2）提高手法技巧性和准确性：治疗师应提高手法的精准性与技巧性，避免使用过于猛烈或急剧的手法。

（3）避免对高风险患者使用重手法：对于有出血倾向或动脉血管硬化等病史的患者，应避免对其颈椎部位进行重手法的推拿。

（六）脑血管意外

1. 诱发因素 对于有动脉硬化、血管狭窄或脑血管瘤的患者，颈部旋转或后伸的推拿手法可能导致椎动脉血流速度减慢，进而引发脑供血不足，甚至造成脑血管意外。

2. 临床表现 脑血管意外的症状通常表现为突发的眩晕、恶心、视物模糊、肢体麻木或无力，有时会伴随摔倒或意识丧失。

3. 临床处理 如果发生脑血管意外，立即停止所有推拿操作，让患者平躺并休息。及时请神经内科专家会诊，必要时送入神经外科进一步治疗，尤其是出现颅内压增高的症状时。

4. 预防措施 对于有动脉硬化的患者，应避免使用强力的颈部推拿手法。如需要进行相关操作，应确保动作轻柔、协调，避免任何可能对血管造成压力的手法。

微课：
拔罐治疗
技术

第四节　拔罐治疗技术

拔罐疗法又称“角法”，是中医治疗的重要组成部分。拔罐疗法以罐作为工具，利用燃火、抽气等手段在罐内形成负压，让罐能够吸附在施术部位，通过负压、温热等作用来达到治疗疾病的目的。从原始社会时期就有记载人们利用牲畜角打磨成有孔筒状，用来吸出针刺痈疽后的脓血，此法被广泛使用，流传至今。先秦时期《五十二病方》中记载用角治疗痔疮，是迄今对火罐最早的记载。《肘后备急方》曾记载以罐状兽角吸拔脓血毒汁用以治疗疮疡脓肿，是最早记载用“角法”治疗外伤的书籍。此外，此书还记载了拔罐的禁忌证。《备急千金要方》《医宗金鉴》等古籍对拔罐的记载为拔罐疗法的研究提供了更多依据。随着时代的发展，人们对拔罐疗法的罐具、操作方法、适应证、禁忌证等有了更深的认知和更大的突破，总之，拔罐法作为一种有效的外治法，在我国已有较悠久的历史，并获得了广泛应用。

一、拔罐的作用

拔罐疗法具有调节阴阳、疏通经络、活血行气、温经散寒、消肿止痛等作用。拔罐可以通过刺激人体经络腧穴来调整阴阳，达到纠正机体阴阳偏胜、偏衰，促进阴阳转化、消长，阴平阳秘的效果。中医认为人体通过经络系统内联脏腑，外络肢节，构成一个统一的有机整体。中医特有的“元气论”认为，气乃天地万物之本原，天地精气化生为人，气血是人体生命活动的物质基础，对人体具有推动、温煦、濡养等作用。经络系统承担着人体气血的运行、输布、濡养、联络、调节的作用。拔罐通过对经络腧穴的负压吸引作用，鼓动经脉气血输布，疏通经络、行气活血、调和营卫，向外温煦皮毛，向内濡养脏腑，鼓舞正气，扶正补虚、祛除病邪。

凡破坏人体动态平衡而引起疾病发生的原因称为病因。外感六淫（风、寒、暑、湿、燥、火）、疠气，内伤七情、饮食不同、劳逸不当都是中医认为的病因，均可导致疾病的产生。此外，疾病过程中形成的病理产物如痰饮、瘀血、结石等也是疾病发生的致病因素之一。拔罐疗法可以通过温热刺激达到祛风散寒、祛邪除湿、温经通络、疏通气血的效果。对于风、寒、湿、热邪导致的关节红、肿、热、痛，以及头痛、眩晕、风痹、腠理闭塞、营卫不通、化脓、毒气郁结等病证有较好疗效，部分疾病还可配合针刺快速减轻症状。

二、拔罐的适应证和禁忌证

（一）拔罐的适应证

1. 运动系统疾病　颈椎病、肩周炎、肘关节痛，在压痛点及病变关节周围拔罐；背痛、腰椎痛、骶椎痛、髋痛，则在疼痛局部及病变关节周围拔罐；膝痛、踝部痛、足跟痛，在疼痛部位及病变关节周围，用小型玻璃火罐，进行拔罐。

2. 神经系统疾病　神经性头痛、枕神经痛，取大椎、大杼、天柱、至阳等穴位拔罐；肋间神经痛，取章门、期门等穴位及肋间疼痛区域拔罐；坐骨神经痛，取秩边、环跳、委中等穴位拔罐；因风湿劳损引起的四肢神经麻痹，取大椎、膏肓、肾俞、风市等穴位及麻痹部位拔罐；面神经麻痹，取下关、印堂、颊车等穴位，行闪罐法，连续拔10 ~ 20次。

3. 呼吸系统疾病　急、慢性支气管炎，哮喘、肺水肿，取大杼、风门、肺俞、膺窗等穴位拔罐。

4. 循环系统疾病　高血压，取肝俞、胆俞、脾俞、肾俞、委中、承山、足三里等穴位，且重点多取背部及下肢部；心脏供血不足，取心俞、膈俞、膏肓、章门等穴位拔罐。

（二）拔罐的禁忌证

1. 精神疾病发作期或癫痫发作期的患者。

2. 久病体弱致全身极度消瘦、皮肤失去弹性者，或拔罐部位患广泛皮肤病或皮肤有严重过敏，或出血性疾病者。

3. 患有严重心脏、肾脏、肝脏疾病，以及恶性肿瘤者。

4. 孕期妇女的下腹部、腰骶部等部位禁止拔罐。

三、常用罐具

拔罐器具多种多样，以下介绍5种常用罐具

1. 玻璃罐　由耐热硬质玻璃烧制而成，形状类似笆斗，罐体肚大口小，罐口边缘略微向外突出，有多种不同大小的型号。玻璃火罐具有清晰透明的特点，这使得使用者在拔罐过程中，能够方便地观察罐内皮肤充血、瘀血等状况，从而更好地掌控拔罐时间。同时，玻璃火罐罐口十分光滑，吸拔效果良好，并且易于清洁和消毒，适用于全身各个部位。玻璃罐是目前应用最为广泛的罐具。

2. 竹筒罐　取直径3 ~ 5cm，长度6 ~ 9cm的坚实成熟的竹筒，一头开口，一头留节作底，经打磨光滑后可用作拔罐。口径大的，用于面积较大的腰背及臀部。口径小的，用于四肢关节部位。缺点是，日久不用后易干裂，容易透进空气，可经常用温水浸泡改善。竹筒罐多用于煮药罐。

3. 陶瓷罐　使用陶土加工烧制而成。有大、中、小和特小4种型号。陶瓷罐，里外光滑，吸拔力大，经济实用。缺点是较重，且容易摔破。

4. 抽气罐　用透明塑料制成，不易破碎。上置活塞，便于抽气。它的特点是可随时调节吸力，对有毛发的某些部位也能吸附，且不容易破碎。特别适合在家庭中推广应用。

5. 金属罐　用铜或铁、铝、不锈钢等金属材料制成。它有消毒方便、不易损坏的优点，不过也存在制造价格高昂、传热速度快，容易造成皮肤烫伤，以及无法查看拔罐部位皮肤变化等缺点。

此外，要是没有专门的罐具，或是在突发紧急情况但能确保操作安全的前提下，人们可以选用随手能找到的代用罐来进行拔罐治疗。像茶杯、酒杯、罐头瓶、碗这类器具，只要口部平整光滑、能够耐受热度，并且可以产生一定的吸力，就都能用来替代专用罐具。

四、拔罐前准备

视频：拔罐操作过程

（一）拔罐辅具准备

1. 燃料　一般选用浓度为75% ~ 95%的酒精作为火力排气法的主要燃料，其热能高、火力旺、燃烧无油烟、负压大、吸力强，家庭操作可用高度白酒替代。

2. 消毒剂与润滑剂 酒精脱脂棉球，用于操作前清洁皮肤、消毒罐具，拔罐时亦可用于火力排气；凡士林，用于皮肤润滑。

3. 配合拔罐用的针具 如三棱针、皮肤针等。

（二）其他准备工作

1. 医护人员

（1）询问患者病情、既往疾病史，观察拔罐部位皮肤颜色，确定临床诊断及有无拔罐禁忌证。

（2）根据疾病部位面积，选取相应型号的罐具，适当多备罐具，以便及时更换，以防罐具过热。

（3）去除操作部位毛发，对操作部位进行消毒，涂抹润滑剂保持皮肤湿润，洗净双手，做好操作准备。

（4）对患者交代治疗过程，消除患者紧张情绪，做到医患配合，提高疗效。

（5）做好治疗记录。

2. 患者 根据留罐时间（一般10～25分钟）及疾病部位，选择舒适，易于操作的体位。常见体位有俯卧位、仰卧位、侧卧位、正伏坐位、仰靠坐位、侧伏坐位、屈肘仰掌坐位等。对于初次接受治疗的患者，以及年老体弱者、小儿，还有有过敏史或晕针史的患者，应依据具体病证，优先采用卧位接受治疗。

3. 环境 保持环境温度适宜、舒适、清净、隐私、光线温和、空气清新，为避免受风，可准备盖毯、毛巾等进行保暖。另准备烫伤膏、灭火器等以防烫伤和失火。

五、拔罐治疗的应用

（一）吸附方法

拔罐的吸附方法指排空罐内的气体，使之产生负压，吸附于拔罐部位的方法。根据罐具的不同，吸附方法也丰富多样，其中常用的吸附方法有以下3种。

1. 火吸法 利用燃烧时的火焰的热力，排去空气，使罐内形成负压，将罐轻、快、准、稳地吸附在皮肤表面，竹罐、陶瓷罐、玻璃罐均可使用此法。有下列几种方法。

（1）投火法：一手持罐，罐口朝上，一手将点燃后的纸卷、纸条或酒精棉球，燃端朝向罐底投入罐内，将火罐迅速扣在选定的操作部位上。该法罐内燃烧物易坠落烫伤皮肤，故多用于身体侧面拔罐（图4-59）。

（2）闪火法：用镊子或止血钳挟住浸有95%酒精的棉球，一手持罐，罐口朝下，一手将点燃后的酒精棉球立即深入罐内，并绕1～2圈后迅速退出，快速将罐扣在操作部位，此时罐内已成负压可吸附皮肤。注意闪火时必须将酒精棉球伸入罐内，不要烧在罐口，以免烫伤皮肤。闪火法不受体位限制，为临床常用的拔罐方法，但吸附力稍逊于投火法，需提前准备备用罐，以便罐口烧热时及时更换（图4-60）。

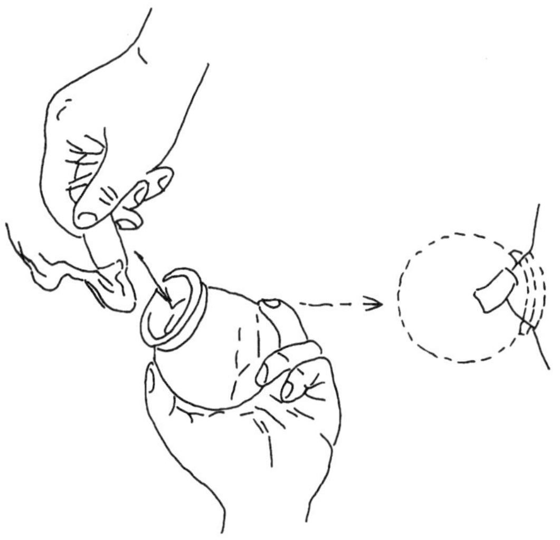

图4-59　投火法示意图

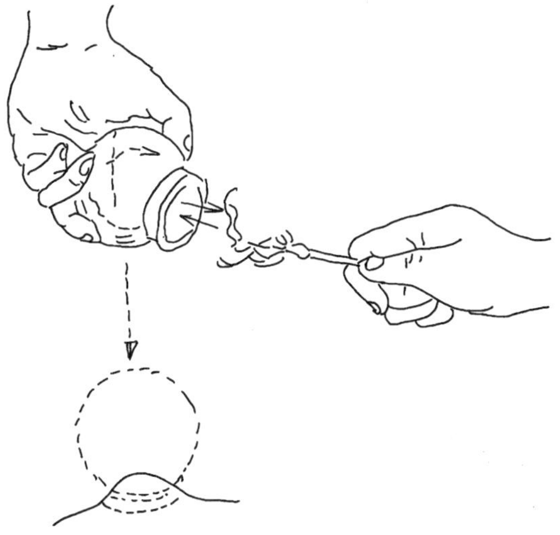

图4-60　闪火法示意图

（3）贴棉法：将直径约2cm的酒精棉片贴在罐底，点燃后快速扣在操作部位。注意酒精不要浸得太多，以免滴落或沿罐壁滑落烫伤皮肤。此法亦多用于身体侧面拔罐。

（4）架火法：准备一个不易燃烧及传热的块状物，如中药饮片或薄、小面饼，其直径需小于罐口，放在操作部位上，上置小块酒精棉球，将棉球点燃，然后迅速将罐子扣上。此法适用于肌肉丰富而平坦的部位。

（5）滴酒法：向罐底滴1～2滴酒精，将罐子转动1周，使酒精均匀地附着于罐子的内壁上（不要沾罐口），然后将酒精燃着，将罐口向下，快速将罐叩在选定的部位上。

2. 水吸法　利用沸水的水热排出罐内空气，形成负压，将罐具吸附于操作部位的方法。此法一般应用竹罐。主要有以下两种方法。

（1）水煮法：选5～10个完好的竹罐，将竹罐放入锅中加水煮开，保持水沸腾的状态，煮2～3分钟。煮好后，迅速用镊子将罐子从锅中夹出，甩掉里面的水液。紧接着，取一条折叠好的湿毛巾，紧紧捂住罐口，让罐内温度下降。趁着竹罐还有热度，快速将其拔在施术部位上，再轻轻按住罐具，大约持续30秒，确保罐子能够牢固地吸附在皮肤上。本法适用于任何部位拔罐，但吸附力较小，操作时需要动作快捷。必要时可根据病情在水中加入红花、当归、川乌等祛风、活血类药物，即药罐法。此法要防止烫伤，有感觉障碍者禁用。

（2）蒸气罐：将水或药液在壶内煮沸，令水蒸气从壶嘴中大量喷出到罐内，迅速将罐扣于选定的操作部位，吸拔后按罐约30秒，使之吸牢。

3. 抽气法　将抽气罐紧扣在施术部位，用抽气筒将罐内空气抽出，产生负压，吸附于操作部位，此法适用于任何部位，但无温热作用。

（二）拔罐方法

拔罐方法多种多样，每种方法的治疗作用都有所不同。尤其是当拔罐疗法与其他疗法搭配使用时，最终产生的治疗效果差异会更加显著。拔罐疗法的功能，不仅会依据拔罐部位的不同，对人体发挥双向调节作用；还会根据机体当下所处的状态不同，呈现出双向调节的效果。因此，合理选择拔罐法，对提高临床疗效具有重要意义。以下介绍常用的拔罐方法。

1. 留罐法 又称坐罐法。操作时先将罐吸拔在选定的部位，然后让罐在该部位留置10～15分钟。这种拔罐方法存在已久，是最常见的拔罐方法，实用性也很强。一般疾病都可以采用留罐法进行治疗，留罐法既能够使用单罐操作，也能进行多罐操作，灵活度较高。

（1）操作要点：根据吸附罐具多少，将留罐法分为单罐留罐法和多罐留罐法两种。凡操作部位较小或压痛点为某一点时，可用单罐；操作范围较大，部位较多者，可用多罐。留罐时间一般为10～25分钟（不宜超过30分钟），小儿和年老体弱者以5～15分钟为宜。留罐法若与走罐法结合使用，应先用走罐法，后用留罐法。

（2）适应范围：用于以寒邪入侵为主的疾病，如脏腑病、关节病，病位局限、固定、较深者，以及气血瘀滞、外感表证等病证。

2. 闪罐法 即将罐吸拔在操作部位后随即起下，如此反复多次，一吸一拔的一种拔罐法。

（1）操作要点：用镊子或止血钳挟住浸有95%酒精的酒精棉球，一手持罐，罐口朝下，一手持点燃后的酒精棉球立即深入罐内，并绕1～2圈后迅速退出，快速将罐扣在操作部位，吸住后起下重拔，反复拔至皮肤潮红，或连续吸拔30次左右。操作者要注意掌握罐口温度，及时更换罐具。

（2）适应范围：此法反复吸拔刺激皮肤，适合面部疾病。对以风邪为主的疾患，如肌肤麻木、疼痛、病位游走不定、肌肉萎缩等有较好效果。另外，此法亦适用于易掉罐部位。

3. 走罐法 又称推罐法、拉罐法、行罐法、移罐法、滑罐法等，是指在罐具吸拔住后，再反复推拉、移动罐具，扩大施术面积的一种拔罐方法。走罐法的吸附方法一般使用火吸法，以闪火法较常用，但要减小火力，方便推拉移动罐具。最常用的罐具为玻璃罐。此法兼有按摩作用，在临床中较为常用。

（1）操作要点：操作前，先在操作部位皮肤上和罐口涂抹润滑剂。在罐具成功吸拔在皮肤上后，操作者需要用双手稳稳地扶住罐底，接着用力使罐具沿着上下或者左右方向，以缓慢的速度来回进行推拉或旋转移动。

在实际操作过程中，不同身体部位的推拉旋转方式各有不同：腰背部，通常沿着从头到尾的方向进行上下推拉；胸胁部，则是顺着肋骨的走行方向作平行推拉；肩部和腹部，采用旋转移动的方式；四肢部，是沿着其长轴方向来回推拉。移动过程中将罐具前进方向轻微提起，以后方着力。需加大刺激量时，可在移动过程中，将罐具向下重按。罐具吸住后要立即进行移动，不能试探罐具是否吸牢固，否则会引起皮肤损伤。操作时移动速度宜缓，时间不宜太长，以操作部位出现紫红色为度。

（2）适应范围：凡经络、脏腑功能失调，沉寒痼冷，积聚，经脉、气血阻滞，筋脉失养，外感等病证都可选用。此外，寻找隐而不现的病理反应点时，可先行走罐法，使之呈现出来后，再用挑刺拔罐法，对于气管炎、哮喘、慢性肾炎、慢性肠炎、原发性高血压、肺炎、盆腔炎、顽固性鼻出血等病有良好疗效。

4. 药罐法 是将拔罐与药物相结合的手法，通常在拔罐时或者拔罐前后配合药物应用，其应用范围广、疗效高，兼具拔罐和药物治疗两者功效。药罐法一般选用竹罐或木罐，根据病情辨证论治，配备相应药液。常用的药罐法有煮药罐法、贮药罐法、涂敷药罐法、药走罐法等。

（1）煮药罐法：一般选用与操作部位相适应大小的竹罐。依据病情配置药物，将配制成的药物装入布袋内，扎紧袋口，放入清水煮至适当浓度，再把竹罐投入药汁内煮3~5分钟，用镊子或筷子将竹罐夹出，罐口朝下，甩干药液，用折叠的湿毛巾紧扪罐口，以吸去多余药液，降低罐内温度，趁热拔在施术部位上，并轻按罐具30秒左右，使其吸牢。此法多用于治疗风湿、疼痛类疾病。

（2）贮药罐法：在抽气罐内事先盛贮一定的药液（为罐子的1/2～2/3）。然后按抽气罐操作法，抽去空气，使罐吸在皮肤上。也有在玻璃罐内盛贮1/3～1/2的药液，然后用火罐法吸拔在皮肤上。常用药物包括风湿酒等，可根据病情配制药液。

（3）涂敷药罐法：是指拔罐前后，或者拔罐时在操作部位涂敷药膏、药酒等进行留罐的方法。

（4）药走罐法：药走罐法区别于走罐法的地方在于，以药液、药乳、药油作为走罐的润滑剂。

5. 针罐法　是拔罐与针刺结合的一种综合疗法，可与拔罐配合的针种类包括毫针、电针、指针、梅花针、三棱针火针等，其中以不同型号的毫针最为常用。针罐法选取透明的罐具为宜，方便观察罐中情况。此法兼具针法和拔罐双重功效，增强拔罐疏通经脉气血、祛除邪气、调理阴阳的效应，对重症及病情复杂的患者尤为适用。下面介绍几种常见针罐法。

（1）针刺罐法：是一种将针刺与拔罐相结合的治疗方法。在实际应用中，它常与其他疗法搭配，以应对不同病证：与指针配合，多用于治疗小儿疾病；与火针配合，常用于治疗痈疮疖肿、甲状腺肿大、淋巴结核等病证；与电针配合，则可用于治疗一些顽固性疾病。具体可分为以下2种类型。

1）出针罐：主要适用于病程较短、病情较为严重，且病证表现为亢奋状态，属于中医实证范畴，如跌打损伤导致的瘀血肿胀，风湿痹痛等情况。操作时，先在相关穴位进行针刺，待出现“得气”感后，以持续快速行针的方式给予强刺激，持续时间为10～20秒钟，随后将针拔出，此时无须按压针刺点，而是立刻在该部位进行拔罐操作，通过拔罐，能够吸出少量的血液或者组织液。

2）留针罐：在相应的穴位上针刺“得气”后，将罐拔在以针为中心的部位，停留5～10分钟，待皮肤微红、充血或瘀血时，起罐出针。本法要根据罐具和针灸部位选用合适规格的针，保证进针后，留在皮面上的针柄长度小于罐腔的高度，避免弯针、压针发生疼痛及拔针不利。在胸部、背部、肾区，以及有较大血管、神经分布的四肢穴位，直刺要浅，尤其皮下脂肪较薄者更要注意，否则拔罐后，负压作用吸力增加，可能会造成针尖顺势深入，超出正常深度，造成气胸、出血等损伤事故。

（2）刺络罐法：此法将拔罐和刺血疗法相结合。对操作部位进行常规消毒后，可选用三棱针、皮肤针或者一次性注射针头这类工具。先依据病变部位的面积大小及期望达到的出血程度，采用不同刺血方法及工具刺破小血管，紧接着在刺破处进行拔罐操作，以此增强刺血法的治疗效果。此外，也存在先拔罐，之后再进行刺血的操作顺序。常用的刺血方法有多种。缓刺，是指缓慢地刺入皮肤；速刺，即快速地将针刺入；挑刺，则是用针挑断皮下白色纤维样物。这种刺血、拔罐相结合的疗法，适用于各类急慢性软组织损伤，如扭伤、拉伤等；还对神经性皮炎、皮肤瘙痒等皮肤病，及丹毒、神经衰弱、胃肠神经官能症等病证有着良好的治疗效果，但前提是这些病证病程较短、症状较为严重，且属于实证类型。在操作过程中，务必注意，切勿在大血管处进行刺血、拔罐，防止因出血过多而引发不良后果。

进行针罐法之前需向患者交代操作可能产生的后果，避免医患矛盾。且操作者手部和操作部位均须进行严格的消毒，避免发生感染，每次出血总量不宜超过10ml，注意观察，一旦出血量过多应及时起罐，按压止血。

（三）起罐

起罐，是指拔罐疗法过程中的最后一步操作，一般分为手工起罐法和自动起罐法两种。

1. 手工起罐法 此法最为多见，用一只手握住罐体，将罐体向左侧微微倾斜，接着，用另一只手的示指和中指，轻轻按压右侧罐口边缘处的皮肤。随着皮肤被按下，空气会缓缓进入罐内，此时火罐便会自然脱落。操作时，千万不能生硬地直接拉扯火罐，一定要严格按照上述方法操作，才能确保皮肤不受损伤。

2. 自动起罐法 有自动起罐装置的抽气罐则直接拔起气嘴，或卸掉气嘴处的螺丝帽，待空气进入抽气门芯后，罐即脱落。

值得注意的是，在对贮药罐进行起罐时，应先调整患者体位成侧卧位，防止罐内药物洒出。有多个罐具需要起罐时，以先拔先起、先上后下为原则，依次进行。

（四）拔罐后的处理

起罐后用干棉球对拔罐部位进行轻拭，擦掉冒出的组织液、汗液、血液或涂抹于皮肤表面的润滑剂等，抓紧穿好衣物，防风邪入侵；若有伤口，要用消毒敷料覆盖防止感染；若出现水泡可涂抹碘伏，或任其自然干燥吸收，下次拔罐要避开此处；拔罐后皮肤干燥、瘙痒可涂抹适量润肤油滋润，切勿抓挠；皮肤紫斑会在几天内消失，不必过度担心。

六、注意事项

1. 特殊部位如心尖区、体表大动脉搏动处、静脉曲张部位，妊娠妇女的腹部、腰骶部、乳房、前后阴部，头面五官部位不宜拔罐。

2. 局部皮肤有皱纹、松弛、留疤，或者所在部位肌肉少、骨骼凹凸不平，还有毛发多的地方，火罐很难吸附住，容易脱落，所以不适合拔罐。

3. 采用投火法拔罐时，动作一定要迅速，罐口得向上倾斜，防止燃烧的火源掉下来烫伤皮肤。使用闪火法时，避免酒精滴下烧伤皮肤。运用贴棉法时，防止燃烧的棉花掉下。用架火法时，扣罩动作要精准，防止碰翻燃着的火架。煮水罐时，要把罐里的热水甩干净，防止烫伤皮肤。

4. 采用针罐时，要防止肌肉收缩导致针弯曲，也要避免撞压针使针刺得更深，造成身体损伤，胸背部的穴位要谨慎使用针罐。刺血拔罐时，出血量要控制好，成年人每次总出血量最好不超过10ml。使用多个火罐时，火罐之间的距离不能太近，不然皮肤被牵拉会产生疼痛。走罐的时候，不要在骨头突出的地方推拉，容易损伤皮肤，还可能导致火罐漏气脱落。

5. 起罐的时候手法要轻柔、缓慢，用一只手按住罐边的皮肤，稍微向下按压，让空气进到罐里，火罐就能取下，不能硬拉或者转动火罐。

6. 如留罐时间过长，皮肤可能会起水疱，小水疱无须处理，只需防止擦破引起感染；大水疱可以用无菌针刺破，放出疱内液体，涂以碘伏，覆盖消毒敷料，防止感染。

第五节　刮痧治疗技术

微课：刮痧治疗技术

刮痧治疗技术是以中医经络皮部理论为基础，运用特制的刮痧器具，蘸取一定的介质，在体表特定部位反复刮拭、摩擦，使皮肤局部出现“痧痕”，从而达到疏通经络、活血化瘀、驱邪排毒效果的一种中医外治技术。

一、刮痧器具与介质

（一）刮痧器具

1. 刮痧板　是刮痧治疗的主要工具，其材质多样，各有特点。水牛角刮痧板，具有清热解毒、凉血定惊的功效，适用于热证和实证患者；玉石刮痧板，则温润细腻，能镇静安神，适用于虚证和寒证患者。刮痧板的形状也多种多样，以适应不同部位的治疗需要。常见的形状包括长方形、半圆形、鱼形、椭圆形等。此外，还有多功能刮痧板，可以适应多个部位的刮痧需求。刮痧板的形状和大小应根据治疗部位和目的进行选择，确保边缘光滑，无棱角，以免刮伤皮肤（图4-61）。

2. 铜钱、硬币等　在传统刮痧治疗中，人们也使用铜钱或硬币边缘进行刮痧。清代郭志邃所著的《痧胀玉衡》中提到：“刮痧法，背脊颈骨上下，又胸前胁肋两背肩臂痧，用铜钱蘸香油刮之。”这段描述就提到了刮痧的工具铜钱。然而，由于专业刮痧板的设计更符合人体工学，且材质更安全、卫生，现代治疗中更推荐使用专业的刮痧板。

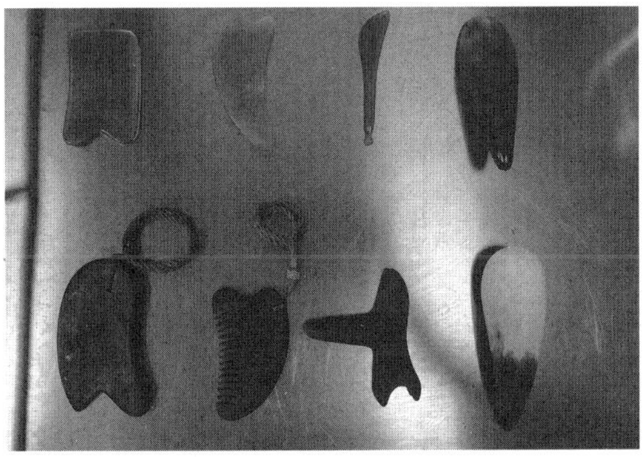

图4-61　刮痧板

（二）刮痧介质

刮痧介质可以减少刮痧时的阻力，保护皮肤和增强疗效，具体分类如下。

1. 刮痧油　是刮痧治疗中常用的介质，由多种植物油及中药成分制成。刮痧油具有活血化瘀、清热解毒的功效，能够润滑皮肤，减少刮痧板与皮肤之间的摩擦。同时，刮痧油中的中药成分还能通过皮肤渗透，发挥治疗作用。

2. 植物油　在紧急情况下，若无可用介质，橄榄油、花生油等润滑油也可暂时替代。但需要注意的是，植物油可能不如专业刮痧油效果好。

3. 清水　在某些情况下，如皮肤过于干燥或敏感，可以使用清水作为刮痧介质。但需要注意的是，清水润滑效果较差，且易蒸发，因此应在使用时保持皮肤湿润。

二、刮痧的作用

1. 疏通经络 中医理论认为，人体经络是气血运行的通道，刮痧可以刺激经络，促进气血流通，从而改善局部及全身的气血循环。

2. 活血化瘀 刮痧过程中产生的局部充血、瘀血现象，实际上是机体自我调整、驱邪外出的表现，有助于消除体内淤血、水肿等病理产物。

3. 调节脏腑功能 通过刮拭体表特定穴位和区域，可以间接影响脏腑功能，调整阴阳平衡，达到治疗疾病的目的。

▶知识拓展

刮痧技术的创新应用

刮痧与拔罐、艾灸、推拿等的结合：在临床实践中，刮痧常与拔罐、艾灸、推拿等中医传统疗法相结合，形成综合治疗方案，如火龙罐的使用。这种结合能够增强治疗效果，扩大适应证范围，如治疗慢性疼痛、风湿性疾病等。

三、刮痧的适应证和禁忌证

（一）刮痧的适应证

1. 内科疾病

（1）呼吸系统：感冒、发热、咳嗽、支气管炎、肺部感染、哮喘等。

（2）消化系统：呕吐、腹泻、胃炎、肠炎、便秘、胆囊炎、肝炎、消化性溃疡等。

（3）循环系统：心脑血管疾病、中风后遗症、高血压、眩晕等。

（4）内分泌系统：糖尿病等。

（5）神经系统：高温中暑、神经性头痛、血管性头痛、三叉神经痛、失眠、神经官能症等。

2. 外科疾病 急性扭伤、各种软组织疼痛、痔疮，以及坐骨神经痛、肩周炎、落枕、慢性腰痛、风湿性关节炎、类风湿关节炎、颈椎病、腰椎病、膝关节骨质增生等。

3. 皮肤疾病 皮肤瘙痒、荨麻疹、痤疮、湿疹等。

4. 妇科疾病 月经不调、痛经、乳腺增生、产后缺乳、带下病、宫颈炎、阴道炎等。

5. 儿科疾病 营养不良、食欲不振、生长发育迟缓、小儿感冒、发热、腹泻、遗尿等。

（二）刮痧的禁忌证

1. 禁忌部位 ①面部危险三角区：即口角两侧至鼻根连线所构成的三角区域，此处血管丰富且与颅内静脉相通，刮痧可能导致颅内感染。②面部黏膜部位：眼睛、口唇、耳孔、鼻孔等存在黏膜的部位，这些部位皮肤娇嫩且易受损，刮痧可能引起感染或不适。③皮肤破损处：如湿疹、溃疡、烧伤、烫伤等皮肤破损处，刮痧会加重损伤，甚至引发感染。④瘢痕、痣、瘤等部位：这些部位刮痧可能刺激病变组织，导致不良后果。⑤乳头、大血管、神经干等部位：这些部位刮痧可能引发疼痛、出血或神经损伤。

2. 禁忌疾病　①出血性疾病：如血小板减少症、白血病、再生障碍性贫血等，刮痧可能导致出血不止。②感染性疾病：如急性肝炎、肺结核、艾滋病等，刮痧可能加重感染或传播疾病。③严重心血管疾病：如重度高血压、心脏病、心力衰竭等，刮痧可能诱发心脑血管意外。④精神疾病发作期：如癫痫、精神分裂症等，刮痧可能加重患者症状或引发危险行为。⑤肝肾功能衰竭：刮痧可能加重肝肾负担，不利于病情恢复。

3. 禁忌人群　①婴幼儿与老年人：婴幼儿皮肤娇嫩，老年人皮肤松弛且皮下脂肪少，均易受损，需谨慎使用刮痧。②体质虚弱者：如长期患病、大病初愈或体质极度虚弱者，刮痧可能加重身体负担。③过敏体质者：对刮痧器具或润滑油过敏者，应避免刮痧。④精神障碍者：无法配合治疗或存在严重精神疾病的患者，如精神分裂症、躁狂症等。⑤其他：过饥、过饱、过劳、过渴、酗酒者禁用刮痧。

四、刮痧的操作步骤

（一）准备阶段

1. 准备工具　准备一块专业的刮痧板，材质可以是牛角、玉石、瓷器等，确保边缘光滑无损伤。同时，准备适量的刮痧油，用于润滑皮肤，减少摩擦。

2. 选择体位　根据刮痧部位的不同，选择合适的体位，如仰卧位、俯卧位、侧卧位等。体位的选择应以充分暴露刮痧部位、方便操作且患者舒适为原则。

3. 消毒处理　在刮痧前，对刮痧板和医者双手进行消毒处理，确保无菌操作，避免交叉感染。

（二）操作阶段

视频：刮痧操作过程

1. 涂抹刮痧油　在需要刮痧的部位上涂抹适量的刮痧油，涂抹时要均匀，确保整个刮痧区域都被覆盖。刮痧油的作用是润滑皮肤，减少刮痧时的摩擦和刺激。

2. 确定刮痧方向　根据刮痧部位的不同，确定合适的刮痧方向。一般来说，刮痧方向应从上到下、从内向外进行，以符合人体经络的走向。

3. 持板方法　用手握住刮板，刮板的底边横靠在手掌心部位，大拇指与其余四指呈弯曲状，分别放在刮板两侧（图4-62）。

4. 刮痧手法

（1）平刮法：是刮痧治疗中最常用的手法之一。操作时，将刮痧板与皮肤保持一定角度（一般为45°），沿同一方向平稳刮拭。平刮法适用于背部、四肢等平坦部位，能够疏通经络、调和气血、活血化瘀。

（2）点按法：是用刮痧板的一角或边缘对特定穴位进行点按的手法。点按法能够刺激穴位，调节脏腑功能，缓解疼痛等。在操作时，应注意力度适中，避免过度按压造成损伤。

（3）摩擦法：是用刮痧板在皮肤上做圆周运动或来回摩擦的手法。摩擦法适用于面部等细嫩部

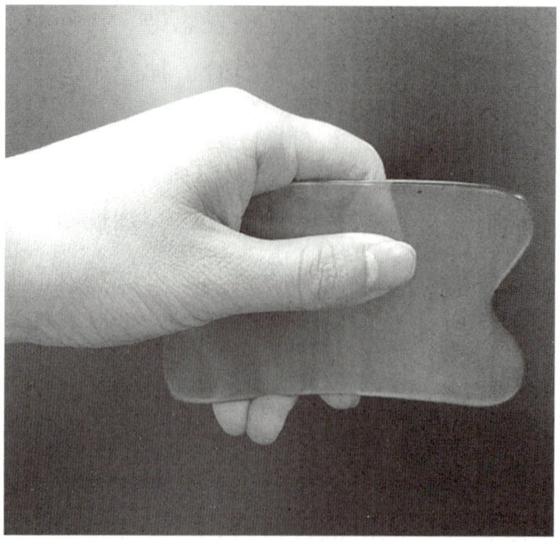

图4-62　持板方法

位，能够改善皮肤血液循环、促进新陈代谢、减少皱纹和色斑等。在操作时，应注意力度轻柔、均匀，避免过度摩擦造成皮肤损伤。

5. 刮痧补泻　刮痧治疗技术的运用基于中医基础理论，根据病情的虚实可以根据“虚则补之，实则泻之”的原则去施治。一般来说，补法适宜于年迈体弱、长期患病及身形消瘦的虚损患者，而泻法适合年轻力壮、病程较短的实证患者。刮痧技术的补泻手法如下。

（1）刮痧补法：补刮法强调轻柔操作，力度小、速度慢、范围局限，作用于体表浅层，顺着经脉循行方向，主要选取补虚穴位与区域，刮后痧痕淡红且量少。

（2）刮痧泻法：泻刮法则强调动作有力，速度快，范围大，作用部位更深，逆着经脉循行方向。

（3）刮痧平补平泻法：平补平泻法则介于两者之间，操作适度。

6. 刮痧具体操作　根据患者病情选择合适的刮痧部位。

（1）头部：以百会穴为界，头顶部向前额发际处，头后部向后颈发际处，从左至右依次刮拭。也可以以百会穴为中心，向四周呈放射状刮拭。侧头部从太阳穴刮至风池穴（图4-63）。

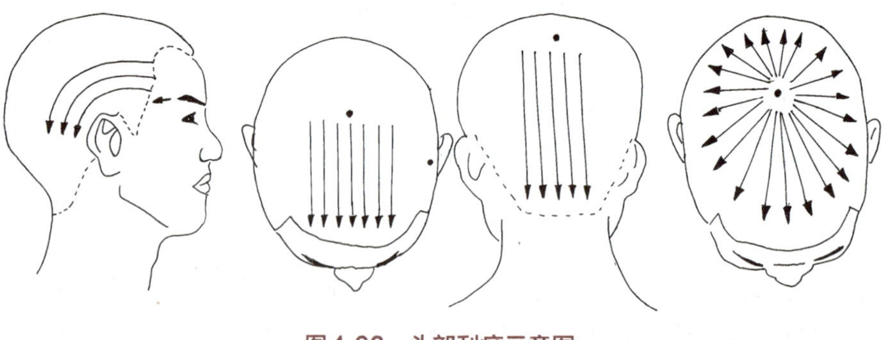

图4-63　头部刮痧示意图

（2）面部：由于面部出痧影响美观，因此手法须轻柔，由内向外按肌肉走向刮拭。注意避免用力过大，以免损伤皮肤（图4-64）。

（3）颈肩部：刮拭项部正中线（督脉项部循行部分），从哑门至大椎穴。

刮拭颈部两侧到肩上，从风池穴至肩井穴。经过的穴位包括肩中俞、肩外俞、天髎等（图4-65）。

（4）背部：由上向下刮拭，一般先刮后背正中线的督脉，再刮两侧的膀胱经和夹脊穴（图4-66）。

（5）胸部：胸部两侧以身体前正中线任脉为界，由内向外、由左到右沿肋骨走向刮拭。注意隔过乳头部位，避免损伤乳腺组织（图4-67）。

（6）腹部：先刮拭腹部正中线，再刮拭腹部两侧，由上向下刮拭。有内脏下垂者，应由下向上刮拭（图4-68）。

（7）四肢：四肢由近端向远端刮拭。下肢静脉曲张及下肢水肿患者，应从肢体远端向近端刮拭（图4-69）。

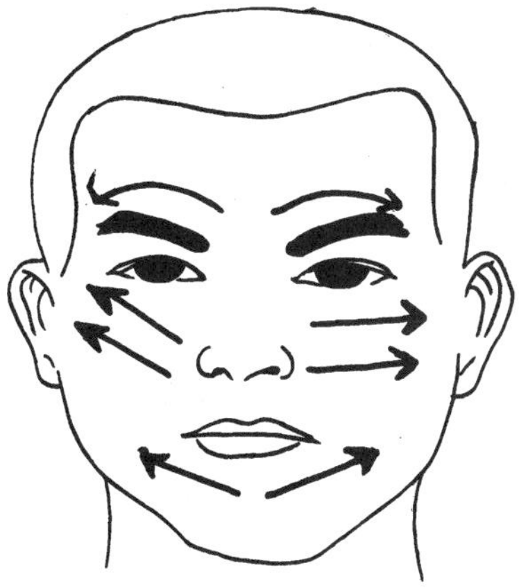

图4-64　面部刮痧示意图

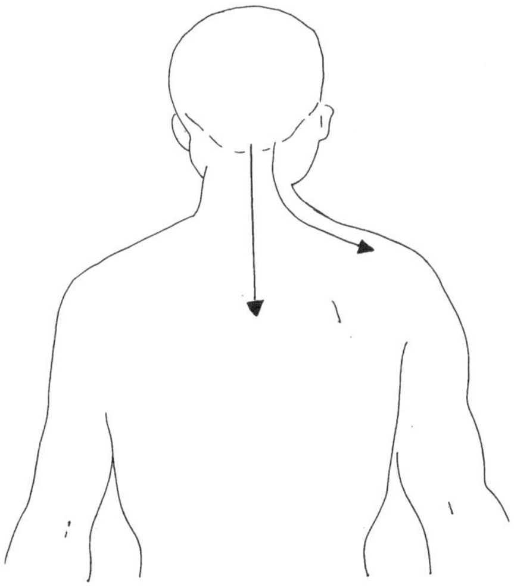

图4-65　颈肩部刮痧示意图

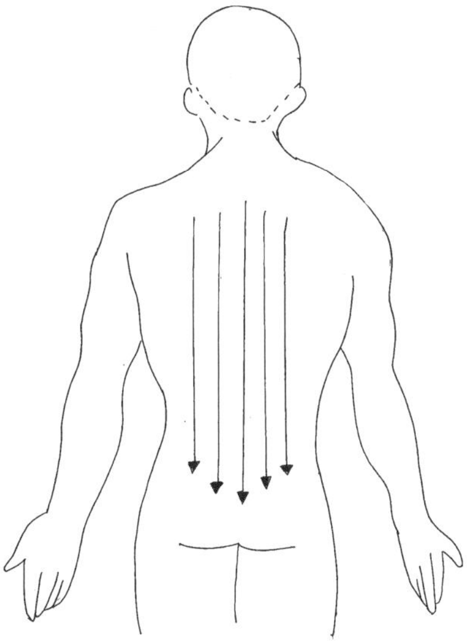

图4-66　背部刮痧示意图

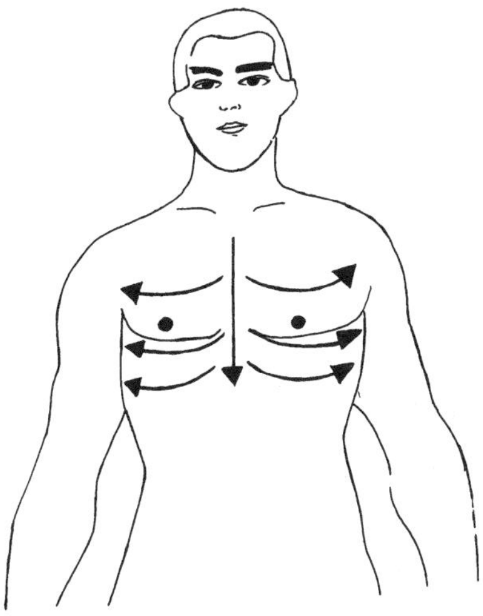

图4-67　胸部刮痧示意图

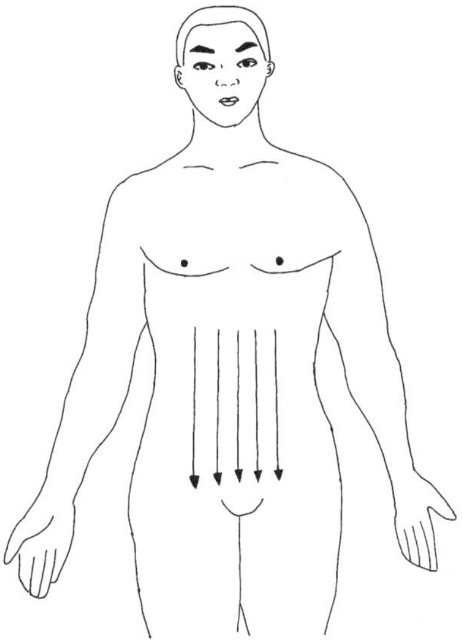

图4-68　腹部刮痧示意图

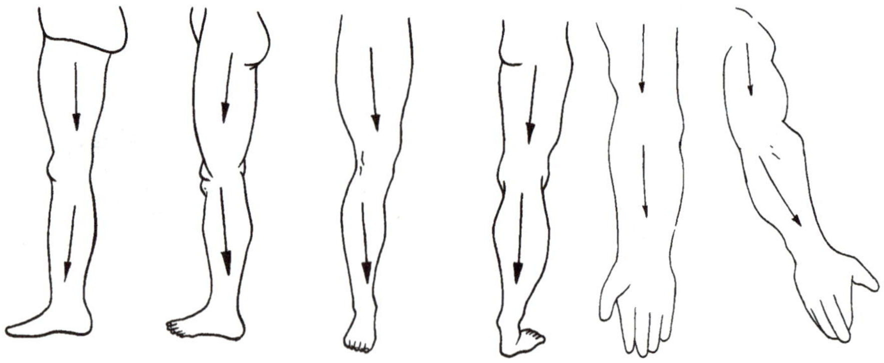

图4-69　四肢刮痧示意图

（三）结束阶段

1. 清洁皮肤　刮痧结束后，用纸巾或毛巾轻轻擦去皮肤上的润滑油和刮痧产生的污垢。

2. 保暖休息　刮痧后，患者应注意保暖，避免受风受寒。同时，适当休息一段时间，让身体逐渐恢复正常状态。同时，刮痧后身体代谢加快，需要适量补充水分。因此，刮痧后可以适量饮用温水或淡盐水等饮品，以促进新陈代谢和排毒。另外，出痧后30分钟内不宜洗澡。

3. 观察效果　刮痧后，观察皮肤是否出现紫红色的斑点或斑块（俗称“痧”），这是刮痧的正常反应。痧的消退时间因人而异，一般几天到一周内会逐渐消失。

4. 后续调护　刮痧后，患者应注意保持皮肤清洁干燥，避免感染。

五、注意事项

1. 病情评估　在刮痧前应对患者的体质进行评估。孕妇、皮肤破损、有出血倾向、严重心脏病等患者禁用刮痧。同时，对于体质虚弱或敏感的患者，应谨慎使用刮痧治疗。

2. 力度速度控制　刮痧时力度应适中，以患者能耐受为宜，由轻到重逐渐加力，避免突然用力过猛导致皮肤破损。速度也应适中，不宜过快或过慢。

3. 频率与间隔　同一部位不宜频繁刮痧。一般来说，刮痧后需要等待皮肤恢复一段时间（通常为一周以上）才能进行下一次刮痧。

4. 观察反应　在刮痧过程中及刮痧后应密切观察患者的反应。如出现头晕、恶心、心悸等不适症状时，应立即停止刮痧并采取相应的处理措施。

▶**知识拓展**

痧痕观察与分析

1. 颜色　痧痕的颜色通常包括红色、紫色、暗红色等。不同颜色的痧痕可能反映不同的病情和体质状况。例如，红色痧痕可能表示体内有热毒或气血旺盛；紫色痧痕可能表示体内有寒气或瘀血。

2. 形状　痧痕的形状也各不相同，包括点状、片状、条索状等。不同形状的痧痕可能反映不同的病因和病理变化。例如，片状痧痕可能表示病情较轻，仅在表层；点状痧痕可能表示病情较重，已经影响到深层组织。

3. 深浅 痧痕的深浅程度也可以反映病情的轻重和病程的长短。一般来说，痧痕越深，表示病情越重，病程越长；痧痕越浅，表示病情越轻，病程越短。但需要注意的是，痧痕的深浅并不能完全代表刮痧的效果好坏，因为也会受到个体差异、刮痧部位和力度等因素的影响。

第六节 耳穴治疗技术

一、概述

微课：耳穴治疗技术

（一）概念

“耳穴”，指分布于耳郭上的一些特定区域。它是耳郭皮肤表面上与人体的脏腑、经络、组织器官及四肢百骸存在相互沟通关系的部位，同时也是脉气输注之处。所以，在耳郭表面，存在一些特定部位，这些部位能够将机体的生理功能状况及病理变化情况反映出来，可以统称为“耳穴”。耳穴疗法借助刺激耳郭上的特定点，激发人体自身的调节机制，从而实现预防和治疗疾病的目的。这种疗法在我国源远流长，至今仍在医疗领域发挥着独特的作用。广泛应用于内、外、妇、儿、神经、五官、皮肤各科的常见病。

人体的各个部位，包括内脏、组织器官和四肢躯体，都与耳郭有密切关系。通过这种内在联系，当机体的组织或者内脏、器官产生病变的时候，耳郭上与之相对应部位的耳穴会有各种各样的阳性反应表现出来，可以借此诊断疾病。

通过运用适当的方法刺激耳郭上的穴位，能够对与之相关的病理过程产生作用，进而调节机体的生理功能，达到治疗疾病或改善健康状况的目的。从这两个方面的意义上说，耳穴既可以诊断疾病又可以治疗疾病。由于人们认识耳穴的角度不同，通常又把耳穴称为“反应点”“反射点”“敏感点”“阳性点”“压痛点”“低电阻点”“良导点”“刺激点”“治疗点”。

耳穴的发展源远流长，早在汉代，便有耳部疗法的相关记载，1973年长沙马王堆四号汉墓出土了大量帛书。其中《阴阳十一脉灸经》中提到了“耳脉”一词。《灵枢・邪气脏腑病形篇》提到：“十二经脉，三百六十五络，其血气结走上于面，而走空窍……其别气走于耳而为听。”《灵枢・口问篇》：“耳者，宗脉之所聚也！”

唐代《备急千金要方》：“取耳中孔上横梁，针灸之，治马黄黄疸，寒暑疫毒等病。”《千金翼方》记载了耳部“耳维穴”：“灸耳后筋上阳维穴可治耳风聋雷鸣，灸耳阳维五十壮，在耳后引耳令前弦弦筋上是。”明代《针灸大成・经外奇穴》中记载：“耳尖二穴，在耳尖上，卷耳取尖上是穴，治眼生翳膜，用小艾炷五壮。”这个耳穴的穴名和取穴法一直沿用到现在。

耳穴与传统的经络穴位是两个并列的穴位系统。传统经络穴位的特点，是功效、主治作用具有共同点的穴位分布在机体的不同部位，即沿经脉线呈线状或带状分布；而耳穴的特点，是功效、主治作用不相同的穴位分布在耳郭同一特定的区域或局部，呈面状分布或缩影式分布。这种本质性的差异，决定了两者分属于不同的理论体系。因此，在学习和掌握耳穴时要注意耳穴的特性，不能把传统针灸经络穴位的某些概念、原则，不加分析地随便引入耳穴之中。

（二）耳穴疗法的中医学机理

耳穴疗法源远流长，是通过刺激耳郭特定穴位，激发人体自愈能力，达到预防和治疗疾病的传统中医疗法。它的原理基于中医对人体经络和脏腑理论的深刻理解，背后蕴含着复杂而精妙的人体生理机制。

经络，作为人体气血运行的通道，构建了一个庞大而精密的联络网络。它四通八达，贯穿内外，将人体的脏腑、器官、孔窍及皮肉筋骨等组织紧密相连，形成一个有机的整体。一旦人体发生病变，相应经络的气血运行就会受阻，甚至完全堵塞。这不仅会导致脏腑之间的精气无法顺畅交流、相互滋养，还会使脏腑的精气难以输送到外部，无法滋养相关组织器官。同时，病邪之气也会借助经络，在机体内外传导，将病变的信号反映到体表的相应部位。

耳郭与经络的联系极为紧密。人体的五脏六腑各有一条与之同名的经脉，再加上心包经，总共十二条脏腑经脉。中医经典记载“十二条经脉，三百六十五络，其血气皆上于面而走空窍，其别气走于耳而为听”，这清晰地表明经络中的血气上行至耳部，是耳朵具备听觉功能的物质基础。十二经脉中，三焦经、胆经、小肠经直接循着经脉深入耳中；胃经、膀胱经则沿着耳的周围分布；大肠经通过经别与耳相连。而心经、心包经、肺经、肾经、肝经、脾经，虽然没有直接进入耳部，但通过经别与阳经会合，从而与耳相通。此外，耳与奇经八脉也存在特定联系。例如，阳跷脉统领左右两侧的阳经脉，其循行路线“下耳后”；阳维脉如同罗网一般，联络全身的阳经，也会“循头入耳”。由于奇经八脉在十二经脉之间交错穿行，阳跷脉和阳维脉又分别统帅和维系着全身的阳经脉，这进一步强化了耳与十二经脉之间的关联。所以说，耳是人体经络经过、终止及会合的关键部位。在现代对经络实质的研究及针灸临床实践中，发现针刺耳穴能够诱发沿着十二经脉传导的感应，而针刺十二经脉时，这种感应也能够远距离传至耳部，这进一步证实了耳与经络之间的紧密关系。

耳与脏腑同样关系密切。肝、心、脾、肺、肾五脏的精气，都借助经络向上输注到耳部，正因如此，耳才能听闻声响。一旦这些脏腑发生病变，出现精气不足或者精气闭塞无法向上滋养耳部的情况，就会引发耳的听觉功能障碍。与此同时，耳部也能够反映出脏腑的功能状态。

鉴于耳与经络、脏腑之间存在着如此紧密的联系，人体任何部位出现病变，都能够通过经络在耳部的相关区域表现出来。所以，通过对这些耳郭上的穴位进行适当刺激，能够使通往病灶的经络气血恢复畅通，推动并驱散病灶中郁滞的气血和病邪之气，进而使人体阴阳重新恢复平衡，最终实现预防和治愈疾病的目标。

二、耳郭的结构与表面形态

（一）耳郭的结构

耳是一个位听器官。由于长期进化的结果，人类与其他哺乳动物的耳不仅分化出内耳、外耳、中耳，而且各部分的结构也高度复杂化了。耳郭又称“耳壳”，它是外耳的一部分（耳郭与外耳道共同组成外耳），在收集声音，辨别音源方位上起着重要作用，并能保护外耳道。

耳郭外被皮肤，以形状复杂的弹性软骨为支架，并附以韧带、脂肪、结缔组织及退化的肌肉等构成。耳郭的皮层由表皮和真皮构成。真皮层中分布着毛囊、皮脂腺、汗腺，还有血管、神经及淋巴管，另外还有一些零散分布的脂肪组织。其皮下组织非常薄，血管位置表浅，皮肤与软骨紧密相连。耳郭下方的耳垂部位不存在软骨，主要由脂肪和结缔组织组成。

从肌肉结构来看，耳郭的肌肉分为耳内肌和耳外肌。耳内肌附着于耳软骨之间，耳外肌则附着在耳郭和颅骨之间，不过通常情况下，这些肌肉发挥的作用并不显著。

（二）耳郭的表面形态

耳郭的表面解剖名称是确定耳穴位置的重要标志。虽然耳郭的形态会因遗传、年龄、局部外伤、炎症及某些皮肤病等因素而存在个体差异，但它总体的形态结构是相对稳定的。

耳郭的表面可划分为13个解剖部位，分别是耳轮、对耳轮、耳舟、三角窝、耳甲艇、耳甲腔、耳屏、对耳屏、耳垂、外耳道口、屏间切迹、屏上切迹和轮屏切迹（图4-70）。

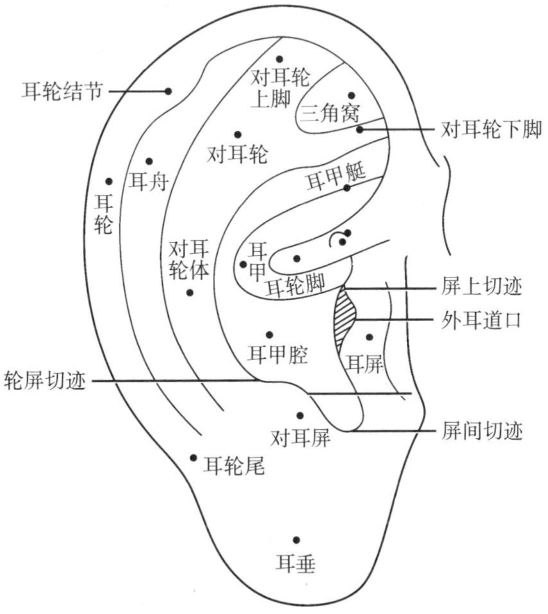

图4-70　耳郭的解剖结构示意图

1. 耳轮　耳轮是耳郭边缘向前卷曲的那部分结构。在耳轮中，有一些特殊的部位。轮前上端存在一个伸入耳腔内的、呈横行堤状的隆起，这个隆起称为耳轮脚；耳轮后上缘处，有一个稍显肥厚的结节状隆起，称为耳轮结节，也叫达尔文结节，不过这一结构通常不太明显；而耳轮下缘与耳垂相连接地没有软骨的部分，则称为耳轮尾。

2. 对耳轮　耳郭边缘内侧与耳轮相对的平行隆起，其上端分叉，使整个对耳轮形成“y”形，分叉之上支称为对耳轮上脚，分叉之下支称为对耳轮下脚，对耳轮上下脚以下部分称为对耳轮体。

3. 耳舟　耳轮与对耳轮之间的凹沟。

4. 三角窝　对耳轮上、下脚之间构成的三角凹窝。

5. 耳甲艇　又称耳甲窝，为耳轮脚以上的耳腔部分。

6. 耳甲腔 耳轮脚以下的耳腔部分。

7. 耳屏 又称耳珠，为耳郭前缘的瓣状突起，同外耳道相平齐，宛如其屏障。

8. 对耳屏 对耳轮下部弯向前方的隆起，前方与耳屏相对。

9. 屏间切迹 耳屏与对耳屏之间的凹陷。

10. 屏上切迹 耳屏上缘与耳轮脚之间的凹陷。

11. 轮屏切迹 对耳轮与对耳屏之间的凹陷处。

12. 耳垂 耳郭下端无软骨的皮垂。

13. 外耳道口 居耳甲腔前，为耳屏所遮盖的孔窍。

三、耳穴的分布规律

一般来说，耳穴在耳郭上的排列好像一个在子宫内倒置的胎儿，头部朝下，屁股朝上，胸腹躯干在中间。按照这样的规律，人体的五脏六腑，四肢百骸，五官七窍，甚至更小的部位，在耳郭都有相应区域。即：对耳屏和耳垂是头面部穴位的分布区域；耳屏处是鼻咽部相关穴位的分布区域；耳甲腔处是胸腔内脏相关穴位的分布区域；耳甲艇处是腹腔内脏相对应的耳穴分布区域；环绕耳轮脚周围的是消化道穴位；三角窝则是盆腔部穴位的所在之处；上肢部穴位分布在耳舟；对耳轮体部分布着躯干部相对应的穴位；对耳轮上脚和下脚分布着下肢及臀部的穴位；而内分泌相关穴位处于屏间切迹（图4-71、图4-72）。

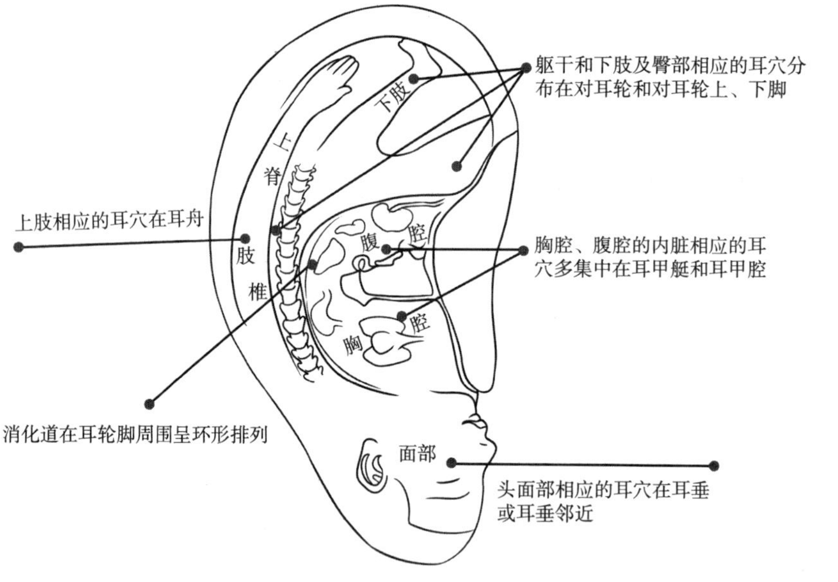

图4-71 耳穴形象分布示意图

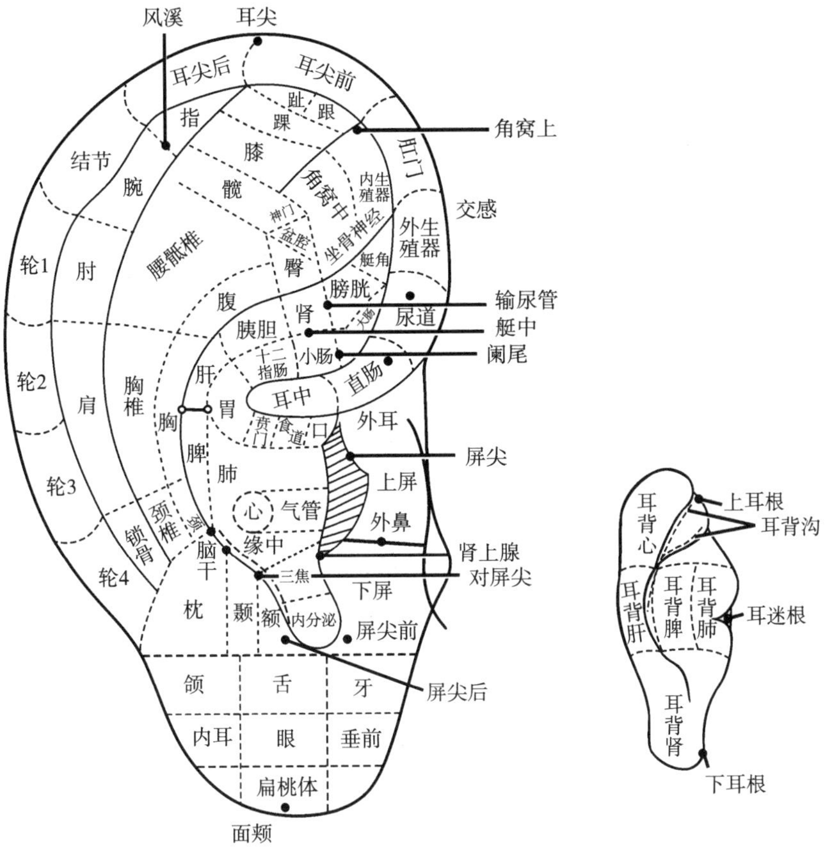

图4-72　耳穴示意图

四、耳穴的命名及含义

耳穴的命名有一定的内在含义和规律。了解这些内容，对加深耳穴的认识、记忆及临床应用有一定帮助。现将耳穴命名归类分述于下。

（一）以人体解剖名称命名

依据人体解剖部位在耳郭上的投影情况来命名，这些穴位都分布在耳郭的正面。比如说，耳舟相当于上肢在耳郭上的投影区域，所以上面的穴位就按照上肢的解剖名称，分别命名为肩、肘、腕、指等。耳轮脚周围对应着消化道在耳郭的投影区域，此处的穴位就用消化道相关脏腑器官的名称来命名，像口、食道、贲门、胃、十二指肠、小肠、阑尾、大肠等。在耳甲腔和耳甲艇里面，分布着代表心、肺、肝、胆、脾、肾、膀胱的穴位；在其他部位，还有以眼、舌、面颊、内耳、皮质下、坐骨神经、胸、腹、腰等人体部位或器官名称命名的穴位，这些都属于以这种依据投影来命名的范畴。

（二）以中医藏象名称命名

在耳穴命名中，部分穴位以中医藏象名称来确定。例如，三焦穴处于耳甲腔底部，而分布于耳背部的肝、心、脾、肺、肾等穴位，同样是依据中医藏象理论进行命名的，这些穴位名称反映了其与相应脏腑在中医理论体系中的联系，体现了中医对人体整体观念的认识。

（三）以在耳郭上的部位和形象命名

部分耳穴是按照其在耳郭上的具体位置和呈现出的形象特点来命名的。

1. 耳尖 位于耳郭上部的顶端，所以被命名为耳尖。

2. 屏尖 处在耳屏上部之尖端，由此得名屏尖。

3. 耳中 因其正好处于耳郭几何图形中心的耳轮脚处，故而命名为耳中。

4. 耳背沟（降压沟） 位置在对耳轮后沟中，又称降压沟，这一名称不仅表明了它的位置，还体现了其在降压方面的功效。

5. 垂前、角窝中、角窝上、艇中、艇角、缘中、上耳根、下耳根 这些穴位同样是依据其在耳郭上的独特位置和形态特征来命名的，它们的名称准确地反映了各自在耳郭上的具体方位。

（四）以功能作用命名

从中医学视角来看，部分耳穴的命名有着独特的缘由。比如耳轮结节，由于它能够治疗肝阳上亢引发的头晕、头痛，以及高血压等，具备平肝熄风的功效，所以被命名为“肝阳”。在耳舟部，指、腕两穴之间的位置，能祛风止痒，对荨麻疹、皮肤瘙痒症、过敏性鼻炎等病证有治疗作用，所以被命名为“风溪”穴。还有三角窝内，对耳轮上、下脚分叉处稍上方的“神门”穴，它在治疗失眠、多梦、痛症等方面效果显著，具有调神安眠、镇痛的功效，也正是基于此，才被命名为“神门”。

从现代医学角度命名：如具有类似自主神经作用，能治疗自主神经功能紊乱，调整内脏、腺体等机能的命名为“交感”穴；肾上腺穴因其可升血压、抗过敏等类肾上腺素的作用而得名；具有调节内分泌功能的命名为“内分泌”；目1、目2以其可治疗眼病而得名。

另外，有的还以其穴位面积大小、形态来赋称的，如饥点、渴点、兴奋点、肾炎点、高血压点、阑尾点等，均是针对小面积穴位而命名：针对面积较大的穴位多命名为区，如过敏区、面颊区、肿瘤特异区等，穴位细长似线状的，则命名为线，如风湿线。

（五）以排列顺序兼用数字命名

耳轮上的“轮”穴，用数字依次来命名为轮1、轮2、轮3、轮4、轮5、轮6。另有用数字以注明序数的，如目1、目2、肿瘤特异区1、肿瘤特异区2、阑尾1、阑尾2等。

耳穴命名，归纳起来大致有上述五类。但有些穴位不一定纯属一类，而是综合了数类而命名的。如降压沟，既按功能作用，又按所处部位形态来命名。耳穴的含义，往往包括了中医学的脏象、经络学说和现代医学的生理、病理内容，故不能因其属某一类命名就将其涵义固定于某一类里。如耳甲腔的肺穴，虽因肺脏在该部投影而命名，但其含义除了因投影关系面能调整相应同名脏器（肺）的功能，治疗肺炎气管炎等呼吸道疾患外，还包含有中医的脏腑、经络的生理、病理和治疗学内容，具有宣肺止咳、补肺气、行气血利咽喉、通二便、滋养皮肤、调节汗液分泌、增强免疫力等功能，可以治疗咳喘、胸痛、咽喉病、便秘、小便不利、汗液分泌异常、皮肤病等。又如小肠穴，除包含现代医学认为其对食物具有消化吸收作用，可用于治疗其本脏病变导致的各种病证外，还包含治疗与心脏和膀胱有关的病证，如心律不齐、冠心病、尿路感染等。因为中医学的小肠与心相表里（其通过经脉直接交流脏腑之气，共同协调彼此机能），小肠还有参与体内水液代谢，将多余的水分输送到膀胱的功能。所以要求对每个穴位的命名、含义都应有较全面的了解，这样在应用耳穴治病时，穴位配伍才能较合理，疗效才较令人满意。

五、耳穴的定位及作用

（一）耳轮部

耳轮与人体部位的对应关系不太明显。除耳轮脚处分布有“耳中”穴外，在耳轮上还有“直肠”“尿道”“外生殖器”“肛门”“耳尖”“肝阳”及“轮1”“轮2”“轮3”“轮4”，共计11个穴位。通常将耳轮分为12个区，来确定耳轮穴位的位置（图4-73）。

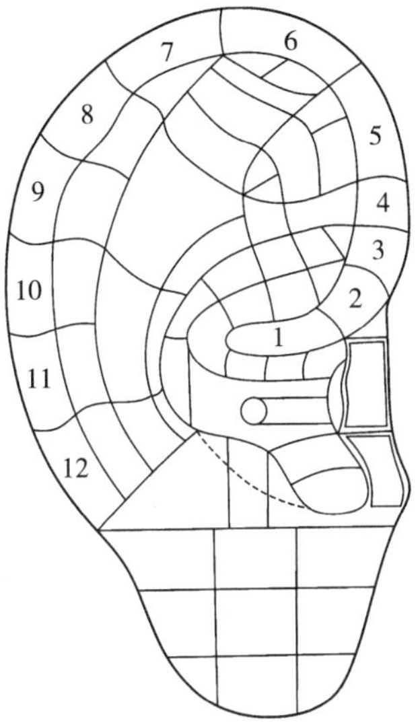

图4-73　耳轮部分区示意图

1. 耳轮12区分布

（1）耳轮1区：耳轮脚处为耳轮1区。

（2）耳轮2～4区：将耳轮脚切迹到对耳轮下脚上缘之间的耳轮分为3等分，自下而上依次为耳轮2区、耳轮3区、耳轮4区。

（3）耳轮5区：对耳轮下脚上缘到对耳轮上脚前缘之间的耳轮为耳轮5区。

（4）耳轮6区：对耳轮上脚前缘到耳尖之间的耳轮为耳轮6区。

（5）耳轮7区：耳尖到耳轮结节上缘之间的耳轮为耳轮7区。

（6）耳轮8区：耳轮结节上缘（即耳轮结节处）的耳轮为耳轮8区。

（7）耳轮9～12区：将从耳轮结节下缘到轮垂切迹之间的耳轮分为4等份，自上而下依次为耳轮9区、耳轮10区、耳轮11区、耳轮12区。

2. 耳轮部耳穴

（1）耳中：曾用名支点、零点、膈、神经丛点、神经官能症点、迷走神经刺激点。

【定位】 耳轮脚中点下缘处，在耳轮1区处。

【主治病证参考】 主治呃逆、呕吐、荨麻疹、皮肤瘙痒症、小儿遗尿、咯血。

（2）直肠：曾用名直肠下段。

【定位】 在耳轮起始端，耳轮脚切迹的前上方，近屏上切迹处，与“大肠”穴相水平，在耳轮2区。

【主治病证参考】 主治便秘、腹泻、里急后重，以及痔疮、脱肛等直肠疾病。

（3）尿道

【定位】 在“直肠”上方的耳轮处，在耳轮3区的位置。

【主治病证参考】 主治遗尿、尿道炎、尿潴留等。

（4）外生殖器

【定位】 在对耳轮下脚下缘同水平的耳轮部，在耳轮4区的位置。

【主治病证参考】 主治外生殖器疾病，如龟头炎、睾丸炎、附睾炎、阴囊瘙痒，以及输卵管结扎术后的阴器肿痛、不适。

（5）肛门：曾用名痔核点。

【定位】 在对耳轮下脚上缘到对耳轮上脚前缘之间，在耳轮5区的位置。

【主治病证参考】 主治痔疮、肛裂、脱肛、肛门瘙痒、肛周炎、肛门脓肿、肛门括约肌松弛等肛门部疾病。

（6）耳尖：曾用名扁桃体1。

【定位】 取穴时将耳轮向对耳屏对折，在耳郭上面的顶端处，在耳轮6区、7区之间。

【主治病证参考】 头面五官出现的各类炎症，如睑腺炎、急性结膜炎等眼部炎症，急性咽炎、扁桃体炎等咽喉部炎症，以及面神经炎等神经炎症；高血压病；上呼吸道感染或其他部位感染导致的发热；荨麻疹、全身瘙痒、牛皮癣等顽固性皮肤病。用耳尖穴抗炎、退热、降压、抗过敏时，以点刺放血法为好，用三棱针点刺该处，使其出血数滴，出血量少难以获效。

（7）肝阳：曾用名结节、肝阳1、肝阳2。

【定位】 在耳轮结节上缘（即耳轮结节处），在耳轮8区的位置。

【主治病证参考】 主治头痛、头晕、目赤红肿、胁肋胀痛、抽搐，并可用于精神分裂症，癔症、高血压等。

（8）轮1至轮4穴。

【定位】 分别对应耳轮9区、耳轮10区、耳轮11区、耳轮12区。

【主治病证参考】 主治急慢性咽炎、扁桃体炎，及上呼吸道感染病证。

（二）对耳轮部

在对耳轮上，分布有14个耳穴。其中，对耳轮上脚是与人体下肢相对应的部位，分布“跟”“趾”“踝”“膝”“髋”5穴；对耳轮下脚是与人体臀部相对应的部位，分布有“交感”“坐骨神经”“臀”3穴；对耳轮体位是与人体躯干相对应的部位，分布有“腹”“腰骶椎”“胸”“胸椎”“颈”“颈椎”6穴。通常将对耳轮分为13个区，来确定对耳轮穴位的位置（图4-74）。

1. 对耳轮13区分布

（1）对耳轮1～3区：先将整体的1/3部分进行划分，平均分为上下两份，下面的1/2区域定义为对耳轮3区。接着，对上面的1/2区域进一步细分，将其分成前后两份，后面的1/2区域是对耳轮2区，前面的1/2区域则是对耳轮1区。

（2）对耳轮4～5区：耳轮上脚分上、中、下3等份，下1/3为对耳轮5区，中1/3为对耳轮4区。

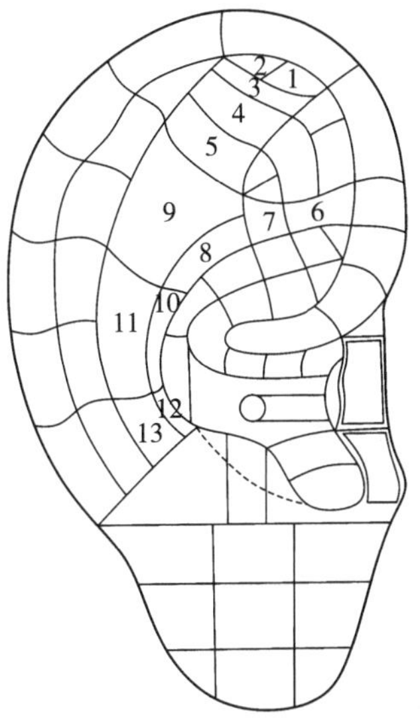

图4-74　对耳轮分区示意图

（3）对耳轮6～7区：把对耳轮下脚平均分成前、中、后三个部分，前面1/3和中间1/3共同构成对耳轮6区，后面1/3则是对耳轮7区。

（4）对耳轮8～13区：从对耳轮上、下脚分叉处开始，一直到轮屏切迹，将对耳轮体平均分成5等份。随后，沿着对耳轮耳甲缘，把对耳轮体划分成前1/4和后3/4两个部分，其中前1/4部分对应胸腹躯干，后3/4部分对应脊柱。在上述分区基础上，进一步细分：前1/4中，靠上的2/5区域是对耳轮8区；后3/4中，靠上的2/5区域是对耳轮9区；前1/4中，中间的2/5区域为对耳轮10区；后3/4中，中间的2/5区域是对耳轮11区；前1/4中，靠下的1/5区域是对耳轮12区；后3/4中，靠下的1/5区域是对耳轮13区。

2. 对耳轮部耳穴

（1）跟

【定位】 在对耳轮上脚的前上部，对应对耳轮1区。

【主治病证参考】 主治足跟部疾病，如跟骨骨质增生疼痛及肾虚引起的足跟痛。

（2）趾

【定位】 在近耳尖下方的对耳轮上脚后上部，对应对耳轮2区。

【主治病证参考】 主治趾关节扭伤、冻伤、掌跖皮肤角化症、甲沟炎、脚癣、类风湿关节炎、肢端动脉痉挛症、红斑性肢痛、四肢末梢血液循环障碍、脑血管意外后遗症所致的足趾活动障碍等。

（3）踝：曾用名踝关节。

【定位】 在跟、趾穴下方的对耳轮上脚的前上方，近三角窝处，对应对耳轮3区。

【主治病证参考】 主治踝关节部位的疾病，如踝关节扭挫伤、踝关节炎等病证。

（4）膝：曾用名膝关节。

【定位】 在对耳轮上脚的中1/3处，对应对耳轮4区。

【主治病证参考】 主治各种原因引起的膝关节肿痛和下肢功能障碍，如风湿性关节炎、髌骨骨折、膝关节退行性骨关节炎等。

（5）髋：曾用名髋关节。

【定位】 在对耳轮上脚的下1/3处，对应对耳轮5区。

【主治病证参考】 主治髋关节疼痛、坐骨神经痛等病证。

（6）交感：曾用名下脚端。

【定位】 在对耳轮下脚末端与耳轮内缘相交处，对应对耳轮6区前端。

【主治病证参考】 主要用于治疗失眠、多汗、神经症及性功能障碍等自主神经功能紊乱病证；还可用小儿流涎、脂溢性皮炎、脂溢性脱发；胃酸过多；心绞痛、胆绞痛、肾绞痛、胃痉挛、肠痉挛等内脏绞痛症；动静脉痉挛或狭窄引起的无脉症、脉管炎、肢端动脉痉挛症、雷诺病。

（7）坐骨神经　曾用名坐骨。

【定位】 在对耳轮下脚的前2/3处，对应对耳轮6区。

【主治病证参考】 主治坐骨神经痛和下肢瘫痪等病证。

（8）臀

【定位】 在对耳轮下脚的后1/3处，对应对耳轮7区。

【主治病证参考】 主治腰腿疼痛、坐骨神经痛、臀部疾病等病证。

（9）腹

【定位】 在对耳轮体前部上2/5处，与对耳轮下脚下缘处同一水平，对应对耳轮8区。

【主治病证参考】 各种原因引起的腹痛，如急慢性胃肠炎、便秘、腹胀，并可用于痛经、产后宫缩痛，对急性腰扭伤也有一定的疗效。

（10）腰骶椎

【定位】 在腹区的后方，对耳轮体后部上2/5处，对应对耳轮9区。

【主治病证参考】 各种原因引起的腹痛，如急慢性胃肠炎、便秘、腹胀，并可用于痛经、产后宫缩痛，对急性腰扭伤有一定的疗效。

（11）胸

【定位】 在对耳轮体前部中2/5处，与屏上切迹相水平，对应对耳轮10区。

【主治病证参考】 主治各种胸部疾病，包括胸痛、胸闷、胁疼、胸膜炎、肋软骨炎、肋间神经痛等病证。也可用于治疗乳腺炎、乳汁分泌不足、经前乳房胀痛、带状疱疹。

（12）胸椎

【定位】 在胸区的后方，对耳轮体后部中2/5处，对应对耳轮11区。

【主治病证参考】 主治各类胸椎相关病证，如胸椎骨质增生、胸椎退行性病变，以及由这些病证引发的胸背部疼痛、胸背部扭挫伤，还有肋间神经痛等。此外，对于乳腺疾病也具备一定的治疗效果。

（13）颈

【定位】 在对耳轮体前部下1/5处，近轮屏切迹，对应对耳轮12区。

【主治病证参考】 主治颈部挫伤、甲状腺功能亢进或减退、颈动脉狭窄、落枕、颈淋巴结结核等。

（14）颈椎

【定位】 在颈区的后方，对耳轮体后部下1/5处，对应对耳轮13区。

【主治病证参考】 主治颈椎病和各种原因引起的颈部疼痛。如颈椎病、颈部扭挫伤、颈肩肌筋膜炎、落枕、甲状腺肿及甲状腺功能亢进等。对上肢痿症、痹症、瘫痪，本穴也有一定的疗效。

（三）耳舟部

耳舟是耳轮与对耳轮之间的凹沟，又称“舟状窝”。耳舟是与人体上肢相对应的部位，分布有6个穴位，从上而下依次为“指”“风溪”“腕”“肘”“肩”“锁骨”。通常将耳舟部分为6个区，来确定耳舟部穴位的位置（图4-75）。

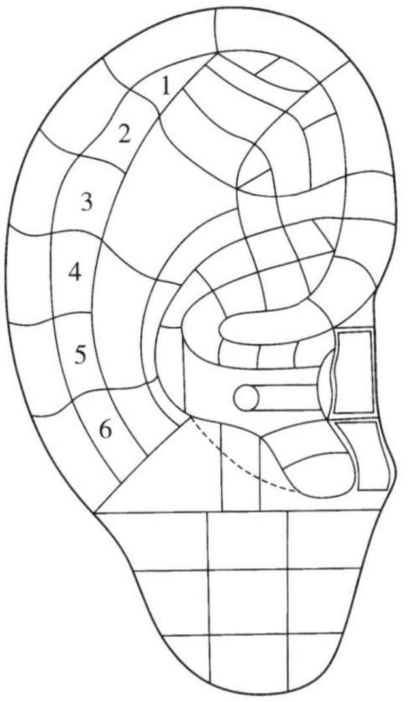

图4-75　耳舟分区示意图

1. 耳舟6区分布　耳舟1～6区：一般将耳舟分为6个等份，由上而下分别为耳舟1区、耳舟2区、耳舟3区、耳舟4区、耳舟5区、耳舟6区。

2. 耳舟部耳穴

（1）指

【定位】 在耳舟上方处，即耳舟1区。

【主治病证参考】 主治指关节疾病。如指关节扭伤、雷诺病、多汗症、皮肤病、甲沟炎，以及颈椎病引起的手指麻木。

（2）风溪：曾用名过敏区，荨麻疹点，结节内。

【定位】 在耳轮结节前方，指区与腕区之间，即耳舟1区和耳舟2区的交界之处。

【主治病证参考】 是抗过敏的经验穴。凡是与过敏有关的疾病，都可用此穴治疗。如过敏性荨麻疹、特应性皮炎、药疹、湿疹、痤疮、蚊虫叮咬、皮肤瘙痒等。

（3）腕

【定位】 在指区下方的耳舟内，平耳轮结节突起处，即耳舟2区。

【主治病证参考】 主治腕关节疾病，如腕部疼痛、腱鞘炎等。并可治疗胃痛和过敏性皮炎。

（4）肘

【定位】 在腕区下方的耳舟内，即耳舟3区。

【主治病证参考】 主治肱骨外上髁炎、肘部疼痛、肘关节扭伤、风湿性肘关节炎等，对上肢瘫痪、麻木、疼痛等，本穴也有一定疗效。

（5）肩

【定位】 在肘区下方的耳舟内，与屏上切迹同水平处，即耳舟4区与耳舟5区之间。

【主治病证参考】 主治肩部疼痛、肩关节周围炎、落枕等，以手臂不能抬举为主，上肢疼痛多用此穴。

（6）锁骨

【定位】 在肩区下方的耳舟内，与轮屏结节同水平，偏耳轮尾处，即耳舟6区。

【主治病证参考】 主治肩周炎、肩背部或颈肩部疼痛、风湿病及无脉症等。

（四）三角窝部

三角窝是指耳轮上脚、下脚之间所构成的“△”形凹窝。三角窝是与人体盆腔、内生殖器相对应的部位，分布有“角窝上”“内生殖器”“角窝中”“神门”“盆腔”5个穴位。通常将三角窝部分为5个区，来确定三角窝部穴位的位置（图4-76）。

1. 三角窝5区分布

（1）三角窝1～2区：把三角窝从耳轮内缘到对耳轮上、下脚分叉处，平均划分成前、中、后三个部分。接着，把前面的1/3部分，再平均分成上、中、下三个部分，其中最上面的1/3是三角窝1区，中间和下面合起来的2/3是三角窝2区。

（2）三角窝3区：从耳轮内缘开始，一直到对耳轮上、下脚分叉处，把三角窝均匀地分成前、中、后三个部分，这三个部分中处于中间位置的1/3，是三角窝3区。

（3）三角窝4～5区：从耳轮内缘到对耳轮上、下脚分叉处，把三角窝平均分成前、中、后三部分。随后，将这三部分中最后的1/3部分，再平均分成上下两部分，其中上半部分是三角窝4区，下半部分是三角窝5区。

2. 三角窝部耳穴

（1）角窝上：曾用名降压点。

【定位】 在三角窝前1/3的上部，对应三角窝1区。

【主治病证参考】 主治高血压。

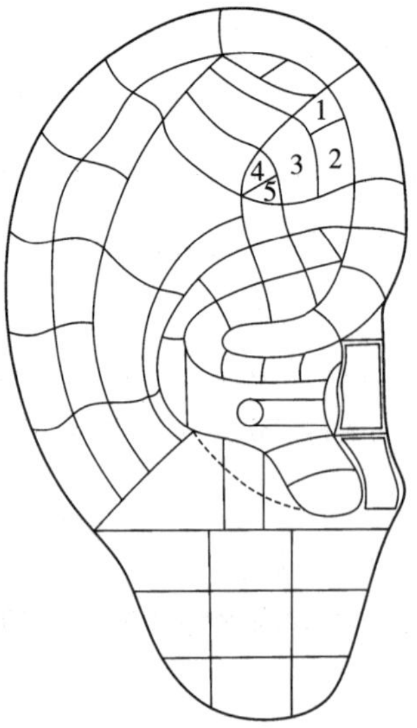

图4-76　三角窝分区示意图

（2）内生殖器：曾用名子宫、精宫、天癸。

【定位】 在腕区下方的耳舟内，对应耳舟2区。

【主治病证参考】 主治生殖系统疾病的重要穴位，临床上主要用于治疗月经不调、痛经、闭经、崩漏、异常子宫出血、不孕症、白带过多、阴道炎、盆腔炎，男子阳痿、遗精、滑泄、不射精、性功能障碍、前列腺炎增生等。

（3）角窝中：曾用名喘点、肝炎点、便秘点。

【定位】 在三角窝中1/3处，对应三角窝3区。

【主治病证参考】 主治喘息、便秘。

（4）神门：曾用名神穴、阴交点。

【定位】 在三角窝后1/3的上部，对应对耳轮上、下脚分叉处，三角窝4区。

【主治病证参考】 耳针麻醉要穴止痛要穴，对各类原因引发的疼痛均有治疗效果，内脏痉挛性疼痛，如胃痛；头面五官和躯体的炎症疼痛，如因疮疖引发的疼痛；外伤性疼痛，如割伤、扭挫伤导致的疼痛；神经性疼痛。同时还可治疗神经衰弱、失眠、多梦、心烦、癔症、精神分裂症、癫痫等神经精神疾病；治疗呼吸系统炎症所致的咳嗽、哮喘；治疗消化系统的肠炎、腹泻等；治疗高血压；治疗各种过敏性疾病，如皮肤瘙痒、荨麻疹、湿疹、药疹、皮癣、神经性皮炎等。

（5）盆腔：曾用名腰痛点。

【定位】 在三角窝后1/3的下部，对应三角窝5区。

【主治病证参考】 主治盆腔炎、附件炎、痛经、前列腺炎和下腹部疼痛等病证。

（五）耳屏部

耳屏是与人体五官和内分泌系统相对应的部位，分布有“上屏”“下屏”“外耳”“屏尖”“外鼻”“肾上腺”“咽喉”“内鼻”“屏间前”9个穴位。通常将耳屏部分为4个区，来确定耳屏部穴位的位置（图4-77）。

1．耳屏部4区分布

（1）耳屏1～2区：把耳屏的外侧面，平均划分成上下两个部分，其中上面的部分为耳屏1区，

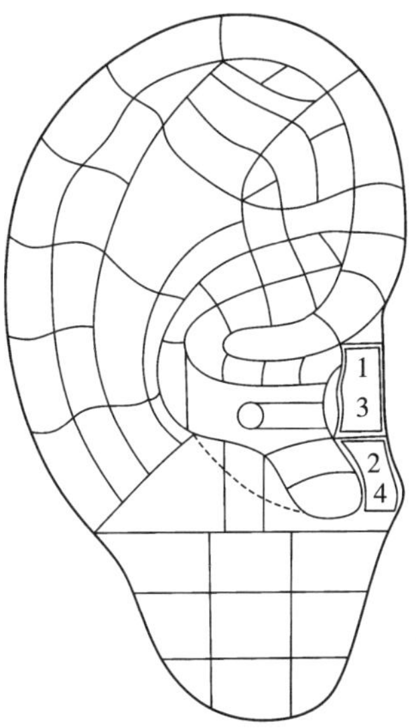

图4-77　耳屏分区示意图

下面的部分为耳屏2区。

（2）耳屏3～4区：沿着耳屏内侧面（内壁）的纵向方向，将其均匀地分为上下两部分。处于上方的为耳屏3区，处于下方为耳屏4区。

2．耳屏部耳穴

（1）上屏：曾用名渴点。

【定位】 在耳屏外侧的上1/2处，对应耳屏1区。

【主治病证参考】 主治慢性咽炎、鼻炎、斜视，并用于消渴病的治疗。

（2）下屏：曾用名饥点。

【定位】 在耳屏外侧的下1/2处，对应耳屏2区。

【主治病证参考】 主治鼻炎、鼻塞、消谷善饥。

（3）外耳：曾用名耳。

【定位】 在屏上切迹前方近耳轮处，对应耳屏1区上缘。

【主治病证参考】 主治各种耳部疾病，如耳聋、耳鸣、听力减退、中耳炎、外耳道炎、耳郭冻疮、耳郭部皮肤病、耳郭神经痛。并可用于偏头痛、三叉神经痛、梅尼埃病、颈项部疼痛等症。

（4）屏尖：曾用名上屏尖、珠顶。

【定位】 在耳屏游离缘上部尖端，对应耳屏1区后缘处。

【主治病证参考】 屏尖穴退热效应较为明显，临床上经常应用于退热，治疗各种原因引起的发热；另外，本穴有较好的消炎止痛作用，可用于治疗牙痛、腮腺炎、咽炎、扁桃体炎、急性结膜炎等。

（5）外鼻：曾用名鼻眼净。

【定位】 在耳屏外侧面的中部，对应耳屏1区和耳屏2区之间。

【主治病证参考】 主治鼻部疾病如鼻炎、鼻塞、鼻前庭炎、过敏性鼻炎等。

（6）肾上腺：曾用名下屏尖。

【定位】 在耳屏游离缘下部尖端，对应耳屏2区后缘处。

【主治病证参考】 肾上腺穴是临床上调节肾上腺和肾上腺皮质激素的经验穴，可以增强机体的应激能力，有显著的“三抗一退”作用，即抗过敏、抗风湿、抗感染、退高热，并能兴奋和调节中枢神经。①用于治疗肾上腺功能紊乱所致的埃狄森病、库欣综合征，尤其是对于各种细菌感染、病毒感染和中毒，如肺炎、气管炎、咽喉炎、急性结膜炎、睑腺炎，以及各种药品和化学中毒等收效显著。②能够抗变态反应，治疗过敏性疾病如过敏性鼻炎、过敏性哮喘、过敏性休克及风湿病、结缔组织病、结节性红斑等。③本穴可以调节血管和舒缩，有“一升一止”的作用，可以升高血压而治疗低血压，是抗休克的首选穴。④止血，对多种出血症状都能发挥治疗作用，如毛细血管破裂引发的出血，还有鼻衄、皮下出血、结膜下出血及月经过多、异常子宫出血、便血等各种出血。

（7）咽喉

【定位】 在耳屏内侧面上1/2处，对应耳屏3区。

【主治病证参考】 主治急慢性咽喉炎、扁桃体炎、梅核气、悬雍垂水肿等，对支气管炎、咳嗽也有一定疗效。

（8）内鼻

【定位】 在耳屏内侧面下1/2处，对应耳屏4区。

【主治病证参考】 主治鼻炎、副鼻窦炎、上颌窦炎、鼻衄、感冒鼻塞等各种鼻部疾病。

（9）屏间前：曾用名目1、青光。

【定位】 在屏间切迹前方耳屏最下部，对应耳屏2区下缘处。

【主治病证参考】 主治青光眼、假性近视，对于咽炎、口腔炎也有较好的治疗效果。

（六）对耳屏部

对耳屏是与人体头项和内分泌系统相对应的部位，分布有“额”“屏间后”“颞”“枕”“皮质下”“对屏尖”“缘中”“脑干”8个穴位。通常将对耳屏部分为4区，来确定耳屏部穴位的位置（图4-78）。

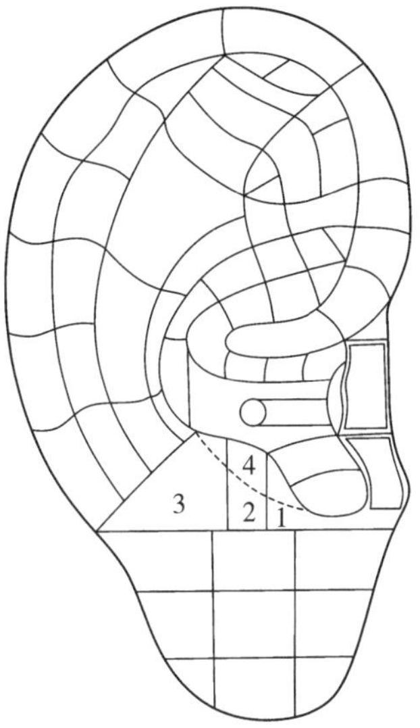

图4-78　对耳屏分区示意图

1. 对耳屏部4区分布

（1）对耳屏1～3区：先找到对屏尖及对屏尖至轮屏切迹连线的中点，从这两个点分别向耳垂上线作垂直线，这样就把对耳屏的外侧面及其后部划分成了三个区域。其中，最前面的区域是对耳屏1区，位于中间的区域是对耳屏2区，最后的区域则是对耳屏3区。

（2）对耳屏4区：将对耳屏的内侧面（内壁）作为对耳屏4区。

2. 对耳屏部耳穴

（1）额

【定位】 在对耳屏外侧面的前部，对应对耳屏1区。

【主治病证参考】 主治前额部疼痛、眉棱骨痛、鼻炎、额窦炎，对近视也有一定疗效。

（2）屏间后：曾用名目2、散光。

【定位】 在屏间切迹后方对耳屏前下部，对应对耳屏1区下缘处。

【主治病证参考】 主治前额头痛、眉棱骨痛、鼻炎、额窦炎，对近视也有一定疗效。

（3）颞：曾用名太阳。

【定位】 在对耳屏外侧面的中部，对应对耳屏2区。

【主治病证参考】 主治偏头痛、头晕、老视。此外，本穴还可以治疗由于嗜睡而致的遗尿。

（4）枕：曾用名晕点。

【定位】 在对耳屏外侧面的后部，对应对耳屏3区。

【主治病证参考】 主治精神神经疾病如精神分裂症、癫痫、神经衰弱等；对于各种头枕部痛症，如头痛、颈项强痛、颈椎病、落枕效果较好。枕穴为止晕要穴，对梅尼埃病、脑动脉硬化供血不足、自主神经功能紊乱和高血压所致的头晕，链霉素中毒；以及晕车、晕船等晕动病收效最佳。

（5）皮质下：曾用名卵巢、睾丸、兴奋点。

【定位】 在对耳屏内侧面（内壁），对应对耳屏4区。

【主治病证参考】 皮质下穴对应大脑皮质在耳部的投影区域。它能够对大脑皮质及皮质下自主神经的兴奋与抑制状态进行调节，具备镇静、镇痛、抗炎、调整内脏功能，调节人体寒热感知及汗液分泌等诸多功能。基于这些特性，皮质下穴在临床上的应用范围十分广泛，可用于多种病证的治疗与调理。①治疗因大脑皮质自主神经兴奋和抑制功能失衡，进而引发的各类神经系统相关病证。如失眠、嗜睡、记忆减退等症状，以及肢端发热或发冷、多汗、多尿、遗尿、癔症、假性近视等与神经系统密切相关的病证。此外，不管是何种原因造成的内脏、躯体及四肢的疼痛，也都能运用本穴进行治疗。在近些年，本穴还被广泛作为耳针麻醉的主穴。②治疗各类消化系统疾病，如胃炎、胃及十二指肠溃疡、消化不良、恶心、呕吐、腹胀、便秘、胆石症、胆囊炎等常见病证。它对内脏平滑肌具有显著的兴奋作用，尤其是在治疗胃下垂，以及因肠道蠕动缓慢引发的腹胀方面，疗效颇为突出。③治疗心血管系统疾病，如高血压、低血压、休克等血压异常与危急病证；大动脉炎、血栓闭塞性脉管炎、静脉炎等血管炎症性疾病；雷诺病、红斑性肢痛等末梢血管功能性疾病；以及冠心病、心律失常等心脏疾病。

（6）对屏尖：曾用名平喘、腮腺、下丘脑。

【定位】 在对耳屏外侧面的前部，对应对耳屏1区。

【主治病证参考】 对屏尖穴能够调节呼吸中枢，治疗咳嗽、哮喘、气急、呼吸困难、胸闷等病证；临床上还常用本穴抗过敏、祛风止痒，主治皮肤瘙痒、荨麻疹、过敏性皮炎等；对屏尖不但是治疗腮腺炎的特效穴，还对急性结膜炎、咽喉炎、扁桃体炎、睾丸炎、副睾丸炎也有较好的疗效。

（7）缘中：曾用名脑点、遗尿点。

【定位】 在对耳屏游离缘上，对屏尖与轮屏切迹之中点处，对应对耳屏2区、3区、4区的交点。

【主治病证参考】 缘中穴作为经验穴，在调节脑垂体功能方面效果显著。脑垂体是人体内分泌系统的关键腺体，能够分泌多种重要激素，包括生长激素、促甲状腺激素、促肾上腺皮质激素、促性腺激素、催乳素、抗利尿激素及催产素等。这些激素在人体的生长发育进程、生殖功能的维持、能量代谢的调控、水液代谢的管理等多个关键生理过程中，发挥着不可或缺的作用。一旦脑垂体的功能出现紊乱或者障碍，人体多个方面必然会产生病变。①主治大脑中枢病证，如脑炎及脑震荡后遗症、神经衰弱、小儿夜啼及梅尼埃病。②主治生长发育异常的病证，如侏儒症、肢端肥大症、大脑发育不全、第二性征发育迟缓。③主治生殖系统病证，如女性月经不调、痛经、闭经等病证，男性阳痿、遗精、精子活力低下等病证，此外也治疗女子难产、胎盘滞留、乳汁分泌不足等。④主治内分泌系统病证，如糖尿病、尿崩症、甲状腺功能亢进或减退症、肾上腺功能亢进或减退症。

（8）脑干

【定位】 在轮屏切迹处，对应对耳屏3区和耳屏4区之间。

【主治病证参考】 主治智力发育障碍、脑震荡后遗症、脑膜炎后遗症、神经症、癫痫等，对于脑膜刺激征如角弓反张、抽搐等，也有一定疗效。

（七）耳甲部

耳甲是与人体内脏器官相对应的部位，腹部器官的穴位多集中在耳甲艇，胸部器官的穴位多集中在耳甲腔，其中与消化道器官相对应的穴位在耳轮脚周围呈环形排列。因此耳甲部分布的耳穴最多，共有“口”“食道”“贲门”“胃”“十二指肠”“小肠”“大肠”“阑尾”“艇角”“膀胱”“肾”“输尿管”“胰胆”“肝”“艇中”“脾”“心”“气管”“肺”“三焦”“内分泌”共21穴。通常将耳甲部分为18区，来确定耳甲部穴位的位置（图4-79）。

1. 耳甲部18区分布 由于耳甲部的解剖结构不规则，其分区较为困难，定位时需首先确定耳郭的以下标志点和标志线（图4-80）。

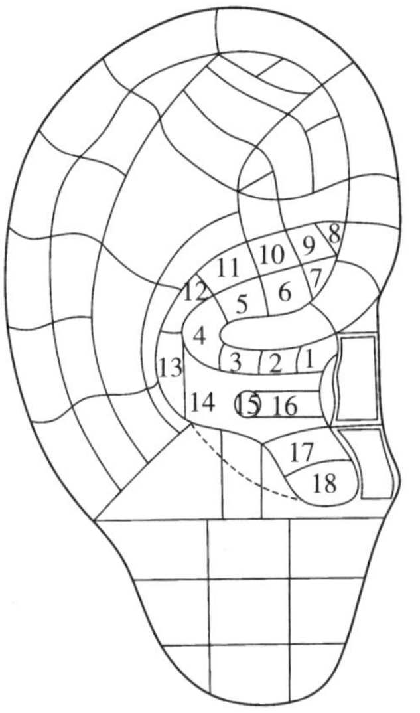

图4-79 耳甲分区示意图

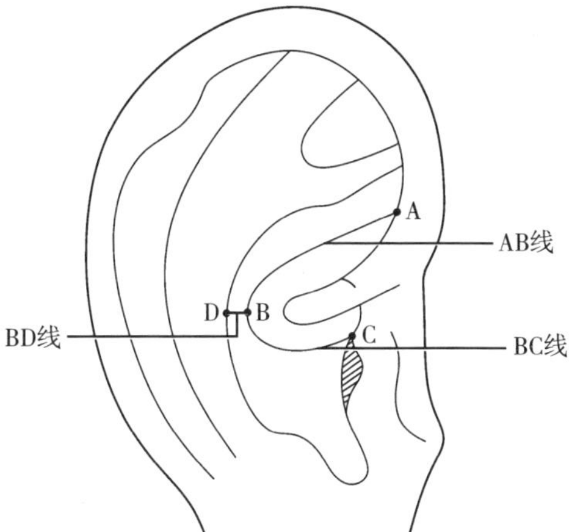

图4-80 耳甲标志线和标志点示意图

“A”点：在耳轮内缘上，设耳轮脚切迹至对耳轮下脚间中、上1/3交界处。为“A”点。

“D”点：在耳甲内，由耳轮脚消失处向后作一水平线与对耳轮耳甲缘相交处为“D”点。

“B”点：设耳轮脚消失处至D点连线的中、后1/3交界处为“B”点。

“C”点：设外耳道口后缘上1/4与下3/4交界处为“C”点。

从A点向B点作一条与对耳轮耳甲艇缘弧度大体相仿的曲线，为“AB”线。从B点向C点作一条与耳轮脚下缘弧度大体相仿的曲线，为“BC”线。

根据以上“标志点”和“标志线”，将耳甲划分为18个区域，从而确定耳甲部的穴位。

（1）耳甲1～3区：以BC线前段和耳轮脚下缘之间的范围为基础进行划分。把这个范围按照三等分的方式来划分，靠前的1/3部分对应的就是耳甲1区，处于中间位置的1/3是耳甲2区，靠后的1/3是耳甲3区。

（2）耳甲4区：在ABC线的前方，耳轮脚消失处。

（3）耳甲5～7区：在AB线前段以及耳轮脚上缘和部分耳轮内缘间的区域，将其从后往前均分为三份：最后的1/3是耳甲5区；中间的1/3是耳甲6区；最前面的1/3是耳甲7区。

（4）耳甲8区：先找到对耳轮下脚下缘前、中三分之一的交界处，再与A点相连形成一条线，这条线前方位于耳甲艇的那部分区域，就是耳甲8区。

（5）耳甲9～10区：针对AB线前段与对耳轮下脚下缘之间耳甲8区以后的部分进行划分。具体操作是将其平均分成前后两个部分，靠前的1/2部分为耳甲9区，靠后的1/2部分则为耳甲10区。

（6）耳甲11～12区：在AB线后段上方的耳甲艇部位，先确定耳甲10区后缘与BD线。把这两者之间的区域，按照上下方向平均划分成两份，其中偏上的1/2部分就是耳甲11区，偏下的1/2部分则是耳甲12区。

（7）耳甲13区：从轮屏切迹向B点作一条连线，位于这条连线后方，同时又在BD线下方的耳甲腔后上部区域，就是耳甲13区。

（8）耳甲14～16区：在耳甲腔找到它的中央位置，以此作为圆心，测量圆心到BC线的距离，取这段距离的1/2作为半径，围绕圆心画圆，这个圆形所覆盖的区域便是耳甲15区。在已经确定的耳甲15区上，找到它的最高点和最低点，分别从这两个点向外耳门后壁作切线，两条切线之间夹着的这片区域，就是耳甲16区。耳甲14区位置围绕在耳甲15区和耳甲16区的周围。

（9）耳甲17～18区：先找到外耳门的最低点，以及对耳屏耳甲缘的中点，将这两点连接成一条线。随后，把这条线以下的耳甲部分，沿着上下方向平均分成两份，其中处于上方的1/2区域为耳甲17区，处于下方的1/2区域为耳甲18区。

2. 耳甲部耳穴

（1）口：曾用名催眠点、疲劳恢复点。

【定位】 在耳甲腔内，耳轮脚前下方1/3处，紧靠外耳道开口的后壁上方，对应耳甲1区。

【主治病证参考】 本穴能够调和口味，可用于戒断综合征，并对胆囊炎、胆石症及各种疾病引起的口味异常有治疗效果；对于因睡眠质量不佳，或是劳累过度导致的腰酸腿痛、身体乏力等状况，能够起到良好的恢复功效。

（2）食道

【定位】 在耳轮脚下方中1/3处，对应耳甲2区。

【主治病证参考】 主治食管炎、食管痉挛性狭窄、癔球症、梅核气等，亦可用于呼吸不畅、胸闷等病证。

（3）贲门

【定位】 在耳轮脚下方后1/3处，对应耳甲3区。

【主治病证参考】 主治贲门痉挛、神经性呕吐、食欲不振、胃纳不佳、胸闷不适等。

（4）胃：曾用名幽门、下垂点。

【定位】 在ABC线的前方，耳轮脚消失处，对应耳甲4区。

【主治病证参考】 主治胃炎、胃痉挛、胃下垂等各种胃部疾病；对于神经衰弱、癫痫、癔症、精神分裂症，也有较好的疗效。

（5）十二指肠

【定位】 在耳轮脚上方（耳轮脚及部分耳轮与AB线之间）的后1/3处，对应耳甲5区。

【主治病证参考】 主治十二指肠溃疡、幽门痉挛、胆囊炎、胆石症，及各类胃部与腹部不适症状，如胃痛、腹痛、腹部胀满、腹泻等。

（6）小肠

【定位】 在耳轮脚上方（耳轮脚及部分耳轮与AB线之间）的中1/3处，对应耳甲6区。

【主治病证参考】 主治胃肠道疾病如消化不良、胃痛、腹痛、腹泻、赤痢、便秘等；也可治疗与小肠相表里的心脏疾病，如心动过速、心律不齐、冠心病等；对心火下移小肠所致的尿痛、血尿、乳糜尿也有较好的疗效，并可用于口腔和舌黏膜溃疡、视物模糊、眼红肿、耳聋等。

（7）大肠：曾用名结肠。

【定位】 在耳轮脚上方（耳轮脚及部分耳轮与AB线之间）的前1/3处，对应耳甲7区。

【主治病证参考】 主治肠道病变，如腹泻、腹胀、便秘、直肠脱垂、痔疮等，并能协助治疗咳嗽、气喘等肺系病变。

（8）阑尾

【定位】 在小肠与大肠之间，对应耳甲6区和7区之交界处。

【主治病证参考】 主治急慢性阑尾炎，以属急性单纯性者收效较佳，对腹泻也有疗效。

（9）艇角：曾用名前列腺。

【定位】 将对耳轮下脚下缘前、中1/3交界处与A点连线，该线前方的耳甲艇处，对应耳甲8区。

【主治病证参考】 主治前列腺炎、前列腺增生、尿道炎、尿路感染、性功能障碍等疾病。

（10）膀胱

【定位】 在对耳轮下脚下方中部，对应耳甲9区。

【主治病证参考】 主治膀胱疾病，如尿路感染、尿潴留、遗尿、尿路结石、前列腺炎等疾病。

（11）肾

【定位】 在对耳轮下脚下方后部，对应耳甲10区。

【主治病证参考】 主治肾虚腰痛、遗尿、阳痿、遗精、月经不调、白带过多、尿道炎、前列腺炎、肾炎水肿、肾功能减退等泌尿生殖系统病证；腰椎骨质增生、脊柱退行性病变等各种骨骼病、腰腿病；耳聋、耳鸣、牙齿松动、斑秃等；各种慢性疾病，神经衰弱及功能低下所导致的病证。

（12）输尿管

【定位】 在膀胱区与肾区之间，对应耳甲9区和10区之交界处。

【主治病证参考】 治疗输尿管结石所致的绞痛。

（13）胰

【定位】 在耳甲艇的后上部，对应耳甲11区。

【主治病证参考】 主治胆囊炎、胆结石、胆道蛔虫症等胆系病证和胰腺炎、糖尿病等胰腺病证，为治疗糖尿病的特定穴。

（14）肝

【定位】 在耳甲艇的后下部，对应耳甲12区。

【主治病证参考】 主治急、慢性肝炎，肝炎后综合征，胆囊炎、胆石症及黄疸、胁痛等；治疗各种肌腱、筋肉病证，如筋肌扭挫伤、肌无力、肌萎缩及全身大小关节的疼痛；治疗与精神、内分泌有关的疾病，如经前期综合征、更年期综合征、抑郁症、神经衰弱、精神分裂症、肥胖症等。

（15）艇中：曾用名脐中、脐周、醉点、腹水点、前腹膜、后腹膜。

【定位】 在耳甲艇中部，小肠区与肾区之间，对应耳甲6区和10区之交界处。

【主治病证参考】 主治腹痛、腹胀、胆道蛔虫症；治疗腹水、水肿等症。

（16）脾

【定位】 由轮屏切迹至B点作连线，该线后方、BD线下方的耳甲腔后上部，对应耳甲13区处。

【主治病证参考】 主治脾胃功能失调所致的胃脘疼痛、食欲不振、腹胀、腹泻、便秘等；主治胃下垂、肾下垂、子宫脱垂、直肠脱垂等内脏下垂疾病；各种原因引起的四肢无力、肌肉萎缩；与“血”有关的病证，如崩漏、月经不调、贫血、牙龈出血、便血等。

（17）心

【定位】 在耳甲腔正中的凹陷处，对应耳甲15区。

【主治病证参考】 主治心律不齐、心绞痛、心肌炎、心动过速或过缓、高血压等心血管系统病证，以及失眠、多梦、神经衰弱、神经症、精神分裂症、癫痫等精神神经系统病证；治疗舌咽、口腔病证，如急、慢性咽炎，舌炎、口腔炎，以及语言不利；通过调节人体汗腺的分泌，治疗自汗、盗汗、多汗、无汗等汗液排泄失常的病证。

（18）气管

【定位】 在心区与外耳门之间，对应耳甲16区。

【主治病证参考】 主治急、慢性支气管炎，哮喘、咽喉炎、感冒、咳嗽痰多等。

（19）肺

【定位】 在心区、气管区的周围处，对应耳甲14区。

【主治病证参考】 主治急、慢性支气管炎，哮喘、咳嗽痰多、胸闷等呼吸系统疾病，以及伤风感冒、鼻塞流涕、咽喉疼痛、戒断综合征，单纯性肥胖症等，治疗荨麻疹、药疹、湿疹、痤疮、瘙痒等皮肤疾病，治疗水肿、小便不利、大便秘结等。

（20）三焦

【定位】 在外耳门后下，肺区与内分泌之间，对应耳甲17区。

【主治病证参考】 主治消渴、咽干、癃闭、遗尿、水肿等水液代谢失常的疾病，以及腹胀、便秘等气机失常的病证。

（21）内分泌：曾用名屏间。

【定位】 在屏间切迹内，耳甲腔的前下部，对应耳甲18区。

【主治病证参考】 内分泌穴是调节内分泌系统的经验穴，对甲状腺、肾上腺、脑垂体、性腺功能有良好的调节作用，具有抗过敏、抗风湿、抗感染、抗炎、利尿、调经的功效，临床应用范围较广。①治疗生殖系统病证，如月经不调、痛经、闭经、更年期综合征、宫颈炎、附件炎及性功能低下，对生殖功能亢进或减退导致的各类病证都有一定疗效。②治疗泌尿系统病证，如肾炎、膀胱炎，以及因各种原因导致的水肿；治疗糖尿病，肥胖症；改善痤疮；促进胃酸、胆汁、乳汁、唾液腺分泌。③治疗变反性疾病证，如风湿热、风湿性关节炎、风湿性心脏病、过敏性鼻炎、过敏性肠炎、荨麻疹等。

（八）耳垂部

耳垂是耳郭部最下部无软骨支撑的皮垂，占整个耳郭部的1/5～1/4。耳垂是与人体面颊相对应的部位，分布有“牙”“舌”“颌”“垂前”“眼”“内耳”“面颊”“扁桃体”8穴。通常将耳垂部分为9区，来确定耳垂部穴位的位置（图4-81）。

1. 耳垂部9区分布 从耳垂上线开始，一直到耳垂下缘的最低点，在这两点之间均匀地画出两条相互平行的直线。然后，在这两条平行线上，分别引出两条与之垂直的直线。通过这样的操作，耳垂就能够被划分成9个不同的区域。

（1）耳垂1～3区：在耳垂上部的划线分区中，从前到后依次为耳垂1区、耳垂2区、耳垂3区。

（2）耳垂4～6区：在耳垂中部的划线分区中，从前到后依次为耳垂4区、耳垂5区、耳垂6区。

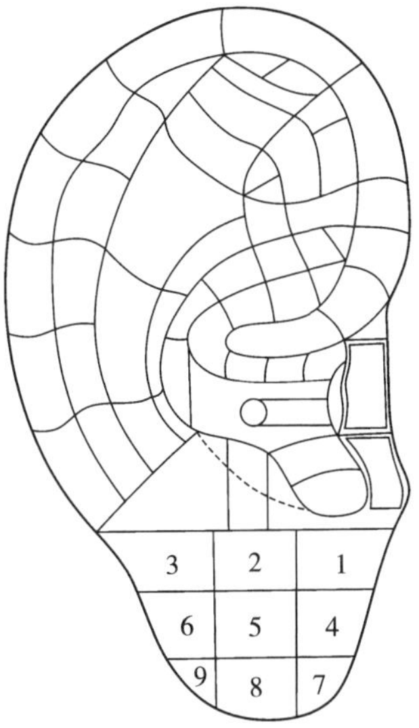

图4-81 耳垂分区图

（3）耳垂7～9区：在对耳垂下部进行划线分区时，从前往后第一个区域是耳垂7区，紧挨着它的是耳垂8区，位于最后的则是耳垂9区。

2. 耳垂部耳穴

（1）牙：曾用名牙痛点、拔牙麻醉点、升压点。

【定位】 在耳垂正面的前上部，对应耳垂1区。

【主治病证参考】 是治疗牙痛的重要穴位，主治各种牙齿疼痛、牙周炎，并可用于拔牙麻醉。对低血压的患者，刺激本穴有升压作用。

（2）舌：曾用名上颚、下颚。

【定位】 在耳垂正面的中上部，对应耳垂2区。

【主治病证参考】 舌炎、舌裂、舌部溃疡、口腔炎。

（3）颌：曾用名上颌、下颌。

【定位】 在耳垂正面的后上部，对应耳垂3区。

【主治病证参考】 各种原因引起的牙痛、牙周炎、颞颌关节功能紊乱、颌下淋巴炎、三叉神经痛，也是拔牙时用于耳针麻醉的要穴。

（4）垂前：曾用名神经衰弱点。

【定位】 在耳垂正面的前中部，对应耳垂4区。

【主治病证参考】 主治神经衰弱，以多梦、睡眠浅、睡眠时间短、早醒、醒后不易入睡等神经衰弱症状为主。

（5）眼

【定位】 在耳垂正面的中央部，对应耳垂5区。

【主治病证参考】 主治假性近视、屈光不正、青光眼及急性结膜炎、角膜炎、电光性眼炎、虹膜睫状体炎、睑腺炎等各种眼部疾病。

（6）内耳

【定位】 在耳垂正面的后中部，对应耳垂6区。

【主治病证参考】 主治耳鸣、听力下降、中耳炎、梅尼埃病等。

（7）面颊

【定位】 耳垂正面，处于中部偏后，在眼区和耳区之间，恰好位于耳垂5区和6区的交界之处。

【主治病证参考】 主治周围性面神经麻痹、面肌痉挛、三叉神经痛、腮腺炎等病证；还能用于改善痤疮、扁平疣等面颊部皮肤病，并且在面部美容方面，也是极为关键的穴位。

（8）扁桃体

【定位】 耳垂正面的下部，具体处于耳垂7区、8区和9区之间，通常将其准确位置确定在耳垂8区的正中央。

【主治病证参考】 治疗急性、慢性扁桃体炎，咽喉炎，以及各类因湿热引起的病证。

视频：耳穴压豆疗法

六、耳穴压豆疗法

耳穴压豆疗法，又称耳郭穴区压迫疗法，是用耳豆贴准确地粘贴于耳穴处，给予适度的揉、按、捏、压，使其产生酸、麻、胀、痛等刺激感应，以达到治疗目的的一种外治疗法。此法能持续刺激穴位，疼痛轻微，无副作用，奏效快，易推广。

（一）适应证与禁忌证

1. 适应证

（1）疼痛性疾病：各类因外力导致的扭挫伤，头痛，以及由神经异常引发的神经性疼痛。

（2）炎症：急性慢性结肠炎、牙周炎、咽喉炎、扁桃体炎、胆囊炎。

（3）功能紊乱：神经症导致的消化系统与心脏功能异常，如心律不齐、眩晕症等。

（4）变态反应病：缓解荨麻疹导致的皮肤瘙痒，改善过敏性鼻炎出现的鼻塞、流涕、打喷嚏等症状及过敏性紫癜等。

（5）内分泌代谢紊乱疾病：调节身体代谢，辅助控制体重；稳定血糖水平；调节甲状腺激素分泌，缓解相应症状；还能缓解围绝经期综合征引发的潮热、盗汗、情绪波动等不适。

2. 禁忌证

（1）耳郭上如有炎症、冻疮、湿疹、溃疡等疾患时暂不予耳穴压豆。

（2）患有严重心脏病等器质性疾病、身体极度衰弱的患者及习惯性流产的孕妇也不宜使用。

（3）对于妊娠期妇女需谨慎使用，特别是子宫、盆腔、内分泌、肾等耳穴，应避免使用。

（二）耳穴的选穴原则

1. 按疾病相应部位选穴 如胃病取“胃”。

2. 按循经辨证选穴 如偏头痛属足少阳胆经循行部位，选“胆”。

3. 按脏腑辨证选穴 脱发、遗精选“肾”。

4. 按现代医学理论选穴 输液反应选“肾上腺”，月经不调选“内分泌”。

5. 按临床经验选穴 如“耳尖”有清热解毒、镇静止痛、平肝潜阳等功效，可用于治疗发热、高血压、睑腺炎、目赤肿痛、急性结膜炎等病证。

（三）耳穴压豆操作步骤

1. 探查 根据病情，选择1～2组耳穴，并进行耳穴探查，探查时操作者一手持患者耳轮后上方，另一手持探针由上而下进行，找出敏感点、阳性反应点。

2. 消毒 用镊子夹取75%酒精棉球，对选取的耳穴区域进行消毒，待干。

3. 贴压 用镊子夹取王不留行籽耳穴贴，然后一手手指持托耳郭，另一手持镊子将药豆对准穴位贴上，并用手或镊子将耳穴贴与皮肤粘贴牢固。

4. 按揉 用指腹轻轻按揉耳穴贴3～5分钟，力度以产生酸麻胀或轻微疼痛感为宜。每日按压3～5次，耳穴埋豆可留埋3～5天。

（四）注意事项

1. 耳穴压贴期间，患者总感觉到局部热、胀、麻、痛或感觉循经络放射传导为“得气”，应密切观察局部皮肤情况。

2. 嘱患者局部皮肤不湿水，每4小时按压一次，以提高疗效。

3. 每侧耳郭每次贴籽穴位10个以下。留籽3～5天，天气炎热、汗多可缩短时间。

4. 孕妇应采用轻刺激手法进行穴压豆治疗。有习惯性流产史的孕妇慎用。

5. 按压后以按压为主，不要揉搓，以免破皮引起耳部感染。

6. 如果对胶布过敏，局部出现丘疹或瘙痒，应停用3～5天后再贴。

第七节 中药外治技术

案例导入

【案例】

张某，45岁，女性。主诉：双膝关节疼痛伴僵硬2年，加重3个月。

病史：患者2年前开始出现双膝关节疼痛、僵硬，晨起明显，活动后稍缓解，近3个月症状加重，关节活动受限，畏寒怕冷，阴雨天气时症状加重。无红肿发热，舌质淡，苔薄白，脉弦细。查体：双膝轻度压痛，活动时有轻微摩擦音，无明显畸形，关节B超提示轻度滑膜增厚，无积液。

【问题】

1. 请结合患者病史、舌脉特点等信息，确定主要病因病机，并归纳为何种证型？根据辨证结果，拟定康复治疗计划，包括中药外治技术的选择及具体实施方案。

2. 针对本案例，选择合适的中药外治技术并实施，并讨论中药外治技术在缓解病情中的作用及注意事项（如禁忌证、操作安全性等）。

一、中药外治法概述

（一）概念

中药外治法指运用中药通过多种外治方法对疾病进行康复治疗，以促进患者功能的快速恢复的疗法。这种疗法在我国的疾病防治中占据重要地位。

中药外治法历史悠久。《黄帝内经》中提到："痹不（仁）肿痛……可烫熨及火灸刺而去之""可按、可药、可浴""其有邪者，渍形以为汗"。这些记载表明了渍法、熨法、浴法、刺法、灸法等外治法的应用。《素问·调经论》进一步指出："夫十二经脉者，内属于脏腑，外络于肢节"，强调了脏腑、经络、腧穴之间的紧密联系，明确了十二经穴不仅主治本经病证，还反映其所属脏腑的病变。《周礼》中提到的外疡治疗方法以外治法为主，显示了当时外治法的已初具雏形。《山海经》记载了夏商时期利用烟熏、佩戴药物防病驱疫的外治方法，而《五十二病方》283个方剂中，外治方占一半以上，包括洗浴浸渍、熏蒸热熨、角法（拔火罐）、按摩、灸法等。

吴师机曾言："外治之理，亦即内治之理；外治之药，亦即内治之药，所异者法耳。"由此可见，中药外治法同样遵循整体观念和辨证论治的原则。中药外治法以其操作简便、疗效显著、经济适用、安全性高、毒副作用少等优势，受到历代医家的高度重视与推崇。其在各科疾病的康复治疗中均表现出显著疗效。

（二）中药外治基本知识

1. 治疗原理 人体是一个内外联系的有机整体，内在的脏腑功能可以反映到外部，外部的刺激也可以对内部脏腑产生作用。这种相互应答关系体现了中医"内应于外，外应于内"的理论。具体来说，内脏的疾病通过外部相关部位表现出症状，为"内应于外"；而通过外部施以针灸、按摩或中药外治等手段，治疗内部脏器的疾病，为"外应于内"。这种内外关联通过经络系统的表里沟通得以实现。因此，中药外治法的治疗原理可以总结为以下几个方面。

（1）运行气血，协调阴阳：经络系统能够将气血输送到全身各个部位，正如《灵枢·脉度》中所言："内溉脏腑，外濡腠理。"中药外治法的基本原理之一就是通过局部刺激作用，促进全身气血运行，达到协调阴阳的效果。在具体作用上，中药外治法通过局部给药对机体产生一定的刺激效应，促使局部血管扩张，提升血液循环效率，并改善周围组织的营养状态。借助这种机制，中药外治法可以实现行气活血、消炎止肿的效果。例如，对于局部炎症或瘀血症状，中药外治能够通过改善局部微循环，消除病灶处的瘀滞状况，同时增强组织再生能力。

（2）传导感应，调整虚实：中药外治法能够防病治病，是基于经络系统传导感应和调节虚实的功能。在健康状态下，经络系统运行气血、调节阴阳，维持机体平衡。然而，在病理状态下，气血运行不畅或阴阳失衡，则可能表现为虚实失调的证候。中药外治法通过体表施药，借助经络传递药效，实现调节虚实的目的。具体机制包括：药物通过皮肤吸收，利用经络的传导作用深入脏腑，再由经脉将药性输布至全身，直达病所。根据药物的性味与作用特点，中药外治法可以补虚泻实，调理机体功能。例如，温性药物常用于温经散寒，寒性药物则多用于清热解毒，这种"因性用药"的用药方式能够针对性地调节机体内环境，从而实现全身性疾病的治疗。

（3）促进全身调节与局部修复：中药外治法不仅能够通过经络调节全身功能，还能直接作用于局部病灶。其药物成分通过皮肤渗透进入体内，与局部组织产生直接的物理或化学作用，例如消炎、止痛、解痉等。同时，药物的全身输布作用依托经络与脏腑的相互调衡功能，进一步发挥协调气血、平衡阴阳的作用。这种双重作用机制使得中药外治法能够兼顾局部治疗与全身调理，从而在疾病康复中发挥独特的优势。

2. 治疗原则 运用中药外治法，同样需要根据疾病特点，进行系统的辨证分析，并据此确立治疗原则、选方用药及实施方案。在临床应用中，应以中医的四诊“望、闻、问、切”为基础，结合八纲辨证理论，全面分析病情，归纳病因病机，按照疾病的轻重缓急立法，并选择合适的剂型和制作方法，以更好地适应患者的病情需求。在临床运用中，需要严格遵循以下几项原则。

（1）辨证论治：运用中药外治法的首要前提是辨证论治。通过辨证分析疾病的虚实、寒热、表里等性质，能够更准确地对症施治，从而取得更显著的疗效。例如，明确疾病属于虚证还是实证、寒证还是热证、病位在表还是在脏腑，是选择治疗策略的关键。如果辨证失误，例如误将虚证误认为实证、寒证当作热证，不仅无法收效，反而可能延误病情，甚至使疾病恶化。因此，辨证论治是中药外治法的核心原则。

（2）三因制宜：中药外治法如同中药内服法一样，需要因人、因地、因时制宜。患者的年龄、性别、体质、生活习惯、地域环境及四时气候的变化，都会对中药外治法的选择和效果产生影响。例如，对于虚弱体质的老年患者，应选择温和、缓解的外治方法，而对于年轻体壮者，可以适当采用刺激性更强的外治手段。同样，寒冷地区的外治方法可能更注重温通效果，而湿热环境则需要更注重清热解毒。通过结合患者的个体特点、环境和时间等因素，才能制定更加精准的外治方案。

（3）标本缓急：在疾病治疗过程中，需要分清病情的标本缓急。《素问·至真要大论》中提到：“急则治其标，缓则治其本。”这一原则在中药外治中同样适用。当患者病情急重时，优先缓解急性症状以治标，例如在外治法中应用止痛、解表等方法迅速控制症状；而对于病情相对缓和的患者，则应注重调理本虚、治疗疾病的根本病因。在标本辨证不明的情况下盲目施治，不但难以治愈病情，还可能导致疗效不稳定。

（4）合理选穴：中药外治法的局部治疗往往需要结合相关腧穴，这不仅是增强疗效的关键，也是体现中医外治精髓的部分。例如，对于上半身疾病，可选择上脘、肺俞、劳宫、内关等腧穴。而针对脾胃疾病，则宜取神阙、上脘、中脘等腧穴，治疗下半身疾病时，则可以选用气海、关元等穴。此外，如果需要补益五脏气血，可选择背俞穴，清泄五脏毒邪也可选背俞穴，急症则可取人中、关元、气海等穴。对于经络疾病，宜按照经络的循行选取相关穴位。只有在选穴精准的前提下，才能发挥中药外治的最大效能。

运用中药外治法需要全面遵循以上基本原则，结合疾病特点和患者个体需求，因时、因地灵活施治。坚持科学合理的治疗策略，中药外治法不仅能提升临床疗效，还能最大限度减少治疗过程中可能出现的不良反应，成为患者康复治疗中不可或缺的重要选择。

3. 治疗优势 中药外治法以其操作简便、疗效显著、容易推广、经济适用、安全性高、毒副作用少等显著特点，成为历代医家推崇的重要治疗方法。在临床实践中，中药外治法在各科疾病的康复治疗中发挥了显著作用，尤其在面对老幼体弱者攻补难施之时，以及不愿服药或无法服药的患者群体时，展现出其他疗法难以比拟的独特优势。其具体优点可以总结如下。

（1）治法多样，给药方便：中药外治法以其多样化的治疗方式和广泛的施治部位而著称。无论是针对全身性疾病还是局部问题，都可以通过不同的手段进行治疗。例如，哮喘的治疗就涵盖了多种方法，包括背部腧穴贴敷疗法、发疱疗法、敷脐疗法、割治疗法及中药雾化吸入等，这些方法在实际应用中大多能取得令人满意的疗效。此种多样化的治疗手段不仅增加了临床施治的灵活性，也为患者提供了更多的治疗选择。

（2）直达病所，定位用药：中药外治法的局部用药特点使得药物的浓度能够显著高于血液中的药物浓度，从而在病灶部位发挥更直接和显著的疗效。例如，使用气雾剂进行平喘治疗，能够迅速缓解哮喘症状；通过锡类散灌肠治疗溃疡性结肠炎，能够直接作用于肠道病变区域；对于关节疼痛，外敷止痛药物的效果通常优于内服药物。此种“直达病所”的特点使中药外治法在急性病证和局部疾病的治疗中尤为高效。

（3）适应证广泛，禁忌证较少：中药外治法的适用范围极为广泛，几乎涵盖了临床中各科的多种疾病。无论是内科、外科还是儿科、妇科等，中药外治法都能找到其适宜的应用领域。例如，对于病情较轻或处于疾病初期阶段的患者，中药外治法能够迅速控制病情，防止进一步恶化；对于某些慢性病患者，它也能通过调理体质、改善局部症状而发挥长期疗效。此外，与内服药物相比，中药外治法的禁忌证相对较少，对于某些不能耐受口服药物的患者或儿童、孕妇等尤为适用。

（4）综合治疗效果显著：除了上述优点外，中药外治法还能够通过多重机制改善患者的整体状态。例如，通过局部刺激促进血液循环、减轻炎症反应，同时通过经络调节达到平衡阴阳、补虚泻实的作用。这种局部与整体相结合的治疗模式，不仅能够缓解局部症状，还能提升患者的整体健康水平。

（三）常见中药外治方法

中药外治法通过药物作用于体表，中医经络、腧穴理论及现代医学的研究成果显示，该疗法不仅能够有效治疗局部病变，还能调节全身功能，体现了中医“内病外治”的特色。常见的中药外治方法有：熏蒸疗法、药浴疗法、外敷疗法、芳香疗法。

这些外治方法结合了中医整体观念和辨证论治的原则，广泛应用于各类疾病的防治，特别在康复领域具有重要意义。下面就熏蒸、药浴、外敷三类常见疗法进行进一步介绍。

二、熏蒸疗法

微课：
熏蒸疗法

（一）概述

熏蒸疗法是利用药物煎煮后的蒸汽或烟气熏蒸患部，通过热疗和药疗的双重作用实现治疗的方法。此法可促使皮肤汗孔打开，活血通络，同时增强药物吸收，适用于风湿性疾病、关节僵硬、肌肉痉挛及慢性疼痛。熏蒸疗法作为中医外治的瑰宝，拥有悠久的历史背景，它通过将中草药煎煮后产生的蒸汽，应用于全身或特定部位，旨在实现治疗疾病、增强体质及美容的效果。

熏蒸疗法根源可追溯至人类掌握用火的早期，随着时代的演进和社会的发展，中药熏蒸技术也在不断进步。在马王堆汉墓发掘的《五十二病方》文献里，已明确记载了运用中药煎煮产生的蒸汽进行熏蒸治疗的八方。而《黄帝内经》则详细描述了使用椒、姜、桂和酒煮沸后的蒸汽来治疗关节肿胀、疼痛及屈伸不利等痹症的方法。

进入东汉时期，医圣张仲景的《金匮要略》中也记录了用苦参汤熏洗治疗狐惑病的药方与技法。晋、南北朝至隋唐，临床医学蓬勃发展，熏蒸疗法在临床各科得到了广泛应用，如晋代葛洪的《肘后备急方》便提及了用煮黄柏、黄芩熏洗来治疗创伤与疡痈症的方法。至清代，随着《急救广生集》和《理瀹骈文》等中医药外治专著的问世，熏蒸疗法达到了一个相对成熟和完善的阶段。新中国成立后，科学技术飞速发展，熏蒸疗法在理论和实践两方面均取得了显著进步，其应用范围已扩展至内科、外科、妇科、儿科、五官科及皮肤科等多个领域，并广泛用于康复疗养及日常保健之中。

（二）熏蒸疗法作用

熏蒸疗法的作用在历代文献中已有所涉及，《黄帝内经》中提出“善治者治皮毛，其次治肌肤”，认为可以通过熏蒸发汗使邪外出，邪出则疾病不生；《外科大成》提出“使气血疏通以舒其毒，则易于溃散而无瘀滞也”，认为熏蒸有疏通气血、活血祛瘀、解毒止痛的功效；清代名医吴师机在《理瀹骈文》中对熏蒸疗法作用进行了较深入系统的阐述，认为熏蒸的基本作用是“可以升降变化，分清浊而理阴阳。营卫气通，五脏肠胃既和，而九窍皆顺，并达于腠理，行于四肢也”，并认为此法“最妙，内外治贯通在此可必期其效”。熏蒸疗法通过熏洗，使局部皮肤温度增高、腠理疏通、气血流畅，促使药力快速通过皮肤和患处，以快速吸收，发挥治疗作用，达到化瘀消肿、散寒止痛、祛风除湿等目的。

1. 局部作用　熏蒸疗法结合了温度与药物的双重作用，通过皮肤渗透、转运及吸收机制，使药效集中于患处，实现针对性的化瘀、消肿、散寒、止痛及祛风、除湿效果。此疗法避免了药物消化、吸收及分布全身的冗长过程，直接作用于病灶，因而具有高效且安全的特点。

2. 全身作用　熏蒸疗法的治疗作用与皮肤相关，药方中多芳香类药物，其中挥发性成分对人体体表的汗孔、毛囊、皮脂腺等组织有很好的亲和性，药物从皮肤吸收，分布全身，加速全身血液及淋巴的循环，加强代谢产物的排泄，促进炎性因子的吸收与排泄，较快缓解肌肉及周围软组织紧张、痉挛、疼痛，使人产生一系列如情绪轻松、肌肉松弛、睡眠改善、身心舒畅等生理、心理变化。

（三）操作方法

1. 设备　需设立单独的蒸疗室，室内设备包括全身熏蒸仪、熏蒸床、熏笼盆、小木凳、浴桶、毛巾、浴罩、床单等，并配有洗浴室及休息室。

2. 治疗方法　根据病情选用全身熏、支凳熏、坐熏、碗口熏等熏蒸方法。

（1）全身熏蒸法：传统的熏蒸技术是将药物煎煮成药液，趁热倒入器具里，器具材质可选不锈钢、瓷、瓷砂，外罩浴罩，其间可对药液不断加热，使蒸汽不断产生，患者坐入其中，进行全身熏蒸。现代可采用中药熏蒸机（药浴机），把中药包放在中药煮蒸器中煎煮，患者坐在机器里面进行蒸汽浴。每次熏蒸时间为20～30分钟，每日1～2次。

（2）局部熏蒸法：在传统的熏蒸疗法中，针对上下肢，可采用支凳法进行熏洗，将煎煮好的药液趁热迅速倒入盆中，盆内置一小木凳，患者将上肢或腿部搁于凳上，覆盖布单以进行熏蒸，同时可根据需要持续加热。对于颈、肩、腰、背部位，可在治疗床上开设相应孔位，下方放置煎好的药液，患者卧位并将患处对准蒸汽孔，覆盖布单进行熏蒸，同时维持加热状态。对于口、鼻、眼及面部的熏蒸，可将热药液倒入碗、保温瓶等容器中，双手覆盖容器口，留出适当空隙，使口、鼻、眼或面部对准空隙进行熏蒸。针对前后阴部，可将热药液倒入盆中，盆上覆盖熏笼，患者坐于其上，覆盖布单进行熏蒸，并持续加热。在现代，熏蒸床和熏蒸治疗仪等设备被广泛应用。治疗时，患者将病变部位对准蒸汽孔，或将四肢放入治疗仪内，设备具有自动温控和计时功能。每次熏蒸时间通常为10～30分钟，每日进行1～2次。

（四）适应证和禁忌证

1. 适应证 熏蒸疗法在临床应用广泛，可应用于内、外、妇、儿、骨伤、皮肤、五官等临床各科疾病的治疗，还用于保健美容。

（1）内科疾病：如感冒、不寐、脑卒中、水肿等。

（2）周围血管疾病：如糖尿病血管病变、血栓闭塞性脉管炎、闭塞性动脉硬化症、下肢静脉曲张、下肢深静脉血栓形成、大动脉炎等。

（3）外科疾病：如疖、痈、丹毒、慢性溃疡、淋巴管炎等。

（4）骨科疾病：如颈椎病、腰痛、风湿性关节炎、软组织损伤、骨折、增生性骨关节炎、痹证等。

（5）皮肤科疾病：如银屑病、湿疹、神经性皮炎、带状疱疹等。

（6）儿科疾病：如伤风感冒、咳嗽、支气管炎、小儿麻疹、痘疹透发不畅，小儿麻痹后遗症等。

（7）妇科疾病：如痛经、阴痒等。

（8）其他：现代广泛用于保健、美容等。

2. 禁忌证

（1）各种急性热病初起、痈疡成脓期。

（2）急性传染病、严重心脏病、肾病、中高度高血压、有出血倾向者。

（3）主动脉瘤、恶性肿瘤。

（4）严重哮喘病。

（5）皮肤敏感性降低或温度觉缺失者。

（五）注意事项

（1）进食前后30分钟内、空腹、大汗及过度疲劳时，不宜立即进行熏蒸。

（2）老年人、儿童熏蒸时要有专人陪护，避免烫伤、着凉或发生意外。

（3）严格掌握熏蒸药物温度，若温度过高，则易发生烫伤；温度过低则不能正常发挥药效。

（4）煎药所用清水适量。水过多，则药液淡而疗效差；水少，虽然药物浓度高，但热力不够不能达到“熏”的目的。

（5）对皮肤有刺激性和腐蚀性的药物禁用。

（6）孕妇及月经期妇女不宜进行熏蒸疗法。

（六）临床应用

熏蒸疗法多选用活血化瘀、祛风除湿、发汗解表、杀虫止痒类中药。用于治疗风寒湿痹症、感冒风寒、皮肤病等病证。通常选用当归、五加皮、丹参、防风、艾叶、川牛膝、桑枝、伸筋草、红花、肉桂、羌活、独活等药物。熏蒸疗法涉及的方药与用法很多，以下是几种临床常见疾病的熏蒸疗法。

1. 头痛　方药与用法：当归60g、川芎30g、荆芥穗20g。煎药熏头面。

2. 手癣　方药与用法：白矾、皂矾各120g，孩儿茶15g、侧柏叶250g。上药同煎，熏蒸患处，待药液降温后沐洗患处。

3. 风湿性关节炎　方药与用法：海风藤、豨莶草、防风、秦艽、桑枝、松节、木瓜、白芷、川芎、当归、羌活、续断各30～50g，细辛10g。上药同煎，熏蒸患处。

4. 阴痒　方药与用法：苦参60g、蛇床子30g、白芷15g、银花30g、菊花60g、黄柏15g、地肤子15g、大菖蒲9g。煎汤熏洗。

5. 痔疮　方药与用法：五倍子、朴硝、桑寄生、莲房、荆芥各30g。上方共煎取液，先熏，待药液温度适宜后沐洗患处。

6. 骨折　方药与用法：海桐皮6g、透骨草6g、乳香6g、没药6g、当归5g、川椒10g、川芎3g、红花3g、威灵仙3g、甘草3g、防风3g、白芷2g。上药同煎，熏蒸患处，待药液降温后沐洗患处。

7. 鼻炎　方药与用法：苍耳子9g、辛夷花15g、白芷30g、薄荷1.5g。上药同煎，倒入合适的容器中，令患者用鼻吸入热气，从口中吐出，反复多次。

8. 脑卒中　方药与用法：伸筋草、透骨草、姜黄、老桑枝、红花各30g。以上药物加水煮沸10分钟，熏蒸患侧肢体。

9. 小儿脑性瘫痪　方药与用法：红花10g、钻地风10g、香樟木50g、苏木50g、老紫草15g、伸筋草15g、千年健15g、桂枝15g、路路通15g、乳香10g、没药10g、宣木瓜10g。加入清水煮沸进行患部熏蒸。

10. 腰腿痛　方药与用法：红花20g、威灵仙30g、川芎20g、艾叶20g、制川乌15g、制草乌15g、桂枝15g、鸡血藤30g、独活15g、木瓜15g、伸筋草30g、透骨草30g、杜仲30g、白花蛇1条。浸泡30分钟后，煮沸、腰部暴露，进行熏蒸。

▶知识拓展

中医外治在国内外推广应用

在国内，中药外治技术作为中医特色疗法之一，被广泛应用于各级医疗机构。乡村卫生服务站通过熏蒸疗法为慢性关节炎患者提供低成本的康复服务，而智能设备在城市医院则推动了标准化操作的普及。例如，北京某康复中心将熏蒸与药浴结合治疗慢性风湿，效果显著并获得患者认可。在国际上，中药外治技术也逐步被接受。在新加坡的“中医康复中心”，熏蒸疗法被用作术后康复的核心手段；在美国，某高端健康中心采用敷贴疗法缓解运动员的肌肉损伤问题。此外，中国援非医疗队在非洲推广中药熏蒸治疗地方病，将熏蒸疗法与非洲传统草药疗法结合，改善患者的疼痛症状。这些案例展示了中药外治技术从基层到国际、从传统到现代的全面发展与应用。

微课：
药浴疗法

三、药浴疗法

（一）概述

药浴疗法，是在中医理论指导下，选配一定的中草药经煎汤、浸泡后洗浴全身或局部，以达到治疗疾病和保健、养生、美容目的的富有特色的中医外治方法。

药浴疗法源远流长，历史悠久。《黄帝内经》中有“其有邪者，渍形以为汗”，《礼记》中有“头有疮则沐，身有疡则浴”的记载。随着中医药学的发展，药浴疗法的种类不断增加，应用范围不断扩大。至清代其治疗已涉及内、外、妇、儿、五官、皮肤等各科疾病，在药浴种类上有洗、沐、浴、浸、泽、浇等法。药浴疗法具有毒副作用较少、适用范围广泛、简便易于推广等特点，易于被患者接受。

（二）药浴疗法作用

药浴疗法的用药原则与内服药物相似，同样需遵循中医处方规范，依据病情与体质差异，谨慎选择中药，精准配伍，形成个性化的药浴方剂，进而制备成药浴液。在药浴过程中，热力与药效相辅相成，药物成分渗透肌肤，作用于全身或特定部位，通过经络血脉的传导，深入脏腑，发挥治疗作用。药浴疗法不仅能够疏通经络、促进气血流通、活血化瘀，还能祛风散寒、清热解毒、消肿止痛，同时调节阴阳平衡，协调脏腑功能，滋养全身。现代科学研究揭示了药浴疗法的多重作用机制。

1. 温热刺激 温热的药浴液能够促进血管扩张，增强血液流动，加速新陈代谢，并有效抑制神经过度兴奋，从而缓解肌肉痉挛，减轻疼痛感。蒸汽作用于人体引发的“发汗”效果，有助于发散体表邪气、祛除风湿、促进水液代谢。这一系列生理反应还伴随着情绪放松、肌肉舒缓、睡眠质量提升及整体身心愉悦等心理与生理的正面变化，有助于调整脏腑功能的失衡状态，促进机体达到和谐与平衡。

2. 机械效应 药浴疗法通过药浴液的冲洗、摩擦等碰撞身体表面产生机械效应。在全身泡浴时，静水压力为40～60g/cm^2。此类静态水压能够施加压力于体表的静脉与淋巴管，进而提升体液回流速率，促进血液与淋巴液的循环流通，这对伤口区域的血液循环尤为有益，加速了创面的恢复进程。

3. 药物作用 药浴疗法所用药物多为芳香走窜、辛散通阳、活血通络之品，此类药物气味俱厚，经煎煮及热水浸泡，药气极易逸出，从肌肤腠理进入人体，发挥通经走络、行气活血等多重功效。

（三）操作方法

1. 设备 中药浴疗以其简便易行的特点，使得部分简易疗法可由患者在家自行实施。然而，对于更为复杂的药浴疗法，则需依赖专业设施及技术人员。一个配备齐全的药浴场所通常包含以下区域：更衣区、淋浴区、盆浴区及治疗后的静养区等。

2. 药浴液制备 制备常用药浴液有四种常见方法：①取适量水，加入中药进行煎煮，提炼成药浴液；②把药材置于溶剂（如水、酒等）中，浸泡多日，直至其有效成分充分溶解，形成药浴液；③将中药研磨并过筛，制成散剂或丸剂储存，使用时添加热水使其溶解，转化为药浴液；④从中药中提取有效成分，加入能增强皮肤吸收的助剂，调配成药浴液。

3. 药浴疗法　可分为全身洗浴和局部洗浴两大类。根据病情，可选用全身洗浴或局部浸洗、擦洗、冲洗、坐洗等方法。

（1）全身洗浴法：在进行全身沐浴时，需先将中药煎煮提炼出汁液，倾倒入浴缸，调整水温至适宜范围后，患者平躺于药浴液中享受洗浴。为了维持药浴液的温度，可适时补充少量热水。整个沐浴过程持续10～30分钟，建议每日进行一次。

（2）坐洗法：洗涤外阴与臀部区域时，可将煎煮完成的药浴液倾倒入盆中，待其冷却至适宜温度后，患者坐于药浴液中完成清洁过程。建议每次清洁时长为20～30分钟，每日进行1～2次。

（3）浸洗法：在清洗上肢或下肢时，将煎煮完成的药浴液倒入盆中，待药液温度适中后，将需要清洁的肢体浸入药浴液中进行浸泡和洗涤。为了维持药浴液的温度，可以适时地添加少量热水。建议每次浸泡清洗的时间为20～30分钟，每日进行1～2次。

（4）擦洗法：清洗躯干部分时，先将煎煮完毕的药浴液倒入盆中，待其冷却到适宜的温度后，使用纱布或柔软毛巾蘸取药浴液，轻轻擦拭需要清洁的部位。为了保持药浴液的温暖，可以适时添加少量热水。建议每次擦拭清洁的时间为20～30分钟，每日可重复进行3～5次。

（5）冲洗法：在洗涤面部时，将煎煮完成的药浴液倾倒入盆中，待其冷却到舒适的温度后，将面部置于盆口之上，利用手掌轻轻舀起药浴液，然后泼洒于面部进行冲洗。为了维持药浴液的适宜温度，可以适时地加入少量热水。每次冲洗的时间建议为10～30分钟，每日进行一次。

（6）熏洗疗法：熏洗结合法是一种融合了熏法与洗法的综合性疗法，通常遵循先熏后洗的顺序，也可根据实际需求灵活搭配。具体组合方式多样，包括全身熏后沐浴、全身熏后擦洗、支凳熏配合浸洗、支凳熏结合擦洗、坐熏搭配坐浴，以及瓶口熏与冲洗的结合等。

（四）适应证和禁忌证

1. 适应证　伤风感冒、咳嗽、痹证、扭伤、脑卒中偏瘫、小儿麻疹、痘疹透发不畅，小儿麻痹后遗症，皮肤湿疹、体癣、头癣、瘙痒症等，现代还广泛用于保健、美容等。

2. 禁忌证

（1）高热、大汗、眼部出血、恶疮、急性皮肤病。

（2）高血压、主动脉瘤、冠心病、心力衰竭、呼吸衰竭、肾衰竭、有出血倾向。

（五）注意事项

1. 药浴液加水后，温度要适中，不能过热，以免烫伤。

2. 洗浴时要注意保暖，避免受寒、吹风，洗浴完毕后马上拭干皮肤，尤其是在秋冬之际，更应注意浴处宜暖而避风。《老老恒言》谓：“浴后当风，腠理开，风易感，感而即发，仅在皮毛则为寒热，积久入里患甚大，故风来宜避，浴后尤宜避。”

3. 就餐前后30分钟内应避免洗浴。空腹状态下洗浴，可能会导致血糖水平骤降，进而引发虚脱晕厥；而饭后立即洗浴，体表血管受热水刺激而舒张，促使体内血液重新分配至身体表面，导致胃肠道血液供应减少，胃酸分泌降低，消化功能减弱，从而影响食物的消化与营养吸收。

4. 药浴时间以20～30分钟为宜。

5. 月经期妇女不宜进行坐浴疗法。

6. 不宜使用对皮肤有刺激性或腐蚀性的药物。

7. 在洗浴过程中如发现有药物过敏者，应立即停止洗浴。

8. 对于老年人和患有心、肺、脑等病的患者，不宜单独洗浴，应有家属助浴，且洗浴的时间不宜过长。

9. 洗浴时药浴液必须过滤，以免药渣进入眼内；除了说明是内服药、洗眼药外，所有洗浴药物应防止溅入口、眼、鼻内；同时，一切器皿、纱布、棉球及手指必须消毒。

（六）临床应用

药浴疗法常用药物有黄芪、羌活、当归、独活、鸡血藤、桃仁、红花、伸筋草、杜仲、续断、麻黄、细辛、藿香、蝉衣、佩兰、海桐皮、透骨草、刘寄奴、钩藤、防风等。可用于康复治疗偏瘫、截瘫、骨关节病及全身性皮肤病等病证，还可用于美容、保健等诸多方面。

1. 头风久痛 方药与用法：莽草，煎汤沐之，勿入目。

2. 疥疮 方药与用法：苦参250g，猪胆4～5枚，上方共煎取液，以药液淋洗患处。3日1次，可洗3～5次。

3. 眩晕（高血压） 方药与用法：桑叶、桑枝各30g、茺蔚子15g。上药加水煎成1500ml，每日浸足2～3次，10天为一疗程。

4. 阴痒 方药与用法：苦参60g、蛇床子30g、白芷15g、银花30g、菊花60g、黄柏15g、地肤子15g、大菖蒲9g。水煎去渣，临用亦可加猪胆汁4～5滴，一般洗2～3次即可。

5. 上肢损伤 方药与用法：伸筋草15g、透骨草15g、荆芥9g、防风9g、红花9g、千年健12g、刘寄奴9g、苏木9g、川芎9g、威灵仙9g。煎水熏洗患处。

6. 下肢损伤 方药与用法：伸筋草15g、透骨草15g、五加皮12g、三棱12g、莪术12g、秦艽12g、海桐皮12g、牛膝10g、木瓜10g、红花10g、苏木10g。煎水熏洗患处。

7. 骨科外洗一方 方药与用法：宽筋藤30g、钩藤30g、金银花藤30g、王不留行30g、刘寄奴15g、防风15g、大黄15g、荆芥10g。煎水熏洗患处。适用于骨折及软组织损伤中后期。

8. 骨科外洗二方 方药与用法：桂枝15g、威灵仙15g、防风15g、五加皮15g、细辛10g、荆芥10g、没药 10g。煎水熏洗患处。适用于骨折及软组织损伤中后期、肢体冷痛、关节不利及风寒湿邪浸注，局部遇冷则痛增，得温稍适的痹症。

9. 外痔 方药与用法：黄连、黄柏、黄芩、大黄、荆芥、防风、栀子、槐角、苦参、甘草各30g，朴硝15g，上药加水适量，煎3次，合并煎汁，坐浴。

10. 小儿麻疹（疹出不畅） 方药与用法：熟石膏60g、干葛根30g、当归30g、桑白皮30g、地骨皮25g、荆芥25g、炒枳壳20g、牵牛子5g、陈皮5g、川贝母5g、赤芍5g、薄荷5g、生甘草15g、红花10g、桔梗3g。煎水3沸，待温、浴儿，每日1～2次。

11. 鼻前庭炎 方药与用法：马齿苋、地肤子、黄柏、枯矾各30g。煎水局部外洗。

12. 小儿肌性斜颈 方药与用法：赤芍10g、威灵仙10g、浙贝母15g、生半夏15g、泽兰10g、当归10g、透骨草15g、香樟木15g、红花10g、五加皮15g。加入清水煮沸10分钟，用纱布或毛巾浸透汤汁擦洗患部。注意温度，以免烫伤。

13. 发鬓枯黄 方药与用法：桑皮、柏叶汤沐头，能润泽头发，增添光泽。

四、外敷疗法

微课：
外敷疗法

（一）概述

外敷疗法是中医外治疗法的重要组成部分，包括热敷、敷贴、脐疗等多种形式。其基本原理是通过将药物外敷于腧穴或患部，结合热力、药力和经络理论，刺激腧穴、调节气血，发挥局部和全身的综合治疗作用。热敷疗法借助温热和药物作用温通经络、缓解疼痛；敷贴疗法通过药物和腧穴的共同作用治疗疾病；脐疗以肚脐（神阙穴）为施治部位，通过药物快速吸收调整脏腑功能。这些方法操作简便、疗效显著，广泛应用于多种疾病的治疗与康复。

（二）常见的外敷疗法

1. 热敷疗法 是一种利用加热处理过的药物和辅料，敷于患者的患部或特定腧穴，通过温热作用激发药物药性的外治方法，所以也称之为热敷疗法。这种疗法通过药物作用于皮肤毛孔，并沿着经络循行内达脏腑，能够有效实现温中散寒、畅通气机、镇痛消肿及调节脏腑阴阳的功效。作为中医外治技术的重要组成部分，热敷疗法以其简、便、效、廉的特点在临床中广泛应用。

热敷疗法的历史源远流长。在我国古代，上古先民便已利用火烤过的石块治疗关节疼痛等病证。《史记·扁鹊仓公列传》中有关于扁鹊“病情尚浅时，可用热敷疗法治之”的记载，并提到用热敷疗法成功治疗虢太子昏迷的病例。这些历史记录表明，热敷疗法早在古代就已被用于多种疾病的治疗。

热敷疗法作用：热敷疗法通过结合热力与药力的双重作用，促进肌肤表面的经络与脏腑调理，达到祛邪扶正、舒畅气机、调和脏腑的效果。此疗法不局限于局部病变的治疗，也广泛适用于多种全身性疾病。其作用机制如下。

（1）局部及腧穴刺激：使用具有一定刺激性的药物进行热敷，可使局部血管扩张，促进血液循环，改善局部组织的营养，达到消炎消肿的效果。一些刺激性药物还能通过腧穴的神经反射途径激发机体的调节反应，促进抗体的形成，增强免疫力。

（2）调节经络平衡：通过温热药物的作用，刺激局部经络和穴位，从而达到温通经络、活血行气、祛湿散寒的效果，进而起到防病保健的作用。

（3）药物的渗透作用：药物通过皮肤渗透至局部组织，药物浓度的优势使其产生显著的药理作用。通过敷贴在腧穴部位，药物和热力的结合能够促进药物的吸收与传播，增强全身效应。

2. 敷贴疗法 亦称外敷法，是基于中医理论的治疗方法，通过将药物制成丸、散、膏、糊、饼等剂型，直接应用于皮肤、患处或特定腧穴，起到疏通经络、调理脏腑、增强体质的作用。此疗法的优点在于不依赖消化道吸收，避免了胃肠道反应，并且可以直接作用于患处治疗局部疾病，或通过经络、腧穴影响全身，治疗系统性疾病。常用的敷贴疗法有薄贴疗法、油膏疗法、箍围疗法等。

敷贴疗法有悠久的历史。长沙马王堆汉墓出土的《五十二病方》中便有使用烤热的肥猪肉治疗跌打损伤的记载。晋唐时期，已出现了穴位敷贴疗法。如葛洪在《肘后备急方》中首次提到生地黄或栝蒌根外敷治伤，以及附子粉外敷治疗疟疾。唐代孙思邈的《千金翼方》首次提出“薄贴”一词，并专门讨论了薄贴疗法。清代吴师机的《理瀹骈文》更是收录了200种外敷方药，涵盖了多个系统的病证。

敷贴疗法以经络学说为基础，主要有以下三个作用机制。

（1）经络与腧穴的刺激与调节：敷贴常用芳香刺激性药物，并结合热敷、冷凝、发疱等物理方法，刺激体表腧穴。这样可以促进经络的传导与调整，激发经气，调动经脉的功能，产生内外双向的调节效应。

（2）药效作用：药物通过皮肤的表皮与真皮，进入细胞外间质，再通过毛细血管进入血液循环发挥药理效应。

（3）综合叠加作用：药物的温热刺激与外敷治疗产生协同作用。温热作用促进气血流通，药物的刺激则增强药物的吸收与效果，尤其是辛味药物在热敷环境下更容易被吸收，从而加强药效。药物外敷腧穴时，不仅能激发腧穴本身的经气，还能调动经脉的功能，从而提高整体治疗效果。

3. 敷脐疗法 是中医外治体系中极具特色的一种治疗方法，它是在神阙穴上，敷贴药物并用纱布或胶布进行固定。通过药物对神阙穴的刺激，激发经气，疏通经脉，促进气血运行，调理脏腑功能，从而达到防治疾病的效果。

敷脐疗法已有超过2000年的历史，最早见于晋代《肘后备急方》，唐代《备急千金要方》、宋代《太平圣惠方》、明代《本草纲目》、清代《串雅内外编》及晚清时期的《理瀹骈文》等古代医书中均有关于敷脐疗法的详细记载，为后世应用提供了丰富的理论依据和临床实践经验。敷脐疗法的作用机制如下。

（1）强壮保健：神阙穴被称为“先天之本源”，具有温补下元、健脾益气的功能，是强壮身体、保持健康的关键穴位。通过温热药物贴脐，能够有效提升机体免疫力，从而增强人体的抗病能力，达到保健、防病的效果。此法常用于脑卒中后，帮助治疗体质虚弱、肌力和肌张力低下等症状，辅助机体恢复健康。

（2）温通阳气，回阳救逆：温热药物的贴敷，通过药物的温热刺激或艾灸、热熨的传导作用，能够兴奋呼吸中枢神经，刺激阳气回升，常用于急救治疗。此方法在脑卒中急性期患者突然昏迷、不省人事时，尤为有效，能够迅速激活机体阳气，帮助患者恢复意识。

（3）健脾和胃，降逆止泻：通过贴脐药物的刺激和吸收作用，能够促进脾胃功能，调节气机，增强消化和吸收功能，起到健脾止泻、和胃降逆的作用。在治疗脾胃虚弱引起的食欲不振、腹泻等病证中，具有显著效果。

（4）通调三焦，利水消肿：药物贴脐能够借助药理作用激发三焦的气化功能，促进气机的顺畅运行。此法通过疏通经络、通利小便，帮助消除体内多余的水分，从而达到消肿的效果。常用于治疗水肿、腹水等病证。

（三）操作方法

1. 热敷疗法

（1）普通热敷：①热水袋敷，将热水注入水袋，水量不超过袋体容量的2/3，排出多余的空气后紧闭袋口，直接贴敷于不适区域。②湿热敷法，皮肤表面先涂抹一层凡士林油，将水加热至适温，将布浸泡在热水中，取出，拧干，直接热敷于患处。布上加盖油纸或塑料膜，最后用棉被包裹以保持热量。③沙热敷法，取适量沙子，放入铁锅中加热至可耐受的温度，直接敷在患处，或用布包裹后加热。④铁末热敷法，选用适量清洁铁末，置于锅中加热至红热，取出后略微降温，再加入适量陈醋搅拌均匀。待温度适宜后，再用布袋装好，贴敷于患处。⑤泥热敷法，使用经过净化的天然泥或人工泥，调至合适稠度后做成泥饼，包裹受损部位或全身，帮助缓解症状。⑥蜡热敷法，加热医用蜡至熔化状态，涂抹于皮肤，常用于缓解寒湿症状，促进血液循环和加速愈合。⑦盐热敷法，选择无杂质的均匀盐粒，将其放入铁锅加热至55～60℃，然后倒入布袋中扎紧，放置于患部进行热敷。每次治疗时间为20～30分钟，可每日或隔日一次，15次为一个疗程。⑧姜热敷法，根据患处大小，取适量鲜姜捣碎，取汁后将姜渣炒热，敷于患处。若姜渣冷却后，可加热再次涂抹，反复几次进行治疗。⑨醋热敷法，在炒热盐的过程中加入适量陈醋，边搅拌边加醋，炒匀后立即倒在布上，趁热贴敷于患部。

（2）药物热敷：①药包热敷，将预选的中药放入砂锅或铝锅中加热至适宜温度，用布包裹后，敷于患部或相关腧穴。每次热敷不宜超过30分钟，每日可进行2次。②药饼热敷，将中药研磨成细粉，加入适量面粉制成药饼，采用蒸制或煎制的方式加热，再敷于患处，药饼冷却后应及时更换。③药液热敷，将中药煮沸，利用纱布吸取药液后，直接敷在疼痛部位。④药渣热敷，将中药煮沸后，取出药汁，利用剩余的药渣进行热敷，并加盖纱布以减缓散热速度。

2. 敷贴疗法

（1）薄贴疗法（膏药法、硬膏法）：通过将膏药敷贴在腧穴或患处来治疗疾病。制作过程是，将植物油加热后，放入事先调制好的药物，继续加热煎熬至药物外表呈深褐色，内部焦黄。此时取出药渣，过滤掉药油后，加入黄丹，随着油温逐渐降低，药油与黄丹会凝结成膏状。将膏药摊放于纸、布或狗皮上使用。使用时可稍加热，使膏药变软后贴敷于患处或腧穴。

（2）油膏疗法：油膏是以植物油（如麻油、菜籽油）、动物油脂（如猪油、羊脂）或矿物油（如凡士林）为基质，将中药粉末或提取物混合调制成半固态膏剂，外敷于体表的治疗方法。制作方法：①研和法，将药物粉末与基质直接混合（如凡士林调药粉），适用于常温下易操作的基质；②熔和法，将基质加热熔化，加入药物粉末搅匀，冷却成膏（如蜂蜡与植物油混合）。操作时先清洁患处；取适量油膏均匀涂抹于纱布上，厚度0.2～0.3cm，覆盖患处，边缘超出病灶1～2cm；若疖肿未溃，油膏可稍厚以消肿散结；若已溃破，油膏需薄涂并保持引流通畅；用医用胶布或绷带固定，每日换药1次；溃破后分泌物多者可每日2次。

（3）箍围疗法：箍围药又称魏药、围敷药，通过将药物调制成膏剂、散剂或糊剂，围绕病灶周围敷贴，以达到箍集围聚、收束疮毒、防止扩散等目的的治疗方法。阳证常用金黄散（大黄、黄柏、姜黄等，调醋或茶水）、玉露散（芙蓉叶、黄柏等，调麻油）；阴证常用回阳玉龙散（草乌、干姜、肉桂等，调酒或葱汁）。使用箍围药时，外围必须大于肿热范围，宜厚敷。用于肿疡初起时，宜满敷，用于毒势已聚或溃后，余肿未消者，皆宜空出中央，四周摊药敷，以箍围消肿。操作时清洁病灶周围皮肤，确定敷贴范围，均匀涂抹药物，药物需覆盖病灶及其周围正常皮肤1～2cm，形成“包围圈”，将涂药的敷料覆盖于病灶及周围皮肤，注意贴合紧密，用医用胶布、纱布或弹力绷带轻度固定敷料，避免脱落，一般每日换药1～2次。

3. 敷脐疗法　根据所使用药物的特性，选择适合的体位（如仰卧或侧卧）。首先，用75%的医用酒精对脐部及周围皮肤进行常规消毒。消毒完成后，将药物填入脐孔或敷贴于脐部。然后，使用消毒纱布、蜡纸或宽布带覆盖脐部，最后用胶布或橡皮膏固定，确保药物保持在适当位置。

（四）临床应用

1. 祛风止痛类方

（1）腰痛膏

【主治】 祛风散寒止痛。适用于腰肌劳损，症见腰部酸痛，时轻时重，休息后减轻，反复发作，喜暖畏寒，腰肌有压痛，受凉后腰痛加重。

【组成】 生川乌15g，食盐少许。

【制法】 上药混合捣成膏。

【选穴】 肾俞、腰眼。

【用法】 将药膏涂于肾俞、腰眼处，用纱布、胶布固定，每日1次。

（2）定痛膏

【主治】 祛风消肿止痛。适用于跌打损伤肿痛。

【组成】 芙蓉叶4份，紫荆皮1份，独活1份，生南星1份，白芷1份。

【用法】 将中药按比例研成细末。可用姜汁或米酒调和药末加热后外敷，或将药末与凡士林调制成软膏进行外敷。

（3）万灵膏

【主治】 消瘀解毒，舒筋活血止痛接骨。适用于跌打损伤，骨折后期或寒湿为患，局部麻木疼痛者。

【组成】 伸筋草、透骨草、紫丁香根、当归、自然铜、没药、血竭、红花各30g，川芎25g，川牛膝、五加皮、石菖蒲、苍术各15g，木香、秦艽、蛇床子、肉桂、附子、半夏、石斛、萆薢、鹿茸各10g，虎骨胫1对，麝香6g，麻油5000g，黄丹2500g。

【用法】 将血竭、没药、木香等药物研成细末单独包好，其余中药用麻油小火煨煮三天，直至药物熬黑，去除渣滓，加入黄丹，再继续熬制至滴水成珠状，离火后稍凉。待药温适宜时，加入血竭、没药、麝香末，搅拌均匀，制成膏药。使用时，先将膏药加热后贴于患处。

（4）龙膏

【主治】 活血接骨，消肿止痛。适用于外伤骨折。

【组成】 百草霜10g，白及15g，白蔹10g，百合15g，百部10g，乳香10g，没药15g，麝香0.3g，糯米30g（炒），陈小粉120g（炒），醋适量。

【用法】 共为细末，醋熬为膏、外敷。

2. 活血通络类方

（1）乌药顺气散

【主治】 适用于风中经络，见风气不顺，手脚偏枯，流注经络，并湿毒进袭，腿膝挛痹，筋骨疼痛。

【组成】 乌药、麻黄、橘皮各100g，甘草、川芎、枳壳、桔梗、白僵蚕、白芷各50g，炮干姜25g。

【用法】 加入姜三片，薄荷少许，水煎热洗患处。

（2）海蛤粉

【主治】 活血、温经、通络。适用于中风后肌肤麻木不仁。

【组成】 海蛤壳60g，穿山甲60g，川乌60g。

【用法】 研末备用。取上药粉15g，用捣碎的葱白调和成药饼，直径约2.5cm，贴左右涌泉穴，静坐半小时，至全身汗出。去药、避风，半月一次，一般贴两次症状便可缓解。

（3）回音膏

【主治】 活血通络，利咽开音。适用于中风后失语。

【组成】 土鳖虫15g，水蛭20g，地龙15g，白芥子20g，蝉衣6g，大黄12g，三七10g，麝香0.5g，冰片0.5g。

【制法】 上药除麝香、冰片外，研细末，再用蜂蜜调匀，放入麝香、冰片再调匀，做到不稠不稀、不软不硬，备用。

【用法】 制成面积4cm×4cm见方的布质膏药，将此膏贴在双侧人迎穴，每次贴敷7天，再换新膏药。可连续贴敷2个月，共8次。

3. 脐疗方

（1）降压散

【主治】 原发性高血压。

【药物】 吴茱萸30g，川芎30g，白芷30g。

【制法】 诸药混合研为细末，过筛，装入瓶内，密封备用。

【用法】 取药末15g以脱脂棉薄裹，如小球状，填入患者脐孔窝内，以手往下压紧，外以纱布覆盖，胶布固定。每天换药一次，10天为1个疗程。

（2）千金封脐膏

【主治】 男子梦遗，滑精，阳痿，阴虚盗汗，劳淋，膏淋，白浊；妇人子宫寒冷，久不受孕，赤白带下，产后肠风；并治单腹臌胀，腰腿疼痛，四肢关节痹痛，小肠疝气，夜尿频数。

【组成】 肉桂、熟地黄、川附子、金樱子、当归、巴戟天、海马各9g，干姜、胡椒、独活、荜茇各10g，杜仲12g，淫羊藿、鹿茸各6g，甘草3g，香油900ml，黄丹360g。

【制法】 将诸药倒入香油中浸泡半日，旋倒入锅中武火煎熬，炸至药枯焦时滤去药渣，取药油再熬至点水成珠时离火，徐徐加入黄丹，不断搅拌至均匀，停火冷却收膏。另外再备药：麝香末、冰片末各0.9g，儿茶末、硫黄末各6g。诸药末混合拌匀，最后将此药末掺入千金封脐膏药基质中充分拌匀，待冷却后即可应用。

【用法】 先取以上制备的膏药摊于一块厚布或5层纱布中间，药膏约厚1.5cm，以膏药对准患者脐孔贴敷之，贴后外加胶布固定。3天换药1次，连贴30天为1个疗程。

（3）朱砂纳脐定啼法

【主治】 小儿夜啼。

【药物】 朱砂适量。

【制法】 将朱砂研为细末，瓶贮密封，贮备待用。

【用法】 于每晚临睡前1～2小时取朱砂末3～5g纳入患儿脐中（神阙穴），外以胶布贴紧固定。连贴至病愈为度。

（4）肌痉散填脐法

【主治】 面肌痉挛。

【药物】 天麻、防风、白芷、荆芥穗、羌活、辛夷、细辛、全蝎、僵蚕、白附子各等量。

【制法】诸药共研末，瓶贮密封备用。

【用法】每次施治时取药末15～30g填塞入脐部，外用胶布固定，每天换药1次，坚持常贴之。

（五）适应证和禁忌证

1. 适应证 肢体麻木、疼痛、屈伸不利等全身或局部疾病。

2. 禁忌证

（1）危重系统性疾病（失代偿期心衰、急性脑出血、终末期恶液质等）。

（2）凝血功能障碍及血液病（血友病、白血病等）。

（3）局部皮肤损伤（Ⅱ度以上烧伤、感染性皮损等）及骨病变（严重骨质疏松、骨肿瘤等）。

（4）特殊人群（孕早期腰腹/特定穴位、精神障碍者）。

（5）未明确诊断的急症（脊髓损伤伴神经症状、不明发热等）。

（6）其他可疑症状、诊断未明者。

3. 注意事项

（1）热敷疗法：①初始熨烫温度宜控制在50～55℃，老年患者可适当降低。既保证药力渗透又防止烫伤。②治疗过程中每3～5分钟检测熨剂温度，同步观察患者面色、脉搏。若出现心慌气促、局部灼痛或皮肤起疱等异常反应，应立即暂停治疗并采取冷敷等应急处理。③治疗后30分钟内避免冷风直吹，指导患者饮用温阳茶饮（如姜枣茶）促进气血运行。

（2）敷贴疗法：①对贴药部位进行常规消毒，通常使用75%的医用酒精。换药时要清洗干净残留的药物，并在消毒后重新敷药。敷药后需要用适当的固定方式防止药物脱落或流失，且敷料应选择柔软的材料。②儿童的皮肤较为敏感，避免使用刺激性强的药物，且敷药的时间不宜过长。孕妇应避免使用带有香气或挥发性强的药物，以免引发流产或对胎儿产生影响。年老体弱者不应使用过于刺激的药物，以防消耗体内正气。③敷贴方法应根据具体病情调整。若病变初起，应覆盖整个患处；当脓毒已成或溃疡未完全消退时，敷药应围绕病灶四周，而非全覆盖病变区域，以确保药物作用在肿胀部位。

（3）敷脐疗法：①选择合适的体位。用液态药物治疗时，建议避免采用侧卧位。②了解病情，预防毒性反应。在施用本疗法前，需详细了解患者的健康状况，询问是否有药物过敏史，或是否为孕妇等，防止过敏反应或影响胎儿。③清洁脐部，避免感染。在进行脐部敷药之前，要确保脐部干净。如果脐部有感染症状，应避免使用此法。如果敷药后出现脐部红肿、疼痛、瘙痒或其他不适，应及时去除药物，并停止继续使用。④小儿用药要特别护理。在为小儿使用敷脐疗法时，需特别注意避免其抓挠或摩擦脐部药物，以防药物脱落。同时，因儿童皮肤较为娇嫩，应避免使用刺激性强的药物，且敷药时间不宜超过1小时。⑤不宜连续用药，疗程不宜过长。此疗法常使用具有刺激性或辛热性质的药物，敷药后可能出现局部皮肤发痒、灼热或水疱等现象。为减少副作用，用药应适量，疗程应短，建议每个疗程之间休息3～5天。

▶知识拓展

现代科技使中医药发展日新月异

随着现代科技的发展，中药外治法在设备智能化方面取得了显著进步。例如，智能熏蒸设备通过精准控制温度、湿度和药物浓度，使传统熏蒸疗法更加安全高效。个性化治疗更通过AI技术分析患者数据，为风湿性关节炎患者设计精准熏蒸方案。另一项技术突破是智能恒温药浴设备，这些设备可以自动控制药液循环和温度，常用于产后调理和慢性皮肤病患者的康复治疗。某医院引入智能药浴桶治疗术后关节僵硬，结合纳米化药浴液显著提高了关节活动度并减轻疼痛，这种智能设备也在社区推广中获得良好反馈。这些技术改进不仅提高了疗效，也显著提升了患者的治疗体验，使中药外治技术更加贴近现代医疗需求。

—• 考试知识点总结 •—

—• 本章小结 •—

—• 协和云课堂……　拓展练习及参考答案 •—

（刘婷婷　常向辉　张姗姗　朱利霞　邢乾乾）

第五章　传统养生功法

教学课件

学习目标

素质目标

（1）具备以患者为中心的理念，正确合理规范地应用传统养生功法进行治疗。

（2）具备人文关怀精神和良好的心理素质，具备良好的医患沟通能力。

知识目标

（1）掌握：八段锦、五禽戏、太极拳的动作要领和康复应用。

（2）熟悉：八段锦、五禽戏、太极拳的注意事项。

（3）了解：八段锦、五禽戏、太极拳的历史渊源。

能力目标

（1）能指导患者进行八段锦、五禽戏、太极拳练习。

（2）能独立练习八段锦、五禽戏、太极拳。

案例导入

【案例】

患者，女，48岁，小学教师。颈痛5年余，发作时头晕头痛，手臂麻木，在当地中医院行药物、推拿理疗后有所缓解。

【问题】

在为患者进行治疗时，除了上述康复治疗方法外，还可以选用什么样传统运动锻炼方法？具体如何实施？

· 核心知识拆解 ·

第一节　八　段　锦

视频：
八段锦

一、八段锦概述

八段锦是一项融合了八组连贯动作的健身养生法，旨在强健体魄与延年益寿。“八段”象征着它包含八个动作段落，“锦”则寓意着动作既典雅又优美。通过肢体与躯干的科学伸展弯曲，该功法能够有效拉伸全身筋脉，达到调和内脏、促进气血流通、疏通经络及提升智力与体质的效果。

据文献记载，“八段锦”的名称最早出现在宋代洪迈的《夷坚志》中。此功法在我国流传深远，且在实践过程中不断演变与革新，形成了多种流派，诸如十二段锦、岳飞八段锦、自摩八段锦等。根据姿势的不同，八段锦又分为立式与坐式两种。此处，我们将着重介绍的是清代梁世昌在其著作《易筋经图说》中所记载的立式八段锦。

二、八段锦动作要领

（一）预备式

两脚并步站立，两臂垂于体侧，目视前方，左脚向左开步与肩同宽，两臂内旋向两侧摆起，与髋同高，掌心向后，两腿膝关节稍屈，同时两臂外旋向前合抱于腹前，掌心向内，两掌指间距约10cm，目视前方。

（二）第一式：两手托天理三焦

两臂外旋微下落，两掌下沉，掌心向上，五指分开，在腹前交叉。两腿慢慢伸直，两手上提于胸前，随之两臂内旋向上托举，掌心翻转180°，舒胸直肘，仰头视掌，身体重心缓慢下降，两膝微屈，十指分开，两臂从体侧下落，捧于腹前，掌心向上，平视前方。如此反复上举、下落，共做6次。

双手交叉并举至头顶，随后两臂分开缓缓下落，此动作由上肢引领，带动上、中、下三焦部位活动，有助于实现“三焦畅通”，促进气血平衡；同时，该动作还能拉伸躯干与上肢关节周围的肌肉、韧带等软组织，对于预防和治疗肩周炎、颈椎不适等具有良好的效果。

（三）第二式：左右开弓似射雕

身体重心右移，左脚向左侧开步站立，膝部伸直；两掌上移，左外右内，在胸部交叉，两腿缓慢屈膝半蹲成马步，右手弯曲成“爪”（五指并拢，屈指内扣，手腕伸直），肘向右拉，左掌呈“八字掌”（拇、示指分开成八字，其余三指弯曲内收），左臂朝左侧推出，与肩相平，坐腕，两臂呈拉弓射箭之势，动作略停，目视左掌。重心右移，右掌手指伸开复原，前臂向上、外划弧伸出，与肩相平，掌心斜向前，左掌伸开复原，掌心斜向后，目视右掌，左脚收回，呈并步站立，同时两手分别由两侧下落，捧于腹前，之间相对，掌心向上，目视前方。如此左右对称，本式一左一右为1遍，共做3遍。

扩胸夹背动作能畅通督脉与膀胱经的气流，通过刺激背部的俞穴来调节各脏腑的功能。拉弓射箭的姿态，可以疏通手三阴与三阳经的气血循环，其中八字掌式尤其有助于调节肺经与大肠经。此动作能有效增强前臂与手部肌肉的力量，提升手腕及指关节的灵活性，有益于上肢活动不便的康复进程。同时，还有助于矫正不良体态，如驼背和肩部内缩，对预防和缓解颈肩疾病具有积极作用。

（四）第三式：调理脾胃须单举

两腿徐缓直膝起立，上托左掌至面部后外翻上举至头左上方，肘部微屈，力贯掌根，掌心向上，指尖向右。右掌微上托，平脐后随之下按至右髋旁，指尖向前，肘关节微屈，力聚掌根，动作略挺，目视前方。松腰沉髋，重心缓缓下移，左掌经面前回落，至腹前内翻使掌心向上，右掌外旋上翻，使两掌指尖相对，间隔10cm，目视前方。左右交替，本式一左一右为1遍，共做3遍。结束时，两膝微屈，两掌下按于髋前。

通过左右上肢的上下对拉运动，形成松紧交替的节奏，能有效牵动脾胃肝胆区域，增强脾胃的升降功能和肝胆的疏泄功能。此动作还能激活腹部、胸胁部及背部的经络和腧穴，从而调理脏腑经络。同时，还可以锻炼脊柱的各个小关节和肌肉，提高关节、肌肉的灵活度和稳固性，对于预防和缓解颈肩疾病具有显著效果。

（五）第四式：五劳七伤往后瞧

两腿缓慢挺膝伸直，两臂伸直，掌心向后，指尖向下，目视前方。两掌充分外旋使掌心向外后方，头转向左后方，动作略停，目视左侧斜后方，松腰沉髋，两膝微屈，两掌内旋使掌心朝下，指尖朝前，按于髋旁，同时头转回，目视前方。左右对称，本式一左一右为1遍，共做3遍。结束时，两腿膝关节微屈，两掌上捧于腹前，掌心向上，指尖向前，目视前方。

五劳涉及五脏的劳损，七伤则源于七情过度所致疾病。通过上肢大幅度外旋与静态拉伸，能够有效扩展心胸，增强心肺功能；“肺主气，司呼吸，朝百脉；心主血脉，藏神”，通过调节心肺，可预防和治疗由五脏劳损及七情过度引发的疾病。同时，“往后瞧”的动作能刺激颈部三阳经与督脉交汇的大椎穴，有助于振奋阳气、调整脏腑功能、促进大脑健康与智力提升。练习此式还能加强颈部及肩关节周边肌群的收缩能力，对预防和缓解颈肩及背部疾病具有显著效果。

（六）第五式：摇头摆尾去心火

身体重心左移，右脚开步，直膝站立，两掌上托与胸同高，两臂内旋，两掌上托至头顶，肘关节微屈，掌心向上，指尖相对，目视前方。两腿徐缓屈膝半蹲成马步，两掌由内侧下落，双手扶于大腿上，肘关节微屈，四指内斜，目视前方。以腰为轴，以颈、尾骨为首尾，沿右－前－左－中方向摇转。本式一左一右为1遍，共做3遍。结束时，右脚收回成开步站立，与肩同宽，同时两掌经体侧上举，指尖直立，掌心相对，随后松腰沉髋，身体重心缓缓下降，屈膝，两掌经面，胸下按至腹前，指尖相对，掌心向下，目视前方。

通过双腿下蹲动作与脊柱的伸展与收缩，可以有效激活督脉（阳脉之海）。通过头部的摆动，进一步刺激大椎、陶道等腧穴，有助于疏散体表热邪，清除心肺之火。在摇头摆尾的过程中，颈椎与腰椎要做大幅度的侧屈与回旋运动，促使背腰部肌肉群积极参与收缩，这不仅增强了关节的灵活性和稳定性，还有助于预防和缓解颈、背、腰部的各种疾病。

（七）第六式：两手攀足固肾腰

直膝站立，手腕外旋使指尖朝前，两臂朝前上举，肘部伸直，掌心朝前，目视前方。两臂外旋使掌心相对，屈肘下按至胸，掌心向下，指尖相对，两臂外旋，使掌心朝上，两掌顺腋下后插，沿背两侧抚运至臀部，身体前俯，两掌继续沿腿后向下抚运直至足面，抬头，动作略停，目视前下方。本式一左一右为1遍，共做6遍。结束时，上体直立，两臂朝前上举，肘部伸直、掌心朝前，目视前方，随后松腰沉髋，身体重心缓缓下降，屈膝，两掌向前下按于腹侧，掌心向下，指尖朝前，目视前方。

大幅度的身体前倾与后仰，可以拉伸背部的督脉与膀胱经，并刺激腰阳关、命门、肾俞及委中等腧穴，从而达到温补肾阳的效果。此外，脊柱大幅度地前弯后伸还能有效锻炼躯干前屈与后伸肌群的力量和柔韧性。

（八）第七式：攥拳怒目增气力

身体重心右移，左脚平开，徐缓下蹲成马步。两掌变握拳，拳眼朝上，贴于腰侧，左拳缓慢用力向前上冲出，与肩同高，拳眼向上，怒视左拳，左拳变掌内旋使虎口向下，左掌外旋变掌心向上后握固，屈肘回收至腰侧，拳眼朝上，目视前方。左右对称，本式一左一右为1遍，共做3遍。结束时，身体重心右移，左脚回收成并步，两拳变掌，下垂体侧，目视前方。

“肝主筋，开窍于目，其志为怒”“怒目圆睁”可使肝经气血充盈而起到柔筋利节的作用。此式动作使筋肉关节充分伸展，长期锻炼可强筋健骨，增强气力。

（九）第八式：背后七颠百病消

足跟上提，下颌微收，头上项，目视前方，足跟下落，微震地面。一起一落，起落7次。

足趾作为足三阳经与足三阴经的交汇点，通过用力活动足趾，能够激发足部六条经脉及其关联脏腑的活力。执行“颠足”动作时，震动会波及督脉与膀胱经，进而触动背部的俞穴，调节五脏六腑的功能，促进气血的流畅。此外，这一动作还能锻炼小腿后侧的肌群，增强韧带弹性，提升身体的平衡感。落地时的震动效应还可以刺激下肢与脊柱，帮助缓解肌肉的紧张状态。

（十）收势

两臂内旋90°，向两侧摆，与髋相平，掌心向后，屈肘内收，两掌相叠（男左内右外，女左外右内）覆盖于丹田部位。接着，双臂自然放松下垂，手掌紧贴身体两侧，目光直视前方。此时，全身处于放松状态，气息收敛于丹田，心情宁静愉悦，有助于精神的安定与恢复。

三、八段锦康复应用

1. 八段锦作为一种传统健身法，具有舒展筋骨、畅通气血、增强体质的功效。练习者可根据自身状况，有针对性地挑选其中一式或几式进行锻炼。例如，对于脾虚气滞的个体，可选择第二式和第三式；心肾不交者则适宜练习第五式和第六式；肝阳上亢者可以考虑第四式和第八式。对于心脑血管疾病患者，前四式较为适宜；而呼吸系统疾病患者，则建议多练习第一、二、三、七式。

2. 逐步增加练习强度，有助于调和气机，促进气血流通，平衡脏腑功能，对慢性疾病的恢复大有裨益。

四、八段锦注意事项

1. 练习时应注重动作的柔和、均匀与连贯，力求刚柔相济，松紧有度。练习强度可根据个人情况调节，不强求一致，以练后身体不感疲惫、稍有出汗为最佳状态。

2. 避免在饥饿或饱腹状态下练习；高血压患者需谨慎练习；患有严重器质性病变者不宜参与；女性经期及孕期应暂停练习。

▶知识拓展

八段锦流派及起源

八段锦在流传中出现了许多流派。例如，清朝山阴娄杰述八段锦立功，其歌诀为：“手把碧天擎，雕弓左右鸣；鼎凭单臂举，剑向半肩横；擒纵如狼捷，威严似虎狞；更同飞燕急，立马告功成。”另外，还有《易筋经外经图说·外壮练力奇验图》(清·佚名)、《八段锦体操图（12式）》等。这类八段锦都出于释门，僧人将其作为健身养生的方法和武术基本功来练习。

总的来看，八段锦被分为南北两派。行功时动作柔和，多采用站式动作的，称为南派，伪托梁世昌所传；动作多马步，以刚为主的，称为北派，附会为岳飞所传。从文献和动作上考察，不论是南派还是北派，都同出一源。其中附会的传人无文字可考证。

八段锦究竟为何人、何时所创，尚无定论。但从湖南长沙马王堆三号墓出土的《导引图》中至少有4幅图势与八段锦图势中的“调理脾胃须单举”“双手攀足固肾腰”“左右开弓似射雕”“背后七颠百病消”相似。另外，从南北朝时期陶弘景所辑录的《养性延命录》中也可以看到类似的动作图式。例如，“狼距鸱顾，左右自摇曳”与“五劳七伤往后瞧”动作相似；“顿踵三还”与“背后七颠百病消”动作相似；“左右挽弓势”基本与“左右开弓似射雕”动作相同；“左右单托天势”基本与“调理脾胃须单举”动作相同；“两手前筑势”基本与“攒拳怒目增气力”动作相同。这些都说明，八段锦与《导引图》及《养性延命录》有一定关系。

第二节　五　禽　戏

视频：
五禽戏

一、五禽戏概述

五禽戏是一种中国传统的健身方法，最早见于战国时期《庄子·刻意》，书中有“熊经鸟伸，为寿而已”的记载，据传是由东汉医学家华佗所创编，是华佗在前人的理论和经验基础上汇编而成的一套健身功法。五禽，指的是虎、鹿、熊、猿、鸟这五种动物。戏，意为游戏、戏耍。五禽戏，是指仿效虎的威猛、鹿的安舒、熊的沉稳、猿的灵巧及鸟的轻捷的动作，使人筋骨活络，肢体舒展，血脉疏通，气息调畅，增强脏腑功能，并模仿五禽神态以养心调神，保持心神宁静，达到强身健体的功效。

二、五禽与五脏的关系

鹿戏之要在于肝，借运两胁以疏解肝气；猿戏之要在于心，可运施心胸之气；熊戏之要在于脾，借运脘腹以健脾益气；鸟戏之要在于肺，可运补肺气；虎戏之要在于肾，藉运肾腰以固涩肾气（表5-1）。

表5-1　五禽与五脏的关系

对应关系					
五脏	肝	心	脾	肺	肾
五禽	鹿	猿	熊	鸟	虎

三、五禽戏动作要领

五禽戏的练习顺序为虎、鹿、熊、猿、鸟，每戏分两个动作，整套共十个动作，每个动作都是左右对称地各做一次，并配合气息调理。

（一）虎戏

虎戏即模仿虎的形象，要体现出虎的威猛，取其神气、善用爪力和摇首摆尾、鼓荡周身的动作。虎戏分为虎举和虎扑两式。

1. 虎举　两腿开立，与肩同宽，双手自然下垂于体侧，十指撑开，虎口撑圆，十指第一、二关节弯曲内扣，成“虎爪”状，掌心向下，目光注视双掌，随后双臂外旋，小指先弯曲，其余四指依次弯曲握拳，双拳沿体前方缓慢上提，至肩前时，十指展开，举至头顶后再弯曲成“虎爪”状，目光注视双掌，再握拳下拉至肩前时，松开变为掌，下拉至腹前，十指撑展开，掌心向下，目光注视双掌。重复此动作三遍后，双手自然垂于身体两侧，目光注视前方。

2. 虎扑 双手握空拳，上提至胸前，双手向上、向前划弧，双拳变“虎爪”状，掌心向下，上身随之前俯，呈挺胸塌腰状，目光平视前方，然后双腿屈膝下蹲，收腹含胸，双手向下划弧至双膝外侧，掌心向下，目光注视前下方，随后，双膝伸直，送髋，挺腹，后仰，同时，双掌握空拳，沿体侧向上提至胸侧，目光注视前上方；左腿屈膝提起，双手上举，左脚向前迈出一步，脚跟着地，右腿屈膝下蹲，成左虚步，同时上体前倾，双拳变“虎爪”向前、向下扑至膝前两侧，掌心向下，目光注视前下方，随后上体抬起，左脚收回，开步站立，双手自然下落于体侧，目光平视前方。反方向重复一遍上述动作。

（二）鹿戏

鹿戏即模仿鹿的形象，鹿喜挺身眺望，好角抵，善运尾闾。鹿戏分为鹿抵和鹿奔两式。

1. 鹿抵 双膝微弯，将重心转移至右腿，左脚向左前方以弧形步幅迈出，脚跟首先着地；双手紧握空拳，朝身体右侧摆动，拳心朝下，高度与肩部持平，目光注视右拳，视线随手动转移；身体重心向前移动，左腿脚尖向外展开并踏实，膝关节弯曲前顶，右腿则保持伸直状态踏稳地面；身体向左转体，拇指伸直外展，示指和小指伸直，中指、无名指弯曲内扣，成“鹿角”状；双臂向上、向左、向后划弧摆动，左臂屈肘外展，肘部抵住左侧腰部；右臂微微弯曲，举至头顶并向左后方伸展，掌心朝外，指尖指向后方，目光注视右脚跟。随后，身体向右转动，左脚收回并恢复到开步站立姿势；同时，双手向上及向右下方划弧，两掌变为空拳后下落于身体两侧，目光平视前方。相反方向重复上述动作一遍，整体动作重复两遍。

2. 鹿奔 左脚向前迈出，屈膝成弓步，保持重心在前，右腿伸直，同时双手握成空拳，两臂从前方向前划弧，直至与地面平行，与肩同宽，拳心朝下，目光直视前方；重心后移，左膝伸直，全脚掌着地，右腿屈膝支撑全身，同时低头、弓背、收腹。同时，两臂内旋前伸，掌背相对，拳变成“鹿角”状；身体重心前移，上体抬起；右腿伸直，左腿屈膝，再次成左弓步，松肩沉肘，两臂外旋，“鹿角”变回空拳，与肩平高，拳心向下，目光直视前方；将左脚收回，恢复直立姿势，两拳变为掌，落回体侧，目光直视前方。相反方向重复上述动作一遍，整体动作重复一遍。

（三）熊戏

熊戏即模仿熊的形象，要表现出熊憨厚沉稳、松静自然的神态。熊戏分为熊运和熊晃两式。

1. 熊运 两手握空拳，大拇指压在示指指端，其余四指弯曲并拢，虎口撑圆，呈“熊掌”状，双拳拳眼相对，垂挂于下腹部，目光注视双拳；以腰部和腹部为轴，上身进行顺时针方向的摇转，同时，双拳以肚脐为中心，在腹部做顺时针划弧；目随上体摇晃环视。然后上体逆时针摇转，两掌逆时针划弧。重复上述动作一遍，再反方向重复整体动作一遍。

2. 熊晃 身体重心向右移动，左髋上提，牵动左脚离开地面，左膝微微弯曲，两手握空拳呈“熊掌”状，目光注视左前方；重心向前移动，左脚顺应动作向左前方落地，脚尖朝向前方，全脚掌稳稳踏实，右腿伸直，身体以腰部为轴向右转动，带动左臂向前摆动，右臂向后方摆动，左掌摆至左膝的前上方，右掌摆至身体后方，目光注视左前方；重心向后坐，右腿屈膝，左腿伸直，身体向左转动，带动两臂前后划弧摆动，让右掌摆至左膝前上方，左掌摆至身体后方；重心再次前移，左腿屈膝，右腿伸直，身体向右转动，左掌摆至左膝前上方，右掌摆至身体后方。相反方向重复上述动作一遍，整体动作重复一遍。

（四）猿戏

猿戏即模仿猿的形象，表现出猿的机警灵活，生性好动，善于纵跳，躲躲闪闪，永不疲倦。猿戏分为猿提和猿摘。

1. 猿提 两手置于腹前，十指伸直张开，屈腕并拢捏紧，形成“猿钩”状；屈臂将手臂上提至胸前，两肩上耸，收腹并提肛，脚跟亦提起，头部转向左侧，目光随头部动作而动，注视左侧；头部转正，两肩下沉，手腕放松，腹部舒展，肛门落下，脚跟重新着地；“猿钩”转换为手掌，掌心向下，两手掌向下按落至腹前，目光平视前方。重复上述动作，唯头向右转，再重复整体动作一遍。

2. 猿摘 左脚向左后方退步，脚尖轻点地面，右腿屈膝，重心移至右腿。同时，左手化为“猿钩”状，收于左腰间，右手成掌，向右前方摆动，掌心向下；右掌向下经腹前向左上方划弧，摆至头部左侧，掌心向内；身体重心后移，左脚踏实，屈膝下蹲，右脚以虚步收至左脚内侧，脚尖点地，呈右丁步，目光先随右掌移动，当右掌划至头部一侧时，再转头注视右前上方；右掌内旋，掌心向下按至左髋侧，目光注视右掌；右脚向右前方迈出，重心前移，右腿伸直；左腿蹬伸，脚尖点地，右掌经腹前向右上方划弧，摆至右上侧变为“猿钩”，左掌向前、向上伸展，举至头前上方并屈腕，形成采摘之势，目光注视左掌；左掌变拇指抵掐无名指根节内侧，其余四指屈拢轻握成“握固”；屈肘回收至左耳旁，掌心向上，五指分开，成托桃状。右手变掌，顺势下落，经腹前向左划弧至左肘下方捧托，同时，将重心向后移动，使左腿呈屈膝状，右脚收回至左脚内侧，以脚尖轻触地面；目光注视左掌。反方向重复上述动作，再重复整体动作一遍。

（五）鸟戏

取形于鹤，即模仿鹤的形象，表现出鹤的昂然挺拔、悠然自得的神韵。鸟戏分为鸟伸和鸟飞。

1. 鸟伸 两腿微微弯曲下蹲，双掌掌心朝下，在腹前重叠，指尖指向正前方；双掌向上举起至头顶前上方，双腿伸直，挺胸收腹，腰部下沉，身体稍向前倾，目光注视前下方；两腿再次微微弯曲下蹲，双掌重叠下按至腹前，目光注视双掌；身体重心移向右侧，右腿用力蹬直，左腿伸直并向后抬起，同时，双掌向左右分开，五指伸直，拇指、示指和小指向上翘起，中指和无名指并拢并微微向下，形成“鸟翅”的姿势，向身体侧后方摆动，掌心朝上，头部抬起，挺胸收腹，腰部下沉，目光平视前方。反方向重复上述动作，再重复整体动作一遍。

2. 鸟飞 双腿微屈下蹲，双掌呈“鸟翅”状合于腹前，掌心相向，目光注视前下方；右腿挺直独立，左腿屈膝上提，小腿自然下垂，脚尖朝下，同时，双掌向两侧展开，高度略超肩部，掌心朝下，目光平视前方；左脚轻轻落地，脚尖点地，两腿保持微屈，双掌再次合于腹前，掌心相对，目光注视前下方；右腿再度伸直独立，左腿屈膝上提，双掌经体侧向上划弧，举至头顶上方，掌背相向，指尖朝上，目光平视前方；左脚平稳落地，两腿微屈，双掌经体侧向下划弧，回归腹前，掌心相向，目光注视下方。反方向重复上述动作，再重复整体动作一遍。

四、五禽戏康复应用

本功法对练习时间和场地要求简单，广泛用于各类人群的健身和保健。对消化不良、高血压、冠心病、高脂血症、中风后遗症、肌萎缩，以及中老年常见的病证如焦虑、抑郁、失眠、多梦、头晕、头痛等有明显的康复和保健作用，并对颈椎、胸椎、腰椎等部位的关节锻炼作用明显。作为康复治疗手段，可应用于偏瘫、痹证、痿证、骨质疏松等康复期的治疗。

五、五禽戏注意事项

1．全身要放松，体态自然，情绪保持轻松乐观；呼吸要自然调匀，不能憋气。

2．思想要集中，排除杂念，保证意、气相随；动作要形象到位，刚柔相济，柔和连贯，速度均匀。

3．要由简到繁，由浅入深，循序渐进，逐步掌握；尤其是患有慢性疾病者，需要根据自身体质状况来进行，切忌急于求成、贪多求快。

▶知识拓展

五禽戏的经络理论

经络乃机体气血运行、上下沟通、内外联络，以维系人体生理功能的网络系统。经络通畅，则阴阳调和。

虎戏能够促进全身手三阳经、手三阴经、足三阳经及足三阴经经内气血的周流，从而实现人体阴阳平衡。具体而言，虎戏通过特定的动作姿态与呼吸配合，有效激发并引导气血循行于经络之中，优化气血的分布与运行。

鹿戏着重刺激三阳经，该经络呈手－头－足走向，故而能够增强与之关联的中下焦脏腑功能，同时还能激发所经膀胱经的太阳经气。其动作设计巧妙地契合了经络走向与脏腑功能特点，通过肢体的伸展与扭转，精准地作用于相关经络与脏腑。

熊戏使气聚于中焦，对肝经与脾经产生作用，增进肝、脾的藏血与运化功能，并且借助手太阴肺经、手厥阴心包经、手少阴心经对心、肺施加影响，达成清心润肺之功。熊戏的动作沉稳厚重，注重对中焦脾胃之气的调养与输布，以强化其运化水谷精微的功能。

猿戏令气从中焦发出，联络胃肠，以濡养胃肠。其动作灵动敏捷，模拟猿猴之形态，通过独特的肢体运动和呼吸节奏，调节中焦脾胃之气机，促进胃肠功能的协调与完善。

鸟戏贯穿足太阳经膀胱与手太阳小肠经，以刺激眼部周围腧穴，具备清肝明目之效。鸟戏的动作轻盈飘逸，仿若飞鸟展翅，巧妙地引导气血上达头目，疏通眼部经络，滋养肝血，从而达到清肝明目、聪耳利窍的养生目的。

第三节　太　极　拳

视频：
太极拳

一、太极拳概述

太极拳是中国传统的运动疗法之一。太极取自《易传·系辞传》中“易有太极，是生两仪”之说，太极是指万物的原始“浑元之气”，其动而生阳，静而生阴，阴阳二气互为其根，此消彼长，相互转化，不断运动则变化万千。因而太极图呈浑圆一体，阴阳合抱之象。太极拳正是以此为基础创立而成。因其动作舒展轻柔，动中有静，圆活连贯，形气相随，外可活动筋骨，内可流通气血，协调脏腑功能，因此不仅适用于技击与防身，更广泛地应用于健身与疾病预防，深受广大群众的喜爱。

二十四式简化太极拳是国家体委（现为国家体育总局）于1956年组织太极拳专家汲取杨氏太极拳之精华创编而成。此套太极拳的特点是：动作轻柔和缓，平稳均匀；保留了传统太极拳的主要技术内容及基本规格要领，编排上本着易学易练、由简到繁、由易到难的原则，体现了循序渐进的学习规律，锻炼具备更强的全面性与均衡性，针对重点动作增设了左右势对称练习，有明确的规格和要领。

二、太极拳姿势要求

1. 头部　虚领顶劲，下颌微收，舌抵上腭，目视前手。

2. 躯干　含胸拔背，松腰敛臀，圆裆松胯，立身中正。

3. 上肢　沉肩坠肘，臂呈弧形，屈指坐腕，掌心含蓄。

4. 下肢　移动平稳，旋转轻灵，落脚踏实，虚实分明。

三、太极拳动作要领

（一）预备式与起势

身体自然站立，双脚并拢，头项正直，双眼平视前方，胸腹放松，双臂下垂（图5-19）。

1. 左脚开立　左脚向左分开，双脚平行，宽度与肩部相等。

2. 双臂前举　双臂缓慢向前举起，保持自然伸直状态，双手心朝下。

3. 屈腿按掌　双腿逐渐弯曲，进行半蹲动作，同时双掌轻轻向下按压至腹部前方。

（二）左右野马分鬃

1. 左野马分鬃

（1）抱球收脚：上体略微向右转动，右臂弯曲环抱于右胸前，左臂弯曲环抱于腹部前方，形成右抱球姿势；左脚收回至右脚内侧，呈丁字步态。

（2）弓步分手：上体向左旋转，左脚向左前方迈出一步，形成左弓步，同时，双掌前后分开，左手心斜向上方，右手按至右胯旁，双臂保持微屈状态（图5-20）。

2. 右野马分鬃

（1）后坐撇脚：重心略微后移，左脚尖上翘并外撇，重心转移至左腿，右脚收回至左脚内侧，呈丁步态势。

（2）收手抱球：上体稍稍向左转动，左手收回，并在左胸前屈身抱球，右手翻转前摆，在腹前屈身抱球，形成左抱球姿势。

（3）弓步分手：同前“弓步分手”，只有左右方向相反。

3. 左野马分鬃

（1）后坐撇脚：重心略微后移，右脚尖上翘并外撇，重心转移至右腿，左脚收回至右脚内侧，呈丁步态势。

（2）其余动作：同前“左野马分鬃”。

（三）白鹤亮翅

1. 跟步抱球 上体稍左转，右脚向前跟步，落于左脚后，同时，左手收至左胸前，右手抬至右腹侧，屈臂抱球。

2. 虚步分手 上体后坐并向右转体，重心落回右脚，左脚稍向前移动，以脚尖点地，成左脚虚步，同时右手向右上抬起，分至右额前，掌心向内；左手按至左腿旁，上体转正；眼平视前方（图5-21）。

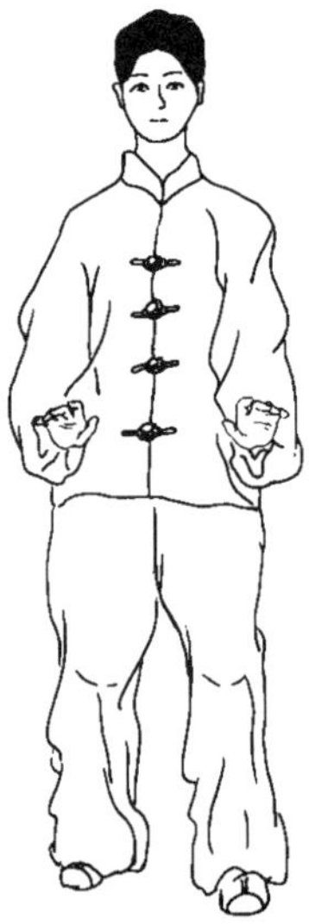

图5-19 起势示意图

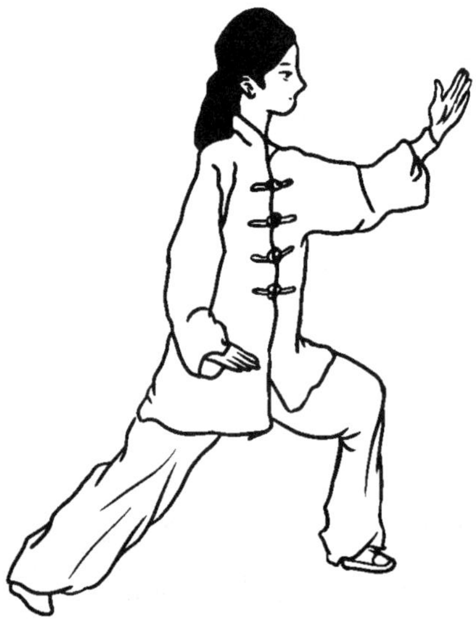

图5-20 左野马分鬃示意图

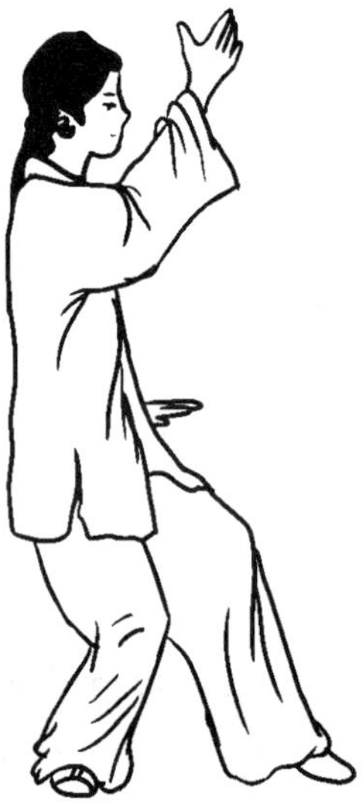

图5-21 白鹤亮翅示意图

（四）左右搂膝拗步

1. 左搂膝拗步

（1）收脚托掌：右手从头前下落，向左划弧，经右胯侧向后方上举，与头同高，手心向前，左手上摆，向右划弧落至右肩前，上体稍右转；重心转至右脚，左脚收至右脚内侧成丁步；眼视右手。

（2）弓步搂推：上体左转，左脚向左前方迈出一步成左弓步；左手经膝前上方搂过，停于左腿外侧，掌心向下，指尖向前，右手经肩上，向前推出，右臂自然伸直。

2. 右搂膝拗步

（1）后坐托掌：重心稍后移，左脚尖翘起外撇，上体左转，右脚向前收至左脚内侧成丁步，重心转至左脚；右手经头前划弧摆至左前肩，掌心向下，左手向左上方划弧上举，与头同高，掌心向前；眼视左手。

（2）弓步搂推：同前“弓步搂推”，唯左右方向不同（图5-22）。

3. 左搂膝拗步

（1）后坐托掌：同前“后坐托掌”，唯左右方向不同。

（2）弓步搂推：同“左搂膝拗步”的“弓步搂推”。

（五）手挥琵琶

1. 跟步展臂　右脚向前收拢半步落于左脚后；左右双臂稍向前伸展。

2. 虚步合手　上体稍向右回转，重心转至右脚，左脚稍前移，脚跟着地，成左虚步；左手向前伸出，手心向右；右手往回收，手心向左；两臂屈肘合抱，右手与左肘相对（图5-23）。

（六）左右倒卷肱

1. 右倒卷肱

（1）退步卷肱：上体稍右转，右手翻转向上，随转体向后上方划弧，上举至肩上耳侧，同时，重心转至右脚，左脚提起向后退大致一步，脚前掌轻轻落地；眼视左手。

（2）虚步推掌：左脚落地后，上体左转，重心后移至左脚，成右虚步；右手推至体前，左手向后、向下划弧，收至左腰侧，手心向上；眼视右手（图5-24）。

2. 左倒卷肱

（1）退步卷肱：同前“退步卷肱”，唯左右相反。

（2）虚步推掌：同前“虚步推掌”，唯左右相反。同上述方法再做一次右倒卷肱和左倒卷肱。

（七）左揽雀尾

1. 抱球收脚　上体右转，右手向侧后上方划弧，收于胸前，左手在体前下落，两手呈右抱球状；左脚收成丁步。

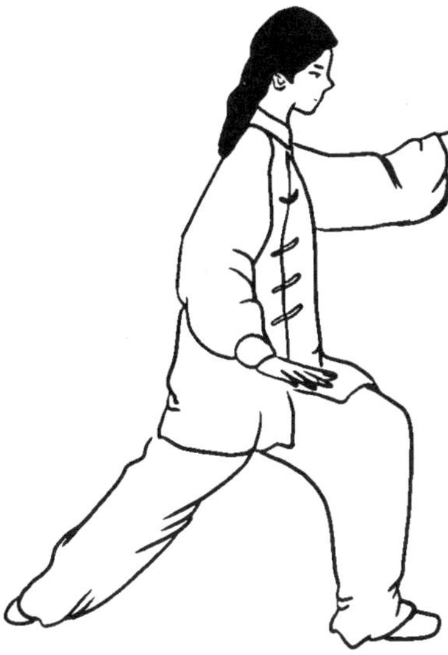

图5-22　右搂膝拗步示意图

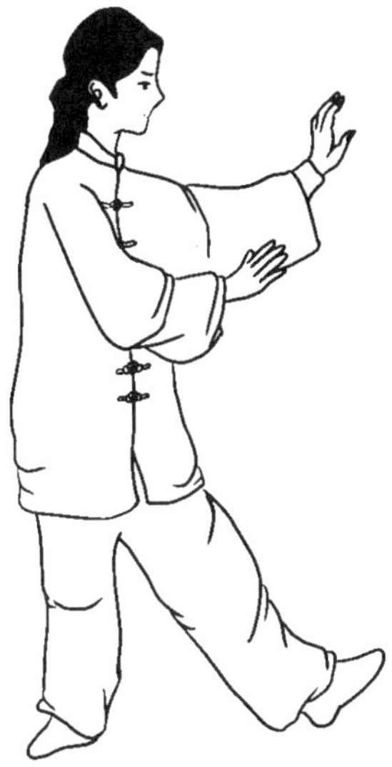

图5-23　手挥琵琶示意图

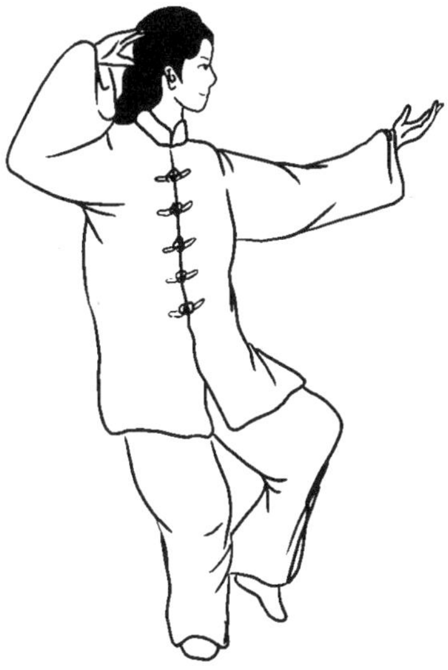

图5-24　右倒卷肱示意图

2. 弓步棚臂 上体左转，左脚向正左前方迈出，成左弓步；两手前后分开，左臂半屈，向体前棚架，手背朝外；右手向下划弧，按于左胯旁，五指向前；眼视左手。

3. 转体摆臂 上体稍向左转，左手向左前方伸出，同时右臂向左上抬，伸至左臂内侧，掌心向左臂。

4. 转体后捋 上体右转，身体后坐，重心转至右腿，两手同时向下，经腹前向右后方划弧后捋，右手举于身体侧后方，左臂平屈于胸前；眼视右手（图5-25）。

5. 弓步前挤 重心前移转至左腿，成左弓步；同时右手划弧回到体前，将右手搭在左手手腕处，右手推送左前臂向体前挤出，两臂撑圆，两手心向下。

6. 后坐引手 上体后坐，重心转至右脚，左脚尖翘起，略向右转体；右手经左腕上方向前伸出，两手左右分开与肩同宽，两臂屈收下按，收至腹前，手心斜向下。

7. 弓步前按 重心前移转至左脚，成左弓步；两手沿弧线前推至体前。

（八）右揽雀尾

1. 转体分手 重心后移，上体右转，重心转至右腿，左脚尖内扣，同时，两手平举与身体一同转至正前方，停于身体两侧，然后右手收至胸前，左手收至腹部，两手呈左抱球状；头随身体移转。

2. 余下动作 与“左揽雀尾”1～7相同，唯左右相反。

（九）单鞭

1. 转体运臂 上体左转，左腿屈膝，右脚尖内扣，左手掌心向外，向左划弧至大致平举；右手向左划弧至左胸前，掌心翻转向上；视线随左手运转。

2. 勾手收脚 上体右转，右腿屈膝，重心转至右腿，左脚收回脚尖点地，成丁步；右手向上向右划弧，手心由里转向外，伸至身体右前方，收手变成勾手，肘部高大致与肩平；左手向下、向右划弧至右肩前，掌心转向内；眼视勾手。

3. 弓步推掌 上体左转，左脚向左前方迈出，重心转至左脚，成左弓步；左手随身体左转慢慢翻掌并向前推出，左臂稍微弯曲，手指与眼齐平；视线跟着左手（图5-26）。

（十）云手

1. 转体松勾 上体右转，左脚尖内扣，重心转至右腿；左手向下、向右划弧至右肩前，掌心向内，右勾手松开变掌；视线跟着左手掌心。

2. 左云收步 上体左转，重心左移，右脚向左脚收拢，将重心转至左脚；两腿屈膝半蹲，两脚平行向前，成小开立步，两脚距离大约15cm；左手经头前向左划弧运转，掌心渐渐向外翻转，右手向下、向左划弧运转，掌心渐渐转向内；视线随左手运转（图5-27）。

3. 右云开步 上体右转，重心右转，左脚向左横开一步，重心转至右脚，脚尖向前；右手经头前向右划弧运转，掌心逐渐由内转向外，左手向下、向右划弧，停于右肩前，掌心渐渐翻转向内；视线随右手运转。

4. 左云收步 同前“左云收步”。同上述方法再做一次右云开步和左云收步。

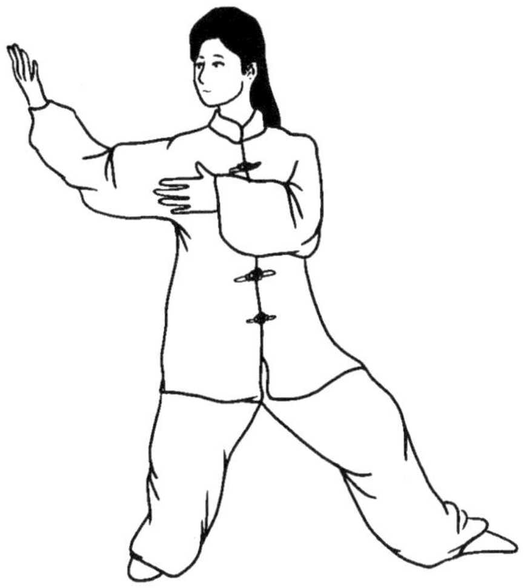

图5-25　左揽雀尾示意图

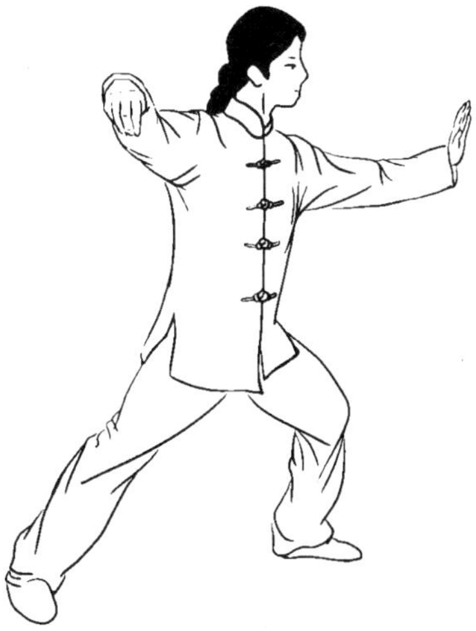

图5-26　单鞭示意图

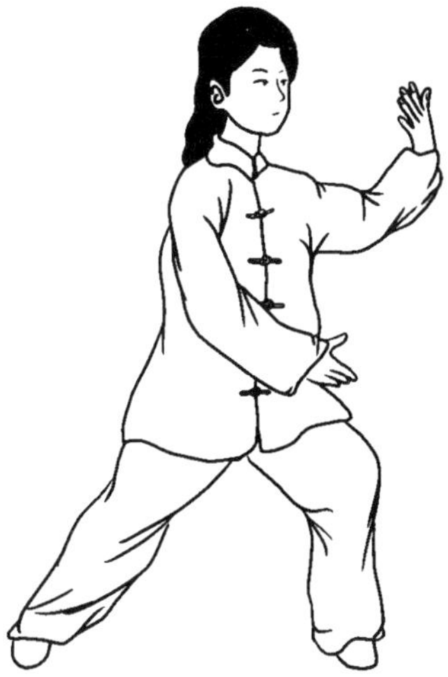

图5-27　云手示意图

（十一）单鞭

1. 转体勾手　上体右转，重心右移，将重心转至右脚，左脚跟提起，收回至右脚侧，左脚尖点地；右手向右划弧，至右前方掌心翻转变勾手；左手向下、向右划弧至右肩前，掌心转向内；眼视勾手。

2. 弓步推掌　同（九）式“单鞭”的“弓步推掌”。

（十二）高探马

1. 跟步翻手　右脚向前收拢半步；右手勾手松开，手心向外，左手翻转向上，肘关节微屈。

2. 虚步推掌　上体稍右转，重心后移，逐渐将重心转至右脚，左脚稍向前移，脚尖点地，成左虚步；上体左转，右手经头侧向前推出；左臂屈收至腹部左前侧，掌心向上（图5-28）。

（十三）右蹬脚

1. 穿手上步　上体稍左转，左脚提收向左前方迈出，脚跟着地，重心转至左脚：右手稍向后收，左手经右手背上方向前穿出，两手交叉，左掌心斜向上，右掌心斜向下。

2. 分手弓步　重心前移成左弓步：上体稍右转，两手分别向两侧划弧分开，掌心皆向外。

3. 抱手收脚　右脚收至左脚侧，脚尖点地；两手向腹前划弧相交合抱，举至胸前，右手在外，两掌心皆转向内。

4. 分手蹬脚　两手手心向外撑开，掌心逐渐翻向外，两臂展于身体两侧，肘关节微屈，双腕与肩平；左腿支撑在地，右腿屈膝上提，脚跟用力慢慢向右前上方蹬出，脚尖上勾，膝关节伸直，右腿与右臂上下相对，方向为右前方约30°；眼视右前方（图5-29）。

（十四）双峰贯耳

1. 收腿落手　右小腿屈膝收回，双手向体前划弧，再收至身体两侧，掌心在收回时翻转向上。

2. 弓步贯掌　右脚下落向右前方上步成右弓步，重心转至右脚；两手逐渐握拳，经两腰侧向上、向前划弧摆至头前，两臂半屈成钳形，两拳相对，大致同头宽，相隔约15cm，拳眼斜向下（图5-30）。

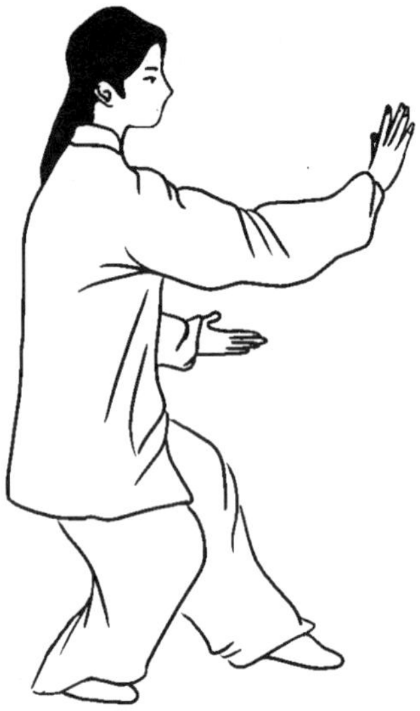

图5-28　高探马示意图

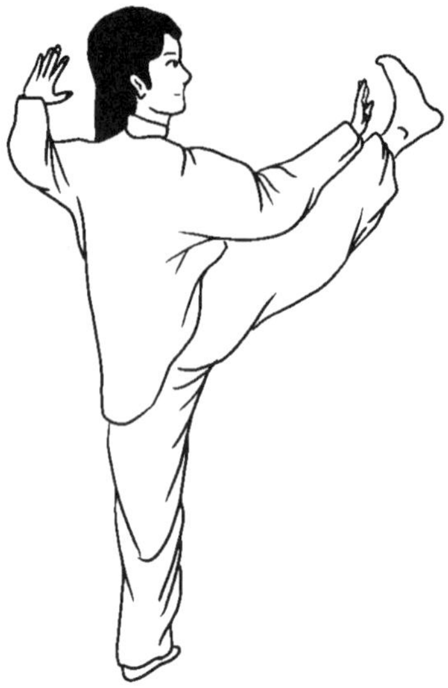

图5-29　右蹬脚示意图

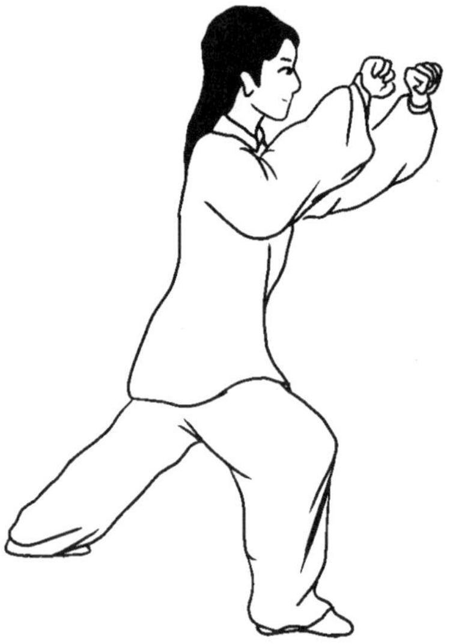

图5-30　双峰贯耳示意图

（十五）转身左蹬脚

1. 转体分手　重心后移，左腿屈膝后坐，重心转至左脚，上体左转，右脚尖内扣；两拳松开，左手向左划弧，两手平举于身体两侧，掌心向外；眼视左手。

2. 抱手收脚　重心右移，右腿屈膝后坐，重心转至右脚，左脚收至右脚内侧，脚尖点地，成丁步；两手由外圈向里圈划弧，举至胸前，交叉合抱，左手在外，两手心皆向内。

3. 分手蹬脚　同（十三）式“右蹬脚”的“分手蹬脚”，唯左右相反。

（十六）左下势独立

1. 收脚勾手　左腿收回平屈，置于右小腿内侧；上体右转，右臂稍内合，右手变成勾手，落于右肩前；左手向右划弧，摆至右肩前，掌心向右；眼视勾手。

2. 仆步穿掌　上体左转，右腿慢慢屈膝下蹲，左腿向左前方伸，成左仆步；左手经右肋沿左腿内侧向左穿出，掌心向右前，指尖向左前；眼视左手。

3. 弓步起身　重心移向左腿成左弓步；左手前穿，向上挑起，右勾手内旋，提钩向上，置于身后。

4. 独立挑掌　上体左转，重心前移至左脚，右腿屈膝提起成左独立步：左手下落按于左胯旁，右勾手下落变掌，从后下方向体前划弧挑起，掌心向左，高与眼平，右臂半屈成弧状（图5-31）。

（十七）右下势独立

1. 落脚勾手　右脚落于左脚右前方，脚前掌着地，上体左转，左脚以脚掌为轴随之扭转；左手变勾手，向上提举于身体左侧，高大致与肩平，右手划弧，摆至左肩前，掌心向左；眼视勾手。

2. 仆步穿掌　同前“仆步穿掌”，唯左右相反。

3. 弓步起身　同前“弓步起身”，唯左右相反。

4. 独立挑掌　同前“独立挑掌”，唯左右相反。

（十八）左右穿梭

1. 右穿梭

（1）落脚抱球：上体略向左转，左脚向左前方落步，脚尖外撇，右脚向前收至左脚内侧，脚尖点地；两手呈左抱球状；眼看左前臂。

（2）弓步架推：上体右转，右脚向右前方上步成右弓步；右手向前上方划弧，翻转上举，架于右额前上方，左手先向后下方划弧，再经体前向前推出，手心向外，高与鼻平；眼视左手（图5-32）。

2. 左穿梭

（1）抱球收脚：重心稍后移，右脚尖外撇，随即重心转至右脚，左脚向前收至右脚侧，脚尖点地，成丁步；上体右转，两手在右肋前上下相抱，呈右抱球状。

（2）弓步架推：同前“弓步架推”，唯左右相反。

（十九）海底针

1. 跟步提手 右脚向前收拢半步，随之重心后移，右腿屈坐，重心转至右脚；上体右转，右手下落屈臂，向后、向上提抽至耳侧，掌心向左，指尖向前，左手向右划弧下落至腹前，掌心向下，指尖斜向右。

2. 虚步插掌 上体左转向前俯身，左脚稍前移，脚尖点地，成左虚步；右手向前下方斜插，左手经膝前向前、向下划弧，按至左大腿侧；眼视右手（图5-33）。

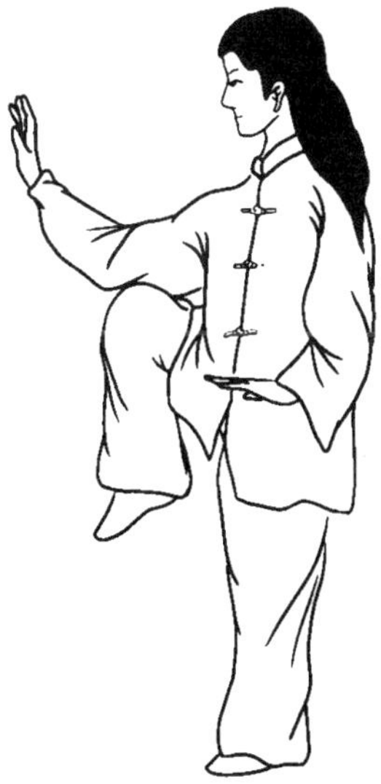

图5-31 左下势独立示意图

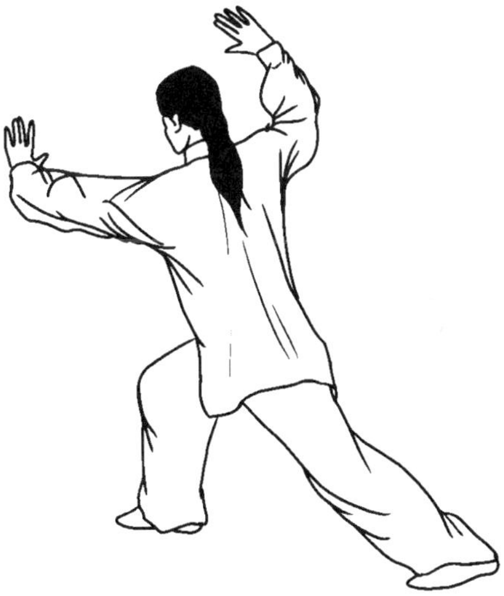

图5-32 右穿梭示意图

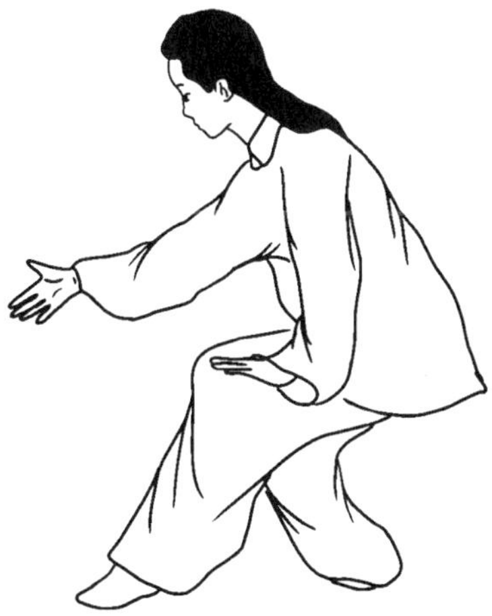

图5-33 海底针示意图

（二十）闪通臂

1. 提手收脚 上体稍向右转，恢复正直：右手曲臂上举，向后提至右额侧，手心翻转斜向上；左手屈臂收举，抬至右肩旁，掌心向内；左脚收回至右脚内侧，脚尖点地。

2. 弓步推掌 左脚向前上步成左弓步，重心转至左脚；左手从体前推出，掌心翻转向外，高与鼻尖平；右手撑于头右侧上方，掌心斜向上，两手分展；眼视左手（图5-34）。

（二十一）转身搬拦捶

1. 转体扣脚 重心后移，右腿屈坐，左脚尖内扣，重心稍转至右脚；身体右转，右手摆至体右侧，左手摆至头左侧，掌心向外；眼视右手。

2. 坐腿握拳 重心再左移，左腿屈坐，右腿自然伸直；右手握拳向下、向左划弧，停于左肋前，拳心向下，左手抬举至左额前：眼向前平视（图5-35）。

3. 踩脚搬拳 右脚提收至左脚内侧点地，再向前迈出，脚跟着地，脚尖外撇；右拳经胸前向前搬压，拳心向上，高与胸平，肘部稍屈，左手经右前臂外侧下落，按于左胯旁，掌心向下；眼视右拳。

4. 转体收拳 上体右转，重心前移，重心转至右脚，左脚跟进，收至右腿内侧，脚尖稍点地；右拳向右划弧至体右侧，拳心向下，左臂外旋上举，向体前划弧，掌心斜向上。

5. 上步拦掌 左脚向前上步，脚跟着地；左掌经左侧前拦，置于体前，掌心向前下方，右拳翻转收至腰间，拳心向上；眼视左掌。

6. 弓步打拳 上体左转，重心前移至左脚，成左弓步；右拳向前打出，肘微屈，拳眼向上，高与胸平，左手微收，附于右前臂内侧，掌心向右；眼视右拳。

（二十二）如封似闭

1. 穿手翻掌 左手翻转向上，从右前臂下方向前穿出，同时，右拳变掌，也翻转上，两手交叉，举于体前。

2. 后坐收掌 重心后移转至右脚，左脚脚尖翘起；两臂屈收后引，两手分开回收至胸前，与胸同宽，掌心斜相对；眼视前方。

3. 弓步按掌 重心前移成左弓步；两掌在胸前翻掌，掌心向下，先稍向下、再向上向前推出，手腕高与肩平，宽与肩同，手心向外；眼视前方（图5-36）。

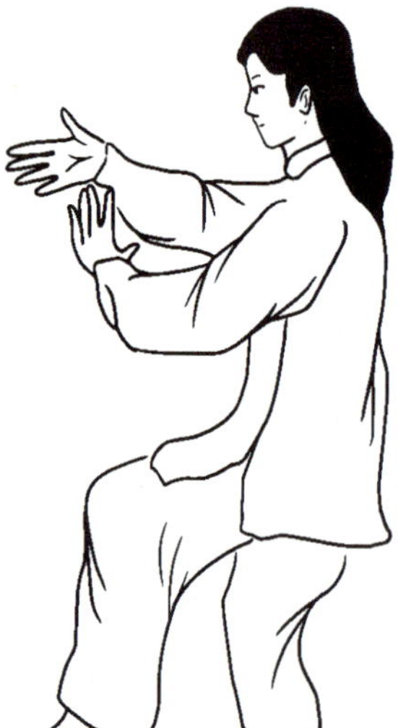

图5-34 闪通臂示意图

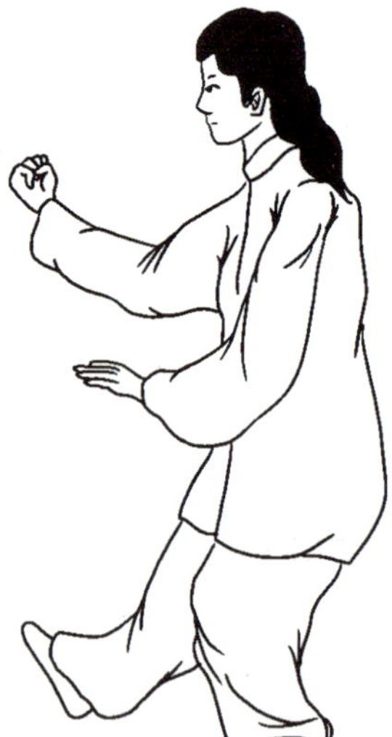

图5-35 转身搬拦捶示意图

（二十三）十字手

1. 转体扣脚　上体右转，重心右移至右脚，右腿屈膝后坐，左脚尖内扣；右手向右摆至头前，两手心皆向外；眼视右手。

2. 弓腿分手　上体继续右转，右脚尖随着转体外撇，呈侧弓步，右手继续划弧至身体右侧，两臂侧平举，手心皆向外；眼视右手。

3. 交叉搭手　上体左转，重心慢慢左移，左腿屈膝侧弓，右脚尖内扣；两手划弧下落，经腹前交叉上举至胸前，成斜十字形，右手在外，手心皆向内。

4. 收脚合抱　上体转正，右脚提起向左收拢至两脚与肩同宽，两腿逐渐蹬直；两手交叉合抱于胸前（图5-37）。

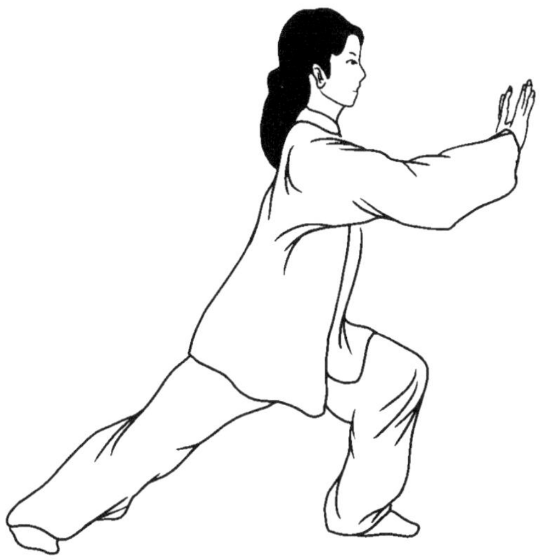

图5-36　如封似闭示意图

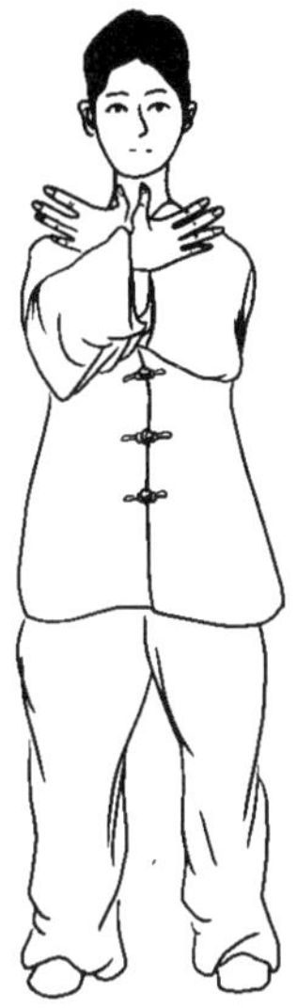

图5-37　十字手示意图

（二十四）收势

1. 旋臂分手　两手向外翻掌，两手分开。

2. 下落收势　两手慢慢向下落至体侧，收脚，恢复直立姿势，眼看前方。

四、太极拳康复应用

1. 太极拳倡导天人合一，法于自然，要求体松心静，呼吸匀长，意守丹田，以意领气，使习练之人逐步进入一种忘我状态，有利于自我放松，释放压力，可改善慢性患者的抑郁、焦虑状态，起到心理调适、怡情养性的效果。

2. 长期坚持太极拳的练习，可以增强机体免疫等功能，使机体的内环境处于最佳状态。

五、太极拳注意事项

1. 穿着要宽松舒适，切记上衣和裤子不宜穿得过紧。

2．练拳前要充分做好热身运动，以避免造成肌肉、韧带的拉伤。

3．练拳时套路架势平稳，速度均匀，外柔内刚，循序渐进，量力而行。

4．如果条件允许，尽量选择阳光明媚、空气清新、安静的场所，有助于让心神意念得到集中。

▶知识拓展

杨氏太极拳

杨氏太极拳可以追溯到170多年前，第一代祖师是杨露禅，于1820年三下陈家沟跟蒋发传人陈长兴学拳，专心致志地学习了十多年。杨露禅返回家乡后，在南关设场授拳，并将太极拳传授给了多位弟子，其中包括王兰亭和夏国勋等。后来，杨露禅应亲戚武汝清的邀请，率次子杨班侯和季子杨健侯到北京教拳。

杨氏太极拳因其舒展大方、柔和缓慢、圆活连贯的特点，在治疗保健方面具有奇特功效，成为全世界流传最广的太极拳流派之一。1956年国家体育运动委员会推出的24式简化太极拳，以及1979年公布的48式太极拳，都是以杨氏太极拳为原型编订而成。2006年，杨氏太极拳被纳入中国第一批国家级非物质文化遗产项目名录，2020年，杨氏太极拳被联合国教科文组织纳入人类非物质文化遗产代表作名录。

—• 考试知识点总结 •—

—• 本章小结 •—

—• 协和云课堂……　拓展练习及参考答案 •—

（王海蓉　邢乾乾）

第六章　神经系统常见疾病的中医康复治疗

教学课件

学习目标

素质目标

（1）具备高度责任感和职业道德意识，具备批判性和创新性思维。

（2）具备以患者为中心的理念，以临床伦理和循证医学为指导，正确合理规范地应用中医传统康复技术进行治疗。

（3）具备人文关怀精神和良好的心理素质，具备良好的团队协作精神和医患沟通能力。

知识目标

（1）掌握：脑卒中、脊髓损伤、小儿脑性瘫痪康复策略和传统康复技术应用。

（2）熟悉：脑卒中、脊髓损伤、小儿脑性瘫痪的病因病机、辨证分型和康复注意事项。

（3）了解：脑卒中、脊髓损伤、小儿脑性瘫痪的现代康复评定方法。

能力目标

（1）能进行传统康复技术的操作，能给患者安排合适的康复环境。

（2）能与患者及家属进行有效沟通，开展与康复相关的健康教育。

（3）能与相关医务人员进行专业交流与团结协作，帮助和指导患者进行康复训练。

·核心知识拆解·

第一节　脑卒中的中医康复治疗

微课：脑卒中的中医康复治疗

案例导入

【案例】

孙某，男，65岁。因“右侧肢体活动不便伴言语不利2个月”就诊。患者于2月前晨起时突发右侧肢体无力，不能持物及行走，言语含混不清，口角歪斜，无意识障碍及抽搐。紧急送往附近医院，查头颅CT示“左侧基底节区梗死灶”，给予西医常规治疗（具体药物及剂量不详）后，病情逐渐稳定。现仍遗留右侧肢体活动不便、言语欠清晰，为求进一步治疗来我院就诊。轮椅推入。现症见：面色萎黄，形体偏胖，右侧鼻唇沟变浅，口角向左歪斜，言语謇涩，气短乏力，纳差，眠可，二便调，舌质淡紫，苔薄白，脉细涩。有高血压病史10年，口服“硝苯地平缓释片”控制血压，平时血压最高达160/100mmHg，控制欠佳；否认糖尿病、心脏病史；否认药物及食物过敏史。体格检查：神清，右上肢肌力Ⅱ级，右下肢肌力Ⅲ级，右侧肢体肌张力增高。

【问题】

1. 该患者最可能的诊断是什么？
2. 该患者的康复要点是什么？

脑卒中（cerebral stroke），又称脑血管意外（cerebrovascular accident，CVA），是一种急性脑血管疾病，是因脑血管突然破裂出血或有血栓形成，引起的脑组织损伤为主的一组疾病，包括缺血性脑卒中和出血性脑卒中。脑卒中患者会出现一系列脑部相关症状，包括头痛、头晕，严重时还会出现意识障碍；同时，还可能表现出肢体和神经功能受损的情况，例如，偏瘫、无法正常言语表达，以及认知功能下降，难以完成正常的思考、记忆等。本病发病急、死亡率及致残率高，给患者和家庭带来巨大的痛苦和负担。

一、病因病理

（一）颅脑血管病变

1. 血管壁病变 动脉粥样硬化和高血压性细小动脉硬化是本病发病的主要原因，可使管腔变小，甚至完全闭塞，或使血管壁增厚变硬，失去弹性，易于破裂。

2. 动脉炎 多种动脉炎症均可引发脑血管病，如梅毒、带状疱疹病毒等病原体感染引发的动脉炎，以及非感染性因素，如结缔组织病性脉管炎，都在致病因素之列。

3. 颅内血管发育异常 先天性颅内动脉瘤与脑动静脉畸形是蛛网膜下腔出血、脑出血的常见诱因，并且易反复破裂出血。

4. 血管损伤 颅脑外伤、手术等直接损伤血管，可造成缺血性或出血性脑血管病。

（二）颅外血液循环障碍

1. 动脉栓塞 来自大动脉、心脏或其他组织器官中不溶于血液的栓子，随血流进入颅内动脉造成脑血管栓塞。

2. 心脏病及血流动力学改变 除瓣膜病变易发生心源性栓子外，心功能障碍、心肌梗死、心律失常，特别是心房颤动及血压的急骤波动，均可影响脑部的血液循环，从而发生脑卒中。

3. 血液病和血液流变学异常 各种凝血功能异常及高黏血症，常引起出血性脑血管病，少数发生缺血性脑血管病。

4. 代谢病　高脂血症、高尿酸血症、糖尿病可造成动脉硬化等血管损伤。

（三）其他因素

1. 药物反应　如降压药、抗凝血药、抗抑郁药等使用不当，均可诱发缺血性脑血管病。

2. 诱因　精神紧张、情绪激动、用力排便、过度劳累、气候骤变等均为常见的诱发因素。

二、功能障碍表现

脑卒中起病多急，常伴有头痛、呕吐、血压及体温波动等一般症状，还会出现意识、运动、感觉、言语障碍等临床表现。因病变部位、范围和性质各异，临床表现也不同，其中偏瘫、失语较为常见。

（一）运动神经功能障碍

突然出现口角歪斜、流涎、言语表达异常（失语、词不达意）、吞咽困难、一侧肢体乏力或活动障碍、走路不稳，甚至突然跌倒。

（二）脑功能障碍

剧烈头痛、头晕、呕吐，这些预兆提示血压有波动，是脑出血或蛛网膜下腔出血的先兆。

（三）感觉功能障碍

面、舌、唇或肢体麻木，视物不清，耳鸣或听力下降。

（四）意识障碍

表情淡漠，嗜睡，行动迟缓或烦躁，有时出现短暂意识丧失。

（五）自主神经功能障碍

疲乏无力、出汗、低热、胸闷、心悸、呃逆等。

三、现代康复评定

（一）脑损害严重程度评定

常采用格拉斯哥昏迷量表（Glasgow coma scale，GCS）评定意识状态，用1995年版中国脑卒中患者临床神经功能缺损程度评分标准评定神经功能缺损情况。

（二）运动功能评定

主要有肌力、肌张力、关节活动度、痉挛状况、步态分析、平衡功能及运动模式。临床常运用Brunnstrom评定法与Fugl-Meyer评定法开展评定。

（三）言语功能评定

在失语症评估方面，国内一般采用汉语标准失语症检查（China rehabilitation research center aphasia examination，CRRCAE），而国外则多运用波士顿诊断性失语症检查（Boston diagnostic aphasia examination，BDAE）中的失语症严重程度分级标准。

（四）吞咽功能评定

通过饮水、唾液吞咽试验等方法评定。

（五）认知障碍评定

常用的评定方式包括简易精神状态检查量表（Mini-Mental state examination，MMSE）测评、洛文斯顿作业疗法认知评定成套试验记录表（Loewenstein occupational thorapy cognitive assessment，LOTCA）评定等。

（六）日常生活活动能力评定

常用Barthel指数和功能独立性评定（Functional independence measure，FIM）量表。

（七）心理评定

常用的方法有汉密尔顿焦虑评定量表和汉密尔顿抑郁评定量表等。

四、本病中医学相关知识

传统医学称脑卒中为“中风”，其临床表现极具特点。部分患者会骤然昏仆、不省人事，同时伴有口舌歪斜、语言不清及半身不遂等症状；还有部分患者，并不出现昏仆症状，仅以口舌歪斜、语言不清、半身不遂为临床主要表现。因这类病证起病急骤，病情还会在短时间内迅速演变，这与“风性善行而数变”的特点极为相似，故将其类比称为“中风”，又称卒中。

（一）病因病机

脑卒中病位在脑，但与心、肾、肝、脾关系密切。通常来讲，饮食不节、过度劳累、五志过极及外邪侵袭等因素，均可导致脏腑阴阳失调，致阴亏于下，肝阳暴亢，阳化风动，气血逆乱，血随气逆，夹痰夹火，蒙蔽清窍，发为上实下虚，阴阳互不维系，肌肤筋脉失养诸证。基本病机是气血逆乱，上犯于脑，清窍闭塞。

（二）辨证要点

临床主要根据神志、肢体状态（包括偏瘫程度、肌肉紧张度、偏身感觉）、全身兼症及病程进行辨证，并可以结合现代影像学检查结果，以明确是缺血性卒中还是出血性卒中。

1. 辨主症 半身不遂、口舌歪斜、言语不利。

2. 辨中经络与中脏腑 根据有无神志改变可分为中经络与中脏腑两大类。中经络时，病位相对表浅，病情也较轻，不会出现神志方面的变化，主要症状为半身不遂、口舌歪斜和言语不利；而中脏腑时，病位更深，病情更重，多表现为突然晕倒、不省人事，或者神志恍惚、嗜睡，同时伴有半身不遂和口角歪斜。

3. 辨兼症

（1）中经络：兼见面红目赤，眩晕头痛，心烦易怒，口苦咽干，便秘尿黄，舌红或绛，苔黄燥，脉弦有力，为肝阳上亢证；兼肢体麻木或手足拘急，头晕目眩，苔白腻，脉弦滑，为风痰阻络证；兼口黏痰多，腹胀便秘，舌红，苔黄腻或灰黑，脉弦滑且洪大，为痰热腑实证；兼肢体软弱无力，偏身麻木，手足肿胀，面色淡白无华，气短乏力，舌质暗，苔薄白，脉细涩，为气虚血瘀证；兼肢体麻木，手足拘挛，伴有眩晕耳鸣，舌色红，苔少，脉细数，为阴虚风动证。

（2）中脏腑：神识不清，面赤气粗，牙关紧闭，两手紧握，喉中痰鸣，二便不通，脉滑数或弦数是闭证，为邪气内闭清窍，属实；昏睡不醒，目合口张，手撒遗尿，鼻息微，四肢逆冷，脉细弱或浮大无根是脱证，为真阳外越，属虚。

五、康复治疗总则

（一）康复目标

1. 近期目标　通过传统康复治疗技术结合运动疗法为主的综合措施，建立积极心态，配合治疗，从而达到防治并发症，减少后遗症，减少卧床不起、长期依赖医院或其他机构，促进康复的目标。

2. 远期目标　通过康复治疗与补偿手段，挖掘患者潜在功能，减轻残障程度，提升日常生活能力，助力患者在精神心理、家庭及社会层面重新适应，恢复自理与社会活动能力，维持正常人际关系，提高生活质量，减轻家庭和社会负担。

（二）康复时机

康复时机的选择对于患者的功能恢复至关重要。一般情况下，脑卒中发病后的1～2周内可以进行康复治疗，对于病情稳定的患者，甚至在发病后的24小时内就可以开始康复治疗，此阶段患者病情往往较重，早期康复有助于预防并发症，为后续的康复治疗打下基础。恢复期康复，一般为发病后的2周至6个月，此阶段患者病情相对稳定，神经功能开始逐渐恢复，康复治疗的效果较为显著。发病6个月以后即进入后遗症期，虽然此阶段患者的神经功能恢复速度明显减慢，但仍要积极采取相应的康复治疗措施改善和缓解各种后遗症，进一步提高患者的生活质量。

缺血性脑卒中患者在病后5～7天便可开始康复治疗，出血性脑卒中患者可在病后2周左右开始，若合并蛛网膜下腔出血，则须注意在30天内不宜坐起和过多变换体位，以防再次出血。

一般而言，发病后3个月以内是康复的最佳时期，6个月以内都是有效康复期；超过1年者，康复效果不理想。

（三）康复策略

在传统医学里，针对脑卒中的康复治疗，有着丰富多元的技术手段。一方面是药物调理，即中药的内服、外用等方式；另一方面则是物理疗法，包括针灸、推拿等。临床实践中，医生会依据患者具体的病情轻重、功能障碍程度等个体差异，将传统康复技术与现代康复技术有机结合、灵活运用，以达到最佳的康复效果。

偏瘫恢复的不同阶段，需采用针对性的康复治疗策略。当患者处于软瘫期时，康复重点在于提高患侧肌张力，通过各种康复手段，刺激神经肌肉，促进随意运动的出现；而进入痉挛期后，治疗方向则转为降低肌张力，此阶段针刺治疗若操作不当，可能会进一步刺激肌肉，导致肌张力增高，影响康复进程，因此需格外注意，此时，应以运动疗法作为主要治疗手段。

六、中医康复治疗

（一）针灸治疗

1. 毫针法

（1）中经络

【治法】 疏通经络，醒脑开窍。

【主穴】 选取督脉、手厥阴心包经、足太阴脾经经穴为主。内关、水沟、三阴交、极泉、尺泽、委中。

【配穴】 肝阳上亢证，配太冲、行间；风痰阻络，配阴陵泉、列缺；痰热腑实证，配支沟、上巨虚、内关；气虚血瘀证，配膻中、气海、血海；阴虚风动证，配照海、百会。上肢不遂，配肩髃、天井、外关；手指不伸者，配腕骨、阳池；下肢不遂者，配环跳、风市、足三里、阳陵泉、阴陵泉、悬钟、太冲。病侧肢体呈现屈曲拘挛者，在同侧配穴，肘部配曲泽、腕部配神门、膝部配阴谷、踝部配太溪；足内翻者，配丘墟透照海；足外翻者，配太溪、中封；足下垂者，配解溪。抬眉困难者，配攒竹；鼻唇沟歪斜者，配承浆；口角歪斜者，配地仓、颊车、合谷、太冲；语言不利者，配廉泉、通里、哑门；舌肌萎缩及舌下络脉瘀血者可舌下脉络放血；吞咽困难者，配廉泉、金津、玉液；头晕者，配风池、天柱、完骨；复视者，配风池、睛明；便秘者，配归来、天枢、丰隆、支沟；尿失禁、尿潴留者，配中极、曲骨、关元。

【方义】 中风病位在脑，脑为元神之府，督脉入络脑，水沟为督脉穴，可醒脑开窍，调神导气；心主血脉藏神，内关为心包经络穴，可调理心神、疏通气血；三阴交为足三阴经交会穴，可滋补肝肾、潜阳息风；极泉、尺泽、委中均为局部取穴，可舒经活络、导气增力。

【操作】 针刺时，先以捻转提插复式泻法，针刺双侧内关，持续1分钟，再向鼻中隔下斜刺水沟，行雀啄手法，至患者眼球湿润；极泉在原穴下1寸心经处取穴，避开腋毛直刺，用提插泻法，让患者上肢出现3次麻胀感、抽动；直刺尺泽，施提插泻法，使掌臂抽动3次。患者仰卧，抬高患腿伸膝，直刺委中，用提插泻法，令患腿抽动3次；最后沿胫骨后缘，针尖向后斜刺45°进针三阴交，行提插补法，让患者抽动3次。可用电针。

（2）中脏腑

1）闭证

【治法】 醒脑开窍启闭。

【主穴】 取督脉、十二井穴为主。内关、水沟、十二井、太冲、丰隆、劳宫。

【配穴】 牙关紧闭，配颊车、合谷；二便闭塞，配天枢、足三里。

【方义】 内关为心包经之络穴，心主神明，心包代君行令，故取内关通窍醒神；水沟是督脉与手足阳明经的交会穴，督脉总管全身阳气、掌控神机，针刺水沟可开窍启闭，调督醒脑；刺十二井，为通调十二经脉，开窍启闭的经验效穴；闭证为肝阳上亢，气血上逆所致，足厥阴肝经循行至巅顶，太冲用泻法并强刺激，能降肝经逆气，平息肝阳；痰浊壅遏，气机不畅时，取足阳明经络穴丰隆，可化痰开窍；依"荥主身热"理论，取手厥阴经荥穴劳宫，能清心泄热。

【操作】 先针刺双侧内关，用捻转提插复式泻法操作1分钟；接着向鼻中隔下斜刺水沟，行雀啄手法，至患者眼球湿润即可；十二井穴以三棱针点刺挤压出血；太冲、丰隆、劳宫施提插泻法。

2）脱证

【治法】 回阳固脱。

【主穴】 内关、水沟、关元、气海、神阙。

【方义】 内关为心包经之络穴，心主神明，心包代君行令，故取内关通窍醒神；水沟是督脉与手足阳明经的交会穴，督脉总管全身阳气、掌控神机，针刺水沟可开窍启闭，调督醒脑；任脉为阴脉之海，关元为任脉与足三阴经的交会穴，作为三焦元气的源头，与命门真阳相关联，灸关元可扶助元阳；气海是治疗虚脱、脏腑功能衰退的关键腧穴，而神阙则与人体真气紧密相连。诸穴配伍，共凑培元固本、回阳固脱之效。

【操作】 先针刺双侧内关，用捻转提插复式泻法操作1分钟；接着向鼻中隔下斜刺水沟，行雀啄手法，至患者眼球湿润即可；神阙施大艾炷隔盐灸，关元、气海施大艾炷隔姜灸，须持续施灸，不拘壮数，以脉起、四肢转温为度。

2. 头针法

【选穴】 选择焦式头皮针穴，依据患者的临床体征，精准定位瘫痪肢体对侧相应的刺激区。

若患者存在运动功能障碍，选运动区进行刺激，有助于促进肢体运动功能恢复；若出现感觉障碍，选择刺激感觉区；针对下肢感觉运动功能障碍，足运感区是适宜刺激部位；面对肌张力障碍，刺激舞蹈震颤控制区，可调节肌张力。

在语言功能障碍方面，运动性失语患者选言语一区，以改善言语表达能力；命名性失语选言语二区，可帮助患者恢复对物品命名的能力；感觉性失语选言语三区，可提升患者对语言的理解能力；完全性失语患者，需同时选取言语一区至三区，进行全面的语言功能康复。

若患者存在失用症，运用区是刺激的关键区域，能够帮助患者重新掌握运动技巧；对于小脑性平衡障碍的患者，刺激平衡区，可有效改善患者平衡功能。

【操作】 选用1.5～2.0寸毫针，严格消毒，刺手持针与头皮呈30°夹角斜刺，快速刺入，缓慢推进至帽状腱膜下层，当刺手能明显感到针下阻力变小时，快速持续捻转2～3分钟，随后留针30分钟，期间间歇捻转行针2～3次。行针及留针时，嘱患者活动患侧肢体，重症患者可做被动活动，以提高疗效。

【治疗频次与疗程】 急性期每日针刺1次，10次为1个疗程；恢复期和后遗症期，每日或隔日1次，5～7次为1个疗程，疗程之间间隔5～7天。

3. 电针法　无论是采用毫针法还是头针法，为进一步提高疗效，都可加用电针法。在患侧上、下肢体各选两个腧穴，一般软瘫可选断续波，刺激作用较强，能提高肌肉组织的兴奋性，以电流刺激后可见肌肉出现规律性收缩为度；痉挛期选疏密波，能促进代谢、血液循环，改善组织营养，消除炎症水肿等，电流强度以患者肢体局部肌肉呈节律性收缩并且耐受为度。治疗时间，面部一般为10～20分钟，其他部位则是20～30分钟。此法适用于半身不遂患者。

4. 耳针法 取肝、肾、肾上腺、神门、心、肝阳、耳尖等穴，每次3～5穴，双侧，中等刺激；闭证可耳尖放血。

5. 穴位注射法 选肩髃、曲池、手三里、足三里、丰隆。每次挑选2～4穴，用丹参或川芎嗪注射液、维生素B_1注射液、维生素B_{12}注射液，每穴注射1～2ml。适用于中经络。

6. 灸法 灸法适用范围广泛，主要用于阴证、里证、虚证、寒证。对于脑卒中急性期中脏腑之脱证，具有益气固脱，回阳救逆之功；对恢复期及后遗症期，具有温经通络、行气活血之功。

（1）急性期：取穴及操作方法同中脏腑之脱证。

（2）恢复期及后遗症期

【选穴】 肩髃、曲池、合谷、外关、环跳、阳陵泉、足三里、解溪、昆仑。

【操作】 温和灸，每次选用4～6穴，以皮肤潮红、发热为度，每穴15～20分钟，10次为1个疗程。

（二）推拿治疗

推拿治疗对于缓解疼痛、抑制肌肉痉挛、防止关节挛缩、促进随意运动的恢复，都具有显著功效。本病以早期治疗为主，病情稳定后即可进行。

【治法】 行气活血、通经活络、滑利关节。肝阳上亢者兼以息风潜阳，中脏腑者兼以开窍醒神。在偏瘫的不同阶段，推拿手法亦不同。在弛缓期，患者肢体呈现肌张力低下的状态，此时应以运用兴奋性手法为主，通过推、揉、捏、拿、搓、点、拍等一系列手法，刺激肢体的肌肉和经络，以提高患肢的肌张力，激发神经肌肉的活性，促使随意运动的恢复。在痉挛期，患者肢体的肌张力异常增高，推拿手法则要转变为以抑制性手法为主，通常选用较为缓和的揉、摩、捏、拿、擦等手法，且适当延长治疗时间，有效放松痉挛肌群，缓解肌肉的紧张状态，从而控制痉挛。

【选穴】 头面、上肢、下肢及背部，以督脉、手阳明经、足阳明经穴为主，辅以手足太阳及少阳经穴。

【操作】 一指禅推法、㨰法、按法、揉法、推法、点法、捻法、摇法、拔伸法、关节被动运动手法等，分部操作如下。

（1）头面、颈项部：患者仰卧位，操作者先用轻柔缓和的双手拇指分推法、抹法，自印堂分别沿直线、曲线操作至太阳，往返操作6～8遍。随后自印堂依次至阳白、睛明、四白、迎香、下关、颊车、地仓、人中等穴，用一指禅推法往返操作数次，可配合抹法和按揉法，以患侧为主，力度以患者微感酸胀为度，并用掌根揉患侧的面颊部。用中指勾揉法于风池、风府，拿两侧肩井，以患者头额微汗出为度。以扫散法施于头颞部少阳经，两边反复操作数遍。取其"脑为元神之府"和"头为诸阳之会"之意，以醒神开窍，改善脑部供血。

（2）上肢部：患者仰卧位，操作者位于患侧。治疗时，先以拇指按压患侧上肢极泉穴，持续1分钟，直至患侧上肢产生热感，随后用拇指按揉法，依次作用于肩髃、臂臑、尺泽、曲池、手三里、合谷、中渚穴，力度由轻渐重，以穴位处出现酸胀感为宜，每穴操作1～2分钟。接着，施㨰法于患侧肩关节周围，再沿上肢后侧、外侧、前侧，从肩至腕往返操作2～3次，同时被动活动患肢肩、肘、腕关节，做各方向运动。施拿法从患侧肩部拿至腕部，往返3～4次，重点是肩关节和肘关节，拿肩部三角肌时嘱患者尽力做肩主动外展动作，拿肱三头肌时嘱患者尽力伸肘。轻摇肩关节、肘关节及腕关节，配合做指间关节、腕关节和肘关节的伸展及肩关节的外展。施搓法自肩部搓至腕部往返2～3次。拔伸患侧指间关节，捻法施于患侧各手指。

（3）腰背部及下肢后侧：患者俯卧位，操作者立于患侧。先推督脉与膀胱经至骶尾部，自上而下2～3次；按揉天宗、肝俞、胆俞、膈俞、肾俞，以酸胀感觉为度；用㨰法沿脊柱两侧向下至臀部、大腿及下肢后部，反复操作3～5分钟，期间嘱患者配合腰后伸、患侧髋后伸的被动活动；按揉患侧八髎、环跳、承伏、委中、承山及跟腱部，力度渐增，每穴操作1～2分钟，按揉环跳时，嘱患者主动做髋关节内旋、内收、屈曲等被动活动。最后，轻拍腰骶部及背部。

（4）下肢前、外侧：①患者健侧卧位，操作者以㨰法，从患侧臀部沿大腿外侧，经膝部至小腿外侧施术，着重对髋关节和膝关节进行治疗，往返操作约5分钟。②患者仰卧位，操作者位于患侧，用拇指按压患侧气冲1分钟，至患侧下肢产生热感，同时用拇指按揉患侧髀关、伏兔、风市、膝眼、阳陵泉、足三里、解溪，每穴操作1分钟；用㨰法从髂前上棘向下，沿大腿前面至踝关节及足背部，往返2～3次；拿揉患侧下肢5次，着重拿捏大腿内侧中部和膝关节周围；依次轻摇髋关节、膝关节和踝关节，同时配合髋关节外展、踝关节背屈；施搓法于下肢，往返2～3次，其间配合髋、膝、踝关节的被动伸展，以及整个下肢的外旋、外展；最后拔伸足趾间关节。

（5）对症操作：具体如下。①口眼歪斜者：抹法自患侧地仓至颊车、下关往返操作3～5分钟，然后重点按揉地仓、颊车、下关、牵正、迎香等穴。②吞咽困难者：按揉廉泉、天突、承浆等穴，每穴操作1～2分钟；按揉风池、完骨、翳风、天突等穴，每穴操作1～2分钟；按揉心俞；若有痰阻心窍加揉丰隆、脾俞等穴，也可用消毒过的按摩棒按揉金津、玉液两穴，对言语和吞咽功能的恢复有辅助作用。③语言不利者：用拇指推法推百会1分钟，随后自百会横向至耳郭上方的发际，用推法往返操作数次，范围要大，强度渐增，直至患者出现酸胀感。按揉风池、风府、廉泉、承浆、通里、合谷等穴，每穴操作1～2分钟。④头痛、头晕者：按揉风池、风府、角孙、百会、太阳、太冲等穴，每穴操作1～2分钟。用五指拿法从前额拿至后项（颈根处）3～5遍。若属阴虚阳亢者，还可加用推桥弓法，自翳风至缺盆，以拇指或示、中指自上而下，左右两侧需交替操作各20次；按揉翳风，推大椎，按压缺盆，捏拿曲池，按揉双侧三阴交、太冲、行间、太溪各1分钟；自太溪沿小腿内侧面至阴谷用推法操作10～15遍；擦足底涌泉以透热为度。⑤足下垂：按揉解溪、冲阳、丘墟等穴，每穴操作1～2分钟。⑥足内翻：按揉光明、昆仑、绝骨、丘墟等穴，并摇踝关节5～6遍，应尽量向外摇。

（三）其他治疗

1. 拔罐法　在脑卒中康复治疗中，一般与其他传统康复疗法配合运用。

【取穴】 T_2～T_8夹脊、L_1～L_5夹脊。

【操作】 患者俯卧位，上肢偏瘫取T_2～T_8夹脊，下肢偏瘫取L_1～L_5夹脊，先以1寸毫针直刺，留针20～30分钟，出针后拔火罐。每天1次，10次为1个疗程。

对于卒中后肩痛并发症可采用刺络拔罐法。取疼痛区所在腧穴，如肩髃、肩髎、肩贞、臑俞、臑会、曲垣、秉风、膏肓俞等。选择上述疼痛腧穴3～4个，皮肤针重刺叩至有渗血，再以闪火法拔罐，每穴出血量控制在1～2ml。隔日1次，交换腧穴叩刺，5次为1个疗程。

2. 中药外治疗法

（1）熏蒸：将药物加热煎煮后，产生大量蒸汽，利用药物的蒸汽渗透作用，达到温经通络、活血化瘀的目的，一般以活血化瘀药、祛风除湿药、通络止痛药为主。将黄芪30～50g，赤芍、当归、川芎、桃仁、红花各9g，丹参15g等中药放入砂锅内，加清水3000ml，煮沸5～10分钟，取出药液，倒入盆中，趁热熏蒸患处；待药液冷却至适宜的温度后蘸湿无菌毛巾，擦洗患处。熏蒸、擦洗早晚各进行1次，每次30分钟左右，药液每日1剂即可。

（2）熨敷：用药物或药液制剂加热或煎汤敷于局部特定部位或腧穴，以达到行气活血的目的。

（3）洗浴：将药物煎汤或开水冲化后，趁热直接在局部淋洗、湿敷、浸渍或全身洗浴浸泡，通过热力和药物的双重作用，发挥疏通经络、活血化瘀等效果。

3. 传统运动疗法 当患者出现脑卒中先兆，或症状相对较轻时，传统运动疗法是一种行之有效的康复辅助手段。八段锦、五禽戏、易筋经等传统功法都是很好的选择，这些功法通过躯体的规律性活动，不仅能调畅气机、促进人体气血运行，还可以缓解患者病后出现的抑郁情绪，对身心康复大有裨益。运动强度应遵循因人制宜的治疗原则，通常情况下，每次练习20～30分钟较为适宜，每天1～2次，30天为1个疗程。

4. 中医养生

（1）精神养生：情绪对健康的影响不容小觑。当情志波动过于强烈且持久，超出正常范围时，就容易引发机体的各种功能紊乱，进而导致疾病产生。因此，对于脑卒中患者而言，清静养神至关重要。减少私欲和对名利的过度追求，能有效减轻不必要的思想负担，让内心更加坦然、舒畅。同时，培养良好的性格也很关键。看待问题时，要有长远的眼光，为人处世要心胸宽广。在日常生活中，合理规划工作、学习和业余时间，丰富生活内容，陶冶情操，让自己的精神世界更加充实，情绪更加稳定，这对预防和辅助治疗脑卒中都有积极意义。

（2）起居养生：人体的作息与自然界阴阳消长的规律息息相关，只有二者相适应，才有助于维护健康，就像古人倡导的"日出而作，日落而息"。在白昼，阳气旺盛，此时应积极进行日常活动，借助阳气的推动，让身体各器官充分发挥功能，保持活力；而到了夜晚，阳气逐渐消减，就应该安心休息，让身体得到充分的放松和修复。对于脑卒中患者来说，遵循这样的起居规律尤为重要，稳定的作息有助于降低病情波动的风险，促进身体的康复。

（3）季节养生：春夏养阳，秋冬养阴。春夏两季，天气由寒转暖，由暖转暑，是人体阳气生长之时，故应以调养阳气为主；秋冬两季，气候逐渐变凉，是人体阳气收敛、阴精潜藏于内之时，故应以保养阴精为主。

七、注意事项

1. 针刺治疗期间，应密切关注患者肌张力的动态变化，一旦察觉肌痉挛有加重趋势，需立即调整治疗手段，必要时暂停针刺。对于体质瘦弱者，针刺手法不宜过强，以免引发不适。针刺风府等项部腧穴、眼区及脊柱部的腧穴时，进针角度必须精准把控，严禁大幅度提插、捻转和长时间留针，以防伤及重要组织器官。胸胁、腰背部腧穴不宜深刺、直刺，避免刺伤内脏。

2. 电针治疗时，电流调节应慢慢从小到大，切忌电流突然增强，以防导致弯针、折针、晕针等不良情况发生。尤其要注意避免电针电流回路经过心脏。安装心脏起搏器者，禁用电针。

3. 灸法操作时，应谨防因患者可能存在感觉障碍而无法准确感知温度，造成皮肤灼伤。

4. 针对偏瘫患者，不同阶段应采用差异化的推拿手法。软瘫期，为促进随意运动尽早出现，需运用兴奋性手法；痉挛期，则以放松性手法为主，目的是有效降低肌张力。推拿时，手法力度应从轻到重，若力度过大或时间过长，反而可能加重肌肉萎缩。在软瘫期对肩关节进行活动时，手法务必轻柔，活动幅度不宜过大，防止引发肩关节半脱位。对于肌张力高的肢体，切忌强行牵拉、扳动，避免造成肌肉、骨骼损伤，或是引发骨化性肌炎等严重后果。

▶知识拓展

张力平衡针刺法

有学者基于中风偏瘫恢复的一般规律，融合神经生理学、康复医学及经络学说，对传统针刺疗法进行创新优化，创立了张力平衡针刺法。该疗法依据肢体伸肌与屈肌两侧痉挛、弛缓程度的差异，精准选取对应有效腧穴，灵活运用差异化针刺手法，平衡阴阳、调节肌张力，有效缓解偏瘫痉挛状态，最大限度改善与代偿偏瘫肢体功能，不仅能显著提升肢体运动功能，还能改善患者日常生活能力，助力患者重新建立正常运动模式，为中风偏瘫患者的康复治疗提供了一种更具针对性和有效性的新思路与新方法。

其操作要点介绍如下。

1. 取穴　上肢屈肌侧：选极泉、尺泽、大陵；上肢伸肌侧：选肩髃、天井、阳池；下肢伸肌侧：选血海、梁丘、照海；下肢屈肌侧：选髀关、曲泉、解溪、申脉。

2. 体位　患者取仰卧位，患侧上肢伸直放于身旁，掌心朝向躯干；患侧下肢自然伸直，在腘窝处垫起约1.5cm高度的支撑物，确保踝关节处于中立位。

3. 操作　①弱化手法：选上肢屈肌侧、下肢伸肌侧的腧穴。快速进针，进针后运用柔和且均匀的捻转手法。技术标准为：针对痉挛优势侧的腧穴，针刺手法不宜过重，进针动作要轻柔、迅速，以快速进针为宜，捻转时需控制力度，确保不引发肌肉抽动，出针时动作要轻缓。②强化手法：选上肢伸肌侧、下肢屈肌侧的腧穴。快速进针，得气后便开始实施较强的提插、捻转手法。技术标准为：针对痉挛劣势侧，针刺手法可以相对较强。进针时，动作虽要求柔和，但要快速刺入皮下。在进行提插、捻转操作时，以出现较强的针感为度，然后快速出针，以此增强对腧穴的刺激，激发经络气血，促进肢体功能的恢复。

微课：脊髓损伤的中医康复治疗

第二节　脊髓损伤的中医康复治疗

案例导入

【案例】

患者，男，30岁。2年前因重物砸伤致腰背部疼痛，活动受限，急诊入当地医院，经查诊断为“腰2/3压缩性骨折”，行“切开复位内固定术”。术后转入康复科治疗。现症见：患者大、小便可自控，腰脊酸软，双下肢感觉无明显异常；双上肢肌力正常；左侧屈髋时可抗较大阻力，右侧屈髋不能抗阻力，双侧主动伸髋、膝关节屈伸及踝关节背屈、跖屈均不能；双下肢被动活动范围正常。站位平衡2级，佩戴踝足矫形器在平行杆内可独立步行50米左右。舌红少苔，脉沉细数。

【问题】

1. 该患者最可能的诊断是什么？
2. 有哪些中医康复治疗技术可供选择？

脊髓损伤是一种严重的神经系统创伤，多由外伤、疾病或先天性因素引发，致使脊髓的结构和功能受损。一旦发病，损伤平面以下的脊髓神经功能会出现部分或全部障碍，患者往往会不同程度地失去活动能力、生活自理能力及工作能力。

根据脊髓损伤的程度差异和病理变化，可分为脊髓震荡、脊髓挫伤、椎管内出血和脊髓血肿4种类型；按病因分类，可分为外伤性脊髓损伤和非外伤性脊髓损伤；按程度分类，可分为完全性脊髓损伤和不完全性脊髓损伤；按脊髓损伤平面分类，可分为四肢瘫和截瘫。四肢瘫是颈段脊髓损伤导致上肢、躯干、下肢及盆腔脏器功能障碍，胸段及以下脊髓损伤导致躯干、下肢及盆腔脏器功能障碍而上肢功能保留时称截瘫，包括马尾及圆锥损伤。本节主要介绍外伤性脊髓损伤。

一、病因病理

外伤性脊髓损伤中，闭合性损伤较为常见，通常由高处坠落、重物压砸、交通事故等情况引发，这些外力作用于脊柱，可能导致脊柱骨折、脱位，进而损伤脊髓。非外伤性脊髓损伤多见于脊髓血栓性静脉炎、脊髓灰质炎、脊柱结核、脊柱肿瘤、脊椎滑脱及椎间盘突出等疾病，通过损伤脊髓组织，或者对脊髓产生压迫，从而引发脊髓损伤。

脊髓损伤后的病理变化具有一定的时间特征，在损伤3小时后，最先出现的典型变化是脊髓的中央灰质区出现出血点；6～10小时出血灶逐步扩大，累及白质出现水肿，胶质细胞浸润；12小时神经轴突开始退变，神经细胞逐步坏死；组织水肿24～48小时以后逐渐消退，形成不可逆的坏死。损伤晚期则出现胶质瘢痕增生、囊肿、硬膜粘连、炎症。脊髓损伤后，发生的一系列进行性的组织学改变，同时还会引发复杂的生理与生化连锁反应，这些变化相互影响、相互作用，最终造成的组织损伤程度，远远超过最初单纯的机械性损伤。

二、功能障碍表现

根据损伤部位、损伤程度不同，脊髓损伤的临床表现也不同，主要有以下特征。

（一）运动神经功能障碍

脊髓损伤早期，损伤部位以下脊髓处于休克状态，其所属肌群呈弛缓性瘫痪，随后损伤水平以下脊髓逐渐恢复其独自的反射，表现为痉挛性瘫痪。但腰段脊髓或马尾神经损害时则表现为肌张力下降，肌肉萎缩等下运动神经元性损害。

（二）感觉功能障碍

完全性脊髓损伤，损伤平面以上可能感觉过敏，而损伤平面以下所有感觉全部丧失。不完全性损伤中，靠前部位损伤，受损平面以下的痛觉、温度觉障碍；靠后部位损伤，则为受损平面以下的触觉及本体感觉障碍；半侧损伤，出现对侧痛觉、温度觉及同侧的触觉和深感觉障碍。

（三）自主神经功能障碍

主要包括自主神经功能丧失和过度反射两种情况。这种障碍会引发一系列严重的生理功能紊乱，可导致突发性严重高血压、直立性低血压、心律失常、体温调节异常、出汗异常。

（四）大小便功能障碍

出现尿潴留、尿失禁，也可能会出现大便失禁或排便困难。

（五）其他

高位截瘫患者会出现呼吸困难、排痰困难、血压控制异常；部分患者还会出现幻肢痛、月经失调、勃起功能障碍等。

三、现代康复评定

（一）脊髓损伤程度评定

脊髓损伤发生后，首要任务是要鉴别其为完全性损伤还是不完全性损伤。评定的方法，是通过损伤平面以下包括最低位的骶段是否存在部分保留区来确定。通常采用脊髓功能损害分级（American impairment scale，AIS）进行评定。

（二）脊髓损伤平面评定

神经损伤平面，是指在脊髓上能够维持身体双侧正常感觉及运动功能的最低脊髓节段。根据神经支配的特点，检查关键性肌肉的肌力和关键性感觉点的痛觉和轻触觉，可以确定运动损伤平面和感觉损伤平面。

（三）躯体功能评定

包括关节、肌肉、上肢、下肢的功能评定；自助具与步行矫形器的适配评定；心肺功能、泌尿和性功能及疼痛的评定等。

（四）日常生活活动能力评定

截瘫患者用改良的Barthel指数评定；四肢瘫患者则用四肢瘫功能指数法（the Quadriplegia index of function，QIF）评定更为适宜。

（五）心理功能评定

包括心理状态评定和性格评定等。

四、本病中医学相关知识

本病属于中医学“瘫证”“痿证”“痿躄”“体惰”的范畴。

（一）病因病机

脊髓损伤病位在脊髓，还可累及肾、脾、肝、肺，督脉与脊髓在解剖位置上密切相关，脊髓深藏于脊柱之中，督脉循行于脊柱内部，二者相伴而行，关系密切。外伤性脊髓损伤多由坠落、摔伤、挤压、车祸、砸伤等造成督脉损伤，肾阳不足。迁延日久，体内形成瘀血痰浊，阻滞经络运行，阳损及阴，以致肝肾亏损，五脏阴阳失调，肢体肌肉筋骨失于温煦濡养而痿废不用。基本病机是脊髓受损，筋骨失养。

（二）辨证要点

临床主要根据肢体状态、全身兼症及病程进行辨证，并可以结合现代影像学检查结果，以明确病情。

1. 辨主症 根据脊髓损伤部位的不同，损伤水平面以下会出现瘫痪症状。通常存在严重外伤史，椎管棘突有后凹表现，且压痛、叩击痛明显。若叩击时下肢出现传电感，表明神经通路尚未完全切断，这种情况预后一般较好，损伤部位两侧的肌肉压痛显著，呈现紧张状态或质地变硬；脊柱可能发生侧弯或后凸畸形；受损平面以下的深、浅感觉变迟钝，甚至完全消失；下肢肌肉可能松软无力或处于紧张状态，肌力有所减弱，反射出现亢进、减弱或消失的情况。通过X线检查，能够清晰看到损伤椎体的形态变化及移位状况，还能观察椎管腔的情况，以此判断脊髓损伤的程度。

2. 辨兼症

（1）瘀血阻络证：双下肢或四肢痿废无力，脊背（损伤处）常见痛处固定，疼痛如刺，痛处不移，肢体酸麻或刺痛，唇甲发绀，肌肤甲错，二便不通，舌质暗有瘀斑，苔薄白或白腻，脉涩。

（2）脾肾阳虚证：双下肢或四肢痿废无力，食少纳呆，腹胀便溏，腹中冷痛，面浮不华，神疲乏力，畏寒肢冷或肢肿，腰膝酸软，小便不利或小便频数，余沥不尽，或夜尿频，舌质淡胖而有齿痕，苔白滑或薄白，脉沉细或沉弱。

（3）肝肾阴虚证：双下肢或四肢痿废无力，肌肉萎缩，拘挛僵硬，腰脊酸软，不能久坐或久立，少寐，心烦口干，或伴眩晕、耳鸣、遗精、早泄，或月经不调，舌红少苔，脉沉细数。

五、康复治疗总则

（一）康复目标

脊髓损伤后，根据病情的稳定程度，分为急性期和恢复期。在急性期，康复的核心目标至关重要，一是防止脊髓遭受二次损伤，二是积极预防各类并发症，这两点是保护脊髓组织、最大限度减轻损伤程度的关键环节。同时，还需针对残存肌力及受损平面以上的肢体开展肌力和耐力训练，为后续恢复期的康复治疗创造有利条件。进入恢复期，康复目标则侧重于进一步优化和提升患者的残存功能，并妥善处理各类并发症，目的是尽可能帮助患者获得独立生活的能力。在康复治疗期间，医生会根据患者的实际状况，灵活调整康复目标或修改康复计划。特别要强调的是，整个康复过程需要患者积极主动地参与其中，而不是单纯被动接受治疗，才能更好地实现康复目标，提高生活质量。

（二）康复时机

患者生命体征稳定后，应即刻开始急性期全身各关节的被动运动康复治疗，每日1～2次，每个关节在各轴向做若干次运动，以预防关节挛缩。待患者生命体征稳定、骨折部位固定、神经损害或压迫症状不再发展、呼吸平稳后，便可进入恢复期的康复治疗阶段。

（三）康复策略

针对脊髓损伤引发的各类功能障碍与并发症，需采取差异化康复策略。截瘫或四肢瘫，以疏通督脉、通达阳气为法；痉挛问题，疏通督脉的同时，还应注重养血柔肝散寒；骨质疏松，着重补肾通经、行气活血；直立性低血压，通过补脾益肾改善；便秘，应调理肠胃、行滞通便；尿潴留，应疏调气机、通利小便；泌尿系统感染，施以利尿通淋之法；脊髓损伤神经痛，则活血通经、行气止痛。

六、中医康复治疗

中医康复治疗，对脊髓损伤患者疗效显著，能不同程度提升弛缓性瘫痪（软瘫）患者肌张力，降低痉挛性瘫痪（硬瘫）患者肌张力，缓解痉挛，改善二便功能，减缓肌肉挛缩或增加肌容积，减轻患肢疼痛，还能有效防治直立性低血压、便秘、尿潴留、脊髓损伤神经痛等并发症。

（一）截瘫、四肢瘫的中医康复治疗

1. 针灸治疗

（1）毫针法

【治法】 通经活络、活血养筋。

【主穴】以足阳明胃经、足太阳膀胱经、足少阳胆经、督脉、任脉为主。胃经取梁门、天枢、水道、归来、髀关、阴市、足三里、上巨虚、下巨虚；膀胱经选取各脏背俞穴及膈俞穴；胆经取京门、环跳、风市、阳陵泉、光明、足临泣；督脉选大椎、陶道、身柱、神道、至阳、筋缩、脊中、悬枢、命门、腰阳关；任脉选中脘、下脘、水分、气海、关元、曲骨。还可酌情选足三阴经穴，如三阴交、太白、公孙、血海、涌泉等。

【配穴】上肢瘫，可配肩髃、肩髎、臂臑、曲池、手三里、外关透内关、阳溪、合谷。下肢瘫者，下肢前侧可配髀关、伏兔、梁丘，下肢外侧可配风市、阳陵泉、梁丘、外丘，下肢后侧可配承扶、委中、飞扬。足下垂者，配解溪、太冲；足外翻者，配照海；足内翻者，选取申脉。小便障碍者，配中极、关元、气海、阴陵泉、膀胱俞、八髎。大便障碍者，配长强、大肠俞、支沟、天枢、上巨虚、三阴交。

此外，除常用腧穴外，还可依据脊髓损伤节段精准选穴。C_5 ～ C_7 节段受损，选手太阴肺经或手阳明大肠经腧穴；C_8 ～ T_2 节段受损，选手少阴心经或手太阳小肠经腧穴；T_4 ～ T_5 节段损伤，选与双乳头连线平齐的背部腧穴；T_7 ～ T_9 节段损伤，选平肋缘或肋缘下的背部腧穴；T_{10} 损伤，选脐旁腰部的腧穴；L_1 ～ L_5 节段损伤，选足阳明胃经和足太阴脾经腧穴；S_1 ～ S_3 节段损伤，选足太阳膀胱经和足少阳胆经腧穴。

在临床实践中，华佗夹脊疗法也颇为常用。该疗法主要选取的腧穴范围，是从受损脊柱两侧向上1～2个椎体处开始，一直到第5骶椎的夹脊穴。通过刺激这些腧穴，来调节经络气血，改善神经功能，促进患者康复。

【方义】阳明经多气多血，主润宗筋，故取穴多侧重上、下肢阳明经腧穴，以调理阳明，补益气血，舒筋活络，遵《内经》“治痿独取阳明”之意。足太阳膀胱经与脊髓关系密切，针刺该经腧穴可疏通经络气血，益肾填精，促进骨髓的充养，改善脊髓局部的血液循环，促进受损脊髓的修复，同时，还能调节脾胃功能，增强后天之本，提高患者的整体身体素质，促进康复。针刺足少阳胆经的腧穴，可缓解肌肉紧张，增强下肢肌肉力量，改善肢体的运动功能，还可疏肝理气，调畅情志，促进心理和生理的整体康复。督脉为“阳脉之海”，总督一身之阳气，与脊髓直接相关，针刺督脉腧穴，可激发督脉的阳气，推动阳气的运行和布散，从而改善脊髓的神经传导功能，有助于损伤平面以下的感觉和运动功能逐步恢复，还可补肾益髓，健脑宁神，提高机体的整体功能状态，促进外伤性脊髓损伤的整体康复。任脉为“阴脉之海”，具有调节全身阴经气血的作用，针刺任脉腧穴，可补益气血，滋养脏腑经络，为受损的脊髓提供充足的营养支持，促进其修复和再生。

【操作】各经腧穴轮流交替针刺。运用常规针刺方法对上述腧穴进行操作。针对软瘫（弛缓性瘫痪），适宜用补法；对于硬瘫（痉挛性瘫痪），则宜用泻法，若患者针感较差，常需加用电针法，以此强化刺激效果。每次针刺留针30分钟，每日或隔日1次，30次为1个疗程，每个疗程之间间隔1周。

（2）头针法

【治法】舒经通络、行气活血。

【选穴】采用焦式头皮针穴进行治疗。针对截瘫患者，选取双侧运动区上1/5与感觉区上1/5；四肢瘫患者，则选双侧运动区上1/5、中2/5，感觉区上1/5、中2/5及足运感区；若患者存在痉挛症状，额外加舞蹈震颤控制区。

【操作】运用大幅度捻转手法，每次针刺持续15～20分钟，隔日1次。

（3）电针法

【选穴】 选择损伤脊髓平面上下椎间隙处的督脉腧穴，一定要注意避开手术瘢痕的区域。

【操作】 在督脉腧穴进针，沿棘突倾斜方向进针，深度以到达硬膜外为准。针刺颈段和上胸段时要格外谨慎，避免损伤脊髓。针刺得气后，将直流脉冲电针仪的两个输出电极分别连接在上下两针的针柄上（连接前务必关闭电针仪开关，并将频率及电流强度旋钮调至“0”位）。对于弛缓性瘫痪，以疏波为主，输入电极时正极在下，负极在上；痉挛性瘫痪则以密波为主，输入电极时正极在上，负极在下。打开开关，电刺激频率设定为1～5Hz，电流强度由小逐渐增大，以引发肌肉明显收缩，患者能耐受且无痛苦，或以患者下肢出现酸、麻、胀、轻度触电样感觉为宜。高位损伤患者的刺激强度不宜过大。每天治疗1次，每次30分钟，30次为1个疗程，每个疗程之间间隔1～2周。

（4）皮肤针法：取督脉背腰段、足太阳膀胱经、瘫痪肢体的手足三阳经循行部位。每次选2～3经，循经叩刺至皮肤潮红为度。病变部位的腧穴须反复叩刺。

（5）穴位注射法：选取损伤椎体上下两旁的夹脊穴、肾俞、血海、足三里、三阴交、腰俞。每次选2～3对腧穴，选用维生素B_1、维生素B_{12}注射液，或当归、人参、丹参、黄芪、红花注射液等，每穴注射0.5～1.0ml。隔日1次，10次为1个疗程。

（6）灸法

【选穴】 选择损伤脊髓平面上下的督脉腧穴，采用督灸疗法。

【操作】 嘱患者裸露背部，俯卧于治疗床上，明确损伤脊髓平面上下的脊柱部位。常规消毒，随后在治疗部位上涂抹生姜汁，接着均匀撒上督灸粉（由麝香、肉桂、杭白芍、斑蝥等中药研成粉末制成），然后在督灸粉上面覆盖一层桑皮纸，再于桑皮纸上铺呈梯状的生姜泥。完成上述步骤后，在姜泥之上放置三角锥形艾炷，并同时点燃艾炷的三个点。连续灸治3次后，将姜泥和艾灰清理掉，用湿热毛巾擦拭干净治疗部位。

督灸治疗后，局部皮肤会变红润，4～6小时后会逐渐出现小水疱，第2天，先常规消毒，再用无菌注射器抽掉水疱中的液体，再次消毒后，注意保护好形成的痂皮。灸痂通常3～5天会自然脱落。督灸治疗1个月1次，3次为1个疗程。

2. 推拿治疗

【治法】 以疏通经络、行气活血、补益肝肾。推拿手法的轻重可根据患者的病情及身体状况来选择。通常情况下，针对痉挛性瘫痪患者，手法应轻柔，推拿时间相对较长，主要运用捏、拿手法，目的是放松过高的肌张力。在屈伸关节时，要顺应关节的自然状态，缓慢操作，动作务必轻柔，以避免引发肌肉痉挛收缩。而对于弛缓性瘫痪患者，手法力度则应偏重，推拿时间可适当缩短，多采用拍、打、抖、震颤等手法。若瘫痪部位的肌肉已具备一定的自主活动能力，推拿手法的力度便可逐步加大，以促进血液循环，使萎缩的肌纤维增粗，促进肌力恢复，常用手法有搓法、滚法、拿法，以及揉掐肌肉法、捶拍肢体法等，同时要加强对患肢的被动运动。

【选穴】 选择以足阳明胃经和督脉的腧穴为主，辅以足少阳胆经、足太阳膀胱经经脉及腧穴。

【操作】

（1）上肢部：患者取仰卧位，操作者自上而下拿揉患者上臂、前臂，反复5～10遍，力量由轻渐重，由外入里，尤其是各肌腱的起止部位。以按揉上肢合谷、阳溪、手三里、曲池、臂臑、肩贞、肩髎等穴为主，每穴操作1～2分钟。依次缓慢屈伸、旋转肩、肘、腕关节。推擦上臂、前臂，推抹手腕、手掌、手背。捻揉五指，并做轻柔拔伸和屈伸活动。

（2）下肢部：患者取仰卧位。操作者先用㨰法沿患者下肢前面自上而下操作2～3遍。再施按揉法于髀关、伏兔、足三里、解溪等穴，每穴按揉1～2分钟。随后，从大腿根部开始，经小腿直至足踝部，用拿法操作2～3遍，操作过程中重点关注腓肠肌部位。依次缓缓屈伸、旋转髋、膝、踝关节。推擦下肢前侧与外侧肌群，使下肢透热为佳。用掌根有节奏地叩击下肢，使冲击感深入组织深部。最后施摇法于下肢。

（3）背腰部：患者取俯卧位。操作者沿背部膀胱经、督脉分别用㨰法、掌揉法来回操作3～5遍，病变脊椎节段以下，手法可稍加重。采用捏脊法，从下往上依次作用于华佗夹脊穴以及督脉。接着，用拇指对腰俞、腰阳关、肾俞、脾俞等腧穴进行按揉，每穴操作1～2分钟。对脊背部实施拍打手法，直至皮肤呈现发红状态即可。然后，自臀部开始，拿揉下肢后方肌群2～3遍，拇指按揉环跳、风市、阳陵泉、委中、承山等穴。

3. 其他治疗

（1）中药熏蒸：将威灵仙、川牛膝、秦艽、艾叶、伸筋草各30g，独活、羌活、木瓜、赤芍、川乌、草乌各20g，乳香、没药、桂枝、红花、补骨脂各10g，放入布药袋，置于中药熏蒸仪水槽内，预热20分钟，温度达到35℃，令患者平躺于熏蒸床上，密闭熏蒸空间，持续熏蒸20分钟，每日1次，每周5次。

（2）日常生活活动能力训练：在疾病早期，病情较轻者可进行吃饭、刷牙、刮脸、擦脸、梳头、写字（根据需要使用辅助吊具）、更衣、整理物品等日常生活活动训练；在中后期，可进行各种移动（翻身、起坐、转移）、进食、更衣、梳洗、修饰、洗澡及如厕等自理活动。

（3）中医养生：中医养生理念认为，上肢的保养关键在于动，让上肢经常运动就是最佳的保健方式。有一种常用的上肢甩动法：双手轻轻握拳，先从前向后向左侧甩动，再向右侧甩动，最后将两肢垂于身体两侧甩动，各甩动24次。此法能舒展筋骨关节，疏通经络气血，强健上肢。

俗话说 “人老腿先老”，下肢同样需要勤加运动。跑步、跳跃、长途跋涉、爬山、散步等都是不错的下肢运动方式。同时，足膝部位的保暖也十分重要，脚下是阴脉汇聚之处，阴气偏盛，膝为筋汇聚之所，受寒容易拘挛，因此要格外注意保暖，以养护阳气。

用温水泡脚是简单有效的养生方法，可促进血液循环，对心脏、肾脏及睡眠都有益处。古今中外许多长寿老人和学者，都认为常泡脚非常有利于健康长寿，如果能将泡脚和按摩结合在一起，养生效果会更佳。

（二）直立性低血压的中医康复治疗

1. 针灸治疗

（1）毫针法

【治法】 补益心脾、益肾充髓。

【主穴】 以背俞穴为主。心俞、脾俞、肾俞、百会、气海、足三里。

【配穴】 心阳不振配膻中、厥阴俞；中气不足配中脘、胃俞；心肾阳虚配内关、太溪；阳气虚脱配神阙、关元。

【操作】 毫针常规刺法，补法为主；神阙、关元用重灸法。

（2）皮肤针法

【选穴】 心俞、脾俞、肾俞、百会、气海、足三里。

【操作】每次选用2～3穴，常规消毒后，皮肤针叩刺，直至局部皮肤潮红为度。

（3）灸法

【选穴】百会、大椎、肾俞、神阙、关元、足三里。

【操作】采用艾条温和灸。隔日1次，15次为1个疗程。

2. 推拿治疗

【治法】补气养血、填精补髓。

【部位】重点先对头面部进行操作。手法需保持轻柔和缓，操作时间应适当延长，在此过程中，时刻留意患者的感受。同时，配合全身整体推拿进行调理，针对背部推拿时，以达到“得气”感为最佳程度。

【操作】

（1）头面及颈部：患者取仰卧位。操作者双手拇指交替从印堂推至神庭6～9遍；再从印堂分推至两侧太阳6～9遍。接着，按揉太阳、印堂、神庭、阳白及眼眶周围的睛明、攒竹、鱼腰、丝竹空、承泣、四白、瞳子髎，反复3～6遍，力度以患者产生酸胀感为佳，频率不宜太快。之后，分抹前额和眼眶，从内向外抹至太阳。再用大鱼际从印堂按揉至太阳，往返按揉约1分钟，以前额微微发热且感觉舒适为最佳效果。以中指勾揉颈后的风池，产生酸胀感即可。随后，采用扫散法、拿顶法，动作缓慢，从头前发际向后操作至风池。最后，单手捏拿颈肌，从颈部一直捏拿到颈项根部，反复6～9遍。

（2）腰背部：患者取俯卧位。操作者用㨰法在腰脊柱两旁的膀胱经反复操作6～8遍，以疏通背部经络。接着，对肺俞、心俞、肝俞、脾俞、肾俞等五脏背俞穴进行按揉，以调理脏腑功能。随后，综合运用捏拿、掌按揉、五指捏拿及虚掌拍打等手法，作用于背部的膀胱经约3分钟，重点关注对五脏背俞穴的刺激。最后，用直擦法在背部膀胱经往返操作5～10遍，以透热为度。

（3）四肢部：患者取仰卧位。操作者依次按揉上肢的曲池、内关、神门及下肢的阳陵泉、足三里等穴，每穴各约1分钟，操作过程中要确保患者产生明显的酸胀感。随后，采用辅助手法进一步放松四肢。运用捏拿、搓抖手法，从肩部开始，沿着上肢直至腕部，让上肢的关节得到充分放松；另外，对股内侧进行擦搓，一直到该部位产生透热感，以此促进下肢气血运行，改善直立性低血压症状。

（三）便秘的中医康复治疗

1. 针刺治疗

（1）毫针法

【治法】调理肠胃，行滞通便。

【主穴】以大肠的背俞穴、募穴及下合穴为主。大肠俞、天枢、上巨虚、支沟、照海。

【配穴】热秘者配曲池、上巨虚；冷秘者配神阙、关元；气秘者配膻中、行间；虚秘之气虚者配百会、关元；虚秘之血虚者配血海、膈俞。

【操作】按虚补实泻操作，冷秘、虚秘可加灸法。

（2）电针法

【选穴】选取大横、下巨虚，或石门、支沟，两组腧穴可交替使用。

【操作】通电10～20分钟，采用疏密波，隔日1次。

（3）耳针法

【选穴】 可选大肠、直肠、脾、内分泌、交感、皮质下、三焦。

【操作】 毫针刺法，用中等强度或弱刺激，也可用贴压法。

2. 推拿治疗

【治法】 和肠通便、调理气机。

【选穴】 以腹部操作为主，配合背部膀胱经腧穴。

【操作】

（1）腹部：患者仰卧位，全身放松，保持自然呼吸、心境平和。操作者施以沉着缓慢的一指禅推法，从中脘开始，徐徐向下推至气海、关元，往返4～5遍。接着用小鱼际或手指施㨰法于腹部，持续5分钟，速度放慢、力度适中，可随患者呼吸操作来增强胃肠蠕动。然后配合捏拿、分推、直推腹部3～6分钟，调节胃肠功能。接着以掌摩法顺时针摩腹约10分钟，至腹部产生温热舒适感即可。热秘加拇指掐揉合谷、内庭各1分钟。气秘者加拇指按揉太冲、中脘各1分钟。

（2）背部：患者取俯卧位。操作者用一指禅推法或㨰法沿脊柱两旁从肝俞、脾俞到大肠俞，往返操作4～5遍，重点按揉脾俞、胃俞、大肠俞，每穴约1分钟；气血亏虚者可加横擦胸上部，左侧背部及八髎，均以透热为度；再按揉脾俞、足三里、三阴交各1分钟，并配合捏脊3遍。阴寒凝结患者加横擦肩背部、大椎、脾俞、肾俞及八髎，同时，直擦背部督脉，至产生透热感即可。

3. 其他治疗

（1）中药熏蒸：取适量艾叶、干姜、桂枝、厚朴、苍术、木香等药物粉末，装入隔渣药袋，然后放入熏蒸仪的加热容器中，再加入清水1000ml。启动电源，加热药液产生蒸汽，温度设置在40℃左右，在距离患者腹部15～20cm处进行熏蒸治疗，每次30分钟，每日1次，3周为1个疗程。

（2）传统运动疗法：八段锦的动作特点是通过肢体的伸展、扭转等运动，带动腹部肌肉的收缩和舒张，对腹部脏器起到一定的按摩和刺激作用，从而间接刺激肠道蠕动。

（3）中医养生：食后摩腹有利于腹腔血液循环，可促进胃肠消化功能，经常进行食后摩腹，不仅于消化有益，对全身健康也有好处，是一种简便易行、行之有效的养生方法。其具体方法是：进食以后，自左而右顺时针摩腹，可连续做20～30次。

（四）尿潴留的中医康复治疗

1. 针灸治疗

（1）毫针法

【治法】 调理膀胱，行气通闭。

【主穴】 选任脉、足太阴脾经腧穴以及足太阳膀胱经的背俞穴和募穴。秩边、地机、气海、曲骨、膀胱俞、小肠俞、命门、水分、阴陵泉。

【配穴】 膀胱湿热配委中、内庭；肝郁气滞配支沟、太冲；瘀血阻滞配膈俞、血海；脾气虚弱配脾俞、足三里；肾阳亏虚配太溪、复溜。

【方义】 秩边为足太阳膀胱经腧穴，可调理膀胱；地机调理脾经气血，脾土健运则水湿得化，利于膀胱功能；气海推动元气，为膀胱气化提供动力；曲骨通利膀胱，与膀胱俞、小肠俞俞募相配，加强膀胱和小肠对尿液的代谢；命门温补肾阳，肾阳为膀胱气化的根本；水分通利三焦水道，促进尿液的生成与排泄；阴陵泉清利下焦、通利小便。

【操作】毫针常规刺法。秩边透向水道；针刺中极时针尖向下，使针感能到达会阴并引起小腹收缩、抽动为佳，切记针刺不可过深，尤其是在膀胱充盈时，以免伤及膀胱。肾阳亏虚、脾气虚弱者可温针灸。

（2）电针法

【选穴】双侧归来。

【操作】斜刺进针，针尖朝着耻骨联合方向（类似曲骨穴的位置）透刺2～3寸。采用疏密波，既能促进气血循环，又能调节神经肌肉的兴奋性。刺激强度由小逐渐增大，通电15～30分钟，使患者局部产生酸麻胀重等针感，又能耐受为宜。

（3）耳针法

【选穴】肾、膀胱、内分泌、三焦、盆腔、外生殖器、脑点、艇中、腰骶椎。

【操作】每次从以上腧穴中选3～5穴，用毫针给予中强度刺激，通过提插捻转手法，让患者耳部产生明显的酸、胀、痛等感觉。也可采用埋针法或压丸法，给予腧穴持续刺激，以促进尿潴留症状缓解。

（4）灸法

【治法】疏通经络、温经通阳。

【选穴】选神阙、中极、关元、水道、三阴交。

【操作】将食盐炒黄后待温，放于神阙穴填平，再用2根葱白压成0.3cm厚的葱饼置于盐上，艾炷置葱饼上施灸，至温热入腹内有尿意为止。中极、关元、水道、三阴交采用温针灸，每日1次，每次5～10分钟。

2. 推拿治疗

【治法】疏调气机，通利小便。

【部位】推拿时主要针对腹部进行操作，手法需保持轻柔和缓，力度适中，以患者产生酸胀感为宜，操作速度放慢，持续时间适当延长。在腹部操作后，配合腰背部推拿。腰背部手法要稳重有力，力度相比腹部稍重，使患者产生稍强的酸胀感，且以局部发热为理想效果，从而有效促进气血运行，改善尿潴留症状。

【操作】

（1）腹部：患者取仰卧位，全身放松，保持自然呼吸。操作者运用掌摩法，以顺时针方向在患者小腹处摩动3～5分钟，直至腹部产生温热感且向内渗透，以此疏畅腹部气机。接着，用拇指按揉中极、气海和关元各1分钟，以有酸胀感为度，同时还可配合振法，每穴操作约2分钟，进一步促进排尿感。最后，将手掌置于膀胱隆起部位，运用振颤手法，力度以患者产生排尿感为宜，起到利尿作用。

（2）腰骶部：患者取俯卧位。操作者运用㨰法，在患者腰骶部进行推拿3～6分钟，然后，用拇指对肺俞、脾俞、三焦俞、肾俞、膀胱俞等腧穴依次进行按揉，达到疏通背部经络及相关腧穴的目的。最后，推擦腰骶部八髎、长强，以发热为度，可温肾利尿。

（3）下肢部：患者取仰卧位。操作者用轻缓的掌摩法和掌揉法摩揉两大腿内侧，约5分钟，可放松患者紧张的情绪，有利于小便的排出。按揉髀关、足三里、三阴交，每穴约1分钟，以局部酸胀为度。再配合捏拿、击拍、搓抖、推擦下肢。

3. 穴位贴敷法

【选穴】神阙。

【操作】 先将食盐炒黄，待温，将其均匀填平在神阙；之后，取2根葱白，将其按压制成葱饼，放置在已填平食盐的神阙上；最后，把艾炷放置于葱饼之上，开始施灸。在施灸过程中，密切关注局部皮肤变化，当局部皮肤呈现潮红状态，或患者自身感觉到温热之气渗透至腹部，并且产生尿意时，即可停止施灸。

（五）脊髓损伤神经痛的中医康复治疗

1. 针刺治疗

（1）毫针法

【治法】 通经活血、行气止痛。

【主穴】 曲池、血海、三阴交、太溪。

【配穴】 肩痛加肩髎、肩井；肘痛加手三里；腕痛加阳池、外关；膝痛加膝眼、阳陵泉；踝痛加丘墟、悬钟；趾痛加大都、太冲。

【操作】 毫针常规刺法，平补平泻，每日1次，每次留针20～30分钟，10次为1个疗程。也可应用下痛上取之法，即下肢痛针刺同侧上肢同名经相应腧穴或相应部位疼痛反应点。

（2）头针法：选择焦式头皮针穴进行治疗，取足运感区和神经痛相应的感觉区，如右下肢神经痛，针刺对侧感觉区的上1/5，采用强刺激。

（3）电针法：采用直流脉冲电针仪，刺激频率100Hz，断续波，应由小到大调整刺激强度，以患者能够耐受为最大限度，刺激时间为15～20分钟。下肢远端痛选两侧涌泉穴，肛门痛选长强、腰阳关。这种电针法对于其他疗法无效的严重疼痛常有奇效。

2. 推拿治疗

【治法】 疏通经络、行气活血。

【选穴】 与毫针刺法相同。

【操作】 手法宜选用轻中度的擦法、搓法或一指禅推法。

七、注意事项

1. 自主神经过反射者，针刺治疗应慎用。体质瘦弱的患者，针刺手法不可过强；针刺眼部、项部的风府等穴及脊柱部的腧穴时，务必把握好角度，避免大幅度提插、捻转和长时间留针，防止损伤重要组织器官；胸胁腰背部的腧穴，不能深刺、直刺。针刺尿潴留患者小腹部的腧穴时，要精准掌握针刺的方向、角度与深度，防止误伤膀胱等器官。

2. 电针治疗时，电流调节应逐渐从小到大，切勿突然增强，以免引发弯针、断针等问题。同时，要避免电流回路经过心脏。安装心脏起搏器的患者，严禁使用电针。

3. 由于脊髓损伤患者存在不同程度的感觉障碍，施灸法时要密切注意患者皮肤颜色和温度变化，防止出现烫伤。

4. 推拿治疗时，在脊髓损伤初期，推拿手法务必轻柔，禁用强刺激手法；对于已有肌肉痉挛的患者，推拿重点应放在拮抗肌上，着重恢复拮抗肌的肌力。推拿背部时，要确保不影响脊柱的稳定性。运用摇法时，要严格把控幅度、频率和力度。

▶知识拓展

针刺治疗外伤性截瘫的疗效及特点

现代对外伤性截瘫的病机认识主要以督脉损伤立论，《难经·二十八难》载“督脉者，起于下极之输，并于脊里，上于风府，入属于脑”，督脉损伤则致肾阳不足，从而出现肢体痿废不用、二便潴留或失禁、性功能障碍等。

外伤性截瘫治疗难度极大，早期介入治疗对外伤性截瘫患者的康复起着决定性作用。现代医学研究明确证实，针刺介入脊髓损伤的黄金时段为损伤后的2～8小时，在此时间窗内实施针刺干预，能够有效激发机体自身的修复机制，为后续康复奠定良好基础。在临床治疗方法的选择上，电针凭借其独特的治疗优势，成为针灸治疗外伤性截瘫的主要手段。同时，可结合艾灸、穴位注射、三棱针放血等多种针灸疗法，从不同角度调节机体的气血、经络运行及脏腑功能，形成全方位、多层次的治疗体系，以达到更为理想的治疗效果。

针灸治疗外伤性截瘫，具有起效相对缓慢、疗程较长的特点，其疗效受多种因素的综合影响。①损伤程度与部位：完全性脊髓损伤的恢复情况远不及不完全性损伤者；骶尾段、腰段损伤的恢复情况通常优于胸段、颈段损伤。②病程：病程6个月以内的患者恢复情况好于6个月以上的患者。③瘫痪类型：双下肢伸展性瘫痪的恢复情况通常优于屈曲性截瘫。④年龄：青年人的恢复情况普遍优于老年人。

第三节　小儿脑性瘫痪的中医康复治疗

微课：小儿脑性瘫痪的中医康复治疗

案例导入

【案例】

患儿，女，3岁。因无法独立步行入院。患儿自出生后，其运动能力及智力发育水平均落后于同龄儿童。现患儿目无神采，智力迟钝，能独坐，不能独站，至今无法独立步行，双手精细动作稍差，双下肢肌张力高，关节活动度差，辅助下行走呈剪刀步态，双膝屈曲，双足跟不能着地。舌质淡，苔少，脉沉细无力，指纹色淡。患儿为母亲第1胎第1产，母亲孕期28周早产分娩，患儿出生时曾有窒息史，体重1.9kg。无高热惊厥、重大外伤及手术史，无药物及食物过敏史，家族中无类似疾病患者。头颅MRI检查提示：胼胝体发育不良、脑白质发育不良。

【问题】

1. 该患者最可能的诊断是什么？
2. 在为患者进行康复治疗时，有哪些中医康复治疗技术可供选择？

小儿脑性瘫痪，也称为“小儿大脑性瘫痪”，简称为“脑瘫”。指从受孕起一直到婴儿期，因各类不同的原因引发的非进行性脑损伤及发育缺陷所形成的综合征，主要症状体现为运动功能障碍及姿势异常，同时可能伴随智力低下、惊厥发作、听觉与视觉方面的障碍，还有学习困难等问题，是一种中枢神经障碍综合征。

一、病因病理

现代医学认为，本病是由多种因素共同作用导致的。目前，一般将病因归纳为三种。一是出生前因素：主要由于先天性感染、中毒、缺氧、频繁接触放射线、孕妇营养不良，妊娠高血压综合征、糖尿病、腹部创伤及遗传等因素引起的脑发育不良或畸形。二是出生时因素：主要因早产、羊水栓塞、过期产、多胎、胎粪吸入、脐带绕颈、产伤等所致的窒息；或者难产、产钳所致的产伤导致颅内出血及缺氧引起。三是出生后因素：由新生儿各种感染、颅内出血、核黄疸等引起。

本病的基本病理变化常见为弥散的不同程度的大脑皮质发育不良或萎缩性脑叶硬化，皮质和基底节有分散的病灶瘢痕，还可见脑局部白质硬化和脑积水，脑内点状出血，大脑传导功能异常。

二、功能障碍表现

小儿脑性瘫痪的功能障碍表现多样，临床上通常从两个维度进行分类。根据运动功能障碍的特点，可将脑瘫分为痉挛型、不随意运动型、强直型、共济失调型、肌张力低下型及混合型；按照瘫痪部位来划分，又可分为单瘫、双瘫、三肢瘫、偏瘫和四肢瘫。

脑瘫的临床表现丰富繁杂，因类型和受损部位的差异而各不相同，甚至同一患儿在不同年龄阶段，表现也有所区别。其主要功能障碍具体表现如下。

（一）运动功能障碍

可出现痉挛、共济失调、手足徐动、震颤麻痹、姿势障碍及肌张力降低等。

（二）言语功能障碍

可表现为口齿不清，速度、节律不协调，说话时不恰当地停顿等。

（三）视听觉功能障碍

可见近视或斜视，听力减退，对声音的节奏辨别存在困难。

（四）智力障碍

常表现为智力水平低下。

（五）其他功能障碍

包括发育障碍、精神障碍及心理障碍等。

三、现代康复评定

（一）体格发育评定

测量患儿头围、身长、体重等体格发育指标，对比同龄小儿标准，判断其发育差异程度与滞后时长，排查是否存在畸形、挛缩等异常。

（二）肌力评定

不同年龄段患儿的肌力评定要求有别。发育前期，患儿主动运动匮乏，此时做肌力评定对治疗指导作用有限；等患儿能坐、爬，乃至会站、走时，开展肌力评定便极具实用价值，能为后续治疗提供关键依据。能配合的患儿采用徒手肌力检查法（Manual muscle test，MMT）。

（三）肌张力评定

主要包括三个方面：一是静止性肌张力测定，涉及肌肉形态、硬度以及关节伸展度的检查；二是姿势性肌张力测定，关注不同姿势下的肌张力状况；三是运动性肌张力测定，评估运动过程中肌张力的变化。

（四）关节活动度评定

使用量角器分别测量病变关节在各个方向上的主动和被动活动范围，如膝关节的屈伸、髋关节的屈伸和内外旋、脊柱关节的前屈、后伸、侧屈和旋转等，并记录测量结果。与正常参考值进行比较，评估关节活动受限的程度。

（五）反射发育评定

主要对原始反射、姿势反射和病理反射进行评估。

（六）姿势与运动发育评定

从运动年龄评定、姿势状态评定、大动作能力评定，以及协调与精细动作评定等方面，综合评定患儿的姿势与运动发育情况。

（七）日常生活能力评定

一般采用日常生活活动能力评定量表、儿童功能独立性评定量表，评估患儿日常生活能力。

（八）智力评定

借助韦氏幼儿智力量表、韦氏儿童智力量表、盖赛尔发育量表等开展智力测验，结合适应行为测验，评定患儿智力水平。

（九）其他评定

从一般状况、精神状态、感知认知、言语功能，以及视觉、听觉、触觉等特殊感觉障碍方面进行综合评定。

四、本病中医学相关知识

小儿脑性瘫痪在中医学中并无专有病名，依据临床特征，大多归属于“五迟”“五软”“五硬”和“痿证”范围。“五迟”指立、行、发、齿、语迟缓；“五软”即头颈、口、手、脚、肌肉软弱；“五硬”为头颈、口、手、脚、肌肉僵硬。除这些典型表现，脑瘫还常伴有智力低下、行为异常等症状。所以，辨治脑瘫要参考传统医学对“五硬”“痴呆”“痿证”等病证的认知，结合小儿脑性瘫痪自身特点来进行。

（一）病因病机

小儿脑性瘫痪，病位在脑，与肝、肾、心、脾等脏密切相关。病因主要有三方面。一是先天因素，如近亲结婚，或父母年高、精血不足，或孕期母体营养不足、情志失调，致使胎儿先天禀赋薄弱，精血亏虚，脑髓无法得到充养，肝肾亏虚，筋骨肌肉、四肢百骸失于濡养而发病。二是后天因素，如喂养不当或病后调养不佳，造成心脾亏损，气血生化无源，痰浊内生，脑髓失养，进而使筋骨肌肉、四肢百骸受累发病。三是难产、产伤、脑部外伤、瘀血阻滞、感受热毒等，损伤脑络，后期气阴耗损，脑髓、四肢百骸及筋肉失养，引发本病。基本病机是气血虚弱，脑髓失充，或脑络受损，筋骨肌肉、四肢百骸失养。

（二）辨证要点

临床主要根据病情轻重、全身兼症等进行辨证。

1. 辨主症 生长发育迟缓，智力低下，语言不清，四肢运动障碍。

2. 辨兼症 主要分为肝肾不足证、心脾两虚证和痰瘀阻络证。其中，肝肾不足证最为常见；若有语言和智力障碍，多属心脾两虚证；病程久或因产伤致病，常为痰瘀阻络证。

（1）肝肾不足证：兼见筋骨瘦弱，生长发育迟缓，在坐起、站立、行走、长齿等方面，显著落后于同龄正常小儿，头项痿弱，手足震颤，目无神采，智力迟钝，或囟门宽大，方颅，舌质淡，苔少，脉沉细无力，指纹色淡。

（2）心脾两虚证：兼见四肢痿软，肌肉松弛，头项无力，面色萎黄，头发稀疏枯槁，精神倦怠，多卧少动，智力低下，神情呆滞，语言迟缓，流涎，咀嚼吮吸无力，食少，舌淡苔白，脉细弱，指纹色淡。

（3）痰瘀阻络证：兼见失语失聪，痴呆，反应迟钝，动作不自主，或吞咽困难，口角流涎，喉间痰鸣，或关节僵硬，肌肉软弱，肢体麻木，或有癫痫发作，舌质黯，或见瘀点、瘀斑，苔腻，脉弦滑或涩，指纹暗滞。

五、康复治疗总则

（一）康复目标

小儿脑性瘫痪的康复治疗，旨在运用各类有效方法，全方位对患儿展开康复训练，以此降低致残因素影响，最大限度改善其功能，提升运动、言语及生活自理能力等，力求让患儿实现生活自理，获得接受正常教育或特殊教育的机会，最终最大程度融入社会。

（二）康复时机

遵循“早发现、早确诊、早治疗”的“三早原则”，能使患儿取得更好的康复疗效。目前，对于“早期”的时间界定尚无统一标准，但多数专家认为，6个月以前是关键时期。

早期诊断和治疗脑瘫，不仅能缩短康复周期，促使患儿运动功能趋于正常，还能有效预防继发性损害。更为重要的是，运动功能改善后，患儿能更多地接触外界，进而促进智力开发，对其未来成长发育极为有利。

（三）康复策略

在小儿脑性瘫痪的整体康复过程中，传统康复治疗技术很重要。目前针对患儿运动障碍，中医多采用综合治疗，针灸和推拿是主要手段。

针灸能有效加快脑血流速度，增加脑组织供血，改善中枢神经功能，推动康复进程。临床和实验研究表明，有效的治疗手段配合充足的运动、感觉刺激，可促进脑电活动和神经递质分泌，助力脑细胞发育、髓鞘形成，激活脑细胞代偿功能，调节脑干和大脑皮质功能，使部分受损脑细胞得以恢复。

有效的推拿方法，对运动和姿势异常引发的关节挛缩等继发性损害，有着良好的预防和康复治疗效果。

根据其症状表现，肢体痉挛患者，治宜疏通经络、缓解痉挛；肌张力低下患者，治宜行气活血、养肌荣筋；智力障碍患者，治宜健脑补肾，益精填髓；听力障碍患者，治宜补肾填精，通利耳窍；癫痫患者，治宜活血化瘀、涤痰开窍。

六、中医康复治疗

（一）针灸治疗

1. 毫针法

【治法】 疏经通络、行气活血、益智开窍。

【主穴】 选取腧穴以督脉、足少阳胆经、足阳明胃经腧穴及夹脊穴为主。百会、大椎、身柱、四神聪、悬钟、足三里、合谷、夹脊。

【配穴】 肝肾不足证，配肝俞、肾俞、太溪、关元、太冲；心脾两虚证，配心俞、脾俞、胃俞；痰瘀阻络证，配膈俞、血海、丰隆。语言障碍者，配通里、哑门、廉泉；咀嚼乏力者，配颊车、地仓；吞咽困难者，配廉泉；流涎不禁者，配承浆；头项倾斜者，配天柱；听力障碍者，配耳门、听宫、听会、翳风；上肢瘫者，配肩髃、曲池、手三里、外关、后溪；下肢瘫者，配伏兔、血海、环跳、阳陵泉、风市、委中、承山、太冲；足下垂者，配昆仑、太溪；手足徐动、共济失调、震颤者，配风池、太冲；关节强直患者，配局部腧穴；癫痫患者，配内关、申脉、照海；腰部瘫软患者，配腰阳关、委中。

【操作】 主穴用毫针补法或平补平泻法；主穴分成两组，夹脊穴单独为一组，其余腧穴为另一组，隔天交替选用。配穴依据虚补实泻的原则操作，也可每次挑选2～3个主穴，5～6个配穴，采用平补平泻手法。针刺廉泉时，针尖朝着舌根方向刺入0.5～1.0寸；针刺哑门时，针尖向下颌方向刺入0.5～0.8寸，这两个腧穴都不可深刺，且严禁提插。每日或隔日治疗1次，每次留针20分钟或用速刺法，不留针。15次为1个疗程，每个疗程之间间隔1周。

【方义】 百会归属督脉，作为诸阳之会，且督脉与脑相连，刺激此穴能补髓健脑，提升智力、开窍醒神。大椎、身柱可畅达督脉经气，使阳气通行无阻。四神聪是经外奇穴，有醒脑开窍、宁心安神、提升智力的功效。悬钟作为髓会，能充实精髓，强健大脑，增强筋骨力量。阳明经为多气多血之经，取阳明经合穴足三里，能强健脾胃，夯实后天之本，促进气血生成，为脑髓、筋骨提供充足养分，疏通经络。合谷可调理气血，化瘀通络。夹脊穴能调理脏腑功能，振奋阳气，活络通脉，强化腰部和脊柱。

2. 头针法

【选穴】 选用焦氏头皮针穴名体系中的特定区域，包含运动区，该区域对肢体运动功能调节至关重要；足运感区，能有效改善足部感觉及运动相关功能；言语二区与言语三区，主要针对语言功能的恢复与改善；智力区，通过从百会向后透刺来刺激，有助于提升脑部认知与智力水平；还有平衡区，对维持身体平衡、协调运动有重要作用。

【操作】 施术的局部区域进行严格消毒后，用1.5寸毫针，与头皮成30°夹角，快速刺入皮下，当缓慢进针深度达到帽状腱膜下时，把针身调整至与头皮平行，平稳地将针推送至预先选定的刺激区域，采用捻转手法，平补平泻。留针30～60分钟，留针时可以自由活动，隔日1次，10次为1个疗程。

3. 电针法

【选穴】 同头针法选穴。

【操作】 毫针刺法参照头针法，针刺得气后，连接电针仪，选用疏密波进行电刺激，持续20分钟，隔日1次。

4. 耳针法

【选穴】 选取内分泌、枕、脑干、缘中、心、肾、肝、脾。

【配穴】 上肢瘫痪患者，配肩、肘、指。下肢瘫痪患者，配髋、膝、趾。

【操作】 每次选取4～6个腧穴，用毫针以中等刺激强度刺激，留针20分钟，或用揿针埋藏，或用压丸法。隔日1次。

5. 穴位注射

【选穴】 选取大椎、脾俞、曲池、手三里、三阴交、太冲、血海、委中。

【操作】 先对腧穴进行常规消毒，每次从中挑选2～3个穴，选用甲钴胺注射液或复方当归注射液等，每次、每穴注入0.5～1.0ml，每日1次。

6. 穴位埋线

【选穴】 主穴取督脉和手足阳经经穴。

【操作】 常规消毒后，每次选穴2～6个进行埋线，每20～30天1次。

7. 灸法

【选穴】 选取四神聪、百会、夹脊、足三里、三阴交、命门、脾俞、肾俞。

【配穴】 上肢运动障碍者，配肩髃、外关、中渚、后溪；下肢运动障碍者，配秩边、风市、阴陵泉、昆仑、丘墟。

【操作】采用艾条灸时，运用雀啄灸法，以皮肤出现红晕为度，每日1次；或用艾炷行隔姜灸，每次挑选3～5个腧穴，每个腧穴灸3～10壮，每日或隔日1次，10日为1个疗程。

（二）推拿治疗

【治法】以补气养血、疏通经络、健脑益智、强筋健骨、缓解痉挛为原则。

【操作】推拿操作常分为分部操作和对症操作。手法上，先运用点法、按法、揉法、运法等，轻柔刺激腧穴，再用拿法、搓揉等，增强刺激力度，最后结合四肢关节被动活动，改善肢体运动功能。

（1）分部操作

1）头面部：让患儿保持正坐位。操作者按揉颈后的风府、完骨、玉枕，以及头顶的神庭、前顶、四神聪等腧穴。同时，并刺激运动区、感觉区、言语区在头皮的对应区域进行适度刺激。接着，拿捏风池，并以五指分别置于头部督脉、足太阳膀胱经、足少阳胆经循行部位，进行拿五经操作，反复操作3～5次，以促进头部气血运行，调节脑部功能。

2）躯干部：患儿取俯卧位，操作者首先施㨰法于背腰部正中的督脉、两侧膀胱经，沿脊椎方向，从上到下点按从大椎到长强的督脉诸穴，重点是大椎、至阳、筋缩、命门、腰俞、长强；按揉脊柱旁开1.5寸的足太阳膀胱经诸脏腑俞穴，重点在肺俞、心俞、膈俞、肝俞、胆俞、脾俞、胃俞、肾俞、八髎诸穴。于背部督脉、足太阳膀胱经施以擦法，以透热为度；捏脊3～5遍。患儿取仰卧位，于腹部施以摩法5分钟。

3）颈及上肢部：沿天柱至大椎、肩中俞的线路，用推揉法，反复操作3～5次。顺着患儿上肢的内侧与外侧，从肩关节到腕关节，施以推法，反复3～5次。按揉阳溪、间使、中渚、肘髎、少海、臂臑、肩前、秉风等腧穴，各2～3分钟。拿捏、揉动上臂、前臂的前后肌群3～5次。拿揉中冲穴、青灵各3～5次。轻柔地摇晃肩关节、肘关节和腕关节各3～5次。分推大小鱼际，沿拇、食、中、环指的掌面，由指根部推向指端3～5次。最后捻动每个手指5～10次；搓揉肩部和上肢各3～5次。

4）下肢部：沿患儿下肢前内侧及外侧，自上而下运用推法，反复操作3～5遍。依次按揉鹤顶、上巨虚、悬钟、居髎、伏兔、殷门、飞扬、太冲、照海等腧穴各2～3分钟。拿捏、揉动大腿前后内外肌群，以及小腿后部肌群直至跟腱，重复3～5遍。反复进行被动屈伸髋关节、膝关节、踝关节各5～10次。擦涌泉，以透热为度。最后，搓动下肢3～5次。

（2）对症操作

1）智力障碍：开天门、推坎宫各50～100次，揉神庭、睛明、听宫、承浆、四神聪各50次；推摩双侧颞部半分钟，推身柱50次；拿捏风池、五经各5次；按揉后溪50次，拿捏肩中俞5次，以醒脑益智。

2）关节挛缩：选取挛缩关节周边腧穴，如上肢选尺泽、曲泽，下肢选血海、阴陵泉，以点按法操作，配合关节活动，由轻至重，循序渐进，缓解挛缩。

3）患肢痉挛：由轻渐重掐按痉挛部位。针对肌肉萎缩、体弱、食欲差者，在胸腹部以推揉、轻拍手法操作，增强脾胃功能，促进气血生成。

4）上肢屈肌肌张力增高：可轻揉上肢前群肌肉，被动活动上肢，外展外旋肩关节，伸展肘、腕关节与手指，改善关节挛缩。

5）下肢内收肌肌张力增高：可拿揉、搓揉大腿内侧肌群，减轻肌痉挛，被动活动下肢，外旋外展髋关节，屈曲膝关节，改善髋、膝关节挛缩。

6）足尖走路：缓慢被动背伸踝关节，牵拉挛缩肌腱，一定注意缓慢用力，避免引发踝阵挛。

7）大小便失禁：在患儿腰背部双侧膀胱经、督脉自上而下用推法操作3～5遍；擦志室、腰阳关、会阳穴至透热；按揉中脘、气海、关元、中极、足三里、三阴交各5分钟；摩腹5～10分钟；擦然谷50次，以固摄二便。

（三）其他治疗

1. 经验方

（1）刘弼臣治疗小儿五迟、五软经验方：野兔脑、熟地、山药、山茱萸、茯苓、丹皮、泽泻、石菖蒲、郁金、丹参、赤芍、当归、黄芪等。药量根据患儿年龄、病情而定，水煎服，用于肝肾不足证。

（2）王烈治疗小儿五迟、五软经验方：当归、茯苓、石菖蒲、鱼鳔、黑芝麻、远志各10g，黑豆、芡实、酸枣仁各15g。水煎服，用于心肾不足证。

2. 中成药

（1）河车大造丸：每服3g，每日3次，用于肝肾不足，髓海空虚证。

（2）十全大补丸：每服3g，每日3次，用于心脾两虚，气血不足证。

3. 中药熏蒸 防风、艾叶、透骨草、蒲公英各15g，紫花地丁、川椒、红花、秦艽、独活、苦参、当归、白芷各20g，甘草10g，共研末，装入瓶中密封备用，每次取20g放入熏蒸仪中药桶中，每次熏蒸患处20分钟，每日1次，10次为1个疗程，可缓解患儿异常步态。

4. 穴位敷贴 将白术、厚朴、苍术各5g，丁香、半夏各3g共研成细末，根据病情和药物性质，用适当的赋形剂如凡士林、姜汁、蜂蜜等调成糊状或膏状，然后将调好的药物均匀地涂抹在纱布或专用敷贴上，敷贴肚脐，治疗脑瘫伴有流涎者。

将白术3g，丁香5g，狗脊、菟丝子各6g，肉桂、制附子各8g，吴茱萸15g，研成细末，用适量的蜂蜜作为赋形剂，将药粉调成糊状，贴于肝俞、肾俞、涌泉等选定的腧穴上，用胶布或绷带固定，治疗肝肾不足证。

一般每次敷贴2～6小时，根据患儿皮肤耐受程度和药物刺激性而定，一般每周进行2～3次，10～15次为1个疗程。在疗程之间，可以适当间隔2～3天，让患儿的皮肤得到休息，同时观察身体的反应。

5. 日常生活指导 脑瘫康复是一个综合、复杂且漫长的过程，如果仅靠医务工作者每天有限的治疗，难以解决所有问题并达到最佳疗效，因此家庭配合治疗至关重要。家长应依据患儿临床症状，遵循治疗与教育、游戏相结合的原则，充分调动患儿的主动性与积极性，纠正其不良姿势，巩固正常动作模式，帮助患儿养成良好的生活习惯，如此，才能实现最佳的康复效果。

6. 心理治疗 脑瘫患儿常存在心理与行为问题，如敏感、胆小、情绪波动大、自控力弱、性格孤僻等。医护人员需因人而异，给予针对性心理疏导。鼓励患儿参与社会活动，日常多与其沟通交流。3岁及以上的患儿，建议送幼儿园接受学前教育，对其心理成长有益。

7. 胎孕保健 明代医家万全于《妇女秘科》中言："妇女受胎之后最宜调饮食，淡滋味，避寒暑，常得清纯和平之气，以养其胎，则胎元完固，生子无疾。"所以女性在孕期，要尽量避免不良情绪刺激，乐观豁达，怡情养性。从妊娠第13周开始，坚持有计划地进行胎教，如对胎儿说话、诵读诗歌，让胎儿听悠扬动听的乐曲或歌曲，可以唤起胎儿的注意力。同时，还可以加强抚摩动作训练，孕妇躺在床上，双手放在腹部，用手指轻轻地压抚胎儿，胎儿便出现蠕动。此法于睡前施行较好，怀孕末期尤为必要，可激发胎儿运动的积极性，使得站、立、行、走在大多情况下均早于未受过训练的婴儿。但是，如有早期宫缩的孕妇，忌用此法。

七、注意事项

1. 小儿脑性瘫痪严重阻碍患儿生长发育，极大影响患儿生活能力，是导致儿童残疾的主要疾病之一，需临床医务工作者与家长高度重视。对于脑瘫患儿，务必早诊断、早治疗，以实现良好康复效果。一般建议在出生后3～6个月内确诊，一旦确诊，应即刻开展康复治疗，最佳治疗时间不超过3岁。康复方法包括躯体训练、技能训练、针灸、推拿、物理治疗等。

2. 针灸治疗小儿脑性瘫痪疗效较好。毫针刺法关键在于精准选穴与恰当运用针刺补泻手法，选穴多以阳明经穴和奇穴为主，针刺手法多采用补法和平补平泻法。头皮针法刺激量不宜过大，施灸时要严防烫伤患儿皮肤。

3. 有效的推拿手法对预防和治疗因患儿运动、姿势异常引发的关节挛缩等继发性损害效果良好。操作时手法务必轻柔，力度适中，尤其在对挛缩关节操作时，更要把控好手法力度与摇动幅度。

▶知识拓展

针灸治疗脑瘫进展

近些年来，针灸在脑瘫治疗领域的应用取得了显著突破。在治疗手段上，不再局限于单一方式，而是朝着多样化、综合化方向发展。目前，已初步形成以头针为主、体针为辅的综合治疗策略。针灸能够有效推动脑细胞代谢，调节肌肉张力与肌力，充分发挥整体调节的独特优势，已然成为综合康复体系中不可或缺的关键治疗手段。

大量临床实践表明，针灸治疗脑瘫的效果与患儿年龄紧密相连。对于6个月以内的患儿，若能及时接受针灸治疗，大多能收获理想疗效；若患儿超过12个月才开始治疗，效果往往欠佳。到了2岁之后，患儿的异常姿势逐渐固定，治疗难度显著增大。从临床观察来看，单侧瘫痪的患儿相较于双侧瘫痪，治疗难度相对更低，康复效果相对更好；因产伤导致脑瘫的患儿，在治疗上比先天发育不良、核黄疸后遗症引发脑瘫的患儿更为容易。

此外，部分研究资料显示，针灸对不同脑瘫类型的治疗效果也不同，痉挛型、手足徐动型、弛缓型脑瘫的疗效，要优于共济失调型和混合型。不过，这方面的研究样本数量相对较少，还需要更多大样本、多中心的深入研究，进一步论证与完善。

—• 考试知识点总结 •—

—• 本章小结 •—

—• 协和云课堂…… 拓展练习及参考答案 •—

（常向辉）

第七章　运动系统常见疾病的中医康复治疗

教学课件

学习目标

素质目标

（1）具备高度责任感和职业道德意识，具备批判性和创新性思维。

（2）具备以患者为中心，以临床伦理和循证医学为指导，正确合理规范地应用中医传统康复技术进行治疗的素质。

（3）具备人文关怀精神和良好的心理素质，具备良好的团队协作精神和医患沟通能力。

知识目标

（1）掌握：退行性骨关节病变、颈椎病、肩周炎、腰椎间盘突出症的康复策略和传统康复技术应用。

（2）熟悉：退行性骨关节病变、颈椎病、肩周炎、腰椎间盘突出症的病因病机、辨证分型和康复注意事项。

（3）了解：退行性骨关节病变、颈椎病、肩周炎、腰椎间盘突出症的现代康复评定方法。

能力目标

（1）能进行传统康复技术的操作，能为患者安排合适的康复环境。

（2）能与患者及家属进行有效沟通，开展与康复相关的健康教育。

（3）能与相关医务人员进行专业交流与团结协作，帮助和指导患者进行康复训练。

·核心知识拆解·

第一节　退行性骨关节病变的中医康复治疗

微课：退行性骨关节病变的中医康复治疗

案例导入

【案例】

患者，男性，65岁。因“双膝关节疼痛伴活动受限3年”就诊。患者3年前无明显诱因出现双膝关节疼痛，活动后加重，休息后缓解，伴晨僵，持续时间约30分钟。近半年疼痛加重，上下楼梯困难，日常生活受限。查体：双膝关节肿胀，压痛明显，活动度受限。X线检查显示双膝关节间隙变窄，骨质增生。

【问题】

1. 该患者最可能的诊断是什么？
2. 该患者的康复要点是什么？

退行性骨关节病变，又称为骨关节炎，是一种常见的慢性关节疾病，主要特征为关节软骨退变、磨损，骨质增生及关节边缘骨赘形成等，常导致关节疼痛、肿胀、僵硬和活动受限，严重影响患者的生活质量和运动功能。中医认为，本病多因肝肾亏虚、气血不足，加之风寒湿邪侵袭，或长期劳损、外伤等因素，导致经络痹阻、气血不畅、筋骨失养而发病。中医康复治疗以整体观念和辨证论治为指导，采用多种方法综合干预，旨在缓解症状、改善关节功能、延缓疾病进展。

一、病因病理

退行性骨关节病变是由关节软骨退变、骨质增生及滑膜炎症引起的慢性关节疾病。主要病理变化包括：关节软骨磨损、变薄甚至消失；骨质增生形成骨赘。

二、功能障碍表现

（一）疼痛

活动后加重，休息后缓解。

（二）活动受限

关节僵硬，活动范围减小。

（三）肌力下降

关节周围肌肉萎缩，力量减弱。

（四）日常生活能力下降

如行走、上下楼梯困难。

三、现代康复评定

（一）症状评定

1. 疼痛程度　采用视觉模拟评分法（visual analogue scale，VAS），让患者在一条10cm的直线上标记出自己疼痛的程度，0表示无痛，10表示剧痛。记录患者在静息、活动时的疼痛评分，以及疼痛对睡眠、日常生活活动的影响。

2. 关节僵硬　询问患者早晨起床或长时间休息后关节僵硬的持续时间，一般以分钟计算。评估关节在活动过程中的灵活性和受限程度，如关节屈伸、旋转的范围。

3. 肿胀　观察关节周围是否有肿胀，可通过测量关节周径与对侧正常关节进行对比，判断肿胀的程度和范围。

（二）关节功能评定

1. 关节活动度测量　使用量角器测量关节活动处。

2. 肌力测试　对病变关节周围的主要肌肉进行肌力评估，可采用MMT法，如膝关节的股四头肌、腘绳肌，髋关节的臀大肌、臀中肌等。根据肌肉收缩产生的力量大小，将肌力分为0～5级，记录各肌肉的肌力等级，了解肌肉力量的减退情况，为制订康复训练计划提供依据。

（三）日常生活活动能力评定

采用Barthel指数评定量表，对患者的进食、洗澡、修饰、穿衣、控制大便、控制小便、如厕、床椅转移、平地行走、上下楼梯等10项日常生活活动能力进行评估。根据患者完成各项活动的独立程度、是否需要帮助及帮助的程度，给予相应的分数，总分100分。得分越高，表示患者的日常生活活动能力越好；得分越低，则表示患者的日常生活活动能力越差，生活依赖性越强。通过日常生活活动能力评定表（activity of living，ADL）评定，可了解退行性骨关节病变对患者日常生活的影响程度，评估康复治疗的效果，以及确定患者是否需要进一步的护理支持。

四、本病中医学相关知识

（一）病因病机

1. 肝肾亏虚型　随着年龄增长，肝肾渐衰，或久病、劳损耗伤肝肾，导致肾精不足、骨髓失养，筋骨得不到充分濡养，易出现骨质退变、关节僵硬、疼痛。

2. 风寒湿痹型　外感风寒湿邪，或久居潮湿之地、冒雨涉水，寒湿之邪侵袭关节，痹阻经络，气血运行不畅，“不通则痛”，寒湿凝滞进一步加重筋骨失养。

3. 瘀血阻络型 外伤、劳损或久病入络，导致气血运行不畅，瘀血阻滞关节经络，“瘀血不去，新血不生”，筋骨失养，加重退变，疼痛固定不移。

4. 湿热蕴结型 外感湿热之邪，或寒湿郁久化热，湿热蕴结关节，痹阻经络，气血运行受阻，热邪灼伤筋脉，导致关节红肿热痛。

（二）辨证要点

1. 肝肾亏虚型 关节疼痛，腰膝酸软，头晕耳鸣，舌淡苔白，脉沉细。

2. 风寒湿痹型 关节冷痛，遇寒加重，得热则舒，舌淡苔白腻，脉弦紧。

3. 气滞血瘀型 关节刺痛，固定不移，夜间加重，舌暗有瘀斑，脉涩。

4. 湿热蕴结型 红肿热痛，疼痛剧烈，触之局部温度升高；口渴、心烦、舌红苔黄腻，脉滑数或弦数。

五、康复治疗总则

（一）康复目标

缓解疼痛，改善关节功能，提高生活质量。

（二）康复时机

急性期以缓解症状为主，慢性期以功能恢复为主。

（三）康复策略

综合运用针灸、推拿、中药等方法，结合功能锻炼。

六、中医康复治疗

（一）针灸治疗

1. 腧穴选取原则

（1）局部选穴：针对病变关节，选取其周围的腧穴。例如，膝关节病变常选取内膝眼、外膝眼、血海、梁丘、犊鼻等腧穴；髋关节病变选取环跳、居髎、髀关等；脊柱关节病变则选取相应节段的夹脊穴、大椎、命门等。这些腧穴能够直接作用于病变部位，疏通局部经络气血，改善关节的气血循环和营养供应，缓解疼痛、肿胀等症状。

（2）循经远端选穴：根据经络学说，选取与病变关节相关经络上的远端腧穴。如足阳明胃经与下肢关节关系密切，对于膝关节和髋关节病变，可选取足三里、丰隆等腧穴；手阳明大肠经与上肢关节相关，上肢关节病变时可选取合谷、曲池等腧穴。通过刺激远端腧穴，调节经络气血的运行，达到“经脉所过，主治所及”的目的，从整体上改善关节的功能状态。

（3）辨证选穴：根据患者的中医辨证分型，选取相应的腧穴进行治疗。对于肝肾亏虚证，加用肝俞、肾俞等腧穴，以滋补肝肾，强筋壮骨；寒湿痹阻证，可选用阴陵泉、关元等腧穴，以温阳散寒，除湿通络；湿热蕴结证，加用阳陵泉、曲池等腧穴，以清热利湿，通络止痛；气滞血瘀证，则选取膈俞、血海等腧穴，以活血化瘀，消肿止痛。

2. 针法操作要点

（1）毫针针刺：患者取舒适体位，充分暴露腧穴，常规消毒皮肤后，根据腧穴的不同特点和病情的轻重缓急，选择合适的毫针进行针刺。针刺时，应根据腧穴的解剖位置和针刺深度要求，准确进针，手法要轻柔、熟练，避免损伤血管、神经等组织。对于实证疼痛较剧者，可采用泻法，如大幅度提插捻转，使针感较强，以达到通络止痛的效果；对于久病体弱或虚证患者，宜采用补法，手法要轻柔，小幅度提插捻转，并适当留针，以扶正固本，调和气血。针刺深度一般根据腧穴和患者的体质而定，例如，内膝眼、外膝眼等腧穴可直刺0.5～1.0寸，血海、梁丘等腧穴直刺1.0～1.5寸，环跳直刺2～3寸等。留针时间一般为20～30分钟，在留针过程中，可根据患者的针感情况适当行针，以维持针感。

（2）温针灸：在毫针针刺得气后，将艾绒搓成艾炷或艾条段，套在针柄上点燃，使艾绒燃烧产生的温热通过针身传导至腧穴深处。温针灸适用于寒湿痹阻型或阳虚寒凝型的退行性骨关节病变，能够借助艾灸的温热之力，温通经络，散寒除湿，促进局部血液循环，增强针刺的治疗效果。每穴可灸1～3壮，以局部皮肤红晕为度，但要注意防止艾火脱落烫伤皮肤。

（3）电针疗法：在毫针针刺的基础上，将电针仪的输出导线分别连接在针柄上，选择合适的波型（如连续波、疏密波等）和频率（2～100Hz），根据患者的耐受程度调节电流强度。电针可增强针刺的刺激量，促进局部肌肉的收缩和放松，改善关节周围的血液循环，缓解肌肉痉挛和疼痛。连续波适用于止痛，疏密波则对促进局部血液循环和缓解肌肉萎缩效果较好。每次电针治疗时间为20～30分钟。

（二）推拿治疗

1. 治疗原则 舒筋活络，行气活血，消肿止痛。

2. 操作部位 膝关节周围及下肢相关腧穴。

3. 操作手法 揉法、㨰法、按法、推法、拿法、搓法。

（1）放松手法

1）揉法：用指腹或掌根在病变关节周围及相关肌肉上进行轻柔的揉动，动作要缓慢、均匀、连贯，力量由轻到重，逐渐渗透到肌肉深层。例如，在膝关节退行性病变时，可从膝关节上方的股四头肌起始部开始，沿着肌肉纤维的走向向下揉至膝关节下方的小腿三头肌，反复揉动3～5分钟，使肌肉得到充分的放松，促进局部血液循环，缓解肌肉紧张和疼痛。

2）㨰法：以手背尺侧或小鱼际为着力点，在病变关节及周围肌肉上进行连续的滚动，频率为每分钟120～160次。滚动时，要注意力度适中，使滚动的力量能够均匀地作用于肌肉组织，重点在肌肉紧张、痉挛或有结节、条索的部位，可有效松解粘连，改善肌肉的弹性和柔韧性，减轻关节的压力。如在治疗颈椎病时，可在颈部两侧的斜方肌、肩胛提肌及肩部的肌肉上进行㨰法操作，每次5～8分钟。

3）按法：用拇指或肘尖在病变关节的腧穴、痛点及肌肉附着点处进行按压，按压时要逐渐用力，以患者能耐受为度，可稍作停留，每穴按压1～2分钟。按法具有通经活络、止痛消肿的作用，能够刺激腧穴，调节经络气血的运行，缓解关节疼痛和肌肉紧张。例如，在膝关节病变时，可按压内膝眼、外膝眼、血海、梁丘等腧穴；在颈椎病时，按压风池、天柱、颈夹脊等腧穴。

（2）整复手法

1）关节松动手法：根据病变关节的类型和病情，采用不同的关节松动手法，如摆动、滚动、滑动、旋转、分离和牵引等。例如，对于膝关节退行性病变，可进行膝关节的屈伸、内外旋等方向的关节松动，以增加关节的活动度，改善关节内的力学环境，减轻疼痛和僵硬。操作时，要根据患者的关节活动范围和疼痛程度，掌握好手法的力度、幅度和频率，一般每个方向的松动可进行3～5次，每次持续1～2分钟。关节松动术需要专业的康复治疗师或医师进行操作，并且要在患者能够耐受的范围内进行，避免过度用力造成关节损伤。

2）脊柱整复手法：对于脊柱关节的退行性病变，如颈椎病、腰椎间盘突出症等，可根据病情采用相应的脊柱整复手法，如颈椎的旋转复位法、腰椎的斜扳法等。这些手法能够调整脊柱关节的位置关系，纠正椎间关节的紊乱，恢复脊柱的正常生理曲度，减轻椎间盘对神经根、椎动脉等组织的压迫，缓解疼痛、头晕、肢体麻木等症状。但是，脊柱整复手法具有一定的风险性，必须由经过专业培训、经验丰富的医师进行操作，并且在操作前要对患者的病情进行详细的评估，排除手法禁忌证，如脊柱骨折、肿瘤、严重骨质疏松等。在操作过程中，要注意手法的技巧和力度，密切观察患者的反应，确保操作安全。

4. 分部操作

（1）膝关节周围：用揉法、按法放松肌肉，点按膝眼、阳陵泉等腧穴。

（2）下肢：用推法、拿法疏通经络，搓法温通气血。

（三）其他治疗

1. 中药熏洗 选用活血化瘀、温经通络的中药煎汤熏洗患处。

2. 功能锻炼 如直腿抬高、膝关节屈伸练习，增强肌力，改善关节活动度。

（四）传统功法锻炼

1. 太极拳

（1）动作特点与康复原理：太极拳动作缓慢、柔和、连贯，如野马分鬃、白鹤亮翅、搂膝拗步等动作。在练习过程中，要求身体重心平稳转换，膝关节、髋关节等关节在不同方向上进行屈伸、旋转活动，且运动强度适中。这种运动方式能够增强关节周围肌肉力量，提高关节的稳定性和灵活性，同时，太极拳注重呼吸与动作的配合，通过深呼吸，可调节气血运行，促进全身气血的流通，增强心肺功能，对退行性骨关节病变有良好的康复作用。

（2）练习方法与注意事项：患者可每日练习1～2次，每次20～30分钟。在练习太极拳时，要选择安静、平坦、开阔的场地，穿着舒适、宽松的运动服装和运动鞋。初学者可先跟随专业教练或视频教程学习基本动作和姿势，掌握正确的动作要领后再开始自己练习。练习过程中要注意呼吸自然、均匀，动作缓慢、舒展，避免用力过度和疲劳。如果在练习过程中出现关节疼痛或不适，应立即停止练习，并咨询医生或康复治疗师的意见。

2. 八段锦

（1）功法动作对关节的作用：八段锦中的“两手攀足固肾腰”“五劳七伤往后瞧”等动作，对脊柱关节和下肢关节有很好的锻炼作用。“两手攀足固肾腰”通过弯腰、伸展等动作，可拉伸脊柱关节周围的肌肉和韧带，增强脊柱的柔韧性和稳定性，同时通过活动髋关节和膝关节，促进下肢血液循环，减轻关节退变症状。“五劳七伤往后瞧”则主要锻炼颈椎关节，通过头部的旋转和后伸动作，可缓解颈部肌肉紧张，改善颈椎的活动度，预防和治疗颈椎病。

（2）练习要点与频率：患者可早晚各练习一遍八段锦。在练习时，要注意每个动作的姿势规范、呼吸配合和动作的连贯性。每个动作可重复进行4～8次，根据自己的身体状况和体力逐渐增加练习的强度和次数。八段锦练习简单易学，适合不同年龄段和身体状况。

七、注意事项

避免过度负重和剧烈运动，减少关节磨损；注意保暖，避免风寒湿邪侵袭；饮食宜清淡，适当补充钙质和维生素D；定期复查，根据病情调整治疗方案。

第二节　颈椎病的中医康复治疗

案例导入

微课：颈椎病的中医康复治疗

【案例】

患者，男性，45岁。因“颈部疼痛伴右上肢麻木3个月”就诊。患者3个月前无明显诱因出现颈部疼痛，伴右上肢麻木，活动后加重，休息后缓解。近1个月症状加重，夜间疼痛明显，影响睡眠。查体：颈部活动受限，$C_5 \sim C_6$椎旁压痛，右侧臂丛神经牵拉试验阳性。MRI显示$C_5 \sim C_6$椎间盘突出，压迫神经根。

【问题】

1. 该患者最可能的诊断是什么？
2. 该患者的康复要点是什么？

颈椎病是一种常见的颈椎退行性疾病，主要由于颈椎长期劳损、骨质增生、椎间盘突出、韧带增厚等原因，导致颈椎脊髓、神经根或椎动脉受压迫，从而出现一系列功能障碍的临床综合征。中医将其归为“痹证”“眩晕”“颈肩痛”等范畴，认为多因肝肾不足、气血亏虚，复感外邪，或长期姿势不良，致使颈部经络气血阻滞不通、筋骨失养而发病。中医康复治疗颈椎病具有独特的优势，强调整体调理与局部治疗相结合，通过多种方法改善颈部的气血运行、舒缓肌肉紧张、调整颈椎关节位置，以缓解症状、恢复颈椎功能、提高患者生活质量，并预防疾病复发。

一、病因病理

颈椎病是由于颈椎间盘退变、骨质增生及周围软组织病变引起的慢性疾病。主要病理变化包括：颈椎间盘退变、突出或膨出；骨质增生形成骨赘；神经根、脊髓或椎动脉受压。

二、功能障碍表现

（一）疼痛

颈部疼痛，可放射至上肢。

（二）麻木

上肢或手指麻木。

（三）活动受限

颈部活动范围减小。

（四）肌力下降

上肢肌力减弱。

（五）日常生活能力下降

如穿衣、梳头困难等。

三、现代康复评定

（一）症状评定

（1）疼痛程度与部位：采用VAS法评估颈部及肩部疼痛的程度，0表示无痛，10表示剧痛，让患者在标尺上指出疼痛对应的位置。同时，详细询问疼痛的具体部位，如颈部前方、后方、两侧，肩部，上肢等，以及疼痛是否放射至手部或其他部位，判断是否存在神经根受压症状。

（2）眩晕：了解眩晕发作的频率、持续时间、诱发因素（如头部转动、体位改变等）、伴随症状（如恶心、呕吐、耳鸣、听力下降等）。通过眩晕残障程度评定量表（Dizziness handicap inventory，DHI）评估眩晕对患者日常生活、工作和社交活动的影响程度，包括身体、功能和情绪等方面的评分，总分100分，分数越高表示眩晕残障程度越重。

（3）上肢麻木与无力：询问患者上肢是否有麻木、刺痛、蚁行感等异常感觉，以及这些感觉出现的部位和范围，如手指、手掌、前臂等。检查上肢肌肉力量，采用MMT法，对肩部、肘部、腕部及手部的主要肌肉进行评估，记录肌力等级（0～5级），判断是否存在神经根或脊髓受损导致的上肢运动功能障碍。

（二）关节功能评定

（1）颈椎活动度评定：使用颈椎活动度测量仪或量角器测量颈椎在各个方向上的活动范围，包括前屈、后伸、侧屈（左右侧屈）和旋转（左右旋转）。正常颈椎前屈可达45°～60°，后伸

50°～70°，侧屈45°左右，旋转60°～80°。与正常参考值对比，评估颈椎活动受限的程度和方向，了解颈椎关节功能状态及病变对颈椎活动的影响。

（2）肌肉力量与耐力评定：除了上肢肌肉力量检查外，还应对颈部肌肉进行评估。颈部肌肉力量可通过颈部抗阻试验进行初步判断，如让患者头部前屈、后伸、侧屈或旋转，检查者施加一定阻力，感受患者颈部肌肉的力量。同时，可采用等长收缩耐力测试，让患者保持特定的颈部姿势（如头部前屈或后伸位）一段时间，记录患者能够维持该姿势的时间，评估颈部肌肉的耐力。肌肉力量减弱或耐力下降可能与颈椎病导致的肌肉失用、萎缩或神经支配异常有关。

（三）神经功能评定

（1）神经根牵拉试验：包括臂丛神经牵拉试验（患者上肢直臂上举、外展、后伸，检查者一手握住患者手腕，另一手推患者头部向对侧，若出现上肢放射性疼痛或麻木，则为阳性）和椎间孔挤压试验（患者头向患侧倾斜，检查者用手向下按压患者头部，若出现上肢放射性疼痛或麻木加重，则为阳性），用于判断是否存在神经根受压及受压的节段。

（2）感觉功能检查：用棉棒、针尖等轻触或刺痛患者颈部、肩部、上肢及手部的皮肤，检查浅感觉（触觉、痛觉、温度觉）的分布和敏感度，评估是否存在感觉减退、过敏或异常感觉区域，判断神经受损的范围和程度。

（3）反射检查：检查上肢的肱二头肌反射、肱三头肌反射、桡骨膜反射及霍夫曼征等病理反射，了解脊髓和神经根的功能状态。反射减弱或消失可能提示神经传导通路受损，而病理反射阳性则可能提示脊髓受压或病变。

四、本病中医学相关知识

（一）病因病机

1.风寒湿痹型　风、寒、湿三邪杂合侵袭颈肩部，寒性收引、湿性黏滞、风性善行数变，导致经络痹阻、气血运行不畅，颈部筋脉拘急挛痛。

2.气滞血瘀型　长期伏案劳损、姿势不当，或外伤后未彻底恢复，导致气血运行受阻，气滞血瘀，筋脉失养，颈部僵硬疼痛、活动不利。

3.肝肾亏虚型　年老体衰、久病耗伤或先天不足，导致肝肾亏虚，筋脉失濡、拘急无力疼痛。

4.气血不足型　脾胃虚弱，或久病、产后气血耗伤，导致气血亏虚，筋脉失养则松弛无力。

（二）辨证要点

1. 风寒湿痹证　颈部冷痛，遇寒加重，得热则舒，舌淡苔白腻，脉弦紧。

2. 气滞血瘀证　颈部刺痛，固定不移，夜间加重，舌暗有瘀斑，脉涩。

3. 肝肾亏虚证　颈部酸痛，腰膝酸软，头晕耳鸣，舌淡苔白，脉沉细。

4. 气血不足证　颈部酸痛，伴头晕乏力、面色苍白、气短懒言、手足麻木，活动后症状加重，舌淡苔白，脉细弱。

五、康复治疗总则

（一）康复目标

缓解疼痛，改善颈椎功能，提高生活质量。

（二）康复时机

急性期以缓解症状为主，慢性期以功能恢复为主。

（三）康复策略

综合运用针灸、推拿、中药等方法，结合功能锻炼。

六、中医康复治疗

（一）针灸治疗

1. 腧穴选取原则

（1）局部选穴：选取风池、天柱、颈夹脊等腧穴。风池为足少阳胆经与阳维脉的交会穴，能祛风解表、清利头目、通利关节，可缓解颈部疼痛、头晕等症状；天柱可疏经祛风、通络止痛，对颈部僵硬、疼痛有较好疗效；颈夹脊穴位于颈椎棘突旁，能调节颈椎局部的气血经络，改善颈椎关节及周围软组织的功能状态。

（2）循经远端选穴：根据颈椎病所涉及的经络选取腧穴。手阳明大肠经与上肢经络气血密切相关，若伴有上肢麻木、疼痛等症状，可选取合谷、曲池等腧穴，以疏通经络气血，改善上肢症状；手少阳三焦经的外关穴也是常用腧穴，可调理三焦气机，通络止痛，对缓解颈部及上肢不适有重要作用。

（3）辨证选穴：依据中医辨证分型选取腧穴。肝肾亏虚证可加肝俞、肾俞，以滋补肝肾，濡养筋骨；气血亏虚证加足三里、血海，可补益气血，扶正固本；风寒痹阻证加风门、大椎，以祛风散寒，通络止痛；气滞血瘀证加膈俞、血海，活血化瘀，通络止痛。

2. 针法操作要点

（1）毫针针刺：患者取舒适体位，充分暴露腧穴部位，常规消毒皮肤后，选用合适的毫针进行针刺。针刺时，根据穴位的解剖位置和针刺深度要求，准确进针。对于实证疼痛较剧者，如气滞血瘀型或风寒痹阻型颈椎病，可采用泻法，如大幅度提插捻转，使针感较强，以达到通络止痛的效果；对于久病体弱或虚证患者，如肝肾亏虚型或气血亏虚型，宜采用补法，手法要轻柔，小幅度提插捻转，并适当留针，以扶正固本，调和气血。针刺深度一般为风池向鼻尖方向斜刺0.8～1.2寸，天柱直刺或斜刺0.5～1.0寸，颈夹脊穴直刺0.8～1.2寸，合谷直刺0.5～1.0寸，曲池穴直刺1.0～1.5寸等。留针时间为20～30分钟，在留针过程中，可根据患者的针感情况适当行针，以维持针感。

（2）温针灸：在毫针针刺得气后，将艾绒搓成艾炷或艾条段，套在针柄上点燃，使艾绒燃烧产生的温热通过针身传导至腧穴深处。温针灸适用于寒湿痹阻型或阳虚寒凝型的颈椎病，能够借助艾灸的温热之力，温通经络，散寒除湿，促进局部血液循环，增强针刺的治疗效果。每穴可灸1～3壮，以局部皮肤红晕为度，但要注意防止艾火脱落烫伤皮肤。

（3）电针疗法：在毫针针刺的基础上，将电针仪的输出导线分别连接在针柄上，选择合适的波型（如连续波、疏密波等）和频率（2～100Hz），根据患者的耐受程度调节电流强度。电针可增强针刺的刺激量，促进局部肌肉的收缩和放松，改善颈椎周围的血液循环，缓解肌肉痉挛和疼痛。连续波适用于止痛，疏密波则对促进局部血液循环和缓解肌肉萎缩效果较好。每次电针治疗时间为20～30分钟。

（二）推拿手法

1．治疗原则　舒筋活络，行气活血，解痉止痛。

2．操作部位　颈部及上肢相关腧穴。

3．操作手法　分为放松手法和整复手法。

（1）放松手法

1）揉法：用指腹或掌根在颈部两侧肌肉、肩部及上背部等部位进行轻柔的揉动，动作要缓慢、均匀、连贯，力量由轻到重，逐渐渗透到肌肉深层。从风池开始，沿斜方肌、肩胛提肌等肌肉走向进行揉按，每次揉按3～5分钟，可缓解肌肉紧张，促进局部血液循环，减轻颈部疼痛和僵硬感。

2）㨰法：以手背尺侧或小鱼际为着力点，在颈部、肩部及背部进行连续的滚动，频率为每分钟120～160次。滚动时，要注意力度适中，使滚动的力量能够均匀地作用于肌肉组织，重点在肌肉紧张、痉挛或有结节、条索的部位，可有效松解粘连，改善肌肉的弹性和柔韧性，减轻颈椎的压力。治疗时，可在患者颈部两侧的斜方肌、肩胛提肌及肩部的肌肉上进行㨰法操作，每次5～8分钟。

3）按法：用拇指或肘尖在颈部腧穴（如天柱、风池、颈夹脊等）及痛点处进行按压，按压时要逐渐用力，以患者能耐受为度，可稍作停留，每穴按压1～2分钟。按法具有通经活络、止痛消肿的作用，能够刺激腧穴，调节经络气血的运行，缓解颈椎疼痛和肌肉紧张。

（2）整复手法

1）颈椎拔伸法：患者取坐位，医者站于其后，双手拇指顶住患者枕骨下方，其余四指托住下颌部，缓缓向上用力拔伸颈椎，持续1～3分钟。该手法可拉开椎间隙，减轻椎间盘对神经根和椎动脉的压迫，缓解颈部疼痛和头晕等症状。在操作过程中，要注意拔伸的力度和方向，避免过度用力造成患者颈椎损伤。

2）颈椎旋转复位法：患者先放松颈部肌肉，医者一手托住患者下颌部，另一手拇指顶住偏歪的颈椎棘突旁。先将颈椎缓慢向一侧旋转至有阻力感时，稍作停顿，然后瞬间用力向另一侧旋转，可听到轻微“咔嗒”声，表明关节复位成功。此手法需专业且经验丰富的医师操作，避免用力不当造成颈椎损伤，适用于颈椎关节错位或紊乱引起的颈椎病。在操作前，要对患者的病情进行详细评估，排除手法禁忌证，如颈椎骨折、脱位、肿瘤，严重骨质疏松等。

3）后伸扳法：患者坐位，医者站于一侧，一手托住患者下颌部，另一手托住枕部，缓慢向上向后扳动颈椎，使颈椎后伸。可增加颈椎活动度，改善颈椎生理曲度变直等情况，但操作时要注意幅度和力度，防止过度后伸损伤颈椎。扳动时，要根据患者的颈椎活动范围和耐受程度，掌握好扳动的角度和力度，避免造成患者颈椎损伤。

4. 分部操作

（1）颈部：用揉法、按法放松肌肉，点按风池、天柱等腧穴。

（2）上肢：用推法、拿法疏通经络，搓法温通气血。

（三）其他治疗

1. 中药熏洗 选用活血化瘀、温经通络的中药煎汤熏洗患处。

2. 功能锻炼 如颈椎操、颈部肌力训练，增强颈部肌肉力量，改善颈椎稳定性。

（四）传统功法锻炼

1. 八段锦

（1）功法动作对颈椎的作用：八段锦中的“五劳七伤往后瞧”对颈椎有很好的锻炼作用。在练习时，通过头部的向后转动、扭转以及颈部的拉伸，可有效活动颈椎关节，缓解颈部肌肉紧张，改善颈椎的活动度，增强颈部肌肉力量，预防和治疗颈椎病。同时，八段锦的整体练习还可调节全身气血运行，促进身体的整体健康。

（2）练习要点与频率：患者可早晚各练习一遍八段锦。在练习时，要注意姿势规范、呼吸配合和动作连贯。每个动作可重复4～8次，根据自己的身体状况和体力逐渐增加练习的强度和次数。八段锦练习简单易学，适合不同年龄段和身体状况的人群，不受场地限制，可在室内或室外进行练习。

2. 太极拳

（1）动作特点与康复原理：太极拳动作缓慢、柔和、连贯，如野马分鬃、白鹤亮翅、搂膝拗步等动作。在练习过程中，要求身体重心平稳转换，颈部随身体动作自然转动，可使颈部肌肉得到全面锻炼，增强颈部肌肉的协调性和柔韧性，缓解颈部肌肉紧张，减轻颈椎压力。同时，太极拳注重呼吸与动作的配合，通过深呼吸，可调节气血运行，促进全身气血的流通，增强心肺功能，对颈椎病的康复有积极作用。

（2）练习要点与频率：患者可每日练习。患者可每日练习1～2次，每次20～30分钟。在练习太极拳时，要选择安静、平坦、开阔的场地，穿着舒适、宽松的运动服装和运动鞋。初学者可先跟随专业教练或视频教程学习基本动作和姿势，掌握正确的动作要领后再开始自己练习。练习过程中要注意呼吸自然、均匀，动作缓慢、舒展，避免用力过度和疲劳。如果在练习过程中出现关节疼痛或不适，应立即停止练习，并咨询医生或康复治疗师的意见。

七、注意事项

避免长时间低头或保持不良姿势；注意颈部保暖，避免风寒湿邪侵袭；睡眠时选择合适高度的枕头，保持颈椎生理曲度；定期复查，根据病情调整治疗方案。

第三节 肩周炎的中医康复治疗

案例导入

微课：肩周炎的中医康复治疗

【案例】

患者，女性，50岁。因“右肩疼痛伴活动受限6个月”就诊。患者6个月前无明显诱因出现右肩疼痛，活动后加重，夜间疼痛明显，影响睡眠。近2个月肩关节活动受限，穿衣、梳头困难。查体：右肩关节活动度明显受限，外展、外旋、内旋功能受限，肩峰下压痛明显。X线检查显示肩关节骨质未见明显异常。

【问题】

1. 该患者最可能的诊断是什么？
2. 该患者的康复要点是什么？

肩周炎，又称五十肩、漏肩风等，是一种以肩部疼痛和活动受限为主要特征的常见疾病，多发生于中老年人，女性发病率略高于男性。其主要病理变化为肩部关节囊及周围软组织的慢性炎症、粘连，导致肩部出现肌肉痉挛、关节活动障碍。中医认为，本病多因年老体弱，肝肾亏虚，气血不足，筋脉失于濡养；或因长期劳损，外感风寒湿邪，侵袭肩部经络，致使气血凝滞，不通则痛。中医康复治疗肩周炎旨在通过多种方法，如针灸、推拿、中药内服外用、传统功法锻炼等，达到疏通经络、调和气血、祛风散寒、除湿止痛、松解粘连、恢复肩部功能的目的。

一、病因病理

肩周炎是由于肩关节周围软组织慢性炎症、粘连及关节囊挛缩引起的疾病。主要病理变化包括：肩关节周围软组织慢性炎症；关节囊及周围韧带粘连、挛缩；肩关节活动受限，形成“冻结肩”。

二、功能障碍表现

（一）疼痛

肩部疼痛，夜间加重，活动后加剧。

（二）活动受限

肩关节外展、外旋、内旋功能受限。

（三）肌力下降

肩部肌肉萎缩，力量减弱。

（四）日常生活能力下降

如穿衣、梳头困难等。

三、现代康复评定

（一）疼痛评定

1. 疼痛程度 采用VAS法，让患者在一条10cm的直线上标记出自己肩部疼痛的程度，0表示无痛，10表示剧痛。分别评估患者在静息、活动（如前屈、外展、后伸、内旋、外旋等动作）时的疼痛评分，记录疼痛的变化情况，以了解病情的严重程度和治疗效果。

2. 疼痛性质与部位 询问患者疼痛的性质，如刺痛、钝痛、酸痛、胀痛等，疼痛的部位是否局限于肩部，还是向颈部、上肢等部位放射，这些信息有助于判断肩周炎的类型和病情进展。

（二）关节功能评定

1. 关节活动度评定 使用量角器测量肩部在各个方向上的主动和被动活动范围，包括前屈、后伸、外展、内收、内旋、外旋等。正常肩部前屈可达180°，后伸50°～60°，外展180°，内收30°～45°，内旋70°～90°，外旋90°。与正常参考值对比，确定肩部关节活动受限的程度和方向，为制定康复治疗方案提供依据。观察患者在进行肩部活动时的姿势、动作协调性及是否存在疼痛弧（即在肩部外展60°～120°时出现疼痛加重）等现象，进一步分析肩部功能障碍的原因和特点。

2. 肌力评定 采用MMT法对肩部主要肌肉进行肌力评估，如三角肌、冈上肌、冈下肌、小圆肌、大圆肌、肩胛下肌等。根据肌肉收缩产生的力量大小，将肌力分为0～5级，记录各肌肉的肌力等级，了解肩部肌肉力量的减退情况，判断是否存在肌肉萎缩或无力，以便在康复治疗中针对性地进行肌力训练。

（三）日常生活活动能力评定

运用Barthel指数评定量表或FIM等工具，对患者的日常生活活动能力进行评估，包括穿衣、洗漱、进食、如厕、转移、行走等方面。观察肩周炎对患者日常生活自理能力的影响程度，评估康复治疗的效果，确定患者是否需要他人协助或辅助器具的支持。

四、本病中医学相关知识

（一）病因病机

1.风寒湿痹型 风、寒、湿三邪侵袭肩部，寒性收引凝滞，湿性黏滞重浊，风性善行数变，三邪杂合，痹阻肩关节经络，气血不通则痛，筋脉失畅则活动受限。

2.气滞血瘀型 长期肩部劳损或情志不畅导致气滞，引发肩部气血运行受阻，瘀血凝滞。气血不畅，瘀血阻络，不通则痛，活动受限。

3.肝肾亏虚型 年老体衰、久病耗伤或先天不足，导致肝肾亏虚：筋骨失养而僵硬受限。

4.气血不足型 脾胃虚弱、久病或产后气血耗伤，导致气血亏虚，无法濡养肩部筋脉、肌肉。筋脉失荣，不荣则痛、受限。

（二）辨证要点

1. 风寒湿痹证 肩部冷痛，遇寒加重，得热则舒，舌淡苔白腻，脉弦紧。

2. 气滞血瘀证 肩部刺痛，固定不移，夜间加重，舌暗有瘀斑，脉涩。

3. 肝肾亏虚证 肩部酸痛，腰膝酸软，头晕耳鸣，舌淡苔白，脉沉细。

4. 气血不足证 肩部酸痛，劳累后加重，伴面色苍白、气短懒言、肢体乏力，舌淡苔白，脉细弱。

五、康复治疗总则

（一）康复目标

缓解疼痛，改善肩关节功能，提高生活质量。

（二）康复时机

急性期以缓解症状为主，慢性期以功能恢复为主。

（三）康复策略

综合运用针灸、推拿、中药等方法，结合功能锻炼。

六、中医康复治疗

（一）针灸治疗

1. 腧穴选取原则

（1）局部选穴：选取肩髃、肩髎、肩贞、臑俞等腧穴，这些腧穴位于肩部，可直接疏通肩部经络气血，缓解局部疼痛和肌肉紧张。肩髃穴为手阳明大肠经腧穴，具有疏风通络、调和气血的作用；肩髎穴属手少阳三焦经，能祛风除湿、通络止痛；肩贞穴是手太阳小肠经腧穴，可清热散结、通络止痛；臑俞穴为手太阳小肠经和阳维脉的交会穴，能舒筋活络、化瘀消肿。

（2）循经远端选穴：根据经络循行选取腧穴。如手阳明大肠经的合谷、曲池，手少阳三焦经的外关，手太阳小肠经的后溪等。当肩周炎伴有上肢疼痛、麻木等症状时，选取这些腧穴可疏通经络，改善上肢气血循环，减轻不适症状。此外，还可根据辨证选取其他相关腧穴，如肝肾亏虚证加肝俞、肾俞以滋补肝肾；气血不足证加足三里、血海以补益气血；风寒湿痹证加风门、风市以祛风散寒除湿。

2. 针法操作要点

（1）毫针针刺：患者取舒适体位，充分暴露腧穴部位，常规消毒皮肤后，选用合适的毫针进行针刺。针刺时，根据腧穴的解剖位置和针刺深度要求，准确进针。对于实证疼痛较剧者，可采用泻法，如大幅度提插捻转，使针感较强，以达到通络止痛的效果；对于久病体弱或虚证患者，宜采用补法，手法要轻柔，小幅度提插捻转，并适当留针，以扶正固本，调和气血。针刺深度一般为肩髃穴直刺或向下斜刺0.8～1.5寸，肩髎穴直刺1.0～1.5寸，肩贞穴直刺1.0～1.5寸，合谷穴直刺0.5～1.0寸，曲池穴直刺1.0～1.5寸等。留针时间为20～30分钟，在留针过程中，可根据患者的针感情况适当行针，以维持针感。

（2）温针灸：在毫针针刺得气后，将艾绒搓成艾炷或艾条段，套在针柄上点燃，使艾绒燃烧产生的温热通过针身传导至腧穴深处。温针灸适用于寒湿痹阻型或阳虚寒凝型的肩周炎，能够借助艾灸的温热之力，温通经络，散寒除湿，促进局部血液循环，增强针刺的治疗效果。每穴可灸1～3壮，以局部皮肤红晕为度，但要注意防止艾火脱落烫伤皮肤。

（3）电针疗法：在毫针针刺的基础上，将电针仪的输出导线分别连接在针柄上，选择合适的波型（如连续波、疏密波等）和频率（2～100Hz），根据患者的耐受程度调节电流强度。电针可增强针刺的刺激量，促进局部肌肉的收缩和放松，改善肩部周围的血液循环，缓解肌肉痉挛和疼痛。连续波适用于止痛，疏密波则对促进局部血液循环和缓解肌肉萎缩效果较好。每次电针治疗时间为20～30分钟。

（二）推拿手法

1. 治疗原则 舒筋活络，行气活血，解痉止痛。

2. 操作部位 肩关节周围及上肢相关腧穴。

3. 操作手法 分为放松手法、松解粘连手法和整复手法。

（1）放松手法

1）揉法：用指腹或掌根在肩部及周围肌肉上进行轻柔的揉动，动作要缓慢、均匀、连贯，力量由轻到重，逐渐渗透到肌肉深层。从肩峰开始，沿三角肌、冈上肌、冈下肌、小圆肌等肌肉走向进行揉按，每次揉按3～5分钟，可缓解肌肉紧张，促进局部血液循环，减轻肩部疼痛和僵硬感。

2）㨰法：以手背尺侧或小鱼际为着力点，在肩部及背部进行连续的滚动，频率为每分钟120～160次。滚动时，要注意力度适中，使滚动的力量能够均匀地作用于肌肉组织，重点在肌肉紧张、痉挛或有结节、条索的部位，可有效松解粘连，改善肌肉的弹性和柔韧性，减轻肩部压力。如在治疗肩周炎时，可在肩部的三角肌、冈上肌、冈下肌及肩胛骨周围的肌肉上进行㨰法操作，每次5～8分钟。

3）按法：用拇指或肘尖在肩部腧穴（如肩髃、肩髎、肩贞等）及痛点处进行按压，按压时要逐渐用力，以患者能够耐受为度，可稍作停留，每穴按压1～2分钟。按法具有通经活络、止痛消肿的作用，能够刺激腧穴，调节经络气血的运行，缓解肩部疼痛和肌肉紧张。例如，在肩周炎时，按压肩髃、肩髎、肩贞等腧穴，可有效减轻症状。

（2）松解粘连手法

1）弹拨法：用拇指或示指指腹在肩部肌肉的起止点、肌腹及痛点处进行弹拨，如在三角肌、冈上肌、冈下肌等肌肉的附着点处，垂直于肌肉纤维方向进行弹拨，力量要深沉、均匀，可听到

“咯噔”声，每次弹拨2～3分钟。弹拨法可有效松解肌肉粘连，改善肌肉的血液循环，缓解疼痛和活动受限。

2）摇肩法：患者取坐位，肩部放松，医者站在患者患侧，一手握住患者肘部，另一手扶住患者肩部，以肩部为轴，缓慢地做顺时针和逆时针方向的摇动，摇动的幅度由小到大，逐渐增加，每次摇肩3～5分钟。摇肩法可帮助恢复肩部关节的活动度，松解关节周围的粘连，但操作时要注意力度和幅度，避免过度用力造成肩部损伤。

（3）整复手法

扳肩法：包括前屈扳肩、外展扳肩、内旋扳肩、外旋扳肩等方法。以前屈扳肩为例，患者取坐位，医者站在患者身后，一手握住患者患侧手腕，另一手扶住患者肩部，缓慢地将患者肩部向前上方扳动，当达到一定幅度时，可稍作停顿，然后缓慢放下。扳肩法可进一步扩大肩部关节的活动范围，但需要专业人员谨慎操作，根据患者的病情和身体状况掌握好扳动的角度和力度，防止造成肩部骨折或脱位等损伤。

4．分部操作

（1）肩关节周围：用揉法、按法放松肌肉，点按肩髃、肩贞等腧穴。

（2）上肢：用推法、拿法疏通经络，搓法温通气血。

（三）其他治疗

1．中药熏洗　选用活血化瘀、温经通络的中药煎汤熏洗患处。

2．功能锻炼　如爬墙运动、划圈运动，增强肩关节活动度。

（1）爬墙锻炼：患者面对墙壁站立，用患侧手指沿墙缓缓向上爬动，使上肢尽量高举，到最大限度后在墙上作一记号，然后再徐徐向下回到原处，反复进行，逐渐增加高度。爬墙锻炼可有效改善肩部的前屈和外展功能，缓解肩部粘连和疼痛。

（2）划圈锻炼：患者站立位，患侧上肢自然下垂，以肩部为轴，缓慢地作顺时针和逆时针方向的划圈运动，划圈的幅度由小到大，逐渐增加。划圈锻炼可帮助恢复肩部关节的活动度，增强肩部肌肉力量，减轻肩部疼痛和僵硬感。

（3）梳头锻炼：患者站立位或坐位，患侧上肢屈肘，用手模拟梳头动作，从前额向枕后反复梳理，可活动肩部的内旋和外旋功能，促进肩部功能的恢复。

（四）传统功法锻炼

1．太极拳

（1）动作特点与康复原理：太极拳动作缓慢、柔和、连贯，如野马分鬃、白鹤亮翅、搂膝拗步等动作。在练习过程中，要求身体重心平稳转换，肩部随身体动作自然摆动，可使肩部肌肉得到全面锻炼，增强肩部肌肉的协调性和柔韧性，缓解肩部肌肉紧张，减轻肩部压力。同时，太极拳注重呼吸与动作的配合，通过深呼吸，可调节气血运行，促进全身气血的流通，增强心肺功能，对肩周炎的康复有积极作用。

（2）练习方法与注意事项：患者可每日练习1～2次，每次20～30分钟。在练习太极拳时，要选择安静、平坦、开阔的场地，穿着舒适、宽松的运动服装和运动鞋。初学者可先跟随专业教练或视频教程学习基本动作和姿势，掌握正确的动作要领后再开始自己练习。练习过程中要注意呼吸自然、均匀，动作缓慢、舒展，避免用力过度和疲劳。如果在练习过程中出现肩部疼痛或不适，应立即停止练习，并咨询医生或康复治疗师的意见。

2. 八段锦

（1）功法动作对肩部的作用：八段锦中的“双手托天理三焦”“左右开弓似射雕”等动作对肩部有很好的锻炼作用。“双手托天理三焦”通过双手上举、拉伸，可有效活动肩部关节，增强肩部肌肉力量，改善肩部的活动度；“左右开弓似射雕”则要求肩部外展、内收，可锻炼肩部的内收肌和外展肌，增强肩部肌肉的协调性和稳定性，预防和治疗肩周炎。

（2）练习要点与频率：患者可早晚各练习一遍八段锦。在练习时，要注意姿势规范、呼吸配合和动作连贯。每个动作可重复进行4～8次，可根据自己的身体状况和体力逐渐增加练习的强度和次数。八段锦练习简单易学，适合不同年龄段和身体状况的人群，且不受场地限制，可在室内或室外进行练习。

七、注意事项

避免过度负重和剧烈运动，减少肩关节磨损；注意肩部保暖，避免风寒湿邪侵袭；坚持功能锻炼，逐步增加活动范围；定期复查，根据病情调整治疗方案。

第四节　腰椎间盘突出症的中医康复治疗

微课：腰椎间盘突出症的中医康复治疗

案例导入

【案例】

患者，男性，40岁。因“腰痛伴右下肢放射痛2个月”就诊。患者2个月前搬运重物后出现腰痛，伴右下肢放射痛，活动后加重，休息后缓解。近1周症状加重，咳嗽、打喷嚏时疼痛明显，夜间难以入睡。查体：腰椎活动受限，L_4～L_5椎旁压痛，右侧直腿抬高试验阳性。MRI显示L_4～L_5椎间盘突出，压迫神经根。

【问题】

1. 该患者最可能的诊断是什么？
2. 该患者的康复要点是什么？

腰椎间盘突出症是因腰椎间盘的退变，纤维环破裂，髓核突出，刺激或压迫神经根、马尾神经所引起的一系列临床症状和体征。主要表现为腰痛、下肢放射性疼痛、麻木无力，严重时可影响大小便功能及性功能。中医将其归为“腰痛”“痹证”范畴，认为多由肝肾亏虚、气滞血瘀、寒湿痹阻等因素导致腰部经络气血不畅，筋骨失养而发病。中医康复治疗注重整体调理与局部治疗相结合，通过多种手段改善腰部及下肢的气血循环，减轻神经根受压，缓解疼痛、麻木等症状，增强腰部肌肉力量，恢复脊柱的稳定性和活动功能，提高患者的生活质量，并预防疾病复发。

一、病因病理

腰椎间盘突出症是由于腰椎间盘退变、纤维环破裂及髓核突出引起的疾病。主要病理变化包括：腰椎间盘退变、纤维环破裂；髓核突出压迫神经根或脊髓；局部炎症反应及神经根水肿。

二、功能障碍表现

（一）疼痛

腰部疼痛，可放射至下肢。

（二）麻木

下肢或足部麻木。

（三）活动受限

腰部活动范围减小。

（四）肌力下降

下肢肌力减弱。

（五）日常生活能力下降

如行走、站立困难等。

三、现代康复评定

（一）症状评定

1. 疼痛程度与部位　采用VAS法评定腰痛及下肢疼痛的程度，0表示无痛，10表示剧痛，让患者在标尺上指出疼痛对应的位置。详细询问疼痛的部位，如腰痛是局限于腰部中央还是偏一侧，下肢疼痛是沿大腿后侧、外侧还是小腿放射，以确定椎间盘突出的节段及受压神经。

2. 下肢麻木与无力　了解患者下肢是否有麻木、刺痛、蚁行感等异常感觉，以及这些感觉出现的部位和范围，如大腿、小腿、足部等。检查下肢肌肉力量，运用MMT法对髋关节、膝关节、踝关节的主要肌肉进行评估，记录肌力等级（0～5级），判断是否存在神经受损导致的下肢运动功能障碍。

3. 马尾神经症状　询问患者是否有大小便失禁、排便困难、尿频、尿急、会阴部麻木等马尾神经受压症状，若出现此类症状，提示病情较为严重，需及时处理。

（二）脊柱活动度评定

使用脊柱活动度测量仪或量角器测量腰椎在各个方向上的活动范围，包括前屈、后伸、侧屈（左右侧屈）和旋转（左右旋转）。正常腰椎前屈可达90°，后伸可达30°，侧屈20°～30°，旋转可达30°。与正常参考值对比，评定腰椎活动受限的程度和方向，可了解腰椎关节功能状态及病变对腰椎活动的影响。

（三）腰部及下肢肌肉力量与耐力评定

对腰部肌肉如竖脊肌、腰大肌等进行力量评定，可通过让患者进行仰卧抬腿、俯卧位抬头挺胸等动作，检查者施加一定阻力，感受患者腰部肌肉的力量。同时，采用等长收缩耐力测试，如让患者保持特定的腰部姿势（如仰卧位屈膝屈髋位）一段时间，记录患者能够维持该姿势的时间，评估腰部肌肉的耐力。下肢肌肉力量除上述MMT检查外，还可进行单腿站立时间、蹲起次数等测试，以全面了解腰部及下肢肌肉的功能状态，判断是否存在肌肉萎缩或无力，为康复治疗提供依据。

（四）神经功能检查

1. 直腿抬高试验及加强试验 患者仰卧位，检查者一手握住患者踝部，另一手置于大腿前方，使患者膝关节保持伸直位，缓慢抬高下肢，正常时可抬高70°～90°。若在抬高过程中出现下肢放射性疼痛，则为直腿抬高试验阳性；此时将下肢降低5°～10°，再将足背伸，若疼痛加剧，则为加强试验阳性，提示有神经根受压。

2. 股神经牵拉试验 患者俯卧位，下肢伸直，检查者将患者小腿上提，使髋关节处于过伸位，若出现大腿前方疼痛，则为股神经牵拉试验阳性，多见于高位腰椎间盘突出症（L_2～L_4椎间盘突出）。

3. 感觉功能检查 用棉棒、针尖等轻触或刺痛患者腰部、臀部、下肢及足部的皮肤，检查浅感觉（触觉、痛觉、温度觉）的分布和敏感度，评定是否存在感觉减退、过敏或异常感觉区域，判断神经受损的范围和程度。

4. 反射检查 检查下肢的膝反射、跟腱反射及病理反射（如巴宾斯基征、查多克征等），了解脊髓和神经根的功能状态。反射减弱或消失可能提示神经传导通路受损，而病理反射阳性则可能提示脊髓受压或病变。

四、本病中医学相关知识

（一）病因病机

1. 寒湿痹阻型 久居寒湿之地，或贪凉受寒，寒湿之邪凝滞经络，寒主收引，湿性黏滞，阻滞阳气运行，腰部筋脉拘急。

2. 湿热痹阻型 外感湿热之邪，或寒湿久郁化热，导致湿热蕴结腰部，阻滞经络，腰部灼热疼痛。

3. 气滞血瘀型 跌扑损伤、久坐劳损，瘀血阻滞腰部经络，不通则痛、痛处固定不移。

4. 肝肾亏虚型　肝主筋，肾主骨。肝肾亏虚则筋骨失养，不荣则痛。

（二）辨证要点

1. 寒湿痹阻型　腰部冷痛，遇寒加重，得热则舒，舌淡苔白腻，脉弦紧。
2. 湿热痹阻型　腰部疼痛伴灼热感，遇热加重，得凉稍舒，舌红苔黄腻，脉濡数或弦数。
3. 气滞血瘀型　腰部刺痛，位置固定，夜间加重，舌紫暗或有瘀斑，脉弦涩。
4. 肝肾亏虚型　腰部酸痛，劳累后加重，腰膝酸软，舌淡苔薄白，脉沉细弱或细数。

五、康复治疗总则

（一）康复目标

缓解疼痛，改善腰椎功能，提高生活质量。

（二）康复时机

急性期以缓解症状为主，慢性期以功能恢复为主。

（三）康复策略

综合运用针灸、推拿、中药等方法，结合功能锻炼。

六、中医康复治疗

（一）针灸治疗

1. 腧穴选取原则

（1）局部选穴：选取腰部的肾俞、大肠俞、腰阳关、命门等腧穴。肾俞为肾之背俞穴，可补肾壮腰；大肠俞与大肠经气相通，能调理腰部气血；腰阳关是督脉腧穴，可温阳散寒，通利关节；命门为生命之门，有温补肾阳、强腰脊的作用。这些腧穴可直接作用于腰部病变部位，疏通局部经络气血，缓解腰痛症状。

（2）循经远端选穴：根据下肢放射性疼痛和麻木的部位选取相应经络的腧穴。若疼痛沿足太阳膀胱经放射，可选取委中、承山、昆仑等腧穴；若沿足少阳胆经放射，则选环跳、阳陵泉、悬钟等。这些腧穴可疏通下肢经络，改善下肢气血循环，减轻下肢症状，同时通过经络传导，调节腰部气血。

（3）辨证选穴：依据中医辨证分型选取腧穴。肝肾亏虚证加肝俞、肾俞以滋补肝肾；气滞血瘀证加膈俞、血海活血化瘀；寒湿痹阻证加阴陵泉、关元温阳散寒除湿；湿热蕴结证加阳陵泉、曲池清热利湿。

2. 针法操作要点

（1）毫针针刺：患者取舒适体位，充分暴露腧穴部位，常规消毒皮肤后，选用合适的毫针进行针刺。针刺时，根据腧穴的解剖位置和针刺深度要求，准确进针。对于实证疼痛较剧者，如气滞血瘀证或寒湿痹阻证，可采用泻法，如大幅度提插捻转，使针感较强，以达到通络止痛的效果；对于久病体弱或虚证患者，如肝肾亏虚证，宜采用补法，手法要轻柔，小幅度提插捻转，并适当留针，以扶正固本，调和气血。针刺深度一般为肾俞、大肠俞直刺1.0～1.5寸，腰阳关直刺0.5～1.0寸，命门直刺0.5～1.0寸，委中直刺1.0～1.5寸，承山直刺1～2寸，昆仑直刺0.5～1.0寸等。留针时间为20～30分钟，在留针过程中，可根据患者的针感情况适当行针，以维持针感。

（2）温针灸：在毫针针刺得气后，将艾绒搓成艾炷或艾条段，套在针柄上点燃，使艾绒燃烧产生的温热通过针身传导至腧穴深处。温针灸适用于寒湿痹阻型或阳虚寒凝型的腰椎间盘突出症，能够借助艾灸的温热之力，温通经络，散寒除湿，促进局部血液循环，增强针刺的治疗效果。每穴可灸1～3壮，以局部皮肤红晕为度，但要注意防止艾火脱落烫伤皮肤。

（3）电针疗法：在毫针针刺的基础上，将电针仪的输出导线分别连接在针柄上，选择合适的波型（如连续波、疏密波等）和频率（2～100Hz），根据患者的耐受程度调节电流强度。电针可增强针刺的刺激量，促进局部肌肉的收缩和放松，改善腰椎周围的血液循环，缓解肌肉痉挛和疼痛。连续波适用于止痛，疏密波则对促进局部血液循环和缓解肌肉萎缩效果较好。每次电针治疗时间为20～30分钟。

（二）推拿手法

1. 治疗原则 舒筋活络，行气活血，解痉止痛。

2. 操作部位 腰部及下肢相关腧穴。

3. 操作手法 分为放松手法和整复手法。

（1）放松手法

1）揉法：用指腹或掌根在腰部及臀部、下肢等部位进行轻柔的揉动，动作要缓慢、均匀、连贯，力量由轻到重，逐渐渗透到肌肉深层。从腰部两侧开始，沿竖脊肌、臀大肌、臀中肌、腘绳肌等肌肉走向进行揉动，每次揉动3～5分钟，可缓解肌肉紧张，促进局部血液循环，减轻腰部疼痛和下肢放射性疼痛。

2）㨰法：以手背尺侧或小鱼际为着力点，在腰部、臀部及下肢进行连续的滚动，频率为每分钟120～160次。滚动时，要注意力度适中，使滚动的力量能够均匀地作用于肌肉组织，重点㨰动肌肉紧张、痉挛或有结节、条索的部位，可有效松解粘连，恢复肌肉的弹性和柔韧性，减轻腰椎压力。如在治疗腰椎间盘突出症时，可在腰部的竖脊肌、臀部的臀大肌、臀中肌及下肢的腘绳肌、小腿三头肌等部位进行㨰法操作，每次5～8分钟。

3）按法：用拇指或肘尖在腰部腧穴（如肾俞、大肠俞、腰阳关等）及痛点处进行按压，按压时要逐渐用力，以患者能够耐受为度，可稍作停留，每穴按压1～2分钟。按法具有通经活络、止痛消肿的作用，能够刺激腧穴，调节经络气血的运行，缓解腰部疼痛和肌肉紧张。例如，在腰椎间盘突出症时，按压肾俞、大肠俞、腰阳关等腧穴，可有效减轻症状。

（2）整复手法

1）腰椎后伸扳法：患者俯卧位，医者站在患者一侧，一手托住患者的膝关节上方，另一手握住患者的踝关节上方，先将患者的下肢缓慢向上抬起，使腰部后伸，当达到一定幅度时，双手同时用力，作一个快速的扳动动作，可听到腰椎关节的弹响声。此手法可调整腰椎关节的位置关系，增加椎间隙宽度，减轻椎间盘对神经根的压迫，但操作时要注意力度和幅度，避免过度用力造成腰椎损伤，需由专业人员谨慎操作，且要根据患者的病情和身体状况掌握好扳动的角度和力度。

2）腰椎斜扳法：患者侧卧位，患侧在上，医者站在患者面前，一手抵住患者肩部，一手握住患者臀部，先使患者腰部适度旋转，然后双手同时用力，作相反方向的快速扳动，可听到腰椎关节的弹响声。腰椎斜扳法可纠正腰椎的侧弯畸形，调整椎间关节的紊乱，改善腰椎的力学平衡，但同样需要专业操作，避免损伤。

3）腰椎牵引：可采用机械牵引或手法牵引。机械牵引是利用牵引床，根据患者的体重、病情等设定合适的牵引重量（体重的1/3～1/2）、牵引时间（20～30分钟）和牵引角度（根据椎间盘突出的节段和方向调整），通过牵引拉开椎间隙，减轻椎间盘对神经根的压力。手法牵引则由医者双手握住患者的踝关节，身体后倾，利用自身重量进行牵引，同时可配合腰部的抖动、摇晃等动作，以增强牵引效果，但手法牵引需要较大的体力和技巧，且对医者的经验要求较高。

4．分部操作

（1）腰部：用揉法、按法放松肌肉，点按肾俞、腰阳关等腧穴。

（2）下肢：用推法、拿法疏通经络，搓法温通气血。

（三）其他治疗

1．中药熏洗　选用具有活血化瘀、温经通络功效的中药煎汤熏洗患处。

2．功能锻炼　如五点支撑法、飞燕式锻炼，增强腰部肌肉力量，改善腰椎稳定性。

（四）传统功法太极拳锻炼

1．动作特点与康复原理　太极拳动作缓慢、柔和、连贯，如野马分鬃、白鹤亮翅、搂膝拗步等动作。在练习过程中，要求身体重心平稳转换，腰部随身体动作自然转动，可使腰部肌肉得到全面锻炼，增强腰部肌肉的协调性和柔韧性，缓解腰部肌肉紧张，减轻腰椎压力。同时，太极拳注重呼吸与动作的配合，通过深呼吸，可调节气血运行，促进全身气血的流通，增强心肺功能，对腰椎间盘突出症的康复有积极作用。

2．练习方法与注意事项　患者可每日练习1～2次，每次20～30分钟。在练习太极拳时，要选择安静、平坦、开阔的场地，穿着舒适、宽松的运动服装和运动鞋。初学者可先跟随专业教练或视频教程学习基本动作和姿势，掌握正确的动作要领后再开始自己练习。

七、注意事项

避免久坐、久站及过度负重，减少腰椎负担；注意腰部保暖，避免风寒湿邪侵袭；睡眠时选择硬板床，保持腰椎生理曲度；定期复查，根据病情调整治疗方案。

—• 考试知识点总结 •—

—• 本章小结 •—

—• 协和云课堂…… 拓展练习及参考答案 •—

（曹雪辉）

参考文献

［1］陈健尔，李艳生．中国传统康复技术［M］．3版．北京：人民卫生出版社，2023.
［2］陈立典．传统康复方法学［M］．2版．北京：人民卫生出版社，2013.
［3］陈佩仪．中医护理学基础［M］．北京：人民卫生出版社，2012.
［4］崔剑平，黄毅，许智，等．中国传统康复技术［M］．武汉：华中科技大学出版社，2018.
［5］杜培学．临床常见病针灸推拿与康复治疗［M］．上海：上海交通大学出版社，2018.
［6］范丽丽，薛亮．经穴养生［M］．北京：金盾出版社，2017.
［7］高希言．针灸学临床［M］．北京：人民军医出版社，2006.
［8］胡国华．草庐百病调摄［M］．上海：上海交通大学出版社，2012.
［9］蒋文明．亚健康诊疗技能［M］．北京：中国中医药出版社，2009.
［10］梁繁荣，刘明军．针灸推拿学［M］．3版．北京：中国中医药出版社，2023.
［11］梁士锋．现代针灸推拿与康复［M］．哈尔滨：黑龙江科学技术出版社，2020.
［12］梁繁荣，王华．针灸学［M］．北京：中国中医药出版社，2016.
［13］刘柏炎，梁丽英．中医学基础［M］．北京：中国医药科技出版社，2021.
［14］刘旭生，邓丽丽．艾灸实用手册［M］．北京：中国中医药出版社，2017.
［15］吕美珍．针灸推拿技术［M］．济南：山东人民出版社，2010.
［16］孟宪忠．中华拔罐疗法大全［M］．北京：中国医药科技出版社，2010.
［17］聂绍通．中医儿科学［M］．4版．北京：人民卫生出版社，2024.
［18］彭胜杰．民间验方妙方精粹［M］．2版．北京：人民军医出版社，2012.
［19］沈雪勇．经络腧穴学［M］．北京：中国中医药出版社，2016.
［20］石学敏．针灸推拿学［M］．2版．北京：中国中医药出版社，2022.
［21］石学敏．针灸推拿学［M］．3版．北京：人民卫生出版社，2016.
［22］石学敏．针灸学［M］．北京：中国中医药出版社，2002.
［23］苏友新，冯晓东．中国传统康复技能［M］．北京：人民卫生出版社，2020.
［24］谭燕泉．老年人康复保健技术［M］．北京：人民卫生出版社，2022.
［25］谭支绍．中医药物贴脐疗法［M］．南宁：广西科学技术出版社，1989.
［26］王德敬．经络与腧穴［M］．北京：人民卫生出版社，2018.
［27］王之虹．推拿手法学［M］．北京：人民卫生出版社，2001.
［28］吴勉华，石岩．中医内科学［M］．5版．北京：中国中医药出版社，2021.
［29］吴弦光．康复医学导论［M］．北京：华夏出版社，2003.
［30］肖文冲，蒋宗伦，郭新荣．中国传统康复技术［M］．武汉：人民卫生出版社，2023.
［31］言枫，解建华．中国传统康复技术［M］．南京：江苏凤凰科学技术出版社，2022.
［32］杨继军，余延芬．刮痧疗法［M］．北京：中国中医药出版社，2012.
［33］杨兆民．刺法灸法学［M］．上海：上海科学技术出版社，1996.
［34］张光宇．中国传统康复治疗技术［M］．北京：中国医药科技出版社，2019.

［35］张绍岚，王红星.常见疾病康复［M］.3版.北京：人民卫生出版社，2019.

［36］张学勋.耳穴疗法治百病［M］.北京：人民卫生出版社，1997.

［37］赵宗仙.实用临床针灸推拿治疗学［M］.西安：西安交通大学出版社，2014.

［38］甄德江.针灸学［M］.北京：中国中医药出版社，2018.

［39］郑洪新，杨柱.中医基础理论［M］.5版.北京：中国中医药出版社，2021.

［40］植兰英，蒙贵清.耳穴疗法［M］.南宁：广西科学技术出版社，1990.

［41］中华人民共和国国家质量监督检验检疫总局，中国国家标准化管理委员会.针灸技术操作规范 第22部分：刮痧（GB/T 210709.22-2013）［S］.北京：中国标准出版社，2013.

［42］周立峰，许智.传统康复技术［M］.郑州：河南科学技术出版社，2014.